Kosmos Handbuch Pferd

Gesundheit, Zucht, Haltung

Erziehung, Reiten, Fahren

Herausgegeben von

Ingolf Bender

Mitautoren:
Dr. Lutz Ahlswed
Robert Claus
Ingrid Klimke
Cornelia Koller
Peter Kreinberg
Ilona Kröger
Elmar Pollmann-Schweckhorst
Fred Probst
Burkhard Rau
Dr. Barbara Rauch
Ulrike Rieder
Dr. Tina Maria Ritter
Christian Schacht
Dr. Britta Schöffmann
Dr. Barbara Schöning
Jochen Schumacher
Prof. Dr. Rainer Willmann
Dr. Friedrich Willms

KOSMOS

Inhalt

Ingolf Bender:
Über dieses Buch ... 5
Ingolf Bender:
Freizeitpartner Pferd ... 6
Ingolf Bender:
Wirtschaftsfaktor Pferd ... 9

Biologie des Pferdes – Die Grundlagen ... 11

Prof. Dr. Rainer Willmann:
Evolution, Abstammung und Domestikation ... 11
Ingolf Bender:
Organismus ... 21
Dr. Tina Maria Ritter:
Abwehrsystem und Stress ... 28
Christian Schacht:
Spezielle Anatomie ... 32
Dr. Barbara Schöning:
Pferdeverhalten ... 42

Haltung, Pferdegesundheit, Zucht – Die Praxis ... 56

Ingolf Bender:
Haltung ... 56
Ingolf Bender:
Einstreu, Stallklima, Pferdemist ... 87
Ingolf Bender:
Winterhaltung ... 97
Ingolf Bender:
Pferdefütterung ... 101
Ingolf Bender:
Weidehaltung und -bewirtschaftung ... 129
Ingolf Bender:
Paddock, Allwetterplatz ... 136
Burkhard Rau:
Hufanatomie, Eisenbeschlag, Barhuf ... 141
Ingolf Bender:
Hufpraxis ... 150
Christian Schacht:
Pferdegesundheit ... 161
Ingolf Bender:
Erste Hilfe, Pferdepflege ... 195
Christian Schacht:
Pferdekauf ... 204
Ingolf Bender:
Pferdekaufrecht ... 219
Peter Kreinberg:
Umgang ... 223
Ingolf Bender:
Pferderassen ... 239
Dr. Lutz Ahlswede:
Zucht ... 247
Ingolf Bender:
Absatzfohlen und Jungpferde ... 256
Ingolf Bender:
Pferdetransport ... 265

Reitsport, Voltigier- und Fahrsport – Die Turnier- und Freizeitpraxis ... 271

Ingolf Bender:
Geschichte: Zug- und Reitnutzung ... 271
Jochen Schumacher:
Freizeitreiten ... 275
Robert Claus
Wanderreiten ... 281
Ingolf Bender:
Jagdreiten ... 284
Dr. Britta Schöffmann:
Dressurreiten ... 288
Elmar Pollmann-Schweckhorst:
Springreiten ... 296
Ingrid Klimke:
Vielseitigkeitsreiten ... 304
Cornelia Koller:
Distanzreiten ... 314
Peter Kreinberg:
Westernreiten ... 323
Jochen Schumacher:
Gangpferdereiten ... 331
Ilona Kröger:
Therapeutisches Reiten ... 337
Dr. Barbara Rauch:
Galopprennsport und Vollblutzucht ... 340
Cornelia Koller:
Reitausrüstung ... 345
Ulrike Rieder:
Voltigieren ... 360
Fred Probst:
Fahren ... 365
Dr. Friedrich Willms:
Trabrennsport und Traberzucht ... 378

Ingolf Bender:
Nachwort ... 382

Die Autoren ... 382

Serviceteil ... 388
Ingolf Bender:
Fachwörterbuch Pferd ... 394

Register ... 396

Über dieses Buch

„Mit Pferden sein, heißt die Kraft aufzubringen, Chaos zu ertragen und die Kraft und die Weisheit in sich zu finden, das Chaos immer wieder zu besiegen."
(Zitat: *Klaus Ferdinand Hempfling* aus „Wenn sich Pferde offenbaren", Kosmos Verlag, 2003)

Ein Buch wie das vorliegende, ein kompaktes Nachschlagewerk, könnte besonders elegant eingeleitet werden durch einen hippologischen Spruch des legendären Autors *Graf C. G. Wrangel*. Viele seiner fundierten Erkenntnisse haben auch heute noch Gültigkeit. Doch sind in den vergangenen 50 Jahren etliche traditionelle Sichtweisen und Praktiken bei der Haltung und der Beschäftigung mit Pferden grundlegend korrigiert worden. Viel Neues kam hinzu, oft mühsam erprobt, zunächst skeptisch beäugt, aus dem Ausland importiert, an Hochschulen und Instituten erforscht und schließlich für den Pferdeliebhaber, den Reiter, Fahrer, Züchter kaum noch überschaubar. Rassenvielfalt, unterschiedliche klassische und sog. neue Reitweisen und Ausbildungsmethoden, auch exotisches Sattel- und Zaumzeug, neue Futtermittel und alternativer Hufschutz, fortentwickelte medizinische Erkenntnisse, sportliches Regelwerk und moderne Haltungstechnik, dazu interessante Fragen und Antworten zur Abstammung, zum Verhalten, zu Umgang und Erziehung, zur Kommunikation mit Pferden, schließlich die Gangpferdeszene – wer vermag als Einzelner den komplexen Stoff noch bis ins Detail zu übersehen?

Als logische Konsequenz daraus bat mich der Kosmos Verlag, als Herausgeber eine Handbuch-Konzeption zu erarbeiten. In Teamarbeit mit 18 ausgewählten, bewährten, kenntnisreichen und – vor allem – überwiegend selbst Pferde haltenden Mitautoren entstand dieses kompakte Nachschlagewerk. Den geschätzten Mitautoren sind Verlag und Herausgeber zu großem Dank verpflichtet, denn nur die kompetente Kraft aller Experten gemeinsam garantiert den maximalen Informationsgehalt.

Wert gelegt wurde in allen Abschnitten insbesondere auf Aktualität und Praxisbezug bei genügender theoretischer Fundierung und aussagekräftiger Illustration. Auf entbehrlichen Ballast, auf Nebengebiete, wurde bewusst – schon aus Gründen der Übersichtlichkeit – verzichtet. Für Leser, die sich in einzelnen Sparten noch stärker bilden möchten, sind die Publikationen der beteiligten Autoren ergänzend zur Auswahl angegeben (siehe Autorenvorstellung auf Seite 382 ff.).

Wenn dieses Handbuch aufgrund seiner interessanten Vielfalt als Standardwerk bei jeder sich bietenden Gelegenheit zur Hand genommen wird, um informatives Wissen im Interesse der Vierbeiner zu gewinnen, dann hat sich die Arbeit des Autoren-Teams gelohnt – so lässt sich das eingangs zitierte „Chaos" auch begreifen und am ehesten pferdegerecht besiegen!

Stuttgart, im Juni 2006 *Ingolf Bender*

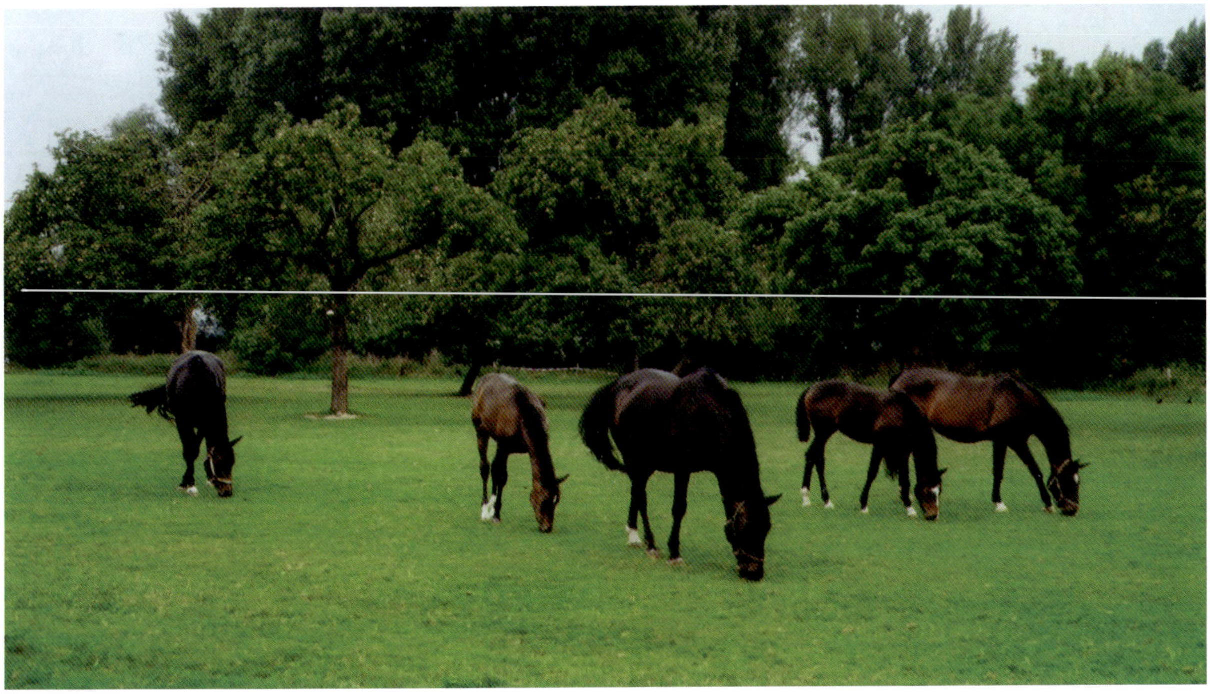

Ingolf Bender:
Freizeitpartner Pferd

„Ohne meine Pferde hätte ich ein deutlich bequemeres Leben – aber kein glücklicheres!" Darin spiegelt sich nicht nur die Erfahrung des Verfassers wider, sondern dieser Satz unterstreicht kurz und knapp die Gefühlslage der meisten Pferdebegeisterten. Ob Profi, Amateur oder Einsteiger, ob Vollblut-, Warmblut-, Kaltblut-, Araber-, Westernpferde- oder Ponyfan: Je intensiver man sich mit Pferden befasst, desto stärker überwiegt der Eindruck, letztlich die Einsicht, dass jeder Tag Neues bringt, man hinzulernt, nie alles weiß. Das spornt an, viele Alternativen auszuprobieren und sich entweder in verschiedenen Sparten des Reit- und Fahrsports, beim naturnahen Pferdetrekking, bei Schauen und Turnieren oder ganz ohne größere sportliche Ambition im Verein mit Gleichgesinnten bzw. als Individualist mit den Vierbeinern lohnend zu beschäftigen.

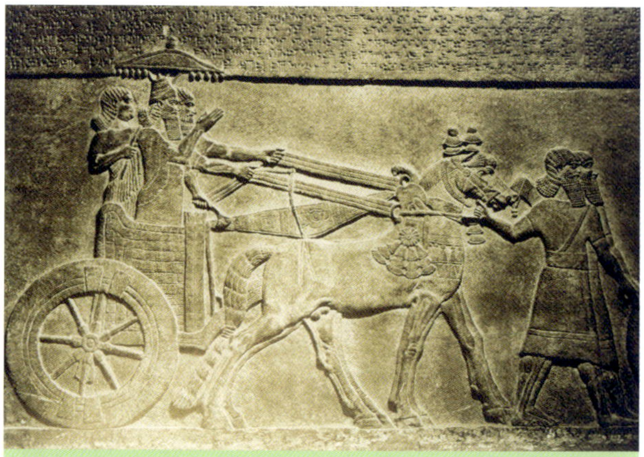

Fahren war in vorchristlicher Zeit Freizeitvergnügen für Fürsten; hier ist *König Teglath-Phalaser III.* (745–725 v. Chr.) abgebildet auf einem Relief aus Nimrod, Assyrien.

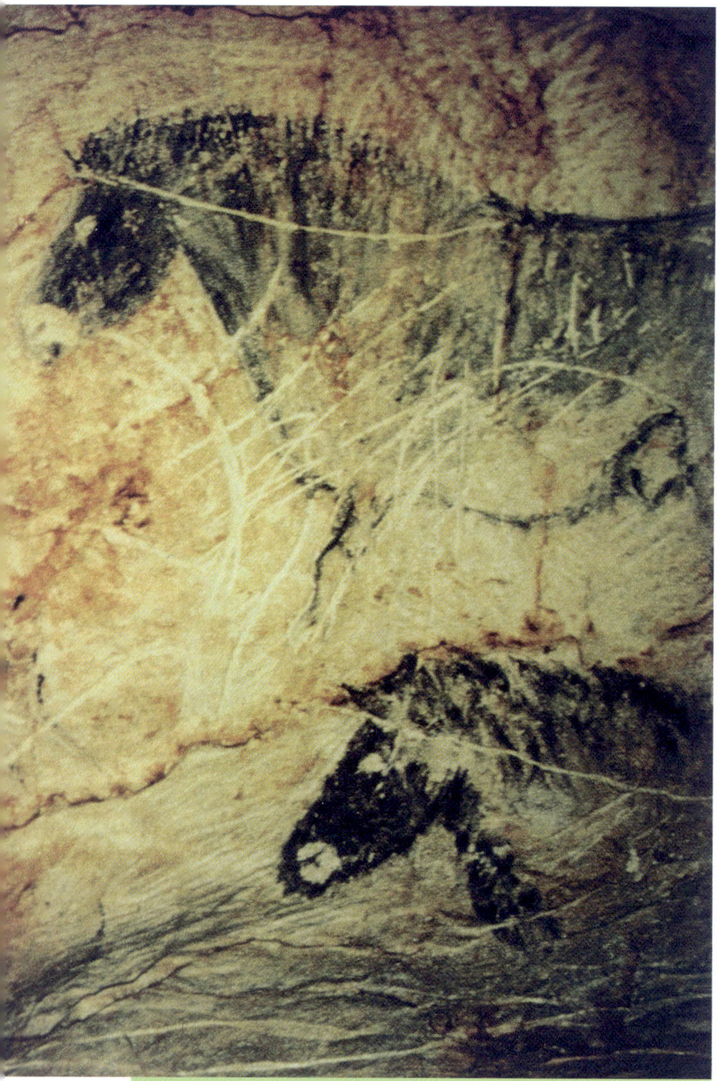

Wildpferde (18.500 Jahre alte Höhlenzeichnung aus der Cosquer-Höhle, Südfrankreich).

Prähistorische Menschen „beschäftigten" sich in der Frühzeit zunächst mit der Jagd auf wild lebende Pferde, um diese als Nahrung zu nutzen. Das schließt man zuverlässig aus 18.500 Jahre alten steinzeitlichen Höhlenzeichnungen und Knochenfunden (siehe nebenstehende Abbildung). Zeitlich viel später als Hunde, Schafe, Schweine, Ziegen und Rinder wurden Pferde erstmals vor etwa 5.000 Jahren als Haustiere „gezähmt" und gehalten, um sie zunächst ausschließlich zum Ziehen, später auch zum Reiten zu nutzen. Primäres Nutzungsziel historischer Zucht, Haltung und Ausbildung von Pferden waren Transportarbeit und Kriegsführung.

Erste Belege dazu, dass Pferde über diese Nutzung hinaus auch zu Freizeitspaß und Entspannung gehalten wurden, stammen aus dem Orient. Hier nahmen Pferde schon früh eine Sonderstellung im Kreis der Haustiere ein. Als Arbeitstiere im engeren Sinne standen im Orient vorwiegend die rein zahlenmäßig dominierenden Rinder, Esel und Kamele zur Verfügung – Pferde waren demgegenüber rar und wertvoll, sie genossen deshalb schon in biblischer Zeit, z. B. bei König *Salomo* (860–927 v. Chr.), auch aufgrund ihrer Eleganz und Schnelligkeit sehr hohes Ansehen. Sie dienten als Luxustiere der Freizeitgestaltung von Königen und hohen Bediensteten, z. B. als Reit- und Gespannpferde für Gesellschaftsjagden, Ausflüge und Rennwettbewerbe (siehe Abbildung oben).

Zwar waren Pferde in früher historischer Zeit noch keine Freizeit-„Partner", sondern eher Freizeit-„Sklaven", dennoch galten für Haltung, Pflege und Ausbildung u. a. im Orient bereits strenge Regeln, deren schuldhafte Verletzung für die Verantwortlichen mit Strafe bedroht war. Insbesondere der arabische Prophet und islamische Religionsstifter *Mohammed* (570–632 n.Chr.) maß Pferden erstmals sogar mystisch-religiöse Bedeutung zu. Das geht aus Überlieferungen und dem „Koran" hervor. Doch auch im nordischen Kulturkreis der Germanen erlangten Pferde – vornehmlich beginnend in der Wikingerzeit um 900 n.Chr. – so etwas wie „Gottnähe", z.B. in der Mystik-Gestalt des achtbeinigen Hengstes *„Sleipnir"* – ergiebig nachzulesen in der bekanntesten zeitgenössischen Schrift aus dieser Zeit, der isländischen „Edda".

Nutzpferde und Freizeitpferde

Zunehmend bildeten sich in der Folgezeit daran anknüpfend in vielen Kulturen zwei parallele Nutzungskreise für Pferde heraus, zum einen die große Gruppe der Nutzpferde im engeren Sinne (für die Verwendungsbereiche Landwirtschaft, Transportwesen, Kavallerie), zum anderen die „Freizeitpferde" (z.B. „Damen"-Ausreit-, Jagd- und Turnierpferde).

Damit verbunden waren schon sehr früh auch rassespezifische, gesellschaftlich relevante Unterschiede, die sich bis heute teils noch sprachlich gehalten haben. Der begüterte Ritter des Mittelalters konnte es sich leisten, schnelle, hoch gewachsene, in der Fütterung mit Hafer anspruchsvolle, neu gezüchtete Rassen (heutigen Friesen vergleichbar) zu halten und zu reiten oder zu Festen prunkvoll anzuspannen. Der dörfliche Bauer aber, oft Leibeigener, war für seine „niederen Arbeiten" auf Ochsengespanne oder den verbreiteten kleinen, genügsamen – und auch aus Kostengründen nur Laub und Heu fressenden – Landpferdeschlag (etwa Dülmenern vergleichbar) angewiesen. Aus dieser Zeit stammt die Maxime „Großer Mann (im Sinne von bedeutsam und mächtig) auf großem Pferd – kleiner Mann (im Sinne von unterprivilegiert) auf kleinem Pferd", woraus sich auch die Bezeichnungen „Herrenreiter" und „Bauernreiter" ableiteten.

Seltsamerweise ist dieses „Schubladendenken" auf dem Kontinent Mitteleuropas erstaunlich lange erhalten geblieben, während vornehmlich in Großbritannien und Irland, aber auch in Skandinavien traditionell toleranteres „Horsemanship" und größere Vielfalt des Pferdebereichs schon früher zu erkennen waren. Zu einer Zeit, als in Deutschland Adelige nur große, hochblütige Pferde als Freizeit- und Kavalleriepferde ritten, sah man z.B. in Schweden und in Island primär in mittelgroßen, bodenständigen Pferden das Ideal. Dies kann man heute u.a. noch im Museum Skansen (Stockholm) sehen, denn dort ist auf einem Gemälde der schwedische König *Gustav Adolf* (1594–1632) in der Schlacht von Lützen (1632) abgebildet – auf einem Fjordpferd! Wie in Deutschland, so standen auch in Frankreich eher größere, besonders edle Pferde für Freizeitspaß, Parforcejagden, Dressurreiten und auch für die Kriegsführung im Vordergrund. So ist *Napoléon Bonaparte* (1769–1821), französischer Kaiser von 1804–1815, auf Gemälden ausschließlich als Reiter arabischer Pferde abgebildet, die er besonders auch für seine privaten Ausritte liebte (siehe Abbildung oben). Schließlich war es auch in Preußen – in Anlehnung an französische Vorbilder – seit der Zeit *Friedrichs des Großen* (1712–1786) zeitgemäß, für die Freizeit arabische Pferde, für den Sport Vollblüter und für die Armee große, sehr leistungsfähige Warmblüter zu nutzen.

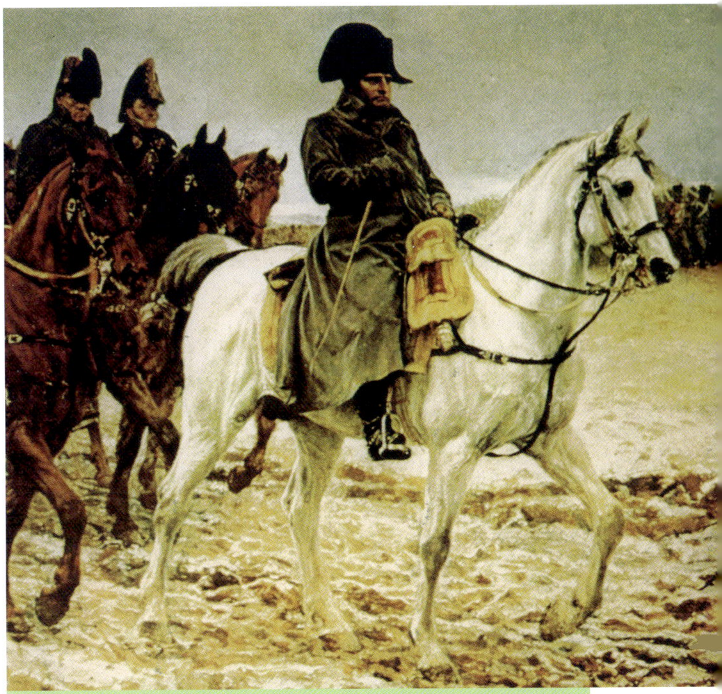

Der französische Kaiser *Napoléon* bevorzugte für private Ausritte ebenso wie für militärische Einsätze arabische Pferde. Gemälde von *Jean-Louis Ernest Meissonier:* Musée du Louvre/Paris; aus „Le cheval dans l'art"/Editions Seghers, 1980 – ex libris *I. Bender.*

Erst gegen Ende des 19. Jahrhunderts kam etwas Bewegung in die Pferdeszene. Vorübergehend galt es in Adelskreisen als schick, auch exotische Freizeitpferde zu halten. Belegt ist, dass nach der Weltausstellung in Paris (1902), an der Norwegen mit Fjordpferden teilnahm, sich der englische Herzog von Windsor und in Folge weitere europäische Adelige (so z.B. die rumänische Königin) graufalbe Fjordpferde zulegten. Diese wurden traditionell mit Stehmähne herausgeputzt, geritten und mehrspännig gefahren – sie erregten überall Aufsehen: Eine erste zarte Bewegung hin zu mehr Vielfalt im Freizeitpferdebereich des Kontinents, die sich aber noch nicht durchsetzte.

Entwicklung von Vielfalt

Blickt man auf die Entwicklung des Pferdebereichs der vergangenen vierzig Jahre in Deutschland, in Österreich und in der Schweiz – konkret auf die Freizeitbeschäftigung mit Pferden ab 1960, dann hatte diese Entwicklung (zunächst) wieder leicht „mittelalterliche" Züge. Das jedenfalls spiegelt sich in regional sehr unterschiedlich ausgeprägten Vorurteilen mit Intoleranz bei einem Teil der Pferdeleute dieser Zeit wider: Da gab es „neue" Freizeitreiter, die mehr oder weniger im „Learning by doing" u. a. das Ponytrekking als Alternative zum herkömmlichen Reiten für sich entdeckten und den traditionellen Reitsport mit Warmblütern (diese wurden scherzhaft als „Reit-Elefanten" bezeichnet) abqualifizierten. Traditionalisten wiederum sahen in der sich neu entwickelnden Vielfalt, die auch das Reiten auf kleineren Pferden (wie z. B. Isländer, Fjord, Haflinger, später auch Westernpferde) für Erwachsene beinhaltete, einen ziemlich laienhaften Irrweg und nicht selten sogar eine Störung optischer Ästhetik. Folge: Isländer und ihre Reiter erhielten anfangs in einigen Reitvereinen „Hausverbot", weil man „Zottel" mit angeblich unsauberen Gängen (man verkannte „Tölt" und „Pass") nicht duldete. Westernreiter sahen sich nicht selten als „Kinokomparsen" belächelt. Begleitet wurde diese beginnende Entwicklung zu mehr Vielfalt auch von scheinbar gegensätzlichem Tierverständnis und veränderten Haltungsmaximen. Der „echte" Freizeitreiter hatte bedingungslos Offenstallfan zu sein, der Boxenverfechter und klassische Reitstallmensch, obwohl überwiegend auch Freizeitreiter, wurde allein deshalb manchmal schon „schief" angesehen. Wie in anderen Lebensbereichen auch, resultieren Vorurteile im Pferdebereich zunächst aus mangelnder Kenntnis der jeweils anderen Sparte, daneben aus negativen Einzelbeispielen und oft auch aus ungeprüfter Übernahme pauschaler Urteile anderer Zeitgenossen. Mit zunehmendem Austausch aber wächst der Kenntnisgrad – die Einsichten vertiefen sich, die Toleranz wächst – und jeder gewinnt dadurch. Hier haben insbesondere große Pferdemessen (z. B. die Equitana in Essen seit 1972) mit ihrer Vielfalt an Rassen und Schaubildern aus allen Bereichen die Toleranz unter Pferdeleuten ungemein gefördert.

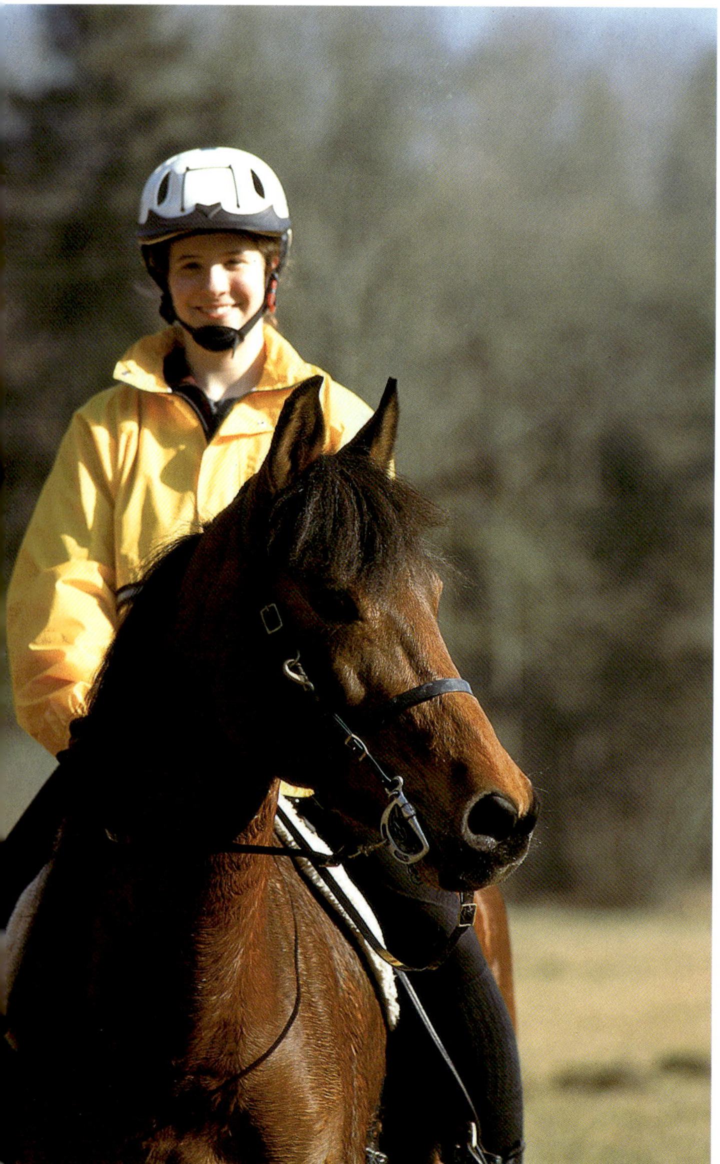

Eine Freizeitreiterin im 21. Jahrhundert: Individualität und Freude am Umgang mit dem Pferd stehen – neben sportlichen Gesichtspunkten – im Vordergrund.

Heute: Nebeneinander der Reitweisen

Die jüngste Entwicklung der vergangenen Jahre zeigt, wie positiv sich alle Sparten des Freizeit- und Turniersports, aber auch des Rennsports noch weiter gestalten lassen, wenn das Grundverständnis für Pferde aller Rassen als hoch organisierte Säugetiere mit qualifizierten Lebensansprüchen gegeben ist und jeder Pferdemensch möglichst „offen" ist. Das zeigt sich aktuell besonders deutlich auch im akzeptierten Nebeneinander unterschiedlicher Reitweisen und Zielsetzungen der Freizeitbeschäftigung mit Pferden. Dabei scheinen heute die Bedürfnisse nach breitem Wissen, das man z. B. durch gute Sachbücher und in Fortbildungsseminaren erlangt, größer denn je zu sein. Wenn gleichzeitig in allen Sparten der eigene Spaß auch auf der Grundlage pferdegerechter Haltung und fortlaufender, vertiefter „moderner" Ausbildung von Pferd und Reiter bzw. Fahrer weiter komplettiert wird, dann sind Pferde zukünftig sogar noch bessere „moderne Freizeitpartner" für alle Pferdebegeisterten!

Ingolf Bender: Wirtschaftsfaktor Pferd

Die Beschäftigung mit Pferden hat in den vergangenen Jahrzehnten enorm zugenommen: Sport und Hobby sowie Zucht und Haltung ließen den Pferdebestand auf schätzungsweise 800.000 bis knapp eine Million Pferde in Deutschland anwachsen. Ähnliche Entwicklungen verzeichnen die Nachbarländer Niederlande, Österreich und die Schweiz. Trotz einer Vielzahl von Statistiken, die für etliche Lebens- und Wirtschaftsbereiche heute mehr oder weniger zuverlässige Daten liefern, ist der gesamte Pferdebereich statistisch nur unvollkommen zu erfassen. Allenfalls Schätzungen auf der Grundlage von fragmentarischen Branchendaten in Verbindung mit zusätzlichen praxisorientierten Recherchen „in der Szene" liefern Anhaltspunkte zur Beurteilung des „Wirtschaftsfaktors Pferd". Die hier genannten Zahlen sind deshalb überwiegend Hochrechnungen/Schätzzahlen, die in einer Marketing-Studie des Verfassers nach dem Stand von 2005 erfasst wurden. Dabei sind die seit den Jahren 2003 bis 2005 sich tendenziell anbahnenden Stagnationen und tatsächlichen Umsatzrückgänge berücksichtigt.

Pauschal auszugehen ist davon, dass die Haltung/ Verwendung von fünf bis sechs Vierbeinern einen Vollzeit-Arbeitsplatz rund um das gesamte Pferdegeschehen schafft. Demnach resultieren aus der Haltung von Pferden in Deutschland knapp 200.000 Vollerwerbs-Arbeitsplätze (es gibt Hochrechnungen, z. B. solche des Instituts IPSO, die 2001 noch von 300.000 Arbeitsplätzen ausgingen). Darin sind z. B. eingeschlossen sowohl mit Pferden befasste Landwirte als auch Tierärzte und Hufschmiede, aber auch forschende Mitarbeiter an Hochschulen, auch solche im pharmazeutischen Versuchs-, Produktions- und Vertriebsbereich, Redakteure, Lektoren und Autoren bei Zeitschriften- und Buchverlagen, Grafiker, Fotografen und Drucker sowie alle Pferdewirte, Dünge-/ Futtermittelerzeuger und Reit- und Fahrsporthändler ebenso wie Beschäftigte auf Rennbahnen, Immobilienmakler, Baustoffhändler, Messe- und Seminarveranstalter, Hersteller von Traktoren, Kutschen, Stallgebäuden, Stallmatten, Pferdetransportern, Sätteln usw. Allein diese Beispiele zeigen, dass die am Pferd orientierte Branchenvielfalt heute eine nicht geringe Zahl von Produktions-, Handels- und Dienstleistungsbereichen maßgeblich bestimmt oder mindestens volkswirtschaftlich nicht unbedeutend tangiert.

Berufe rund ums Pferd

Etwa 8.000 Pferdeleute (innerhalb der geschätzten Gesamtzahl von 200.000) verdienen ihren Lebensunterhalt z. B. vornehmlich mit Reitunterricht sowie der Ausbildung von Reiter und Pferd.

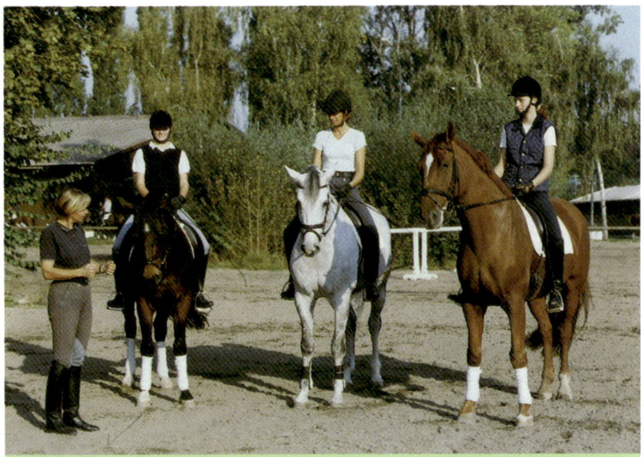

Ein beliebter Beruf rund um's Pferd: Reitlehrer(in).

Die Zahl der als gewerblich zu definierenden Firmen, die in Deutschland den „Produktbereich Pferd" als Haupt-Geschäftsgegenstand bearbeiten, beläuft sich auf etwa 3.200. Hinzu kommen nochmals 1.500 selbstständige Freiberufler mit unterschiedlichen Beschäftigungszielen.

Zahlen zum Gesamtumsatz „rund um das Pferd" können nicht präzise angegeben werden. Verschiedene Quellen nennen mindestens vier Milliarden Euro jährlich, doch scheint ein hochgerechneter Umsatzwert von fünf Milliarden Euro eher zutreffend zu sein. Dabei ist zu berücksichtigen, dass allein die laufenden Versorgungskosten für Pferde recht hoch sind. Im Jahr werden z. B. schätzungsweise mehr als 1.500.000 Tonnen Heu und Heulage für Pferde erzeugt und verfüttert. Setzt man je Tonne 170 Euro an, ergibt sich allein schon daraus ein Umsatzbetrag von gut 250 Millionen Euro. Aber Raufutter ist wiederum nur ein kleiner Teil des gesamten Versorgungsaufwandes und ist mit etwa 5 % am Gesamtumsatz beteiligt. Nimmt man den jährlichen Getreidefutter- und Einstreubedarf mit mehr als 1.000.000 Tonnen noch hinzu, wird klar, dass beispielsweise für Landwirte als Erzeuger dieser Produkte der Pferdebereich heute nicht mehr zu unterschätzen ist.

Auch die Kultur hat im Pferdebereich ihren Umsatzanteil, denn „Lesen bildet": Es werden zur Zeit allein in Deutschland 1.300 laufende Buchtitel rund ums Pferd im stationären Buchhandel und im Versandhandel angeboten, woraus sich eine Auflagenhöhe von insgesamt weit mehr als 5.000.000 Bücher ergibt. Deren Absatz verteilt sich allerdings über mehrere Jahre, er wird durch jährliche Neuauflagen stetig ergänzt. Hinzu kommen zahlreiche Fachzeitschriften sowie auch Videoproduktionen als sinnvolle Ergänzung des Mediums Buch.

Weil Pferde bei Jung und Alt beliebt sind, hat auch das Fernsehen einen Marktanteil. Pferdesportsendungen ergeben durchschnittlich 300 Stunden jähr-

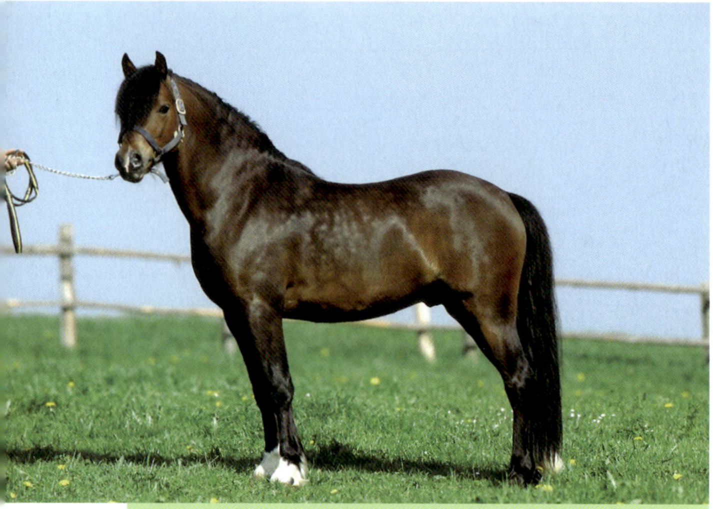

Zuchtpferde „Made in Germany" erfreuen sich international steigender Beliebtheit.

liche Übertragungszeit. Zusätzlich sind jährlich noch mehr als 100 Stunden mit Dokumentationen, Serien und Spielfilmen rund um das Thema Pferd zu sehen. Der Produktionsaufwand mit Personal- und Sachkosten beträgt etliche Millionen Euro.

Schließlich hat das Pferd auch im Internet einen beliebten Platz: Dienstleistungsfirmen, Verlage, Verbände, Produzenten, Internetzeitungen sowie Diskussions- und Informationsforen bieten eine weit gefächerte Internetvielfalt an. So hat beispielsweise das Internet-Angebot der FN e. V. (www.pferd-aktuell.de) jährlich mehr als 1.200.000 Leser (sessions) zu verzeichnen, die dabei über 2.000.000 Seiten (page views) abrufen (Datenquelle: Internet-Veröffentlichung vom 1.1.2002, Deutsche Reiterliche Vereinigung – FN e. V., Warendorf).

In Deutschland findet sich weltweit die größte und erfolgreichste Zucht von Pferden für den „großen Sport". Bei den Olympischen Spielen im Jahr 2000 (in Sydney/Australien) kamen von den 205 teilnehmenden Pferden 54 (und damit mehr als 40 Prozent) aus deutschen Zuchtställen. Sie gewannen 20 Olympia-Medaillen. Reit- und Fahrpferde sowie Zuchtpferde „Made in Germany" behaupten sich gegen beachtliche Konkurrenz, das zeigt die Nachfrage. Jährlich werden auf etwa 25 Reitpferdeauktionen der Zuchtverbände rund 900 Pferde zu einem Durchschnittspreis von 19.000 Euro versteigert. Der Gesamtumsatz dieser Auktionen beläuft sich auf mehr als 17 Millionen Euro. Weiterhin werden auf den Hengst-, Fohlen- und Stuten-Auktionen der Zuchtverbände durchschnittlich jährlich etwa 1.400 Pferde und Ponys versteigert, was einen Gesamtumsatz bei den Zuchtverbandsauktionen von 30 Millionen Euro ergibt.

Perspektiven und Kritik

Pferde werden auch zukünftig erfolgreich wichtige Wirtschaftsbranchen beeinflussen und den Wirtschaftsstandort Deutschland stärken. Das setzt aber voraus, dass auch die politischen Rahmenbedingungen sich im Sinne des Sports, der Zucht und der Freizeitbeschäftigung – sowie besonders auch der Jugendförderung – positiv weiterentwickeln und nicht durch uninformierte Entscheidungsträger Schaden nehmen. Kritisch zu bewerten sind in diesem Zusammenhang gelegentlich aufkeimende, sehr durchsichtige politische Strömungen sowie regional unterschiedliche Tendenzen, die einerseits „Neidkomplexe" fördern und in der Folge dann Pferdehalter, Reiter und auch Vereine als „Melkkühe" ansehen. Beispielsweise sind unüberlegte, wirtschaftlich völlig unsinnige und ohne ausreichende Kenntnis der Fakten eingebrachte Vorschläge zur Erhebung von kommunalen „Pferdesteuern" als schädliche Rahmenbedingungen einzustufen. Vorschläge, die jeden Pferdeeigner mit mehreren hundert Euro pro Jahr belasten, verkennen als Folge den erheblichen Rückgang der Pferdebestände mit gravierenden wirtschaftlichen Einbußen. Befürworter übersehen zudem, dass 80 % aller Reitpferde in Deutschland wenigstens zeitweise von Kindern und Jugendlichen privat und in Vereinen gepflegt und diszipliniert geritten werden. Pädagogen und Mediziner sehen darin eine der sinnvollsten Freizeitbeschäftigungen, insbesondere für die gesunde Entwicklung von Körper und Geist Heranwachsender und allgemein als Ausgleich zum Beruf. Durch Drehen an der Kostenschraube würde gerade auch sozial Benachteiligten oder wirtschaftlich schwachen Eltern die Möglichkeit genommen, Jugendliche sinnvoll mit naturnahem Verantwortungsbewusstsein aufwachsen zu lassen.

Gleiches trifft auch zu auf einige offenbar nicht ökologisch, sondern rein bürokratisch stimulierte Landschaftsschutzregeln sowie auf Baurechtsbestimmungen und aktuelle Gerichtsurteile zum Komplex Unterstände auf Weiden, die Pferdehaltung de facto primär auf den Personenkreis der Landwirte beschränken wollen. Schließlich stellen unangemessene, bürokratische Regelungen zur Ausweisung und Nutzung der freien Landschaft und der Wälder zu Reit- und Fahrzwecken inzwischen (mit regionalen Unterschieden) für viele Pferdehalter eine arge Zumutung dar. Dadurch werden private Reiter und Fahrer überzogen reglementiert, teils sogar kriminalisiert und gewerbliche Reitbetriebe verzeichnen Umsatzeinbußen bis zur Existenzgefährdung. Hier und in anderen Bereichen ist politisches „Augenmaß" angebracht und Sachverstand zu fordern – letztlich auch aus Gründen einer gut funktionierenden wirtschaftlichen Entwicklung und damit des Gemeinwohls.

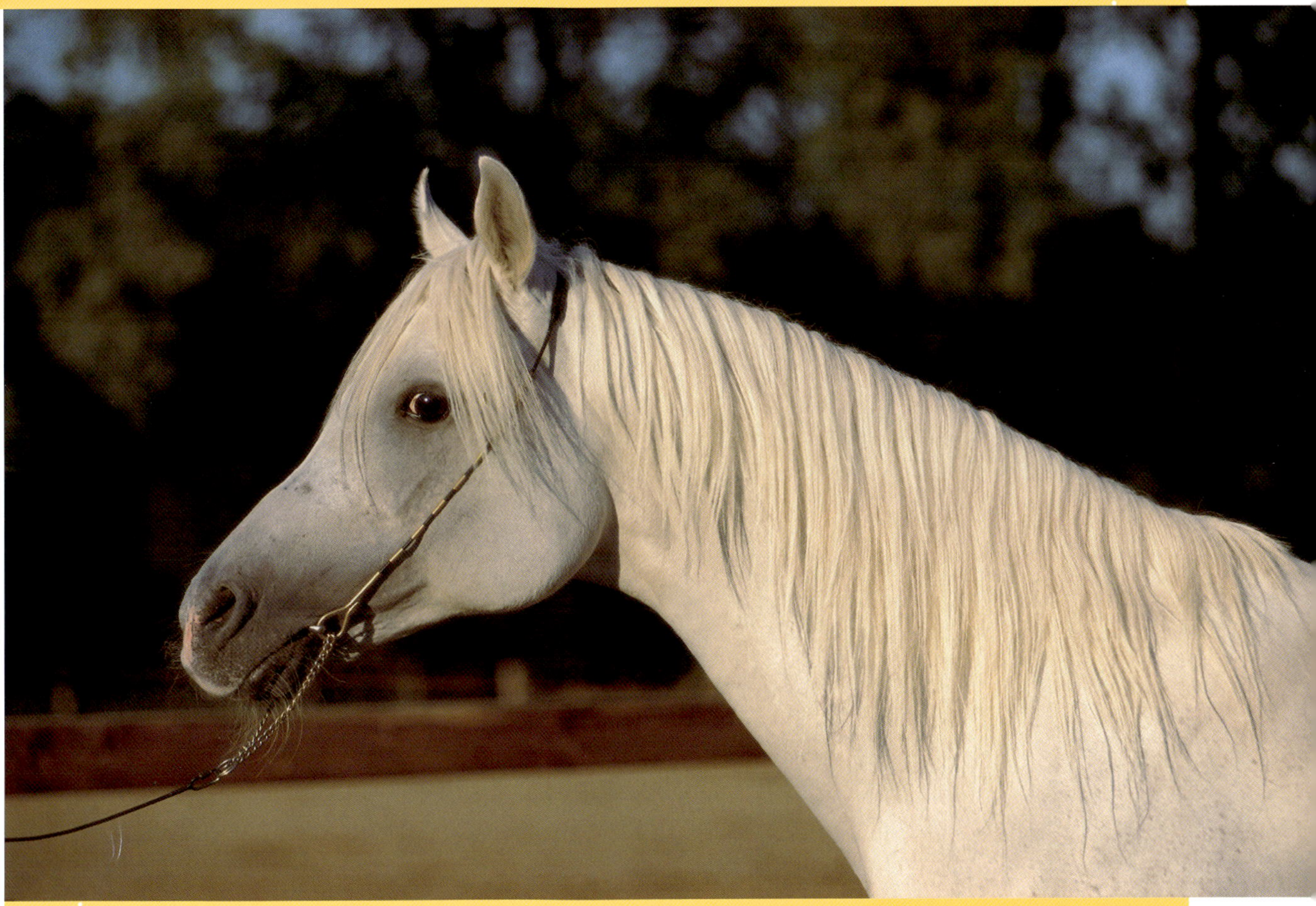

Biologie des Pferdes – Die Grundlagen

Prof. Dr. Rainer Willmann: Evolution, Abstammung und Domestikation

Die Evolution der Pferde

Zum Verständnis unserer heutigen Pferde ist die Kenntnis der Evolution sehr aufschlussreich. Die Pferdeartigen (Equiden) sind die populärste Gruppe der Unpaarhufer (wissenschaftlich Perissodactyla). Ebenfalls zu den Unpaarhufern gehören die Tapire (Tapiroidea), die Nashörner (Rhinocerotoidea) sowie die erloschenen Brontotherioidea und Chalicotheroidea. Zu den Paarhufern dagegen zählen u. a. Schweine, Rinder und Kamele.

Aussehen, Eigenschaften, Verhalten und Umweltansprüche der heutigen Equus-Arten resultieren aus der Evolution. Zu ihnen zählen – neben dem sog. echten Pferd – auch Zebras, Esel und Halbesel (siehe hierzu die Ausführungen auf Seite 14). Die stammesgeschichtliche Entwicklung wurde von Paläontologen und Zoologen akribisch erforscht, sie zeigt auf, welche Veränderungen sich über etliche Millionen Jahre bis heute ergeben haben.

Die evolutiven Veränderungen betrafen u. a. Größe, Gehirn, Zahnbau und die Reduktion der Zehen (siehe Abbildung auf Seite 14). Zum Teil steht die evolutive Entwicklung mit einer grundlegenden Änderung der Lebensweise der frühen Pferdeartigen in Zusammenhang: Die ältesten Formen waren Waldbewohner und Laubfresser, die jüngeren Formen bewohnten offene Steppenlandschaften und ernähren sich seit etwa 20 Mio. Jahren überwiegend von Gräsern.

Die Evolution der Pferde ist so gut erforscht wie die nur weniger Tiergruppen. Schon der Biologe *Thomas Henry Huxley*, zu seiner Zeit vehementester Verteidiger der Evolutionstheorie in England, sagte voraus, dass den um 1870 bekannten dreizehigen

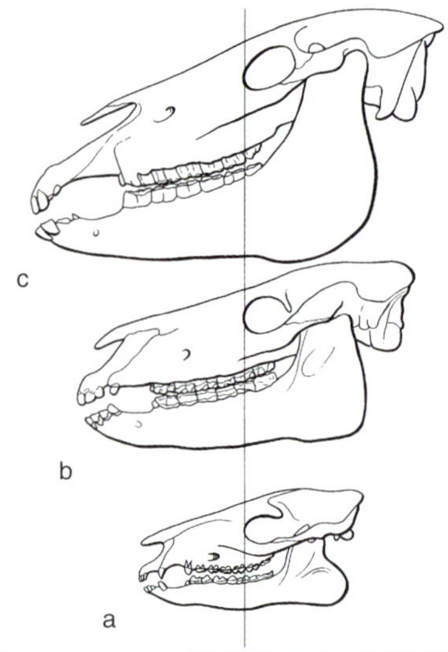

Schädel von **a.** *Mesohippus* (Oligozän), **b.** *Merychippus* (Miozän) und **c.** *Equus ferus* (Przewalski-Pferd).

miozänen Equiden (sie lebten vor etwa 28 Mio. Jahren) ältere Formen mit fünf Zehen vorausgegangen sein müssten. Wichtig zu wissen ist, dass die Evolutionstheorie zu jener Zeit sehr umstritten war und von vielen Seiten gute Belege für Evolution gesucht wurden. Als *Huxley* später in Amerika von dem Paläontologen *Othniel Ch. Marsh* ältere Vertreter aus dem Eozän und Oligozän präsentiert bekam, wurde die Evolutionsreihe des Pferdes – wie es *Ernst Haeckel* (Biologieprofessor aus Jena; 1834–1919) formulierte – zum „Paradepferd der Deszendenztheorie". Diese Qualität kann man der Pferdereihe auch heute noch zubilligen.

Frühe Pferdeartige

Das biologische System der frühen Pferdeartigen wird von verschiedenen Autoren unterschiedlich dargestellt, weil u. a. die Verwandtschaftsbeziehungen vieler Arten noch nicht mit völliger Gewissheit feststehen. Zwar ist dies alles wissenschaftlich von großem Interesse, doch kann hier aus Platzgründen dazu nur eine kurze Darstellung gegeben werden.

Die Pferdeartigen im weiten Sinne, die Hippomorpha, seit dem Paleozän (= Epoche vor 65 bis 56,5 Mio. Jahren, siehe hierzu das Evolutionsschema „Stammbaum des Pferdes" auf Seite 13) bekannt, enthalten neben den alttertiären Pachynolophoidea die Equoidea mit den Palaeotheriidae (sie lebten vom Eozän vor 50 Mio. Jahren bis zum Oligozän vor 30 Mio. Jahren) und die Equidae (Entwicklung vom Eozän bis heute). Die Equidae umfassen die Pferde im engeren Sinne. Die meisten Pferdeartigen lebten in prähistorischer Zeit in Nordamerika und Eurasien, hier vollzog sich auch die Mehrzahl der evolutiven Schritte. Einzelne Arten gelangten nach Südamerika und Afrika.

Als ältester Vertreter der zu *Equus* führenden Formenreihe gilt gemeinhin *Hyracotherium*. Berühmtheit erlangt hat dieses kleine Huftier allerdings unter dem Namen *Eohippus*. 1838 und 1839 fand man in Südengland alttertiäre Schädelreste und Zähne, bei denen der berühmte Anatom und Paläontologe *Richard Owen* eine oberflächliche Ähnlichkeit zum Schädel eines Hasen sah. Er nannte ihn *Hyracotherium leporinum*. Er wusste nicht, dass er mit diesen Funden uralte Verwandte der Pferde vor sich hatte. In den 60er und frühen 70er Jahren des 19. Jahrhunderts trug in Nordamerika *O. C. Marsh* von der Yale-Universität umfangreiches Material fossiler Pferde aus etwas jüngeren Schichten zusammen. Seine Funde führten zu der Erkenntnis, dass die Evolution der Pferde in Nordamerika erfolgt war. Und etwas später beschrieb er einen *Eohippus*. Einige Jahre danach stellte *E. D. Cope* fest, dass *Eohippus* das amerikanische Gegenstück zu *Hyracotherium* ist, und *Cooper* meinte 1932, dass *Hyracotherium* und *Eohippus* ein und dasselbe sind.

Hyracotherium – oft als **das** Urpferdchen in die Literatur eingegangen – kam im frühen Eozän vor etwa 56 bis 50 Mio. Jahren mit mehreren Arten vor. Die kleinste Art war ungefähr katzengroß (*Hyracotherium sandrae*), die größte hatte zirka 50 cm Widerristhöhe. *Hyracotherium* hatte einen vierzehigen Vorder- und einen dreizehigen Hinterfuß – vorn war die erste (innere) Zehe völlig reduziert, im Hinterfuß waren nur noch die zweite, dritte und vierte Zehe vorhanden. Heute existiert als einzige Form der Equiden die Gattung *Equus* mit (etwa) sechs Arten (die Zahl der Arten wird noch diskutiert) und natürlichen Widerristhöhen bis über 155 cm (*E. grevyi* = das Grevy-Zebra). Alle diese Formen haben in sämtlichen Extremitäten nur die mittlere Zehe beibehalten.

Hyracotherium muss sehr häufig gewesen sein. Pferdeähnlich war es kaum: der Rücken war hochgewölbt, der Schwanz lang und kräftig. Die Augenhöhle war hinten nicht durch eine Knochenspange verschlossen, die Schnauze nicht länger als der Hirnschädel. Möglicherweise sind einige der *Hyracotherium*-Arten mit den Palaeotherien näher verwandt als mit der Evolutionslinie zu den echten Pferden (siehe hierzu das Evolutionsschema „Stammbaum des Pferdes" auf Seite 13). Neben den Vertretern der zu *Equus* führenden Formenreihe existierte schon im ältesten Tertiär eine Vielzahl von Arten, die heute keinerlei Nachfahren mehr haben. Besonders berühmt sind die Palaeotheriidae, die im Eozän und Oligozän vor allem in Europa vorkamen.

Bei oligozänen und späteren Pferden war es zu einer nennenswerten Erhöhung der Körpergröße ge-

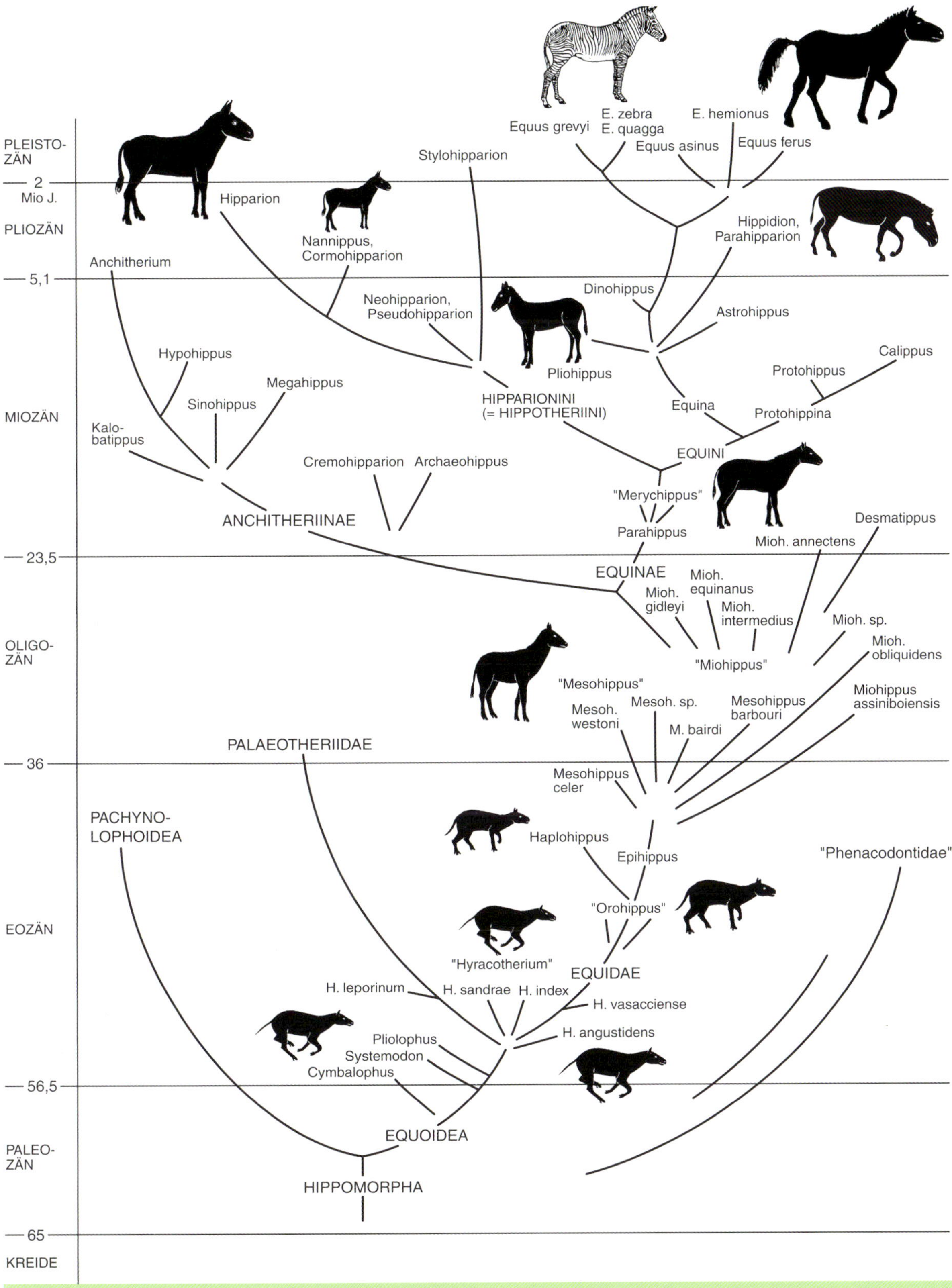

Stammbaum der Pferde. Arten nur in Auswahl eingetragen; in Anführungszeichen Gruppen, die keine natürlichen (= monophyletischen) Einheiten darstellen. Zum Teil sind die Verwandtschaftsbeziehungen unsicher.

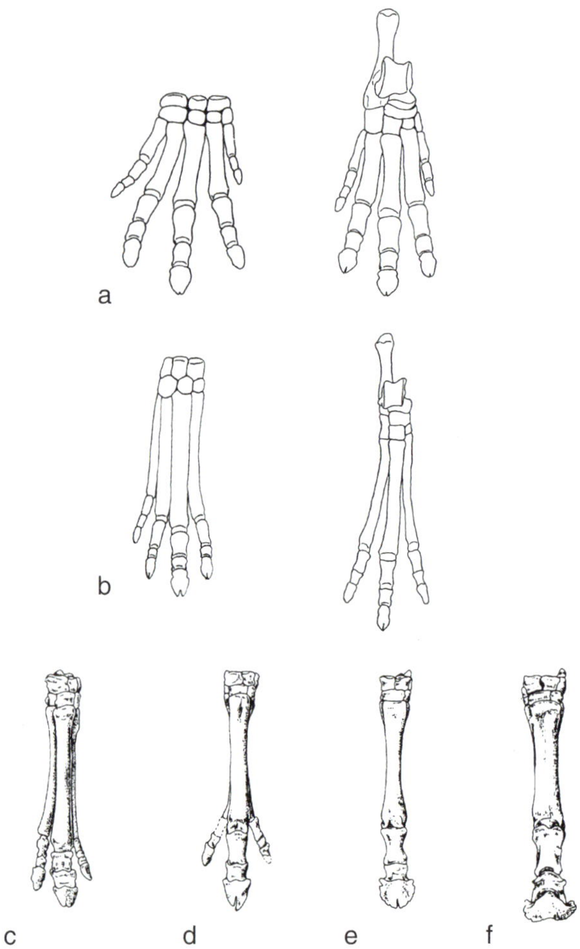

a. Fünfzehige Extremitäten von *Phenacodus*, **b.** vierzehiger Vorder- und dreizehiger Hinterfuß von *Hyracotherium*, **c.–f.** Vorderfuß von *Miohippus*, *Parahippus*, *Pliohippus* und *Equus*.

kommen. Damit wurden auch an den Kauapparat neue Forderungen gestellt, denn ein großes Tier braucht mehr Nahrung als ein kleines und größere Tiere sind meist langlebiger als kleine. Die Zähne müssen also nicht nur mehr Nahrung in einer bestimmten Zeit verarbeiten, sondern auch über längere Zeit funktionsfähig sein. Dies wurde auf mehreren Wegen erreicht: Bei *Hyracotherium* waren die Prämolaren noch sehr von den Molaren verschieden. Bei späteren Pferden wurden auch die Prämolaren ausgeprägte Mahlzähne. Außerdem wurde die Zahnkrone erhöht, was bedeutete, dass bei starker Abnutzung die Zähne länger in Gebrauch bleiben konnten. Zunehmend hochkronig wurden die Zähne bei *Parahippus* und *Merychippus* vor etwas mehr als 20 Mio. Jahren. Es gab schließlich eine dritte wirkungsvolle Veränderung: Die Entwicklung einer neuen Zahnsubstanz – des Zahnzements. Zement begann als dünner Film bei *Parahippus* aufzutreten. Bei *Merychippus* stellte es bereits einen großen Teil des Zahns. Damit konnten die Pferde die harten Gräser nutzen, die sich im mittleren Tertiär auszubreiten begannen.

Die Entwicklung von *Hyracotherium* zu *Equus* schließt auch eine beträchtliche Veränderung der Körpergröße und des Baus der Extremitäten ein. Verbunden damit war aber auch ein Umbau aller anderen Strukturen. Ein entscheidender Schritt auf dem Weg zu den heute noch lebenden Pferden erfolgte im Miozän: Der Verlust der äußeren Zehen. Damit waren die einzehigen oder monodactylen Pferde entstanden – mit ziemlicher Gewissheit wieder in Nordamerika. Früher nahm man an, dass *Equus* von *Pliohippus* abstammt. Inzwischen ist man der Auffassung, dass *Dinohippus* wahrscheinlich der nächste Verwandte von *Equus* ist (siehe hierzu das Evolutionsschema „Stammbaum des Pferdes“ auf Seite 13).

Equus – Die heutigen „Pferdeartigen“

Im Pliozän, vor zirka 3 Mio. Jahren, hatte *Equus*, der einzige noch lebende Repräsentant der Pferde, von Nordamerika aus die damals noch als Landbrücke bestehende Beringstraße nach Asien überquert. *Equus* umfasst heute sechs Arten: *Equus ferus (= E. przewalskii,* das echte Pferd einschließlich der Hauspferde*)*, *E. africanus (= E. asinus,* Esel), die Halbesel (*Equus hemionus*) mit *E. hemionus kiang* (Kiang), *E. h. onager* (Onager), *E. h. hemionus* (Kulan) sowie drei Zebra-Arten: *Equus grevyi (*Grevy-Zebra), *E. zebra* (Bergzebra) und *E. quagga granti* (Grant-Zebra = *E. burchelli*, Burchell-Zebra; zu *E. quagga* gehörte auch das im 19. Jahrhundert ausgerottete Quagga). Die genannte Artenzahl schwankt allerdings je nach Autor wegen unterschiedlicher Auffassungen über den Status bestimmter Formen. Zeitweise wurden sogar mehrere Gattungen unterschieden.

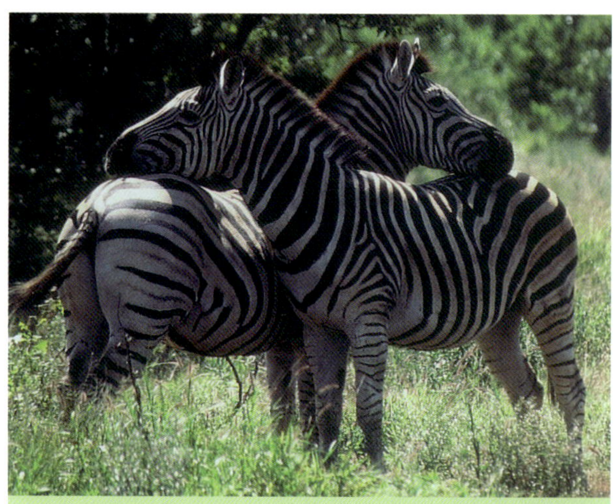

Burchell- oder Steppenzebra (*Equus quagga burchelli*).

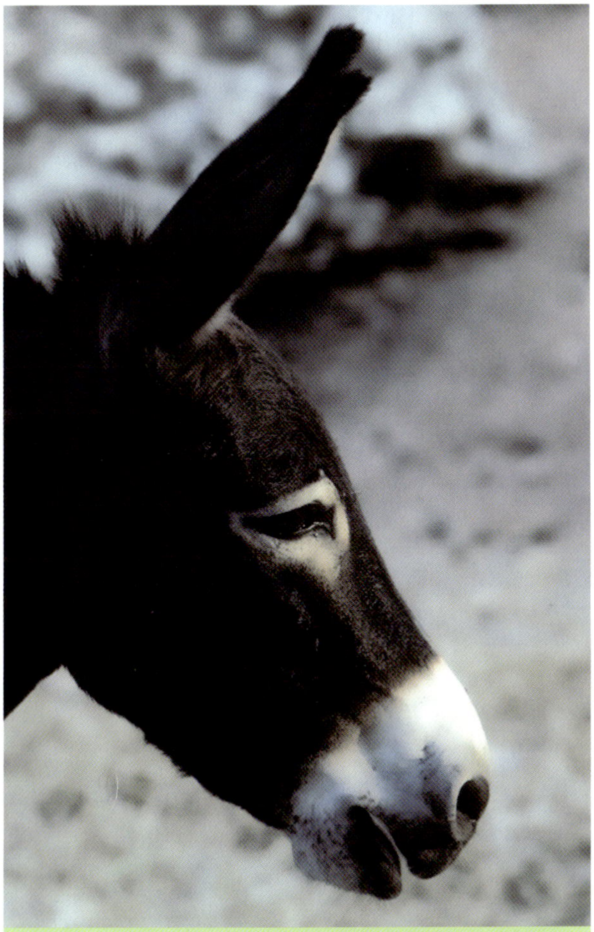

Esel (*Equus africanus*); domestiziertes Tier von Rhodos.

Equus ist heute eine rein eurasiatisch-afrikanische Gruppe von Arten. Das aber war nicht immer so – dass *Equus* aus Nordamerika stammt, wurde vorher schon erwähnt. Für das Quartär ist ein wiederholter Austausch über die Bering-Landbrücke hinweg anzunehmen. Die jüngsten radiometrisch datierten Pferdefossilien aus Nordamerika stammen aus Rancho la Brea in Kalifornien und haben ein Alter von rund 10.940 Jahren. Im Pleistozän erreichte *Equus* auch den südamerikanischen Kontinent. Warum er dort noch vor Ankunft des Menschen wieder ausstarb, ist unbekannt. Formen, die vor etwa zwei Millionen Jahren nach Afrika einwanderten, entwickelten sich dort zu den Zebras. Die frühesten Funde stammen aus der Koobi-Fora-Formation in Kenia (älter als 1,81 Mio. Jahre) und aus Äthiopien. In Asien leben die Halbesel, die so heißen, weil sie halb wie ein Pferd, halb wie ein Esel aussehen. Wahrscheinlich handelt es sich um eine einzige Art (*E. hemionus*). In Nordafrika ist der Wildesel (*Equus africanus*) beheimatet. Das echte Pferd (*Equus ferus = E. przewalskii*) ist ein Bewohner Eurasiens.

Aufgrund der drastischen Klimaschwankungen mit entsprechenden Folgen im Quartär, das mit der Eiszeit (Pleistozän) vor einer Million Jahren begann, gab es eine Vielzahl von Entwicklungen innerhalb der Pferde. Kleine und große Formen lösten einander ab. Diese Vielfalt hat zu einer enormen Zahl benannter Arten geführt (über 200!), die aber nichts mit der Gliederung in tatsächliche natürliche Arten zu tun hat – es sind lediglich Bezeichnungen für Fundstücke, von denen manche so ungenügend erhalten sind, dass sich über die tatsächliche artliche Zugehörigkeit wenig sagen lässt. Hier wurde in drastischer Weise die Variabilität der biologischen Arten unterschätzt und bloßen Varianten ein Artname gegeben.

Es ist kaum anzunehmen, dass es jemals in Eurasien mehr als vielleicht acht bis zehn Equiden-Arten gleichzeitig gegeben hat. Einige von ihnen müssen in unmittelbarer Vorfahrenschaft zum heutigen Pferd gestanden haben, und damit waren sie – unabhängig von dem ihnen gegebenen Namen – frühe Entwicklungsstufen von *Equus ferus*.

Das Verbreitungsgebiet der Pferde wurde in Eurasien und Afrika in historischer Zeit stark durch den Menschen eingeschränkt. Um 1880 wurde das letzte Quagga in freier Wildbahn getötet. Wildesel gibt es nur noch in wenigen Rückzugsgebieten. Die letzten Wildpferde in Mitteleuropa dürften im frühen Mittelalter ausgerottet worden sein, in Osteuropa verschwanden sie mit dem Steppentarpan spätestens um 1920. In den 50er Jahren des vergangenen Jahrhunderts hatte man eine letzte wild lebende Herde von Przewalski-Pferden in der Mongolei gesichtet, danach nur noch Einzeltiere. Mit Auswilderungsprojekten wird heute versucht, eine neue Generation wild lebender Przewalski-Pferde zu etablieren, doch die Pferde- und Rinderhaltung der einheimischen Bevölkerung könnte das Projekt langfristig erschweren.

Abstammung rezenter „echter Pferde"

Wann das Pferd – gemeint sind hier Formen, die mit *Equus ferus* näher verwandt sind als mit jeder anderen heutigen *Equus*-Art – erstmals in Europa auftrat, ist unsicher. Vielleicht ist *Equus simionescui*, beschrieben nach Zähnen aus dem ältesten Quartär Rumäniens, ein sehr früher Vertreter. Schon früh wurden Mensch und Pferd geradezu eine Schicksalsgemeinschaft: Die tierischen Reste in den zirka 40.000 Jahre alten Siedlungsabfällen der Vogelherd-Höhle in Württemberg bestehen großenteils aus Resten relativ kräftiger Pferde. Die Neandertaler, die hier gelebt hatten, waren offensichtlich vor allem Pferdejäger. Wesentlich älter sind die Pferdefunde von Schöningen/Harzrand, einer etwa 400.000 Jahre alten Jagdstation.

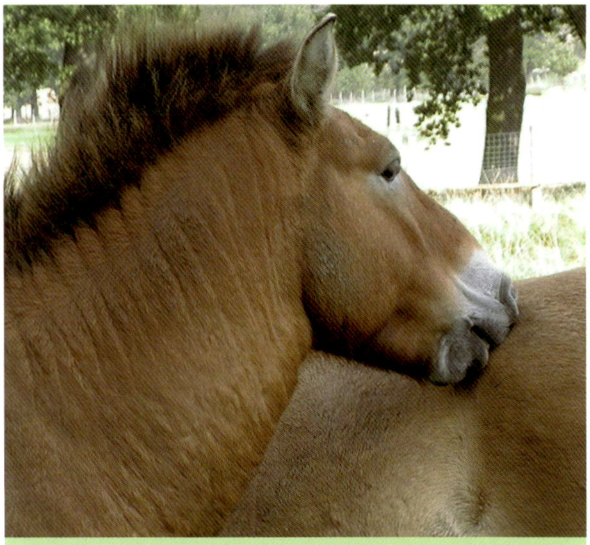

Przewalski-Pferd (*Equus ferus*); Tierpark Sababurg.

Wegen der ungenügenden Bearbeitung und zum Teil auch unsachgemäßen Benennung vieler quartärer Pferdefunde ist die Vorgeschichte des echten Pferdes schwer nachzuvollziehen. Zu berücksichtigen ist dabei, dass sich das Verbreitungsgebiet der spätquartären Pferde über ein riesiges Areal – von Nordamerika über die Beringstraße und Asien bis nach Südwesteuropa – erstreckte und Wanderungsbewegungen die einmal entstandenen Formen immer wieder in Berührung miteinander brachten. Dabei kam es zu Vermischungen und wiederholt zur Entstehung neuer Formen. Beispielsweise hat in den 90er Jahren des 20. Jahrhunderts der Fund eines 26.000 Jahre alten Pferdes im Permafrostboden Alaskas gezeigt, dass es damals bereits Pferde mit einer Hängemähne gab – dies ist also nicht notwendigerweise Kennzeichen des Hauspferdes, wie oft vermutet. Andererseits zeigen fast alle Pferdedarstellungen des Jungpaläolithikums in Mittel- und Südeuropa eine Stehmähne (Höhlenmalereien, aber auch Ritzzeichnungen in Knochen, Elfenbein und Stein aus Süddeutschland; siehe hierzu die Abbildung auf Seite 6). Das „echte Pferd" (*Equus ferus*) trat und tritt in mehreren Unterarten auf. Hinzu kommen seit der Domestikation (Haustierwerdung) zahlreiche per Zucht entstandene Pferderassen überall auf der Welt, auch in Gebieten, in denen vor der Einführung durch den Menschen nie Pferde wild existiert hatten wie in Australien, Neuseeland oder auf Neuguinea (siehe Kapitel „Pferderassen" auf Seite 239 ff.).

Am ursprünglichsten von ihnen allen ist das Przewalski-Pferd (siehe Abbildung oben). Es besteht kein Zweifel, dass das Przewalski-Pferd mit allen Hauspferderassen zu ein und derselben Art gehört, da aus ihren Verpaarungen fruchtbare Nachkommen hervorgehen. Das Przewalski-Pferd hat im diploiden Satz 66 Chromosomen, die übrigen Pferde haben 64, Mischlinge 65.

Direkt nach der letzten Eiszeit, etwa vor 10.000 Jahren, gab es Vertreter von *Equus ferus* offenbar nur in Eurasien und hier nördlich der Linie Schwarzes Meer-Kaukasus-Himalaya sowie fast überall in Europa einschließlich der Iberischen Halbinsel. Über unterartliche Gliederung und Verbreitung der verschiedenen Formen in der späten Altsteinzeit und kurz danach weiß man wenig. Gewiss prägten sich in der Verbreitung in historischer Zeit ältere Muster durch.

Ganz grob lässt sich sagen, dass nach der letzten Eiszeit im Osten (mongolischer Raum) das **Przewalski-Pferd** lebte, im Westen anschließend bis nach Osteuropa der meist als maus- oder aschgrau beschriebene **Tarpan**, im westlichen Mitteleuropa jene Pferde, die in den paläolithischen Höhlenzeichnungen lebensnah dargestellt wurden und in sich wahrscheinlich recht heterogen waren. Auf der Iberischen Halbinsel lebte eine ramsköpfige Form, die heute im Sorraia-Pferd nahezu unveränderte Nachkommen zu haben scheint – was sich u.a. aus den Darstellungen von *Hardy Oelke* (1998) herleiten lässt.

Fast alle neueren Autoren sind sich darin einig, dass die jungpaläolithischen Pferde Europas mit dem Przewalski-Pferd nichts zu tun haben. Die altsteinzeitlichen Darstellungen im westlichen und südlichen Mitteleuropa lassen sehr unterschiedliche Pferde er-

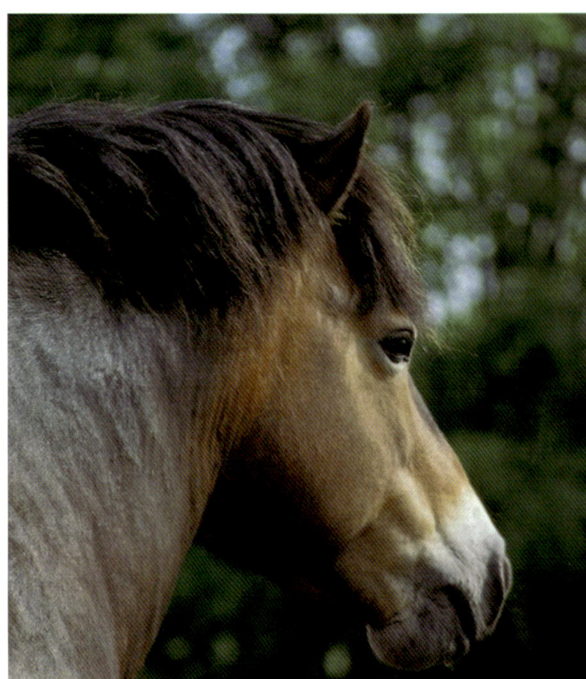

Exmoor-Pferd (*Equus ferus*).

ahnen. Auf vielen Höhlenzeichnungen findet man Pferde dunklen Fells mit Mehlmaul und heller Augenumrandung, die an die Exmoor-Ponys im Südwesten Englands erinnern (siehe Abbildung auf Seite 16). Möglicherweise haben wir mit dem rezenten Exmoor-Pony einen äußerlich nahezu unveränderten Nachkommen nacheiszeitlicher Wildpferde dieser Region. Andere Höhlendarstellungen zeigen hellere Farben, manchmal ist ein Schulterkreuz angedeutet, manchmal fehlt ein Mehlmaul.

Regional gab es weitere „Schläge". Anders ist es schwer erklärbar, dass in Norwegen mit dem Fjordpferd eine markante Rasse mit deutlichem Aalstrich existiert (Herkunft nicht bekannt) oder auf den Shetland-Inseln das schon im frühen Mittelalter als verzwergtes Pferd bekannte Shetland-Pony. Auch in Nordspanien kommt ein kleinwüchsiges Pferd vor. Die Verzwergung kann offenbar – je nach Lebensbedingungen – sehr schnell erfolgen. Das zeigen Beispiele von den griechischen Inseln: Skyros-„Ponys", verwilderte Kleinpferde auf Rhodos (ihr Alter und ihre Herkunft sind ungeklärt). Feststehen dürfte, dass wir uns von der natürlichen Vielfalt der nacheiszeitlichen Pferde in Eurasien als Produkt mehrerer drastisch verschiedener Klimaphasen während der vergangenen Jahrhunderttausende (mehrere Eis- und Warmzeiten, wiederholte Florenveränderungen im Zuge von großflächigen Vergletscherungen) kaum eine Vorstellung machen.

Domestikation – Vom Wildpferd zum Hauspferd

Unter Domestikation wird die „Haustierwerdung" von Wildtieren durch mehr oder weniger planmäßige Zucht mit Selektion auf bevorzugte Merkmale und Gebrauchseigenschaften verstanden. Fast alle wirtschaftlich wichtigen Haustiere sind Huftiere, so Rinder als Milch- und Fleischlieferanten, Schafe und Ziegen als Erzeuger von Milch, Fleisch und Wolle, das Pferd als Milch- und Fleischlieferant sowie als Fortbewegungsmittel und Lasttier. Demnach hat nicht zuletzt das Pferd entscheidend zur Entwicklung der Kulturen des Menschen beigetragen.

Unter den Darstellungen aus der jüngeren Altsteinzeit (Paläolithikum) finden sich wiederholt Pferde, die möglicherweise ein Halfter tragen (so zeigt es eine paläolithische Pferdekopfdarstellung um 12.000 v. Chr.). Dies ist sicher keine Darstellung eines schon vollständig domestizierten Pferdes, aber wenn die Interpretation zutrifft, erlaubt dies wohl Rückschlüsse auf den Umgang mit gezähmten (Wild-)Pferden. Diese Wiedergaben sind mehrere Tausend Jahre älter als eine Darstellung aus der Mittleren Steinzeit (Mesolithikum) von Canforos de Penarubia/Spanien, die sechs geführte Pferde zeigt. Auch dies ist wohl eher ein Hinweis auf Erfahrung mit zahmen Pferden als auf eine Domestikation, die ja eine über Generationen geführte Zucht bedeutet.

Wann aber im Einzelfall das Pferd domestiziert wurde, ist nicht genau nachweisbar. Es wurde sicher von mehreren Völkern unabhängig voneinander in den Haustierstand übernommen. Auszugehen ist davon, dass dies – unter Berücksichtigung der natürlichen Wildpferde-Verbreitung – in Eurasien geschah. Der jeweils genutzten Population entsprechend waren die Ausgangsformen unterschiedlich. Möglicherweise wurden die ersten Pferde ihres Fleisches und ihrer Milch wegen domestiziert. Dabei liegt es nahe, dass – wenn eine Stute so zahm ist, dass sie gemolken werden kann – weitere Nutzungsmöglichkeiten – etwa als Zug- oder Reittier – ausprobiert wurden.

Meist dachten frühere Forscher unter dem Eindruck der Tatsache, dass alle heutigen Wildpferde Steppentiere sind, an eine Herkunft der Pferdekulturen aus den Steppen Innerasiens. Da es Wildpferde aber noch in historischer Zeit auch im östlichen und nördlichen Mitteleuropa gegeben hatte, mag eine Domestizierung auch in Europa erfolgt sein. In Innerasien könnte man schon früh aus dem mongolischen Wildpferd das schwerköpfige mongolische Pferd gezüchtet haben. Von vielen Autoren wird angenommen, dass das Pferd auch in China domestiziert wurde, andere gehen davon aus, dass in China das domestizierte Pferd von Nachbarvölkern übernommen wurde. Aus der chinesischen Ch'eng-tse-ya-Kultur der Jungsteinzeit (Neolithikum) soll es nach einigen Autoren Hinweise auf domestizierte Pferde geben. Ein weiteres Domestikationszentrum vermutete ANTONIUS (1955) in Spanien. Er nahm an, dass von dort Pferde eines ramsköpfigen Schlages (Berber) später nach Nordafrika und seit dem Mittelalter in das übrige Europa gekommen seien. ZEUNER (1963) hingegen war der Meinung, dass die Domestikation des Pferdes nicht von West- oder Mitteleuropa ausgegangen sein könne, da Wildpferde hier wegen der dichten Bewaldung selten gewesen seien.

Bei der Frage nach dem „Wann" der Domestikation gerieten immer wieder Südosteuropa und das 4. Jahrtausend v. Chr. ins Visier der Forscher. Zwar lässt sich über Veränderungen im Skelett der Pferde kaum auf eine beginnende Domestikation schließen, aber die ganze Kultur dort war weitgehend vom Pferd als Ressource abhängig. So dürfte der Beginn der Domestikation in den Steppen nördlich des Schwarzen Meeres um 4.200 bis 4.000 v. Chr. erfolgt sein, und nach ANTHONY (1991) wurden Pferde dort möglicherweise bereits um 4.000 v. Chr. geritten.

Wie BENECKE (1994) folgert, dürften die bislang frühesten Hinweise auf eine Domestikation des Pferdes aus Usatovo (Oblast Odessa), einer Siedlung der späten Tripolje-Kultur (Mitte des 4. Jahrtausends

v. Chr.), stammen. In Mitteleuropa hingegen könne dieser Vorgang frühestens um 3.000 v. Chr., in der Bernburger Kultur und der Chamer Gruppe, festgestellt werden.

Die frühen Hauspferde Mittel- und Westeuropas standen den autochthonen (bodenständigen) Wildpferden offenbar näher als den osteuropäischen Pferden. Mehrere Fundstätten belegen allgemein den Besitz von Pferden im mitteleuropäischen Raum in der Steinzeit (Neolithikum). In Schweden wurde ein neolithischer Pferdeschädel gefunden, in dem ein abgebrochener Steindolch steckte, offenbar der Rest eines Opfertieres, denn der Dolch wurde mit großer Kraft und geschickt in den Schädel getrieben, so dass das Tier sofort tot gewesen sein muss. Im nördlichen Europa waren ab 2.600 v. Chr. für die Menschen der Glockenbecherkultur wahrscheinlich domestizierte Pferde wichtig. Domestizierte Pferde aus England bzw. Irland kennt man seit etwa 1.950 v. Chr.

Sehr bald wurde das Hauspferd auch südlich des Kaukasus bekannt. Aber eine Darstellung eines vierrädrigen Kriegswagens aus Ur (zirka 2.600 v. Chr.) mit vorgespannten Equiden zeigt Esel oder Onager (möglicherweise auch Esel-Onager-Hybriden) – entgegen entschiedener älterer Auffassungen, wonach es sich um echte Pferde oder Maulesel handele. BÖKÖNYI (1991) war überzeugt, dass Pferdereste, die man in Anatolien (Türkei) aus dem Ende des 4. Jahrtausends v. Chr. fand, nicht von dortigen Wildpferden stammen, sondern vom domestizierten Pferd. Für Elam, dem östlichen Nachbarn Babyloniens, soll das Pferd sogar als Reittier für die Wende vom 4. zum 3. Jahrtausend v. Chr. durch Bilddarstellungen aus Susa nachgewiesen sein (POTRATZ 1938: 36). Um 2.000 v. Chr. war das domestizierte Pferd in Syrien und im Iran weit verbreitet. Schnell erkannte man seinen Nutzen für kriegerische Unternehmungen: Zu Beginn des 2. Jahrtausends v. Chr. wurde das Pferd in Anatolien als Zugtier für Streitwagen eingesetzt und um 1.360 v. Chr. wurde auf Tontafeln von Boghazköy in allen Einzelheiten die Ausbildung von Pferden bei den Hethitern beschrieben. Um diese Zeit waren Pferd und zweirädriger Streitwagen auch in Griechenland und auf Kreta bekannt, wie spätminoische Darstellungen (z. B. als Siegelabdrücke aus der Zeit um 155–1.500 v. Chr. von Kreta und aus Vaphio/Lakonien oder Malereien wie auf einem Sarkophag aus Hagia Triada aus der Zeit um 1.400 v. Chr.) belegen. Dem ging in Mesopotamien lange Zeit der Zug zweirädriger Wagen durch andere Equiden wie Bastarden aus Esel und

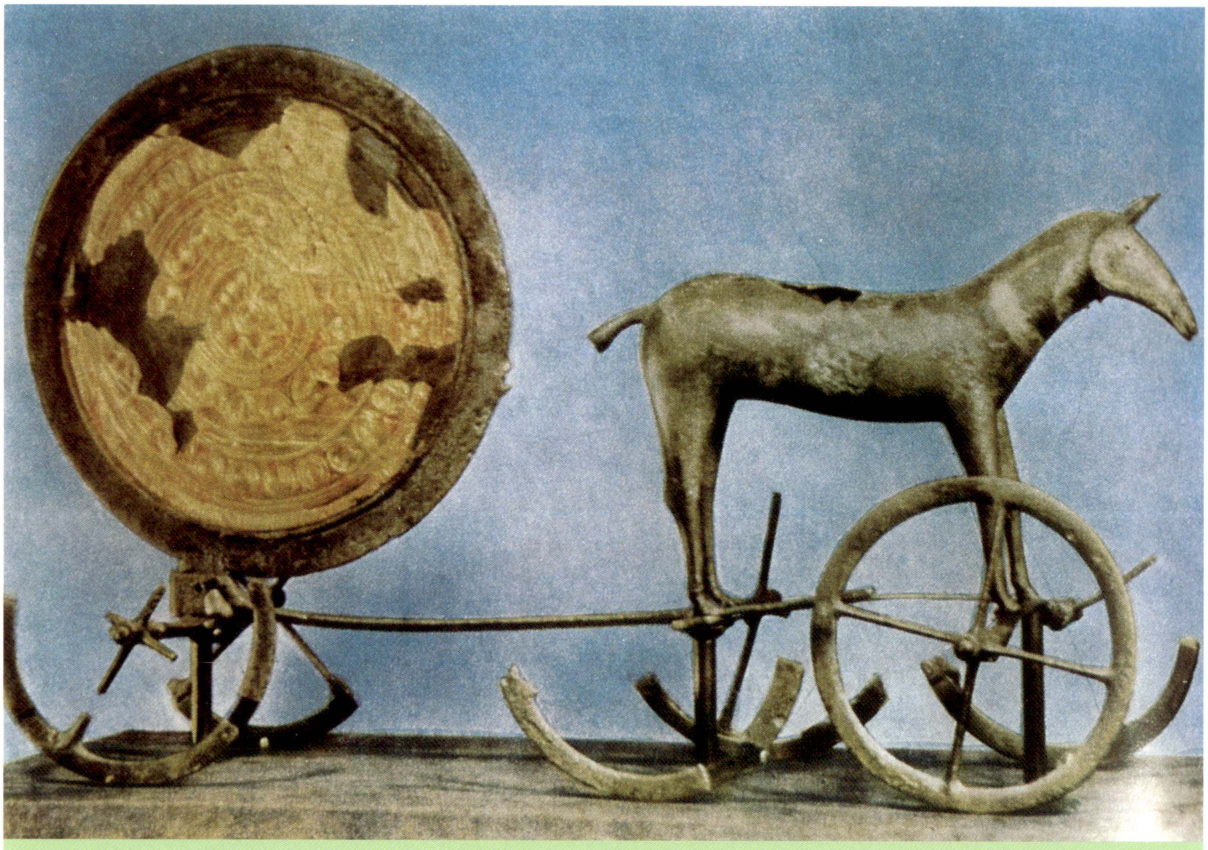

Sonnenwagen von Trundholm in Dänemark (1.300–1.200 v. Chr.; Nationalmuseum Kopenhagen).

Onager voraus. Welche Hochachtung dem Pferd bereits damals zukam, geht aus den Schilderungen in der Ilias hervor. In Ägypten lernte man den Nutzen des Pferdes erst mit dem Beginn der Hyksos-Zeit (etwa ab 1.650 vor Chr.) schätzen. Reiter werden in jener Zeit nach ZEUNER (1963) nur selten dargestellt (Mykene um 1.300, Ägypten um 1.580 v. Chr.).

Vom nördlichen Mittelmeerraum aus ist der leichte zweirädrige Wagen wohl auch nach Nordeuropa gekommen, wo er in Felszeichnungen aus der frühen nordischen Bronzezeit dargestellt ist. Der Sonnenwagen von Trundholm (Dänemark), zweirädrig und von einem Pferd gezogen (siehe Abbildung links), stammt aus der Zeit zwischen 1.550 und 1.300 v. Chr. Die Kelten im heutigen Frankreich hatten noch um 300 v. Chr. keine Kavallerie, sondern nur Kampfwagen, und die keltischen Bewohner Britanniens benutzten diese noch zu *Cäsars* Zeit und danach. Die Germanen opferten das Pferd dem Kriegsgott – und ähnlich verhielt es sich bei den slawischen und litauischen Nachbarvölkern. Im 8. Jahrhundert beobachtete *Bonifatius* bei den Germanen mit Unmut, dass sie selbstverständlich Pferdefleisch verzehrten. In China wurde das Pferd als Zugtier vor zweirädrigen Streitwagen in der Shang-Zeit (etwa ab 1.600 v. Chr.) populär.

Die Nutzungsform bestimmte seit jeher die Zuchtziele: Schwere Tiere wurden als Zugtiere schwerer Wagen gezüchtet, riesige und stämmige Pferde waren in Europa das Zuchtziel im ausgehenden Mittelalter, als schwere Rüstungen getragen wurden. Im krassen Gegensatz dazu stehen Kleinstpferde unter 70 cm Widerristhöhe, die aus reiner Liebhaberei aus verschiedenen Rassen gezüchtet wurden. Grundsätzlich wurde das Verhalten verändert: Die natürliche Wildheit und Scheu sind unterdrückt.

In der heutigen Pferdezucht war bisher eine Einteilung in Rassegruppen üblich, die nicht die Abstammungsbeziehungen widerspiegelt und nach und nach durch biologisch sinnvollere Benennungen ersetzt wird. Als Ponys – ein Name, der bei Berücksichtigung der Geschichte der Pferde auf die kleinwüchsigen Rassen Großbritanniens beschränkt werden sollte – gelten bisweilen alle Kleinpferde bis etwa 148 cm Widerristhöhe. Auch der alpine Haflinger und das Fjordpferd aus Norwegen gehören ihrer früheren Größe nach zu den Ponys, obwohl sie mit ihnen ihrer Herkunft nach nichts zu tun haben. Sehr variabel sind die „Mongolenponys", die ebenfalls keine Ponys sind (bessere Bezeichnung deshalb: Mongolisches Hauspferd). Die Einteilung in Warm- und Kaltblutpferde, von NATHUSIUS um 1900 eingeführt, wird außerhalb Deutschlands übrigens kaum vorgenommen. Kleinen Pferden stehen Riesen von über 180 cm Schulterhöhe gegenüber, so das englische Shire-Horse. Eines der ältesten reinrassigen Zuchtpferde ist der Araber. Herden verwilderter Pferde sind aus sehr verschiedenen Quellen hervorgegangen. Sie gibt es mittlerweile auf allen Kontinenten außer Antarktika, und sie nehmen sehr rasch wieder Verhaltensmuster ihrer ursprünglich scheuen Ahnen an. Der Grund dafür liegt in der Tatsache, dass im Gegensatz zu manchen anderen Haustieren das Verhalten der Pferde als hoch sozialer Organismen relativ wenig „verzüchtet" worden ist. Mit am bekanntesten unter den verwilderten Pferden sind die Mustangs in Nordamerika und die Camargue-Pferde, aber auch die frei lebenden Koniks in einigen Reservaten Polens (und später weiterer Naturschutzgebiete in ganz Europa) gehören dazu. Bei den frei lebenden Herden des Exmoor-Ponys Südwestenglands könnte es sich im Gegensatz dazu um „halbwild" gebliebene Pferde handeln.

Taxonomische Bezeichnungen

Über die systematisch-historisch richtige Artbenennung des Pferdes sowie über Populationsnamen gibt es bis heute unterschiedliche Meinungen, die in manchen Veröffentlichungen Verwirrung stifteten und immer noch stiften. Für den nicht mit zoologischen Bezeichnungen vertrauten Leser ist dies alles ohne Kenntnis der Zusammenhänge nicht nachvollziehbar. Deshalb soll hier in Kurzform auf die Bezeichnungen und deren Ursprung eingegangen werden.

Im Jahre 1758 gab *Carolus Linnaeus*, später hieß er *Karl von Linné*, im Zuge einer Übersicht über alle damals bekannten Organismen dem Pferd den Namen *Equus caballus*. Mit diesem Namen hat das Pferd sozusagen die wissenschaftliche Literatur erobert. Damals war das Pferd allerdings nur in seiner domestizierten Form bekannt. Erst *S. Gmelin* berichtete wenige Jahre später in seiner „Reise durch Russland" von Wildpferden in Europa.

1881 wurde von *J. S. Poljakov* das von dem russischen General und Asienforscher *Nikolai Michailowitsch Przewalski* (1839 – 1888) entdeckte Wildpferd Mittelasiens wissenschaftlich beschrieben und seinem Entdecker zu Ehren *Equus przewalskii* genannt. Da aber Przewalski-Pferd und Hauspferd zu ein und derselben biologischen Art gehören, kann nur einer der beiden Artnamen zur Geltung kommen. So fanden sich anschließend vielfach die Bezeichnung *Equus caballus przewalskii* und *E. caballus caballus* (für beide Populationen Wild- und Hauspferd), denn der Name *caballus* war der ältere – und nach den Regeln der zoologischen Namensgebung hat der ältere Name grundsätzlich Priorität (dass manche Autoren die Artidentität der verschiedenen Pferdeformen ignorierten und dass dies dann auch in abweichenden Bezeichnungen zum Ausdruck kam, sei hier nicht weiter erörtert).

Später aber kam man zu der Entscheidung, dass man für Haustiere vergebene Namen nicht gleichzei-

Wichtig Die richtigen taxonomischen Bezeichnungen

- *Equus ferus* Boddaert, 1785 (= Artname des Pferdes);
- *Equus ferus ferus* Boddaert (= Steppentarpan als Nominatform/Wildpopulation);
- *Equus ferus przewalskii* Poljakov, 1881(= Przewalski-Pferd als Wildpopulation);
- *Equus ferus* forma *caballus* Linnaeus, 1758 (= Hauspferd, welcher Rasse auch immer).

Anmerkung: Zwischenzeitlich, unter Beibehaltung des Artnamens *caballus*, fand sich immer wieder auch die (nicht korrekte) Bezeichnung *E. caballus ferus* in der Literatur.

tig für die Wildform benutzen sollte. Damit entfiel wiederum der von *Linné* für Hauspferde vergebene Name *caballus* als Artname. Die biologische Bezeichnung für die Art echter Pferde hieß nun *Equus przewalskii*, das Mongolische Wildpferd (als rezente Population der Wildform) *Equus przewalskii przewalskii*, und das Hauspferd *Equus przewalskii* forma *caballus* (der Zusatz „forma *caballus*" weist – anderen domestizierten Tieren vergleichbar – auf die Haustierpopulation hin).

Dabei hatte man unglücklicherweise übersehen, dass der Steppentarpan (er gehört zur Population südrussischer Wildpferde) bereits vorher benannt worden war, und zwar als *Equus ferus*! Dieser Name wird – am Rande bemerkt – manchmal und unzutreffend *P. S. Pallas* zugeschrieben, weil er an einer Stelle – ohne wirklich einen wissenschaftlichen Namen einzuführen – von „equiferi" (= Wildpferden) schrieb. Tatsächlich aber hatte viel früher (auf den Beschreibungen *Gmelins* fußend) *Boddaert* den Namen *Equus ferus* eingeführt! Um die Sache abschließend noch ein wenig komplizierter zu machen: 1971 hat *G. Nobis* bis dato unbeschriebene Pferdereste als *Equus ferus ferus* benannt. Die Benutzung dieses Namens als eines jüngeren gleich lautenden Namens der von *Boddaert* eingeführten Bezeichnung ist aber unzulässig.

Skelett-Funktionstypen

Vorwiegend im deutschen Sprachraum wurden und werden die sog. Skelett-Funktionstypen nach SPEED/EBHARD (1962) sowie die dazugehörigen Habituszeichnungen von TRUMLER (1962) in populären Veröffentlichungen beschrieben. Dies geschah seinerzeit teils in Verbindung mit Annahmen und Aussagen zur Evolution und Domestikation, die nie substanziiert waren. Damals wusste man über die Differenzierung der europäischen frühen Pferde noch sehr wenig und auch die Vielfalt asiatischer Populationen wurde und wird immer noch unterschätzt. Die Skelett-Funktionstypen (Typ I bis Typ IV) sind demnach keinesfalls Arten, Unterarten oder Rassen, sondern lediglich „bildhaft mit einer gewissen Phantasie wiedergegebene Pferdeformen". Diese Pferdetypen bzw. die schematische Einteilung in **Nord- und Südpferde spiegeln keinesfalls eine wissenschaftlich irgendwie begründbare Gliederung wider**, es sei denn, man versucht, sie mit der tatsächlichen Differenzierung des Pferdes in seine natürlichen Populationen in Einklang zu bringen. Sinnvoller ist es, die gedanklichen Konstruktionen jener Zeit als das zu vergessen, was sie waren. So sind z. B. auch rein gedanklich konstruierte spätquartäre Wanderungsbewegungen, etwa eines „Nordponys" quer über den eurasiatischen Norden und sogar einschließlich Alaskas, nicht zu belegen.

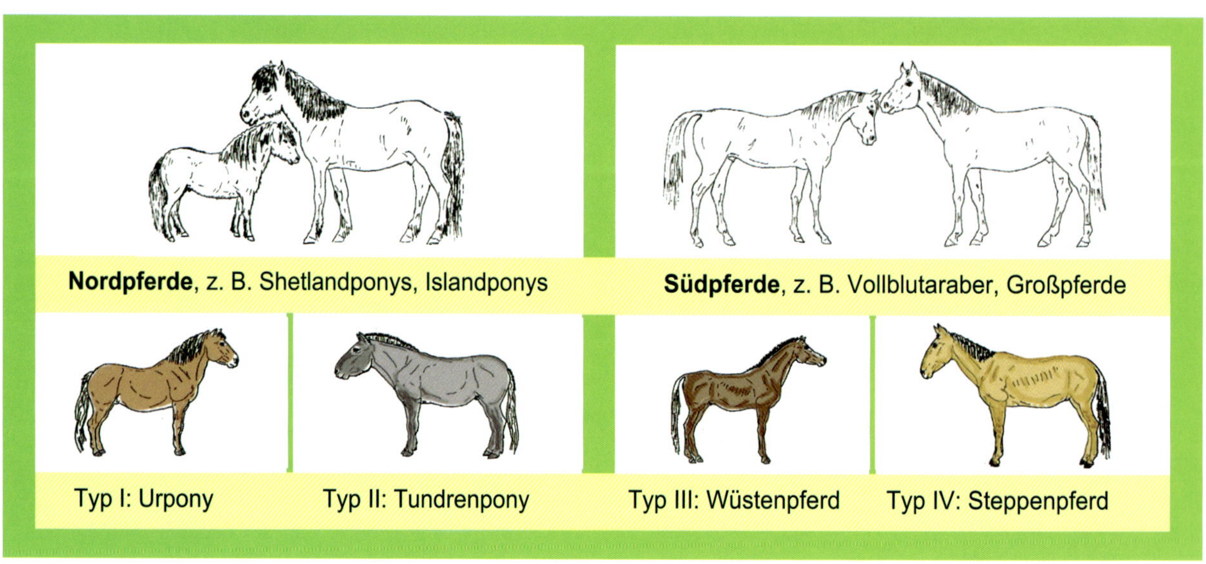

Ingolf Bender: Organismus

Anatomie und Physiologie

Wer sich mit Pferden befasst, erkennt erst aus wichtigen Zusammenhängen der Anatomie (Lehre vom Aufbau des Körpers) und der Physiologie (Lehre der normalen Lebensvorgänge), um welchen „Spezialisten" es sich handelt. Der Körper des Pferdes ist ein beeindruckendes „biologisches Bauwerk", er besteht schätzungsweise aus über 100.000.000.000 (hundert Milliarden) winziger lebender Zellen. Alle diese Zellen stammen aus der ursprünglich durch Deckakt oder künstliche Besamung befruchteten Eizelle der Mutterstute. Zu Beginn ähneln sich im Embryonalzustand alle Zellen, erst später entstehen verschiedene Zellarten, die u. a. den Aufbau von Skelett, Muskeln, Schleimhäuten, Haut, Haaren, Hufhorn und Organen bewirken.

Jede Zellart hat spezifische Aufgaben, die mit allen anderen Zellfunktionen vernetzt sind und „das Funktionieren" des Gesamtorganismus sicherstellen. Erst die Kenntnis des Körperaufbaus mit seinen normalen Funktionen bietet die Grundlage, um Haltung und Nutzung sowie Gesundheitsvorsorge und Therapien pferdegerecht gestalten zu können. Festgestellte Veränderungen des Normalen sind dann entweder Krankheitszeichen (sog. pathologische Sachverhalte) oder auch Gradmesser einer Belastung durch äußere Einflüsse. Um den Überblick hier nicht zu komplizieren, sind nur die wichtigsten Begriffe und physiologischen sowie anatomischen Mechanismen im Folgenden erwähnt. In den Kapiteln „Spezielle Anatomie" (siehe Seite 32 ff.) sowie „Abwehrsystem und Stress" (siehe Seite 28 ff.) sind weitere Details enthalten, die zum Gesamtverständnis des Pferdekörpers und seiner Organsysteme beitragen.

Zellen

Als Kennzeichen des Lebens sind verschiedene Aufgaben auf unterschiedliche Zellen verteilt. Aufgaben sind u. a. Aufnahme der Nährstoffe (Resorption), Atmung (Respiration), Verbrennung („Stoffwechsel"), Wachstum und Vermehrung, Absonderung nützlicher Stoffe (Sekretion), Ausscheidung von Abfallstoffen (Exkretion), Aufnahme von Reizen, Weiterleiten von Impulsen und Bewegung.

Bei einzelligen Organismen leistet eine einzelne Zelle alle Aufgaben, bei biologisch hoch organisierten Säugetieren ist dagegen Arbeitsteilung unter allen Zellen angesagt. Nicht alle Zellen verfügen deshalb über die gleichen Eigenschaften, lediglich die Fähigkeit zur Nahrungsaufnahme, Atmung und Verbrennung besitzt jede Zelle.

Jede Zelle wird von einer Hülle (Zellmembran) umgeben, diese besteht hauptsächlich aus Fett. Innerhalb der Hülle befinden sich das Zytoplasma und der Zellkern.

Das **Zytoplasma** enthält hauptsächlich Wasser, das gemischt ist mit Salzen (Kochsalz – chem. Zeichen: NaCl), Mineralien (Eisen – chem. Zeichen: Fe) sowie Nähr- und Baustoffen (Fette, Kohlenhydrate, Eiweiße) und Nukleinsäuren. Weiter sind kleine Gebilde enthalten, die sog. Organellen. Die Hülle besitzt Poren und regelt durch sog. Diffusion und durch einen aktiven Pumpmechanismus, welche Stoffe in die Zelle hinein- oder hinausfließen.

Der **Zellkern** (Nukleus), der innerhalb des Zytoplasmas der Zelle liegt, ist von einer eigenen Hülle umgeben, der Kernmembran. Darin befinden sich Nukleinsäure-Stränge (DNA = Desoxyribonukleinsäuren), sie sind bekannter unter der Bezeichnung „Chromosomen". Diese regeln die Eiweißproduktion. Den Teil des Chromosoms, der die Produktion eines bestimmten Eiweißes regelt, nennt man **Gen**. Jedes Chromo-

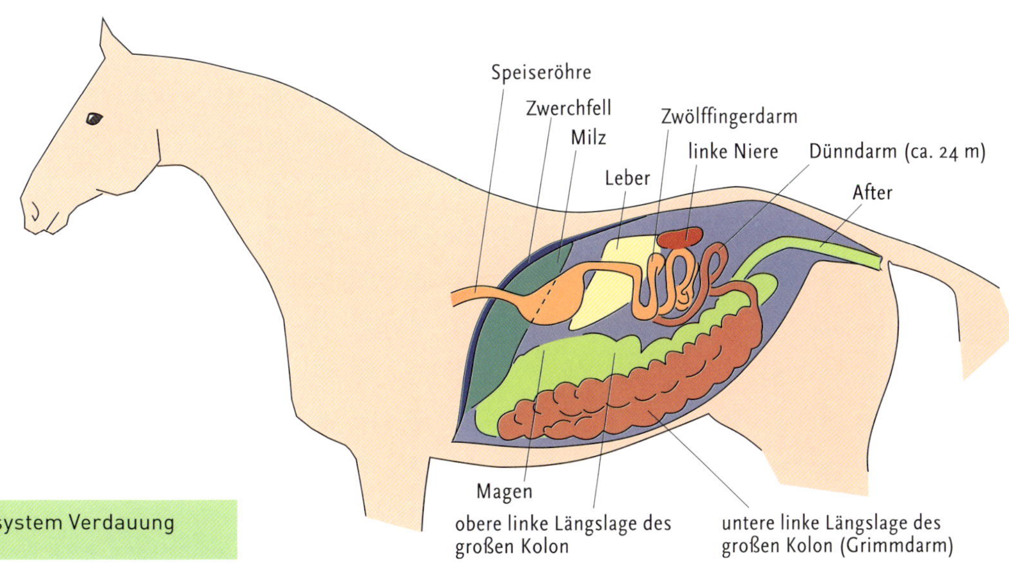

Organsystem Verdauung

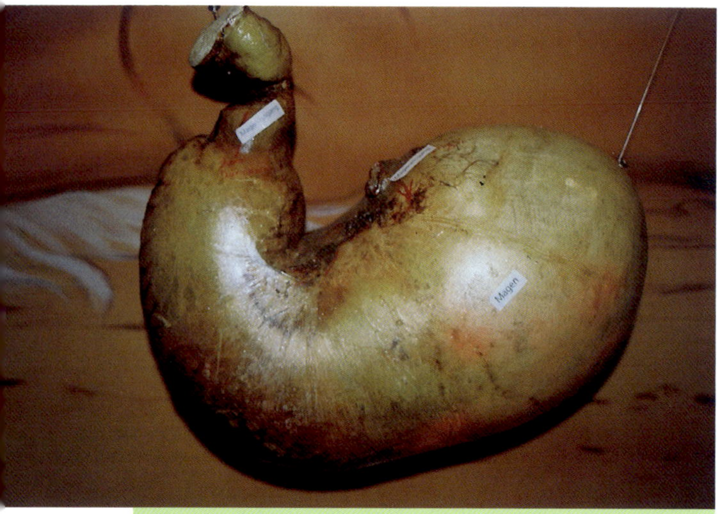

Der Magen ist Teil des Verdauungssystems.

som wiederum hat zahlreiche Gene und produziert viele Eiweiße – und damit auch die Eigenschaften des Körpers. Die Zellen im Körper müssen ständig erneuert werden (man sieht das z.B. an Hautschuppen = abgestorbene Zellen). Neue Zellen entstehen dadurch, dass eine Zelle sich in zwei neue, identische Zellen teilt (sog. Mitose). Jede neue Zelle muss eine Kopie aller Gene besitzen, weshalb – vor der Teilung – eine identische Kopie eines jeden Chromosoms gebildet wird, bevor sich die Zelle dann teilt.

Gewebe

Wenn viele Zellen gleicher Art und Funktion „zusammengefügt" sind, nennt man das Gewebe. Man unterscheidet Deck- und Drüsengewebe, Nervengewebe, Muskelgewebe sowie Binde- und Stützgewebe. Es gibt allerdings noch Gewebe, das nur schwer diesen genannten Gruppen zuzuordnen ist, es sind dies z.B. das Blut selbst und Blut bildendes Gewebe, auch Gewebe der Sinnesorgane und Geschlechtszellen sind nicht eindeutig zuzuordnen.

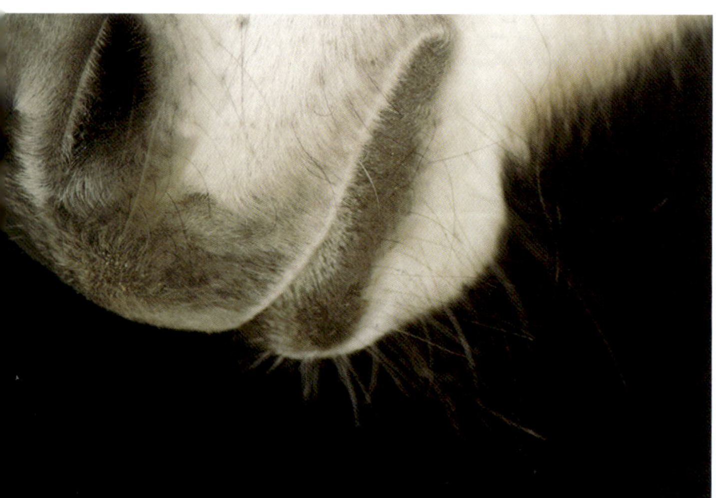

Die Tasthaare geben Impulse an das Gehirn, sie sind Teil des Nervensystems.

Deck- und Drüsengewebe

Dieses Gewebe besteht aus sog. Epithelzellen. Einige Epithelzellen bedecken den Körper, die Haut gehört dazu. Andere Epithelzellen bedecken u.a. die Innenseite der Adern, der Lunge, des Darms, der Maulhöhle. Drüsengewebe findet sich z.B. in den Speicheldrüsen, den Magen-Darm-Drüsen und in den Hormon produzierenden Drüsen.

Nervengewebe

Nervengewebe besteht primär aus Nervenzellen, deren Aufgabe es ist, elektrische Signale (Impulse) weiterzuleiten. Kurze Nervenfasern (das sind Ausläufer der Nervenzellen), die Dendriten genannt werden, führen Impulse zum Zellkörper; Neuriten führen Impulse vom Zellkörper weg. Ausgewachsene Nervenzellen können sich nicht mehr teilen.

Muskelgewebe

Dieses Gewebe besteht aus Muskelzellen, die sich zusammenziehen können. Man unterscheidet drei Arten von Muskeln: Quer gestreiftes Muskelgewebe, das sich in der Skelettmuskulatur befindet und „willentlich" primär über das Gehirn gesteuert wird, glattes Muskelgewebe, das z.B. in den Eingeweiden zu finden ist und unwillkürlich (ohne Willen) gesteuert wird sowie das Herzmuskelgewebe, das zwar auch quer gestreift ist (wie die Skelettmuskulatur), aber unwillkürlich funktioniert.

Binde- und Stützgewebe

Wie die Bezeichnung schon andeutet, stützt, schützt und formt dieses Gewebe den Körper. Besonders stark und fest sind z.B. Sehnen. Auch Knochengewebe, Knorpel und das Gewebe der Gelenkoberflächen zählen dazu. Zwischen den Zellen befindet sich die sog. Interzellulärsubstanz, die dem Binde- und Stützgewebe seine besonderen Eigenschaften verleiht. Eine spezielle Bindegewebsart ist das Fettgewebe, das aus Fettzellen besteht und primär Schutzfunktion für Organe hat, aber auch als Energievorrat dient.

Organsysteme

Der Körper besitzt eine Reihe von Organen, die im Ruhezustand, aber besonders ausgeprägt bei physischer Anstrengung miteinander zusammenarbeiten. Sie sind aus verschiedenen Gewebearten auf-

Tabelle 1: Organsysteme

Bezeichnung des Organsystems	Bestandteile/Funktion
Haut	Oberhaut, Lederhaut und Unterhautfettgewebe; sog. Anhangsgebilde sind Haare, Talg- und Schweißdrüsen; die Haut schützt die anderen Organsysteme gegen Austrocknung, Parasiten und Schäden.
Skelett	Knochen und Verbindungen (bewegliche Verbindungen heißen Gelenke); das Skelett hält den Körper zusammen, macht Stehen und Laufen möglich, schützt die inneren Organe.
Muskelsystem	Muskeln und Sehnen; damit haften die Skelettmuskeln an den Knochen; Bewegung entsteht nach Zusammenziehen der Muskeln.
Verdauungssystem	Maulhöhle, Schlund, Magen, Darm sowie Drüsen; es zerkleinert und baut Nahrung ab, damit sie vom Körper in entsprechender Form für den Stoffwechsel genutzt werden können; die Leber speichert Stoffe (eine Gallenblase besitzen Pferde nicht!).
Lymphatisches System	U. a. Milz, Thymus, Lymphgefäße; Blutreinigung (sog. Lymphe wird abtransportiert); Abwehrmechanismus, z. B. gegen Infektionen.
Atmungssystem	Luftwege (Nase, Rachen, Kehlkopf, Luftröhre, Bronchien) und Lungen; durch Atmung wird Sauerstoff aus der Luft dem Blut zugeführt und Kohlendioxyd aus dem Blut wieder an die Luft abgegeben.
Harnsystem	Nieren, Harnleiter, Harnblase, Harnröhre; Ausscheidung von Wasser und darin gelösten Stoffen.
Hormonsystem	Drüsen, die Hormone („Vermittlerstoffe", die durch das Blut im Körper verteilt werden und an der Regulierung von Körperfunktionen beteiligt sind) absondern; z. B. Adrenalin, das den Körper in Krisenbereitschaft bringt mit der Folge, dass Blutzuckergehalt im Blut und Blutdruck steigen.
Herz-/Blutkreislaufsystem	Herz und Blutgefäße; Transport von dem Blut, das mit Gasen, Nährstoffen und Abfallstoffen in Adern durch den Körper gepumpt wird; ungefähr die Hälfte des Blutes besteht aus Flüssigkeit (sog. Plasma), der Rest besteht aus weißen und roten Blutkörperchen sowie Blutplättchen.
Fortpflanzungssystem	Geschlechtsorgane; regelt die Fortpflanzung, bei der eine männliche Samenzelle mit einer weiblichen Eizelle verschmilzt und ein neues Individuum heranreift (Tragezeit elf Monate); der Fetus bekommt von Stute und Hengst je die Hälfte der 64 Chromosomen; deswegen besitzen die Geschlechtszellen nur den halben Chromosomensatz (bei Hauspferden 32, bei Wildpferden 33).
Nervensystem	Gehirn, Rückenmark, Nerven, Nervenenden, Sinnesorgane; es lenkt und koordiniert die anderen Organsysteme; das „Zentralnervensystem (ZNS)" ist die Kommandozentrale; die Nerven geben Informationen des Körpers an das ZNS weiter.

gebaut. Die Organsysteme sind in der Tabelle oben erläutert.

Tod des Pferdes

Der Tod eines Pferdes tritt ein, wenn die wichtigsten Organsysteme (Atmungssystem, Herz-/Blutkreislaufsystem) versagen. Verdrängt wird von vielen Pferdeeignern, dass auch Pferde nicht ewig leben und irgendwann jeder Vierbeiner entweder altersbedingt oder aufgrund von Krankheiten oder Unfällen nicht mehr lebensfähig ist. Der Tod eines Pferdes kann wie folgt eintreten: a) Natürlicher Tod aufgrund von Altersschwäche; b) Tod durch Unfall; c) Tod durch Schlachtung; d) Tod durch Euthanasie. Nur selten schlafen alte Pferde für immer – mehr oder weniger friedlich – ohne Zutun des Eigners ein; auch der Unfalltod ist nicht die Regel. Überwiegend wird demnach über den Tod eines Pferdes bewusst durch den Eigner entschieden. Bereits beim Kauf eines Pferdes bzw. bei Ausstellung des Equidenpasses muss man sich über den Tod des jeweiligen Pferdes Gedanken machen. Denn: Wer ein Pferd kauft, hat u. U. bereits mit den Eintragungen im Equidenpass eine Weichenstellung übernommen, wie sie sich aus den Regelungen für den (obligatorischen) Equidenpass ergibt. Was das Finanzielle betrifft, so werden z. B. durch Schlachtung eines Warmblutpferdes etwa 400 bis 500 Euro als

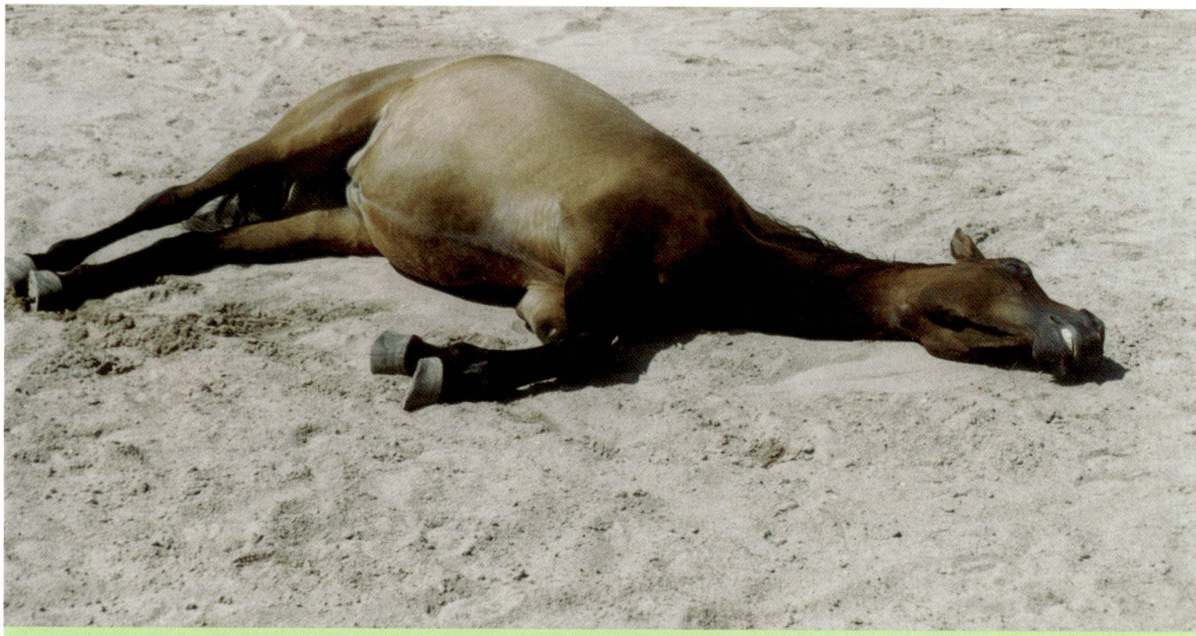

Den toten Pferdekörper kann man nach Euthanasie bei Gruppenhaltung von den übrigen Pferden beriechen lassen, so nehmen sie ganz natürlich Abschied. Anschließend wird das Pferd mit einer Plane abgedeckt.

Schlachtpreis erzielt (regional unterschiedlich). Für eine Euthanasie fallen zwischen 150 und 300 Euro für Tierarzthonorar und Medikamente an, hinzu kommen örtlich sehr variable Gebühren für die Tierkörperbeseitigung (zwischen 0 und 100 Euro).

Equidenpass

Seit Juli 2000 ist innerhalb der Europäischen Union der Pferdepass (Equidenpass) eingeführt worden, weil Pferde grundsätzlich auch (wie Rinder, Schweine usw.) als „Lebensmittel liefernde Tiere" gelten. Gesetzlich wurde geregelt, dass für jedes Pferd ein solcher Pass ausgestellt werden muss. Das gilt auch für Pferde aus dem Ausland oder solche ohne Abstammungsnachweis. Der Pass ist z. B. stets mitzuführen, wenn ein Pferd transportiert wird. Aus dem Pass (siehe Abbildung rechts und Folgeseite) ergibt sich die Identität des Pferdes durch die Namensangabe, eine 15-stellige Lebensnummer und die detaillierte äußere Beschreibung. Die aktuellen Eigentumsverhältnisse ergeben sich nicht zwangsläufig auch aus dem Pass. Das Eigentum an einem Pferd wird nämlich nicht durch den Pferdepass, sondern durch eine separat zum Pferdepass ausgestellte (und auch sicherheitshalber separat aufzubewahrende!) Eigentumsurkunde nachgewiesen. Nur bei Turnierpferden, die von der FN e. V. registriert wurden, wird der jeweils aktuelle Eigentümer zusätzlich im Pferdepass (neben Sportdaten) dokumentiert.

Im Pass muss vom Eigentümer mit unterschriftlicher Bestätigung (bei Verkäufen jeweils zusätzlich auch durch den neuen Eigentümer) angegeben werden, ob das Pferd zur Lebensmittelgewinnung (= Schlachtung zum menschlichen Verzehr) bestimmt ist oder nicht, denn danach richtet sich die jeweils zulässige und bei Schlachttieren immer in den Pass einzutragende Medikation bei tierärztlicher Behandlung. Bei Schlachttieren ist zusätzlich ein sog. Bestandsbuch zu führen. Manchmal wird empfohlen, ein Pferd immer zunächst als Lebensmittel lieferndes Tier anzugeben (Eintragung im Teil III A des Pferdepasses), denn dieser „Schlachttier-Status" kann auch in späteren Jahren vom jeweiligen Eigentümer durch Eintragung im Pferdepass (Teil II) rückgängig gemacht werden. Es bedeutet nicht, dass nun ein Pferd mit „Schlachttier-Status" unbedingt zu schlachten wäre

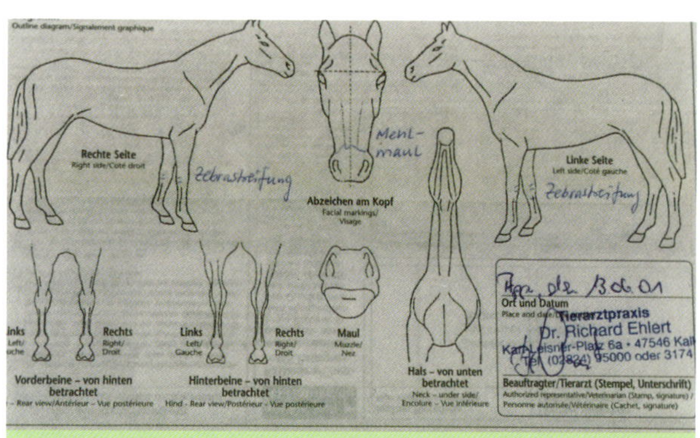

Im Equidenpass ist ein Diagramm enthalten, worin besondere Kennzeichen des Pferdes (z. B. Abzeichen) eingetragen und z. B. vom Tierarzt bescheinigt werden.

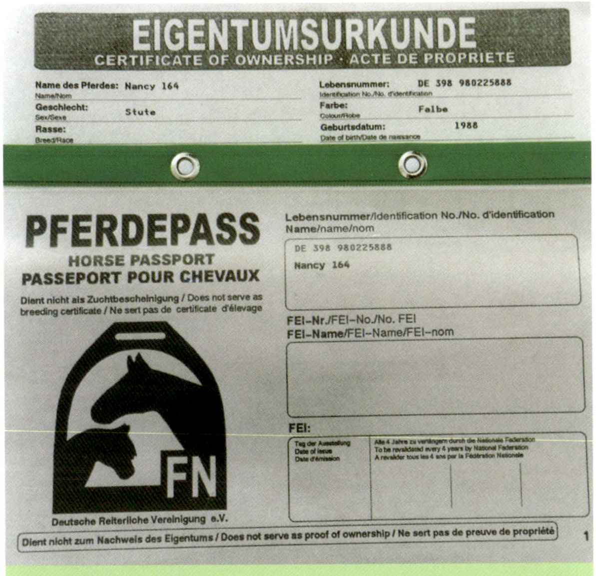

1

Die Ausstellung eines Equidenpasses ist für jedes Pferd vorgeschrieben; er enthält die Lebensnummer des Pferdes, den Namen und weitere Angaben zur Abstammung sowie evtl. Turnier- und Medikationsdaten. Diese Urkunde muss bei jedem Transport mitgeführt werden. Zusätzlich wird eine Eigentumsurkunde ausgestellt, die getrennt (sicher) aufzubewahren ist. Nach dem Tod des Pferdes ist der Equidenpass an die ausstellende Organisation zurückzugeben.

– es kann selbstverständlich auch eingeschläfert („euthanasiert") werden.

Dagegen ist jede Entscheidung für den „Nicht-Schlachttier-Status" endgültig. Sie gilt auch für alle nachfolgenden Eigentümer des Pferdes und ist nicht mehr abänderbar! Der „Nicht-Schlachttier-Status" hat den entscheidenen Vorteil, dass kein sog. Therapienotstand eintritt, d. h. es können vom Tierarzt auch Medikamente eingesetzt werden, die für Schlachtpferde unzulässig sind. Auch sind unbürokratische Behandlungen in Notfällen möglich, da ansonsten jeder Tierarzt immer erst Einblick in den Pferdepass nehmen muss, bevor er behandelt. Zusätzlich entfällt beim „Nicht-Schlachttier-Status" die Pflicht zur peniblen, lückenlosen Dokumentation jeder Medikation bzw. jeder tierärztlichen Behandlung, es muss also kein **Bestandsbuch** geführt werden. Manche Pensionsställe nehmen aus diesen Gründen nur Pferde mit „Nicht-Schlachttier-Status" auf, damit für Tierärzte und insgesamt für den Haltungsalltag unzumutbare Bürokratie eingedämmt wird.

Die Dokumente Pferdepass und Eigentumsurkunde werden von anerkannten Zuchtverbänden und der Deutschen Reiterlichen Vereinigung e. V. (FN) in D-48229 Warendorf auf Antrag ausgestellt. Anträge für Pferde ohne inländische Papiere bekommt der Pferdehalter von seinem Tierarzt, der auch den Antrag mit Identitätsfeststellung gegenzeichnet und dafür ein festgesetztes Honorar berechnet. Die Gesamtkosten einschließlich Passausstellung und Zusendung belaufen sich auf etwa 90 Euro. Beim Verkauf eines Pferdes erhält der Erwerber vom Verkäufer den Pferdepass und die separate Eigentumsurkunde.

Wird ein Pferd geschlachtet, dann bekommt der Metzger Equidenpass und Eigentumsurkunde, wird es eingeschläfert und von einem Tierkörperbeseitigungsunternehmen abgeholt, behält zunächst der Eigner die Dokumente. Sowohl Metzger als auch Eigner müssen die Urkunden anschließend jedoch an die ausstellende Institution (FN oder Zuchtverband) zurückgeben, um Missbrauch vorzubeugen.

Gesetzliche Regelungen

Die Tötung eines Pferdes darf nach § 17 des Tierschutzgesetzes nur bei Vorliegen eines „vernünftigen Grundes" durchgeführt werden.

a) Schlachtung: Da Pferde entsprechend EU-Regelung zu den Schlachttieren zählen, ist diese Qualifizierung allein schon ein „vernünftiger Grund" im Sinne des Tierschutzgesetzes. Deshalb kann jeder Eigner ein gesundes, d. h. nicht mit bestimmten Medikamenten belastetes Pferd (unabhängig vom Alter des Pferdes) – bei entsprechendem Eintrag im Equidenpass – schlachten lassen, was als „wirtschaftliche Verwertung" bezeichnet wird. Das Pferd wird dazu im Schlachthof mit einem präzise aufgesetzten Bolzenschussapparat betäubt und blutet nach Durchtrennen der Halsschlagader aus. Eine Hausschlachtung, z. B. auf dem Gelände der Haltungsanlage, scheidet in der Regel aus, denn diese ist grundsätzlich nur zulässig, wenn das Fleisch für den eigenen Verzehr bestimmt ist – was aus emotionalen Gründen sicher nicht der Normalfall ist. Logisch kaum nachvollziehbar ist, dass selbst unter Fleisch verzehrenden Pferdeleuten die Schlachtung von Pferden manchmal verpönt ist. Man spricht dann abwinkend von „Gewalttod", weil Durchschnittspferdehalter verständlicherweise zunächst einmal den Bolzenschuss in die Stirn und das Ausbluten als unangemessen empfinden. Gefühlsmäßig ist das nachvollziehbar, wenngleich eine (zwar lautlose) Infusion letztlich die gleiche Wirkung hat und der Pferdekörper als Kadaver am Ende auch „verwertet" wird. Eine fachgerechte Schlachtung kann sehr wohl – so sie präzise und handwerklich einwandfrei unter schonenden Bedingungen durchgeführt wird – einen schnellen, schmerzlosen Tod sichern. Und das ist das eigentliche Kernziel. Dies kann sogar Vegetarier (wie den Verfasser) überzeugen, wenn es darum geht, z. B. für Altpferde (die nicht etwa zur Fleischerzeugung gehalten wurden!) den individuell vernünftigen, zeitlich angepassten Gnadentod zu wählen, wobei

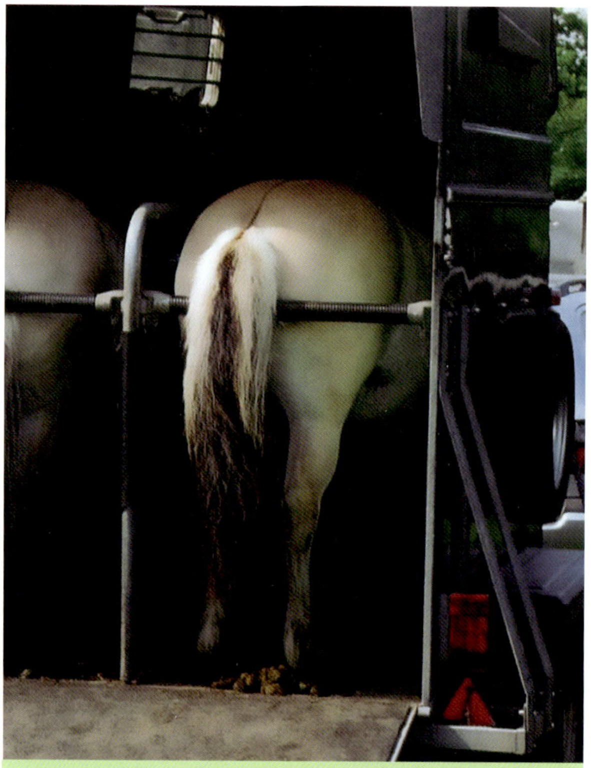

Sowohl Transport als auch Ausladen und Verweilen im Schlachthof müssen maximal pferdegerecht organisiert werden – alles andere ist unvertretbar. Es kann sich zur Beruhigung empfehlen, einen Kumpanen beizuladen und auch einen emotional besonnenen Transporthelfer mitzunehmen.

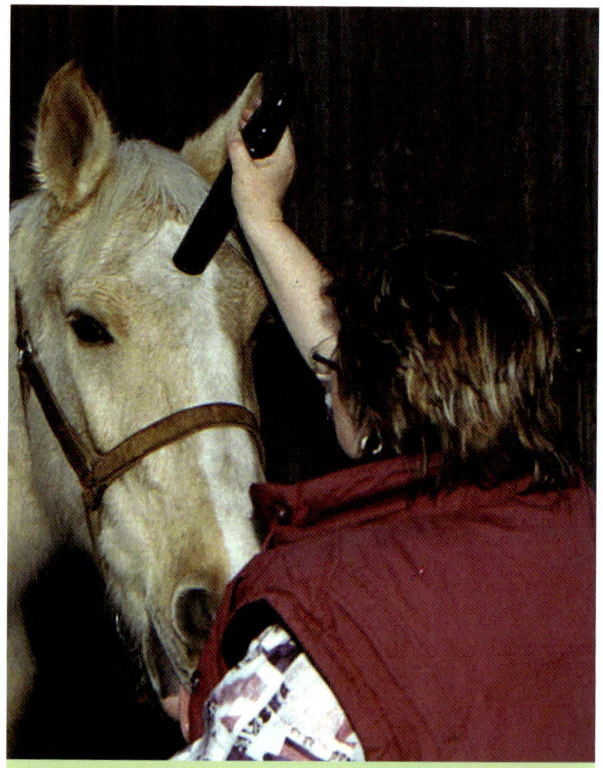

Eine fachgerechte Schlachtung setzt einen präzisen Bolzenschuss voraus – dies sichert einen schnellen, schmerzlosen Tod; anschließend muss das Pferd ausbluten, damit der Schlachtkörper „verwertet" werden kann. Hausschlachtungen sind nur ausnahmsweise zulässig.

auch der Transport zum Schlachthof nur kurz und zumutbar sein sollte. Wer sein Pferd schlachten lässt und alles sorgsam überwacht (was Bedingung ist), disqualifiziert sich deshalb nicht als Pferdefreund.

b) Euthanasie: Der Fachausdruck für das sog. Einschläfern (als Alternative zur Schlachtung) lautet „Euthanasie", er stammt aus dem Griechischen und bedeutet wörtlich „guter Tod", was sinngemäß soviel wie „Herbeiführen eines sanften Todes" beinhaltet. Kranke Pferde, die mit Medikamenten behandelt wurden und/oder solche, die im Equidenpass unabänderlich als „Nicht-Schlachttier" ausgewiesen wurden, dürfen nicht als „Lebensmittel liefernde Tiere" für den menschlichen Verzehr geschlachtet werden, sie sind in der Regel einzuschläfern. Es gelten aber spezielle Gründe, die vorliegen müssen, damit ein Pferd ohne Verstoß gegen das Tierschutzgesetz eingeschläfert werden darf. Spezielle Gründe sind u. a. behördlich angeordnete Seuchenbekämpfungsmaßnahmen (z. B. bei Tollwutverdacht), ungünstige tierärztliche Prognosen, z. B. bei offenen Frakturen der Gliedmaßen oder therapieresistente Schmerzen bei chronischen Krankheiten. In Einzelfällen, in denen sich jemand aus nachrangigen Gründen „des Pferdes entledigen will", reicht als alleinige Einschläferungsbegründung z. B. „Ausfall sportlicher Nutzmöglichkeiten" nicht aus. Hier muss der Tierarzt kraft Gesetzes den Einzelfall sehr genau prüfen, um eine Indikation zur Euthanasie festzustellen oder diese abzulehnen. Liegt eine Euthanasie-Indikation vor, dann entscheidet der Pferdeeigner, ob, wann und wo die Euthanasie durchgeführt werden soll.

Euthanasie

Euthanasie bietet die Möglichkeit, ein Pferd in vertrauter Umgebung den Umständen entsprechend relativ „gewaltfrei" und emotional weitgehend friedlich einzuschläfern. Es werden zudem Zeit raubende und Stress auslösende Transporte erspart, ebenso wie die Konfrontation mit der ungewöhnlichen Schlachthofumgebung. Diese kann gekennzeichnet sein durch geschäftige Betriebsamkeit, Transportlärm, Lautäußerungen anderer Schlachttiere und unangenehme, für ein Pferd u. U. Angst auslösende Gerüche. Gelegentlich geistern spektakuläre Geschichten durch die Gazetten, wonach das Einschläfern generell eine Art qualvoller Erstickungstod sei. Auch werden schon mal Euthanasie-Horrorszenen mit vor Panik schreienden Pferden beschrieben, die durch Einsatz ungeeigneter oder unterdosierter „Spar"-Medikamente bzw. durch falsche Injektionstechnik ohne vorhergehende Narkose ausgelöst worden sind. Das mag leider in seltenen Einzelfällen vorkommen, wenn Dilettanten ohne präzise Kenntnisse und handwerklich stümperhaft vorgehen – dies ist aber absolut nicht der Normalfall. Dieser sieht wie folgt aus: Nach § 4 des Tierschutzgesetzes darf die Tötung keine unnötigen Schmerzen oder Angst verursachen, sie muss unter Betäubung vorgenommen werden. Das setzt voraus:

a) Detaillierte Absprache zwischen Pferdeeigner und Tierarzt mit Klärung des Ablaufs, der Kosten und der Zahlungsmodalitäten.
b) Nach Eintreffen des Tierarztes muss das Pferd an einem vertrauten Platz (z. B. vor dem Stall), der aber von einem Fahrzeug des Tierkörperbeseitigungsunternehmens befahrbar sein muss, am Führstrick festgehalten werden. Ist der Eigner oder Betreuer zu aufgeregt, dann sollte dies jemand stellvertretend für diesen machen, damit sich die verständliche menschliche Nervosität nicht auf das Pferd überträgt. Üblicherweise ist es so, dass Tierärzte zu Euthanasieterminen nicht mit „wehendem Kittel" und zeitlich arg gedrängt erscheinen, sondern sich der emotional ungewohnten Lage bewusst sind und durch ihr Auftreten und tiergerechtes Verhalten die erforderliche Ruhe und Sicherheit ausstrahlen. Zur Vollständigkeit sei erwähnt, dass aufwändige tierärztliche Maßnahmen entsprechend zu honorieren sind. Einige Tierärzte sind dazu übergegangen (wegen ihrer Außenstände, u. a. durch unbezahlte Euthanasierechnungen), nach durchgeführter Euthanasie Barzahlung zu verlangen. Das mag erforderlich sein, denn manche Pferdehalter praktizieren offenbar im Hinblick auf die Begleichung der Euthanasie-Rechnung den volkstümlichen Spruch: „Aus den Augen – aus dem Sinn".
c) Bei temperamentvollen Pferden (oder solchen, die eine „Tierarztphobie" zeigen) sollte zunächst eine Sedierung (= Ruhigstellung) durchgeführt werden. In sehr seltenen Ausnahmefällen (darüber muss der Tierarzt nach Möglichkeit vorher informiert werden) kommt es vor, dass Pferde zur Separierung neigen und bei Annäherung flüchten, dann muss mit Betäubungsgewehr bzw. durch ein Blasrohr vorab sediert werden.
d) Danach ist eine große (= dicklumige) Verweilkanüle („Braunüle") in die Drosselvene (Vena jugularis) einzulegen und sehr gut zu fixieren (prinzipiell wie bei einer „normalen" Infusion). Eine Kanüle reicht hier nicht aus (das weiß aber jeder fachgerecht arbeitende Tierarzt), weil diese Art der Injektion (abhängig auch vom verwendeten Tötungsmittel) durch gewebstoxische Wirkung des Mittels große Probleme mit den eingangs angesprochenen Horrorszenen nach sich ziehen würde.
e) Nun wird ein geeignetes Narkosemittel mit darauf folgender Erhöhung bis zur tödlichen Dosis (sog. Letaldosis, Abk.: LD) bzw. gleich die Überdosierung mit einem Spezialmittel injiziert – das Pferd fällt in einen tiefen Schlaf und stürzt zu Boden. Dieser Zustand geht in der Regel schmerz- und weitgehend reflexlos – ohne Agonie (Todeskampf) – über in den Tod durch Herz- und Atemstillstand (das ist kein qualvolles „Ersticken"). Es ist zwar keineswegs normal, aber in Extremfällen kann es notwendig sein, nach dem Niederstürzen nochmals nachzudosieren (z. B. in ganz seltenen Fällen bei vorher sedierten Pferden), weshalb die oben angesprochene sorgfältige Fixierung der Braunüle, die dann zur Nachdosierung verwendet werden muss, enorm wichtig ist. Ein verantwortlich vorgehender, erfahrener Tierarzt wird stets auch eine Ersatzflasche des Narkose-/Tötungsmittels mitführen.
f) Durchweg tritt schon nach 60 bis 90 Sekunden der Tod ein, dieser muss aus Vorsichtsgründen immer durch den Tierarzt vor Verlassen des Areals definitiv durch Abhören des Herzens noch endgültig feststellt werden.
g) Anschließend wird das zuständige Tierkörperbeseitigungsunternehmen auf Anforderung den toten Körper abholen, denn ein Großtier darf ohne Genehmigung der Ordnungsbehörde nicht vergraben werden. Man kann den Körper auch einem Tierbestattungsunternehmen übergeben (Kosten etwa 1.500 Euro).

Grundsatz

Verantwortliche Pferdeleute treffen Entscheidungen über Leben und Tod nicht nach Lust und Laune oder rein im Hinblick auf (rechtlich teils unmaßgebliche) Nutzwertminderungen eines Pferdes. Auch Pferde mit leistungshemmenden Mängeln, die aber keine unerträglichen chronischen Schmerzen ertragen müssen, können noch sinnvoll als Gruppenkumpane in entsprechend gestalteten Haltungen ein pferdegemäßes Leben führen. Leider ist dazu ein unpassender Begriff geprägt worden, der des sog. Beistellpferdes. Eine leblose Sache, z. B. einen Tisch, kann man als „Beistelltisch" bezeichnen, ein „Beistellpferd" hingegen ist schnell ein „Abstellpferd" – oder Schlachtpferd. Immer sollte man genügend kritisch vorgehen, sich vertraglich absichern, wenn Pferde mit leistungshemmenden Mängeln in „wohl meinende" Hände als Gesellschaftstiere abgegeben werden, denn gelegentlich sind solche Pferde danach innerhalb kurzer Zeit „wirtschaftlich verwertet" worden.

Dr. Tina Maria Ritter: Abwehrsystem und Stress

Funktion des Abwehrsystems

Alle Lebewesen, so auch Pferde, müssen in der Lage sein, sich gegen krank machende Faktoren zu schützen. Krankheitserreger „lauern" im Pferdebereich überall, z. B. im Stall, auf der Weide, im Futter, in Heu und Stroh. Zu den krank machenden Faktoren zählt alles, was für den Organismus störend sein könnte, vor allem Giftstoffe, Parasiten, Mikroorganismen (u. a. Bakterien, Viren, Schimmelpilze, Einzeller etc.). Jeder Organismus muss eine Überlebensstrategie beherrschen, um in der Lage zu sein, krank machende Faktoren zu erkennen, zu bewerten, zu verarbeiten – und abzuwehren. Andernfalls erkrankt der Körper.

Ein gesundes Pferd besitzt in der Regel ein funktionierendes Abwehrsystem, das Erreger sofort unschädlich macht. Dieses System setzt sich aus verschiedenen „Verteidigungs"-Linien zusammen, wobei der Komplex aus Haut bzw. Schleimhaut und deren Sekreten die 1. Linie der Abwehr darstellt. Die 2. Linie bilden anti-mikrobiell wirkende Proteine und unspezifische „Fresszellen", die sich im Gewebe der Haut befinden. Noch weiter im Körperinneren wird das Abwehrsystem durch besonders hoch spezialisierte Zellen, es ist die 3. Verteidigungslinie, komplettiert. Diese Zellen werden zusammenfassend als „Immunsystem" bezeichnet.

Von außen betrachtet, stellen demnach zuerst Haut und Schleimhaut eine Barriere, die **1. Linie**, für Eindringlinge dar. Sie grenzen das innere Milieu des Körpers von der Umwelt ab. Flimmerepithelien und Sekrete z. B. helfen dabei, Schleimhäute in den Atemwegen sauber zu halten. Eingeatmete Keime verfangen sich in dem leichten, flüssigen Schleim der Bronchien und werden mit Hilfe kleiner „Flimmer"-Härchen hinaustransportiert. Das Abschlucken des Sekrets bringt die darin gefangenen Mikroben in den Magen, wo sie durch den saueren pH-Wert verenden. Die Magensäure sorgt in der Regel auch dafür, dass Keime, die in der Nahrung enthalten sind, unschädlich gemacht werden, bevor sie den Darm erreichen.

Ein leicht saures Milieu besitzt auch die Haut, was sich hemmend auf das Wachstum vieler krank machender Mikroorganismen auswirkt. Demgegenüber sind sog. „kommensale" Bakterien an diese physiologischen Bedingungen adaptiert (= sie haben sich dort angepasst) und bilden eine natürlich vorkommende Flora auf der Haut. Als dichtes Geflecht schützen sie diese vor der Besiedelung durch pathogene (= krank machende) Keime. Gleichzeitig werden die hilfreichen Mikroorganismen selbst durch anti-bakteriell wirkende Proteine in ihrem Wachstum reguliert, was rückwirkend wiederum einen stimulierenden Effekt auf die gesamte Abwehrlage des Körpers ausübt. Der Komplex aus Haut/Schleimhaut und einer gesunden Bakterien-Flora stellt also ein (empfindliches!) Gleichgewicht dar, das durch die gegenseitigen Wechselwirkungen profitiert.

Die **2. Linie** der Abwehr findet im etwas tiefer liegenden Gewebe der Haut statt. Hier sitzen vor allem unspezifische Zellen des Immunsystems, die Eindringlinge als fremd erkennen, umschließen und anschließend verdauen (Phagozytose). Sie unterscheiden dabei nicht zwischen Bakterien, Viren und Pilzen und werden vereinfacht „Fresszellen" (Makrophagen) genannt. Außerdem stehen sie in enger kommunikativer Verbindung mit den hoch spezialisierten Zellen des noch tiefer innen liegenden Immunsystems, das die **3. Linie** der Verteidigung bildet. Wenn nötig, kann über chemische Botenstoffe (Interleukine und Zytokine) auch „Verstärkung" angefordert werden.

Das kann in der Tat schnell erforderlich sein, wie z. B. bei örtlichen Verletzungen, Biss-, Schnitt- oder Schürfwunden. Da die Fresszellen direkt im Gewebe der Haut lokalisiert sind, kommen sie an vorderster Front mit eindringenden Mikroorganismen in Kontakt. Beim Verdauen der Erreger entstehen Bruchstücke (= Antigene), die als Kopiervorlage oder als Schablone weiteren Zellen zur Verfügung stehen. Diese Antigene werden Antikörper produzierenden Zellen (B-Lymphozyten) und Killerzellen (T-Lymphozyten) des spezifischen Immunsystems präsentiert, die dadurch zur Teilung angeregt werden. Eine Produktion spezifischer Antikörper gegen die Erreger folgt. Diese neu gebildeten Antikörper binden wiederum sofort die zu ihnen passenden Antigene auf der Oberfläche der Mikroorganismen. Auf diese Art und Weise entstehen Immunkomplexe aus Antikörpern und gebundenen Mikroben, die von weiteren Zellen des Immunsystems entsorgt werden.

Geht die Anzahl eingedrungener Erreger über ein kritisches Maß hinaus, so setzt das ein gesteigertes Abwehrverhalten des Körpers in Gang. Die Reaktion des Immunsystems auf den Eindringling wird äußerlich an Symptomen wie Schwäche, Leistungsabfall, Entzündung oder Fieber sichtbar. Im Falle lokal begrenzter Wunden kommt es zu Schwellung, Rötung, Schmerzhaftigkeit und Bewegungseinschränkung im betroffenen Bereich. Diese Symptome sind aber nicht unbedingt gleichzusetzen mit einer ernsthaften Erkrankung, sie spiegeln zunächst einmal eine physiologische (= normale) Reaktion des Körpers auf eingedrungene Mikroorganismen wider. Das heißt im Klartext: Eine Entzündungsreaktion ist ein wichtiger Vorgang im Kampf der allgemeinen Abwehr. Sie deutet an, dass sich hier bereits Makrophagen, B-Lymphozyten und Killerzellen am Ort des Geschehens befinden und über Interleukine und Zytokine miteinander kommunizieren. Pathogene Faktoren werden vernichtet.

In der Regel schafft es jedoch von allen potenziell gefährlichen Erregern nur ein kleiner Teil, bis in das Innerste des Organismus vorzudringen. Über 90% der pathogenen Keime werden bereits an den Schleimhäuten abgefangen. Hieraus wird ersichtlich, wie wichtig intakte Schleimhäute für die Gesundheit des Pferdes sind! Fehler in der Haltung wie die Verfütterung von verdorbenem, schadstoffhaltigem Futter oder staubiges Stallklima belasten und schädigen die Schleimhäute nachhaltig.

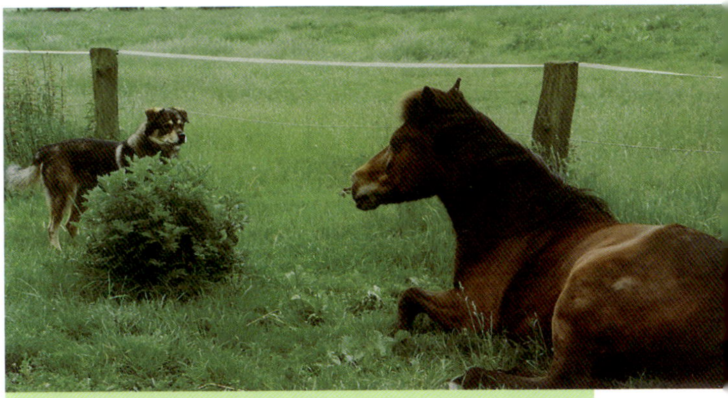

Stress durch Umweltreize, z. B. ein Hund stört beim Ausruhen auf der Weide, können Pferde kompensieren, wenn sie sich in einer solchen Situation verhaltensgerecht (z. B. durch Flucht oder Abwehr) erfolgreich abreagieren und danach entspannen können.

Stress

Neben den zuvor angesprochenen, von außen auf das Pferd einwirkenden Faktoren gibt es auch innere Zustände, die einen wesentlichen Einfluss auf das Immunsystem ausüben. Gemeint ist die allgemeine Befindlichkeit des Pferdes, einschließlich der Psyche: Stress kann das Immunsystem schädigen und die Abwehrfunktion eines Organismus von innen heraus schwächen. Dies gilt auch für Pferde und ist mit naturwissenschaftlichen Methoden klar nachprüfbar: So hat der bekannte Stressforscher *Selye* seine Untersuchungen primär an Tieren durchgeführt. Erst nachträglich wurden seine Erkenntnisse auf den Menschen übertragen.

Wir hingegen neigen oftmals dazu, für unsere Pferde diese Normen nicht gelten zu lassen. Nach dem Motto: Das Tier ist empfindungsärmer, gefühlsärmer etc. Dass Pferde unter extremem Stress leiden können und sich das dann auch tatsächlich auf die Gesundheit des Tieres auswirkt, müssen viele Besitzer erst noch begreifen.

Für den Begriff des Stresses gibt es keine einheitliche Definition. Was als Stress erlebt wird, kann individuell ganz unterschiedlich sein. Allgemein kann

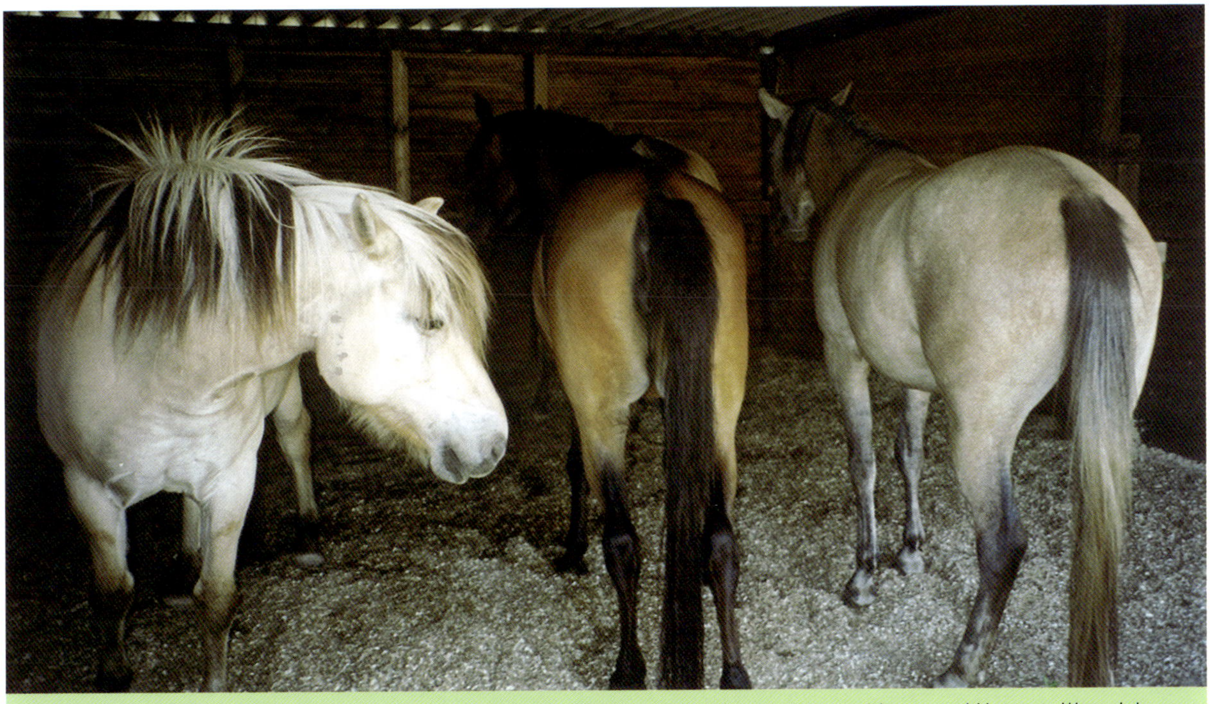

Chronischer Stress wird u. a. verursacht durch beengte Gruppenhaltungen, bei denen Liege- und Unterstellbereiche zu klein bemessen sind, wodurch die Einhaltung genügender Individualabstände unmöglich wird und rangniedrige Pferde nicht oder nur selten in Seitenlage ausruhen können.

man sagen, dass Stress für ein Individuum dann entsteht, wenn die Anforderungen aus der Umwelt die eigenen Kräfte/Ressourcen übersteigen. Man unterscheidet dabei zwischen zwei verschiedenen Arten von Stress.

Formen von Stress

Als **Eustress** wird eine Form des Stresses bezeichnet, der positiv erlebt wird. Mit ihm wird ein Gefühl der Befriedigung verbunden und eine gute Motivation. Vielleicht lässt sich das am Bild einer „Herausforderung" darstellen: Aufgrund eines guten Selbstbewusstseins wird eine Situation als „zu bewältigend" eingestuft. Durch Engagement werden stärkere Wachstums-, Lern- oder Erfahrungsprozesse ermöglicht. Letztendlich wird das Erlebte und Durchgemachte also zu einer Bereicherung.

Demgegenüber steht der **Disstress**, worunter negativ erlebter Stress verstanden wird. Unnatürliche Haltungsverhältnisse, Konflikte, Gewalt und Angst auslösende Situationen werden als Belastung empfunden und resultieren in einem Gefühl des Überfordertseins.

Als mögliche **Stressoren** kommen dabei äußere Reize bzw. Umweltereignisse in Betracht, deren Eigenschaften und Einwirkungen Störreaktionen auf körperlicher Ebene hervorrufen. Bei Pferden können dies z. B. sein: Leistungsstress (= Überforderung) durch den Menschen (auch z. B. ungewohnte Transporte), soziale Stressoren in Gestalt von Artgenossen bei ungeeigneten Haltungsverhältnissen, Klima (Hitze, Kälte, Dauernässe, Dürre) als Formen eines Umwelt bezogenen Stresses und allgemein auch Situationen, in denen eine Befriedigung primärer Bedürfnisse wie Fressen, Trinken oder das Absetzen von Exkrementen nicht möglich wird. Letzteres ist z. B. der Fall, wenn bei längeren Ritten keine geeigneten Pausen zum sog. Stallen (= Urin absetzen) eingelegt werden.

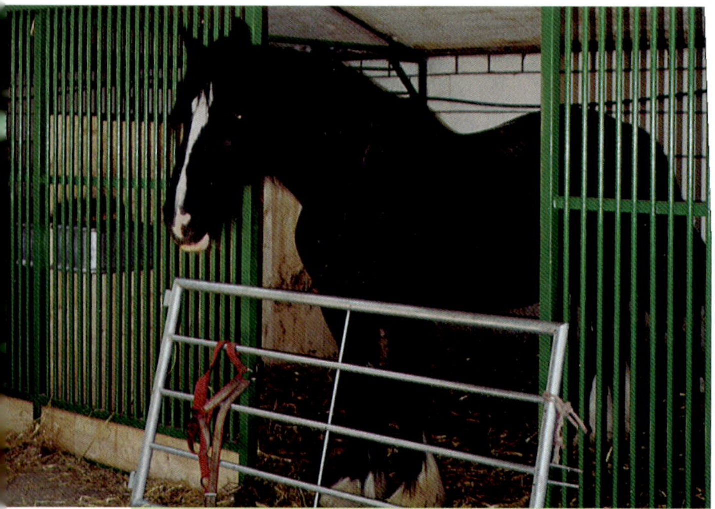

Dauernde Einzelhaltung mit Einschränkung freier Bewegung sowie der Entzug von Sozialkontakten verursachen nachweislich chronischen Stress – mit entsprechend negativen gesundheitlichen Auswirkungen.

Folgen von Stress im Körper

Eine Situation richtig einzuschätzen und angemessen auf sie zu reagieren, ist für ein Fluchttier wie das Pferd überlebenswichtig und darf deshalb nicht viel Zeit in Anspruch nehmen: Innerhalb von Sekundenbruchteilen muss reagiert werden. Die deutlichste und bekannteste Form von Stress wird biologisch als „fight or flight-syndrome" (= Kampf- oder Flucht-Syndrom) bezeichnet. Als Reaktion auf eine mit den Sinnen, also im Kopf, erkannte Gefahr werden hierbei in Bruchteilen von Sekunden große Mengen an Energie für die notwendige Reaktion im gesamten Körper bereitgestellt. Es ist eine Alarmsituation, bei der reflexartig die Botenstoffe Cortisol und Adrenalin ausgeschüttet werden. Das führt dazu, dass der gesamte Stoffwechsel angeregt wird. Die Herzfrequenz steigt, Sauerstoff und Nährstoffe werden tief in die großen Muskeln der Extremitäten gepumpt. Ein schnelles Reagieren auf einen äußeren Reiz wird so möglich. Auch das Gehirn wird mit diesen wichtigen Substanzen versorgt und dadurch fähig, blitzschnell Entscheidungen zu fällen: Flüchten ist für ein Pferd in diesem Sinne ein reflexhafter Entschluss! Die Bronchien dehnen sich aus, das Atemvolumen und die Atemfrequenz nehmen zu und gewährleisten den erhöhten Gasaustausch. Energiereicher Zucker wird für sofortige Leistungen aus der Leber mobilisiert. Alle Sinne sind geschärft.

Physiologische Umsetzung

Normalerweise lassen sich diese beschriebenen biochemischen Reaktionen unter naturkonformen Bedingungen durch die physiologische Umsetzung, also durch die extreme Reaktion, durch Flucht oder Kampf, abbauen. Der Sauerstoff und der Zucker werden dabei verbraucht, die körpereigenen Hormone Adrenalin und Cortisol verstoffwechselt. Die Stresssituation klingt unter physiologischen Gesichtspunkten ab, wenn gleichzeitig mit der Bewegung und dem erhöhten Umsatz der auslösende Reiz verschwindet. Und weil dieser Prozess insgesamt viel Energie verbraucht, ermüdet der Organismus: Stress und Angst sind anstrengend. Es folgt eine Phase der Erschöpfung und der Regeneration.

Adaptationssyndrom

Bleibt der Stressfaktor jedoch bestehen, folgt, je nach Kräften und Reserven des Pferdes – und natürlich auch in Abhängigkeit der Stärke oder Schwäche des Reizes – eine Widerstandsphase, in der auch eine gewisse

Gewöhnung an den Stressor eintritt. Die Anpassung erfolgt auf Kosten einer insgesamt größeren Verwundbarkeit, da die Aufrechterhaltung dieses Zustandes Kraft verbraucht. So wird klar, dass es zu einer grundsätzlichen Erschöpfung durch Überforderung kommt, wenn der Stress auslösende Faktor nicht verschwindet. Die Folge ist das sog. „Burn Out"-Syndrom. Pausen vom Stress und Erholungsphasen nach anstrengenden Ereignissen sind demnach überlebenswichtig.

Chronischer Stress

Kurzfristige Reize, die u. U. zudem noch motivierend erlebt werden, können zu einer Verbesserung der Gesamt-Konstitution führen (Beispiele: Eine neue Lektion wird erfolgreich bewältigt; „Eroberung" einer Stute durch einen Hengst). Auf der anderen Seite können aber lang andauernde, belastende Situationen ein Pferd schädigen und schwächen (Beispiel: Beengte Haltungsverhältnisse mit ungenügender Möglichkeit, Individualabstände einzuhalten). Dabei kann ein Konflikt mit dem Boxennachbarn oder dem Offenstallgenossen, dem das Pferd nicht ausweichen kann, für das Fluchttier zu einem nicht zu bewältigenden Problem werden. Auch die Nichterfüllung angeborener Verhaltensweisen (Bedürfnisse), die gegeben sind bei unzureichenden Kauzeiten, Bewegungsmangel oder mangelhafter Befriedigung der pferdetypischen „Neugier" durch Teilnahme am Umweltgeschehen, können beim Pferd inneren Stress verursachen. Für den Halter ist ein Zusammenhang zwischen dem unterschwellig gestressten Zustand seines Pferdes und möglichen Krankheitssymptomen nicht immer klar ersichtlich. Doch chronischer Stress hinterlässt seine Spuren. Folgen des dauerhaften Stresses kommen durch eine überhöhte Cortisolproduktion zustande. Körpereigenes Cortisol hemmt die Entzündungsbereitschaft des Abwehrsystems. Das ist in einer lebensbedrohlichen Situation durchaus sinnvoll. Auf der Flucht oder im Kampf ist das Verletzungsrisiko sehr hoch. Schmerzen und Entzündungsreaktionen könnten aber in einer riskanten Situation den Erfolg (= Überleben) gefährden. Die Reaktion des Körpers auf Stress ist also eine „Alles-oder-nichts-Reaktion".

Beispiele (Folgen von chronischem Stress)

Stereotypien und auffällige Verhaltensweisen als Reaktion auf Stress, wie sie zum Beispiel durch zu abruptes **Absetzen** von Fohlen auftreten, werden im Kapitel „Verhalten" (siehe Seite 49) genannt. Zu erwähnen ist in diesem Zusammenhang noch, dass die Muttermilch der Stute einen wichtigen Stoff enthält, das Hormon Leptin, das Stress reduzierende Eigenschaften besitzt. Im Falle eines zu plötzlichen Absetzens bedeutet das also doppelten Stress für das Fohlen: Nicht nur, dass es plötzlich keine Milch mehr bekommt und nicht mehr zur Mutter darf – der aufkommende Stress wird auch noch durch das Fehlen der „Stressbremse" Leptin verstärkt!

Wichtig Der Körper setzt Prioritäten

Erst wird das Überleben sichergestellt, dann kommt die Zeit für Regeneration und Genesung. Folgt keine Phase der Erholung oder befindet sich das Pferd in einem Zustand des lang anhaltenden Stresses, führt die massive Cortisolausschüttung zu einer permanenten Unterdrückung von Entzündungsmediatoren. Das führt dazu, dass das Abwehrsystem auf krank machende Keime nicht mehr angemessen in vollem Umfang reagieren kann. Kleine Entzündungen, die dringend notwendig wären, werden unterdrückt. Bakterien, Viren und Pilze werden nicht mehr vollständig eliminiert. Größere „Krisenherde" sind die Folge mit den deutlichen Zeichen von Leistungsschwäche, Husten, Infektionskrankheiten oder schlecht heilenden Wunden.

Eine weitere auffällige Form atypischen Verhaltens stellt das sog. **Headshaking** dar. Hierbei schlagen die Pferde unkontrollierbar mit dem Kopf. Oftmals ist ein Reiten nicht mehr möglich. Bislang wurde es als Verhaltensstörung, im besten Fall als allergische Reaktion, also als eine Überreaktion des Immunsystems auf Umweltreize, abgetan. Heute weiß man, dass ein Großteil dieser Pferde unter einer Erkrankung der Nervenzellen leidet, die durch das Borna-Virus hervorgerufen wird. Infizierte Pferde sind äußerst stressempfindlich. Oft wird die innere Sensibilität gegenüber Stress noch durch eine extreme Schreckhaftigkeit verstärkt, was das Gefühl der Überforderung oder der Hilflosigkeit in diesen Pferden weiter forciert. Die meisten der betroffenen Pferde zeigen als Konsequenz des empfundenen Dauer-Stresses die typischen Anzeichen eines überforderten Immunsystems. Interessanterweise bricht die Erkrankung in der Regel jedoch erst dann hervor, wenn die Pferde mit Impfungen und Wurmkuren belastet werden. Beide stellen wichtige Hilfsmittel in der Gesundheitsvorsorge dar. Allerdings sollten sie medizinisch so eingesetzt werden, dass durch ihren Gebrauch die Gesundheit der Tiere erhalten wird und nicht ohnehin bereits geschwächte Pferde erkranken.

Eine Gesundheitsvorsorge ist also nur dann sinnvoll, wenn die eingesetzten Therapeutika nicht zu weiteren Stress verursachenden Faktoren für das Pferd werden. Das ist dann der Fall, wenn kurzfristige Stressoren (Transport/Umstellung) und langfristige Stressoren (chronische Infektionen) durch den Menschen gebührend berücksichtigt werden und Impfungs- und Entwurmungstermine individuell auf das Tier abgestimmt werden.

Christian Schacht: Spezielle Anatomie

Grundsätze

Die Zahl emotional begeisterter Pferdeliebhaber, Reiter und Fahrer steigt stetig. Das ist zu begrüßen, doch auffällig ist, dass häufig das Verständnis für Ursachen und Zusammenhänge fehlt. Im Kapitel „Organismus" (siehe Seite 21 ff.) wurden grundlegende Begriffe als Überblick erläutert. Neben den physiologischen Vorgängen sind insbesondere Kenntnisse der speziellen Anatomie und Bewegungsmechanik des Pferdes für viele Reiter, Fahrer oder Züchter nützlich, weil dies sowohl den Pferdekauf als auch die tägliche Arbeit mit Pferden erleichtert und zur tierschutzrechtlich geforderten „Sachkunde" zählt. Um es vereinfacht einmal technisch zu vergleichen: Jeder Handwerker muss sich mit den besonderen Eigenschaften des Materials, mit dem er arbeitet, auskennen – sonst ist das Arbeitsergebnis in der Regel schlecht. Beim „Pferdematerial", das zudem „lebt" und mit Gefühlen und ausgeprägten Sinnen ausgestattet ist, denken nur wenige an die „Funktionsfaktoren des Materials". Jeder Landwirt ist z. B. gehalten, sich in der Maschinenkunde fortzubilden, um Schäden (mit hohen Folgekosten) an seinen Nutzfahrzeugen zu vermeiden. Zu Zeiten, in denen Pferde noch den Traktor voll ersetzten, war es deshalb ebenfalls von höchstem wirtschaftlichen Interesse, dass sich derjenige, der mit der Versorgung der Pferde beauftragt war, mit den anatomischen Verhältnissen und den daraus resultierenden Bedürfnissen auskannte. Auch heute sollte ein gesundes Pferd sowohl wirtschaftlich als auch kulturell (und hier vor allem unter Tierschutzgesichtspunkten) ein hohes Gut darstellen. Es reicht deshalb nicht aus, lediglich sportlich-handwerklich das Reiten oder Fahren zu erlernen, sondern – neben dem zu trainierenden Umgang mit dem Pferd, der Kenntnis seiner Haltungs- und Futteransprüche sowie der Gesundheitsvorsorge – sind Details der Anatomie gleichfalls zu erlernen. Wer sich bemüht, auch diese Zusammenhänge über das Lebewesen Pferd zu verstehen, wird auf Dauer Schaden von ihm abwenden können – und auch wirtschaftlich gesehen Kosten sparen.

Skelett

Die Anatomie des Pferdes hat sich über Jahrtausende entwicklungsbiologisch an natürliche Gegebenheiten der Umwelt angepasst. Im Kapitel „Evolution, Abstammung und Domestikation" auf Seite 11 ff. wurde bereits erwähnt, dass aus einem anfänglich nur fuchsgroßen Säugetier des Waldes das heutige Pferd, vorwiegend ein Steppentier, entstanden ist. Als Fluchttier, Herdentier, Lauftier und Dauerfresser im kargen, rohfaserreichen Steppengras hat die evolutionäre Entwicklung das Pferd mit allen anatomischen Details so gestaltet, dass es unter Naturbedingungen „einwandfrei funktioniert".

Um als Beutetier im hohen Steppengras genügend Überblick zu haben, um Feinde frühzeitig erkennen zu können, benötigte das einstige Ur-Pferd zum Überleben zunehmend Größe, einen langen Hals und seitlich am Kopf liegende Augen (siehe Abbildung mit Gesichtsfeld-/Augenvergleich Pferd/Mensch im Kapitel „Verhalten" auf Seite 42 ff.). Steppengras ist zwar sehr rohfaserreich, bietet den Pferden aber wenig Energie. Es entwickelte sich in Anpassung an die Umweltbedingungen ein Lebewesen, welches aus ernährungs- und bewegungsökonomischer Sicht eine Glanzleistung der Evolution darstellt.

Pferde: Hoch entwickelte Lebewesen

- Selbst die kräftigsten Menschen schaffen es nur für kurze Zeit, eine Einliterflasche am ausgestreckten Arm zu halten – ein Pferd ist aufgrund seiner speziellen Anatomie in der Lage, über etliche Stunden seinen (im Durchschnitt etwa 30 kg schweren) Kopf mit seinem ausgestreckten, relativ langen Hals zu tragen! Hunde kompensieren diesen (ansonsten erforderlichen) Kraftaufwand anatomisch durch einen sehr kurzen Hals mit stark ausgeprägter Muskulatur.
- Das Pferd verfügt für diese „Kraftdauerleistung des Kopftragens" im Halswirbelsäulenbereich über ein sog. Nackenband. Dieses Nackenband zieht vom Genick zum zweiten Halswirbel, dort ist es weitgehend unterbrochen. Vom dritten und den nachfolgenden Halswirbeln zieht die Nackenbandplatte zum Widerrist und verläuft dann in die beidseitig neben der Wirbelsäule ausgebildeten Rückenmuskeln.
- Sehnen und Bänder sind beim Pferd kaum durchblutet, Bänder verlaufen zwischen knöchernen Bereichen ohne Muskulatur. Dies beinhaltet einen „Spareffekt", denn es bedeutet, dass der Körper keine oder kaum Energie für diese anatomischen Elemente verbrauchen muss.
- Der Bau des Pferdeskeletts ist statisch so stabil und ausbalanciert, dass es unmittelbar post mortem (= wenn das Pferd nicht mehr lebt) aufgestellt – auch ohne Muskulatur – einen ausgewachsenen Menschen tragen kann. Eine geradezu geniale Konstruktion der Natur.
- Das Pferd als Pflanzendauerfresser verfügt über ein kompliziertes Herbivoren-Verdauungsorgansystem. Auch auf das Skelett und die damit zusammenhängende Biomechanik hat sich diese Eigenschaft des Dauerfressens ausgewirkt, es muss in der Lage sein, eine „Dauerfresshaltung" einzunehmen. Der Schwerpunkt des Pferdes liegt

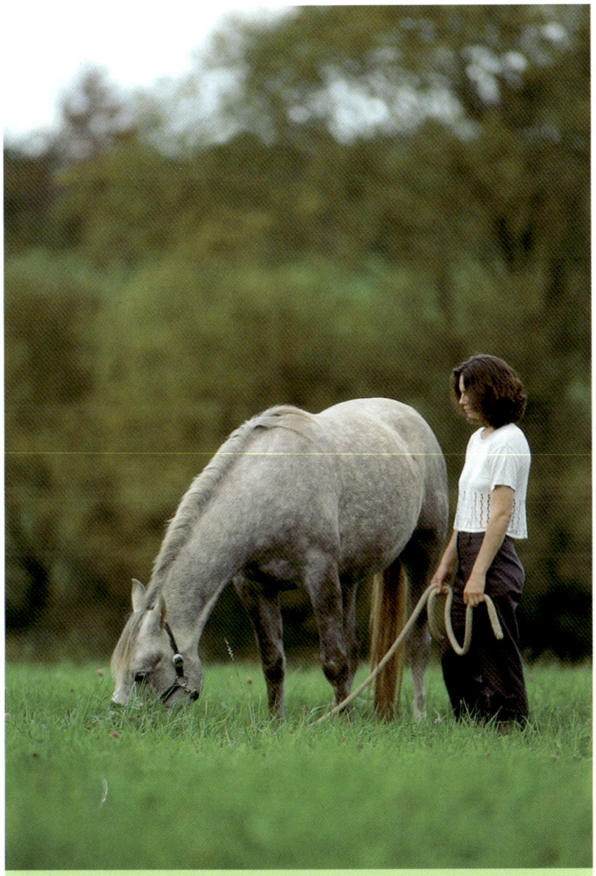

Das Pferd als Dauerfresser folgt beim Grasen seinem weit vorne liegenden Schwerpunkt.

aus diesem Grund weit vorn – worunter allerdings viele Reiter aus unterschiedlichen Gründen „leiden", aber auch Reitpferde selbst, weil sie unter schlecht sitzenden Reitern „auf der Vorhand latschen" und sich dadurch u. U. vorschnell verschleißen. Durch dieses nach vorne verlagerte Gewicht muss das (reiterlos) fressende Pferd lediglich seinem eigenen Schwerpunkt folgen – ohne sich mit Kraft und viel zusätzlichem Energieverbrauch stärker in Bewegung setzen zu müssen.

: Beim typischen Grasen findet nur eine leicht fließend-schiebende Haltungsveränderung statt. Dementsprechend sind die Vordergliedmaßen auch mit sehr wenig Muskulatur ausgestattet. Das ist sehr ökonomisch, weil sonst die dauernde Stützaufgabe viel Energie verbrauchen würde. Grob verglichen: Marathonläufer könnten ihre Langstreckenleistung auch nicht in gewohnter Art und Weise mit der Muskulatur eines Bodybuilders bewältigen.

: Damit durch die Dauerbelastung bei täglich fast 16-stündigem Grasen das Skelett nicht durch Verschleiß arg strapaziert wird, besteht zwischen dem Rumpf und den Vorderbeinen keinerlei knöcherne Verbindung – auch das Schlüsselbein ist nur als bindegewebiger Strang ausgebildet. Der komplette, recht große Rumpf des Pferdes ist mit Muskulatur und Sehnen zwischen den Vorderbeinen also nur aufgehängt.

: Als Flucht- und Beutetier benötigt das Pferd zum Überleben entsprechende Spurt- und Schnellkraft. Diese Kraft kommt aus der stark ausgebildeten Kruppenmuskulatur. Hieraus resultiert ein Lehrsatz der Reitlehre: „Der Motor ist hinten". Schon im Fohlenalter wird diese Muskulatur, z. B. durch Bocksprünge und spielerisches Steigen, animiert, sich durch dieses Körpertraining „für den Ernstfall" durch stetiges Wachstum zu vergrößern. Der Einsatz dieser Muskulatur ist jedoch stark Energie zehrend, deshalb wird dieser „Turbo" (um es technisch auszudrücken) erst in der Gefahrensituation, z. B. zum Kampf oder zur Flucht, zugeschaltet.

Verdauungssystem

Auch die inneren Organe des Pferdes haben sich den Bedürfnissen des Pflanzenfressers und den Umweltbedingungen angepasst. Um als Pflanzenfresser die rohfaserreiche, sehr schwer aufzuschließende Pflanzenkost zu verdauen, wird die Nahrung im Körper durch viele mechanische und chemische Prozesse zerlegt. Die Lippen sortieren die schmackhaften Pflanzen und die Schneidezähne beißen sie ab. Im Gegensatz zu Rindern, die mit ihrer rauen Zunge das gesamte Grasbüschel (manchmal nebst Wurzel) aufnehmen, frisst das Pferd nur die Bereiche der Gräser, die sich außerhalb des Erdreichs befinden. Die aufgenommene Nahrung wird dann von den Backenzähnen zermahlen – und nur bedingt zerbissen. Während dieses Mahlvorgangs wird dem Futter Speichel zugesetzt. Speichel desinfiziert die Nahrung, macht sie gleitfähig und schließt durch bestimmte Inhaltsstoffe bereits einzelne Fasern auf, was die spätere Verdauung leichter macht. Durch die Speiseröhre gelangt die zerriebene Masse in den für die Größe des Pferdes relativ kleinen Magen. Er hat ungefähr die Größe eines Handballs und enthält mehrere Zonen (solche mit Drüsen und ohne Drüsen). In der Drüsenzone des Magens werden dem Futter Enzyme zugesetzt, wodurch das Futter leichter zu verdauen ist. Da das Pferd keine angelegte Gallenblase hat, erhält die Nahrung hier auch die entsprechende Portion Gallenflüssigkeit. Im anschließenden Dünndarm wird der angedaute Brei (sog. Chymus) weiter verflüssigt und gelangt so in den Blinddarm.

Die Öffnung des Blinddarms zum nächsten Darmabschnitt ist recht klein, ein schneller Übergang des stark wässrigen Nahrungsbreis in den folgenden Dick-

Achtung Blinddarm: Der wichtigste Darmabschnitt des Pferdes

Im Blinddarm des Pferdes findet die Hauptverdauung statt – im Gegensatz zur Darmfunktion des Menschen, bei dem der Blinddarm nur als sog. Wurmfortsatz ohne besondere Bedeutung ausgebildet ist. Bei Großpferden mit einem Durchmesser von ungefähr 50 cm und einer Länge von einem Meter stellt der gefüllte Blinddarm ein gewaltiges Gebilde dar, welches an der rechten Bauchseite des Pferdes liegt. Im Bereich der rechten „Hungergrube" (Übergangsbereich der Hinterhand zum Bauch) ist deshalb auch häufig beim Pferd „ein Glucksen" zu hören, welches ähnlich klingt, als würde Wasser schwungvoll von einem Glas in ein anderes befördert.

darm ist deshalb ausgeschlossen. Durch das Verweilen kommt es zu förderlichen Gärungsprozessen im Inneren des Blinddarms, der deshalb auch als „Gärkammer" bezeichnet wird. Diese Gärungsprozesse dienen zum weiteren Aufschluss der Pflanzenrohfaser und sichern die Kohlenhydrat-(= Energie-)gewinnung aus Pflanzenmaterial. Vom Blinddarm aus wandert der Nahrungsbrei in den Dickdarm, wo die restlichen Nährstoffe und auch Feuchtigkeit entzogen werden. Als meist wohl geformte Pferdeäpfel verlassen die unverdaulichen Reststoffe der Nahrung durch den After den Pferdekörper; Wasser wird (mit Salzen und anderen Stoffen gemischt) als Urin über die Harnorgane ausgeschieden.

Kopf

Nüstern

Der relativ lange Nasenkanal des Pferdes dient dazu, die eingeatmete Luft (mit dem für die Zellfunktion erforderlichen Sauerstoff) körperverträglich zu temperieren, bevor sie in die Lungen eingesogen wird. Hier sind z. B. auch Anatomieunterschiede zwischen

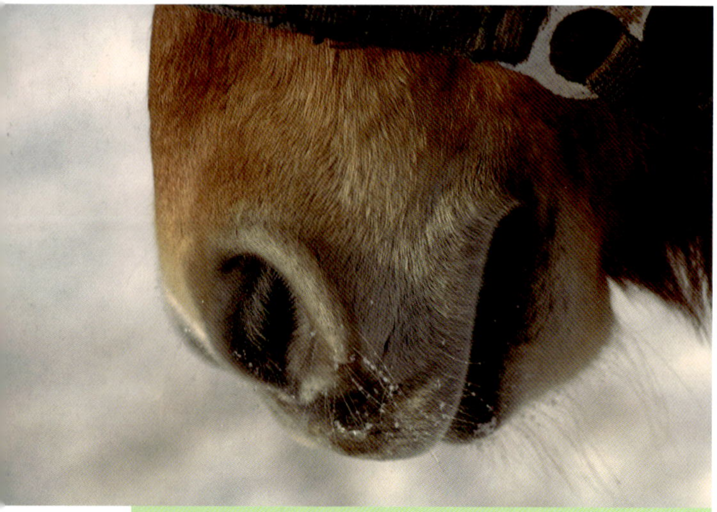

Die Nüsternpartie eines Nordpferdetyps: Die Nüsternöffnungen sind recht klein und behaart.

Pferden des Nord- und Südtyps zu sehen: Pferde der Kaltklimazone haben relativ kleine Nüsternöffnungen, die stärker dosiert z. B. kalte Luft aufnehmen und anwärmen, während bei Pferden der Warmklimazonen vergleichsweise große Nüsternöffnungen zu sehen sind. Durch entsprechende Muskeln sind bei allen Pferden verschiedene Weit- oder Engstellungen der Nüstern möglich. Das Pferd kann entweder viel Luft einsaugen (wie z. B. bei gesteigerter Leistung im Galopp, wenn sich die Nüstern „aufblähen") oder es kann die Nüstern eng stellen (manchmal auch unter Zuhilfenahme der Oberlippe wie beim sog. Flehmen), um besondere Gerüche zu differenzieren. Hierzu verfügen Pferde über ein zusätzliches Organ, welches es sonst – außer bei den anderen Equiden-Arten – nur noch bei Kaninchen gibt. Dieses Organ nennt sich „olfaktorisches Organ" und verstärkt die Geruchswahrnehmung. Deshalb flehmen z. B. Hengste, wenn sie an einem Haufen Pferdeäpfel gerochen haben, sie wollen dadurch Individualgerüche von Rivalen oder Stuten stärker differenzieren. Im Inneren der Nüstern – ungefähr am Übergang zwischen pigmentierter und unpigmentierter Haut – befindet sich eine etwa drei Millimeter große Öffnung. Dies ist der Ausführungsgang des Tränen-Nasen-Kanals, durch den eine klare Flüssigkeit nach außen in die Nüstern gelangt. Ein wässriger, durchsichtiger Ausfluss, der auch einmal nach längerem Galoppieren weißlich aufgeschäumt sein kann, ist absolut normal.

Augen

Augen sollen „groß, schwarz und feucht" sein, so sagen es alte Züchter. Die Schleimhaut um das Auge herum ist im gesunden Zustand blass-rosa. Im Bereich der Iris, die beim Pferd länglich oval ausgebildet ist, sind nahezu bei jedem Pferd kleine (bis zu einem halben Zentimeter große), wulstige, braune Gebilde zu erkennen. Es handelt sich hierbei um die sog. Traubenkörner, deren physiologische Bedeutung bis heute noch nicht abschließend sicher geklärt ist, die aber das Pferd in seiner Sehkraft nicht behindern. Die Oberfläche des Auges ist im gesunden Zustand immer feucht und klar. Eintrübungen, Auflagerungen oder Sekrete zeigen stets krankhafte Veränderungen an. Sog. Fischaugen oder Augen mit deutlich sicht barerem weißem Rand sind lediglich Schönheitsfehler, die allerdings für manche Rassen auch typisch sein können – sie haben in der Regel keinerlei Auswirkungen auf die Funktion der Augen.

Ohren

Als Fluchttiere besitzen Pferde große Ohren, die zudem sehr beweglich sind. Bei Pferden des Nordtyps sind diese relativ kurz und innen stark behaart, man nennt sie auch „Mausohren". Die Ohrmuscheln dienen nicht nur als Schalltrichter zum Hören, sondern sind auch als Kommunikationsmittel ein wichtiges Element der Körpersprache. Bei Pferden ist im Ohr kein Trommelfell ausgebildet, wodurch die Gefahr nicht gering ist, dass Pferde, wenn sie mit dem Kopf unter Wasser geraten, das Gleichgewicht verlieren. Der Vorteil in der heutigen Zeit weltweiter Transporte liegt allenfalls darin (wenn auch von der Evolution bestimmt nicht so geplant), dass Pferde ohne den an sich typischen Ohrendruck bei Starts und Landungen mit dem Flugzeug transportiert werden können!

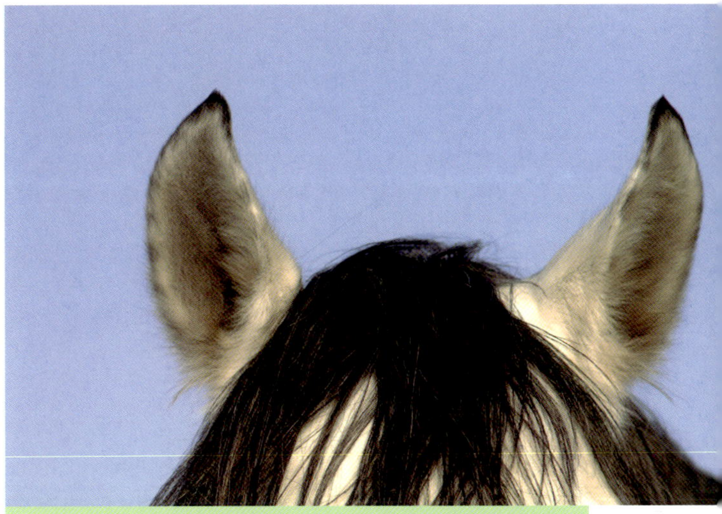

Ohren eines Pferdes der Warmklimazone sind ziemlich groß und wenig behaart.

Ganaschen

Im unteren Bereich der bemuskelten Unterkiefer kann der gefühlvolle Reiter eine kleine Knocheneinkerbung ertasten. Schiebt er auf Höhe dieser Einkerbung seine Finger ungefähr drei Zentimeter an der Innenseite nach oben, so wird er dort unter der Haut ein ungefähr strohhalmstarkes Blutgefäß ertasten. Bei leichtem Drücken dieses Gefäßes gegen den Unterkieferast wird die Pulsation spürbar. So kann der Puls des Pferdes gemessen werden.

Weiter innen im Kehlgangsbereich befinden sich zwei etwa haselnussgroße, knorpelige Gebilde. Es handelt sich um Lymphknoten, deren Größe und Konsistenz z. B. Entzündungsprozesse im Bereich des Kiefers anzeigen können. Hinter den Ganaschen, in der sog. Ganaschenfreiheit, liegt (fast bis zum Genick hochgezogen) die Ohrspeicheldrüse. Sie ist von einem Muskel überlagert, der sich bis zum Brustbein zieht. Trägt das Nackenband den Hals, ist dieser Muskel entspannt und es öffnet sich der Ausführungsgang der Ohrspeicheldrüse – dann beginnt das Pferd zu „kauen", wie es in der Reitersprache heißt.

Maulhöhle

Das Pferd besitzt 36 bzw. 40 Zähne. Diese unterschiedliche Zahl hängt mit dem Geschlecht des Pferdes zusammen. Ausgewachsene Stuten besitzen 36 und Hengste oder Wallache 40 Zähne (männliche Pferde haben zusätzlich jeweils im Unter- und Oberkiefer je zwei sog. Hakenzähne im Bereich des ansonsten zahnlosen Kieferntteils). Die Zähne teilen sich auf in zwölf Schneidezähne (I 1 bis 3), 4 Hengstzähne (C), zwölf vordere Backenzähne (P 2 bis 4) und zwölf hintere Backenzähne (M 1 bis 3). Die Klammer-Bezeichnungen bedeuten: I = Incisivi; C = Canini; P = Praemolare und M = Molare. Dem aufmerksamen Leser wird aufgefallen sein, dass in der Beschreibung der Zähne die Praemolaren mit der Bezeichnung P 2 und nicht mit P 1 beginnen. Dem Pferd fehlt nämlich der Zahn P 1, denn die anatomische Bezeichnung/Zählweise lehnt sich an das vollständige Gebiss des Fleischfressers an, der P 1 besitzt. Aber es gibt anatomische Ausnahmen – und ganz besonders bei den Zähnen: Gar nicht selten sieht man Stuten, bei denen die Hengstzähne ebenfalls ausgebildet sind. Wenn auch nicht wissenschaftlich belegt, so gehen Züchter gerne davon aus, dass es sich bei solchen Stuten „um potenzielle Hengstmüt-

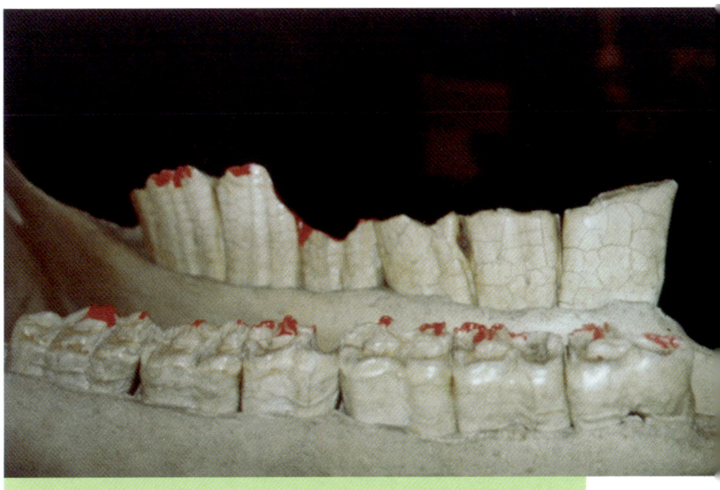

Unregelmäßig abgeschliffene Zähne bilden Zahnhaken (hier rot eingefärbt), die zu Schmerzen mit Kaustörungen führen und durch den Tierarzt abgeraspelt werden müssen.

Achtung Zahnhaken!

Durch viel energiereiche, aber zu wenig kauintensive Nahrung in Form von Müsli, Hafer oder Gerste verringert sich die Zahl der Mahlbewegungen im Backenzahnbereich (insbesondere bei sportlich stark genutzten und entsprechend gefütterten Pferden). Folglich werden die Zähne nicht so abgenutzt, wie es die Natur vorgesehen hat: Es entstehen scharfkantige Zahnhaken, die vom Tierarzt entfernt werden müssen.

ter" handelt. Ebenso kommt es vor, dass bei manchen Pferden der P 1 doch ausgebildet ist. Dieses kleine Zähnchen hat dann zwar nur eine ganz kleine Wurzel, kann aber beim Reiten durch die Lage im Kiefer erhebliche Probleme im Kontakt mit Trense oder Stange verursachen. Dann muss dieser sog. Wolfszahn chirurgisch entfernt werden. Im Gegensatz zum Menschen haben Pferde ein stetiges Zahnwachstum, d. h., die Zähne schieben sich nach Abrieb aus dem Kiefer nach. Deshalb kann allein schon an der Stellung ihrer Schneidezähne erkannt werden, ob es sich um ein junges oder ein altes Pferd handelt.

Im hinteren Bereich der Maulhöhle befindet sich im Bereich der Zunge das Gaumensegel. Dieses trennt die Luftröhre und die Speiseröhre, die sich in diesem Areal kreuzen. Aufgabe des Gaumensegels ist zu verhindern, dass beim Einatmen Futterpartikel in die Luftröhre gelangen (die sich dort entzünden können) oder dass beim Einatmen Luft geschluckt wird. Das Gaumensegel kann bei einigen Pferden zu groß ausgebildet sein, beim schnellen Laufen oder während der Arbeit vibriert es dann im Wind des Atemzugs. Neben diesem etwas schnarchenden Geräusch verliert das Segel hierbei auch seine Funktion zum Schutz des Pferdes. Ein tierärztlicher Standardeingriff mittels Laserchirurgie sorgt in solchen Fällen schnell für Abhilfe. Ungewöhnliche Geräusche beim Einatmen können auch durch die im Rachenraum liegenden Stimmbänder verursacht werden. Meist ist es das linke Stimmband, das gelähmt ist und dadurch nicht mehr so stark gespannt werden kann. Ähnlich wie beim „Trompeten auf einem Grashalm" (was Jugendliche im ländlichen Bereich häufig spielerisch bewerkstelligen) vibriert das Stimmband im Wind und erzeugt dann das bekannte Kehlkopfpfeifen. Auch dieses funktionelle Problem kann operativ beseitigt werden. Statt Rachenmandeln hat das Pferd einen kompletten lymphatischen Rachenring. Dieser hat die Aufgabe, quasi „wie eine Zollschranke", Krankheitserregern den Eintritt in den Körper zu verwehren. Bei jungen Pferden entsteht auf diesem Rachenring der sog. Follikelkatarrh. Das sind kleine Pusteln, sie „brechen" die eingeatmete Luft und führen ebenfalls zu Veränderungen des Atemgeräuschs. Diese Symptomatik verschwindet jedoch (mit und ohne Behandlung) im Alter von sieben bis acht Jahren.

Hals

Der Hals des Pferdes wird von der Halswirbelsäule gebildet. Diese verläuft mit ihren sieben Halswirbeln nicht – wie häufig geglaubt wird – direkt unter dem Mähnenkamm, sondern vom Genick in einer „S"-förmigen Kurve bis an die Unterseite des Halses.

Wegen der „S"-förmig verlaufenden Halswirbelsäule ist es lebensgefährlich, wenn man ein Pferd z. B. mit einem Strick um den Hals anbindet und dann u. U. – ausgelöst durch panische Bewegungen des Pferdes – starker Quetschdruck auf die Halswirbelsäule wirkt. Die gelegentlich zum Anbinden verwendeten Halsriemen sind ein Kompromiss, sie sind aber auch nicht unter allen Bedingungen ungefährlich.

Unterhalb des Mähnenkamms verläuft das Nackenband, die Halsmuskulatur, und – besonders bei Hengsten – zum Teil ein stark ausgeprägtes Fettgewebepolster.

An der Unterseite des Halses verläuft die Drosselrinne. Hier liegt eine etwa daumenstarke Vene dicht unter der Haut. Dies ist die von Tierärzten meist verwendete Vene zur Blutentnahme, zur Medikamentengabe oder zur allgemeinen Diagnostik, bei der z. B. nur das Stauungs- und Abflussverhalten des Bluts beurteilt wird.

Für das Pferd bildet der Hals die wichtige Balancestange. Als Kriterium zur Pferdebeurteilung durch Materialrichter oder kundige Reiter oder Fahrer bestimmt die Formation der Halsung zunächst einmal als Anhaltspunkt die Rittigkeit und Fahrverwendungsfähigkeit des Pferdes. Pferde mit längerem Hals finden sehr leicht ihr Gleichgewicht. Besonders bei Vollblütern ist diese Ausprägung zu finden, was diese Rasse (neben anderen Qualitäten) als Vielseitigkeitspferde prädestiniert. Im Dressursport wünscht sich der Reiter einen wohl geformten, nicht zu langen und mit guter Ganaschenfreiheit ausgestatteten Hals, der von seinem Ansatz und seinem Aufriss das Pferd leicht in die gewünschte Anlehnung und Beizäumung bringt. Pferde mit kurzem Hals und starker Ausprägung des Genicks erschweren die leichte und harmonische Verbindung zwischen Reiterhand und Pferdemaul. Mit stehender Hand kann bei genügend langem Hals eine gute Grundspannung aufgebaut werden, die für das Reiten über Hindernisse dem Reiter entgegenkommt.

In seiner Bewegung benötigt das Pferd den Hals „als vordere Konsole", um eine Spannung im Rücken aufzubauen. Ähnlich wie eine Raupe, die ihr Fortkommen dadurch bewerkstelligt, dass sie sich vorne fest-

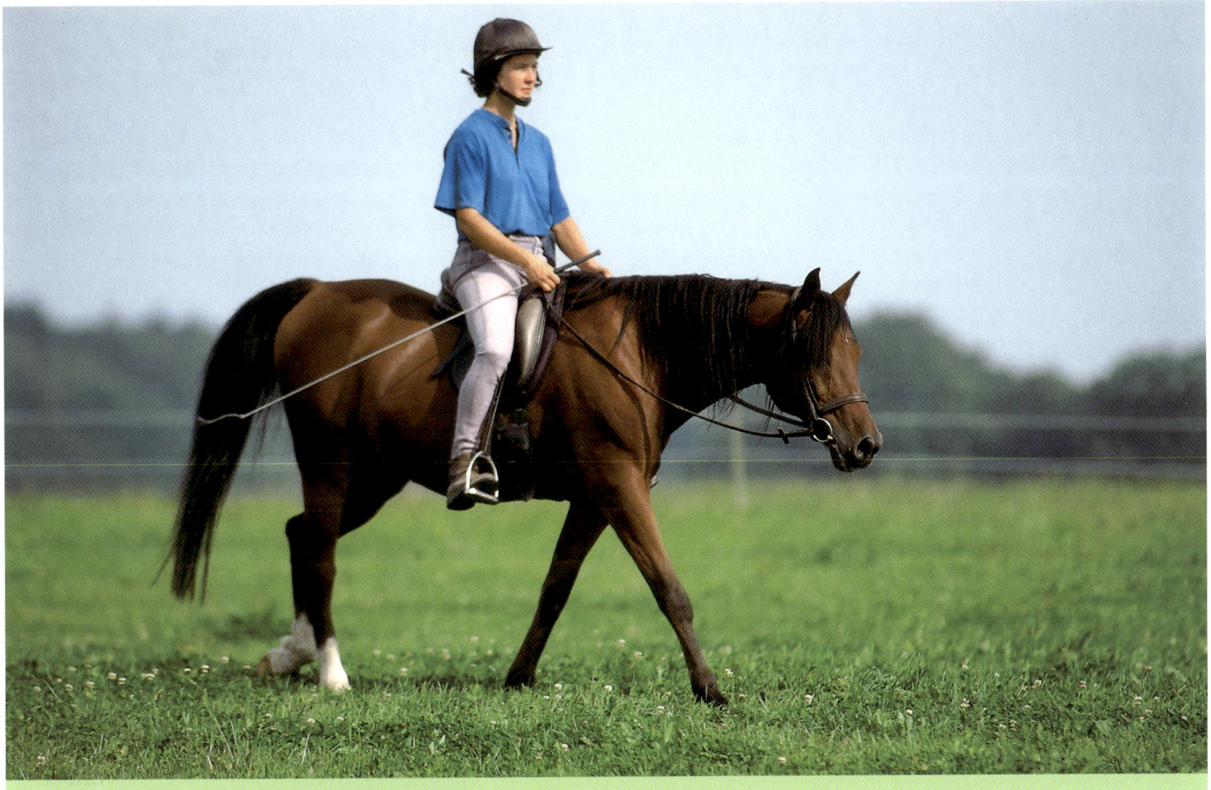

Der Hals dient dem Pferd als Balancestange.

stellt, den Rest des Körpers aufwölbt, sich dann hinten fixiert und vorne wieder aufmacht, bewegt sich auch das Pferd. Durch Heben des Halses verlagert es seinen Schwerpunkt nach hinten und kann sich im Tempo zurücknehmen, während das Strecken des Kopfs nach vorn und das Senken des Halses eine schnellere Vorwärtsbewegung ermöglicht. In Wendungen nimmt das Pferd den Kopf nach außen, um das Gleichgewicht zu halten und das innere Hinterbein vermehrt zu belasten. Dies muss der Reiter mit Führen des Pferdes am äußeren Zügel berücksichtigen. Fahrpferde sind in ihrer Halsformation ähnlich wie Dressurpferde zu beurteilen. Besonderes Augenmerk legen Fahrsportler jedoch auch noch auf den Ansatz des Halses. Ist dieser zu tief angesetzt, behindert er z. B. die optimale Lage des Brustblatts und macht das Pferd für den Fahrsport nahezu untauglich.

Im Idealfall verläuft die Halsung harmonisch übergehend in einen ausgeprägten Widerrist. Ein deutlicher Absatz im Übergang wird als Axthieb bezeichnet. Die gute Ausprägung des Widerristes bietet eine ideale Lage für den Sattel. Pferde mit wenig Widerristausprägung, z. B. manche Pferde des Nordtyps (siehe Kapitel „Pferderassen" auf Seite 239 ff.), werden deshalb häufig mit einem Schweifriemen geritten (siehe Kapitel „Reitausrüstung" auf Seite 345). Wenn nach der Leistungsprüfungsordnung der Einsatz von Schweifriemen untersagt ist, wird bei Pferden mit wenig Widerrist ein Vorgurt verwendet. Dieser bewirkt zwar, dass der Sattel nicht nach vorne rutschen kann, behindert jedoch u. U. erheblich die Funktion der Schultergürtelmuskulatur und verursacht in diesem Bereich dann Entzündungen und Blutergüsse.

Manchmal werden Dressurpferde auf Vermarktungsveranstaltungen mit einem solchen Vorgurt geritten. Hier liegt der Grund allerdings selten in einer anatomischen Schwäche des Pferdes, sondern dies wird gemacht, damit der Sattel weiter hinten liegt – und der Reiter durch die Belastung der sensibleren Bereiche des Rückens spektakulärere Bewegungen des Pferdes einfacher herausreiten kann. Dies veranlasst Laien dazu, sich blenden zu lassen „und die Geldbörse weit zu öffnen"!

Ein unpassender Sattel, eine verrutschte Satteldecke oder schlechte Pferdepflege führen zu Druckstellen im Bereich des Widerrists, da hier die Haut ohne viel Fettgewebe oder Muskulatur nahezu direkt über die Dornfortsätze gespannt ist. Beim Pferdekauf weisen weiße Haare z. B. auf ehemalige Scheuerstellen (Satteldruck) hin. Bei Interesse an solchen Pferden empfiehlt es sich, besonders auf das Verhalten des Pferdes beim Satteln zu achten, da Satteldruck häufig ein stark störendes Problemverhalten, den „Sattelzwang", auslösen kann.

Rücken

Neben dem Widerrist ist der Rücken des Pferdes wichtig für die Lage des Sattels und für das gesamte Reitgefühl. Die Brustwirbelsäule mit ihren 18 Brustwirbeln, die Lendenwirbelsäule (fünf bis sechs Wirbel), die Kreuzwirbelsäule (fünf bis sechs Wirbel) und die Schweifwirbelsäule mit ihren 18 bis 21 Schweifwirbeln zeichnen entweder eine gewünschte harmonische oder ungünstige unharmonische Oberlinie des Pferdes. Der Rücken des Pferdes wird von einer „Brückenkonstellation" gebildet, die das Pferd befähigt, Lasten zu tragen. Dieser Bogen bildet den Gegenpart zur vorderen „Konsole" der Halswirbelsäule und ist in der Lage, die Spannkraft durch das Aufwölben des Rückens gegen die festgestellte Halsung in Schnellkraft umzusetzen. Die nach oben zeigenden Dornfortsätze der Wirbelsäule sind zunächst nach hinten gerichtet. Im Bereich der Sattellage werden sie zunehmend aufrechter, um dann (kurz hinter dem Sattel) senkrecht nach oben gerichtet zu sein. Von diesem senkrechten Wirbel an zeigen die Dornfortsätze nach vorne. Durch diese anatomische Ausformung kann das Pferd auch relativ schwere Lasten tragen – ohne dass es Muskelkraft benötigt, um „nicht durchzubrechen". Bei zu starker Belastung über längere Zeit berühren sich allerdings die Wirbelkörper – sie „küssen" sich und es kommt zu röntgenologisch nachweisbaren Veränderungen, die in der Veterinärmedizin in Anlehnung an das „Küssen" der Wirbel „kissing spines" genannt werden. Meist handelt es sich hierbei zwar um einen klar diagnostizierbaren Befund, der jedoch – bei entsprechendem Training – in vielen Fällen wenig relevant für den weiteren sportlichen Einsatz ist.

Neben den Dornfortsätzen liegen paarig die langen Rückenmuskeln des Pferdes. Sie stellen die Verlängerung des Nackenbandes dar und gehen über die Kruppenmuskulatur in die lange Sitzbeinmuskulatur über. Bei punktueller Belastung der Rückenmuskelstränge durch die Gesäßknochen des Reiters oder durch die einfache Gewichtsverlagerung verkürzt sich der entsprechend belastete Muskel – das Pferd reagiert mit der entsprechenden Biegung. Bei beidseitiger, dauerhafter Belastung weicht das Pferd dem Druck aus, in dem es den Wechsel zwischen An- und Abspannen der Muskulatur einstellt und stehen bleibt („ganze Parade"). Neben der optischen Ausprägung der Oberlinie, die man sich lang und harmonisch beim Reitpferd als „Rechtecktyp" wünscht, ist die Funktionalität der einzelnen Rückenformen für das Reitgefühl und den sportlichen Einsatz entscheidend.

Die Zuchtlehre fordert prinzipiell, dass der ausgeprägte Widerrist harmonisch in den leicht geschwungenen Rücken übergehen soll. Bei einem Dressurpferd ist eher der etwas längere Rücken gewünscht, da Schwungentfaltung und Biegsamkeit hierbei größer sind. Pferde mit etwas kurzem Rücken vermitteln ein weniger weiches Sitzgefühl und neigen bei erhöhter Aktivität der Hinterhand (insbesondere in den Trabverstärkungen) zum breiten Fußen. Durch die mangelnde Rückentätigkeit werden diese Pferde häufig zu reinen Schenkelgängern, die Lektionen zwar „zirzensisch" ausführen können, aber nicht die Elastizität und Schwungentfaltung sowie die gewünschte, erkennbare körperliche Losgelassenheit im eigentlichen Sinne erreichen. Bei Springpferden hingegen ist der kürzere Rücken „das kleinere Übel". Besonders Pferde mit der Tendenz zum Karpfenrücken oder einem „eingeschossenen Rücken" mit etwas strammer Niere können am Sprung durchaus eine gewaltige Schnellkraft entwickeln – dressurmäßig sind sie jedoch deutlich schwerer zu arbeiten. Auch beim Vielseitigkeitspferd wünscht sich der Reiter eher ein etwas längeres Pferd, welches (wie es im Fachjargon heißt) „über viel Boden steht". Hierdurch wird der Galoppsprung raumgreifender und länger – mit der Konsequenz, dass das Vielseitigkeitspferd in gleichmäßigem Atemrhythmus (= Kräfte sparend) die Vielseitigkeit absolvieren kann.

Hinterhand

Die Hinterhand ist mit ihren großen Muskelmassen der „Motor des Pferdes". Schon beim Fohlen wird die Kruppenpartie vom Züchter und später von der Eintragungskommission ziemlich streng begutachtet, denn Kruppenform und Muskelansatzfläche geben erste Hinweise auf Leistungsvermögen und den späteren Verwendungszweck des Pferdes. Eine harmonisch abfallende Kruppe verlagert den Gesamtschwerpunkt des Pferdes nach hinten und erleichtert dem Reiter die Umwandlung der Schubkraft in Tragkraft.

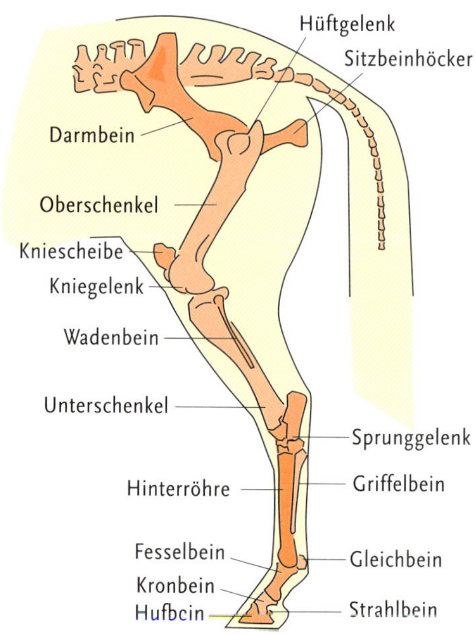

Für ein Springpferd ergibt sich aus einer stark abfallenden Kruppe die entsprechende Schnellkraft aus dem Hinterbein, die es zum Überwinden von Hindernissen benötigt. Auch das Westernpferd kann mit einer steileren Kruppe leichter Lektionen wie Stopps und Spins ausführen. Eine zu stark abfallende Kruppe, die sog. abgeschlagene Kruppe (sie kann für Nordpferdetypen wie Islandpferde rassetypisch sein) bewirkt einen festen, strammen Rücken und eher Schwierigkeiten im Hinblick auf die gewünschte körperliche Losgelassenheit. Eine zu gerade Kruppenpartie hingegen erschwert es dem Reiter, die Hinterhand unter den Schwerpunkt zu bringen – und deshalb neigen solche Pferde leicht dazu, z. B. bergab zu stark auf die Vorhand zu kommen. Als Fahrpferde, insbesondere im schweren Zug, sind solche Pferde jedoch hervorragend geeignet.

Ähnlich wie bei der Schulter ist auch beim Hinterbein die Winkelung zwischen Becken und Oberschenkel entscheidend für das Bewegungspotenzial. Je kleiner der Winkel ist, desto mehr kann er sich öffnen und die Kraft der Muskulatur übertragen. Da die Knochen der Hintergliedmaße mit einer „Spannsägenkonstruktion" mittels der Kniescheibe so fixiert werden können, dass ein Pferd (ohne aufwändige Muskelkraft) im Stehen schlafen/dösen kann, stehen sie auch von der Winkelung her in einer gewissen Verbindung zueinander. Wenn der Winkel zwischen Becken und Oberschenkel klein ist, dann gilt dieses auch für die Winkelung des Kniegelenkes. Durch einen langen Unterschenkel und daraus resultierend tief liegendem Sprunggelenk wird die Hebelkraft der Hinterhand nochmals verstärkt, und so entsteht die Wucht der Schnellkraft, die das Pferd z. B. zum Springen über Hindernisse braucht. Ein so „konstruiertes" Pferd ist ebenfalls – bei entsprechender reiterlicher Förderung – in der Lage, Gänge hochgradig versammelt mit spielerisch wirkender Federkraft auszuführen.

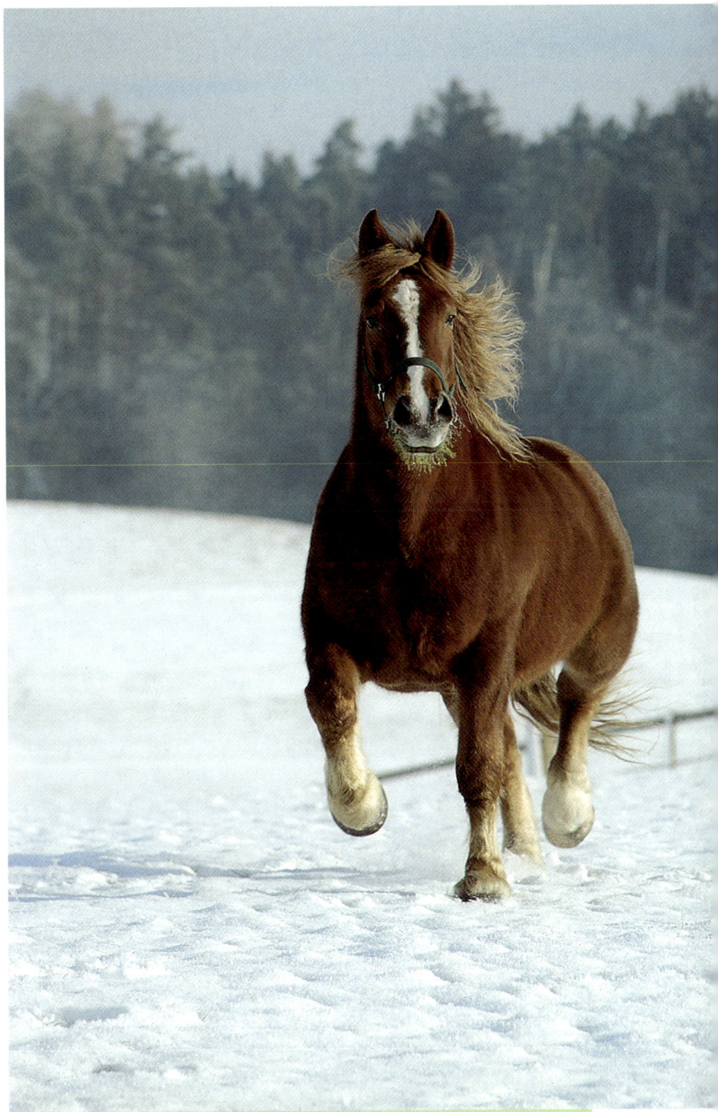

Ein Pferd mit viel Kaliber: Süddeutsches Kaltblut.

Rumpf

Die Bauchmuskulatur ist der Gegenspieler der Rückenmuskulatur. Häufig sind Pferde, die etwas „dicklich" wirken, einfach nur falsch gearbeitet. Die Rippen sind dann deutlich sichtbar, die Wirbelsäule ragt wie ein Zeltdach aus der Oberlinie des Pferdes – und trotzdem wirken diese Pferde rumpfmäßig wie hoch trächtige Stuten! Der innere schiefe Bauchmuskel, der vom Rippenbogen zum Hinterbein zieht, bewirkt das Ziehen der Hinterhand nach vorn. Dieses Ziehen nach vorn ist jedoch in Vollendung nur möglich, wenn sich der Rücken entsprechend aufwölbt! Läuft das Pferd aber mit geradem Rücken, so zieht der Bauchmuskel die Hinterhand nur nach. Im Dressurjargon bedeutet dies, dass das Pferd nicht „untertritt". Bei solchen Pferden wird die Bauchmuskulatur nicht entsprechend konsequent trainiert und es kommt deshalb zur oben beschriebenen „dicklichen" Form des Pferdes.

Bei Beurteilung bzw. Kaufauswahl eines Pferdes ist der Rumpf mit seiner Breite, Länge und Tiefe ganz entscheidend für das „Kaliber", das sich durch den Rumpf ausdrückt. Das Kaliber gibt Hinweise für den Verwendungszweck und auch für die Veranlagung des Pferdes. Zuchtstuten müssen z. B. über einen vergleichsweise großen Rumpf mit genügend Tiefe verfügen, damit das Fohlen genügend Platz im Mutterleib findet. Dressurpferde dürfen, um im großen Viereck „mehr darzustellen", durchaus auch etwas mehr Kaliber (wenn auch nicht so viel wie ein „Holzfäller-Rückepferd") aufweisen. Springpferde wünscht man sich eher mit weniger „Kaliber", was nicht ausschließt, dass auch recht große, „kalibrige" Pferde in den Platzierungslisten der internationalen Veranstaltungen zu finden sind. Als Ausdauersportler haben Vielseitigkeitspferde in der Regel am wenigsten Kaliber. Bei ihnen trifft auch wegen ihrer langen Beine häufig die Jargon-Bezeichnung „viel Wind unter dem Bauch" zu. Von vorne betrachtet, sollen alle Pferde (ungeachtet ihres Nutzungszwecks) eine breite Brust haben, damit die von den echten oder Tragerippen umschlossenen inneren Organe wie Herz und Lungen genügend Raum zur Verfügung haben.

Schulter

Wie die Kruppe ist die Schulter mitbestimmend für den Schwerpunkt des Pferdes. Eine für jedes Reitpferd gewünschte schräge Schulter verlagert den Schwerpunkt mehr nach hinten, eine steile Schulter nach vorne, weshalb typische Zugpferde durchweg steilere Schultern aufweisen. Während die Hinterhand als Motor Kraft für die Bewegung bringt, ist die Schulter – in Verbindung mit dem Oberarm – maßgebend für die Qualität der Bewegung. Hat ein Pferd eine sehr steile Schulter, so kann das Vorderbein nur begrenzt nach vorne geführt werden. Das verhindert aber die für ein Reitpferd wichtigen flachen und raumgreifenden Bewegungen. Auch die Hinterhand kann nur so weit untertreten, wie ihr die Schulterlage dazu indirekt Raum gibt. Die Hinterhand kann bei steiler Schulter dementsprechend weniger Raumgewinn erzielen, da es sonst zu Ballentritten an der (nicht arg weit vortretenden) Vorhand kommt. Wenn aber der Raumgriff begrenzt ist, kann auch der Rücken nicht entsprechend schwingen, um die Last auf die Hinterbeine zu verlagern. Folge: Mehrbelastung der Vorhand mit den daraus resultierenden Verschleißerscheinungen wie Hufrollenentzündung.

Zwischen Rumpf und Schulter besteht keine knöcherne Verbindung. Durch Muskeln, Sehnen und Sehnenplatten (Fascien) ist das Pferd quasi „zwischen den Vorderbeinen aufgehängt". Neben der Lage der Schulter sind auch die Länge des Oberarms und seine Winkelung zur Schulter für die Bewegungsqualität entscheidend. Ein kurzer Oberarm und eine etwas vorgelagerte Schulter befähigen das Pferd zu schnellen Reaktionen und guter Winkelung am Sprung. Ein langer Oberarm – ebenfalls mit einem Winkel zwischen 100° und 90° – fördert z. B. bei Dressurpferden die gewünschten raumgreifenden Trabbewegungen.

Von der vorderen Spitze der Schulter, das ist das Buggelenk, zieht ein Muskelstrang an der Unterseite des Halses über die Ohrspeicheldrüse bis an den Unterkiefer. Ist dieser Muskel beispielsweise durch starke Handeinwirkung des Reiters, einen durchgedrückten Rücken oder einfach nur durch mangelnde Tragfähigkeit des Nackenbandes angespannt, so ist die Vorhand in ihrem Raumgriff behindert und – auch wenn die anatomischen Voraussetzungen noch so gut sind, kann diese mangelnde reiterliche Einwirkung zu den gleichen Schäden (wie oben angesprochen) führen. Ist dieser Muskel entspannt, öffnet sich der Ausführungsgang der Ohrspeicheldrüse und das Pferd beginnt zu kauen – ein wichtiges Indiz für Losgelassenheit und richtige reiterliche Einwirkung!

Extremitäten

Wie bei der Anatomie des Menschen folgen dem Oberarm das Ellenbogengelenk sowie der Unterarm mit Elle und Speiche. Erst ab dem Vorderfußwurzelgelenk sind (einmal abgesehen von Lage und Größe) wieder deutliche Unterschiede zum Skelett des Menschen erkennbar. Das Vorderfußwurzelgelenk, auch Karpalgelenk genannt (manchmal heißt es leider sogar in angeblichen Fachartikeln laienhaft „Knie"!), besteht aus zwei Reihen kleiner Knochen. Zwischen diesen kleinen Knochen findet sehr wenig Bewegung statt, deshalb werden diese kleinen Gelenke als „straffe Gelenke" bezeichnet. Bewegung zeigt sich vornehmlich im Vorderfußwurzelgelenk in der großen, horizontal verlaufenden Gelenkspalte zwischen Unterarm und Gelenk. Das Vorderfußwurzelgelenk ist das unterste Gelenk am Vorderbein, das eine Rotation durchführen kann – die nachfolgenden Gelenke können nur vor und zurück bewegt werden. Hinten am Karpalgelenk fällt bei seitlicher Betrachtung ein Knochenvorsprung auf – das Erbsbein. Dies ist das „evolutionäre Überbleibsel" des kleinen Fingers und dient als Führungsschiene für die Sehnen. Bei einem Sturz, bei dem das Vorderbein mit großer Wucht zusammengepresst wird, kann das Erbsbein leicht brechen. Wichtig ist (beim Anlegen von Verbänden) darauf zu achten, dass niemals Druck auf das Erbsbein ausgeübt wird.

Das relativ breite Karpalgelenk steht auf der sehr viel dünneren Vorderröhre. Zur Stabilität und zum Übergang dieser Verjüngung ist die untere Gelenkfläche innen und außen an der hinteren Seite durch die oberen Enden der Griffelbeine verbreitert. Die Vorderröhre entspricht dem Mittelfinger des Menschen, während es sich bei den Griffelbeinen um die zurückgebildeten Ring- und Zeigefinger handelt. Durch ungeschicktes Anschlagen entstehen an den Griffelbeinen schnell Brüche, die dann aber gottlob keinen „Beinbruch" darstellen und vergleichsweise leicht behandelt werden können. Hinten an der Vorderröhre befinden sich die tiefe und die oberflächliche Beugesehne sowie der Fesselträger. Mit dem Fesselbein bildet die Vorderröhre den Fesselkopf, an dessen hinterem Rand sich die Gleichbeine befinden.

Beispiele für Beinstellungen:

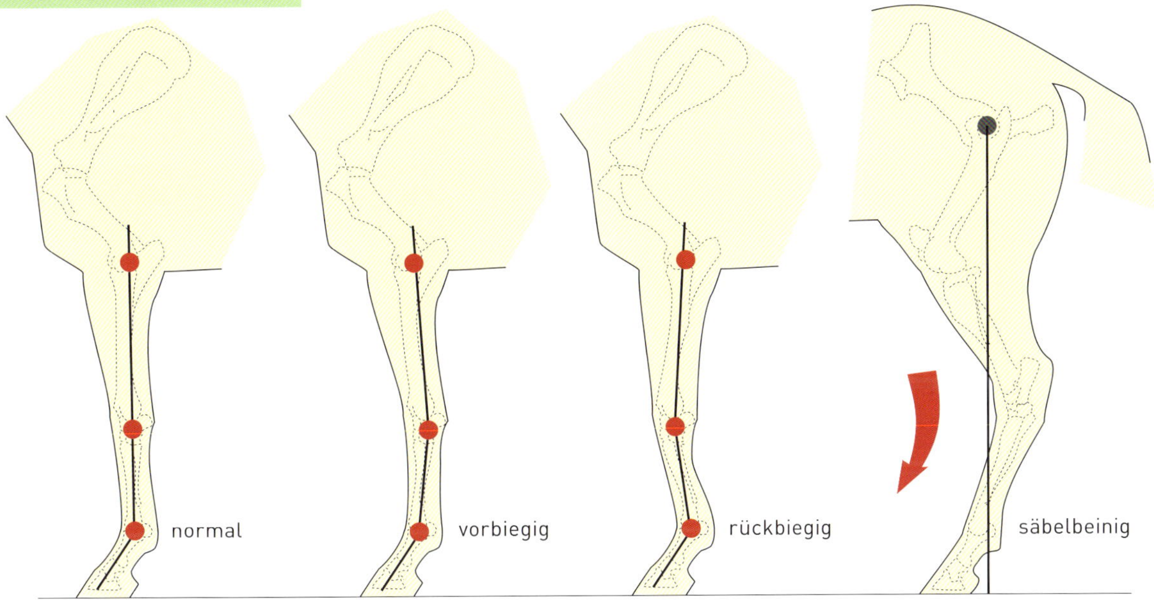

Gleichbeine, Strahlbeine und auch die Kniescheiben an den Hinterbeinen sind die sog. Sesambeine des Pferdes. Sie dienen als Führungsschienen für Sehnen oder beeinflussen das jeweilige Gelenk in seiner Bewegungsfreiheit. Alle diese Sesambeine haben keine Knochenhaut und sind deshalb bei Verletzung/Beschädigung kaum zu heilen.

Am Fesselkopf dienen die Gleichbeine der Führung der Sehnen. Knapp aus der Hufkrone herausschauend, bildet das Kronbein mit dem Fesselbein das Krongelenk. Wie oben erwähnt, sind diese unteren Gelenke nicht in der Lage, eine Rotation durchzuführen. Ein Gelenkkamm und eine Gelenkfurche garantieren die Lage der Knochen zueinander.

In der Hornkapsel des Hufs bilden Hufbein und Kronbein das Hufgelenk. Im hinteren, unteren Bereich liegt als „Sesambein" das Strahlbein, welches mit einem darüber liegenden Schleimbeutel als Umlenkrolle der zum Hufbein führenden tiefen Beugesehne fungiert. Strahlbein, Schleimbeutel und tiefe Beugesehne bilden in diesem Bereich die bekannte Hufrolle. Das Hufbein selbst steht „nicht wie der Mensch in einem Schuh", sondern ist mittels unzähliger Lamellen im Huf aufgehängt. Auch diese Konstruktion ist „ein Wunderwerk der Natur", die so auch im untersten Extremitätenbereich einem – manchmal bis zu einer Tonne wiegenden – Pferd noch eine federnde Elastizität verleiht.

Zwar in anderer Ausprägung, so sind die unteren Extremitäten vorne und hinten nahezu gleich. Auch an jedem Hinterbein gibt es die Hufrolle, das Hufbein, das Kronbein, das Fesselbein und den Fesselkopf mit seinen Gleichbeinen. Dann folgen die Hinterröhre mit zwei Griffelbeinen und darauf das Sprunggelenk, welches dem Fersengelenk des Menschen entspricht. Auch beim Sprunggelenk gibt es mehrere Reihen kleiner, straffer Gelenke. Durch die Mehrbelastung im Abbeugen – und vielleicht noch durch eine ungünstige Winkelung im Gelenk – kann es zwischen diesen kleinen Knöchelchen zu Auftreibungen kommen, die dann zur Lahmheit führen. Diese Erkrankung ist als Spat bekannt. Oberhalb des Sprunggelenks folgt der Unterschenkel mit Schienbein und Wadenbein, danach das Knie mit seiner Kniescheibe, der Oberschenkel, der dann mit dem Hüftgelenk zum Becken in Verbindung steht.

Achtung Drehbewegung der Vorderbeine!

Drehungen in den unteren Gelenken der Vorderbeine wirken so ähnlich, als würde „eine Axt in einen Baumstamm geschlagen" und dazu noch hin und her bewegt. Etwa wie in einem Holzstamm kommt es dabei auch im Knochen zu kleinen Rissen, die dann bei einer Extrembelastung (wie beim allzu ungestümen Toben auf der Weide oder beim Galoppieren in der Wendung) einen Fesselbeinbruch bewirken können, der leider meist den Verlust des Pferdes bedeutet. Vorsicht also: Keine Drehungen um das stehende Vorderbein herum!

Dr. Barbara Schöning: Pferdeverhalten

Grundlagen

Pferde sind sozial-lebende obligate Pflanzenfresser (sog. Herbivoren); sie sind Beute- und Fluchttiere. Das Leben in der Gruppe bedeutet Schutz vor Feinden und Hilfe bei der Aufzucht der Nachkommen. Durch die Evolution sind Pferde optimal an dieses Leben und ihre Stellung in der Tierwelt angepasst. Ihr Normalverhalten wird zu einem nicht unerheblichen Teil davon geprägt – aber auch in der Anatomie haben sie sich perfekt den Anforderungen an ein Leben als potenzielle Beutetiere angepasst.

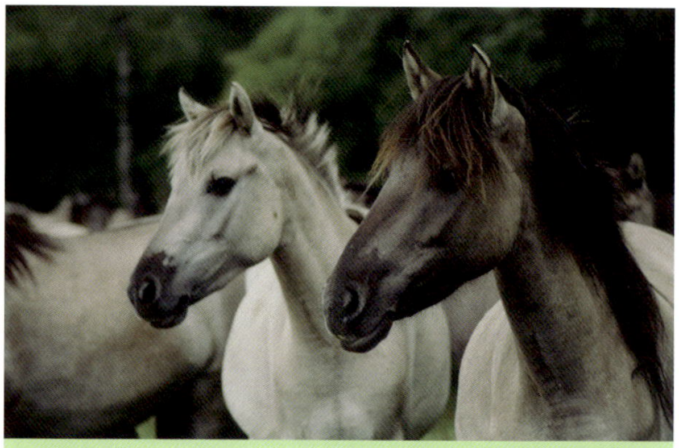

Augen, Ohren und Nase zählen zu den wichtigsten Sinnesorganen des Pferdes. Abgebildet sind zwei Stuten der Dülmener Wildbahn, die in „Hab-Acht-Stellung" ein sich näherndes Objekt „beäugen", dabei die Ohren „spitzen" und prüfend Luft in die Nüstern saugen.

Sinne

Als Fluchttiere besitzen Pferde ein entsprechend angepasstes Verhalten und eine äußerst zweckmäßige Anatomie. Die **Augen** sitzen so am Kopf, dass sie eine optimale Sicht zu den Seiten und nach hinten gewährleisten. Dadurch kann das Pferd allerdings Objekte, die sich direkt – etwa unter einem Meter Distanz – vor seinen Nüstern befinden, schlecht sehen. Pferde sehen monokular (= quasi nur mit einem Auge), was bedeutet, dass das Bild, welches sich das Pferd von seiner Umwelt macht, nur zu einem kleinen Teil vom optischen Eindruck beider Augen gebildet wird (siehe Abbildung „Vergleich Mensch-Pferd" links). Daraus resultiert, dass Pferde oft vor entfernteren stationären Objekten scheuen. Ein stationäres Objekt kommt nämlich stets bei einer Kopfbewegung plötzlich und sprunghaft ins Blickfeld des zweiten Auges – so ist unter Naturbedingungen gewährleistet, dass z. B. auch ein sich langsam anschleichender Feind möglichst rechtzeitig wahrgenommen werden kann. Die flache Netzhaut des Pferdeauges gewährleistet außerdem eine optimale Sicht in die Ferne, macht aber das Fokussieren (= Ausrichten auf einen zentralen Punkt) für das Pferd problematisch. Hinzu kommt, dass die Netzhaut nach oben/hinten schräg ansteigt. Folge: Das Pferd kann nicht über die eigene Augenhöhe gucken! Wenn Pferde also ein nahes Objekt genauer betrachten wollen, müssen sie immer den Kopf bewegen.

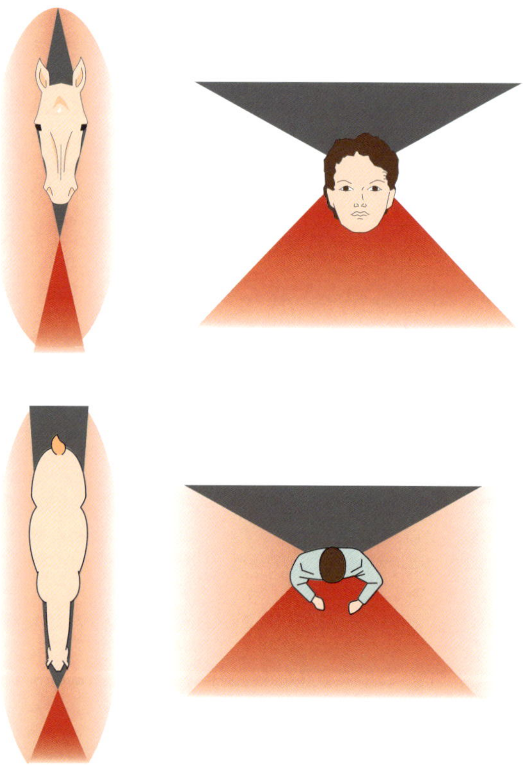

Gesichtsfeld eines Pferdes und eines Menschen im Vergleich (von vorn und von oben gesehen). Die rote Fläche stellt das Feld des binokularen Sehens dar (= mit beiden Augen „plastisch"); rosafarben ist der Bereich, in dem beide jeweils monokular sehen können (= nur mit einem Auge). Das Gesichtsfeld des Pferdes ist deutlich größer als beim Menschen. Die schwarze Fläche stellt den Bereich dar, in dem beide Spezies nichts sehen können, wenn sie den Kopf geradeaus halten.

Die Augen – und der Geruchssinn – sind die wichtigsten Sinnesorgane für ein Tier, welches vorwiegend in der Steppe lebt und von Raubtieren bedroht wird. Von daher wird klar, dass optische Eindrücke einen ganz erheblichen Einfluss auf das Verhalten unserer Pferde haben. „Unerzogenheiten" wie Kopfscheuheit oder das Hochwerfen des Kopfes sind oft ein Produkt sowohl aus diesen anatomischen Gegebenheiten als auch aus Lernerfahrungen im negativen Sinne (z. B. Halfteranlegen bei einem Fohlen, dem man das Halfter unsachgemäß von oben ungestüm überstülpt –

ohne es ihm vorher mit genügendem Abstand von der Seite zu zeigen und es anschließend daran aus der Nähe erst mal beschnuppern zu lassen).

Auch ein feines **Gehör** ist wichtig für ein Beutetier: Pferde hören im Frequenzbereich von 55 Hz bis 33,5 kHz, während der Hörfrequenzbereich des Menschen bei 20 Hz bis 20 kHz liegt. Die Pferdeohrmuschel ist sehr beweglich, ihre Drehbarkeit um 180° trägt dazu bei, dass Geräuschquellen genau lokalisiert werden können. Pferde nutzen dazu aber nicht nur ihre Ohrposition, sondern auch ihre Körperstellung. Manche Reiter bewerten dieses an sich ganz natürliche Verhalten als „Ungehorsam", wenn ein Pferd vehement schräg zur Reitrichtung läuft, um plötzliche Geräusche besser lokalisieren zu können. Zusätzlich zu ihrer Funktion als „Schalltrichter" spielen die Ohren eine wichtige Rolle in der sog. nonverbalen Kommunikation (= Körpersprache) unter Artgenossen, aber auch beim Umgang mit Menschen.

Geruch und Geschmack sind wichtig bei der Auswahl des richtigen Futters, beim Erkennen von Sozialpartnern oder bei der Suche nach dem geeigneten Fortpflanzungspartner. Berührung (= der Tastsinn) spielt eine große Rolle bei der Körperpflege, aber z. B. auch in der Aktivierung des Fluchtverhaltens (Reaktion auf eine unangenehme Berührung bis hin zur Auslösung von Schmerzen). Flucht vor einem Schmerz auslösenden Objekt ist ein normales Verhalten. Pferde reagieren auf starken Gerten- oder Sporeneinsatz u. U. genauso mit Angst und Fluchtversuch wie bei einem schlecht vorbereiteten „überfallartigen" Tierarztbesuch!

Kaum ein Pferd ist kontrollierbar, wenn es in Angst und Panik gerät – und eine Kontrolle sollte im Zweifel aus Rücksicht auf die menschliche Gesundheit auch nicht unbedingt immer versucht werden! Zu bedenken ist: Ein Organismus, der durch die Evolution darauf programmiert ist, zunächst stets schnell und reflexartig zu reagieren – und erst hinterher zu denken, wird dann vielleicht nicht mehr Freund und Feind unterscheiden können.

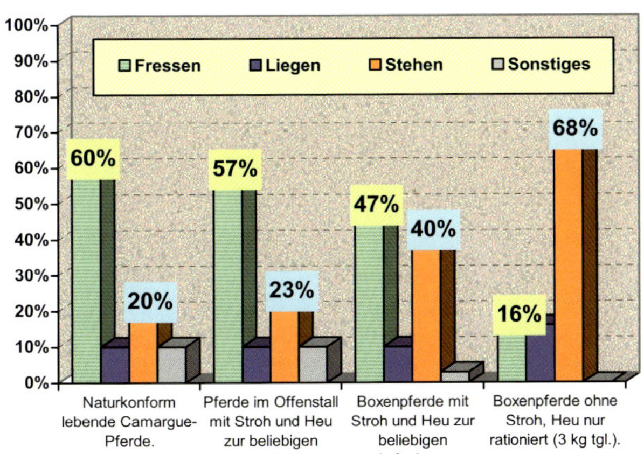

Wichtig Stressfaktor Langeweile

Zusätzlicher Stress wird gerade bei Einzelhaltung bzw. geschlossener Stallhaltung auch durch den Faktor „Langeweile" erzeugt. So wundert es nicht, dass Pferde, die ausschließlich oder überwiegend in Boxen gehalten werden, sehr viel stärker zu Verhaltensstörungen (z. B. zum Koppen oder zum Weben) neigen, als Tiere, die z. B. auf der Weide in einer Gruppe leben.

Nahrungsaufnahme

Ein Pferd in der freien Natur verbringt mindestens 60 % der Tages- und Nachtzeit mit Fressen und Futtersuchen. Es wandert langsam im Schritt beim Fressen umher: Das sind zwischen drei und zehn Kilometer in 24 Stunden – dies ist die typische Art der Bewegung für ein ausgewachsenes Pferd. Wenn Hauspferde z. B. nur mit Heu gefüttert werden, sinkt die Beschäftigung mit dem Futter bereits auf zirka 40 %; bei ausschließlicher Konzentratfütterung (z. B. mit Heucobs und Kraftfutter) verbringt das Pferd nur noch zirka 4 % (!) seiner wachen Zeit mit dem Fressen. Die Abbildung unten zeigt sehr übersichtlich diese Verschiebungen im Zeitbudget – je nach angebotenem Futter – bei den einzelnen Elementen wie Fressen, Stehen, Liegen und Sonstiges (z. B. Sozialkontakt). Aus diversen wissenschaftlichen Studien ist bekannt, dass es für Tiere einen Stressor (Stressauslöser) darstellt, wenn sie angeborene Verhaltensmuster nicht in der arteigenen Form und Häufigkeit zeigen können. Derartige Stressoren können dann schnell zu einem chronischen Stresszustand führen.

Pferde fressen nicht gerne an Orten, an denen auch Kot oder Urin abgesetzt wird. Durch solche Eigenheiten kann bei Boxenhaltung, aber auch in ungepflegten Offenstallhaltungen zusätzlich negativer Stress erzeugt werden. Besonders Hengste, aber auch Stuten und Wallache „äppeln" und urinieren oft an speziellen Stellen. Dies ist auf Weiden häufig entlang der Zäune zu sehen und kann dann eine geruchliche Markierung der Territoriumsgrenze darstellen. Speziell Hengste markieren gerne auf die Kothaufen eines anderen Hengstes – so werden regelrechte „Kot-Türme" errichtet. Diese sind – zusätzlich zur geruchlichen – auch noch wichtige optische Markierungen.

Bewegung

Frei lebende Pferde trinken vielfach nur zweimal täglich, dann aber große Mengen Wasser von bis zu 20 Litern auf einmal. In der freien Natur können Pferde durchaus 65 bis 80 km am Tag wandern, um zu einer Wasserstelle zu gelangen. Sich regelmäßig zu bewegen, ist für Pferde ein arttypisches Verhalten. Die

Tatsache, dass sie es freiwillig tun – wenn sie die Möglichkeit dazu haben – zeigt an, dass für dieses Verhalten eine starke Motivation besteht. Man kann im Grunde sagen, dass Fortbewegung fast ein sich selbst belohnendes Verhalten darstellt. Man nimmt an, dass über die Muskelbewegung ein nicht unerheblicher sensorischer Input stattfindet, der für den gesamten Organismus von Bedeutung ist. Sowohl restriktive (= stark geregelte) Haltung eines Pferdes auf engem Raum als auch „monotones", sehr einseitiges Arbeiten „ohne Highlights" führen nicht nur dazu, dass beim Pferd das Gefühl für den eigenen Körper und die eigenen Bewegungen nachlässt, sondern dass wiederum Langeweile – und damit ein u. U. krank machender Stresszustand – eintritt.

Pferde brauchen nicht nur regelmäßige Bewegung, sondern auch „etwas Abwechslung im Leben". Ein stupides, regelmäßiges Abarbeiten bestimmter Lektionen in der Reithalle oder auf dem Reitplatz entspricht sicher nicht diesem Bedürfnis – auch wenn das Pferd dabei sogar für ein bis zwei Stunden pro Tag körperlich stark gefordert wird! Gleiches gilt für das tägliche ausschließliche Bewegen an einer Führmaschine, wenn keine zusätzliche, wirklich pferdegemäße freie Bewegungsmöglichkeit mit Außenreizen angeboten wird.

Komfortverhalten und Körperpflege

Die eigene Körperpflege (sog. Autogrooming) ist ein weiterer wichtiger Bereich aus dem Normalverhalten von Pferden, für das sie relativ viel Zeit aufwenden. Wenn ein Pferd keine oder eine deutlich reduzierte Körperpflege zeigt, ist dies sehr oft ein erstes Anzeichen für eine Erkrankung bzw. bedeutet mindestens, dass dieses Pferd sich nicht wohl fühlt. Zum Autogrooming gehören z. B. das Wälzen und das nachfolgende Schütteln des Körpers. Pferde beknabbern sich selbst und stellen sich häufig über oder an Gegenstände wie Baumstümpfe etc., sie scheuern sich daran genüsslich. Hier sind sie manchmal sehr wählerisch beim Aussuchen des Objekts. Bei der Körperpflege ist zum einen sicher das Endziel wichtig, dass z. B. ein Juckreiz nachlässt. Zum anderen scheint aber auch die Betätigung an sich wichtig zu sein. Einige Forscher über Pferdeverhalten benutzen hier sogar die Wortwahl „lustvolle Betätigung". In den Bereich Komfortverhalten gehört z. B. das intensive Recken und Strecken der Pferde. Sie zeigen es häufig nach oder sogar vor dem Wälzen, aber durchaus auch „einfach so" und häufig auch morgens „nach dem Aufstehen". Gesunde Fohlen zeigen z. B. 40 bis 50 Mal am Tag ein intensives Strecken mit typischer Bewegungsabfolge: Ausstrecken der Vorderbeine, Ausstrecken der Hinterbeine, Ausstrecken des Kopfes und des Halses nach oben und vorne, Aufbeugen der Wirbelsäule, Zusammenziehen des Rumpfes und abschließendes Gähnen. Bei ausgewachsenen Pferden sieht man u. U. nicht mehr diesen vollständigen Ablauf. An diesen intensiven und ritualisierten Bewegungsfolgen kann man auch erkennen, dass Pferde einen gewissen Raum um sich herum benötigen. Bei traditionellen Dauer-Haltungsformen wie Anbindehaltung bzw. Ständerhaltung, die zum Glück mittlerweile fast überall verboten wurden, ist dieses wichtige Komfortverhalten nicht oder nur schwer möglich!

Pferde betreiben untereinander auch gegenseitige Körperpflege (sog. Allogrooming). Hier werden zum einen Körperstellen beim Kumpanen beknabbert, an die dieser nicht so einfach selbst heran kommt. Zum anderen dient das Allogrooming der Schaffung und dem Erhalt von sozialen Bindungen. Auf diesen Punkt wird später beim Sozialverhalten noch intensiver eingegangen.

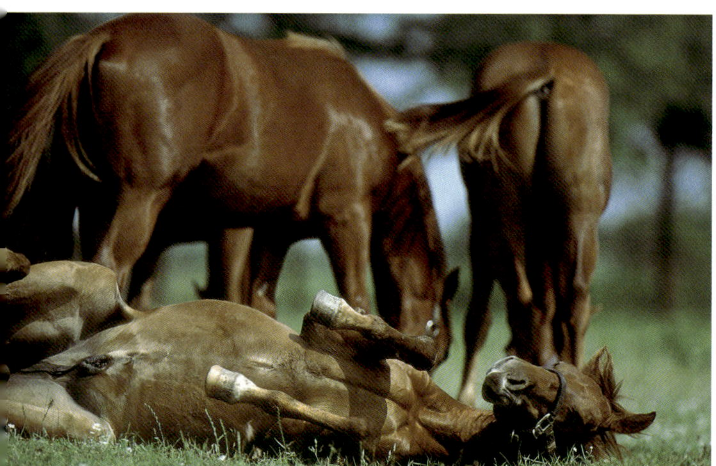

Das Wälzen gehört zum Komfortverhalten des Pferdes.

Territorium und Raumbedarf

Der Raum, den ein Pferd um sich herum benötigt, wird von sozialen und körperlichen Bedürfnissen bestimmt. Grob lässt er sich in den persönlichen Raumbedarf (das engere Umfeld) und das weitere Territorium, die sog. Home-Range, einteilen. Pferde sind aber nicht obligat territorial (= ortsgebunden), sondern werden dies nur dann, wenn bestimmte Umstände es aus ihrer Sicht erfordern, z. B. wenn die Nahrung in Trockenzeiten generell knapp wird. Die Home-Range enthält das Kerngebiet zur Nahrungsaufnahme, die Wasserstelle(n), Schattenbereiche und Schutzbereiche gegen Unwetter oder Fliegen u. Ä. Die Größe der Home-Ranges in der Natur variiert nach dem Nahrungsangebot und dem Angebot an Schutzbereichen. Dabei können sich Home-Ranges verschiedener Gruppen auch überlappen. Hauspferde zeigen

– öfter als ihre wild lebenden Artgenossen – so etwas wie territoriales Verhalten: Sie verteidigen schon mal ihre Box oder die Koppel gegen zwei- oder vierbeinige Besucher durch Drohen oder offensives Verhalten wie z. B. Auskeilen. Dies liegt z. B. daran, dass ein Pferd in der Box kaum eine andere Möglichkeit hat, einmal auf seinen persönlichen Raumbedarf zu pochen, wenn es sich bedrängt fühlt – es kann schließlich nicht einfach weggehen oder weglaufen, wie dies ohne Stallwände unter natürlichen Bedingungen möglich wäre! Auch Koppeln setzen Grenzen, und so verteidigen Pferdegruppen „was sie gerade besitzen", denn sie haben keine Möglichkeit, weiterzuziehen und neue Weidegründe zu finden.

Pferde als soziale Tiere erlauben enge Annäherungen von Mitgliedern der Gruppe oder befreundeten Arten wie z. B. Menschen oder Stallkatzen. Die zu enge Annäherung eines potenziellen Feindes dagegen wird tunlichst vermieden. Die minimale Entfernung, auf die sich ein Feind oder Gegner annähern kann, bevor es zur Flucht des Pferdes kommt, nennt sich Fluchtdistanz. Haustiere haben insgesamt eine kürzere Fluchtdistanz als die wilden Vorfahren oder verwilderte Artgenossen. Als „kritische Distanz" bezeichnet man die Entfernung, bei der das Pferd nicht mehr wegläuft, sondern gleich angreift. Der individuelle Raumbedarf wurde oben schon erwähnt, es ist der Platz, den das Pferd benötigt, um Verhaltensweisen für das körperliche Wohlbefinden auszuüben. Als Minimum hat (bei mittelgroßen Pferden) dieser individuelle Raum eine Ausdehnung von zirka einem Meter um das Pferd. Daneben gibt es noch die sog. Individualdistanz. Dies ist der minimale durchschnittliche Abstand, den ein Pferd zum nächsten bekannten Individuum oder Gruppenmitglied einhält. Dieser soziale Abstand kann in Einzelfällen sogar viele Meter betragen. Zwischen einzelnen Pferden einer Gruppe können sich Freundschaften entwickeln. Befreundete Pferde unterschreiten gegenseitig die Individualdistanz bis zum engen Körperkontakt (z. B. für Allogrooming). Befreundete Pferde müssen dabei innerhalb der Gruppe nicht unbedingt den gleichen sozialen Status haben.

Primär die Boxenhaltung kann bei der Einhaltung der Individualdistanz Probleme erzeugen. Wenn ein Pferd eine größere Individualdistanz zu seinen Boxennachbarn halten möchte (oder sollte – weil vielleicht die Nachbarpferde dies fordern), als es die Größe seiner Box erlaubt, entsteht ein Dauer-Stresszustand. Die Pferde können sich zwar nicht direkt körperlich bedrängen oder attackieren – doch ist es psychisch eine extrem belastende Situation, die man in der Praxis z. B. an durch Hufabdrücke beschädigten Boxen-Trennwänden leicht erkennen kann. Und wenn solche Pferde dann in der Halle, im Paddock oder auf der Koppel zusammentreffen, kann es richtig „knallen". Viele Pferdeleute können offenbar nicht nachvollziehen, warum Pferde unter diesen Bedingungen aggressiv reagieren. Vor allen Dingen unter dem Reiter werden dem „aggressiven" Pferd dann oft erst einmal ganz andere „Bösartigkeiten" unterstellt. Mit drastischen Kontrollmaßnahmen/Bestrafungen machen Menschen in solchen Situationen das Stressproblem für das Pferd aber auf Dauer nur noch größer. Besser wäre es, abzusteigen, die aktuelle kritische Situation zu entschärfen und dann zu überlegen, woran das eben beobachtete unerwünschte Verhalten gelegen haben könnte (um es beim nächsten Mal vorausschauend zu vermeiden).

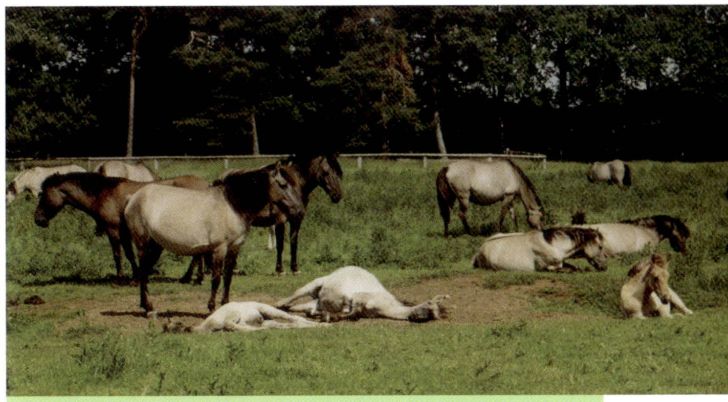

Frei lebende Pferdegruppen bestehen meist nur aus maximal zehn Pferden. Abgebildet ist im Vordergrund eine 10-köpfige Gruppe Dülmener Wildbahnpferde (Stuten und Fohlen) bei der sommerlichen Mittagsruhe.

Sozialverhalten und Kommunikation

Pferde sind hochsoziale Tiere und verfügen als solche über gut entwickelte Fähigkeiten zur Kommunikation. Dies ist wichtig, um ein soziales System für die Gruppe zu schaffen und diese Struktur dann stressfrei aufrechtzuhalten. An einer in der Mongolei ausgewilderten Gruppe von Przewalskipferden (sog. Urwildpferde) konnte man beobachten, dass die Pferde ihr Verhalten in der Gruppe teilweise über 98 % der beobachteten Zeit durch eine fein differenzierte Kommunikation synchronisierten.

Zum Sozialverhalten gehören alle Verhaltensweisen, die gegenüber einem potenziellen oder tatsächlichen Sozialpartner gezeigt werden. Am wichtigsten sind die Verhaltenselemente der sozialen Annäherung. Hierüber wird freundlich und teilweise vorsichtig Kontakt aufgenommen, man macht sich miteinander bekannt (ein Gegenüber wird im wahrsten Sinne des Wortes näher „beschnuppert"), und es wird auch konkret angefragt, ob eine weitere bzw. intensivere Annäherung gestattet ist. Aus diesem Grund beinhalten diese Elemente der sozialen Annäherung

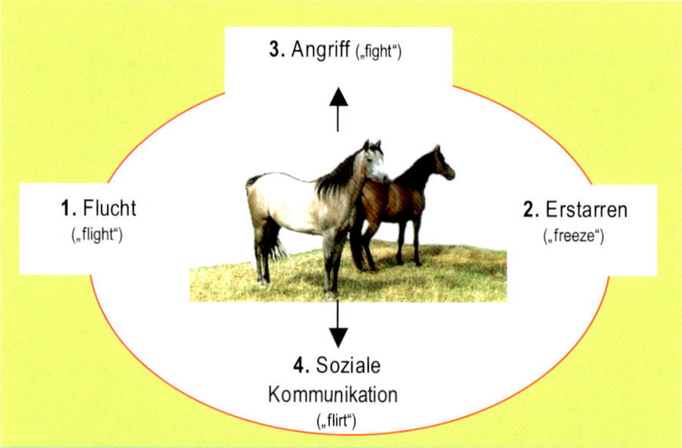

Die vier „F's": „flight" · „freeze" · „fight" · „flirt"
Vier grobe Strategien, wie mit einem Konflikt umgegangen werden kann:
1. Fliehen und hoffen, dass der andere weniger schnell ist;
2. Erstarren und hoffen, dass der andere einen nicht mehr registriert;
3. Angreifen und hoffen, dass der andere weniger stark ist;
4. Kommunizieren – versuchen zu erreichen, dass man sich ohne Kampf einigt.

auch häufig Komponenten der Demut und Beschwichtigung. Der Angefragte kann dann freundlich die weitere Annäherung gestatten (und würde dabei ebenfalls Elemente der Beschwichtigung zeigen) oder er kann dem Artgenossen zu verstehen geben „Nein – komm' nicht näher". Das wird ausgedrückt, indem er sich abdreht, den anderen ignoriert und vielleicht kurz vor dem Abdrehen auch noch leichtes Imponieren zeigt. Der Angefragte kann aber auch stärker imponieren oder sogar drohen, um den anderen davon abzuhalten, noch näher zu kommen. Und wenn diese Drohung ins Leere läuft, kann eventuell offensiv aggressiv reagiert werden. Auch das Aggressionsverhalten gehört zum Sozialverhalten, wenngleich es natürlich auch gegen Feinde gezeigt wird, die nicht als

Achtung Aggressive Pferde

Bei den meisten Pferden mit Aggressionsproblemen (u. a. Drohen, Treten, Beißen) oder Angstproblemen (Scheuen, Flüchten) ist es zu solchen Lernvorgängen gekommen. Das Pferd hat z. B. über einige wiederholte Situationen gelernt, dass „Angriff die beste Verteidigung" ist, um ein Problem loszuwerden. Dann wird es irgendwann nicht mehr so variabel sein, alle vier Möglichkeiten je nach Situation zu variieren und durchzuspielen, sondern wird bei einem Konflikt sehr einseitig und ritualisiert nur noch mit Aggressionsverhalten reagieren.

Sozialpartner gelten – nämlich dann, wenn diese Feinde die kritische Distanz unterschritten haben. In einer Konfliktsituation (= Situation der subjektiven oder objektiven Bedrohung) haben Pferde grundsätzlich vier Möglichkeiten, wie sie dem Konflikt und Stresszustand begegnen können. Die Abbildung links zeigt diese vier Möglichkeiten in Kreisform dargestellt. Damit wird deutlich, dass es hierbei keine „Entweder-oder-Entscheidungen" des Pferdes sind. Wenn sich ein Pferd in einer bestimmten Situation zunächst zur Kommunikation mit dem Konfliktpartner entscheidet, kann es immer noch drei Sekunden später zur Flucht übergehen – wenn es die Situation erfordern sollte. Und aus der Flucht kann es schlagartig in den Angriff oder einen erneuten Kommunikationsversuch übergehen – je nach Notwendigkeit. Durch Lernvorgänge können sich hier allerdings individuelle Schwerpunkte entwickeln.

Damit stellt sich die grundsätzliche Frage nach der Motivation für die Handlungen eines Lebewesens. Wir können davon ausgehen, dass im Tierbereich kein Verhalten unmotiviert oder „einfach so aus Spaß" gezeigt wird. Jede Verhaltensäußerung kostet zumindest Energie und hat u. U. sogar negative Konsequenzen. Vor jeder einzelnen Verhaltensäußerung findet darum im Gehirn in Sekundenbruchteilen eine sog. Kosten-Nutzen-Rechnung statt. Das ist bei Menschen ähnlich: Während Sie diesen Text gerade lesen, entscheiden Sie unterschwellig, ob es sich für Sie lohnt weiterzulesen oder flott ein paar Seiten zu überschlagen, um zum nächsten Kapitel zu gelangen! Diese Vorgänge laufen extrem schnell und unbewusst ab. Generell geht es nämlich jedem Lebewesen bei allen gezeigten Verhaltensweisen immer darum, den eigenen Zustand zu optimieren. Hier hat die Natur in der Evolution dafür gesorgt, dass jedes Tier über einen gesunden Egoismus verfügt. Dieser Egoismus ist auch bei unseren Hauspferden in den Genen fixiert. Dem Pferd ist es egal, was ein anderer (z. B. der Reiter) von ihm will – solange nicht deutlich dabei herüberkommt, dass es sich für das Pferd lohnt, das zu tun, was der andere will.

Auch ein sog. Altruismus (das „uneigennützige" Helfen bzw. der Beistand für andere) ist im Grunde nur eine spezielle Form von Egoismus (= Eigennutz). Gerade bei sozial lebenden Tieren finden wir durchaus Situationen, in denen Altruismus vorliegen könnte, z. B. wenn ein Pferd aus einer Gruppe heraus alleine einen Feind attackiert. Dieses Pferd schützt aber nicht absichtlich und gewollt die Herdenmitglieder – es nützt längerfristig wieder sich selber, denn nur eine intakte Gruppe garantiert letztlich die eigene Sicherheit. Folgende Situation verdeutlicht die im Hirn ablaufende Kosten-Nutzen-Rechnung beispielhaft: Der Angriff eines Feindes auf ein Beutetier, wie es das Pferd ist, kann ernste Konsequenzen nach sich ziehen, nämlich Verletzung oder gar den Tod des Pferdes. Den Feind zu vertreiben, kostet Energie und beinhaltet ebenfalls für das Pferd als Beutetier mindestens ein nicht geringes Verletzungsrisiko. Der Nutzen bei erfolgreichem Vertreiben des Feindes wäre vielleicht, dass das Pferd zunächst unbeschadet auf diesem Weidestück weiter fressen könnte. Ein weiterer Nutzen erfolgreicher Feindabwehr wäre auch der Schutz (= das Überleben) der Nachkommen. Dennoch: Vor einem Feind könnte ein schnelles Beutetier auch weglaufen. Das kostet allerdings ebenfalls viel Energie – und vielleicht findet man nicht so schnell wieder ein so gutes Weideareal mit leckerem Gras ... aber man hätte schon den großen Nutzen, dass man unverletzt bliebe – solange man schneller laufen kann als der Feind. Viele solche Gesichtspunkte, auch sehr kleine Faktoren, können in Kosten-Nutzen-Rechnungen große Auswirkungen haben. Eine Mutterstute mit Fohlen bei Fuß wird sich z. B. immer anders entscheiden als eine Stute ohne Nachkommen. Auch hier spielen Lernerfahrungen eine große Rolle (siehe Ausführungen auf Seite 50). Und nochmals: Wenn ein Pferd die Erfahrung gemacht hat, dass sich aggressives Verhalten lohnt, um ein Problem zu beseitigen, wird es mit größerer Wahrscheinlichkeit bei Konflikten aggressiv reagieren – selbst wenn die aktuelle Kosten-Nutzen-Rechnung dann vielleicht doch nicht ganz so günstig ausfällt.

Soziale Hierarchie

Um den eigenen Zustand künftig zu optimieren oder im Augenblick optimal zu erhalten, benötigt man bestimmte lebenswichtige Dinge, die sog. Ressourcen. Futter und Wasser stellen immer Ressourcen dar. Bei sozialen Tieren wie den Pferden sind auch der oder die Sozialpartner eine wichtige Ressource. Besonders wichtige Ressourcen sind zudem der unversehrte eigene Körper, der Status in einer hierarchischen Struktur („Rangplatz") und der jeweilige Nachkomme, der die eigenen Gene an die nächste Generation weiter gibt. Bei Konflikten zwischen Pferden geht es in der Regel immer um den Besitz oder das Erhalten und Schützen von Ressourcen.

Bei allen sozial lebenden Tieren haben sich Regelmechanismen verfestigt, um mögliche Konflikte in der eigenen Gruppe klein zu halten. Es wäre nämlich für das Überleben der gesamten Gruppe nachteilig, wenn man sich permanent im Konflikt um Ressourcen aufreiben würde. Aus diesem Grund haben Pferde eine fein differenzierte Kommunikation untereinander entwickelt. Dabei bilden sich soziale Hierarchien innerhalb einer Gruppe, die für jeden Einzelnen festlegen, welchen generellen Anspruch er auf bestimmte Ressourcen hat bzw. haben darf. Kommuniziert wird hierbei primär mit dem Ausdrucksverhalten (Körpersprache, Mimik) und sekundär mit Lautäußerungen/Geräuschen (Wiehern, Schnauben u. Ä.); siehe Abbildungen oben und auf Seite 48.

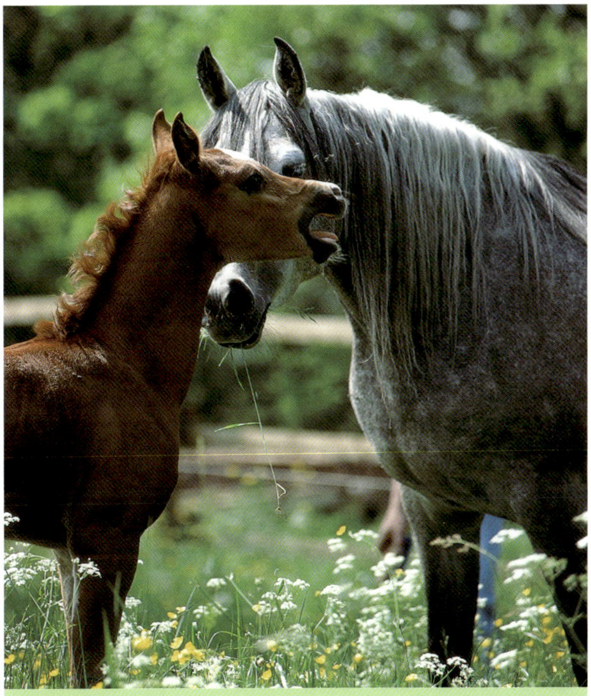

Demutsgeste (Leerkauen) eines Fohlens gegenüber einem erwachsenen Pferd.

Die soziale Hierarchie wird nach Möglichkeit über die Kommunikation mit sog. subtilen (= behutsamen) Ausdruckselementen aus der sozialen Annäherung und dem Demutsverhalten gebildet und gehalten. Erst wenn feinere Ausdruckselemente nicht mehr ausreichen bzw. wenn es um eine sehr wichtige Ressource geht, wird „intensiver" kommuniziert, z. B. über Drohverhalten bis hin zur offensiven Attacke. In eindeutig etablierten Hierarchien besteht eine maximale Bindung der Tiere untereinander und eine minimale Tendenz zu aggressiven Handlungen. Über solche Statusbeziehungen ist das Konfliktpotenzial reduziert. Der jeweils im Status höhere (= dominante) Partner hat grundsätzlich mehr Rechte auf bestimmte Ressourcen als der niedrigere (= subdominante). Das bedeutet aber nicht, dass der Subdominante, also der niedrigere Partner, überall und immer zurücksteckt. Wenn eine bestimmte Ressource sehr wichtig ist, wird auch ein eigentlich im Status niedrigeres Pferd deutlich zu erkennen geben, was es will.

Lange Zeit hat man in der Verhaltensforschung zur Bestimmung hierarchischer Strukturen nur aggressiv getönte Interaktionen bewertet und weniger oder gar nicht auf subtile Signale von sozialer Annäherung und Demut geachtet. Dabei kamen u. U. völlig andere hierarchische Strukturen heraus als bei Betrachtung

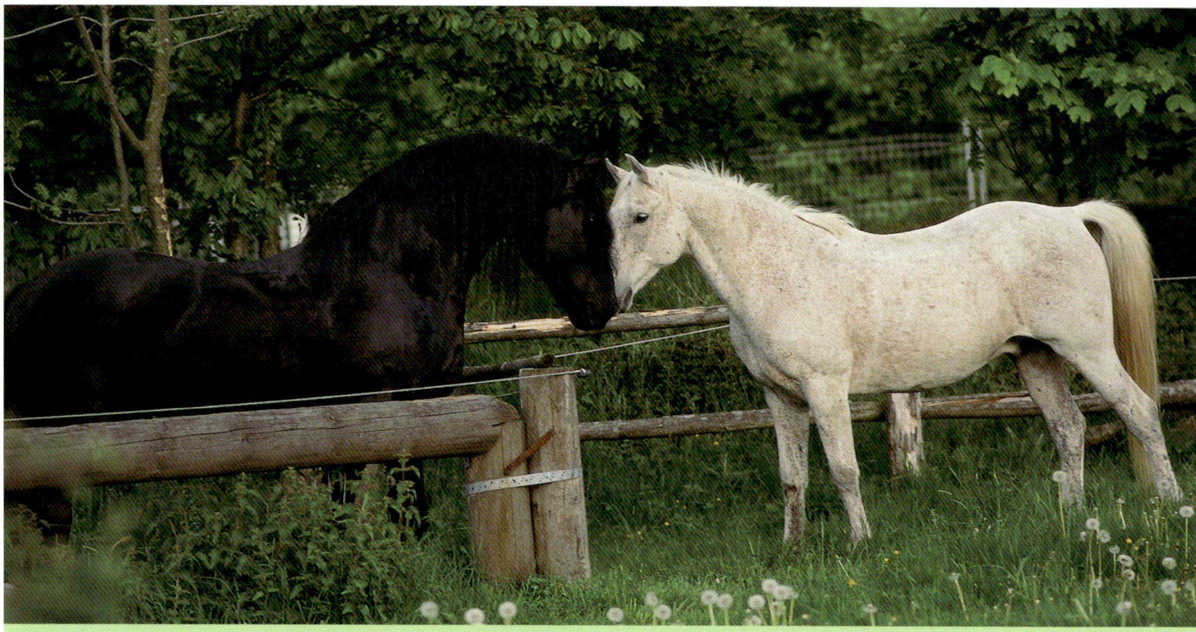

Begrüßung unter Pferden: Nase an Nase („nasal") wird der Geruch des Artgenossen aufgenommen.

des Gesamtbildes einschließlich subtiler Signale. Heute achtet man eher auf die Verhaltenselemente, mit denen die Tiere behutsam, ohne große „Kosten", das Zusammenleben regeln. Die Informationen aus aggressiven Auseinandersetzungen werden dennoch als Ergänzung hinzugezogen.

Zusammenfassend kann man sagen, dass hierarchische Strukturen bei naturkonform lebenden Pferden sehr komplex sind und sich eher selten linear (= geradlinig von oben nach unten) darstellen. Die Grundlage jeder Gruppe sind individuelle Zweierbeziehungen auf Freundschaftsbasis. Sehr selten sind Dreiecksbeziehungen zu beobachten. Man findet kaum ein sog. **Alphatier**, das immer und überall alle anderen Gruppenmitglieder „überragt" und leitet. Denn: Unterschiedliche Situationen führen durchaus zu „Arbeitsteilungen". Es ist in der Natur wichtiger, ein erfahrenes oder besonders befähigtes Gruppenmitglied zu haben, das einen zu den besten Futterplätzen führt – und eventuell ein ganz anderes Gruppenmitglied, das speziell große Erfahrung in der Verteidigung gegen Feinde besitzt. Überall dort, wo in der Natur die Ressourcen „Futter" und „Sozialkontakt" reichlich vorhanden sind, wird über Dominanz und Subdominanz im Regelfall nicht unendlich lange zwischen Pferden „diskutiert". In einigermaßen großräumig angelegten Hauspferdehaltungen findet man ganz ähnliche soziale Strukturen, wenngleich hier – im Unterschied zum naturkonformen Gruppenleben – etwas häufiger aggressive Interaktionen zu beobachten sind. Dies liegt daran, dass „künstlich-kultivierte" Lebensbedingungen bereits rein räumlich durchweg mehr Stressoren und Konfliktpotenzial ergeben als sehr großräumige, natürliche Lebensbedingungen. In Hauspferdehaltungen wird es dann für die Pferde wichtiger, Zugänge zu Ressourcen individuell über manifestere Statusunterschiede zu regeln; dabei wird dann im Verhältnis auch häufiger aggressives Verhalten gezeigt. Aber auch hier bestimmen die Faktoren „Alter", „soziale Kompetenz" und „Dauer der Bekanntschaft" sehr viel stärker über den Statusunterschied als etwa Geschlecht, Körpergröße oder Muskelkraft.

Familiengruppe

Am häufigsten kann man in der Natur Pferde in einer sog. Familiengruppe („Harem") beobachten. Eine Gruppe von Stuten lebt mit den Nachkommen und deren Vater zusammen. Junge Hengste verlassen solche Gruppen zumeist um den Zeitpunkt der Pubertät herum, es kann aber auch sein, dass ein bis zwei Junghengste in der Gruppe bleiben. Sie „unterstützen" den Vater dabei, die Ressource „Stuten" gegen andere Hengste abzugrenzen und u. U. wird später irgendwann einer der jüngeren Hengste den Vater vertreiben. Stutfohlen verbleiben oft in der Gruppe. Bis zu einer Anzahl von durchschnittlich zehn Tieren bleiben Gruppen in der Regel stabil. Größere Gruppen überschreiten leicht die durchschnittliche soziale Kompetenz der Pferde – Gruppen können sich dann aufsplitten.

In der Natur findet man neben diesen typischen Familiengruppen sehr vereinzelt auch reine Stutengruppen, zu denen sich aber zumeist schnell ein Hengst gesellt. Sehr viel häufiger sind die „Junggesellengruppen“ als reine Hengst-Gruppen. Zwischen diesen Pferden besteht aber insgesamt eine weniger intensive Bindung als innerhalb der Mitglieder einer Familiengruppe. Diese Tatsachen bedeuten aber auch, dass die „Einzelhaft“ von Hengsten in Menschenhand „out“ sein sollte. Auch Hengste müssen in kleineren Gruppen gehalten werden. Solche Gruppen zusammenzustellen und zu managen erfordert natürlich mehr Zeit und Arbeit als reine Stuten- oder gemischte Gruppen (Stuten und Wallache), aber im Sinne des Tierschutzes sollte „Mensch“ sich schon diese Mühe machen – wenn er(sie) Hengsthalter(in) sein möchte.

Bei weitgehend extensiv gehaltenen Pferden („Robustpferdehaltung“/Gruppenauslaufhaltung mit Offenstall) empfiehlt es sich, dass Pferdehalter die oben genannten Anzahl-Grenzen für eine Gruppe berücksichtigen. Bei Pferden, deren Tagesablauf intensiver durch den Menschen geregelt wird (z. B. morgens Koppel, abends Stall) kann diese Anzahl-Grenze bei miteinander gut bekannten Pferden auch überschritten werden, wenn keine Vorgeschichte von aggressiv ausgetragenen Konflikten vorliegt. Je enger der zur Verfügung stehende Raum allerdings ist – und je intensiver zugefüttert wird, desto mehr müssen Halter darauf achten, dass um diese Ressourcen keine Konflikte entstehen können. Dies bedeutet, dass immer eine genügend große Anzahl an Fressplätzen zur Verfügung stehen muss. Rundraufen (möglichst überdacht) sind sehr geeignet, ebenfalls primär solche Fressplätze, die das Pferd nach vorne verlassen kann. Wer solche Dinge beachtet, ermöglicht den Pferden, sich optimal und so subtil (= behutsam) wie nötig über Statusunterschiede zu einigen. Interessant ist dabei die Tatsache, dass das regelmäßige Nutzen nur bestimmter Pferde aus einer Gruppe durch den Menschen gut etablierte Strukturen nicht ins Wanken bringt. Unruhepotenzial wird in der Regel vorwiegend durch eine Änderung der generellen Lebensbedingungen provoziert (z. B. Zuteilung einer neuen Koppel, ein neu zur Gruppe hinzukommendes Pferd, Verringerung der Fressplätze, räumliche Enge im Liegebereich etc.; siehe ergänzend hierzu auch die Ausführungen zum Kapitel Haltung, Abschnitt „Einzel- und Gruppenhaltung“, auf Seite 71 ff.).

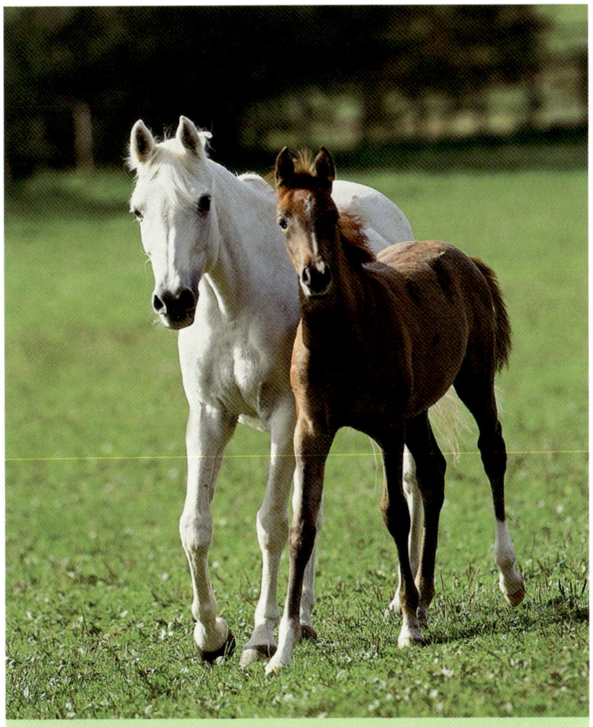

Wenn die Mutterstute aufgeschlossen und freundlich einem Menschen entgegengeht, wird auch das Fohlen dieses Verhalten zeigen.

Sozialisierung von Fohlen

Die Tabelle 2 auf Seite 50 gibt eine Übersicht über den zeitlichen Ablauf der Verhaltensentwicklung beim Fohlen. Nach den ersten sieben bis zehn Lebenstagen beginnt für das Fohlen die sog. Sozialisation. Das bedeutet langsames Eingliedern eines Jungtieres in seinen sozialen Verband und die Gewöhnung an die belebte und unbelebte Umwelt, in der das Tier sein Leben verbringen wird. Pferde, die von Menschen gehalten werden, sollten frühzeitig an Menschen sozialisiert werden und das Leben in Ställen sowie unterschiedliche Manipulation (Berühren, Putzen, Führen) durch den Menschen etc. kennen lernen. Situationen, die ein Pferd während seiner Sozialisationsphase im möglichst stressfreien Kontext kennen lernt, wird es auch später entspannt und angstfrei erleben. Wichtig ist, dass dieses Kennenlernen nach dem Tempo des Fohlens stattfindet. Ein massives Vorgehen – wie beim „Imprinting nach Miller“ beschrieben, sollte unterbleiben. Diese Vorgehensweise verursacht durchweg Probleme und beugt – was eigentlich Ziel sein sollte – späteren Schwierigkeiten nicht vor. Die Sozialisationsphase dauert zirka bis zum Beginn der Pubertät. Innerhalb dieser Phase liegt bei Pferden in Menschenhand auch die Phase des Abstillens (auch „Absetzen“ genannt). Sehr oft werden Fohlen mit knapp sechs Monaten drastisch von der Mutter getrennt und (wenn sie Glück haben) mit mehreren Gleichaltrigen zusammen gehalten. Unter der Gruppe von derartig abgestillten Pferden findet man überproportional viele Tiere mit Verhaltensstörungen in Form motorischer Stereotypien, worunter unnatürlich oft sich wiederholende bestimmte Bewegungsabläufe wie Koppen (Ansaugen von Luft in den

Tabelle 2: Verhalten nach der Geburt

Zeitpunkt (in Minuten)	Verhalten
Sofort	Thermoregulation; eigenes Mitarbeiten bei der Befreiung von den Eihäuten; Entwicklung der Bindung an die Mutter als prägungsähnlicher Vorgang[1].
5	Aufstehversuche
10 bis 60	Erstes Stehen.
40	Optische und akustische Orientierung.
30 bis 120	Eutersuche[2]; a) angeboren: Das Suchen nach dunklen Winkeln mit einer Stoßbewegung des Kopfes (sog. Anrüsten), Saughaltung, Saugreflex; b) angelernt: Das spätere schnelle Auffinden des Euters.
30	Erkundungs- und Neugierverhalten; Komfortverhalten; Beginn der sozialen Kommunikation (agonistische Verhaltenselemente, Unterlegenheitslecken).
60 bis 180	Erster Kotabsatz (sog. Darmpech)[3].
100	Einzelspiel
120	Erster Urinabsatz[3].

[1] Unter diesem Begriff werden Lernvorgänge eines Lebewesens innerhalb unterschiedlicher (oft recht kurzer) Zeitspannen verstanden. Spezifische individuelle Erfahrungen führen in der jeweiligen Prägungsphase relativ starr – manchmal unumkehrbar als Fixierung, im Wesentlichen aber eher im Sinne einer starken Präferenz – zur Ausbildung spezifischer Verhaltensmuster, die zum Teil sehr eng genetisch fixiert sein können. Die Qualifizierung des Prägungsbegriffs ist nicht einheitlich, auch der Übergang zur Sozialisationsphase („Lernen der Spielregeln in der Gruppe sowie Kommunikation") ist fließend und wissenschaftlich noch nicht abschließend diskutiert. Beide Phasen werden gemeinhin aber als ein biologischer Vorgang betrachtet. Der Begriff „Prägung" wurde unter anderem von *Konrad Lorenz* (1903–1989), einem der Begründer der modernen Verhaltensforschung, definiert und etabliert.

[2] Erstmals gesaugt wird zirka 30 bis 120 Minuten nach der Geburt. Eine Verzögerung ist zunächst immer bedenklich, wäre aber bis 420 Minuten (= sieben Stunden) nach der Geburt noch vertretbar, ansonsten müssen die Ursachen unverzüglich geklärt und behoben werden – möglichst unter Beiziehung eines Tierarztes; siehe auch Ausführungen zum Kapitel „Zucht" (Stichwort: Kolostralmilch) auf Seite 253.

[3] Der angegebene Zeitpunkt ist eine „kritische Grenze", da das Nichtabsetzen von Kot und Urin auf (u. U. dramatische) innere Verletzungen (z. B. Blasenriss bei der Geburt) oder Stoffwechsel-/Darmfunktionsstörungen hinweisen kann, die nur unter Beiziehung eines Tierarztes diagnostiziert und therapiert werden können.

Schlund) und Weben (rhythmisches Pendeln mit Kopf und Hals) verstanden werden. Diese Form des Abstillens stellt demnach einen sehr großen Stressor (= Auslöser für psychischen und physischen Druck) dar, den viele Fohlen nicht kompensieren können, denn sie verfügen über keine geeignete „coping-strategy" zum Ausgleich solcher Wirkungen. Auffällig wird dieses mangelhafte Coping, also die fehlende Fähigkeit mancher Fohlen, das sehr frühe Abstillen nicht ausgleichen zu können, meist erst im späteren Leben des Pferdes. Sinnvoller zur Vorbeugung ist es auch hier, das Abstillen langsamer vorzunehmen und annährend zeitlich gedehnt so ablaufen zu lassen, wie es in der Natur ablaufen würde (etwa ein Jahr lang).

Während der Sozialisationsphase werden die Spielregeln innerhalb der sozialen Gruppe gelernt und die Kommunikation untereinander wird geübt. Sprache muss gelernt werden. Über das Ausdrucksverhalten geben sich Pferde wichtige Informationen (das gilt auch für die Kommunikation mit dem Menschen). Die Stellung und Bewegung des Schweifs gibt Informationen zum Erregungs- und/oder Angstzustand. Die Ohren und das Maul ermöglichen ebenfalls, fein abgestuft und variationsreich, Informationen zu geben. Ein zusammengekniffenes, angespanntes Maul kann wieder ein Hinweis auf Erregung, Angst oder Stress sein und schon eine Intention zu aggressivem Verhalten beinhalten. Das Gleiche gilt für stark nach hinten gelegte Ohren. Dabei muss man abgrenzen, dass Pferde ein Ohr oder beide auch einem hinter ihnen sitzenden oder stehenden Sozialpartner zuwenden können – dann wäre aber die restliche Kopf- und Körperhaltung deutlich entspannter als bei aus Angst angelegten Ohren. Ein entspanntes Maul mit hängender Unterlippe signalisiert ebenfalls Entspannung; führt das Pferd dabei noch eine Kaubewegung bei leicht hängendem Kopf aus, handelt es sich um eine **Demutsgeste** (siehe Abbildung auf Seite 47).

Lernverhalten

Lernen dient immer der Optimierung des eigenen Zustandes. Tiere müssen lernfähig sein, um z. B. ein erneutes Zusammentreffen mit einem Feind an einem bestimmten Ort für die Zukunft vermeiden zu können. Sie müssen aber auch schnell lernen können, wo es das beste Gras gibt oder wer ihr Freund ist und wie man sich diesem gegenüber am besten verhält.

Lernen bedeutet, dass das Pferd über seine Sinnesorgane Signale (= Informationsträger) aus seiner Umwelt aufnimmt und die Informationen im Gehirn verarbeitet. Es ändert sein Verhalten aufgrund der Verarbeitung dieser Signale – aus der Verhaltensänderung kann man dann erkennen, ob ein Lernvorgang stattgefunden hat. Heutzutage weiß man auch sehr genau, wie Lernvorgänge auf der Ebene der Nervenzellen im Gehirn stattfinden und welche Bedeutung z. B. Belohnungen dabei spielen.

Pferde lernen hauptsächlich über Assoziationen (= Verknüpfung von Einzelereignissen), aber es kommt bei ihnen auch zu Gewöhnungsprozessen bzw. deren Gegenteil. Der Fachbegriff **Habituation** bedeutet Gewöhnung. Es handelt sich dabei um ein Verlernen einer Verhaltensreaktion auf ein Signal hin. Damit an ein Signal habituiert werden kann, darf dieses Signal nicht zu „herausragend" und damit wichtig sein. Habituiert wird nur an Signale, deren „Überhören" keine Gefahr für den eigenen Zustand darstellt. Habituationen können sehr einfach rückgängig gemacht werden. Grundsätzlich habituieren Beute- und Fluchttiere wie Pferde eher langsamer als Beutegreifer bzw. Raubtiere. Pferde können u. a. an bestimmte permanente Geräusche im Stall habituieren, z. B. an die Stimmen anderer Besitzer oder an Hintergrundgeräusche der Lüftungsanlage. Das Gegenteil von Habituation ist die **Sensitivierung**. Dabei handelt es sich um das Lernen einer gesteigerten Verhaltensreaktion als Antwort auf ein Signal. Sensitivierungen finden zügig statt, wenn ein Signal eine große Bedeutung für den eigenen Zustand hat, und sind deutlich langsamer rückgängig zu machen als Habituationen. Gerade Fluchttiere sind schnell sensitivierbar gegen individuelle akustische oder optische Signale, die dann wieder schnell Schreck- oder Angstverhalten auslösen können. Lernen über Assoziation findet u. a. dort maßgeblich statt, wo der Mensch ein Pferd bewusst trainiert.

Konditionierung

Wenn Assoziationen (= Verknüpfungen) nicht nur selten oder hin und wieder stattfinden, sondern häufig und regelmäßig, spricht man von Konditionierung. Die Konditionierung ist der Vorgang, bei dem die entsprechende Assoziation so fest im Gehirn verankert wird, dass man von Langzeitgedächtnis spricht und z. B. über ein trainiertes Signal sofort das entsprechende Verhalten auslösen kann. Man unterscheidet zwei Formen von Konditionierungsprozessen, und zwar die klassische und die instrumentelle Konditionierung.

Bei der **klassischen Konditionierung** kommt es genau genommen zur Assoziation zwischen zwei Signalen. Im berühmten Experiment des russischen Physiologen *Iwan Pawlow* (1849 – 1936) mit Hunden wurde das Signal „Futter" mit dem Signal „Geräusch" assoziiert. Geruch oder Anblick des Futters löst eine bestimmte angeborene Verhaltensreaktion aus, nämlich die Arbeit der Speicheldrüsen (= Produktion von Sekreten). Nach der Pawlow´schen Konditionierung löste auch „Geräusch" diese Verhaltensreaktion aus – ohne dass irgendein Futter zu riechen oder zu sehen war. Jedes Lebewesen verfügt über ein bestimmtes Repertoire an angeborenen Verhaltensweisen, die spontan abrufbar sind, sobald das angeborene Signal (hier im Beispiel zunächst also der Geruch des Futters) wahrgenommen wird. Bei diesen angeborenen Verhaltensweisen handelt es sich typischerweise um (über)lebenssichernde Verhaltensweisen, u. a. um alle Abwehr- und Schutzreflexe und die verschiedenen Elemente der Stressreaktion. Die Fähigkeit, Angst zeigen zu können, ist angeboren und damit ebenfalls klassisch konditionierbar. All diese Verhaltensreaktionen entziehen sich einer gezielten/bewussten Kontrolle oder Steuerung durch den Organismus. Hiermit ist gemeint, dass selbst Menschen den Ablauf derartiger Verhaltensreaktionen nicht so ohne weiteres (= nicht ohne „gezielte" Gegenkonditionierung) unterbrechen können. Die entsprechende Assoziation wird aber nur gebildet, wenn die beiden zu verknüpfenden Signale fast zeitgleich auftreten. Die Zeitspanne für den Alltagsgebrauch beträgt hierbei maximal ein bis zwei Sekunden.

Diese kurze Zeitspanne gilt auch für die zweite Konditionierungsform, die **instrumentelle Konditionierung**. Hierbei kommt es zur Assoziation (= Verknüpfung) zwischen einem Signal und einer Verhaltensreaktion des Pferdes. Die Konsequenz, die das Pferd als Reaktion auf sein Verhalten erfährt, beeinflusst unmittelbar, **was** genau und **wie** effektiv es gelernt wird.

Verstärker („Belohnung/Bestrafung")

Wenn ein bestimmtes Verhalten für das Pferd eine positive Konsequenz hat (= Belohnung), wird es dieses Verhalten auf Dauer intensiver und öfter zeigen. Wenn ein bestimmtes Verhalten negative Konsequenzen (= Strafe) zur Folge hat, wird es auf Dauer seltener und schwächer gezeigt werden. Auch für Belohnungs- und Strafmaßnahmen gilt, dass sie innerhalb der oben genannten kurzen Assoziationszeit von ein bis zwei Sekunden auftreten müssen. Pferde kann man mit vielfältigen Dingen belohnen oder bestrafen – und grundsätzlich sind dabei immer Ressourcen im Spiel (und damit hat man den Kreis zur Motivation geschlossen). Für Dinge, die das Pferd zum Überleben braucht bzw. zur Optimierung des eigenen Zustandes, ist es bereit zu arbeiten. Wenn es Gefahr läuft, diese

Tipp Positive und negative Verstärker

Wissenschaftlich nennt sich eine **Belohnung** auch „positiver Verstärker" und eine **Strafe** ist ein „negativer Verstärker". Ein positiver Verstärker kann die Gabe von Futter („Leckerli") oder Sozialkontakt („Kraulen") sein; ein negativer Verstärker, also Strafe, wäre der Entzug dieser angenehmen Elemente (z. B. Futtereimer wird weggenommen, wenn das Pferd den betreuenden Menschen androht). Ebenfalls als negativer Verstärker wirkt das Auslösen einer unangenehmen Empfindung, z. B. der Druck einer Führkette auf den Nasenrücken oder ein stärkerer Gertentouch bei einem Junghengst, der sich beim Geführtwerden gerade „im Beißen üben möchte". Wenn solch eine unangenehme Empfindung wie der Druck auf den Nasenrücken beendet wird, stellt dies in sich dann wieder einen positiven Verstärker dar.

Dinge zu verlieren, wird es sein Verhalten verändern, um dieser Gefahr aus dem Weg zu gehen!

Genauso werden positive und negative Verstärker auch in der Pferdeerziehung und -ausbildung genutzt (siehe hierzu die Ausführungen im Kapitel „Umgang und Erziehung", Seite 227 ff.). Bei Gewichts-, Zügel- oder Schenkelhilfen wird z. B. damit „gespielt". Anfangs arbeitet man mit sehr deutlichen Verlagerungen von Druck/Gewicht, um dieses „Gegeneinander von positiven und negativen Konsequenzen" deutlich herauszuarbeiten. Im Verlauf der Ausbildung werden dann die ursprünglichen Verstärker zu immer feineren Signalen und es kommen vielleicht andere Verstärker ins Spiel wie z. B. das gezielte verbale Lob oder die Arbeit mit dem Clicker. Solch ein verbales Lob wie „brav" ist ja kein angeborenes Verstärkersignal, sondern es wird vom Pferd erlernt (selbst ungeachtet dessen, dass eine gewisse angeborene Komponente vorhanden ist, weil wir dabei mit dem Pferd in Sozialkontakt stehen und ihm Aufmerksamkeit schenken). Dinge, die als positive oder negative Verstärker einsetzbar sind, konkurrieren miteinander und ihre Wirkung wird immer von der jeweiligen Situation beeinflusst.

Beispiel: Ein Pferd in Angst möchte flüchten, und das Zeigen von Fluchtverhalten wäre für das Pferd eine sich selbst belohnende Handlung. Dagegen steht aber u. U. ein negativer Verstärker durch den Reiter (z. B. ein Schmerz im Maul, ausgelöst durch eine massive Zügeleinwirkung). Abhängig davon, wie hoch der persönliche Belohnungswert des Fliehens für das Pferd wäre und wie intensiv tatsächlich dagegen die aversive Komponente, also die Abneigung gegen die schmerzhafte Gebisswirkung im Maul steht, wird dann ein Verhalten gezeigt: Durchgehen oder Stehenbleiben. Dabei „entscheidet" sich das Pferd aus rein

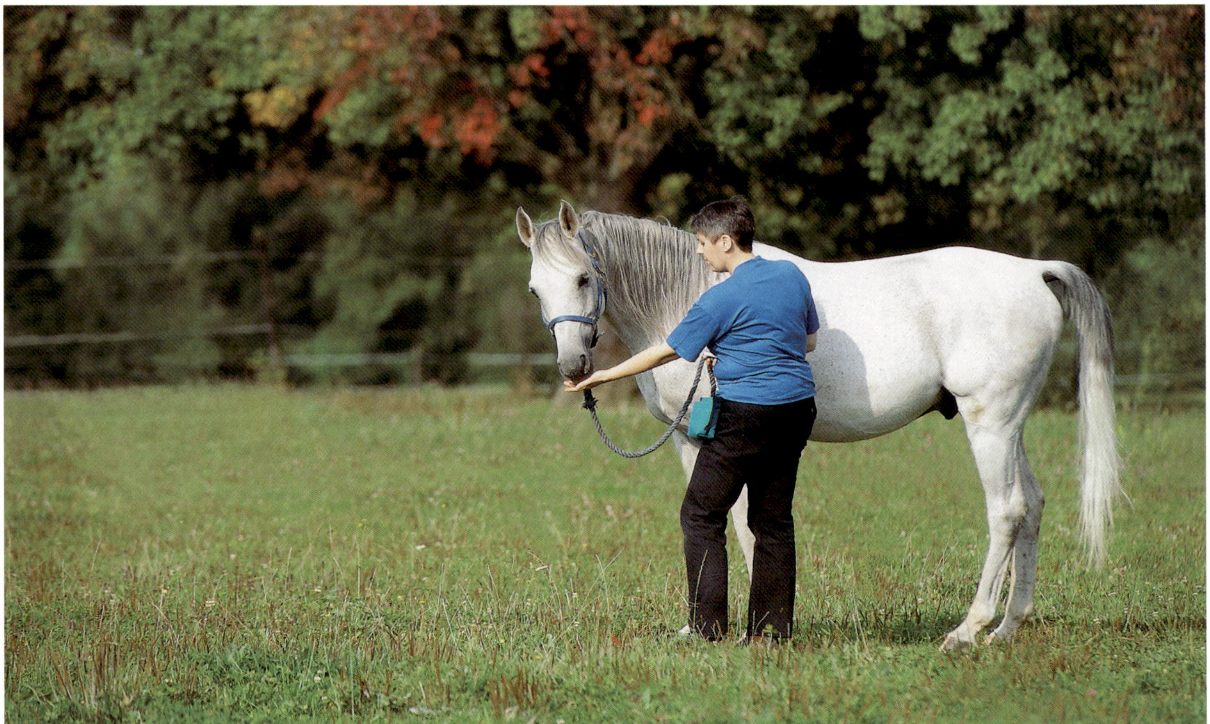

Das Belohnen zum richtigen Zeitpunkt zählt zu den positiven Verstärkern.

Wichtig Zwei Merksätze für das Trainieren von Pferden

a) Die Arbeit mit positiven und negativen Verstärkern lässt sich weder theoretisch noch praktisch in das eine **oder** das andere auftrennen.
b) Es handelt sich bei der Arbeit mit positiven und negativen Verstärkern um komplizierte Verfahren, die **nie** „kochbuchmäßig“ abgearbeitet werden sollen und dürfen.

persönlich-egoistischen Gründen für die eine oder andere Verhaltens-Variante – und nicht etwa, um den Reiter zu ärgern oder „bockig“ zu sein! Beeinflusst wird die Entscheidung des Pferdes allerdings dadurch, wie intensiv und „gut“ das Signal „Zügelhilfe“ bereits auftrainiert wurde, so dass eventuell der positive Verstärker (= Verschwinden der Schmerzwirkung im Maul), der nach der korrekt befolgten Zügelhilfe vom Pferd zu erwarten wäre, einen höheren Belohnungswert hätte als die erfolgreiche Flucht. Und immer da, wo Angst im Spiel ist, kommt es natürlich auch auf das Vertrauen an, welches das Pferd dem jeweiligen Menschen entgegenbringt!

Ein Lernen ausschließlich mit positiven Verstärkern könnte nur in einer idealen Welt stattfinden, in der ein Lebewesen nie auch nur den kleinsten Fehler machen könnte, da die Umwelt optimal auf dieses Lebewesen eingestellt wäre. Dieser Zustand mag vielleicht mit heutigen Computern als „theoretisch-mathematisches Modell“ zu errechnen sein – die Natur hat sich aber in der Evolution nicht darauf verlassen, dass es den optimalen Zustand jemals geben wird. Das Lernen an Erfolg und Misserfolg, also das Reagieren und Lernen auf positive und negative Verstärker, um den eigenen Zustand zu optimieren, hat sich in der Evolution entwickelt. Die Evolution hat dafür gesorgt, dass es einige angeborene positive und negative Verstärker gibt. Sie hat auch herausgebildet, dass es als Reaktion darauf zum einen angeborene Verhaltensweisen (sog. Reflexe), aber auch gewisse – über unterschiedliche Spezies (= Arten) hinweg – ähnliche Verhaltensmuster gibt, die schnell gelernt werden können. Angeboren bedeutet, dass das Wissen um die Verstärkerfunktion nicht erst gelernt werden muss. Im Training mit Pferden nutzt man diese angeborenen Verstärker („Ressourcen“), um dann weitere Verstärkersignale aufzukonditionieren. Besonders wichtig bei der Arbeit mit negativen Verstärkern, also mit Strafen, ist das sensible Augenmaß. Das Pferd soll keinesfalls leiden und es dürfen keine tierschutzwidrigen Bedingungen dabei entstehen! Leiden und Tierschutzwidrigkeit dürfen hierbei aber keinesfalls nur (vordergründig) im körperlichen Bereich gesehen werden: Gerade auf psychischer Ebene können im Training extreme Stresszustände mit entsprechend negativen Folgen (z. B. Beeinträchtigung des Abwehrsystems; siehe hierzu die Ausführungen im Kapitel „Abwehrsystem“, Seite 28 ff.). ausgelöst werden.

Problemverhalten

Die Tabelle 3 auf Seite 54 f. gibt eine Übersicht über die häufigsten Probleme mit Pferden. Der Begriff „Verhaltensstörung“ sollte nur da verwendet werden, wo tatsächlich im klinischen Sinne eine Verhaltensstörung vorliegt. Dies ist immer dann der Fall, wenn das gezeigte Verhalten zwar aus dem normalen Verhaltensrepertoire des Tieres stammt, aber in Intensität und Häufigkeit die Optimierung des eigenen Zustandes nicht mehr gewährleistet. Die meisten Problemfälle bei Pferden entwickeln sich tatsächlich aus Lernen am Erfolg, meist in Situationen, in denen das Pferd verunsichert und gestresst ist. Ein leicht erregtes Pferd (z. B. in Erwartung des Kraftfutters oder des Hinausführens zur Weide) „hampelt“ herum oder haut mit dem Fuß auf den Boden – der Mensch reagiert (falsch) über Aufmerksamkeit und wendet sich dem Pferd z. B. beruhigend zu. So wird eine Lernkette „positiv verstärkt“ in Gang gesetzt, an deren Ende ein Pferd steht, welches mit dem Fuß aufschlägt, sobald es irgendwo etwas länger neben Menschen steht oder etwas Angenehmes erwartet! Hier wäre mindestens Ignoranz angebracht, um dieses Verhalten für die Zukunft einzudämmen.

Wichtig Zielorientierte und analytische Schritte der Pferdeausbildung

1. Feststellen des Ist-Zustandes (was kann das Pferd, was kann es nicht?).
2. Festlegen des Soll-Zustandes (was ist das Trainingsziel, was soll das Pferd später können?).
3. Festlegen der einzelnen Trainingsschritte, um von Punkt 1. nach Punkt 2. zu kommen. Gerade hier muss das Pferd als Individuum gesehen werden – eine pauschale Übernahme von „Kochbuchrezepten“ im Training sollte vermieden werden.
4. Durchführen der einzelnen Schritte aus Punkt 3. und regelmäßiges Angleichen der Trainingsschritte nach dem momentanen individuellen Ist-Zustand.

Tabelle 3: Problemschlüssel „Verhalten"

Problem	Verhalten und Entstehung	Therapieansatz
1. „Unerzogenheiten"		
In der Regel verknüpfen Pferde mit der Situation, in der sie die „Unerzogenheit" zeigen, einen hohen Erregungszustand oder unangenehme Erfahrungen (und versuchen, diese in der Wiederholung zu vermeiden).		
Lässt sich nicht einfangen.	Weicht aus, zeigt u. U. Angst- oder Drohverhalten.	Ursächlich ist Unsicherheit/ Angst der Grund. Grundsätzlich gilt für alle „Unerzogenheiten", dass sie durch jede Aufmerksamkeit (= Reaktion des Menschen im Sinne von Beruhigen, Bestrafen oder Manipulieren) „belohnt" werden! Deshalb ist zunächst ein striktes Ignorieren des unerwünschten Verhaltens wichtig. Dazu müssen Situationen geschaffen werden, in denen ignoriert werden kann (z. B. das Pferd, welches sich nicht einfangen lässt, zunächst mit wenigen anderen in einem Paddock halten; das Führen an einem Ort trainieren, an dem das Pferd nicht ausbrechen kann, aber auch nicht weit zu den Seiten ausweichen kann). Aus diesen Situationen heraus wird dann langsam das erwünschte Verhalten über konsequente Belohnung heraus geformt. Diese Prozesse brauchen Zeit – also nicht erst kurzfristig vor dem Termin zum Beschlagen oder Verladen damit beginnen.
Lässt sich nicht anbinden.	Zieht/springt vom Balken/Haken zurück, reißt den Kopf hoch, zeigt u. U. Angst- oder Drohverhalten.	
Lässt sich nicht verladen.	Zieht/springt vom Hänger zurück oder verweigert bereits das Hingeführtwerden; zeigt u. U. Angst- oder Drohverhalten.	
Lässt sich nicht putzen/ anfassen/verweigert z. B. Wurmpasteneingabe.	„Hampelt" herum, weicht aus; zeigt u. U. Angst- oder Drohverhalten.	
Lässt sich nicht führen.	Bleibt stehen oder läuft vor/quer, versucht den Menschen zu überrennen, „hampelt" herum; zeigt u. U. Angst- oder Drohverhalten.	
Klebt an anderen Pferden oder z. B. am Stall.	Will ein befreundetes Pferd nicht verlassen, lässt sich nicht einfangen oder führen; zeigt u. U. Angst- oder Drohverhalten.	
Lässt keine Hufpflege zu/lässt sich nicht beschlagen.	„Hampelt" herum, weicht aus; zeigt u. U. Angst- oder Drohverhalten.	
Zeigt Aufmerksamkeit heischendes Verhalten.	Scharren am Boden; „Gniepen/Kneifen" mit den Zähnen nach Menschen oder anderen Pferden; „hampelt" herum.	
2. Verhaltensprobleme (können zusätzlich zu den „Unerzogenheiten" oder isoliert gezeigt werden; entwickeln sich oft aus „Unerzogenheiten")		
a) Angstprobleme	Das Pferd zeigt starkes Angstdisplay[1], u. U. bis zur Panik (Mimik, Körperhaltung); es scheut, versucht zu flüchten oder es steigt.	Neben den oben schon genannten Punkten ist eine langsame Desensibilisierung an den Angst auslösenden Stimulus nötig. Hierbei soll sich das Pferd durch langsamen, vorsichtigen Kontakt an den Angstauslöser gewöhnen; zusätzlich wird erwünschtes Verhalten über Belohnung herausgeformt. Ist die Angst über Schmerz/unangemessene Aggression des Menschen entstanden, muss natürlich gegen den Menschen (nicht gegen den Schmerz etc.) desensibilisiert werden. : Wichtig ist immer die genaue Identifikation des Angstauslösers!
– gegen Menschen	Da in den entsprechenden Situationen zumeist ein enger Kontakt (Mensch-Pferd) besteht, versuchen Pferde hier schneller, ihr Problem über aggressives Verhalten zu lösen. Häufig ausgelöst durch Schmerz bzw. (aus der Sicht des Pferdes gesehen) unangemessen aggressives Verhalten des Menschen.	
– unbelebte Umwelt	Das Pferd reagiert schreckhaft bzw. mit Angstdisplay gegen bestimmte Signale/ Stimuli (in der Regel optische und/oder akustische Signale).	

[1] Der Begriff „Angstdisplay" bezeichnet das Zusammenspiel verschiedener mimischer und körpersprachlicher Ausdruckselemente für Angst oder Unsicherheit (z. B. Scheuen mit zusammengeschobenem Körper bei angelegten Ohren und aufgerissenen Augen).

Tabelle 3 (Fortsetzung): Problemschlüssel „Verhalten"

Problem	Verhalten und Entstehung	Therapieansatz
b) Aggressionsprobleme	In der Regel verursacht durch Angst, wenn auch das Angstdisplay in den Hintergrund treten kann. Das Pferd versucht, den bedrohlichen Stimulus über aggressives Verhalten (Drohen, Attacke wie Schlagen, Beißen) zu kontrollieren bzw. zu beseitigen.	Grundsätzlich gelten die Therapieansätze wie bei den „Unerzogenheiten" und den Angstproblemen. Hier sind besonders Sicherheitsmaßnahmen in den Vordergrund zu stellen, damit unter den Therapiemaßnahmen keiner Schaden nimmt. Sicherheitsmaßnahmen können im Einzelfall bedeuten, dass von dem Grundsatz des Ignorierens mehr oder weniger stark abgewichen werden muss. Gerade bei Aggressionsproblemen zwischen Pferden kann oft die einzig praktikable Lösung sein, dass die Tiere getrennt werden.
– gegen Menschen	Ursachen sind hier auch wieder Schmerz bzw. unangemessen aggressives Verhalten der Menschen. Eher selten stehen im Zusammenhang mit Menschen Konflikte um weitere Ressourcen im Vordergrund.	
– gegen andere Pferde	Entwickelt sich zumeist aus Konflikten um Ressourcen, die nicht auf subtilere Weise gelöst werden können. Ungünstige Haltungsbedingungen (u. a. räumliche Enge) sind oft ursächlich beteiligt.	

Verhaltensstörungen

Verhaltensstörungen (früher fälschlicherweise „Untugenden" genannt) entwickeln sich oft schleichend (und daher anfangs unbemerkt) aus „Unerzogenheiten" oder Problemverhalten. Im Vollbild handelt es sich dann um ein stereotyp gezeigtes Verhalten, welches für das Pferd selbstbelohnend ist und darüber „am Leben gehalten" wird. Ursachen sind in allen Fällen (neben einer möglichen genetischen Veranlagung individueller Pferde) Stresszustände, die oft durch ungünstige Haltungsbedingungen verursacht werden. Diese Pferde haben durch die Haltungsbedingungen u. U. wenig bis keine Möglichkeiten, arttypische Verhaltensmuster zu zeigen bzw. entwickeln einen Stresszustand aus Langeweile heraus. Genannt sind hier nur die vier häufigsten Stereotypien.

Koppen	Das Pferd schluckt hörbar Luft ab; dabei wird meistens das Maul (Schneidezähne) auf einem festen Gegenstand, z. B. Futterkrippe, aufgesetzt (sog. Aufsetzkoppen); beim (selteneren) Freikoppen entfällt das Aufsetzen.	Grundsätzlich ist es wichtig, den Stressauslöser abzustellen. Hat sich die Stereotypie aber schon im Vollbild etabliert, wird dies nie alleine ausreichen. Hier ist u. U. die Gabe von Medikamenten nötig. Aus diesem Grund gehören solche Pferde immer in die Hände eines erfahrenen, verhaltenstherapeutisch tätigen Tierarztes.
Weben	Das Pferd bewegt den Kopf oder den ganzen Vorderkörper pendelartig hin und her.	
Kopfschlagen	Das Pferd schlägt mit dem Kopf stereotyp hoch und runter.	
Boxenlaufen	Das Pferd läuft über eine kurze Strecke in der Box stereotyp hin und her.	

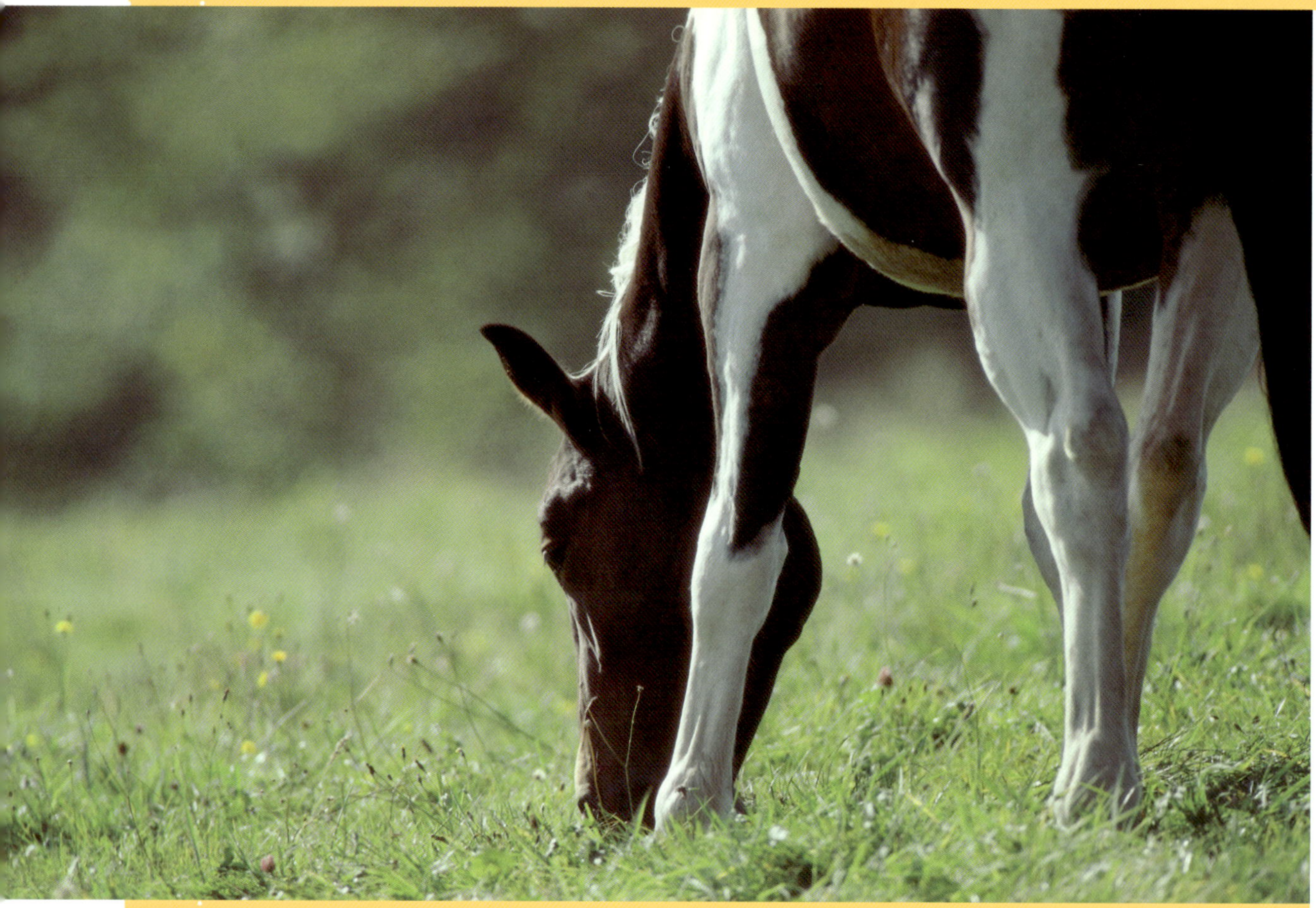

Haltung, Pferdegesundheit, Zucht – Die Praxis

Ingolf Bender: Haltung

Pferdegerechte Haltung

Pferde sind „Naturfreaks", das hat sich herumgesprochen – und so lautet denn die konsequente Antwort auf allgemeine Fragen nach den Grundlagen pferdegerechter Haltung: „Natürliche Umweltbedingungen"! Und ebenso schnell ist als „die" optimale Haltungsform „Offenstallhaltung" im Gespräch. Diese Haltungsform, vom Verfasser seit mehr als dreißig Jahren erprobt und propagiert, ist in der Tat für Pferde aller Rassen und Nutzungsrichtungen praktizierbar. Ob dies aber immer und überall pauschal vorzuziehen und sinnvoll ist – und was andererseits bei jedem Haltungssystem primär wichtig ist, muss zunächst einmal gedanklich analysiert werden. Nur so kommt man im Einzelfall zur pferdegerechten Lösung, die sehr wohl auch tragfähige Kompromisse jenseits typischer Offenstallhaltung zulässt.

Pferdegerechte Haltung setzt voraus, dass man das „Objekt" der Haltung nicht einzig „als vierbeiniges Mittel zum Zweck", sondern als empfindsames Lebewesen aus Fleisch und Blut und als hoch organisiertes Säugetier begreift.

Im Wildzustand leben Pferde als ausschließliche Pflanzenfresser unter naturkonformen Bedingungen in kleinen, gut überschaubaren Familiengruppen überwiegend sehr friedlich im Freien bei Licht, Luft, Wind und Wetter zusammen. Deshalb wird ihr Normalverhalten und ihr artspezifischer Lebensanspruch ausschließlich von diesen Faktoren bestimmt. Die gesamte Physiologie/Anatomie hat sich perfekt den Anforderungen an ein Leben als potenzielle Beutetiere unter Freilandbedingungen angepasst.

Pferde optimal zu halten, ist zwar eine praktische Herausforderung, die mit Technik und Muskelkraft [illegible] eine nicht aus. Pferde- [illegible] alls die Zielvorstellung [illegible] im Kopf des Zweibei- [illegible] fgabe, die jemand be- [illegible] nntnisse nötig. Zudem [illegible] ein gut durchdachtes [illegible] was tatsächlich auch [illegible] tzt werden kann. Wo [illegible] eine pferdegerechte [illegible] tleid mit der Kreatur, [illegible] oder „weil andere es [illegible] besten Fall sind diese [illegible] oder sekundäre Ein- [illegible] unterschwellig emo- [illegible]

[illegible] Antwort lautet: Pri- [illegible] ltung sollte und darf [illegible] nallharter Egoismus [illegible] as Pferd"! Das klingt [illegible] igennutz" als Motiv [illegible] ur Umgang und Haltung zitierten „Ethiksprüchen"? Nun, Ethiksprüche sind erbauliche Gedanken, aber als Handlungsanweisung wenig hilfreich. Grundlage dagegen für das gesamte Haltungsthema ist ein zwar schlichter, aber sehr treffender Grundsatz: „Pferde sind gute Diener, aber schlechte Herren". So lautet eine nach wie vor gültige Bauernweisheit. Das hat zunächst einmal Einfluss auf den Umgang mit Pferden. Es bedeutet, dass Pferde erkennen sollten, „wo es lang zu gehen hat". Sie müssen wissen, wo im Haltungsalltag zwischen Mensch und Pferd ihr Rangplatz ist – was genügend Kenntnisse und stetige Konsequenz des Menschen in der fortwährenden praktischen Kommunikation mit Pferden voraussetzt.

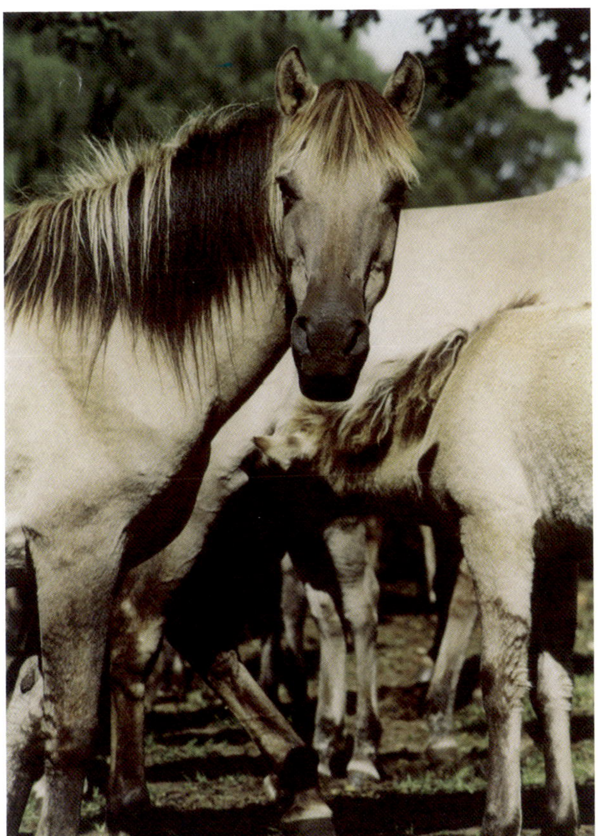

Unter naturkonformen Freilandbedingungen leben Pferde als Familienkleingruppe friedlich zusammen. Im Haltungsalltag sollte jedes Pferd – wenigstens zeitweise – frei Sozialkontakte zu Artgenossen pflegen können.

Vergessen wird häufig der eigentliche Kern der zitierten Weisheit: Dem Pferd als „Diener", das aber nicht „Sklave" sein sollte, steht Respekt zu und damit auch eine bedürfnisentsprechend praktizierte pferdegerechte Haltung. Darin drückt sich die eigentliche Verbindung von Pferde-Natur und Menschen-Kultur letztlich aus – und nicht in plakativ-banalen Ethiksprüchen an der Wand eines kuscheligen Reiterstübchens.

Jeder nachdenkliche Mensch zum Beispiel, der als Arbeitgeber Mitarbeiter beschäftigt oder sich gar einen privaten Butler leisten kann, wird dessen dienende Funktion und den Erfolg dieses „Dienens" nicht gefährden durch respektlosen Umgang oder starke Beschneidung der grundlegenden Bedürfnisse dieses Dieners. Im Gegenteil: Schon aus Eigennutz wird jeder Nachdenkliche bestrebt sein, Zufriedenheit und damit eine Leistungsgrundlage für den „Dienenden" zu schaffen – sonst droht bei diesem die „innere Kündigung". Das zieht erfahrungsgemäß Leistungsminderung und Misserfolg (im Ergebnis auch für den Chef) nach sich. Welcher nachdenkliche Mensch wollte das schon? Pferde sind sinngemäß wie „Angestellte" zu behandeln – nur (und dies ist der Unterschied), sie haben keine Interessenvertretungen, keine Betriebsräte oder Gewerkschaften, die bei Mängeln „Bedürfnisbefriedigung" einfordern. Insofern sollte beim Pferd der Eigner oder Betreuer als Chef gleichzeitig dessen Gewerkschaftsfunktionär sein – eigentlich ein Paradoxon! Dessen ungeachtet: Klares Motiv einer pferdegerechten Haltung muss demnach die maximale Zufriedenheit bei Mensch und Pferd sein.

Diese Zufriedenheit ist wie eine Waagschale zu sehen: Geht es dem Pferd gut, ist es entspannt und zufrieden, dann wird seine Leistung optimal im Rahmen der individuellen Möglichkeiten ausfallen – und daraus zieht der Eigner als Reiter oder Fahrer seinen berechtigten „Eigennutz". Grundlage jeder Leistung aber ist die Haltung. Dem Pferd ist es dabei völlig egal, ob als Motiv Eigennutz oder edle Motive seine Haltung bedürfnisentsprechend bestimmen! So wird das Paradoxon zur vernünftigen Konsequenz jeder Haltungspraxis.

Haltungsziele

Den Fragenkomplex „Pferdegerechtigkeit“ kann man weder mit ein paar Schlagworten noch mit sicher wohlmeinenden Pauschalforderungen im Rahmen von ministeriellen Leitlinien abhandeln. Es sind alle dem Verfasser bekannten behördlichen Leitlinien (z.B. die Leitlinien des Bundesministeriums für Verbraucherschutz und Landwirtschaft zur Beurteilung von Pferdehaltungen in Deutschland von 1995) größtenteils kritikwürdig und spiegeln teils ein Unverständnis für das Pferd als Lebewesen wider. Die pauschale Nennung von Maßangaben für Ställe, Stalleinrichtungen und Auslaufareale ist alleine wenig nützlich. Denn die Materie wird verzwickter und vielschichtiger, je mehr man sich damit nicht nur wissenschaftlich experimentell, sondern vor allem auch praktisch auseinander setzt. Stets sind vernetzt praktisch wirksame Bedarfsfaktoren in Beziehung zueinander zu sehen, um dann daraus zu schlussfolgern, ob eine Haltung individuell pferdegerecht oder nicht pferdegerecht ist. Welche Pferde unter welchen konkreten Bedingungen wie gehalten werden können, das ist zu beurteilen – selbstverständlich auch nach objektiven, dann aber praxiserprobten Maßstäben, aber nicht ausschließlich nach theoretischen Vorgaben. Selbst Haltungen mit – auf den ersten Blick – eigentlich spektakulär beeindruckenden technischen Voraussetzungen können bei näherem Hinsehen durchaus problematisch für Pferde sein. Andererseits können Bedingungen, die zunächst als wenig ergiebig, vielleicht sogar konfus und „billig“ erscheinen, in Kenntnis aller Zusammenhänge für die gehaltenen Pferde akzeptabel und damit für diese „bedürfnisentsprechend“ funktionieren.

Es stellen sich weitere Fragen, z.B.: Was ist „arteigener“ Grundbedarf, ist dieser bei allen Pferdetypen gleich, wann sind Bedürfnisse unter welchen Bedingungen befriedigt – und woran erkennt der Pferdebetreuer oder Reiter ein „zufriedenes“ Pferd? Hinzu kommt, dass Hauspferde sich nicht mehr in der Steppe herumtummeln, sondern einigermaßen flott greifbar sein sollen, um gesattelt oder angespannt zu werden. Als Freizeit- oder Turnierpartner bewegen sie sich überwiegend in Bahn und Gelände. Damit sind bereits Grenzen abgesteckt, denn eine Pferdehaltung soll in der Regel kein possierlich-emotionaler „Steppen-Equiden-Streichelzoo“, sondern ein Haltungsareal darstellen, um Pferde nutzen zu können – durchaus als Gegenleistung für den Kostenaufwand. Die moderne Kosten-Nutzen-Rechnung geht somit auch an den Vierbeinern nicht spurlos vorbei. Das bedeutet: Man bemüht sich im besten Fall, Kompromisse zu finden, damit die oben angesprochene Waage im Gleichgewicht bleibt, die Vierbeiner zufrieden sind – und die Zweibeiner natürlich auch! Dabei wird allerdings das Pferd mit seinen Ansprüchen primär der bestimmende Maßstab sein.

Wichtig Ziel-Definition

Eine Haltung ist dann optimal pferdegerecht, wenn

1. für alle gehaltenen Pferde der arteigene Bedarf gedeckt wird und auch
2. die individuellen Grundbedürfnisse alters- und typgerecht befriedigt werden
3. sowie der Umgang mit den Vierbeinern stressfrei-konsequent und verständlich abläuft.

Unterschiede zwischen Bedarf und Bedürfnis

Bei Erörterung von Faktoren pferdegerechter Haltung ist zwischen dem „Bedarf“ einerseits und dem „Bedürfnis“ andererseits zu unterschieden. **Bedarf** ist eine generelle Qualifizierung, ein Maßstab bzw. eine Anforderung nach der Devise „Das braucht jedes Pferd“. Ist ein Haltungs-„bedarf“ nicht erfüllt, führt dies zu einem grundsätzlichen Mangel an „Artgemäßheit“. Deshalb spricht man auch bei der Behebung eines allgemeinen Mangels von „Bedarfsdeckung“. Ein **Bedürfnis** ist im Gegensatz dazu individuell zu sehen. Das Bedürfnis eines speziellen Pferdes nach Fressen von Futter entsteht z.B. aus konkretem Futtermangel oder dem Kaubedürfnis dieses speziellen Pferdes zu einer bestimmten Zeit. Dieses Bedürfnis zielt auf Abstellen dieses Mangels (durch Futter suchen und fressen). Das wäre dann „Bedürfnisbefriedigung“. Die jeweilige darauf folgende Bedürfnisbefriedigung kann entweder den kompletten oder nur einen Teil-„bedarf“ decken. Bedürfnis und Bedarf in dem hier gemeinten Sinne sind demnach nicht unbedingt deckungsgleich!

Die im Folgenden noch erörterten generellen Faktoren pferdegerechter Haltung stellen im Wesentlichen auf den grundsätzlichen Bedarf der Pferde allgemein ab. Bedarf und Bedürfnisse sind in der Praxis konfliktträchtig. Hierzu ist im Haltungsalltag das Management des gut informierten Pferdebetreuers gefragt, und zwar zum Ausgleich individueller Unterschiede zwischen den gehaltenen Pferden. Ein Betreuer muss die Bedürfnisse jedes einzelnen Pferdes individuell erkennen und durch geeignete Haltungsmaßnahmen eine Bedürfnisbefriedigung möglich machen.

Nicht die pauschale Bedarfsdeckung ist allein entscheidend, sondern die individuelle Bedürfnisbefriedigung jedes Pferdes ist Maßstab für den Grad der Pferdegerechtheit einer Haltung.

Dazu ein konkretes **Beispiel** bezogen auf ein Fjordpferd: Ein solches Pferd hat einen ziemlich exakt feststellbaren pauschalen winterlichen Tagesfutter**bedarf** von etwa sieben Kilo Heu, um ganz normal (zunächst ohne besondere Leistungen) leben zu können. Man nennt dies den Erhaltungsbedarf. Nun hat das typische Fjordpferd (ebenso wie Vertreter ähnlicher Rassen) aber stets unter hiesigen Haltungsverhältnissen ziemlich extremen „Hunger". Das kann jeder Halter dieser Rasse bestätigen und das unterscheidet diesen Pferdetyp von Individuen anderer Rassen. Der unbändige Fresstrieb beim Fjordpferd ist genetisch bedingt. Als Pferd karger alpiner Bergregionen mussten die Vorfahren täglich viele Kilometer „kraxeln", um die zum Überleben erforderliche Futterration Hälmchen für Hälmchen zusammenzusuchen. Dies ist immer noch im Erbgedächtnis verankert. Obwohl dieses Beispielpferd im normalen Haltungsalltag beispielsweise sieben Kilo Heu innerhalb von fünf Stunden über drei Mahlzeiten verteilt gefressen hat, sein „Bedarf" also gedeckt ist (!), hat es weiter ein erkennbares Fressbedürfnis, weil das Nichtvorhandensein von Futter von diesem Pferd grundsätzlich als Mangel empfunden wird!

An diesem exemplarischen Beispiel zeigt sich nun der Konflikt: Was ist nun pferdegerecht? Würde man dem individuellen Fressbedürfnis dieses Pferdes voll nachgeben, hätte man mit Sicherheit nach einiger Zeit ein Pferd mit chronischer Fettsucht. Diese würde lebensverkürzend wirken. Man muss also, um „pferdegerecht" vorgehen zu können, im Haltungsalltag u. U. einen Kompromiss zwischen dem allgemeinen (pauschalen) Bedarf (hier: sieben Kilo Heu) und dem individuellen Bedürfnis nach sehr langer Kauzeit finden. Als Lösung würde man in diesem Fall dazu übergehen, einen Teil der Heuration, z. B. durch kauintensiveres Futterstroh, zu ersetzen. Damit wäre eine längere Kauzeit (= echte Fresszeit, die zur Ermüdung der Kaumuskulatur und damit zur Sättigung führt) erreicht – und damit könnte das Bedürfnis dieses Pferdes nach Fressen (= Kauen) stärker befriedigt werden (ohne dabei die Nährstoffbedarfsdeckung großartig zu verändern).

Pferdegerechte Haltung bedeutet also nicht allein die formal-sklavische Umsetzung von pauschalen Bedarfsnormen und Richtlinien, sondern zielt immer auf individuelle Bedürfnisbefriedigung. Erst diese weitgehende Bedürfnisbefriedigung schließlich schafft für das Pferd als Einzellebewesen eine „pferdegerechte Haltung". Bedürfnisbefriedigung wird aber niemals erreicht, wenn nicht jedes Individuum genau beobachtet wird. Insofern ist, um ein weiteres Beispiel anzuführen, nicht allein schon eine Gruppenhaltung oder ein Offenstall „pferdegerecht", sondern es kommt sehr wohl auf die individuellen Umstände an. Und diese „Umstände" (z. B. zu wenig Platz im Offenstall-Liegebereich für rangniedrige Pferde oder ständige Futterneidattacken aufgrund unzureichend dimensionierter Fressbereiche) können sehr wohl auch eine (zeitweise) Haltung in einer genügend großen Box als erheblich pferdegerechter begründen.

Haltungs-Management

Neben der Klärung von Fragen nach dem Bedarf oder den Bedürfnissen sowie zusätzlich zu den maßgeblichen äußeren Gesichtspunkten wie Stallgröße, Auslaufanlage usw. muss man, um eine konkrete Haltung gerecht zu beurteilen, auch das Management einbeziehen. Fleißige, hoch motivierte, tierliebe Betreuer mit Blick für individuelle Belange können manche objektiv vorhandenen Stall- und Arealmängel sehr gut kompensieren.

Sind beispielsweise die **Boxen** kleiner als hier empfohlen, dann kann dies akzeptiert werden, wenn die dort gehaltenen Pferde sich tagsüber in einem Auslauf oder auf der Weide mit anderen Pferden ausreichend frei bewegen können und/oder zusätzlich relativ stark genutzt werden. Das erfordert richtige Organisation, evtl. zusätzliche Handarbeit wie Herausführen bei jedem Wetter und ist zeitaufwändig. Eine solche Haltung kann aber durch diesen zusätzlichen persönlichen Aufwand durchaus sehr pferdegerecht sein, wenn auch alle anderen Faktoren wie sauberes Stallklima, ordentliche Einstreupflege, ausreichende Fütterung und Gesundheitsvorsorge stimmen. Als Grundsatz gilt zudem: Besser ein kleiner Paddock als gar keiner!

Ähnliches gilt für **Gruppenhaltungen**. Sind in einem Großbetrieb mit riesigen Weideflächen 50 Pferde als Großverband gemeinsam auf der Koppel,

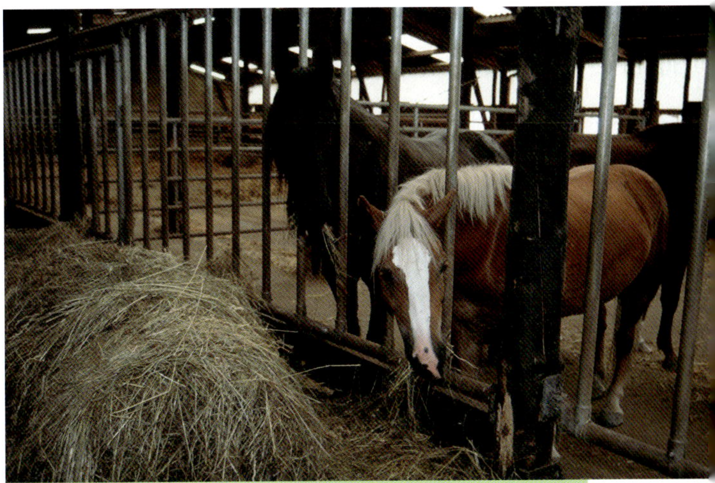

Geschlossener Laufstall, dessen Fläche großzügig bemessen ist und bei dem durch den Futtertisch zur Stallgasse und die stabilen Fressgitter eine pferdegerechte Gruppenfütterung ohne arge Rangeleien möglich ist.

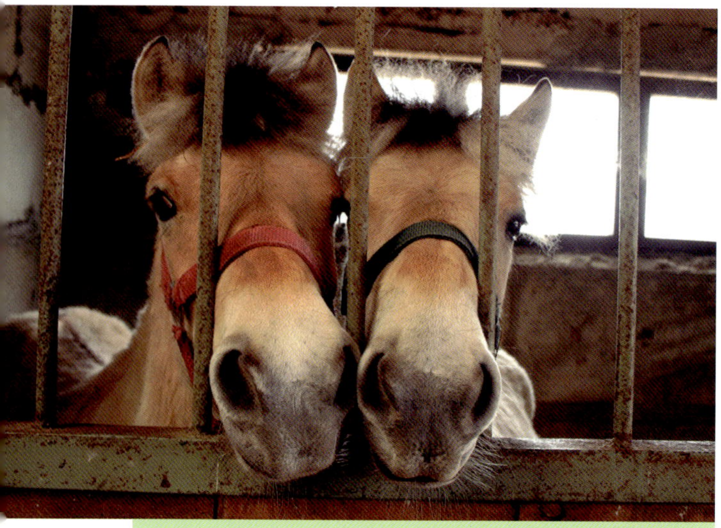

Ein geschlossener Laufstall mit relativ geringer Fläche („Gemeinschaftsbox") ist generell zur Gruppenhaltung (besonders bei spielbereiten Fohlen – wie hier die Fjordabsetzer) wenig bis gar nicht geeignet; sowohl Ruheverhalten als auch Individualverhalten („Abstände") werden u. U. stark gestört.

ist das völlig in Ordnung, wenn z. B. abends diese 50 Pferde wiederum in etwa fünf überschaubaren Kleingruppen (à zehn Pferde) in separaten Ställen mit Paddocks untergebracht werden. Das ist personell und zeitlich erheblich aufwändiger als ein bloßes Hereintreiben von 50 Pferden in einen großen Sammel-Haltungsbereich! Dabei kommt es sicher nicht nur auf die konkrete Zahl je Gruppe an, es können auch zwölf Pferde in einer Gruppe zusammengefasst werden. Wichtig ist hierbei, dass die Individualität jedes Pferdes nicht verloren geht und sich der Betreuer, z. B. beim Hereinholen und abendlichen Gruppieren der Pferde, jedes Pferd ansieht, es u. a. auf Verletzungen und Lahmheiten kontrolliert – und im Zweifel auch für eine Separierung und Behandlung sorgt. Schließlich ist gerade die Fütterung und Einstreupflege in der Gruppenhaltung bei Pensionsbetrieben niemals pauschal allein technisch zu erledigen. So ist z. B. eine durch sog. Transponder gesteuerte automatische Abruf-Fütterung in **Einzel**fressständen, an denen Pferde völlig naturwidrig „Schlange stehen", (neben anderen Kritikpunkten) für Pferde als Gruppenfresser keinesfalls optimal pferdegerecht.

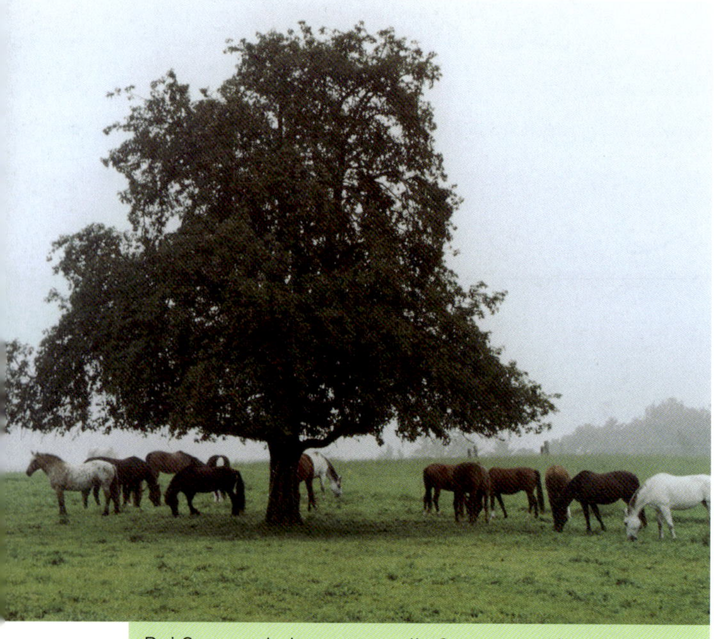

Bei Gruppenhaltung muss die Gruppengröße stimmen. Man kann große Bestände zusammen auf die Weide schicken – wie hier in einem 50-Pferde-Betrieb. Zu sehen ist aber, dass sich auf der Weide Kleingruppen bilden von sechs bis zehn Pferden. Aufgabe des Managements ist es, diese Kleingruppen (z. B. abends nach dem Weidegang) auch separat jeweils als Kleingruppe zu halten und nicht 50 Pferde zusammen in ein beengtes Auslauf- und Stall-Areal zu sperren. Dies provoziert Stress für die Rangniedrigen.

„Glückliche" Pferde

Unter welchen praktischen Voraussetzungen pferdegerechte Haltung funktioniert, ist sehr unterschiedlich. Zuvor muss man sich verdeutlichen, ob und wie Pferde überhaupt „zufrieden" sein können – oder ob dieses Gefühl etwa nur uns Zweibeinern vorbehalten ist. Bisweilen liest man in diesem Zusammenhang in Anzeigen: „Reiten auf glücklichen Pferden". Das klingt zunächst wie ein kitschiger Werbeslogan eines Ferienbetriebs. Und dennoch: Für Kondensmilch wurde seinerzeit sogar geworben mit dem Spruch: „Milch von glücklichen Kühen!" Es drängt sich die Frage auf, ob das alles nur geschickte Werbung ist – oder ob denn auch Tiere wirklich „glücklich" sein können? Nun, die Wissenschaft hat es nachgewiesen und belegt, dass z. B. bei zufriedenen Kühen, wenn sie sich wohl fühlen, die Milchleistung steigt! Im Normalfall sollen Pferde keine Milch geben, sondern willig und zuverlässig unter dem Sattel oder im Gespann laufen. Dennoch sind Parallelen zwischen Mensch, Pferd und Kühen belegt: Auch Pferde können „glücklich" sein, was messbar ist. Wie „Glück" und Zufriedenheit – auch im Pferdeleben und bei der Haltung – sich ausdrücken, wie das überhaupt funktioniert, soll kurz dargelegt werden. Nur so lässt sich schließlich begreifen, dass Pferde hoch sensible und empfindsame Lebewesen sind.

Glück im Sinne von teils rauschähnlicher, akuter Zufriedenheit und Freude ist ein Zustand, der (mit graduellen Unterschieden) das Leben und Streben vieler Säugetiere extrem stark bestimmt. Ohne ein solches „Belohnungssystem" würde fast nichts funktionieren. Schaut man zunächst einmal in die eigene Gefühlswelt, dann stellt man fest, dass menschliches Glück ein Zustand ist, nach dem wir grundsätzlich bewusst und unbewusst immer streben. Glück ist demnach ein Antrieb – salopp ausgedrückt: Ein entscheidend wichtiger „Trick der Natur", der uns selbst belohnt und auch letztlich unsere Ressourcen vermehren hilft! Würde der Mensch nicht nach Glück streben, dann hätte er keine Interessen, keine Ziele, die zu verfolgen sich lohnte. So sehr sich die Art des Glücks zwischen Menschen und Pferden unterscheiden mag, so einheitlich sind demgegenüber die chemischen „Happymacher", die solche Glücksmomente vermitteln. Zu den „Happymachern" im Gehirn zählen die sog. Neurotransmitter, Neuropeptide und Neurohormone. Schon allein Gedanken an eine Belohnung oder an ein freudiges Ereignis stimulieren das Belohnungssystem des Gehirns. Nervenzellen schütten dann den Neurotransmitter Dopamin aus, der zwar kein Glücksstoff ist, aber Glück verspricht. Dieses Dopamin stimuliert, treibt an. Dopaminmangel (unterschiedlicher Ursache, meist aufgrund widriger Lebens- bzw. Haltungsumstände) führt dagegen zur Niedergeschlagenheit und Antriebslosigkeit – auch bei Pferden!

Ist bereits der Gedanke an eine Belohnung durch das darauf folgende Freisetzen der beschriebenen neurochemischen Stoffe anregend, so setzt das Belohnungszentrum im Gehirn bei Eintritt des Glücks körpereigene Opiate frei. Das sind biochemisch gleiche Stoffe wie Morphium, Opium oder Heroin, nur sind sie wesentlich schwächer. Die Opiate docken als Glücksbringer an Rezeptoren an. Auch Pferde haben offenbar solche Gedanken und eine vielgestaltige Belohnungserwartung, die auf sie motivierend wirkt.

Das eigentliche Glücksgefühl ist sehr flüchtig. Was aber bleiben kann, ist Zufriedenheit. Während das bereits angesprochene Dopamin die Triebfeder ist, das Glück zu suchen, beruhigt der Neurotransmitter Serotonin, er löst Zufriedenheit aus. Sind die Serotonin-Ausschüttungen gehemmt, machen sich Unzufriedenheit und Verdruss bemerkbar, erkennbar an Verhaltensauffälligkeiten betroffener Pferde.

Die „Glücks"- und „Zufriedenheits"-Verhältnisse bei Pferden sind ähnlich (nicht absolut identisch) wie die menschlichen Vorgänge zu sehen. Auch Pferde streben stets nach Glücksmomenten, z. B. nach dem für sie lustbetonten Zusammensein mit Artgenossen (besonders mit eng befreundeten), nach freier Bewegung und Laufspielen, nach frischem Gras oder auch nach Belohnungen, z. B. bei neuen Übungen im Trailparcous oder bei der Bodenarbeit usw. Bei ihnen spielen ebenfalls neurochemische Stoffe eine entscheidende Rolle als Stimulanz, z. B. für Ausbrüche zu üppigen Nachbarweiden, für einen (aus Sicht des Halters) ungebetenen Besuch des Hengstes bei rossigen Stuten, für Glück und Zufriedenheit beim „Dösen" in der Sonne nach ausgiebigem Fressen in einem pferdegemäßen Lebenskreis.

Ständige (unangebrachte) Belohnungen ohne vorhergehende Leistung (= die Unart mancher Zweibeiner, ständig mit der Leckerli-Tüte herumzulaufen) stumpfen sie aber auch ab, die Rezeptoren erlahmen! Manche Vorgänge dieser Art sind bei Pferden vom

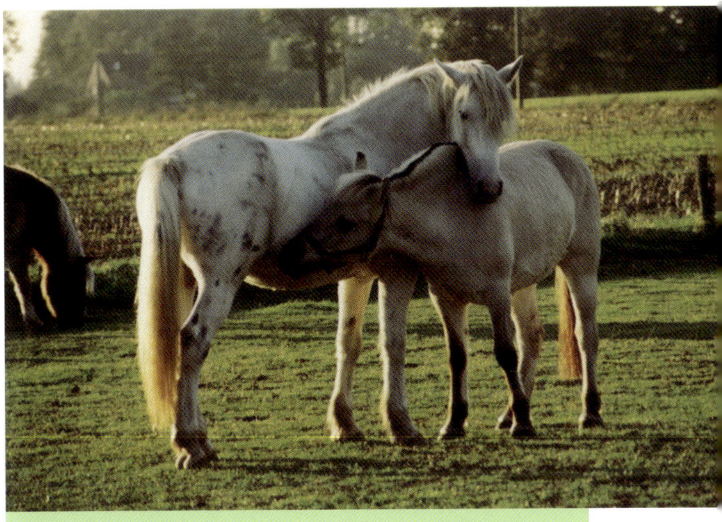

Glücklich sind Pferde, wenn sie sich nach der Arbeit ausreichend entspannen und dabei naturgemäße Reize aufnehmen bzw. verarbeiten können – wie hier ein Hengst, der eine neu hinzugekommene Stute „umschlingt" und den Körperkontakt sucht.

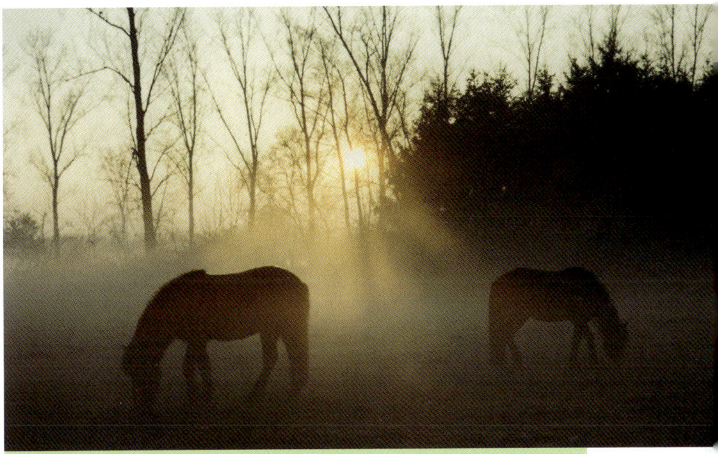

Wenn Pferde den arteigenen Zyklus als „Frühaufsteher" ausleben können und man sie im Sommer ab Sonnenaufgang bereits eine Stunde grasen lässt, kann man sicher sein, dass sie bei der morgendlichen Arbeit (nach einer genügend langen Verdauungspause) ziemlich entspannt mitarbeiten.

Verfasser gemessen worden (z. B. durch Puls-/Blutdruckmessungen), vieles ist akribisch beobachtbar, aber nicht alles kann man so eindeutig wie bei Menschen bewerten, denn Pferde können nun mal nicht sprechen.

Interessant ist auch die Tatsache, dass der Körper bei Bewegungsleistung sog. Beta-Endorphine ausschüttet, sie vermitteln als „Eigen"-Belohnung gute Gefühle, senken die Schmerzempfindlichkeit und stimulieren die Leistung. Das ist u. a. bei Marathonläufern exakt nachgewiesen, und auch sehr gut zu beobachten bei Ausdauerleistungen von Pferden. Gleiches sieht man auch, wenn Pferde sich z. B. im Winter auf einer Koppel austoben und enorme Lauffreude entwickeln, bis die Flanken zittern – dabei grunzen und wiehern sie, obwohl sie anschließend total „ausgepumpt" sind. Schließlich wirken auch bei durchgehenden Pferden solche Beta-Endorphine, wenn Pferde erst einmal ins Laufen gekommen sind, was dazu führt, dass sie Schmerzen durch starke Paraden nicht mehr wahrnehmen und sich selbst „aufputschen". Und genau dieses „Durchgehen" und ähnliche Vorgänge kann sich bei Pferden zur Sucht entwickeln, die sie z. B. bei beengten Haltungsverhältnissen verständlicherweise zur Eigenbelohnung einsetzen, wenn sie denn einmal „freikommen". Gleiches ist übrigens sehr gut bei Hunden zu beobachten.

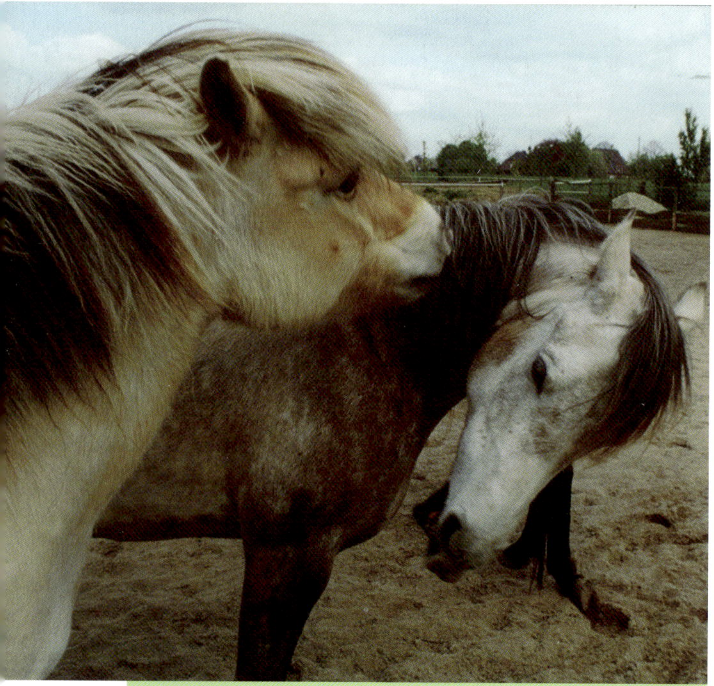

Unglücklich sind Pferde immer dann, wenn ihnen nicht genügend Platz zur Verfügung steht, um Individualabstände einhalten zu können oder sie kontinuierlich auf beengten Flächen Beißattacken ausgesetzt sind.

Pferde sind in ihrem eher bescheidenen natürlichen Lebenskreis demnach ähnlich „süchtig" nach akuten Glücksgefühlen und andauernder Zufriedenheit wie wir Zweibeiner. Der Hauptunterschied besteht aber darin, dass sie mit sehr viel geringeren Mitteln zufrieden zu stellen sind als Menschen.

„Unglückliche" Pferde

Bei nicht pferdegerechtem Haltungsareal und/oder rabiat-gefühllosem Umgang und unangemessenem Training sind Pferde auch „unglücklich". Wann Pferde individuell unglücklich sind, lässt sich nicht immer einwandfrei beobachten. In vielen Fällen kann man dies aber hinreichend stichhaltig vermuten oder durch Messung von Stressoren belegen.

Stets sind Pferde aus Einzelhaltung in deckenhoch vergitterten und muffig-dunklen Boxen ohne artgemäße Sozialkontakte und ohne genügende Außenreize aufgrund ihres typischen Gesichtsausdrucks (= abgestumpfter, matter Blick, gesenkter Kopf) und aufgrund des sonstigen Verhaltens als „unglücklich" zu bezeichnen. Gleiches gilt aber auch bei unfachlich organisierten Gruppenhaltungen für solche Pferde, die rangniedrig sind und stets durch vielfach zu sehende räumliche Enge sowohl Territorial-Repressalien als auch Futterneidattacken ausgesetzt sind.

Völlig naturwidrig (mit der Folge „unglücklicher" Stimmung) ist ebenfalls, wenn durch ungünstige Stallverhältnisse, u. a. auch durch zu große Gruppen (mehr als zehn Pferde) auf zu engem Raum, leider auch durch menschliche Faulheit oder Sparsamkeit, Pferden das Ausruhen sowie der Tiefschlaf in Seitenlage erschwert oder zeitweise total verhindert wird. Ursachen sind nicht selten mangelhafte oder gar keine Einstreu auf Hartböden (auch in Ställen mit Stallmatten muss ein Teil der Fläche liegefreundlich weich eingestreut werden!). Generell sind (selbst bei guter Einstreu) Schlafstörungen in Gruppenhaltungen, die in geschlossenen Laufställen untergebracht sind, aber auch in Offenställen mit Zugang zum Paddock, dann typisch, wenn Pferde unterschiedlicher Rassen und zusätzlich noch sehr krassen Nutzungsunterschieden ohne differenzierte Managementmaßnahmen „zusammengepfercht" werden. Solche Bestände müssen flächenmäßig und hinsichtlich der Fütterungstechnik den höchsten Anforderungen genügen.

Eine Diagnostik von psychischem Druck oder akutem oder chronischem Körperschmerz bei Pferden ist nicht immer einfach und vielfach auch nicht eindeutig. Denn durch tierspezifische Lautäußerungen kann z. B. bei Pferden nicht immer auf Schmerz, Unzufriedenheit oder Unwohlsein geschlossen werden. So ist das Stöhnen eines Pferdes allein noch kein Hinweis auf Schmerzen, sondern deutet auf Anstrengung

Wichtig Beispiele chronischer Stressoren

- Sozialstressoren in Gestalt von Artgenossen bei ungeeigneten Haltungsverhältnissen mit ungenügender Möglichkeit, Individualabstände einzuhalten – sowohl bei Gruppen- als auch bei Einzelhaltung;
- Umweltstressoren (= nicht kompensierbare Hitze, Kälte, Dauernässe, Dürre) und
- Nichterfüllung angeborener Verhaltensweisen und individueller Bedürfnisse, die gegeben sind bei unzureichenden Kauzeiten, Bewegungsmangel oder mangelhafter Befriedigung der pferdetypischen „Neugier" (= unzureichende Teilnahme am Umweltgeschehen);
- Mangelsituationen, in denen eine Befriedigung der Primärbedürfnisse wie Schlafen, Fressen, Trinken oder das Absetzen von Exkrementen nicht pferdegerecht möglich ist. Letzteres ist z. B. der Fall, wenn im Haltungsareal nur gepflasterte Flächen vorhanden sind, auf denen das Absetzen von Urin als unangenehm empfunden wird, oder wenn Raufen verwendet werden, die – durch zu tiefe Böden und steile Brüstungen – einem Pferd den typischen Ausfallschritt beim Fressen vom Boden verwehren.

hin (z. B. ist es auch beim genüsslichen Wälzen zu hören). Akute Schmerzen zeigen sich oft in der Änderung des Bewegungsablaufs (Bauchtreten, Scharren, häufiges Liegen). Chronische Schmerzen äußern sich in Wesensveränderungen, Apathie oder Abmagerung. Ergänzend sind nach ZIERZ (1993) physiologische Parameter als Hinweise zur Schmerzdiagnostik sehr nützlich, z. B. Erhöhung der Herz- und Atemfrequenz sowie der Körpertemperatur, Veränderung schmerzbedingter Stoffwechselreaktionen (u. a. sind messbare Parameter die Konzentration von Glukokortikoiden, Adrenalin und Noradrenalin).

Mangelsituationen

Unnatürliche Haltungsverhältnisse, Konflikte, Gewalt und Angst auslösende Situationen im Haltungsareal werden von Pferden als Belastung empfunden (siehe hierzu die Ausführungen zum Kapitel „Abwehrsystem/Stress" auf Seite 28 ff.).

Pferde sind als Flucht- und Beutetiere grundsätzlich von ihrer Psyche und auch der Physiologie (der Körperlichkeit) her durchaus in der Lage, mit akuten Belastungen, dem sog. Stress, in natürlicher Umgebung „naturkonform" umzugehen, sonst wären sie nicht lebensfähig! Bleibt der Stress auslösende Reiz bestehen und hat das Pferd keine Möglichkeit, sich abzureagieren und kann sich zusätzlich auch nicht erholen, dann spricht man von chronischem Stress. Dieser macht auf Dauer krank.

Haltungsfaktoren

Haltung beinhaltet immer „Festhalten", demnach keine absolut freie Entfaltungsmöglichkeit für Haustiere. Durch Zucht sind Pferde in einigen tausend Jahren durch den Prozess der Haustierwerdung (= Domestikation) auf dieses Festhalten hin selektiert worden. Sie akzeptieren durch domestikationsbedingte Zahmheit zwar Freiheitsbeschränkungen, behalten dennoch wichtige uneingeschränkte arteigene Grundansprüche. Diese **Grundansprüche** muss der Pferdehalter und -betreuer genau kennen; sie müssen bei jeder kultivierten Haltung gebührend berücksichtigt werden. Und das eigentlich auch ohne die „formale" gesetzliche Verpflichtung, wonach zu jeder Pferdehaltung „Sachkunde" gehört, die von gewerblichen Pferdehaltern explizit gegenüber dem örtlich zuständigen Amtstierarzt mehr oder weniger umfangreich nachgewiesen werden muss.

Tierschutzvorschriften

Die Vorschriften zur Tierhaltung ähneln sich in den meisten europäischen Staaten. Das deutsche Tierschutzgesetz (TierSchG) in der Fassung v. 25. 5. 1998, zuletzt geändert am 12. 4. 2001, bestimmt z. B. im Abschnitt „Tierhaltung" (§ 2): „Wer ein Tier hält, betreut oder zu betreuen hat, 1. muss das Tier seiner Art und

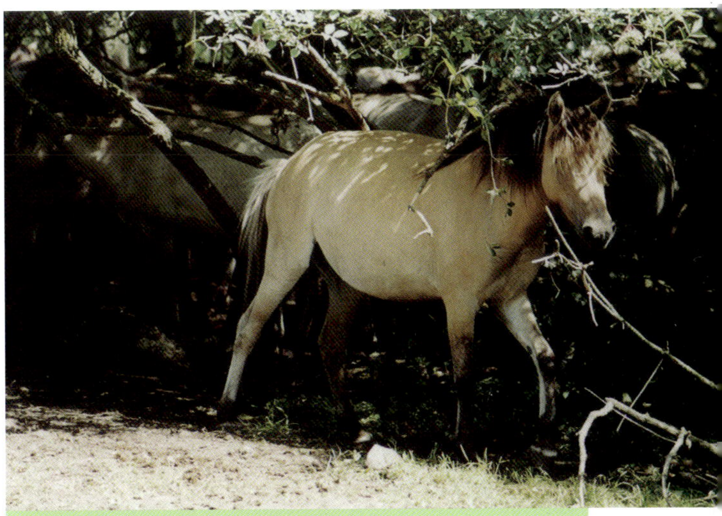

In der Natur bestimmen Pferde selbst über den Faktor „Unversehrtheit"; hier abgebildet ist eine Gruppe Dülmener, die sich im Hochsommer nachmittags vor zu starker Sonneneinstrahlung und zur Abwehr von Insekten dicht gedrängt im Unterholz aufhält.

Wichtig Sechs Grundfaktoren der Pferdehaltung

Für Pferde ergeben sich **sechs Grundfaktoren** („Ansprüche") mit entsprechendem generellen Bedarf und darauf aufbauenden individuellen Bedürfnissen, die bei jeder Form artgemäßer Pferdehaltung ausreichend in Anlehnung an natürliche Verhältnisse zu berücksichtigen und eng miteinander zu vernetzen sind: a) Unversehrtheit, b) Gruppenmentalität, c) Raum- und Bewegungsbedarf, d) Licht- und Luftbedarf, e) Trink- und Fressgewohnheiten und f) Schlafgewohnheiten. Jeder Betreuer muss nachweislich über „Sachkunde" verfügen.

seinen Bedürfnissen entsprechend angemessen ernähren, pflegen und verhaltensgerecht unterbringen, 2. darf die Möglichkeit des Tieres zu artgemäßer Bewegung nicht so einschränken, dass ihm Schmerzen oder vermeidbare Leiden oder Schäden zugefügt werden, 3. muss über die für eine angemessene Ernährung, Pflege und verhaltensgerechte Unterbringung des Tieres erforderlichen Kenntnisse und Fähigkeiten verfügen." Hinzu kommt noch § 3: „Es ist verboten, einem Tier – außer in Notfällen – Leistungen abzuverlangen, denen es wegen seines Zustandes offensichtlich nicht gewachsen ist oder die offensichtlich seine Kräfte übersteigen."

Maßstab Wildpferde

Die Instinkte, die Triebe, die eigentlichen Lebensansprüche der Hauspferde sind nicht nur ähnlich, sondern in den Grundzügen weitgehend identisch mit denen der wilden Vorfahren. Diese bilden mit Hauspferden zusammen eine gemeinsame biologische Art. Hauspferde sind demnach „artgemäß" zu halten: „Pferdegerecht" bedeutet im Kern nichts anderes als „artgemäß". Die Haltung muss deshalb nicht deckungsgleich mit Verhältnissen wie bei Wildpferden sein, aber das „Festhalten" muss in Anlehnung an natürliche Faktoren geschehen, demnach der speziellen Art „gemäß" sein – und nicht gemäß einer an-

Tabelle 4: Faktor „Unversehrtheit"

Faktor	Grundsatz	Ausnahmen/Erläuterungen
Unversehrtheit von Köper und Psyche	Die gesamte Haltungsanlage (Zäune, Ställe, Futterkrippen, Tränken) muss so gestaltet sein, dass Verletzungen, Schmerzen, Leiden oder Schäden – soweit überhaupt vorhersehbar – vermieden werden können. Das setzt auch voraus, dass mit Pferden verständig und vertraut umgegangen wird, um sie im Zweifel nicht unnötig mit Zwangsmitteln traktieren (z. B. Nasenbremse) oder sedieren (durch Injektion) zu müssen. Haut und Haare (insbesondere Tasthaare, Ohrhaare, Fesselbehang und Schweifrübenbehaarung) sollten nicht manipuliert werden; ein ständiges Eingedecktsein ist unphysiologisch und stört die Thermoregulation (führt zu mangelhafter Abhärtung und u. U. schnellerer Erkrankung). Scheren ist auf Ausnahmefälle zu beschränken. Bei allen Verletzungen und Krankheitsanzeichen, die nicht eindeutig als vorübergehende „Lapalie" zu bewerten sind, ist ein Tierarzt hinzuzuziehen. Regelmäßiges Kotabsammeln von allen Flächen, die von Pferden frequentiert werden (Weide, Stall, Auslauf) ist obligatorisch zur Vermeidung ständiger Wurminfektionen und Futterkontaminationen. Im Umgang und im Training ist psychische Unversehrtheit zu fordern. Pferdegerechter Umgang bedeutet: Für Belohnungs- und Strafmaßnahmen gilt, dass sie innerhalb der sehr kurzen Assoziationszeit von ein bis zwei Sekunden erfolgen müssen, damit ein Pferd dies versteht.	Wichtig ist die Pflege des Pferdes (einschl. regelmäßiger Hufpflege) und die tägliche Überprüfung der gesamten Haltungsanlage durch verantwortliche Menschen. Zwangsmaßnahmen sind nur in Ausnahmefällen pferdegerecht, wenn sie dem Pferd nützen (z. B. Sedieren vor einem Notfalltransport o. Ä.). Alle leistungsbeeinflussenden Manipulationen wie Doping oder auch bestimmte Hufbeschläge (soweit sie nicht der Korrektur von Stellungs-/Hufmängeln dienen) sind unzulässig. Zum Faktor „Unversehrtheit" gehören alle Maßnahmen der Gesundheitsvorsorge wie Wurmkuren, Impfungen etc. und die Pferdepflege (u. a. Hufpflege und/oder -beschlag) sowie z. B. die Wartung (= u. a. „Abtrocknen") nach der Nutzung.

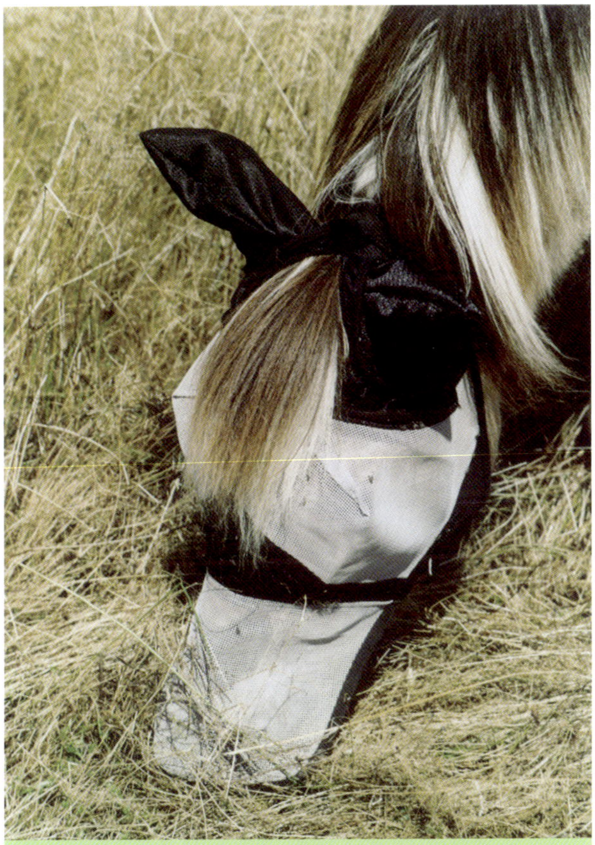

Auch „Robusthaltung" beinhaltet den Schutz der Pferde vor zu argen Umweltbeeinträchtigungen. Zur Insektenabwehr, besonders zum Schutz der Augen, sind im Hochsommer bei Weidepferden Gaze-Masken sinnvoll.

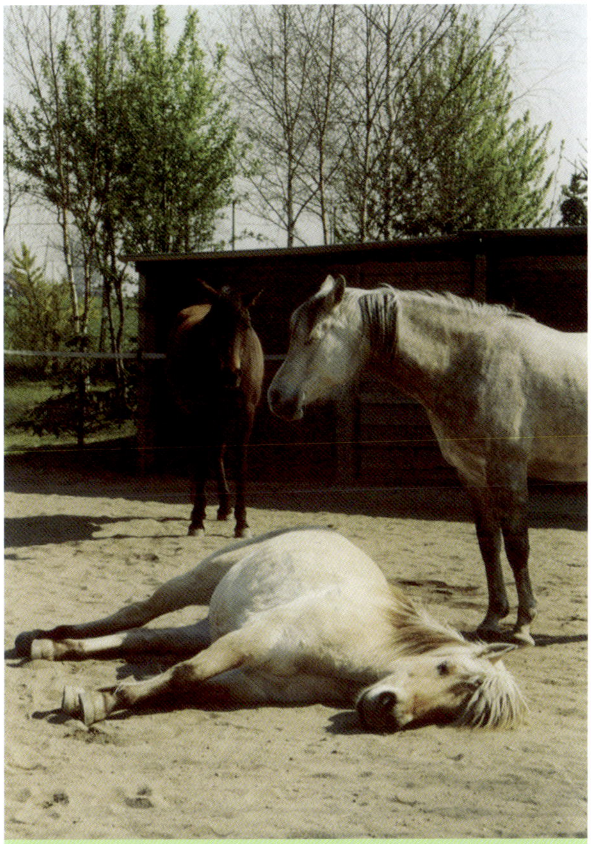

Pferde müssen – mindestens nachts – ungestört in Seitenlage liegen können; bei Gruppenauslaufhaltung sollte der Auslauf nicht komplett befestigt, sondern in Teilbereichen mit einer liegefreundlichen Tretschicht (Sandgemisch) angelegt werden.

deren Art. Wenn man über pferdegerechte Haltung recherchieren will, schaut man frei lebenden Pferden zu – und darin können in Grundzügen die wesentlichen Faktoren erkannt werden. Diese sind auch für jede Hauspferdehaltung – unter den eingangs erwähnten Bedingungen des „Festhaltens" – unverzichtbar.

Unversehrtheit

Der Schutz des eigenen Körpers ist für ein Pferd überlebenswichtig. Werden ihm Schmerzen oder vermeidbare Leiden oder Schäden zugefügt, ist dies tierschutzwidrig. Leiden und Tierschutzwidrigkeit dürfen aber nicht nur im körperlichen Bereich gesehen werden. Auch die Psyche ist zu berücksichtigen. So kann ein Training mit extremen Stresszuständen erhebliche negative Folgen nach sich ziehen.

Gruppenmentalität

Pferde als Beutetiere brauchen von ihrem Erbgedächtnis her die Sicherheit der Gruppe unbedingt zum Überleben. Nur in seltenen Ausnahmefällen sieht man in freier Natur Equiden, die zeitweise als Einzelgänger leben. Meist handelt es sich um Althengste, was heute noch sehr gut bei wilden Böhm-Zebras in Afrika zu beobachten ist. Auch sie halten aber weitgehenden Riech- und Sichtkontakt zu anderen Artgenossengruppen. Die Herdenmentalität, das ausgeprägte Bedürfnis nach sozialen Kontakten einschließlich der Möglichkeit, Aggressivität ganz natürlich ausleben zu können, muss bei jeder Haltung gebührend berücksichtigt werden. Ziegen, Schafe oder Rinder – ebenso wie menschliche Gesellschaft – sind niemals vollwertiger Ersatz für Artgenossen. Die ursächlich mit der Gruppenmentalität verbundenen sozialen Aktivitäten bestimmen auch einen wichtigen Teil der Bewegungsaktivitäten. Zwar überwiegt rein zeitlich bei frei lebenden Pferden die Bewegungsaktivität zur Nahrungsaufnahme im Schritt, doch ist der Stellenwert jener Aktivitäten, die sich aus dem Zusammenleben ergeben, sehr hoch – und für das gesamte Wohlbefinden unerlässlich. Das gilt insbesondere für Absatzfohlen und Jungpferde, deren Bewegungsaktivitäten sich zur

Tabelle 5: Faktor „Gruppenmentalität"

Faktor	Grundsatz	Ausnahmen/Erläuterungen
Kontakte	Täglich direkte Kontakte zu Artgenossen sind erforderlich; auch Hengste müssen in Riech- und Sichtweite zu Artgenossen leben, ihre Haltung soll Kontaktmöglichkeiten fördern und nicht verhindern, aber Verletzungen vorbeugen. Trennwände bei Boxenstallungen sollen grundsätzlich nur halbhoch ausgeführt werden, um Sozialkontakte möglich zu machen; bei Gruppenhaltung muss jedes Pferd genügend Platz haben, um ausweichen zu können; Unruhepotenzial wird vorwiegend durch eine Änderung der generellen Lebensbedingungen provoziert (Verringerung der Fressplätze, räumliche Enge im Liegebereich). Eine Einzelhaltung eines einzigen Pferdes in einem Areal ohne weitere Pferde ist ein gravierender Tierschutzverstoß; junge Fohlen müssen immer in Gemeinschaft mit spielbereiten Gleichaltrigen aufwachsen (und möglichst auch ältere Pferde als „Lehrer" und Kumpane um sich haben).	Deckenhohe Boxenabtrennungen können bei neu einzugliedernden Pferden oder bei Hengsthaltung vorübergehend notwendig sein. Ansonsten sind soziale Kontakte (auch Körperkontakte) obligatorisch. Pferde dürfen niemals ohne Artgenossen gehalten werden, da nur artspezifische Kontakte zur Bedürfnisbefriedigung dienen. Auch der Betreuer oder Reiter kann solche artspezifischen Bedürfnisse niemals ersetzen. Auseinandersetzungen um Ressourcen sind bei Gruppenhaltung z. B. bei Zuteilung einer neuen Koppel oder bei einem neu zur Gruppe hinzukommenden Pferd zu erwarten, hier sind immer vorbeugende abmildernde Maßnahmen und Überwachung angebracht. Pferde haben im Laufe der Evolution eine differenzierte Kommunikation untereinander entwickelt. Dabei bilden sich Hierarchien innerhalb einer Gruppe, die festlegen, welchen generellen Anspruch das einzelne Gruppenmitglied auf bestimmte Ressourcen hat bzw. haben darf. Für diese Kommunikation ist genügend Platz erforderlich.

psychischen und körperlichen Reifung nur in Gruppen voll entwickeln können.

Raum- und Bewegungsbedarf

Neben der Gruppenmentalität ist als Grundanspruch der Raumbedarf zu beachten. Pferde als Pflanzenfresser und Fluchttiere verfügen über einen angeborenen kontinuierlichen Bewegungstrieb, der genetisch mit dem Fresstrieb verbunden ist, denn in der Natur wird nicht aus Raufen und Krippen zugefüttert. Unter Raumbedürfnis ist deshalb nicht etwa allein die erforderliche Stall- oder Liegefläche zu verstehen, sondern insgesamt die Größe und „reizvolle" Ausgestaltung des Aktionsraumes einer Haltungsanlage. Zum Raumbedürfnis gehört im Zusammenhang mit der Bewegungsaktivität auch die lebhafte Teilnahme am Umweltgeschehen. Damit ist die relativ ungezwungene Möglichkeit gemeint, vielfältige Sinnenreize aufzunehmen, die arttypische Neugier (= den Erkundungstrieb) zu befriedigen und den Fluchttrieb möglichst in der Gruppe täglich (auch im Winter) frei auszuleben. Jede zu kleinräumliche oder auch zu beschauliche Anlage fern aller typischen Umwelteindrücke behindert und verlagert (Pullen unter dem Reiter!) dieses ganz natürliche Verlangen.

Licht- und Luftbedarf

Zunächst als Waldbewohner, später vorwiegend als Steppentiere, waren Einhufer niemals Höhlenbewohner wie etwa die Vorfahren unserer Haushunde. Mangelhafte Befriedigung des Licht- und Luftbedürfnisses durch ungünstige Stallhaltung hat eine Vielzahl negativer Auswirkungen auf das Pferd. Betroffen sind vor allem das Abwehrsystem sowie Atmung und Blutkreislauf, Stoffwechsel und Futteraufnahme. Das Anpassungsvermögen des Pferdes an veränderte Umweltbedingungen, seine beeindruckende Hitze-Kälte-Toleranz, basieren auf seiner arttypischen Bewegungsfunktion. Auch im Winter sichert nur regelmäßiger Auslauf Vitalität und psychisches Wohlbefinden, weil nur unter freiem Himmel, bei Licht und frischer Luft, Bewegungsanreiz und Spieltrieb richtig funktionieren.

Trink- und Fressgewohnheiten

Die Trink- und Fressgewohnheiten frei lebender Pferde sind einerseits instinktgebunden, werden aber zusätzlich von Stoffwechselvorgängen, anatomischen Faktoren und vom Lebensraum und dem erreichbaren Nahrungsangebot sowie klimatischen Bedingungen bestimmt. Das Pferd ist ein Gruppenfresser.

Tabelle 6: Faktor „Raumbedarf"

Faktor	Grundsatz	Ausnahmen/Erläuterungen
Raum	Stall-, Auslauf- und Weideflächen sollten rechteckig oder rund angelegt sein, um lange Seiten für mehr Bewegung zu erhalten; jeder Raum/jedes Areal muss die Teilnahme am Umweltgeschehen möglich machen, um Neugier und Erkundungstrieb zu befriedigen. Ställe ohne Öffnungen (Außenklappen etc.) sind abzulehnen und nicht pferdegerecht. Pferde sind z. B. nicht bevorzugt auf „idyllischen Weiden" unterzubringen, sondern möglichst dort, „wo etwas los ist!". Dies dient dem natürlichen Training der Sinnesorgane, fördert Lernverhalten und verhindert Umgangs- und Gebrauchsprobleme (Scheuen etc.). Nach Untersuchungen des Verfassers haben sich besonders runde Stallformen bewährt, sie animieren Pferde auch in Boxen zu etwas mehr Bewegung und längeren Schritten, dabei weniger Drehungen als bei eckigen Formen.	Immer sind hohe Besatzdichten, z. B. auf Weiden oder Naturausläufen, sowohl ökologisch (Bodenverdichtung und folgende Staunässe) als auch vom Raumbedürfnis der Pferde her ungünstig. Paddocks sollten möglichst großflächig angelegt werden, damit genügend Individualabstand zwischen nicht befreundeten Pferden gehalten werden kann. Speziell in großen Paddocks, die der Gruppenhaltung dienen, sollte z. B. durch liegende Baumstämme (ungiftige Obstbäume) die Fläche strukturiert werden, was auch der Beschäftigung dient (Holzknabbern) und insgesamt das Areal aufwertet. „Spielzeug" dagegen sollte nur gezielt und zeitlich begrenzt in Paddocks platziert werden, da sonst das Interesse erlahmt – und z. B. durch Verkotungen unhygienische Zustände eintreten. Kleine Paddocks sind ausnahmslos zu pflastern, um ein Wälzen mit Zaunkollision zu verhindern. Große Bewegungsausläufe müssen bei jeder Witterung weitgehend trocken sein, da sonst keine Animation zur Bewegung besteht und Vermatschung zu Mauke und unhygienisch verkoteten Flächen führt. Als Tretschicht empfiehlt sich Mauersand mit Zuschlagstoffen aus Lehm und Gatterspäne. Grober Sand kann in Teilbereichen sinnvoll sein, ist aber als ausschließliche Tretschicht ungeeignet.

Tabelle 7: Faktor „Bewegungsbedarf"

Faktor	Grundsatz	Ausnahmen/Erläuterungen
Bewegung	Bei jedem Haltungssystem muss sich ein Pferd täglich – unabhängig von der Nutzung und der Bewegungsleistung unter dem Sattel oder im Gespann bzw. bei Zirkusvorführungen – wenigstens zwei Stunden (ohne Lederzeug und ohne Reiter) möglichst in einer Gruppe Artgenossen bei frischer Luft frei bewegen können; für Fohlen ist immer ganztägiger Auslauf in Gruppen vorzusehen; auch ältere Pferde sind als Gruppenkumpane wichtig, weil diese erzieherisch auf Fohlen einwirken. Nur bei freier Bewegungsmöglichkeit kann ein Pferd wichtige Verhaltensweisen wie Erkundungsgänge im Schritt, soziales Zusammenstehen, aber auch „Keilen" und „Buckeln" als Ausdruck von Lebensfreude ausleben. Diese Bewegungsbedürfnisse sind durch Nutzarbeit nicht zu ersetzen!	Pferde haben täglich hohen Bewegungsbedarf – vorwiegend im Schritt. Bewegungsmangel löst starkes Bewegungsbedürfnis aus. Physiologisch mangelhafte Bewegung (streckenmäßig zu wenig, zeitlich zu kurz und gangartenmäßig zu schnell) ist eine der Hauptursachen für Krankheiten. Bei Wanderrittpausen, Turnierteilnahme oder Klinikaufenthalt kann zeitweise eine vorübergehende Anbindehaltung notwendig und tolerierbar sein.

Experimentell zeigte sich, dass beispielsweise Großpferde, die getrennt von ihrer Gruppe alleine auf einer Koppel grasten, sich dabei weniger entspannten und rund 40 % weniger Futter aufnahmen. Unsere Hauspferde müssen als Reit-, Gespann- oder Holzrückpferde mehr leisten als frei lebende verwilderte Pferde oder Wildpferde, weshalb die Futteransprüche höher sind. Allerdings sind Bau und Funktion des Verdauungsapparats sowie das Futteraufnahmeverhalten in wesentlichen Punkten im Vergleich zu den Wildpferden unverändert geblieben. Deshalb gilt es, alle Faktoren des natürlichen Nahrungsaufnahme-

Tabelle 8: Faktor „Licht und Luftbedarf"

Faktor	Grundsatz	Ausnahmen/Erläuterungen
Licht/Luft	UV-Einstrahlung (Sonnenlicht) fördert Stoffwechsel, Fruchtbarkeit, Gesundheit (u. a. Vitamin-D-Bildung) und Normalverhalten. UV-Einstrahlung sollte täglich wenigstens stundenweise auf jedes Pferd einwirken können; frische, weitgehend schadstofffreie Außenluft sowie ein schadgas-, reizstoff-, staub- und keimarmes sog. Stallklima (das der Außenluft weitgehend gleicht) sind unerlässlich. Zu hohe andauernde Luftfeuchtigkeit (über 70 bis 80 %) macht Pferde krank und unterstützt die Vermehrung krank machender Keime im Stall besonders gut. Zum Training der Thermoregulation sind Klimareize bei jedem Wetter Voraussetzung. Auch jede Stalltemperatur sollte der (winterlichen) Außentemperatur nur etwas gemäßigt angepasst sein. Warmhaltung macht Pferde krank. Schadgase wie Kohlendioxyd (CO_2), Ammoniak (NH_3) und Schwefelwasserstoff (H_2S) sind in erhöhten Konzentrationen lebensfeindlich und durch Stallbaumaßnahmen, entgegenwirkende Lüftung, ausgiebiges Einstreuen und tägliche Stallhygiene (Absammeln, Ableitung von Urin) einzudämmen.	Pferde sind – anders als primäre landwirtschaftliche Nutztiere wie Rinder oder Schweine – Tiere der Weite und der Steppe (Schweine sind Waldbewohner und Rinder sind Waldrandbewohner, sie haben einen weniger großen Lichtbedarf). Täglich acht bis zehn Stunden natürliches Licht sind unersetzlich. Der viel beschworene, angeblich stets krank machende Zuglufteffekt (parzieller Kältereiz, der die Thermoregulation des gesamten Körpers nicht auslöst) ist zwar nirgendwo exakt nachgewiesen, dennoch sollte Zugluft grundsätzlich vermieden werden. Es sind dennoch gleichmäßig kühle Luftströmungen in jedem Stall erforderlich (sie treffen nicht nur parziell, sondern auf den gesamten Körper), sie führen Schadstoffe und Keime ab und frische Luft zu. Regennasse oder verschwitzte Pferde sollte man parziellen kalten Luftströmungen (= Zugluft) nie aussetzen, solche Pferde sind immer ausgiebig abzutrocknen/abzurubbeln.

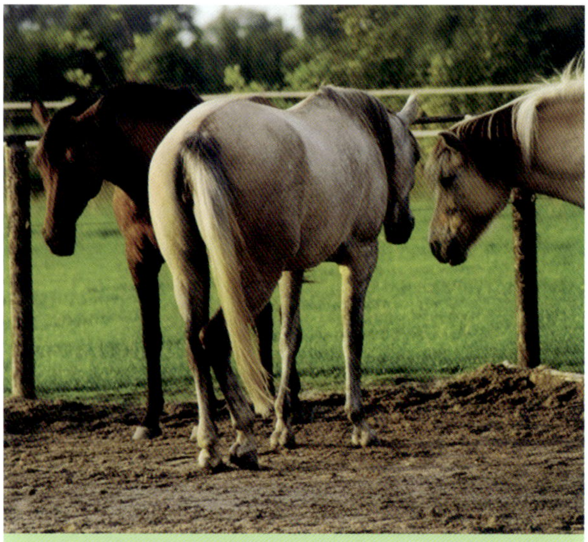

Aufenthalt einer Gruppe in einem Auslauf bedeutet nur selten „Action" und auch nicht ständige Bewegung, sondern oft ist bereits das ruhige Zusammenstehen für Pferde Entspannung und Wohlgefühl zugleich. Die hier abgebildeten eng befreundeten Vollblutaraberstuten stehen fast auf Körperkontakt in typisch antiparalleler Stellung – während die Leitstute der Kleingruppe, eine Fjordstute, sich – auch mit geringem Individualabstand, frontal positioniert hat.

verhaltens bei der Haltung weitgehend zu berücksichtigen.

Darauf ist der Pferdeorganismus eingestellt: Lange Fresszeiten – kurze Ruhezeiten!

Schlafgewohnheiten

Die Schlaf- und Ruhegewohnheiten des Pferdes unterscheiden sich ganz erheblich von den Gewohnheiten, die man von anderen Haustieren, z. B. Hunden, kennt. Frei lebende Pferde verbringen mehr als 50 % ihrer Zeit mit der Nahrungssuche und -aufnahme. Ihre sehr kurzen Schlafzeiten und Ruhepausen verbringen sie stets in der Gruppe, niemals separat. Pferde bevorzugen zum Schlafen offen überschaubares, trockenes, exkrementfreies Gelände und – so vorhanden – Hügel, die dem Wind ausgesetzt sind (so können sie Witterung aufnehmen). Ihr Sicherheitsbedürfnis wird durch diese Faktoren am ehesten befriedigt und die Intensität des Ausruhens gesundheitsfördernd gesteigert.

Haltungssysteme

Während alle Pferde von Natur her die zuvor beschriebenen Grundansprüche stellen, versuchen Pferdehalter, diese Grundansprüche der Vierbeiner mit ihren

Tabelle 9: Faktor „Fressen"

Faktor	Grundsatz	Ausnahmen/Erläuterungen
Fressen	Pferde brauchen maximal sauberes Futter, das weder durch Schimmel noch durch Exkremente u. Ä. kontaminiert ist; Pferde sind Gruppenfresser, weshalb gemeinsames Fressen zu organisieren ist (Einzelabfütterung in automatischen Abrufstationen ist grundsätzlich unphysiologisch!); zehn Stunden Kauzeit sollten angestrebt werden; überwiegend Raufutter füttern, bei Leistungspferden das Verhältnis Raufutter zu Kraftfutter auf 70:30 einstellen (Kraftfutteranteil muss immer geringer als Raufutteranteil in der Gesamttagesration sein); Futterkarenzen sollen möglichst nicht länger als vier Stunden dauern; bei automatischer Fütterung ist Dauerüberwachung sicherzustellen. Bei üblicher Futterrationierung wenigstens dreimal täglich füttern; bei hohen Kraftfuttergaben ist sechsmalige Fütterung (dabei immer zuerst das Raufutter füttern!) obligatorisch, um Magengeschwüre zu vermeiden.	Minimal sechs Stunden Kauzeit; Futterkarenzzeit nachts maximal sechs bis sieben Stunden; auch bei Rennpferden sollte ein maximales Verhältnis Raufutter zu Kraftfutter von 55:45 nicht zugunsten des Kraftfutters geändert werden; bei extremen Leistungen kann u. U. Öl in begrenzter Menge als Energiespender eingesetzt werden.

Tabelle 10: Faktor „Trinken"

Faktor	Grundsatz	Ausnahmen/Erläuterungen
Trinken	Selbsttränken sind Kübeltränken vorzuziehen; tägliche Reinigung und Funktionsüberwachung sind immer erforderlich; Regenwasser ist als Tränkwasser abzulehnen; bei Gruppenhaltung ist eine Tränke für fünf Pferde vorzuhalten.	Bei Handtränke: Mindestens dreimal täglich satt tränken. Minimal eine Selbsttränke für zehn Pferde.

Tabelle 11: Faktor „Schlafgewohnheiten"

Faktor	Grundsatz	Ausnahmen/Erläuterungen
Schlafen	Trockener, optimal exkrementfreier Liegeplatz mit verformbarem Weichboden (in der Regel mit Einstreu), der es jedem Pferd erlaubt, mindestens nachts auch in Seitenlage in der Nähe anderer Pferde (aber unbehelligt aufgrund ausreichenden Platzangebots mit wählbarem Abstand zu anderen Pferden) nach eigenem Belieben schlafen zu können – ohne nächtliche künstliche Dauerbeleuchtung (abgesehen von Positionsleuchten in Stallgassen u. Ä.). Pferde fühlen sich beim Schlafen durchweg nur sicher und entspannen sich, wenn ein anderer Artgenosse „wacht". Bei Gruppenhaltung müssen alle Pferde genügend Platz haben, um auch gemeinsam liegen zu können; auch in Boxen muss Wälzen möglich sein – ohne ständige Gefahr des Festliegens.	Während der hellen Tagesstunden und bei trockener Witterung kann für gesunde Pferde u. U. ein Außenliegeplatz alleine ausreichen; Fohlen und alte Pferde brauchen aber stets Zugang zum schützenden Stall.

eigenen individuellen Bedürfnissen und Nutzungszielen und auch dem eigenen Komfortanspruch sowie den oft örtlich begrenzten Platzverhältnissen mehr oder weniger stark zu verbinden und in Einklang zu bringen. Daraus resultieren unterschiedliche, teils sehr gegensätzliche Haltungssysteme (Haltungsformen).

Für Pferde sind ausschließlich solche Haltungssysteme sowie deren Kombinationsformen akzeptabel, die den arteigenen Haltungsbedarf und die Bedürfnisse des Einzelindividuums erfüllen.

Man unterscheidet – bezogen auf das Pferd selbst – „Gruppenhaltung" und „Einzelhaltung". Bezogen auf das Haltungsareal und den Stalltyp wird unterschieden zwischen offener und geschlossener Haltung. Immer sind bei jedem Haltungssystem auch die Besonderheiten jeder Rasse (siehe Tabelle 13 auf Seite 72) zu berücksichtigen, die sich im Temperament und dem Bewegungsdrang graduell unterscheiden können. Daraus ergeben sich u. U. abweichende individuelle Flächenbedarfsanforderungen.

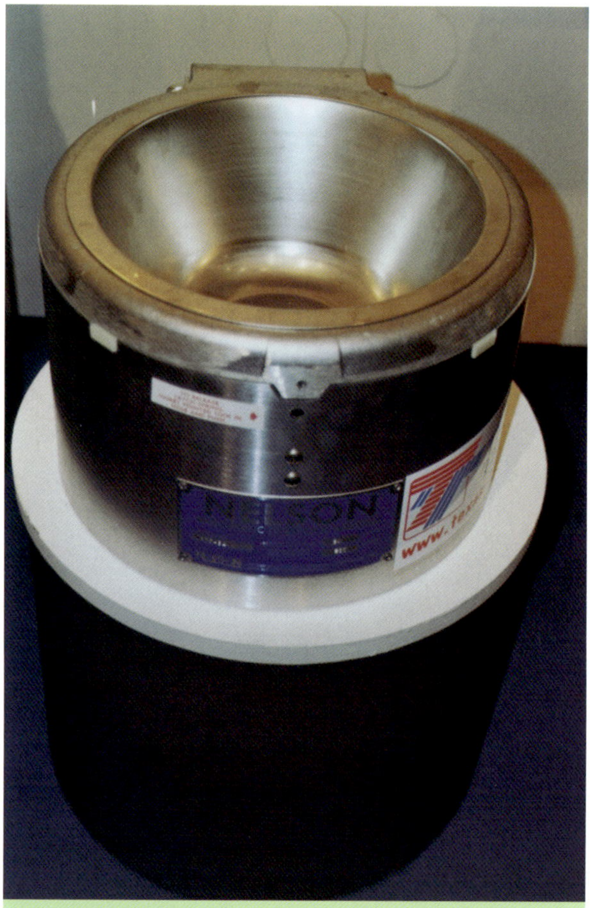

Freier Zugang zur Tränke ist für Pferde immer anzustreben. Das bedeutet nicht, dass die Tränke in unmittelbarer Nähe des Liege- oder Fressbereichs installiert sein sollte – besser ist, diese bei Gruppenhaltung z. B. im Auslauf zu platzieren. Hier abgebildet ist die Nelson®-Tränke, sie ist beheizbar und sichert auch bei Frost problemlose Wasserversorgung der Pferde (Kosten 500 €).

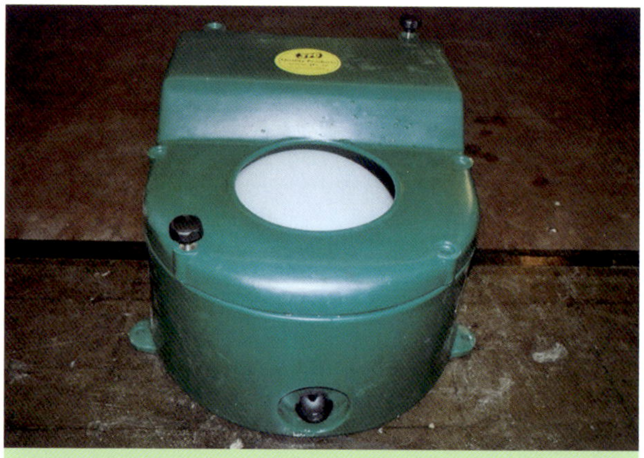

Wo im Außenbereich kein Stromanschluss vorhanden ist, kann eine sog. Balltränke aufgestellt werden; sie funktioniert rein mechanisch durch ein Ballverschlusssystem. Zum Trinken wird bei diesem Tränkensystem der Ball heruntergedrückt und rollt während des Trinkvorgangs innerhalb des Gefäßes zur Seite. Ist kein frostsicherer Wasseranschluss vorhanden, kann sie auch per Eimer befüllt werden (Kosten 300 €).

Offene Haltung

Bei der offenen Haltung dient ein „Offenstall" (siehe Grafik auf Seite 71) hauptsächlich zum Schutz der Pferde, aber auch zum Schlafen oder (je nach Gestaltung) zur Futtervorlage; ein Offenstall ist mit einem Weidegelände und/oder einem Auslauf/Paddock ohne Vegetation verbunden. Der Offenstall kann von Pferden nach eigenem Belieben aufgesucht oder verlassen werden. Wortschöpfungen wie „Offenlaufstall" sind wenig sinnvoll, weil für Laien verwirrend, sie sind gleichbedeutend mit „Offenstall".

Geschlossene Haltung

Bei der geschlossenen Haltung steht ein „Laufstall" zur Verfügung, in dem ein Pferd begrenzt laufen, aber den Stall nicht nach eigenem Belieben verlassen kann. Die gängigere (aus England stammende) Bezeichnung

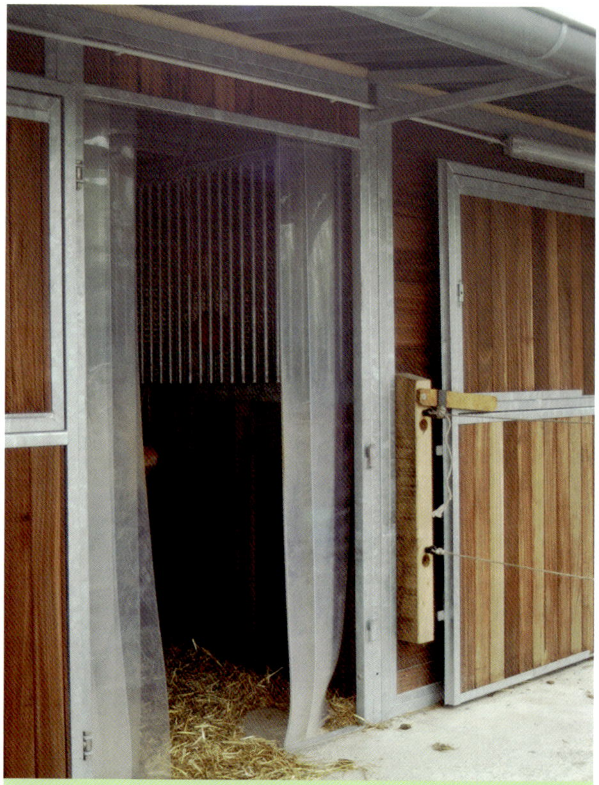

Sowohl Boxen mit Paddockzugang als auch Offenställe können mit (herausnehmbaren) handelsüblichen Kunststoffstreifen-Vorhängen gut gegen Witterungseinflüsse (Schlagregen/starker Wind) und Insekten geschützt werden.

Tabelle 12: Häufigkeit der Haltungssysteme (-formen) in Deutschland (Angaben in Prozent) [1]

Nutzungs-/ Rassengruppe	Einzelhaltung					Gruppenhaltung		Autor/Jahr
	Anbindestand	Einzelbox insgesamt	Innenbox	Außenbox	Box mit Paddock	Einraum-Laufstall	Gruppenauslaufhaltung	
alle Gruppen	12	86	53	31	2	–	2	*Rodewald/* 1989
Ponys/Kleinpferde	14	54	–	–	–	11	21	*Reichert/* 1990
Großpferde	6	82	–	–	–	7	5	*Reichert/* 1990
alle Gruppen	5	80	55	15	10	5	10	*Bender/* 1992
Hochleistungspferde	–	100	90	10	–	–	–	*Wackenhut/*1994
alle Gruppen	2	76	54	20	2	10	8	*Beyer/* 1998 [2]

[1] Es handelt sich um chronologisch aufgelistete Schätzdaten aus Veröffentlichungen/Dissertationen unterschiedlicher Autoren.
[2] Als Quersumme ergeben sich 96 %; die verbleibenden 4 % werden ganzjährig auf der Weide gehalten (hauptsächlich Robust- und Jungpferde); im Einraum-Laufstall sind fast ausschließlich Jungpferdegruppen untergebracht.

für einen Laufstall ist „Box". Historischer Vorläufer des Laufstalls ist der tierschutzwidrige (deshalb als Dauerhaltungsform unakzeptable) „Anbindestall". Dennoch wird Anbindehaltung in manchen Ländern behördlich leider nicht beanstandet.

Gruppen- oder Einzelhaltung

Es ergeben sich für eine Pferdehaltung je nach Stalltyp vier Kombinationsmöglichkeiten:

1. Gruppe im offenen Stall = Gruppen-Offenstallhaltung,
2. Gruppe im geschlossenen Stall = Gruppen-Laufstallhaltung,
3. Pferd einzeln im geschlossenen Stall = Einzel-Laufstallhaltung (= Boxenhaltung),
4. Pferd einzeln im offenen Stall = Einzel-Offenstallhaltung.

Gruppenhaltung

Aus der Natur abgeleitet, ist die Gruppenhaltung die natürlichste Art der Pferdehaltung. Im Grundsatz ist sie für alle Hauspferde zu fordern, denn sie eignet sich für Pferde aller Rassen und Nutzungsrichtungen. Dazu sind aber bestimmte unabdingbare Voraussetzungen wichtig, durch die eine Gruppenhaltung erst pferdegerecht und für das Individuum bedürfnisentsprechend wird.

Allein die Tatsache, dass ein Pferd in kleinen Privathaltungen oder größeren Betrieben in einer Gruppe

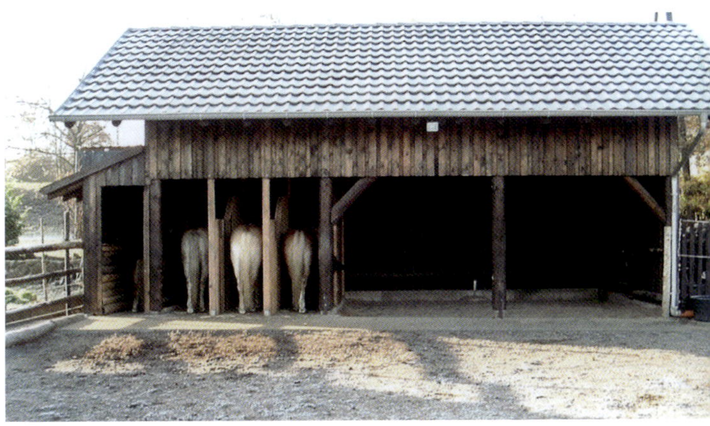

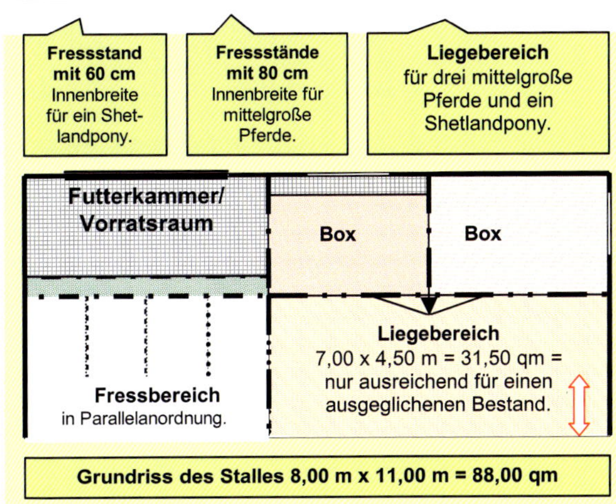

Tabelle 13: Rassenunterschiede auf einen Blick [1]

Rassengruppe	Temperament/ Eigenbewegung	Hautisolation	Gruppenverhalten [2]	Futterverwertung/ Fresstrieb
Kaltblutrassen	gering	gut	verträglich in großen Gruppen	sehr gut
Robustrassen [3]	mittel	sehr gut	verträglich in großen Gruppen	sehr gut/extrem
Warmblutrassen	hoch	befriedigend	verträglich in kleinen Gruppen	befriedigend
Vollblüter	sehr hoch	ausreichend	verträglich in kleinen Gruppen	befriedigend
Arabische Pferde	sehr hoch/ extrem hoch	ausreichend	verträglich in kleinen Gruppen	gut/befriedigend

[1] Es handelt sich um pauschale Werte, die im Einzelfall sehr wohl unterschiedlich sein können; z. B. sind bei den Kaltblutrassen die Percherons verhältnismäßig temperamentvoll und eher unverträglich (= großer Individualabstand) in großen Gruppen.
[2] Große Gruppe = zehn Pferde; kleine Gruppe = vier bis max. sechs Pferde.
[3] Zur Gruppe der „Robustpferde" könnte man – sprachlich streng genommen – alle Pferde zählen, die „robust" (= naturkonform) gehalten werden. Gemeint sind bei dieser Gruppenzuordnung allerdings sog. Robustpferde im engeren Sinne. Das sind vorwiegend nordische Primitivrassen (im Sinne von „urtümlich"), die von ihrer Abstammung und Zuchtgeschichte her auf stark bis extrem rigoros unnachsichtig durchgeführte züchterische und natürliche Auslese zurückgehen. Auch innerhalb der Robustpferdegruppe kann noch weiter nach Temperament, Konstitution und Futteransprüchen unterteilt werden.

gehalten wird, rechtfertigt noch nicht die Annahme, dies sei besonders pferdegerecht! Gruppenhaltung kann unter räumlich engen Verhältnissen, untypisch großen Gruppen, unkundigen Betreuern und unzureichenden Fütterungseinrichtungen für Pferde erheblich stressiger und damit gesundheitsschädlicher sein als eine gut organisierte Einzelhaltung in geeigneten Boxen.

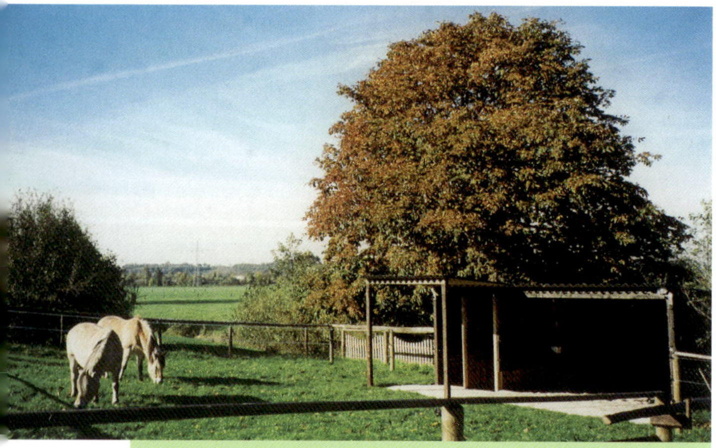

Weidegruppenhaltung mit Offenstall (ohne vegetationslosen Auslauf) ist für Pferde eine „paradiesische" Haltungsform, die aber u. U. durch Luxusverzehr auf Kulturweiden solche Pferde zu „mastig" werden lässt – dies steht sportlicher Nutzung entgegen.

Ein Pferd mit Artgenossen pferdegerecht in der Gruppe zu halten, ist gegenüber der typischen Boxenhaltung ungleich anspruchsvoller und aufwändiger. Die 1995 erlassenen bundesdeutschen „Leitlinien zur Beurteilung von Pferdehaltungen unter Tierschutzgesichtspunkten" empfehlen, „Pferde, wo immer dies möglich ist, in Gruppen zu halten." Das ist begrüßenswert, wenngleich diese Leitlinien dazu leider völlig unzureichende Flächenanforderungen und völlig praxisferne Stallkonzepte für die Gruppenhaltung aufzeigen. Eine ausschließliche Orientierung an den Leitlinien führt u. U. zu Bedürfnismängeln.

Manche landwirtschaftliche Pferde-Gruppenhaltungen orientieren sich zu stark am „Nutztiergedanken". Man wirbt mit Slogans: „Bei uns nur Gruppenhaltung!" Einseitige ökonomische Sichtweisen verleiten dort bei näherem Hinsehen nicht selten zu schlecht organisierten und mangelhaft funktionierenden Gruppenhaltungen nach dem Motto: „Viele Pferde auf kleiner Fläche im Offenstall oder Gemeinschafts-Laufstall mit nur einmal jährlich abzuräumender Tretmistmatratze bringt viel Pensionsgeld". Das ist „Abzockerei" – sonst nichts. Zu allem Überfluss werden solche Pseudo-Gruppenhaltungen gelegentlich auch noch durch Berater für Landwirte (z. B. bei Betriebsumstellung von Milchviehhaltung auf Pferdehaltung) unterstützt. Aber in diesem Punkt scheinen sich die Verhältnisse in jüngster Zeit günstig zu wandeln.

Gruppenhaltung ist im Ergebnis nicht nur flächenaufwändiger, sondern in mancher Hinsicht durchaus auch etwas risikoreicher. Sie setzt im Vergleich mit geschlossener Stalleinzelhaltung ein Mehrfaches an Wissen über die Pferdebedürfnisse sowie die allgemeinen und individuellen Verhaltensweisen der gehaltenen Pferde voraus. Der Betreuer einer Pferdegruppe (insbesondere auch ein professioneller Pensionsgeber mit wechselndem Pferdebestand) muss sich mit jedem Individuum, das ihm anvertraut wird, erst einmal selbst ausreichend lange beschäftigen, es in Wesen und Verhalten in Grundzügen kennen lernen. Dazu sind ausreichend praktische Erfahrung sowie ein ruhiges und nicht etwa cholerisches Kommunikationstalent sowie relativ emsige Haltungs-Kreativität erforderlich. Schließlich sollte der Betreuer einer Pferdegruppe täglich ein den gruppendynamischen Verhältnissen angepasstes, überlegtes Haltungsmanagement praktizieren. Das aber setzt in erster Linie genügend differenzierte Kenntnisse des Pferdeverhaltens voraus, die niemand – auch kein Landwirt – bereits „in die Wiege gelegt" bekommt.

Generelle Voraussetzungen

Nur in Haltungen ohne ständigen Neuzugang ist eine Gruppenhaltung sinnvoll. Generell müssen Neuzugänge stets allmählich erst in die Gruppe integriert

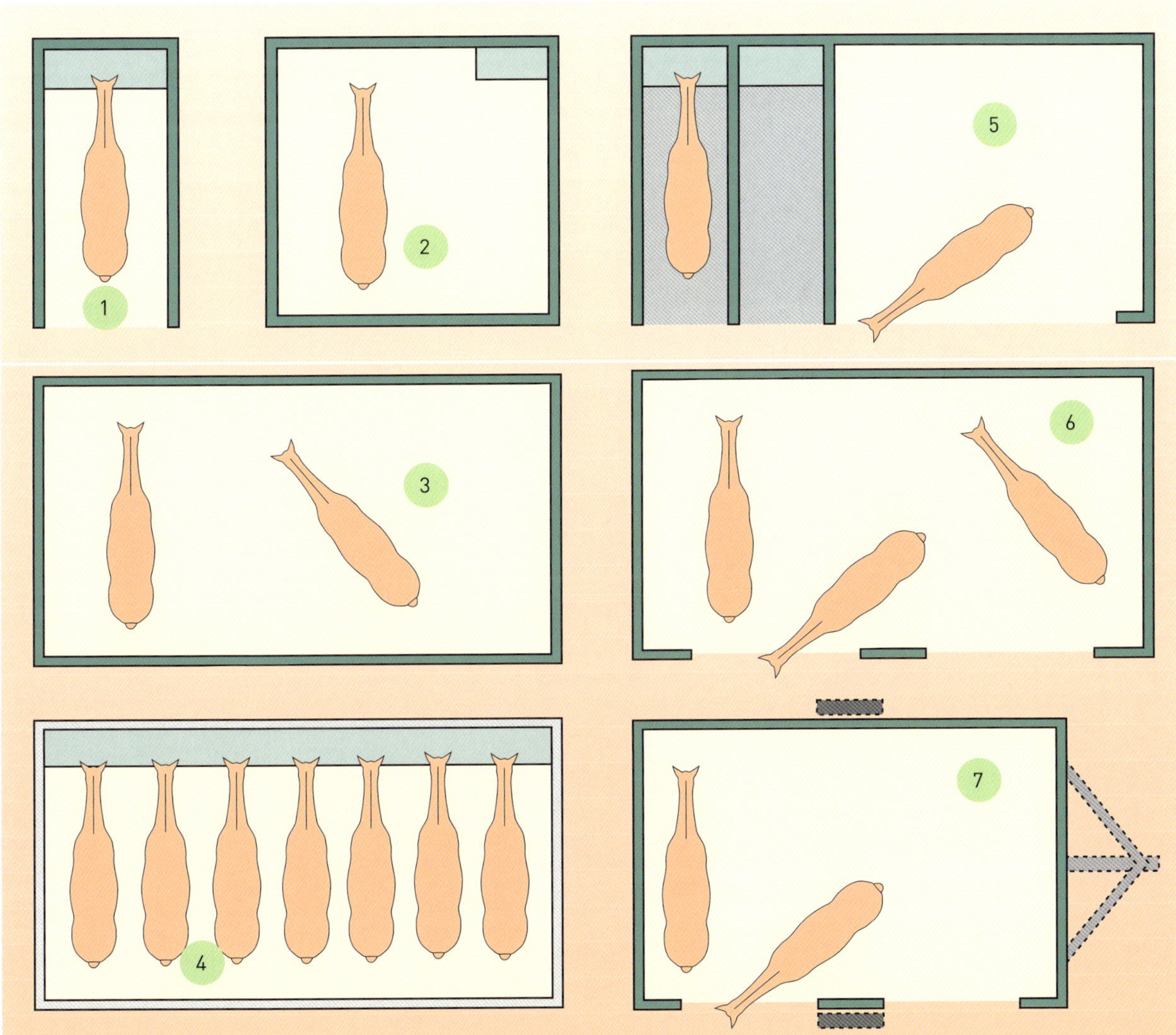

Haltungssysteme

A) Geschlossene Systeme
1 Ständer = Anbindehaltung
2 Laufstall = Einzelbox
3 Laufstall = Gemeinschaftsbox
4 Stallzelt = Anbindezelt

B) Offene Systeme
5 Offenstall (Liegen/Fressen getrennt)
6 Offenstall (Liegen/Fressen zusammen)
7 Fahrbarer Offenstall (= Schutzhütte)

werden (hierzu sind wenigstens die Hinterhufeisen abzunehmen!). Es sollten bei Gruppenhaltung auch Notboxen und sonstige räumliche Voraussetzungen (z. B. kleinere Ausläufe neben einem großen Gemeinschaftsauslauf) geschaffen werden, die ein Separieren von einzelnen Pferden zulässt. Dies kann bei Krankheiten erforderlich sein, aber auch bei hinzukommenden Pferden, die aus unterschiedlichen Gründen nicht integrierbar sind. Da die Verletzungsgefahren durch Bewegungsaktivitäten mit Ausweichmanöver in Gruppen gegenüber Einzelhaltung erhöht sind, muss jede Haltungsanlage besonders durchdacht und verletzungsverhütend gestaltet sein. Dazu sind runde Formen (ovaler Auslauf statt Rechteck) immer winkligen Eingrenzungen vorzuziehen.

Eine **Gruppengröße** von mehr als zehn Pferden ist in der Natur selten und führt auch in Hauspferdehaltungen zu Problemen, denn nur in für das einzelne Pferd überschaubaren Gruppen ist eine weitgehend homogene soziale Hierarchie auf Dauer erzielbar. Große Pferdeherden wie die Dülmener Wildpferde mit über 300 Pferden teilen sich in 25 bis 30 Familiengruppen auf, die in einem lockeren Großherdenverband auf 350 Hektar Fläche zusammenleben.

Für die **Gruppenzusammenstellung** (s. hierzu auch Seite 133) gibt es kein Patentrezept. Ideal sind Zuchtgruppen mit Hengst, Stuten und Nachzucht. Ansonsten können Stuten und kastrierte männliche Pferde als Gruppe zusammen gehalten werden. In Gruppen mit mehreren Wallachen und Stuten sind, soweit spät kastrierte männliche Pferde darunter sind, vornehmlich zum Zeitpunkt der Stutenrosse stärkere Geplänkel zu erwarten. Auch mehrere Hengste, vor allem Junghengste, können dann als Gruppe gehalten werden, wenn direkte Kontakte zu angrenzend gehaltenen Wallachen oder gar rossigen Stuten verhindert werden.

Hengste: Alternativen zur Boxen-Einzelhaltung

Immer wieder trifft man Pferdeleute, die den Traum vom „Reithengst" pflegen oder einen Deckhengst anschaffen wollen. Bedenken sollte man: Hengste sind hoch sensibel, kontaktfreudig, intelligent und naturbedingt „triebhaft". Man kann sie deshalb unter Normalbedingungen nicht ohne besondere Vorkehrungen mit Wallachen, anderen Hengsten und Stuten zusammen halten. Viel Zeit für ausgleichende Arbeit und wenigstens Sicht- und Riech-Artgenossenkontakt in einem geeigneten Areal sowie einfühlsamer Umgang und eine besondere Art „Grundrespekt" des Betreuers für den Hengst sind unerlässlich. Erschreckend ist unter solchen Gesichtspunkten die immer noch zu häufig anzutreffende einfallslose Praxis der strikt separaten Hengsthaltung in hoch vergitterten Boxen, die wie Hochsicherheitstrakte aussehen (teils innen mit tierschutzwidrigen E-Zaunleitern!). Das ist – ohne jeden freien Auslauf und ohne Kontakt zu Artgenossen – tierschutzwidrig, eine unwürdige, lebensfeindliche Einzelhaft für ein hoch sensibles Individuum, das abstumpft.

Gestüte und Reiter mit echtem Pferdeverstand und Gefühl für das Pferd als Lebewesen zeigen, dass es bei gutem Willen – sicherlich mit Kompromissen und sehr großem Mehraufwand – anders ablaufen kann. Für jede Hengsthaltung muss deshalb im Einzelfall nach Lösungen gesucht werden, um Grundbedürfnisse zu befriedigen. Es ist möglich, einen Hengst und eine Stute als Kleingruppe ganzjährig zusammen zu halten, wobei der Hengst die Stute jedes Jahr bedecken wird. Verschiedentlich werden einzelne Hengste sehr erfolgreich unter großzügigen Areal- und Raumbedingungen zusammen mit einer selbstbewussten alten Stute (die keine Rosse mehr zeigt) als Kleingruppe gehalten. Letztlich ist auch eine Einzel-Auslaufhaltung in Sicht- und Riechweite zu Artgenossen immer jeder eintönigen, beengten Boxenhaltung ohne Umweltreize vorzuziehen.

Gruppenhaltung in geschlossenen Laufställen

In großen Scheunen kann sich eine Laufstallhaltung anbieten, aber in der Regel nur für ausgeglichene Zuchtgruppen oder Privathaltungen mit selten wechselnder Gruppenzusammensetzung. In geschlossenen Laufställen sind dennoch Streitigkeiten um Ressourcen (Futter, Liegeplatz) verstärkt zu erwarten, je kleiner die Flächen sind, das bringt Nachteile für Rangniedrige mit sich. Individualabstände betragen bei nicht besonders befreundeten Pferden häufig wenigstens zwei Pferdelängen, das sind bei mittelgroßen Pferden wenigstens 5,00 m. Damit rangniedrige Pferde in geschlossenen Laufställen keine Bedürfnismängel erleiden, können geschickt aufgestellte und statisch ausreichend verankerte Raumteiler als Sichtschutz Ruhezonen abteilen (siehe Grafik auf Seite 84). Das kann aber nur ein Hilfsmittel für große Ställe sein und ist für kleine Flächen abzulehnen, weil dies wiederum – nach Beobachtungen des Verfassers – kontraproduktiv und verletzungsfördernd wirkt!

Latent vorhandene **Nachteile jedes geschlossenen Laufstalls** sind:
Geringe Anteilnahme der Pferde am Umweltgeschehen und mangelnde Außenklimareize, eingeschränkte Bewegungsmöglichkeiten, stallklimatische Probleme, vor allem, wenn die Einstreupflege unzureichend ist oder gar (wie in Rinderhaltungen) eine Tretmistmatratze angelegt wird.
Liegeflächen in einem geschlossenen Laufstall müssen immer um 40 bis 50 % größer sein als im Offen-

stall. Die vom Verfasser empfohlene Berechnungsformel für einen Laufstall lautet: $(3 \times Wh)^2$. Von anderen Autoren werden generell geringere Laufstallflächen nach der Formel $(2 \times Wh)^2$ empfohlen, die ausnahmsweise ausreichend sein können.

Beispiel: Warmblüter Wh 1,70 m × 3 = $5{,}10^2$ = rd. 26 qm. Bei unausgeglichenen Beständen sind größere Flächen nach der Formel $(4 \times Wh)^2$ je Pferd anzuraten (statt 26 qm sind das 46 qm). In **Ausnahmefällen** können auch je Pferd Flächen nach der Formel $(2 \times Wh)^2$ = 11,5 qm ausreichend sein, wenn beispielsweise die gehaltenen Pferde tagsüber sehr stark geritten werden oder sie ganztägig freien Auslauf in einem Paddock erhalten oder zusätzlich zu den Liegeflächen ein separater Fress-Laufstall mit Fressständen an den eigentlichen Laufstall angeschlossen ist.

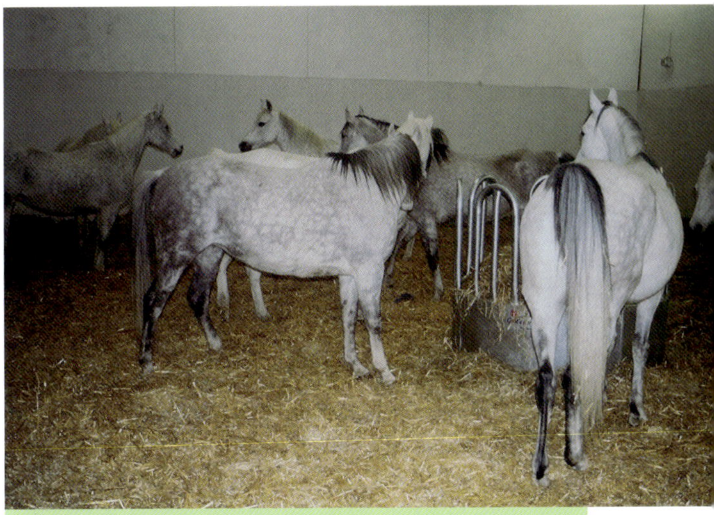

Eine Gruppenhaltung in einem geschlossenen Laufstall (hier acht Vollblutaraberstuten auf 240 qm) setzt große Flächen voraus, damit die Haltung pferdegerecht ist und für Rangniedrige ausreichende Ausweich- und Schlafmöglichkeiten gegeben sind.

Gruppenhaltung in Offenställen

In den ersten Jahren des haltungsmäßigen Umdenkens im Pferdebereich und des praktischen Umschwungs ab 1960 war Offenstallhaltung zunächst immer verbunden mit 24-Stunden-Weidehaltung robuster Pferde. Es zeigte sich dann in den Folgejahren, dass eine Offenstallhaltung mit angrenzenden großen Weidekoppeln zwar für die Pferde „paradiesisch" war, weil auch für rangniedrige Pferde durchweg genügend Platz und Futter bereitstand. Eine stärkere sportliche Nutzung der so gehaltenen Pferde war und ist aber aus vielen Gründen illusorisch (z. B. starker Weidebauch durch sog. Luxusverzehr, zeitaufwändige „Greifbarkeit" zur Pflege und Sattelung).

Im Laufe der Jahre entstand die sog. Gruppenauslaufhaltung mit Offenstall. Diese erfordert neben den nur zeitweise genutzten Weidekoppeln einen vegetationslosen **Auslauf**, der an den Offenstall angrenzend gebaut wird. Bei der Auslaufgestaltung sollte man kreativ sein und nicht immer den eckigen Formen den Vorzug geben. Kombinationsausläufe oder Rundkursausläufe, wie sie vom Verfasser für verschiedene Haltungen konzipiert und umgesetzt wurden, sind eine Bereicherung für Vier- und Zweibeiner (siehe Grafiken auf Seite 139 f.). Dabei können sehr wohl in großen Ausläufen auch Raumaufteilungen nützlich sein, z. B. durch Ablegen großer Stämme ungiftiger Obstbäume (nicht aber durch ständig in Ausläufen deponiertes Spielzeug). Diese natürlichen Raumteiler dienen einerseits der Aufteilung des Auslaufs in kleine Territorien, aber auch der Beschäftigung durch Knabbern. Inzwischen ist Gruppenauslaufhaltung als die pferdegerechte Haltungsform schlechthin für Pferde aller Rassen und Nutzungsrichtungen anerkannt.

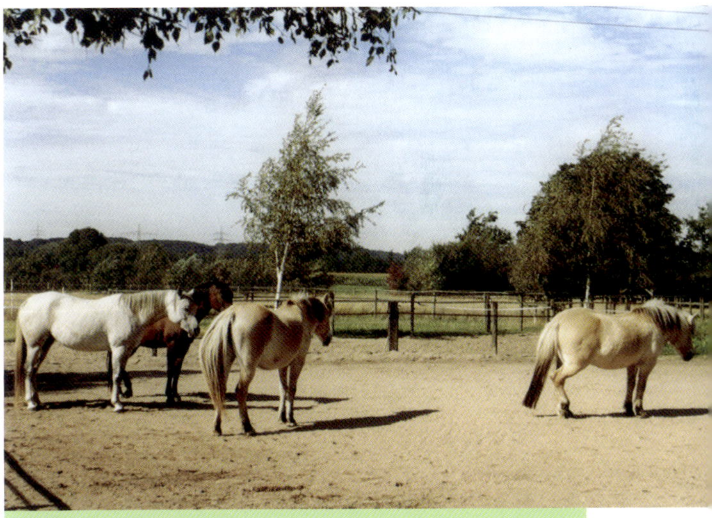

Moderne Gruppenhaltung heißt „Gruppenauslaufhaltung mit Offenstall", wozu (neben einem Offenstall) ein vegetationsloser Sandauslauf erforderlich ist. Dieser dient in Weidepausen und auch im Winter den Pferden als „Zentrale" für ein naturnahes Leben. Pferde, die so gehalten werden, sind sportlich (abgesehen von Winterhallenturnieren) voll einsatzfähig, wenn ihre Pflege und Wartung nutzungsentsprechend konsequent gestaltet wird.

Vorteilhaft (vorwiegend für das Pferd) sind bei dieser Haltungsform:

Ständige Sozialkontakte, Eigenbewegungsmöglichkeiten, Frischluft und UV-Einstrahlung, wechselnde Klimareize und Training der Thermoregulation, weitgehender Erhalt einmal erzielter Konditionierung und weniger Sehnenschädigungsprobleme; bessere Stoffwechselförderung, Schmierung der Gelenke und Förderung natürlicher Darmperistaltik; mehr Arbeitsfreude und Scheufreiheit.

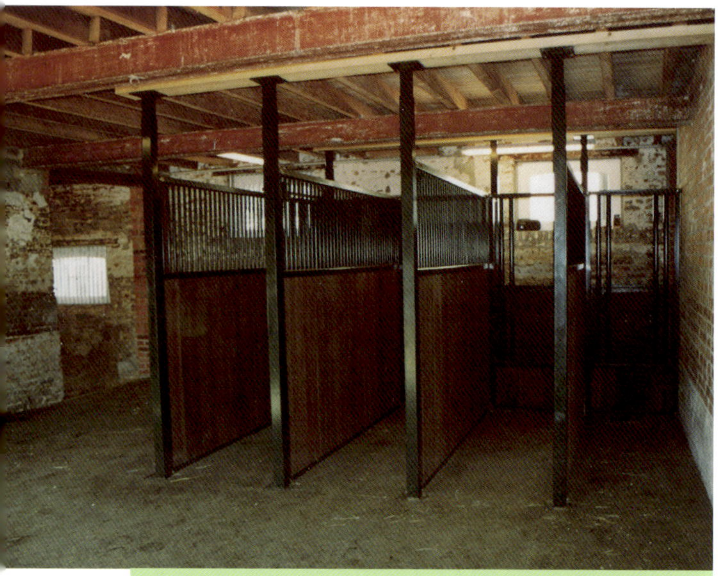

In den Fressbereich dieses Offenstallgebäudes wurden frei zugängliche Fressstände eingebaut, die vorne durch einen (nach rechts mit der Futterkammer und dem Wohnhaus verbundenen) Futtergang versorgt werden können. So gelingt eine pferde- und „menschen"-gerechte Haltung mit Komfort für Vier- und Zweibeiner bei jeder Witterung! Der Liegebereich ist separat angeordnet.

Funktions-Voraussetzungen sind:

- Sachkundiger Betreuer mit Sensibilität und guter Beobachtungsgabe für Verhaltensmerkmale;
- kleine Gruppen (etwa bis zu zehn Pferden);
- seltener Pferdewechsel und bei Neuzugang allmähliche Integration;
- Räume mit offenen Frontseiten (möglichst gen Süden) oder stets zwei genügend großen Ein- und Ausgängen (gut zwei Pferdebreiten lichte Weite; im Durchschnitt 2,00 m);
- großzügige, gut eingestreute und regelmäßig hygienisch akzeptabel gepflegte **Liegeflächen** (keine Tretmistflächen wie in der Rinderhaltung!), d. h. je Pferd als Liegebereich im Offenstall, z. B. für ein Warmblutpferd von 1,70 m Widerristhöhe: minimal $(2 \times Wh)^2 = 11{,}5$ qm, besser $(2{,}5 \times Wh)^2 = 18{,}0$ qm;
- großflächige, weitgehend trockene **Ausläufe**, d. h. Flächenformel je Warmblutpferd minimal $2(2 \times Wh)^2 = 23$ qm, besser $4(2 \times Wh)^2 = 46$ qm oder für eine Kleingruppe bis zu fünf Pferden pauschal 300 qm bzw. bei einer Gruppe von zehn Pferden pauschal 800 qm (z. B. Rechteck 20 × 40 m oder ein entsprechend großes Oval); vor dem Stall Festboden (z. B. Pflaster), im Bewegungsbereich als Tretschicht Sand (nicht zu grob) mit Zuschlagstoffen (Weichholz-Gatterspäne, Lehm, evtl. Splittgemisch und Lava, aber kein Rindenmulch oder Hackschnitzel);
- räumliche **Trennung des Liege-, Tränk- und Fressbereichs** = Tränke im Auslauf (eine Tränke für fünf Pferde), separat zugänglicher Fressbereich mit Fressständen oder einem Fressgitter, z. B. parallel zum Liegebereich angeordnet und vom Auslauf her zugänglich – möglichst nicht durch den Liegebereich zugänglich (siehe unten Grafikbeispiel **C** wie es die zitierten Leitlinien vorsehen!);
- Länge der **Fressstände**: 2 × Wh (einschließlich der Futterkrippe); körpergerechtes Fressen setzt voraus, dass Pferde bei Bodenfuttervorlage einen Ausfallschritt machen können – ist das nicht möglich, muss der Krippenboden in Höhe von etwa 25 bis 30 % der Wh angebracht sein; Raufen dürfen max. in Widerristhöhe aufgehängt werden,

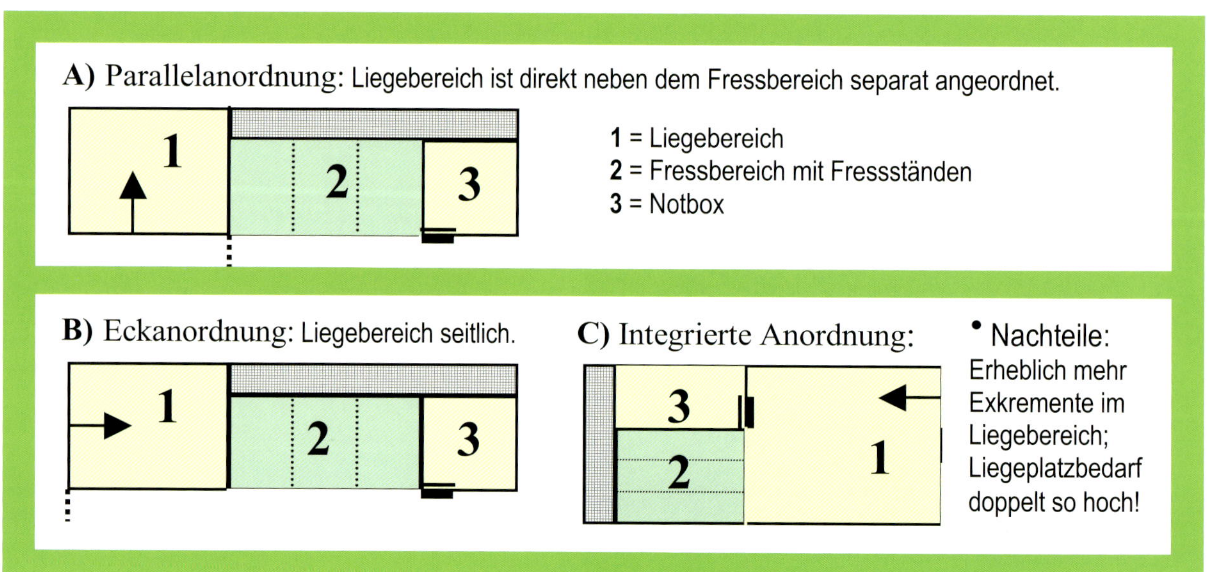

Heunetze in Brusthöhe; Innenbreite von Fressständen: größer als 0,5 × Wh, im Durchschnitt etwa 0,80 m (Ausnahmen sind kleine Rassen und Kaltblüter, hier sind die Maße individuell der Körperbreite anzupassen); Trennwände der Fressstände sind bodentief (möglichst herausnehmbar) auszuführen; im Kopfbereich sollten Sichtschlitze angebracht werden (Pferde als Gruppenfresser wollen den Nachbarn beim Fressen sehen, sonst gehen sie ständig rückwärts raus, um zu sichern!), die Höhe der Trennwände sollte wenigstens 1,2 × Wh betragen, damit Beißattacken unterbleiben; der Platz hinter Fressständen muss wenigstens 2 × Wh tief sein, damit Pferde ungehindert Fressstände aufsuchen und verlassen können (eine hintere Kettenabsperrung o. Ä. von Fressständen ist u. U. extrem gefährlich und grundsätzlich abzulehnen).

- **Fressgitter** können durch senkrechte (genügend belastbare, verzinkte) Stäbe oder Rohre hergestellt werden mit Durchlass-Innenabständen von 1,5 × Kopfbreite (etwa 35 cm; bei kleinen Rassen entsprechend schmaler); in Fressbereichen ohne Trennwände sollten links und rechts neben jedem Durchlass 40 bis 50 cm breite Flächen verschlossen werden (z. B. durch Hartholzplatten), damit sich genügend Abstände zu Nachbarpferden ergeben (somit Fressgitterplatzbedarf je Pferd: 1,10 bis 1,35 m).

Als **nachteilig** (gegenüber einer Einzelhaltung in Boxen) sind häufig bei Gruppenauslaufhaltung mit Offenstall folgende Punkte angesehen worden:

- Erfordernis höherer Qualifikation und körperlicher Fitness für den Betreuer;
- relativ großer Flächen- und Raumbedarf;
- höherer manueller Arbeitsaufwand für Hygiene und Fütterung;
- stärkeres Fellwachstum;
- aufwändigeres Putzen der Pferde und erhöhter Wartungsaufwand nach der Nutzung;
- schlechtere „Greifbarkeit“ von Leistungspferden durch den Menschen;
- mangelnder menschlicher Komfort bei Witterungsunbilden;
- gelegentlich kleinere Fellschrammen durch Rangeleien.

Einige Nachteile sind durch überlegte technische Maßnahmen auszugleichen, z. B. durch Vordächer, ein Solarium zur Pferdetrocknung (mit obligatorischem klimatischem Übergangsraum), durch teilautomatisierte (ohne Transponder betriebene) Gruppen-Fütterungseinrichtungen (z. B. automatische Heuschieber und/oder Kraftfutterportionierer in allen Fressständen).

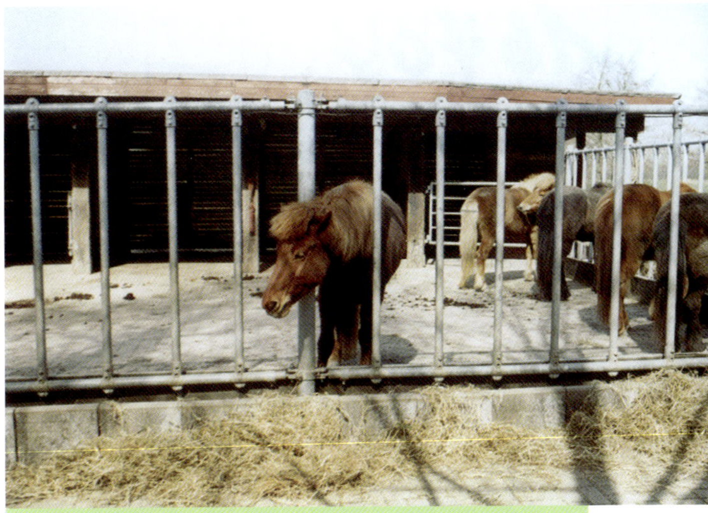

Bei Gruppenhaltungen können Fressgitter als Auslaufbegrenzung mit außen angebrachten Trögen zweckmäßig sein, um z. B. im Sommer Raufutter arbeitssparend beizufüttern.

Gruppenzusammenstellung

Bei der Zusammenstellung von Gruppen bedarf es der Geduld und guter Beobachtung. Es sind ein paar Punkte unbedingt zu beachten, damit sich tatsächlich am Ende pferdegerechte Zustände einstellen:

Eingliederungen von Pferden sind zu 95 % erfolgreich und keinesfalls „Horrorszenarien“, wenn sie gut vorbereitet ablaufen. Zu berücksichtigen ist (wie in der gesamten Pferdehaltung) der „Grundsatz der Allmählichkeit“, denn bei Pferden läuft (außer bei der Flucht) vieles nicht hektisch, sondern wohl dosiert, langsam und allmählich ab. Das muss auch Grundlage jeder Eingewöhnungsprozedur sein, denn für eine bestehende Gruppe ist jeder Neuzugang grundsätzlich ein unter naturkonformen Bedingungen zwar natürliches, aber dennoch eher ungewöhnliches Ausnahmeerlebnis, das auch in der Natur nur allmählich in längeren Zeiträumen und auf Distanz abläuft. Für das frei lebende Pferd in der Natur bestimmt ganz überwiegend das friedliche Zusammenleben den Tagesablauf. Die soziale Hierarchie („Rangordnung“) sowie die Gruppenzusammensetzung bleibt über sehr lange Zeit im Wesentlichen unverändert. Allenfalls harmlose und auch widerstandslos akzeptierte Drohgebärden sind normal. Aber: Absolut nicht normal ist für frei lebende Gruppen indes, dass ein ausgewachsenes Pferd neu hinzukommt! Das ist sozusagen ein Ausnahmezustand. Die Gruppenstabilität wird im Normalfall unter Naturbedingungen so gut wie nie gestört. Neu hinzukommende Stuten, die der Hengst einer wilden Equidengruppe „erobert“ hat, grasen beispielsweise zunächst immer längere Zeit zusammen mit dem Hengst – und werden von ihm

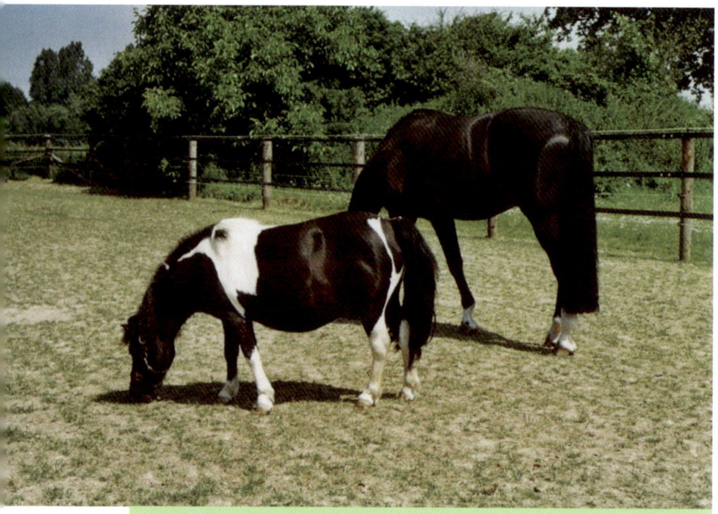

Gruppenzusammensetzung mit erheblichem Größenunterschied funktioniert auch: Shetland und Warmblut (hier ist übrigens die Shetlandstute die „Chefin"). Allerdings ist die abgebildete überweidete Fläche nicht ungefährlich, es drohen hohe Schmutzaufnahmen beim Grashalmknabbern.

vor allzu starken Attacken der Gruppenkumpane geschützt, wie man es z. B. bei anderen Wild-Equiden, den Böhm-Zebras, in freier Wildbahn sehr gut beobachten kann.

Robuste Nordpferde sind in gemischtrassigen Gruppen z. B. wesentlich „härter im Nehmen", was an der Dicke des Fells und auch an graduellen Unterschieden der Nervenimpulse liegen mag. Gleichrassige Gruppen sind für den wenig erfahrenen Pferdehalter grundsätzlich immer einfacher zu halten.

Zufriedenstellend managen kann man allerdings auch stark unterschiedliche Gruppenzusammensetzungen, so z. B. Shetlandponys und Warmblüter oder Fjordpferde und Vollblutaraber. Dabei wird man erstaunt sein, dass z. B. nicht immer in jeder Haltungssituation der mächtige Warmblüter oder der temperamentvolle Vollblutaraber den Ton angeben muss, denn Körpergröße und Muskelkraft sind (auch in der Natur) nicht die allein maßgebenden Rangfaktoren für jede Lebenssituation. Oft sind z. B. Shetlands sehr selbstsicher-mutig und zudem erstaunlich rangbewusst und vor allem auch erfahren. Daran orientieren sich Pferde untereinander: Sie wissen, wer z. B. aus der Gruppe den besten Futtersuchtrieb hat – und folgen dann diesem Pferd (obwohl es vielleicht körperlich der schwächste Kumpan ist, der z. B. im Liegebereich des Stalls als rangniedrig gilt). Lösbare Probleme sind auch die stark abweichenden Futteransprüche sowie die größenmäßigen Unterschiede, die z. B. ein soziales Beknabbern bei erheblichen Größenunterschieden zwischen Shetty und Warmblut verhindern. Hier muss dann eben stärker gestriegelt und bei der Fütterung reglementiert werden. Für gemischte Gruppen eignet sich eine Haltungsanlage mit zeitweiser Trennmöglichkeit besonders gut.

Problematisch sind immer Pferde aus langjähriger Einzelhaltung, die zudem schon als Fohlen nicht artgemäß in einer Gruppe groß wurden, sondern vermenschlicht und verhätschelt aufwuchsen und deshalb erst einmal an das Verhalten und den hautnahen Kontakt mit Artgenossen gewöhnt werden müssen. Sie sollten Gelegenheit bekommen, zunächst stundenweise als Kleingruppe mit nur einem Kumpanen Sozialverhalten und Hackrecht neu zu lernen. Solche Umstellungs- und Lernprozesse dauern bis zur Integration in eine größere Gruppe oft weit mehr als ein Jahr.

Sehr ungünstig ist es, wenn z. B. ein älteres Pferd (etwa über 18 Jahre alt), das bisher Chef einer homo-

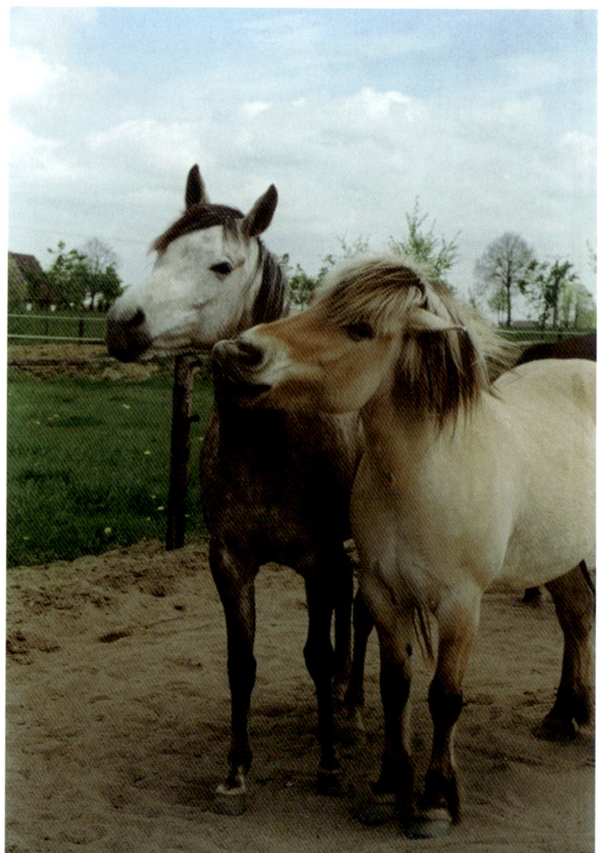

Extrem gegensätzliche Pferdetypen kann man nach Gewöhnung sehr gut gemeinsam halten, es gibt allerdings graduelle Verhaltensunterschiede und durchaus differierende Schmerzverträglichkeit: Nordpferdetypen sind weniger wendig, dafür „dickfelliger" und oft sehr gierig auf jedes Futter, sie zeigen bei Auseinandersetzungen mit hochblütigen Südtypen deshalb nicht selten ungeahntes Stehvermögen.

genen Gruppe war, mit Ortsveränderung in eine neue Gruppe mit hauptsächlich sehr agilen, erheblich Jüngeren integriert werden soll. Dies führt beim älteren Pferd, das dabei meist seinen Rang verliert, zu ganz erheblichem chronischem Stress und u.U. zu einer enormen Schwächung des Abwehrsystems mit Wesensveränderungen und nachfolgender Erkrankung (oft beginnend mit diffusen Durchfällen, häufigen Lahmheiten usw.). Als Lösung bietet sich an, ein solches Pferd in einer Kleingruppe mit einem akzeptablen Kumpanen zu halten.

Ähnliches ist bei manchen sog. Gnadenhöfen zu beobachten, wo alte Pferde (sicher wohlmeinend, aber leider ohne ausreichende Kenntnisse) in vergleichsweise großen Gruppen „zusammengewürfelt" werden in der Absicht, diesen einen „ruhigen Lebensabend" zu bescheren. Das Gegenteil ist oft der Fall! Sieht man sich wild lebende Equiden an, dann findet man gelegentlich abgesonderte Altpferde, aber nur in Kleingruppen mit maximal zwei bis vier Pferden! Mit zunehmendem Alter steigen – nicht nur bei Menschen – Individualitätsanspruch und verminderte Beweglichkeit. Dem sollte durch überlegte Kleingruppen-Zusammenstellung und durch nächtliche Einzelhaltung unbedingt Rechnung getragen werden.

Einzelhaltung

Trotz vieler kritischer Punkte aus tierschutzrechtlicher Sicht ist die Einzelbox (Einzellaufstall) bislang noch das gebräuchlichste Aufstallungssystem für Pferde (siehe Tabelle 12 auf Seite 71). Nach den amtlichen deutschen Empfehlungen von 1995 („Leitlinien zur Beurteilung von Pferdehaltungen unter Tierschutzgesichtspunkten") soll die Mindestgrundfläche einer Einzelbox die doppelte Widerristhöhe (Stockmaß; Abk.: Wh) zum Quadrat betragen $(2 \times Wh)^2$ = 11,5 qm. Zusätzlich wird als Mindestbewegungszeit in diesen Leitlinien täglich „eine Stunde" gefordert. Dies sind beeindruckend niedrige Anforderungen auf recht bescheidenem, vielleicht soeben noch akzeptablem Tierschutzniveau. Die Diskussionswürdigkeit solch theoretischer amtlicher Vorgaben zeigt sich im Quervergleich zu anderen Haltungsvorschriften: Zwingerhunden geht's schon etwas besser, denn für einen Bernhardiner-Rassehund sind seit 1. September 2004 in Deutschland mindestens zehn Quadratmeter Auslauf erforderlich – immerhin!

Bei analoger Anwendung dieser Hundehaltungsvorschriften auf Pferde (denn wer wollte bestreiten, dass Pferde mindestens ähnlich bewegungsaktiv wie Hunde sind?) müsste eine Box demnach für ein mittelgroßes Pferd von 1,50 m Wh wenigstens 16 Quadratmeter groß sein – und nicht nur 9 qm, wie es die „Leitlinien zur Beurteilung von Pferdehaltungen unter Tierschutzgesichtspunkten" für diese Widerristhöhe vorsehen. Es ist demnach – ebenso wie bereits bei der Gruppenhaltung schon erwähnt – nach Auffassung des Verfassers nicht zu empfehlen, sich an die minimalen Vorgaben amtlicher Leitlinien zu halten.

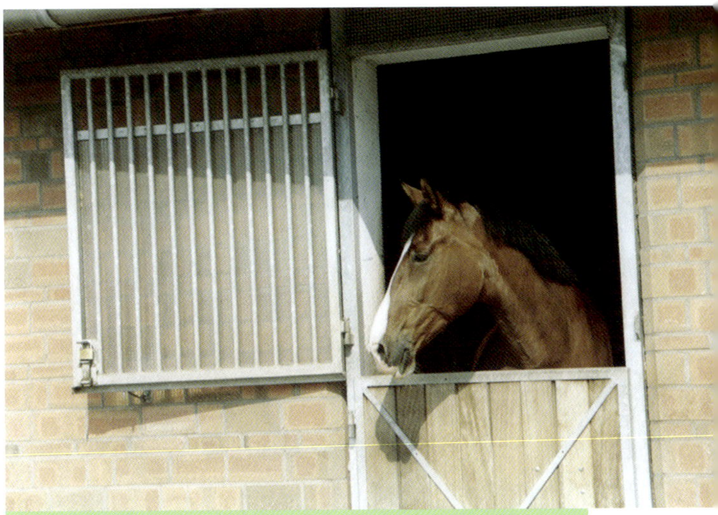

Bei geschlossener Einzelhaltung in Boxen müssen Pferde auch Außenreize aufnehmen und wenigstens optisch und geruchlich am Umweltgeschehen teilnehmen können, um ihre angeborene Neugier ansatzweise befriedigen zu können.

Damit Boxenhaltung pferdegerecht wird, sind nach den Erfahrungen des Verfassers folgende **Mindest-Voraussetzungen** zu erfüllen:

a) Es empfiehlt sich, Reihenboxen im Grundriss nicht quadratisch, sondern eher rechteckig zu bauen. Die lange Seite sollte die Frontseite sein, damit sich dadurch der Ausweichraum zum Nachbarn vergrößert. Wenn viel Platz vorhanden ist, kann auch oval gebaut werden, wodurch die Bewegung (Schrittlänge) verbessert und die boxentypischen gelenkfeindlichen Drehungen auf engem Raum vermindert werden können. Zusätzlich zur Nutzarbeit müssen sich Boxenpferde täglich in einem Gemeinschaftsauslauf mit Artgenossen mehrstündig frei bewegen oder aber in Reihenpaddocks Klima- und Umweltreize aufnehmen sowie minimale Sozialkontakte pflegen können.
b) Versorgungstechnisch und auch dem Verhalten als Gruppenfresser entgegen kommt eine Boxenanordnung mit zusätzlichen Fressständen. Hierbei hat sich z.B. experimentell gezeigt, dass Boxenpferde (auch solche, die in der eigentlichen Box sehr futterneidisch gegenüber dem viel weiter entfernten Nachbarfresser reagierten) durch das Beisammensein in relativ engen Fressständen, aber mit direkter Sicht auf den ruhig fressenden Nach-

barn, nach ein paar Tagen erkennbar entspannter fraßen als bei der Fütterung in der Box selbst.

c) Auch ein Futtertisch auf der Stallgassenseite, der voraussetzt, dass alle Boxen mit einem Fressgitter mit Durchlass-Innenabständen von 1,5 × Kopfbreite (etwa 35 cm; bei kleinen Rassen entsprechend schmaler) ausgestattet werden, hat sich bei Reihenboxen sehr bewährt. Dies kommt dem Verhalten als Gruppenfresser entgegen und ist versorgungstechnisch einfach zu handhaben und gut zu überwachen. Futterschalen o. Ä., die z. B. zur einfacheren Sauberhaltung unter Boxengrundniveau angebracht werden, sind nicht pferdegerecht und strikt abzulehnen.
d) Tränken sollten immer so weit wie möglich von der Futterstelle angebracht werden in einer Höhe von etwa 0,4 bis 0,5 × Wh.
e) Böden müssen liegefreundlich, d. h. trocken und weich sein. Die Einstreu sollte täglich mehrmals gesäubert werden bei ausreichender Nachstreu.
f) Frischluftzufuhr und Ablufttransport müssen gesichert sein durch genügende Luftzirkulation, damit sowohl Keim- und Staubgehalt als auch die relative Luftfeuchte (zwischen 65 und 70 %) pferdeverträglich sind und auch die Stalltemperatur der schwankenden Außentemperatur in etwa angeglichen wird; eine stets gleich bleibende Stalltemperatur ist abzulehnen.
g) Staub- und Keimgehalt der Stallluft werden sowohl durch kontaminiertes Futter als auch z. B. durch Reinigungsarbeiten wie Fegen und ähnliche Vorgänge beeinflusst. Es sind zur Stallhygiene erforderlich: Aufschütteln von Raufutter außerhalb des Boxenstalls und Durchführung von Reinigungsarbeiten mit Saugern.

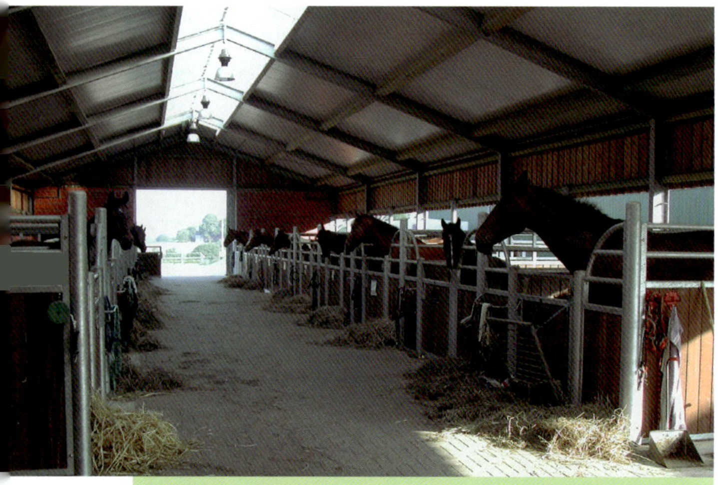

Außerordentlich gelungene baulich-organisatorische Umsetzung wichtiger Haltungsfaktoren in Verbindung mit moderner Betriebskonzeption: Eine luftige, Licht durchflutete, großvolumige Halle mit Reihenboxen, die durch halbhohe Trennwände Sozialkontakte zulassen und durch Fressluken zum befahrbaren Futtertisch hin anatomisch korrektes Fressen erlauben.

E-Zaunabsicherungen dürfen übrigens in Boxen niemals etwa zur Disziplinierung angebracht werden, um z. B. ein Pferd von Attacken gegen den Boxennachbarn abzuhalten, denn dieser stets drohende E-Zaun-Impuls würde den chronischen Stress und die Unsicherheit erheblich erhöhen!

Verständniswandel

Wie einleitend schon dargelegt, muss pferdegerechter Haltung – neben den wichtigen technischen Merkmalen – ein tiergerechtes Motiv zugrunde liegen. Besonders bei der historischen Nutzpferdehaltung, z. B. bei Landwirten, Fuhrunternehmern und beim Militär, standen schon immer sehr einseitige Haltungsmotive wie schnelle Verfügbarkeit der Pferde, Zeit sparende Versorgung und nicht zuletzt die Rücksichtnahme auf rein menschliche Komfortbedürfnisse klar im Vordergrund. Wichtige verhaltensorientierte Pferdebedürfnisse wurden dabei selten berücksichtigt, meist jedoch gar nicht als wichtig erkannt. Arteigene Ansprüche der Vierbeiner hatten im historischen Alltag also nicht die heutige Priorität.

Zu viele Menschen neigen auch heute noch dazu, für Pferde „Zufriedenheitskriterien“ nicht gelten zu lassen. Motto: „Das Pferd ist weit empfindungsärmer als der Mensch“. Gemessen an menschlichen Komfortkriterien und typisch menschlicher Empfindsamkeit, die dem Hundewinseln näher kommt als dem Pferdeverhalten, mag dies vordergründig stimmen. Pferde sind aber nicht nur „Meister der Askese“, sondern (leider) auch Anpassungskünstler, die das Ertragen misslicher Situationen durch ein „Sich-ergeben“ signalisieren und sich – oberflächlich betrachtet – nicht krass durch Lautstärke artikulieren.

Dieses nach außen hin oft fehlgedeutete „Ertragen“ macht es unsensiblen Zweibeinern schwer, Haltungs- und Leistungs-Situationen als unangemessen einzuordnen. Das geschieht in der Praxis häufig bei allen Haltungssystemen – auch eben bei solchen Offenstallhaltungen, die gemeinhin pauschal als „pferdegerecht schlechthin“ gelten. „Dem Pferd fehlt doch nichts, es frisst sein Heu, also ist es zufrieden“, das hört man oft in Haltungen von wenig nachdenklichen Pferdeleuten. Überspitzt markant formuliert: Könnten schlecht gehaltene Pferde ähnlich wie Hunde winseln oder gar lautstark bellen, so würde schon wegen des Geräuschniveaus ein Teil der Pferdehaltungen sicher von Behörden „dicht gemacht“.

Nach der (2004 ergänzten) Studie des Verfassers mit umfangreichen Erhebungen in zwanzig Pensions-

Wichtig Maße für die Boxenhaltung

1. Für eine Box ist eine Mindestfläche nach der Formel $(2{,}5 \times Wh)^2$ erforderlich. Das sind für ein mittelgroßes Pferd 14 qm und für einen 1,70 m großen Warmblüter 18 qm.
2. Für Hengste oder Stute mit Fohlen empfiehlt sich die Flächenformel $(3 \times Wh)^2$.
3. Die Boxentrennwände sollten in der Regel nur brusthoch gebaut werden (etwa 0,8 × Wh), damit benachbarte Pferde Sozialkontakte pflegen können. Immer ist darauf zu achten, dass Boxen-Trennwände zum Boden hin keine großen Zwischenräume aufweisen, in denen sich Hufe einklemmen könnten (dabei ist die Hufgröße besonders von Fohlen und Jungpferden zu berücksichtigen). Bei unvermeidlichen Aufsatzgittern (z. B. bei sehr unverträglichen Pferden oder u. U. bei Hengsten notwendig) sind senkrechte Stababstände von 5 cm normalerweise vorzuziehen; zu große Abstände sind u. U. gefährlich, weil Pferde dann Maul oder Kopf senkrecht oder auch leicht angewinkelt (z. B. bei waagerechten Gittern) durchschieben und beim Zurückweichen (bei Aggressionen des Nachbarn) mit dem Genick anecken und sich verletzen können.
4. Boxen sind grundsätzlich mit zur Hälfte aufklappbaren Außentüren (Türhöhe 1,5 × Wh, Breite 1,20 m) oder – besser noch – mit angrenzendem Paddock zu bauen. Dessen Fläche sollte wenigstens die gleiche Größe wie die Box aufweisen. Paddocks pflastert man, um Zaunkollisionen zu vermeiden, denn Weichböden animieren zum Wälzen, was in engen Paddocks zu Zaunkollisionen führen kann. Zäune von Kleinpaddocks sind vorzugsweise aus verzinkten Stahlrohren herzustellen, die lediglich eine Reihe E-Zaunsicherung benötigen.

betrieben Niedersachsens und Nordrhein-Westfalens (Dokumentation, Nordhorn und Kalkar 1995) ist eine Haltung grundsätzlich dann nicht pferdegerecht – und sollte dringend auf Schwachstellen überprüft werden, wenn dort Pferde **mehrfach innerhalb kurzer Zeiträume** an diffusen L.A.S.T.-Symptomen leiden. Es bedeuten: „L" Lahmheiten (z. B. Sehnenprobleme, Muskelsteifheiten), „A" Atemwegsprobleme (z. B. gelber Nasenausfluss, sporadischer Reizhusten), „S" Stoffwechselstörungen (z. B. Durchfälle, Hufrehe) und „T" Teilnahmslosigkeit (z. B. Mattigkeit, Abgeschlagenheit, Unlust, Konditionsmangel trotz Trainings). Es hat sich gezeigt, dass in über 70 % der untersuchten Fälle Krankheiten und/oder Verletzungen ausschließlich durch vermeidbare Haltungsmängel ausgelöst wurden. Dies ergibt sich aus einem vom Verfasser entwickelten „Biogramm" (siehe als Teil des Biogramms die Tabelle 14 „Haltungs-Check", Seite 82). In einem solchen Biogramm werden analytisch sämtliche relevanten individuellen Haltungs- und Trainingszustände sowie körperliche und psychische Auffälligkeiten vernetzt zur Auswertung und Diagnostik erfasst.

Die Haltungsdevise sollte lauten: Soviel Natur wie eben möglich und nur soviel Technik und eingrenzendes „Festhalten" wie unbedingt nötig. Dazu sind sowohl ausreichende Kenntnisse des Pferdeverhaltens als auch die Ansprüche des Pferdes an Pflege, Fütterung und Gesundheitsvorsorge unerlässlich.

Wo demnach Pferde pauschal nach „Schema F" gefüttert, versorgt und gedankenlos ohne regelmäßige individuelle Kontrolle in engen Boxen oder als Gruppe zusammen auf knappem Raum gehalten werden, kann keine Bedürfnisbefriedigung im Sinne „pferdegerechter Haltung" erzielt werden.

Dennoch ist es erfreulich, dass in allen Bereichen des Pferdesports die Praxis zahlreiche kreative, tragfähige Haltungskompromisse zeigt. Auch Handel, Industrie und wissenschaftliche Forschungseinrichtungen haben z. B. durch Importe, eigene innovative Produktentwicklungen sowie Experimente für den Stall- und Auslaufbaubereich dazu beigetragen, Pferdehaltern pferdegerechte Gestaltungsmöglichkeiten zu erleichtern. All dies sollte der Pferdehalter nutzen!

Haltungs-Check

Nicht jede Haltung ist optimal, aber die meisten Pferdehalter bemühen sich, etwas zu verbessern. Ganz grob kann der „Haltungs-Check" (siehe Tabelle 14 auf Seite 82) als Teil eines Pferde-Biogramms Auskunft

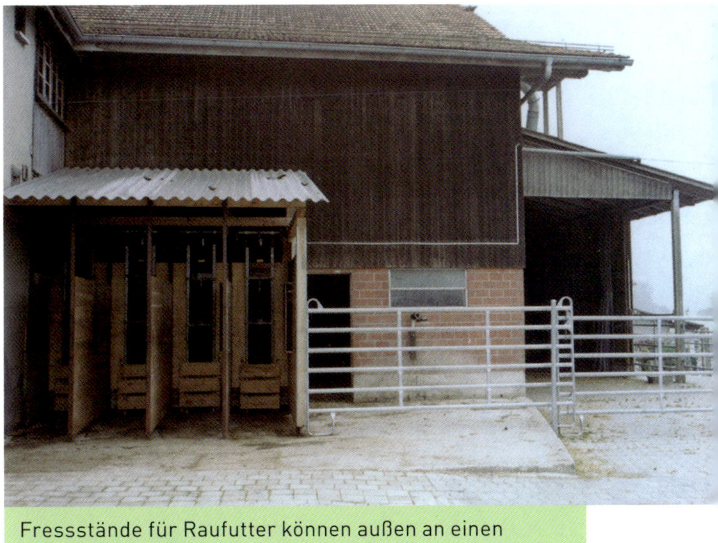

Fressstände für Raufutter können außen an einen Massivstall angebaut werden; hier sind sie mit automatischen Fressluken versehen.

Tabelle 14: Haltungs-Check

A Kriterium/Punkte	10 Punkte	8 Punkte	5 Punkte	3 Punkte
Haltungsanlage/ -form	Offenstall-Gruppe mit großem Sandauslauf.	Einzel-Box mit Freiluft-Paddock.	Laufstall-Gruppe (geschlossener Stall).	Einzel-Box ohne Paddock.
B Kriterium/Punkte	10 Punkte	8 Punkte	5 Punkte	minus 20 Punkte
Größe der Liegefläche (unabhängig von der Haltungsform).	$(3 \times Wh)^2$ Gruppe 1: 26 qm Gruppe 2: 20 qm Gruppe 3: 15 qm Gruppe 4: 7 qm	$(2{,}5 \times Wh)^2$ Gruppe 1: 18 qm Gruppe 2: 14 qm Gruppe 3: 10 qm Gruppe 4: 5 qm	$(2 \times Wh)^2$ Gruppe 1: 12 qm Gruppe 2: 9 qm Gruppe 3: 7 qm Gruppe 4: 3,5 qm	$(1{,}5 \times Wh)^2$ Gruppe 1: 7 qm Gruppe 2: 5 qm Gruppe 3: 4 qm Gruppe 4: 2 qm
C Kriterium/Punkte	10 Punkte	8 Punkte	5 Punkte	minus 20 Punkte
Freie Bewegung mit Umwelt- und Klimareizen täglich (unabhängig von der Haltungsform).	24 Stunden	12 Stunden	2 Stunden	keine
D Kriterium/Punkte	10 Punkte	8 Punkte	6 Punkte	minus 20 Punkte
Gesellschaft von Artgenossen/direkte Sozialkontakte (unabhängig von der Haltungsform).	Kleingruppe/ 24 Stunden.	Großgruppe/ 12 Stunden auf der Weide oder im Gemeinschaftspaddock.	24 Stunden im Reihenboxen-Paddock.	Keine direkten Kontakte oder nur sehr beschränkte „Box-an-Box-Kontakte" bei engen deckenhohen Aufsatzgittern.
E Kriterium/Punkte	10 Punkte	8 Punkte	5 Punkte	minus 20 Punkte
Mahlzeiten täglich	fünf oder mehr	vier	drei	weniger als drei
F Kriterium/Punkte	10 Punkte	9 Punkte	6 Punkte	minus 20 Punkte
Echte Kauzeit (tatsächliches Fressen) täglich.	12 Stunden	8 Stunden	5 bis 6 Stunden.	Unter 5 Stunden.
G Kriterium/Punkte	10 Punkte	8 Punkte	3 Punkte	minus 20 Punkte
Maximale Futterkarenz (z. B. futterlose nächtliche Pause bei strohloser Alternativeinstreu).	Ad libitum-Fütterung bzw. 0 (= Stroheinstreu) bis 4 Stunden.	5 bis 6 Stunden.	7 bis 8 Stunden.	Mehr als 8 Stunden
H Kriterium/Punkte	10 Punkte	8 Punkte	6 Punkte	0 Punkte
Beschäftigung täglich durch Kombination von Pflege, Nutzarbeit, Training/ Spiel (ohne Haltungsarbeit).	Etwa 3 Stunden.	Ein bis zwei Stunden.	Unter einer Stunde.	Keine Beschäftigung oder Pflege.

geben, ob die Haltung tendenziell pferdegerecht ist – oder vorhandene mehr oder weniger gravierende Mängel beseitigt werden müssen.

Der Haltungs-Check ist so aufgebaut (und kann konsequenterweise nicht anders aufgebaut werden, wenn man primär die Pferdeansprüche in den Vordergrund stellt), dass jede Haltung immer dann „als eingeschränkt pferdegerecht" einzustufen ist, wenn einige wenige Kern-Faktoren nicht den Anforderungen entsprechen. Deshalb sind bei diesen Kernfaktoren jeweils minus 20 Punkte angegeben. Das ist deshalb der Fall, weil häufig – auch bei sehr engagierten Pferdeleuten – zwar vieles stimmig ist, aber oft ein Detail, sozusagen als „i-Tüpfelchen" das Gleichgewicht stört. Und wenn das Pferdehaltungs-Gleichgewicht auch nur in einem der Kern-Punkte gestört ist, dann kann das Check-Ergebnis nur „eingeschränkt" lauten.

Tabelle 14 (Fortsetzung): Haltungs-Check

I Kriterium/Punkte	10 Punkte	6 Punkte	0 Punkte	minus 20 Punkte
Einstreupflege	Täglich mehrmalige penible Einstreupflege mit weitgehender Einstreuerneuerung.	Täglich einmalige penible Einstreupflege mit weitgehender Einstreuerneuerung.	Täglich nur oberflächliches Absammeln und Nachstreuen (= Matratze).	Tretmistfläche mit täglicher Nachstreu, aber extrem langen Ausmistungsintervallen.
J Check-Resultat/ Punktesummen	**71 bis 90 Punkte**	**41 bis 70 Punkte**	**unter 41 Punkte**	**minus 60 bis minus 137**
Auswertung: *) Hinweis: „Minus 20 Punkte" (auch nur bei einem einzigen Kriterium) bedeutet für die beurteilte Gesamthaltung – unabhängig von den übrigen Punktevergaben – immer als Endurteil: „Eingeschränkt oder nicht pferdegerechte Haltung mit teils erheblichem Verbesserungsbedarf".	Pferdegerechte Haltung.	Pferdegerechte Haltung mit punktuellem Verbesserungsbedarf.	Eingeschränkt oder nicht pferdegerechte Haltung mit teils erheblichem Verbesserungsbedarf.	Absolut nicht pferdegerecht, Tierschutzfall!

*) Bezieht man als Haltungsareal das Weideland mit ein, dann ist das Kriterium „Weidepflege" zusätzlich zu berücksichtigen. Hierbei führt z. B. „Dauerverkotung" bzw. „Nichtabsammeln" oder gar ein „Kot-Verteilen durch Abschleppen" immer (unabhängig von der Qualität der sonstigen Haltungskriterien!) zum Ergebnis „eingeschränkt oder nicht pferdegerechte Haltung mit teils erheblichem Verbesserungsbedarf", weil sowohl starke Verwurmung mit körperlicher Schädigung der Pferde und auch Ekelaspekte in Verbindung mit verminderter Akzeptanz des verkoteten Weidefutters mit pferdegerechter Haltung – gerade auch in Großbetrieben mit Qualitätsanspruch – nicht vereinbar sind. Weidepflege kann (abgesehen von sinnvoller Wechselbeweidung mit Wiederkäuern) heute maschinell zeitsparend mit Absammelgeräten erfolgreich erledigt werden (siehe hierzu die Ausführungen zum Kapitel „Weidehaltung und -bewirtschaftung" auf Seite 129 ff. sowie die Anschriften im Serviceteil auf Seite 391).

Es ist nicht Ziel des Haltungs-Checks, negativ zu wirken und Pferdeeigner, die schon mit erheblichem Aufwand Pferde halten, überfordernd „zu nerven", sondern der Check soll etwas Positives für die Vierbeiner bewirken: Ziel ist, engagierte Pferdeleute zu animieren, zu den Dingen, die sie sowieso schon gut machen, auch noch das „i-Tüpfelchen" (oft mit nur geringem Aufwand) hinzuzufügen. Man betrachte dies einfach so wie beim Kfz, wo der Kfz-Handwerker das Gefährt durchcheckt und auflistet, was zu machen wäre, damit man mobil bleibt und das Gefährt weiter störungsfrei läuft. Wird beispielsweise im Haltungs-Check der Punkt „Nahrungskarenz" als Schwachstelle der eigenen Haltung aufgedeckt, dann kann die Haltungsqualifizierung – trotz vielleicht aller übrigen zu 100 % stimmigen Faktoren – nur „eingeschränkt pferdegerecht" lauten. Der Check bezieht sich auf ausgewachsene Reitpferde und im Wesentlichen auf den Stallbereich und die Stallfütterung. Für die Flächenmaße sind folgende Pferdegrößen zu berücksichtigen (Abk. „Wh" = Widerristhöhe/Stockmaß):

Gruppe 1 = Pferde über 1,70 m Wh (große Warmblüter, große Kaltblüter, große Vollblüter)
Gruppe 2 = Pferde von 1,49 bis 1,69 m Wh (mittelgroße Pferde wie Warmblüter, Vollblutaraber)
Gruppe 3 = Pferde von 1,30 bis 1,48 m Wh (Kleinpferde, Reitponys, Robustrassen wie Isländer, Fjord)
Gruppe 4 = Pferde von 0,90 bis 1,29 m Wh (Ponys wie Shetland, Welsh Mountain usw.)

Pensionshaltung

Nicht jeder hat die Möglichkeit (und auch nicht jeder will dies), Pferde selbst in Eigenregie zu halten. Wer (ganzjährig) nicht über genügend Zeitreserven verfügt (täglich wenigstens zwei Stunden Haltungsarbeit für zwei Pferde) und auch keine ständige Bindung

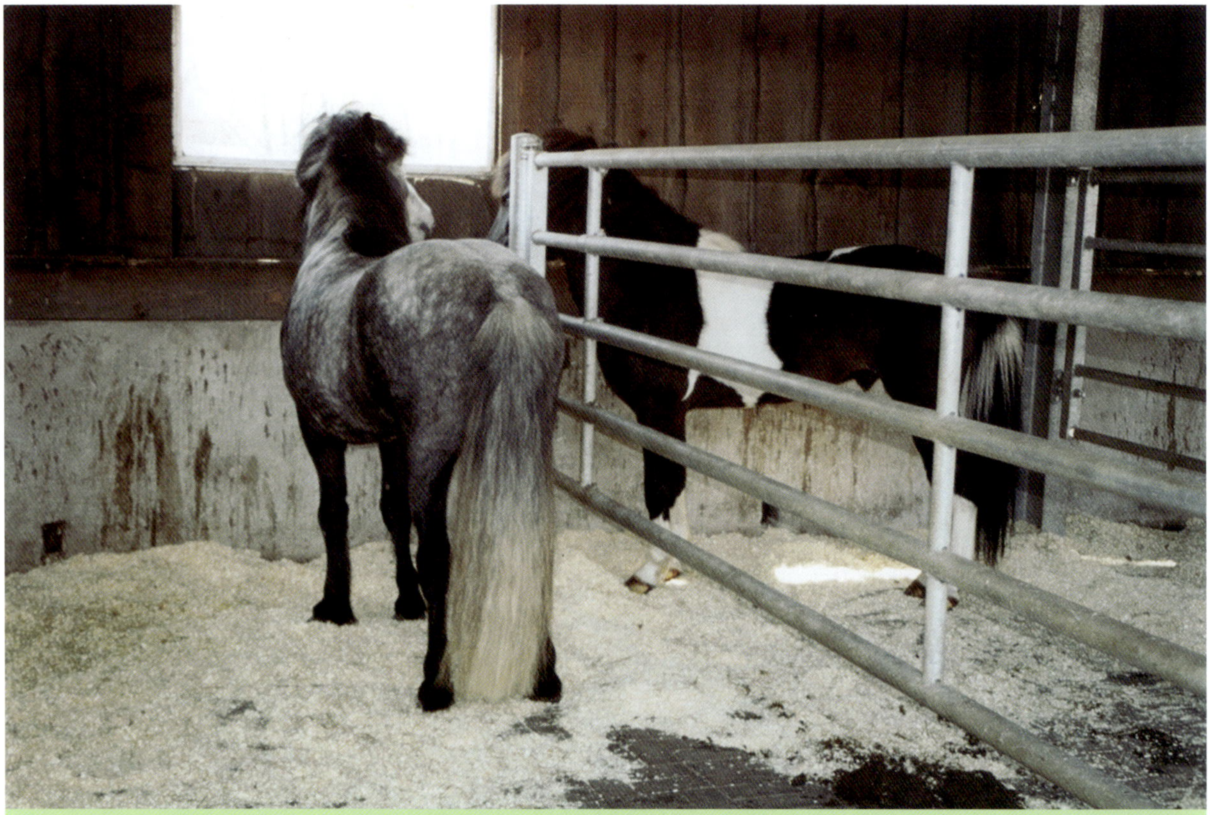

Hengsthaltung muss nicht aus „Hochsicherheitstrakten" bestehen. Hier zwei Islandhengste, die – getrennt durch eine massive, verletzungsverhütende Stahlrohrkonstruktion – (nach Eingewöhnung) ziemlich vertraut auch einigermaßen pferdegerechte Körperkontakte aufnehmen können (bewährter Stallboden hier: Stallmatten plus Späneeinstreu).

wünscht, dem ist zu einer geeigneten Pferdepension zu raten. Auf Helfer alleine ist in der Regel nie Verlass, darauf kann niemand eine langfristige Eigenhaltung aufbauen. Wenn gleichzeitig turniersportliche Ambitionen vorliegen, dann bieten heute zahlreiche Reit- und Fahrställe mit entsprechenden Pferdepensionen (Vereine, gewerbliche Stallbetreiber oder Landwirte) jedem privaten Einsteller Dienstleistungen an. Haltungsqualität und Infrastruktur (z. B. Reithalle) sowie Stadtnähe und Fachkunde des (der) Betriebsleiter(in) bestimmen den monatlich aufzuwendenden Pensionspreis. Das können für einen Warmblüter in einer ländlichen Pension monatlich 250 Euro sein, aber in Stadtnähe mit exquisiten Angeboten bei großer Nachfrage auch mehr als 600 Euro. Dabei ist immer zunächst entscheidend, ob die gebotenen Leistungen den Preis rechtfertigen und wie sich dieser Preis zusammensetzt. Sind sämtliche Futterkosten enthalten? Wie ist die Einstreu-/Auslaufpflege, wie oft wird ausgemistet/abgesammelt und neu eingestreut? Werden die Pferde regelmäßig auf die Weide oder in einen Auslauf gebracht und hereingeholt – oder ist dies zusätzlich kostenpflichtig? Dies sollte vor jeder Vereinbarung durchgecheckt werden. Auch eine wichtige selbstkritische Prüfung empfiehlt sich: Kann man sich integrieren in eine Stallgemeinschaft unter Zurückstellung allzu individueller Ansprüche und Verhaltensweisen? Ist man gewillt, sinnvolle Ordnungsregeln zu akzeptieren und tolerant auf andere

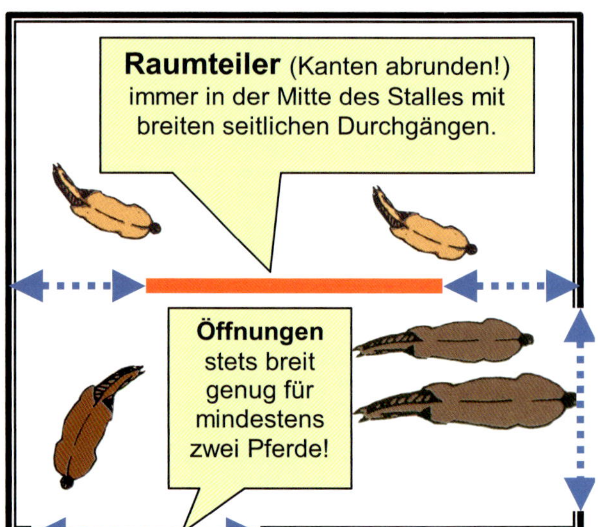

Tabelle 15: Checkliste „Pensionsstall/Reitschule" *)

Check-Merkmal	Bewertungsfragen	Besonderheiten
FN-Prüf-Plakette	Ist eine FN-Zertifizierung vorhanden oder nicht?	Auch „nicht-zertifizierte" Betriebe können qualitätsvolle Haltung/Ausbildung anbieten; manche Betriebe, die bewusst „frei und ungebunden" agieren möchten, sind oft sehr individuell auf Freizeitreiter eingestellt.
Ställe (Boxen, Offenställe), Paddocks, Reitanlagen, Sattelkammer, Casino	Ist der allgemeine Eindruck „gepflegt" oder „ungepflegt". Sind die Anlagen zweckmäßig gebaut, werden sie unterhalten oder „verrotten" sie? Sind massive Störungen (Gerüche, Geräusche, Staub) feststellbar? Sind Fütterung, Einstreu- und Reitplatzpflege und Weiden akzeptabel oder ist alles ziemlich verkotet und ungepflegt?	Es gibt Altgebäude, die zwar nicht neuestem Standard entsprechen, doch vernünftig unterhalten werden und eine sachgemäße Pferdehaltung und Ausbildung gewährleisten.
Pferde	Wie sehen die Pferde aus? Sind Futter- und Pflegezustand gut? Machen die Pferde einen eher apathischen, stumpfen Eindruck? Wie ist ihr Verhalten im Umgang – genervt oder zutraulich? Welchen Ausbildungsstand haben die Schulpferde?	Hier sind die Haltungsverhältnisse immer zu berücksichtigen. Beispiel: Erhalten Pferde Weidegang, so sind sie nicht immer „putzsauber". Auch geringe Mistflecken sind kein Zeichen von Verwahrlosung!
Pensions-/Reitstall-Leitung	Kompetent, tierlieb? Kultiviert und offen-kommunikativ oder unkundig-klugschwätzerisch, pseudo-professionell und primär „geschäftstüchtig-aalglatt" oder „geschäftstüchtig-bauernschlau"?	Als Grundlage muss – zusätzlich zur Kompetenz – auch zwischenmenschlich „die Chemie" und die Beratung stimmen. Hier sind Mentalitätsunterschiede zwischen Stadt und Land sehr deutlich; immer ist gesunde Menschenkenntnis vorteilhaft!
Ausbilder	Kompetent mit Pferdeverstand? Menschlich sympathisch oder „eingebildet-abgerückt"? Bestreitet er/sie selbst – mit welchen Erfolgen – Turniere? Hat er/sie bereits verschiedene Pferde im Sport erfolgreich „herausgebracht"? Hat er/sie erfolgreiche Schüler?	Es gibt Ausbilder, die aufgrund ihrer Leistungen zwar betont selbstbewusst sind, aber dennoch genügend Gespür und Höflichkeit für Ausbildungswillige besitzen. Andere sitzen nach eigenen eher bescheidenen Erfolgen schon „auf hohem Ross" und machen aus ihrer Geringschätzung für Anfänger in Ton und Gebärden kein Hehl!
Personal/ Einstaller	Ist man allgemein fachkundig und fleißig? Werden Pferde beschimpft, gar unnötig/ungerecht traktiert? Wie ist insgesamt die Optik der Menschen (schlampig oder normal gepflegt?) oder das „verbale Klima"? Hat man ein gutes oder schlechtes Gefühl beim Zusammentreffen mit Gleichgesinnten? Werden z. B. Frauen und Mädchen dümmlich „angemacht"? Gibt es „Cliquenwirtschaft und Mobbing"?	Es gibt Ställe, in denen besonders die neuesten Markenklamotten „top" sind – und Pferde eher die Nebenrolle spielen. In manchen Ställen hat sich ein „pseudo-professionelles Klima" breit gemacht: Es kann sehr störend sein, wenn Fäkal-Bezeichnungen wie „Scheißbock" häufig zu hören sind oder stets peinliche Witze einiger „Herrenreiter" fachliche Kommunikation ersetzen.
Preise	Stimmt das Preis:Leistungs-Verhältnis? Zu warnen ist davor, alleine den Preis oder die räumliche Nähe zum Wohnort entscheiden zu lassen: Qualität und Stimmung sind maßgebend – Pferd und Reiter müssen sich wohl fühlen (und dafür sollte man bereit sein, ein paar Zehner im Monat draufzulegen).	Es empfiehlt sich, mehrere Ställe zu vergleichen; in Stadtnähe sind alle kalkulierten Kosten, die den Preis bestimmen, meist um 50 % gegenüber ländlichen Lagen erhöht.

*) Siehe als Checklisten-Ergänzung auch Tabelle 66 im Kapitel „Voltigieren" auf Seite 362 und Tabelle 32 im Kapitel „Pferdekauf" auf Seite 212.

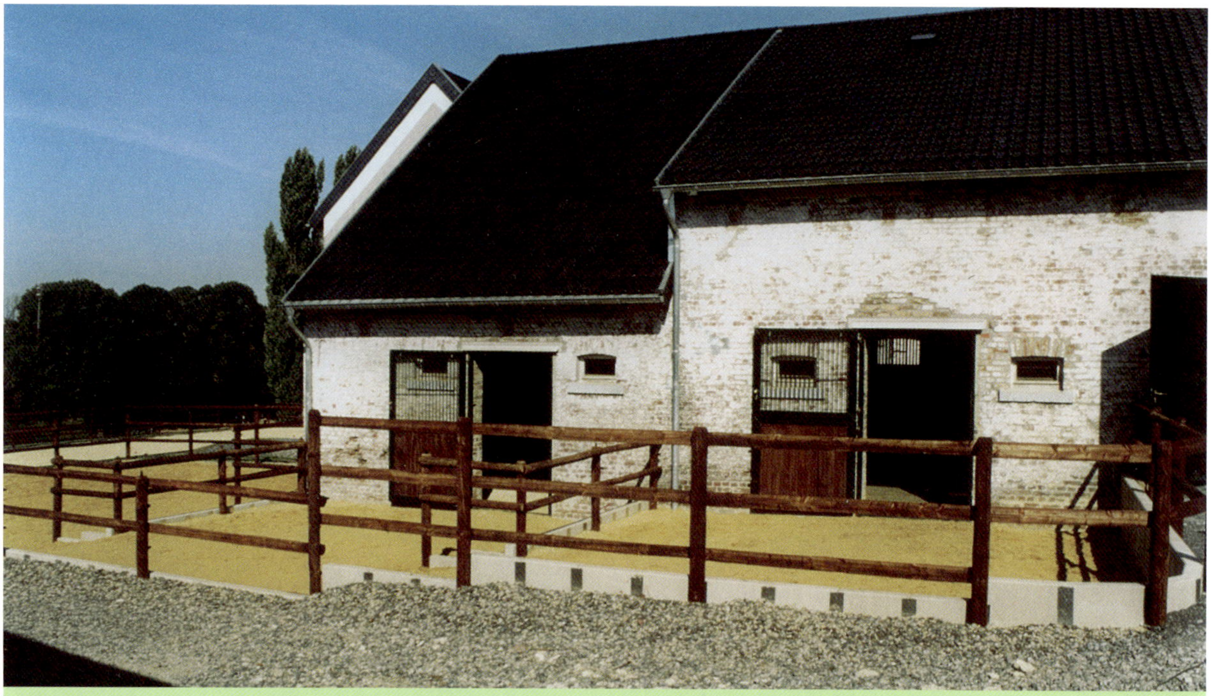

Im bergigen Gebiet wurde dieser alte Gutshof zu einer Offenstallanlage für vier Sportpferde umgebaut: Der ehemalige Kuhstall beherbergt nun zwei innen miteinander verbundene Offenstallbereiche, einmal links den Liegebereich und rechts den Fressbereich (siehe Abbildung auf Seite 76 oben); die Ausläufe sind wegen des abschüssigen Geländes terrassenförmig angelegt und mit Betonelementen eingefasst; beide Eingänge lassen sich durch Schiebetore verschließen und in einen geschlossenen Laufstall umfunktionieren.

Meinungen und vielleicht nicht so geschätzte Pferderassen oder Sportarten einzugehen? Wer hiermit Probleme hat, der sollte sein(e) Pferd(e) selbst halten.

Optimal geeignet sind solche landwirtschaftlichen Betriebe mit eigener Futtererzeugung, die z. B. Zucht und Haltung von Pferden mit Ausbildung und Pferdepension professionell verbinden und über eine vielfältige Infrastruktur verfügen. Wenn dann der(die) Betriebsleiter(in) noch genügend fachlich versiert ist, mit Einstellern kommunikativ umgeht und in summa als „echte(r) Pferdeliebhaber(in)“ gelten kann, dann hat der Pferdeeigner am ehesten die Gewähr für einen (langjährigen) Idealplatz!

Es erleichtert das gegenseitige Verständnis, wenn man als Pensionspferdeeigner folgende Sachverhalte berücksichtigt: Pferdepensionen sind primär keine Liebhaberbetriebe, sondern Wirtschaftsbetriebe, die auf Dauer Gewinne abwerfen müssen – denn von Pferdeliebe alleine kann niemand existieren. Pensionspreise müssen heute meist scharf kalkuliert werden und tangieren bei manchen Betrieben das Existenzminimum – selbst bei täglichen Arbeitszeiten der Betriebsleiter, die selten unter 12 Stunden liegen. Zu berücksichtigen sind in der Regel erhebliche betriebliche Investitionsaufwendungen für Infrastruktur und Maschinen, die bei einem „Normalbetrieb“ mit Reithalle usw. schnell 500.000 Euro erreichen. Hierfür fließen Zins- und Tilgungslasten sowie Abschreibungen mit in die Kalkulation des Pensionspreises. Die sog. Deckungsbeiträge (betriebswirtschaftlich kalkulierte Stundenentgelte) liegen oft (vor Steuern) nur bei 15 bis 20 Euro (vergleichbare Handwerkerentgelte betragen durchweg das Dreifache). Eine Pferdepension mit einer Vielzahl von (unterschiedlichen) Pferden kann schon vom personellen Aufwand her nicht alle Kleinigkeiten erledigen, die man selbst bei Haltung in Eigenregie „beim Haus“ für selbstverständlich hält. Insbesondere gilt dies für die Einstreu- oder Auslaufpflege, sie muss zwar auch in Pensionsbetrieben obligatorisch täglich regelmäßig und sorgfältig ausgeführt werden, kann aber nie das Optimum erreichen wie bei Eigenhaltung. Wiederholte, sicher störende Mistflecke bei einem Pferd sind allein noch kein Grund, eine Pension als unordentlich einzustufen. Häufig gibt es in Pferdepensionen „Ärger“ wegen der Futterkosten. Hier hilft man sich, indem z. B. Boxenpensionskosten sowie Benutzung der Reithalle usw. separat sozusagen als „Kaltmiete“ nur einen Teil des Pensionspreises bestimmen und die (von Pferd zu Pferd teils deutlich unterschiedlichen) Futterkosten gesondert berechnet werden. Das aber ist alles Vereinbarungssache.

Ingolf Bender:
Einstreu, Stallklima, Pferdemist

Kennzeichnend für jedes Leben sind Nahrungsaufnahme, Stoffwechsel und Ausscheidung der Reststoffe. Während die Nahrungsaufnahme durchaus lustbetont ist, sind Ausscheidungen eher ein notwendiges Übel. Jeder Pferdehalter muss sich mehr oder weniger intensiv mit diesem „Übel" seiner Vierbeiner herumplacken und Exkremente am besten durch Kompostierung (siehe Seite 95) verwerten oder aber durch andere Maßnahmen entsorgen (z. B. Abgabe an Landwirte, Gärtner oder Pilzkulturbetreiber).

Je nach Art der Pferdehaltung – und auch abhängig von Menge und Art der Einstreu – fallen unterschiedliche Dungmengen an. Grob kann man davon ausgehen, dass bei der Haltung von zwei mittelgroßen Pferden täglich etwa 30 kg Frischmist plus Einstreumaterial und sonstiges Material aus der Weidehaltung (z. B. Altgras) anfallen. Das ergibt jährlich – bei Strohmist nach zwölf Monaten – etwa 5.000 kg verrotteten bzw. kompostierten Dung (= Humus), der als Dünger zur Verfügung steht. Diese Menge reicht aus, um als wertvoller Humus eine Weidefläche von zwei bis vier Morgen (abhängig von örtlich unterschiedlicher Fruchtbarkeit und Bodenart) mit den Hauptnährstoffen für das Pflanzenwachstum zu versorgen. Damit wäre – unter weitgehendem Verzicht auf chemische Düngemittel „aus dem Sack", eine ideale Kreislaufwirtschaft erreicht. Diese sollte man als naturgemäß wirtschaftender Pferdehalter zumindest anstreben.

Entmisten

Die Entmistungsvorgänge zur Trennung der Exkremente von verbleibender Einstreu werden seit Jahrhunderten immer manuell durchgeführt. Das lässt sich leider nicht mechanisieren. Der Weitertransport erfolgt in kleinen Pferdehaltungen manuell in Handarbeit mit einer ein- oder zweirädrigen Schubkarre. Dabei empfiehlt es sich, darauf zu achten, die Verletzungsgefahren zu minimieren. Z. B. sind Bretter als steile Fahrrampe auf eine Miete oder einen bereitstehenden Miststreuer schon häufig Ursache für schlimme Stürze mit Knochenbrüchen gewesen. Wenn man solche Rampen installiert, dann ist zu ausreichend starken und genügend breiten Bohlen mit aufgeschraubten Querbrettern zu raten, damit einem Zurück- oder Abrutschen von Schubkarre und zweibeinigem Entmister wirksam vorgebeugt wird.

Mechanisierung

Weitaus einfacher gelingt der Misttransport im gesamten Haltungsareal mit einem Hoftrac® (Kosten ab 12.000 Euro) oder gut funktionierenden modernen Traktor-Entmistungs-Anbaugeräten (z. B. dem „Mistblitz", siehe Anhang Seite 391) für Weide und Auslauf. Mechanische Entmistungsanlagen für den Stallbereich sind z. B.

- stationäre seilgezogene Mistschlitten,
- Schubstangensysteme in Mistkanälen oder
- unter dem Boden eingebaute empfehlenswerte Transport- oder Gebläsesysteme, die durch eine bodennahe verschließbare Einwurf-Luke mit jedem Stall verbunden sind.

Vor allem für größere Haltungen mit Boxenstallungen oder Reihenoffenständen sind solche Systeme eine Arbeitskräfte sparende technische Alternative

Achtung!

Niemals darf Pferdemist frisch auf Pferdeweiden ausgebracht werden, da die Reinfektion mit inneren Parasiten dadurch erheblich steigt und zudem Ekelstoffe des Mistes das Grünfutter für Pferde extrem unattraktiv machen.

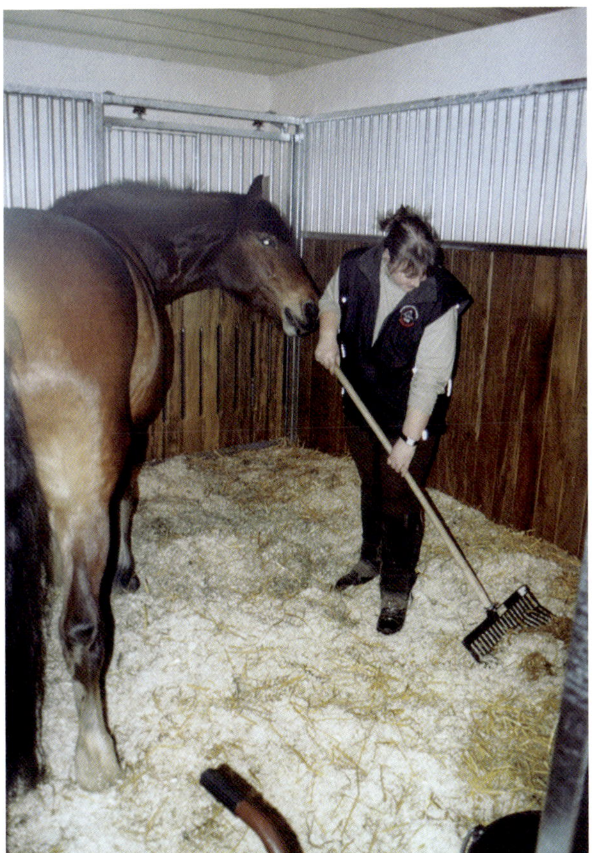

Bei Boxenhaltung (hier Späneeinstreu) ist mehrmaliges tägliches Säubern obligatorisch.

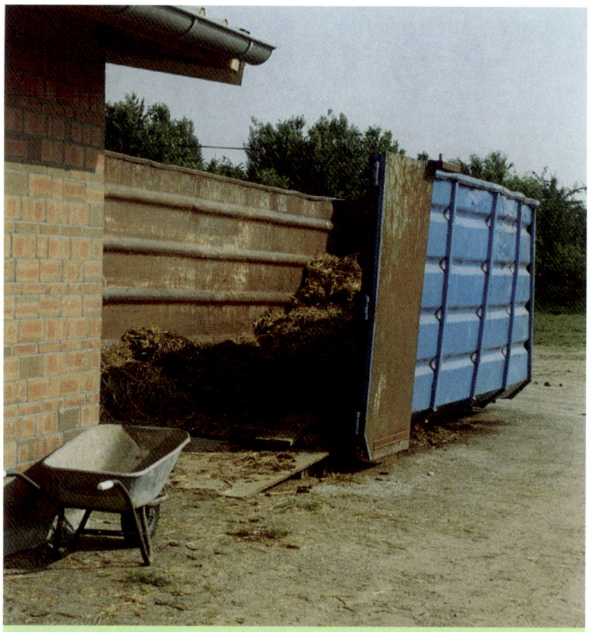

Mist kann durch Abkippen in Abhol-Container von Vertragsunternehmen entsorgt werden.

zur üblichen Kräfte zehrenden Handarbeit. Alles hängt von der Haltungsform und den technischen Möglichkeiten vor Ort ab. Wo immer möglich, z. B. bei Neubauten, sollte man diese Transportarbeit maschinell erledigen und entsprechend investieren (kleinere Systeme kosten ab 15.000 Euro). Wenigstens für die notwendige manuelle Arbeit ist immer bestes Handwerkszeug empfehlenswert. Für alle Haltungsbereiche, in denen Mist anfällt und gesammelt werden muss (Stall, Auslauf, Weide, Round Pen), taugt in erster Linie als Hilfsmittel zum Trennen jeglicher Einstreu und zum Aufsammeln von Exkrementen die handelsübliche besonders engzinkige Stahlgabel (Kosten: 30 Euro). Andere Sammel-Utensilien (kurzstielige Schüppchen u. Ä.), die der Handel auch anbietet, sind hier und da im Stall oder Auslauf für kleine Bestände vielleicht nützlich, frustrieren dennoch manchen Betreuer auf Dauer total und gestalten z. B. das wichtige Aufsammeln von Exkrementen auf der Weide bei hohem Bewuchs zu einer zeitaufwändigen, leidigen Sisyphusarbeit, die mancher sich deshalb gerne spart. Diese ungeliebte Fleißarbeit erledigt sich mit der Stahlgabel oder einem Sauggerät in einem Zehntel der Zeit gegenüber anderen Sammel-Utensilien.

Doping und Einstreu

Beispiel für ein mögliches unverschuldetes Dopingproblem kann folgender Fall sein: Ein Turnierpferd wurde in einer Box untergebracht, in der zuvor ein anderes Pferd gehalten wurde. Dieses war therapieentsprechend und zulässig medikamentös behandelt worden. Durch Urinabsetzen gelangte der Wirkstoff Clenbuterol in die Einstreu und wurde von dem nachfolgend dort aufgestallten Pferd beim Liegen eingeatmet (evtl. auch durch Strohfressen aufgenommen). Im Blut dieses (nachweislich nicht behandelten) Pferdes stellte man anschließend geringe Spuren des Medikaments fest – ein Dopingfall! Es wäre hier erforderlich gewesen, vor neuem Bezug der Box die komplette Einstreu auszuwechseln und den Stall sorgsam mit einem Hochdruckreiniger zu säubern!

Einstreumaterial

Jedes Einstreumaterial sollte Eigenschaften aufweisen, die einen Teil der unnatürlichen Bedingungen jeder nicht naturkonformen Pferdehaltung ausgleichen. Dazu gehören alle Faktoren, die direkt auf das Wohlbefinden des Pferdes einwirken, die sog. Primäreigenschaften des Einstreumaterials:

- Feuchtigkeitsbindung,
- Isolierungswirkung,
- trockene, weiche Struktur,
- Unschädlichkeit (= Freisein von schädlichen Ausdünstungen, Ungefährlichkeit bei Aufnahme, keine mechanischen Verletzungsgefahren, geringer Keimgehalt).

Zusätzlich sind wichtige Sekundäreigenschaften, die als „organisatorische Faktoren" den Gebrauch und die Auswahl (= Kaufentscheidung) der Einstreumaterialien bestimmen, zu nennen:

- Säuberungsmöglichkeit (= Grad der Schnelligkeit beim täglichen Trennen von Mist und trockener Einstreu),
- Zusatzequipment (z. B. Spezialgabel für alternative Einstreu),
- Beschaffungs- und Lageraufwand,
- Kosten und
- Entsorgungsmöglichkeit bzw.
- Kompostierbarkeit.

Geeignete Einstreumaterialien sind:

- Hobel-/Sägespäne und Granulat aus Weichholz (niemals Hartholz oder Schreddermaterial aus Parks mit Giftpflanzen) – möglichst gesiebt, also staubfrei; ohne Holzschutzmittel, Formaldehyd, Resopalpartikel, Metall- und Kunststoffreste oder sonstige Fremdkörper/Gifte;
- Getreidelangstroh (Sorte ist nicht entscheidend; trocken; weder muffig noch faulig oder schimmelpilzbelastet, möglichst ungespritzt = ohne Halmverkürzungsmittel);
- Strohpellets, Strohmehl;
- Leinenstroh- und
- Hanfeinstreu.

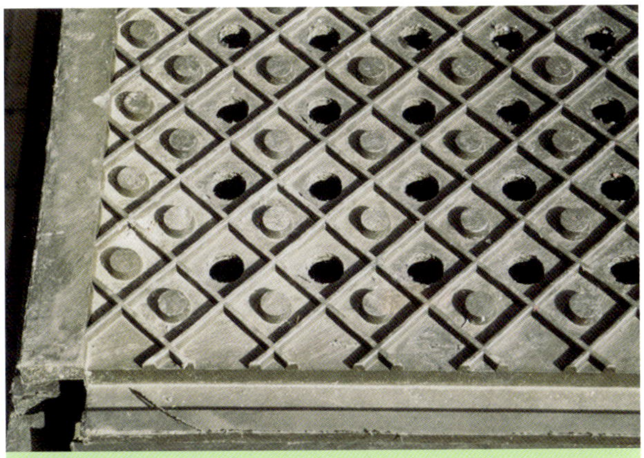

Stallmatten haben Vorteile, denn sie isolieren kalte Betonböden; als Dauerliegeflächen sind sie nur mit Einstreu pferdegerecht (bei großen Boxen sollte wenigstens die Hälfte der Bodenfläche eingestreut sein).

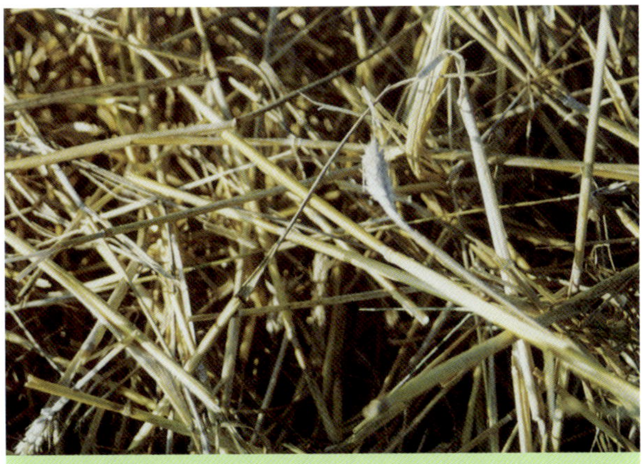

Langstroh ist nach wie vor die beste Einstreu, weil es
a) gut isoliert und
b) Pferden nachts auch zur wichtigen Kaubeschäftigung dient.

Daneben gibt es weitere Einstreumaterialien (z. B. Rapsstroh, Chinaschilf, Papierschnitzel und Gemische unterschiedlicher Materialien), die sich in manchen Haltungen bewährt haben und individuell ausprobiert werden können. Besonders Papierschnitzel sind eine gute Einstreualternative für Allergiker unter den Pferden. Qualitativ ausreichend sind aber nur solche Papierschnitzel, die keine Beimengungen von Hochglanz-Vierfarbdrucken oder typisch farbigem Illustriertenmaterial aufweisen, sondern aus sortiertem, saugfähigem Zeitungspapier ohne schädliche Ausdünstungen bestehen. Aufgrund geringer Handelsangebote dieser zusätzlich genannten Materialien existieren keine einheitlichen Spezifizierungen, die für Vergleiche oder gar Langzeittests als Maßstab wichtig wären. Eine pauschale Aussage über die Eignung (Saugverhalten, Staub- und Kleinpartikelanteil, diffuse Beimengungen, Herbizidrückstände, Fressauswirkungen und Verrottung) ist deshalb nicht möglich.

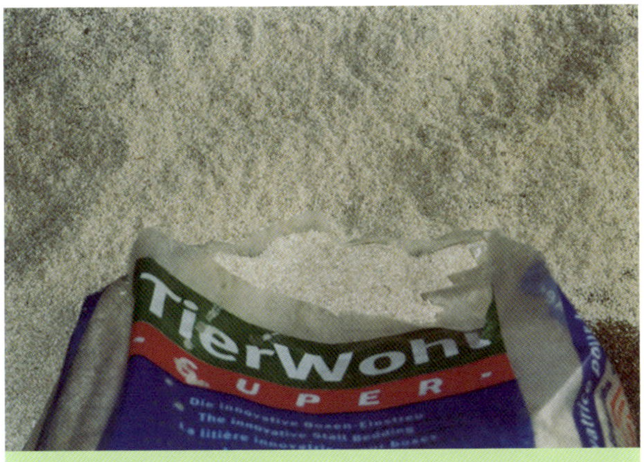

Als extrem saugstarke alternative Einstreu hat sich Holzgranulat bewährt; es kann auch sehr flott (im Gegensatz zu Sägespänen) aus dem Pferdefell ausgebürstet werden.

In jedem Fall ungeeignet ist jede Art von Torf als Einstreu. Nicht nur aus Umweltschutzgründen (Schonung der Moore), sondern auch wegen der möglichen Hufhornaufweichung ist dieses früher als Teil der Matratzenstreu gebräuchliche Material abzulehnen.

Stallklima

Pferde sind Lauftiere mit empfindlichen Lungen und hohem Qualitätsanspruch an saubere Atemluft. „Es riecht nach Pferd", heißt es im Allgemeinen, wenn jemand irgendwo Ammoniak-Geruch (chem. Formel: NH_3) bemerkt. Aber ist dieser Geruch wirklich naturtypisch für Pferde? Nein, er ist es nicht, denn saubere Pferde riechen erdig-nussig-angenehm-frisch und entsprechende Ställe riechen „holzig" oder „strohig", je nach Einstreuart. Trotzdem aber charakterisiert allgemein Ammoniak das Pferd. Dies liegt offenbar an der Vielzahl schlecht belüfteter und ungenügend ausgemisteter Ställe, die einen stetigen Ammoniak-„Nebel" aufweisen und deshalb schon suggerieren: „Typisch Pferd". Zusätzlich zu Schadgasen wie Ammoniak und Kohlendioxyd ist die Stallluft insbesondere bei Matratzenstreu noch angereichert durch Riech- und Ekelstoffe aus dem Pferdekot und Zersetzungsprozessen des Einstreumaterials.

Es entsteht Schwefelwasserstoff (H_2S), ein übel riechendes Faulgas, das in Konzentrationen von mehr als 0,04 % lebensbedrohende Schäden verursacht. Die durch mangelnde Stallklimaverhältnisse nachweisbare Schädigung der Atmungsorgane bei Pferden beginnt etwa bei einem NH_3-Gehalt der Stallluft von 0,003 %, das entspricht einer Mess-Skala von 30 ppm

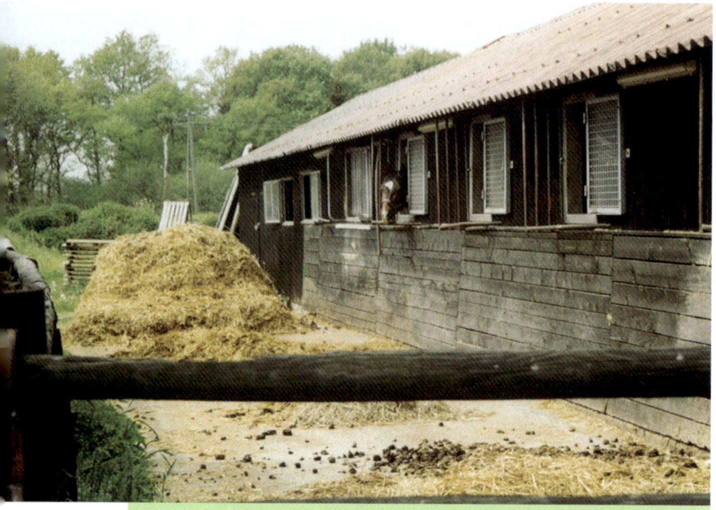

Es erspart zwar lange Wege, aber das Lagern in Stallnähe ist kontraproduktiv und unhygienisch, weil u. U. Gestank, Fliegen und Parasiten die Pferde schädigen.

(= parts per million). In Ställen, die solche Reizgasbelastungen ständig aufweisen und die zusätzlich noch stark durch keimhaltigen Staub belastet sind, führen die gesundheitlichen Folgen zu ernsten Schäden. Es sind dies: Generelle Schwächung des Abwehrsystems, Schleimhautreizungen, Stoffwechselstörungen und Verdauungsprobleme, Husten/Bronchialkatarrh/Dämpfigkeit, Allergien – letztlich Verlust des betroffenen Pferdes durch Infektionen. Die Erfahrung zeigt, dass ohne Abstellen der Ursachen alle tierärztlichen Therapien und Bemühungen (sowie die dafür aufgewendeten Kosten) in solchen Fällen auf Dauer nicht erfolgreich sein können.

Geruchsvertilger

Es gibt inzwischen eine Vielzahl von Tinkturen und löslichen Extrakten, die durchweg oberflächlich zu einer Geruchsneutralisierung beitragen. Es riecht dann vorübergehend angenehm-„waldartig-frisch nach Fichtenschonung" im Stall, aber die Probleme bestehen weiter! Ammoniak und andere schädliche Gase werden dadurch nicht im erforderlichen Umfang dauerhaft lungenfreundlich beseitigt. Tinkturen und Pülverchen sind allenfalls zweite Wahl, aber eben keine wirkliche Problemlösung – ja, sie verkleistern letztlich die Ursachen der Stallklimaprobleme.

Einige wenige Produkte (z. B. „Terra Biosa" – Bezug über Peter Eisen GmbH, Tel.: 0228/9621190, www.naturgerecht.de) binden allerdings auf biologische Weise bei Wechselstreu Ammoniak und stoppen Fäulnisprozesse und Uringeruch im Stall, wenn gleichzeitig täglich penible Entmistung gewährleistet ist. Ein Mittel aber, das vielleicht ein Entmisten gar noch erspart und im Stall einen geruchlosen „Misthaufen" möglich macht, gibt es nicht. Ein solches Mittel wäre zudem auch aus Gründen der nur durch penible Einstreupflege vorbeugend zu erledigenden Parasiteneindämmung höchst unerwünscht und kontraproduktiv!

Atmungssystem

Von besonderer Bedeutung für Gesundheit und Leistungsfähigkeit ist bei Pferden die ungestörte Funktion des Atmungssystems. Es ist kein Zufall, dass beispielsweise lauffreudige Pferde wie Reinblutaraber als „Trinker der Lüfte" bezeichnet werden. Das Atmungssystem ist (salopp technisch formuliert) „der Tank für das Pferd", es ist zuständig für den Gasaustausch zwischen Organismus und Umwelt. Es versorgt den Körper (vor allem auch die Muskulatur bei schneller Bewegung) mit Sauerstoff, ohne den der Stoffwechsel nicht funktioniert, und gibt als Stoffwechselprodukt Kohlendioxyd wieder an die Umwelt ab. Saubere Frischluft, die im Freien eingeatmet wird, besteht (neben Stickstoff und Edelgasen) aus etwa 21 % Sauerstoff und gut 0,03 % Kohlendioxyd. Der Wassergehalt der Außenluft liegt bei durchschnittlich 65 % relativer Luftfeuchte. Lebensnotwendig ist das Einatmen des Sauerstoffs aus der Luft – ohne Sauerstoff kein Leben! Besteht nun in der Frischluft ein Sauerstoff zu Kohlendioxyd-Verhältnis von rund 700:1, so verschlechtert sich dieses Verhältnis in der ausgeatmeten Luft auf 4:1. Prozentual ausgedrückt enthält die Ausatmungsluft des Pferdes durchschnittlich 16 % Sauerstoff und 4 % Kohlendioxyd. Kann dem geschlossenen Stall keine oder nur ungenügend Frischluft zugeführt werden, findet also kein ausreichender Luftaustausch statt, dann nimmt der Sauerstoffgehalt der Stallluft rapide ab, der Kohlendioxydgehalt dagegen steigt enorm.

Wenig bekannt, aber sehr problematisch ist, dass mit zunehmendem Kohlendioxydgehalt (CO_2) der eingeatmeten Luft gleichzeitig die lebensnotwendige Sauerstoffaufnahme schleichend blockiert wird – im Extremfall bis zur Lähmung des Atemzentrums! Bereits ab einem Kohlendioxydgehalt der Stallluft von

Achtung Ammoniak!

Ammoniak entsteht u. a. bei der Zersetzung des im Urin enthaltenen Harnstoffs. Besonders bei Pferden, die übermäßig viel eiweißreiche Futtermittel fressen – über den Bedarf (den man je nach Leistungszustand genau errechnen sollte) hinaus – steigen Harnstoffsynthese (= Entgiftung des Körpers über die Nieren) und abgesetzte Urinmengen (aber auch der Wasserbedarf) stark an. Deshalb kann das Stallklima durchaus schon durch Reduzierung überdosierter eiweißstarker Futtermittel teils günstig beeinflusst werden.

0,2 % kann ein Pferd nicht mehr ungestört atmen. Dies zeigt sich aufgrund entsprechender Untersuchungen an erhöhter Puls- und Atemfrequenz, Stoffwechselstörungen, Apathie und Müdigkeit sowie insbesondere auch an einer Senkung des für den Sauerstofftransport im Blut so enorm wichtigen Hämoglobingehalts.

Ist das Atmungssystem gestört, kommt es zwangsläufig zu Sauerstoffmangel. Ursächlich für Atmungssystem-Störungen sind in erster Linie Infektionen, aber auch nichtinfektiöse Erkrankungen wie die chronisch-obstruktive Bronchitis (Dämpfigkeit) mit allergischem Hintergrund sowie auch Folgeleiden nach Erkrankung anderer Organe (z. B. Herzerkrankungen

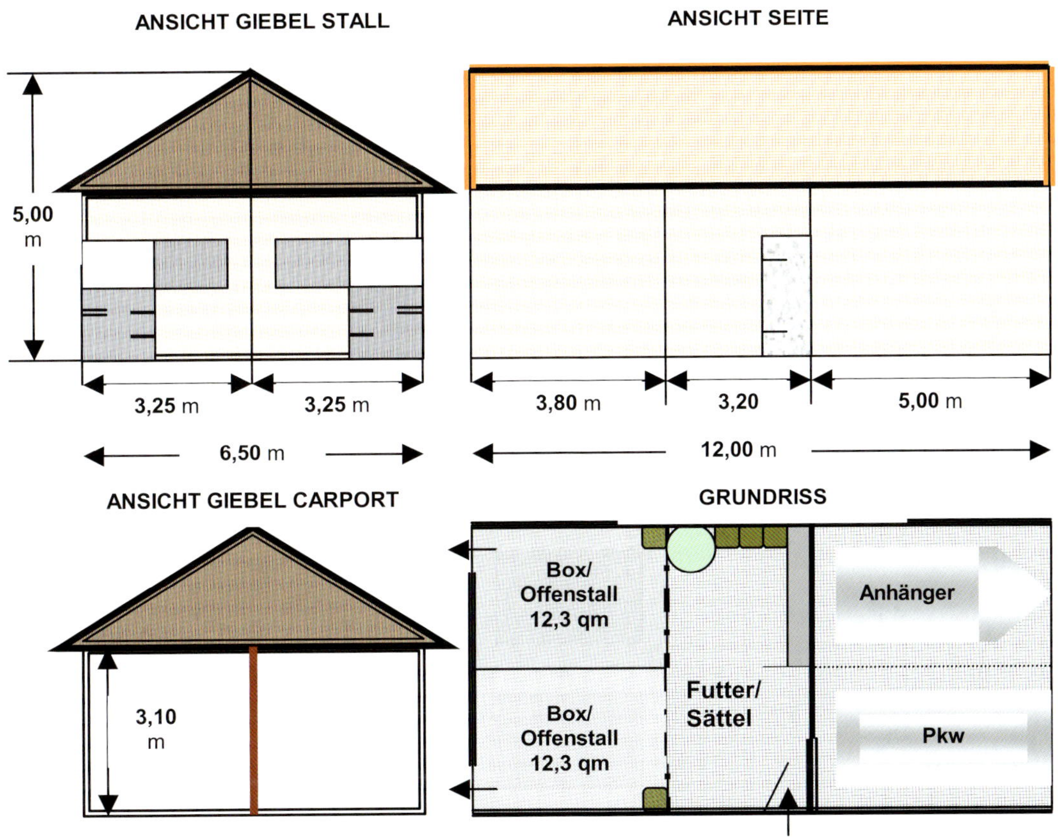

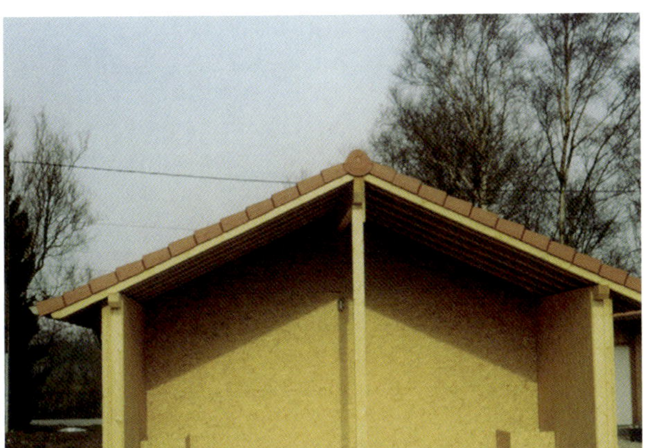
Stallbaubeispiel in Ortsrandlage: Remise als Naturklimastall aus Holz mit Satteldach aus Tonziegeln; hier auf der Süd-Giebelseite der Stallteil (zwei Boxen plus Paddock oder Offenstall mit Auslauf).

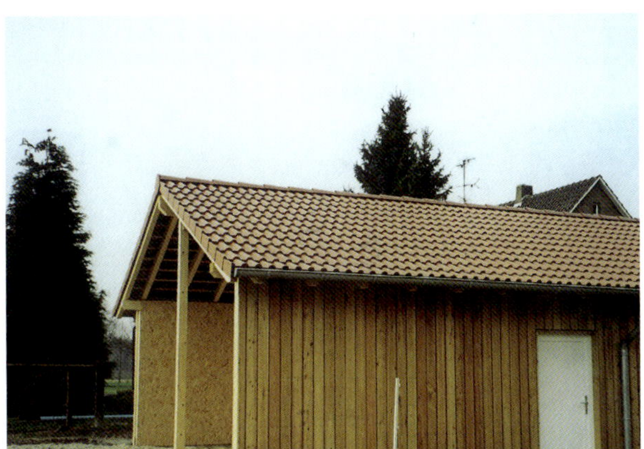
Der Naturklimastall wurde in Holzständerwerk-Bauweise auf einen gemauerten Sockel gesetzt; hinter dem Stallteil befinden sich Sattelkammer und Vorratsräume (siehe Grundriss oben).

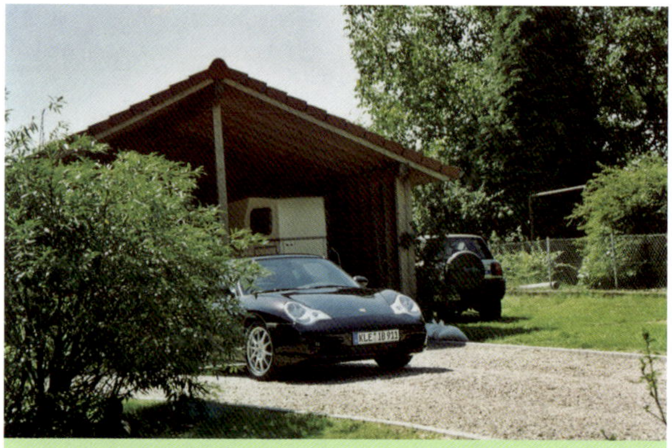

Die Nord-Giebelseite des Naturklimastalles wird als Carport und überdachter Anhängerabstellraum sowie für Pflegearbeiten (Schmied etc.) genutzt.

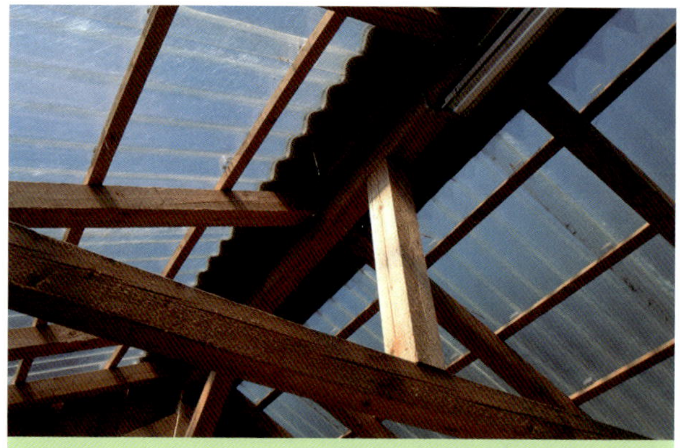

Vom Luftvolumen her günstig sind alle Stallbauten mit Satteldach ohne Zwischendecke. Wenn Lichtplatten in die Dacheindeckung einbezogen werden, erweitert dies die wichtige UV-Einstrahlung und den natürlichen Lichteinfall. Günstig ist es, wenn solch eine unisolierte Dachkonstruktion mit einer Firstlüftung versehen wird, da dies bis zu einem gewissen Grad typische Tropfwasserprobleme in der feucht-kalten Jahreszeit verringert.

mit mangelhaftem Blutkreislauf oder Nitritvergiftungen mit negativen Auswirkungen auf den Sauerstofftransport im Blut).

Wichtig für die normale Atmung und besonders für die Leistungsatmung sind natürliche **Elastizität und Dehnbarkeit der Lungen**. Nicht genügend bekannt ist, dass sich vor allem durch eine chronische Erkrankung das Lungengewebe dauerhaft verfestigt, der Luftraum verringert sich dadurch, was weniger Lungenvolumen bedeutet – das Pferd muss sich anstrengen, um überhaupt genügend Sauerstoff zu bekommen! Es atmet mit weit geöffneten Nüstern und zieht beim Ausatmen die Bauchmuskeln ein. Manche fortgeschrittenen Erkrankungen führen dann zu einer Blockade der Luftwege, das Pferd verendet durch Kollaps!

Atemwegserkrankungen durch schlechtes Stallklima und daraus resultierender Sauerstoffmangel beeinträchtigen aus diesen Gründen das Wohlbefinden des Pferdes und die Nutzungsmöglichkeiten im Sport- und Freizeitbereich teils gravierend, weshalb jeder gut beraten ist, diesen Komplex besonders zu beachten. Im Kapitel „Pferdegesundheit" (siehe Seite 177 ff.) werden auch Impfungen angesprochen, aber es ist ein Irrglaube, dass man mit Medikamenten alleine alles „in den Griff" bekommt – viel wichtiger sind grundlegende Maßnahmen, die zur Stabilisierung der Immunabwehr beitragen. Sowohl Haltungs- als auch Umweltbedingungen können Krankheiten verhüten oder begünstigen, sie beeinflussen zudem die Stärke oder Schwäche des Abwehrsystems.

Stallklimafaktoren

Die klimatischen Faktoren im engeren Sinne beeinflussen das Stallklima meist unveränderbar. Neben dem Großklima („Wetter"), das regions-, jahres- und tageszeitabhängig ist, spielt das jeweilige Standortklima als sog. Kleinklima (z. B. Nebel in einer Talsenke) eine nicht zu unterschätzende Rolle. Neben äußeren Faktoren sind insbesondere die chemischen und physikalischen (= inneren) Faktoren maßgebend für das Stallklima, hier primär für die Qualität der Stallluft.

Bei zu hoher Behaglichkeitstemperatur im Stall sinkt der Hämoglobingehalt des Bluts und damit die letztlich auf Sauerstoffzufuhr gründende Leistungsfähigkeit ab. Auch der durch aufwändige Arbeit gewünschte und erzielte Trainings- und Konditionierungszustand des so gehaltenen Pferdes wird teilweise immer wieder aufgehoben. Deshalb ist die Kalthal-

Tabelle 16: Beeinflussung des Stallklimas

Faktoren				
klimatische	chemische	physikalische	biologische	mechanische
Großklima	Sauerstoff	Temperatur	Schimmelpilze	Luftführung
Kleinklima	Schadgase	relative Luftfeuchte	Viren	Einstreupflege
		Staubgehalt	Bakterien	Fütterung
		Luftbewegung	Parasiten	Ventilatoren
		Baustoffe		

Wichtig Stalllüftungssysteme

Die typischen Lüftungssysteme sind in der nebenstehenden Grafik abgebildet, man unterscheidet:

A) **Fensterlüftung** = Frisch- und Abluft durch Fenster = Schwerkraftlüftung = im oberen Teil der Fenster strömt warme Luft mit geringerem Gewicht nach außen, im unteren Teil des offenen Fensters dringt kalte, schwerere Luft hinein.

B) **Kaminlüftung** = Frischluft dringt durch Fenster ein, warme Abluft wird mit natürlichem Auftrieb durch Abluft-Kamin(e) oder -schächte bzw. -hauben nach außen geführt = Schwerkraftlüftung = funktioniert nur, wenn der Kamin sehr gut wärmegedämmt ist! Für Flachdachställe ungeeignet.

C) **Traufen-First-Lüftung** = Frischluft wird durch Schlitze im Traufenbereich zugeführt, Abluft strömt durch – gegen Schlagregen z. B. mit einer Haube geschützte – Firstöffnungen = modernste Form der Schwerkraftlüftung = sehr empfehlenswert.

D) **Deckenlüftung** = Zu- und Abluft strömt durch Hohlräume einer Holzdecke, die flächige Lüftungsspalten aufweist und bei der sich an den Seitenwänden Klappenöffnungen befinden = Schwerkraftlüftung = nicht empfehlenswert.

E) **Unterdrucklüftung** = Ventilatoren saugen Abluft, Frischluft wird durch Kanäle herangeführt = mechanische Lüftung = sehr empfehlenswert.

F) **Überdrucklüftung** = Ventilatoren saugen Frischluft in den Stall, es entsteht ein Überdruck, wodurch die Abluft durch entsprechend dimensionierte Öffnungen nach außen gedrückt wird = mechanische Lüftung.

G) **Gleichdrucklüftung** = Ventilatoren fördern sowohl Zu- als auch Abluft = mechanische Lüftung = aufwändiges, teures System, aber funktionssicher, auch für schwierige Stallverhältnisse geeignet.

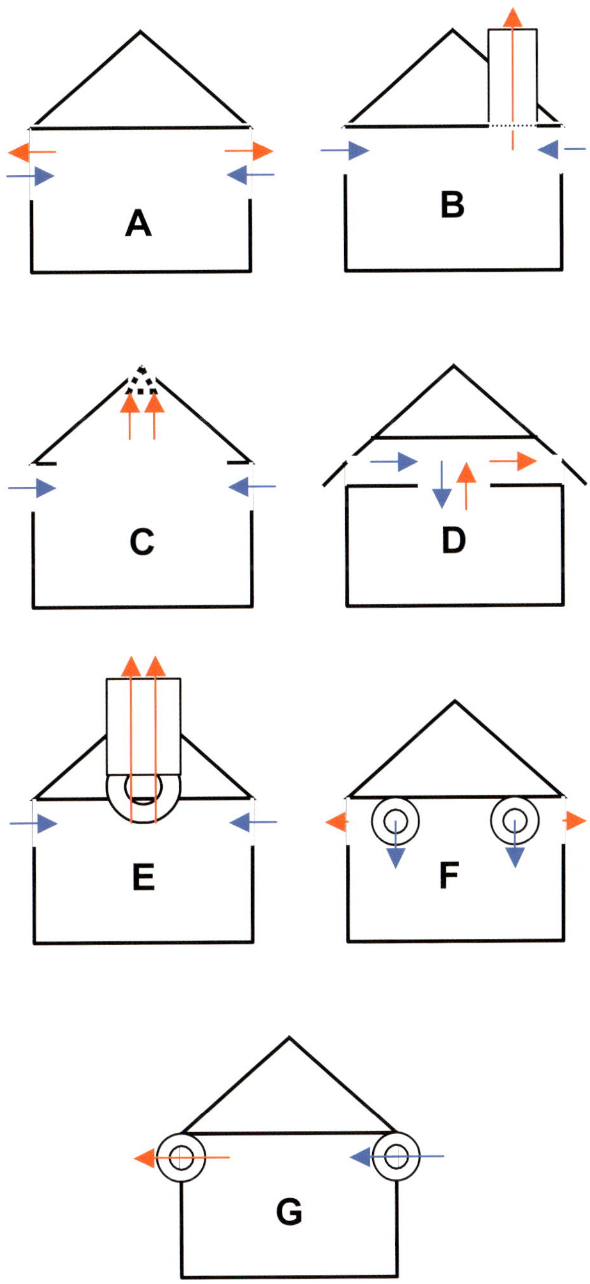

tung anzustreben! Das heißt: Die Stalltemperatur sollte etwas über der Außentemperatur liegen und auch deren Schwankungen, insbesondere den Tag-Nachtrhythmus, übernehmen.

Luftaustausch

Man unterscheidet zwei Arten des Luftaustauschs, a) die natürliche oder Schwerkraftlüftung (z. B. über Fenster) und b) die mechanische Lüftung, auch „Zwangslüftung" genannt, z. B. mit Ventilatoren.

Die **Schwerkraftlüftung** ist die „normale" freie Lüftung durch Fenster, Türen, Abluftkamine oder Trauf-First-Öffnungen bzw. sog. Trockenfirste bei Ziegeldächern (siehe Grafik B – oben rechts). Dabei steigt erwärmte, verbrauchte Luft nach oben und wird durch natürliche Sogwirkung abgeführt. Frische Luft wird bei der normalen Schwerkraftlüftung über Türen und Fenster oder sog. Trauf-Öffnungen zugeführt. Bei Wind funktioniert das recht gut, bei Windstille oder geringen Temperaturunterschieden zwischen Stallluft und Außenluft nur mäßig oder gar nicht. Verlässlicher sind deshalb für größere Ställe in jedem Fall technische **Drucklüftungen** (= Zwangslüftungen). Beim **Unterdrucksystem** wird verbrauchte Luft abgesaugt, Frischluft strömt in den Stallbereich. Das **Überdruckverfahren** drückt Frischluft in den Stall und verbrauchte Luft heraus. Für sehr große Ställe empfiehlt sich das recht aufwändige **Gleichdrucksystem**. Hier wird Frischluft in den Stall gedrückt und die Abluft mit Ventilatoren abgesaugt. Planung und Herstellung der Lüftungssysteme sollten den DIN-Vorschriften entsprechen; sie gehören in die Hand des Fachmanns.

Mist-Vorschriften

Nach EG-rechtlichen Vorschriften ist Pferdemist primär kein natürlicher Wirtschaftsdünger, sondern – je nach Auslegung – Abfall, also Müll. Das sorgt für Verwirrung. Ob und welche rechtlichen und praktischen Konsequenzen sich daraus ergeben, ist Auslegungssache.

Nach der EG-Verordnung des Europäischen Parlaments und Rats Nr. 1774/02 vom 3.10.2002 unterliegen Exkremente von **Nutztieren** nicht den Bestimmungen der sog. Kreislaufwirtschafts- und Abfallgesetze. Das ist vernünftig, denn Exkremente von Nutztieren sind sog. Wirtschaftsdünger und werden deshalb nach den düngerechtlichen Vorschriften beurteilt, sind demnach kein „Abfall" wie etwa Hausmüll, Altöl usw.

Exkremente von Nutztieren im Sinne der EG-Verordnung sind neuerdings aber nur noch Ausscheidungen solcher Tiere, die gehalten, gemästet, gezüchtet werden, um Lebensmittel zu erzeugen (u. a. Fleisch, Milch, Eier) oder die zur Gewinnung von Wolle, Pelzen und sonstigen Produkten genutzt werden. Aktuell werden davon nun abgegrenzt alle Wildtiere und Heimtiere. Heimtiere sind solche, die üblicherweise von Menschen zu anderen Zwecken als zu landwirtschaftlichen Nutzzwecken gehalten werden. Pferde zählten nach den alten Bestimmungen – ganz unabhängig von ihrer individuellen Nutzung – traditionell zu den landwirtschaftlichen Nutztieren. Die Exkremente waren deshalb vor der Neuregelung vernünftigerweise generell auch Wirtschaftsdünger wie Rindermist usw. – und niemals „Abfall".

Nach den neuen Bestimmungen sind typische Freizeit- und Turnierpferde nun **Heimtiere** (ebenso wie zahme Hamster, Frettchen oder Kanarienvögel). Das könnte man noch humorvoll akzeptieren, wenngleich es schwer nachzuvollziehen ist. Doch: Damit unterliegt Pferdemist jetzt im Zweifel (je nach regionaler Auslegung der Vorschriften!) primär den komplizierteren abfallrechtlichen Vorschriften – und nicht mehr allein den für die Nutztier-Landwirtschaft geltenden (d. h. einfacher einzuhaltenden und nicht ganz so bürokratischen) düngerechtlichen Vorschriften.

Es besteht folgende Ungereimtheit: Tendenziell enthält nämlich Pferdemist sicher weniger Schadstoffe als Mist aus der Massentierhaltung (z. B. Antibiotika-Rückstände aus manchen extrem besatzstarken Putenmastbetrieben). Mist aus einer landwirtschaftlichen oder gewerblichen Massentierhaltung aber ist nach wie vor grundsätzlich Wirtschaftsdünger und nicht Abfall! Nicht nachvollziehbar, warum Pferdemist heute also gesetzlich im Zweifel strenger behandelt wird als jeder Wirtschaftsdünger.

Rechtliche Konsequenz der Neuregelung: Jede Ablagerung von Pferdemist (z. B. am Ackerrand), um diesen Frischmist – wie häufig praktiziert – auf Äcker auszubringen, kann aus behördlicher Sicht (bei Unterstellung einer „Entledigungsabsicht"!) zunächst einmal im Verdacht der „illegalen Abfall-Lagerung" stehen (im Gegensatz zur völlig zielgleichen Ablagerung von eindeutig zuzuordnendem Wirtschaftsdünger landwirtschaftlicher Herkunft, z. B. Rindermist!).

Mögliche Folge bei Ablagerung von Pferdemist: Anzeigen (z. B. von Nachbarn und nicht selten selbst ernannten Umweltschützern) und darauf folgende gezielte behördliche Aktionen (z. B. Ortsbesichtigungen, Ordnungsverfügungen und Bußgelder durch kreisfreie Städte und Landkreise) sowie bürokratische Klärung vieler Einzelfragen. Am Ende stehen u. U. nicht geringe ordnungs- und strafrechtliche Konsequenzen. Erschwerend kommt noch hinzu, dass für manche dürftig informierten Regionalbehörden unklar zu sein scheint, ob Pferdemist mit Wirtschaftsdünger gemischt werden darf, z. B. in Betrieben, die sowohl landwirtschaftliche Nutztiere als auch „Heimtiere" wie Pferde halten. Hier fehlt es noch an eindeutigen Ausführungsbestimmungen. Die mancherorts geäußerte Auffassung, dass Vermischung unzulässig sei oder – wenn sie erfolgt – dann der „Gesamtmist" im Zweifel als Abfall zu betrachten wäre, scheint aus Sicht des Verfassers rechtsirrig zu sein.

Abfallbeseitigung/-verwertung

Die Rechtslage und ihre Auslegung für die Verwertung und Beseitigung von Pferdemist sowie die praktische Rechtsanwendung durch Kontrollbehörden ist bundesweit schwierig zu durchschauen. Gleichartige Sachverhalte werden teils von Bundes- und Landesministerien, Landwirtschaftskammern und Landkreisen uneinheitlich beurteilt. Für die Praxis hilft gegenüber kontrollierenden Behörden unterschiedlicher Ebenen der Hinweis auf folgende (allerdings etwas „schwammige") Stellungnahme des zuständigen Bundesverbraucherschutzministeriums.

Auszug aus der Stellungnahme des Bundesministeriums für Verbraucherschutz, Ernährung und Landwirtschaft (Referat 516 A) vom 10.11.2004:

„... Pferdemist aus Reitställen, aber auch dem Wirtschaftsdünger vergleichbarer Mist von Rindern und Schweinen aus Zoos etc. (ist) meist kein Wirtschaftsdünger. Damit wird dieser Mist aus solchen Anlagen aber nicht automatisch dem Abfallrecht unterstellt, das wird vielfach missverstanden. Zunächst unterliegen Mist, Jauche, Gülle von **Nutztieren** der sog. VO 1774 der EU – eigentlich einer Vorschrift mit Hygieneanforderungen auch an solche tierischen Reststoffe, die z. B. später als Dünger verwendet werden sollen. VO 1774 und Abfallrecht schließen sich i. d. R. aber gegenseitig aus, somit können die Dünger, die der VO 1774 unterliegen, nicht dem Abfallrecht unterliegen (in beiden Fällen aber zusätzlich dem Düngemittelrecht). Pferde sind aber keine Nutztiere im Sinne der VO 1774 – somit ist auch die Frage der Abfalleigenschaft von Pferdemist zunächst offen.

Zu einer Abfalleigenschaft gehören aber nach dem Kreislaufwirtschafts- und Abfallgesetz zwingend Entledigungssachverhalte (Entledigungsabsicht, objektive Entledigung etc.) und zwar wesentlich aus der Sicht des Besitzers des Stoffes. Für Pferdemist, der vom Besitzer also von vornherein zur Düngung vorgesehen ist – also immer eine Zweckbestimmung hat – wird man somit eine Entledigungsabsicht nicht ohne weiteres unterstellen können; solange wird er auch nicht zum Abfall. Er kann aber dennoch als „organischer Dünger" nach dem Düngemittelrecht auf eigenen Flächen eingesetzt oder als organischer Dünger gewerbsmäßig in den Verkehr gebracht (verkauft, abgegeben) werden, eben ohne dass abfallrechtliche Regelungen für diesen Fall oder für Fragen der Zwischenlagerung etc. greifen. Wichtig ist: die Abfalleigenschaft wird nicht von einer Behörde für Stoffe pauschal festgelegt, sie ist vielmehr an Hand der Verwertungsabsichten des Besitzers eines Stoffes zu bemessen."

Manche Behörden vertreten allerdings den abweichenden, strittigen Standpunkt, dass frischer Pferdemist primär Abfall ist und grundsätzlich nur mit Nachweisen entsorgt/beseitigt oder erst in besonderen Verfahren durch Kompostierung (mit Inhaltsstoff-Nachweisen/-Analysen) als Dünger verwertet werden darf. Zum Beispiel erging in diesem Zusammenhang folgende Stellungnahme eines Landesministeriums:

„... darf Pferdemist nicht mehr als Wirtschaftsdünger eingesetzt werden, sondern muss als Abfall entsorgt werden. Ebenso (ist) eine mögliche weitere Verwendung nur mit Untersuchungsergebnissen möglich. Das gilt jedoch nicht für Ackerpferde. Der Hintergrund ist, dass von einer anderen medizinischen Versorgung bei Pferden im Hochleistungsbereich ausgegangen wird. Das Verbot geht auf eine Empfehlung des Bundes (Bundesverbraucherschutzministerium) zurück ..."

Abfallbegriff

Der Begriff „Abfall" steht als summarische Bezeichnung für Gegenstände, Stoffe, Rückstände oder Reste, deren sich der Besitzer entledigen will. Der häufig sinnverwandte Begriff „Müll" wurde ursprünglich für Kehricht und trockene Abfälle verwendet. Das Kreislaufwirtschafts- und Abfallgesetz unterscheidet nach Abfällen zur Verwertung und Abfällen zur Beseitigung (jene, die nicht verwertet werden können). Unterschieden werden stoffliche (z. B. Kompostierung von Pferdemist) und energetische Verwertung von Abfällen (z. B. Trocknung und anschließendes Verbrennen von Pferdemist).

Bei der Verrottung organischer Abfälle (Grünabfälle, Bioabfälle usw.) entsteht Kompost. Kompost wird als Bodenverbesserungsmittel oder als Düngemittel in Gärtnereibetrieben, im eigenen Garten und in der Landwirtschaft eingesetzt.

Praxis der Stallmistentsorgung

Gerade wegen oder trotz des „Wirrwarrs" der Rechtsauffassungen ist jeder Pferdehalter gut beraten, den anfallenden Mist entweder flott zu entsorgen (z. B. Abholung durch Containerdienste) oder vorzugsweise stofflich zu verwerten. Dabei sind größere, bodendurchlässige Misthaufen-Ablagerungen über längere Zeiträume aus Umweltschutzgründen immer zu vermeiden!

Besonders ratsam ist es, gegenüber kontrollierenden Behörden auf die oben zitierte Stellungnahme des Bundesverbraucherschutzministeriums hinzuweisen und ausdrücklich zu betonen, dass man sich des Mistes nicht als Abfall „entledigen" wolle, sondern diesen „zweckbestimmt", z. B. als Kompost, verwerten will!

Die staatlichen Durchführungs-Vorschriften zur Kompostierung sind allerdings lückenhaft und werden örtlich zudem sehr unterschiedlich ausgelegt und angewendet. Es stehen praktisch nachvollziehbare behördliche Regelungen aus, die genau angeben, unter welchen sinnvollen Bedingungen eine Eigenkompostierung des Pferdemists, die immer vorzuziehen ist, statthaft ist.

Kompostmietenaufbau

Beim naturgemäßen Verwerten organischer Abfälle müssen einige Grundregeln beachtet werden, damit der Verrottungsprozess störungsfrei ablaufen kann und man einen Reifkompostdünger hoher Qualität erhält. Aus Pferdemist entstandener Reifkompost ist Humus, der als organischer Dünger für Pferdeweiden sehr nützlich ist. Immer sind Grundwasser und Oberflächengewässer durch Abstände vor Sickersaft zu schützen. In Anlehnung an Empfehlungen des Niedersächsischen Umweltministeriums zur Kompostierung von Garten- und Hausabfällen sowie Kleintiermist können folgende modifizierte Regeln sinngemäß unter Beachtung örtlicher Vorschriften auf die Pferdemistkompostierung angewendet werden:

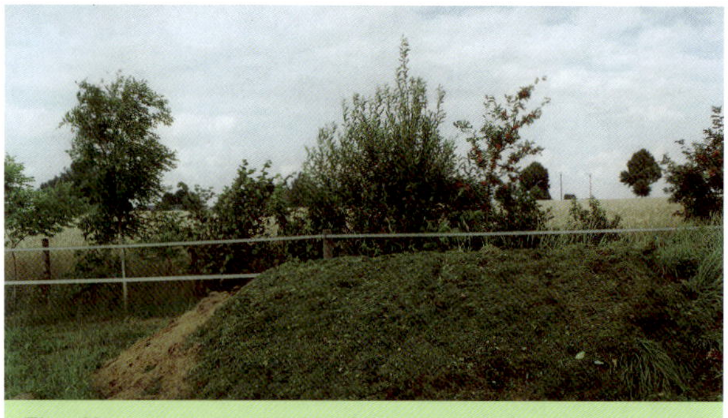

Eine Kompostmiete ist ideal, wenn man den Reifkompost als Dünger verwenden will; dies ist die ökologisch sinnvollste Art der Mistverwertung.

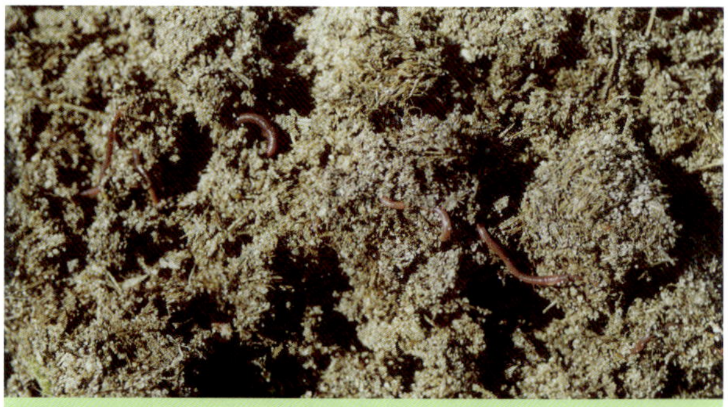

Durch Regenwürmer und Kompostwürmer sowie Kleinstlebewesen wird – unter aeroben Bedingungen – aus organischen Mistabfällen Reifkompost.

1. Der Platz:

: Man wählt einen schattigen, windgeschützten Platz für die Kompostmiete. Kompostieren sollte man nie in einer Grube, denn dadurch würde die notwendige Durchlüftung des Materials verhindert.
: Die Kompostmiete setzt man nicht auf Stein, Beton oder Lehm;
: Staunässe und Fäulnis könnten die Folgen sein und den Rotteprozess stören.
: Die Miete sollte nicht höher als 150 cm und nicht breiter als etwa zwei Meter sein; die Länge richtet sich nach der Menge des Rohmaterials.

2. Die Mischung:

: Je vielfältiger das organische Ausgangsmaterial, desto wertvoller das Endprodukt.
: Niemals große Mengen eines einzigen Materials (also z. B. nur Pferdeäpfel oder nur Stroh, Rasenabschnitt oder Laub) auf einmal hinzufügen, sondern alles mischen.
: Grobstrukturierte, harte und holzige Materialien sollten mit feineren und weichen Pflanzenteilen ergänzt werden.

3. Das Aufschichten:

: Man verwendet als unterste Schicht Betonitmehl (es schließt teils die Bodenporen und saugt Sickersaft auf) sowie darauf eine etwa 20 cm dicke Schicht Grobmaterial (Baum- und Heckenschnitt, Äste und Stängel von Stauden oder Blumen).
: Darüber schichtet man zunächst feinere Gartenabfälle (Laub und Rasenschnitt).
: Nun folgt eine Schicht Gartenerde oder Alt-Kompost.
: Darüber werden die jeweils anfallenden organischen Abfälle gehäuft: vermischt oder Schicht für Schicht, Hauptsache, man streut immer mal wieder etwas Erde oder Kalk (z. B. Algomin, ca. 3 kg je cbm Mist) dazwischen.
: Einen fertig aufgesetzten Haufen deckt man mit Grasabschnitt, Altheu, Stroh, Laub oder Erde ab, um die Wärmeentwicklung zu fördern und ein Austrocknen zu verhindern.

4. Die Hygiene:

: Pferdemistkompost, der als Dünger für Pferdeweiden verwertet werden soll, muss wenigstens acht Monate (besser zwölf Monate) abgelagert und verrottet sein, damit geruchlich stark auffällige Ekelstoffe umgewandelt und Parasiten (z. B. infektiöse Wurmstadien) durch innere Erwärmung des Kompostmaterials weitgehend vernichtet werden.
: Der wenig erhitzte Kompost aus den Randbereichen der Komposthaufen kann durchaus nach acht Monaten z. B. noch Spulwurmstadien enthalten. Diese Kompostteile sollten deshalb vorsichtshalber immer ins Innere einer weiteren, neu anzusetzenden Miete eingefügt werden und nicht bereits nach acht Monaten als Dünger für Pferdeweiden verwendet werden.

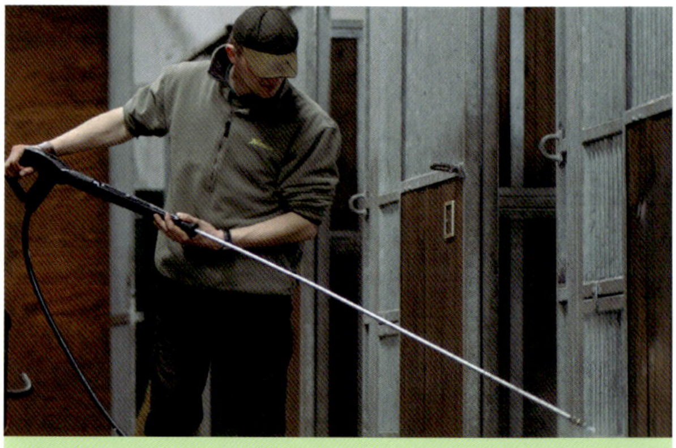

Pferdegerechte Hygiene erfordert – neben der täglichen Einstreupflege – auch regelmäßige Hochdruckreinigung und (primär in Pensionshaltungen) immer Desinfektionen der Ställe bei Pferdewechseln.

Ingolf Bender:
Winterhaltung

Thermoregulation

Soll man im Winter schützend eingreifen oder einfach auf „Natur" setzen? Schon im Spätherbst zum beginnenden Winter hin besteht oft Unklarheit darüber, wie viel Kälte und Nässe Pferde eigentlich vertragen und schließlich, ob sie sich erkälten und wann bzw. warum Pferde frieren. Auch die Frage nach dem Eindecken – ja oder nein, wann, womit und wie lange, ist häufig zweifelhaft. Als Grundsatz gilt: Pferde zählen zu den Spezialisten unter den Säugetieren, die sich aufgrund einer angeborenen extremen Klima-Anpassungsfähigkeit (man nennt das „Thermoregulation") grundsätzlich am besten dem Außenklima unter natürlichen Bedingungen anpassen können – und sich unter Naturbedingungen so gut wie nicht „erkälten". Sie sind in der Lage, bei Hitze durch eine sehr hohe Zahl von Schweißdrüsen für Abkühlung zu sorgen. Bei großer Kälte können sie ihre Haut wiederum durch gewaltig verstärkte Blutzirkulation aufwärmen. Zur Aufrechterhaltung der inneren Körpertemperatur („Kernkörpertemperatur") von gut 37 bis 38 °C wird aus dem Futter durch Stoffwechselvorgänge die nötige Wärme produziert. Der eigentliche Wärme-Nachschub wird dann – ausgelöst durch „Kältefühler" – mit dem Blut durch das Herz als Pumpe vom Huf bis in die Ohrenspitzen bedarfsgerecht verteilt.

Störfaktoren

Verstehen kann man die Zusammenhänge der Thermoregulation aber erst richtig, wenn die Grundzüge der Wärmeleitfähigkeit klar werden. Man selbst fühlt es: Kälte- (oder Wärme-)grade sind – trotz gleicher Thermometer-Anzeige – nicht immer unter allen Bedingungen gleich! Hier kommt etwas Physik ins Spiel, um sich das klar zu machen: Entscheidend ist nämlich nicht allein die Temperatur, die man auf dem Thermometer abliest, sondern die Umgebungs**substanz**. Die Umgebungssubstanz kann z. B. trocken-kalt oder aber nass-kalt sein. Diese Unterschiede wiederum haben Auswirkungen auf das Temperaturgefälle der Haut. Es kommt hierbei auf die Wärmeleitfähigkeit der jeweiligen Umgebungssubstanz und nicht allein auf die Temperatur an.

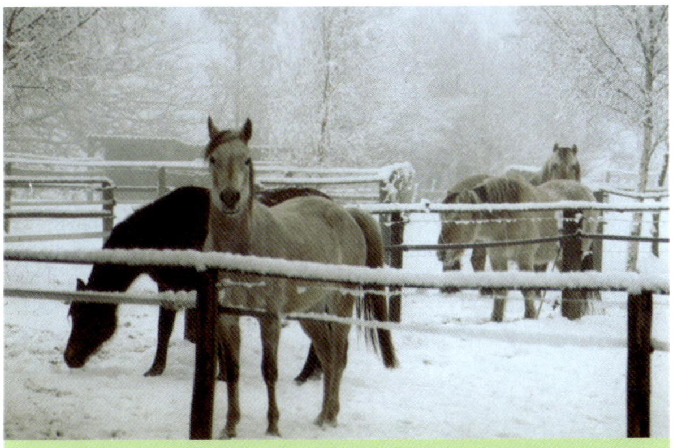

Gerade auch winterliche Verhältnisse bieten allen Pferden wichtige Klimareize zum Training der Thermoregulation; hier abgebildet ist ein Teil der gemischtrassigen Stutenherde des Verfassers.

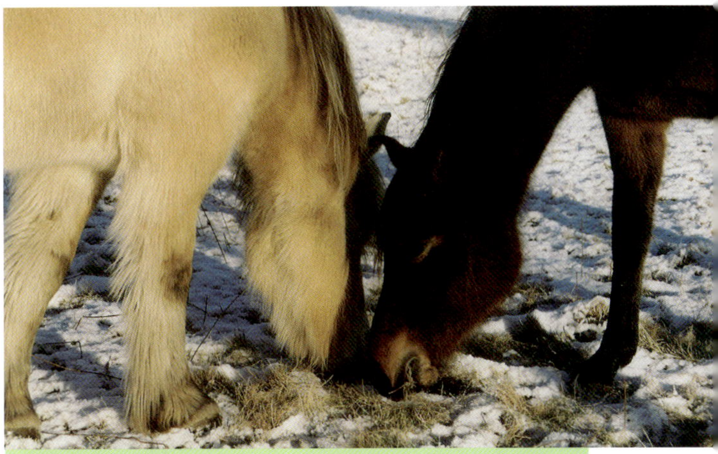

Sowohl Nordpferde als auch Südpferde sollten – wo immer möglich – auch im Winter eine sog. Trampelkoppel stundenweise zugeteilt bekommen; hier können sie sich bewegen und ihrem angeborenen Futtersuchtrieb nachgehen (solche Koppeln müssen allerdings im Frühjahr durch Nachsäen und Anwalzen saniert werden).

Trockene Luft als Umgebungssubstanz ist für jeden Körper immer vorteilhaft. Trockene Luft ist nämlich ein schlechter Wärmeleiter, sie isoliert und bremst dadurch grundsätzlich den Wärmeabfluss aus dem Körper in die Umgebung ab! Die Auskühlung des Körpers ist demnach gehemmt, wenn trockene Luft den Körper einhüllt.

Beispiel: Je stärker und wolliger das Winterfell bei Pferden ist, desto mehr Umgebungsluft sammelt sich noch zusätzlich in diesem Pelz mit entsprechend hoher, positiver Isolationswirkung – wenn diese Luft trocken ist. Das Temperaturgefälle zwischen Körper-

Wichtig Klimareize!

Allerdings muss besonders die winterliche Thermoregulationsfähigkeit laufend durch entsprechende Klimareize trainiert werden, denn sonst erlahmt sie, das Abwehrsystem kann bei Kälte nicht die volle Leistung bringen und Infekte gewinnen die Oberhand (s. hierzu auch Erläuterungen auf Seite 100 unten im Absatz „Erkältung").

innentemperatur und Umgebungstemperatur macht sich an der Hautoberfläche also geringer bemerkbar, weil die trockene Umgebungsluft die Körperwärme nicht so schnell aufnimmt, sie isoliert vielmehr den Körper.

Anders verhält es sich bei nasser Umgebungssubstanz, worunter beispielsweise feucht-kalte, „neblige" Außenluft, kaltes „Waschküchen-Stallklima" oder Wasser/Schweiß in durchfeuchteter Fellbehaarung (z. B. bei starken Regenfällen, beim Schwimmen oder beim Abschwammen des Pferdes) zu verstehen ist. Nässe bzw. Wasser sind insofern „Störfaktoren", sie zählen – im Gegensatz zur oben erwähnten trockenen Luft – zu den Substanzen, die Wärme extrem gut leiten! Das Temperaturgefälle auf der Haut ist dabei sehr groß, die Isolation geht schnell verloren. Um das auszugleichen – und sich dennoch wohl zu fühlen – muss der Körper laufend Wärme produzieren und warmes Blut in die „Außenbezirke" des Körpers pumpen.

Beispiel: Man spürt den Isolationsverlust der Luft auch als Mensch, wenn man z. B. bei einer Umgebungslufttemperatur von 25 °C in ein Schwimmbad steigt, das ebenfalls 25° Wassertemperatur aufweist. Das Wasser wirkt dennoch auf der Haut kühl, obwohl doch die Temperatur mindestens gleich ist wie die vorher als angenehm empfundene Umgebungslufttemperatur. Was im Wasser jetzt fehlt, ist das – grundsätzlich zur Isolierung des Körpers eben vorteilhafte – schlecht Wärme leitende Luftpolster über der Haut, während das (ohne diese Luftisolierung) umgebende Wasser dem Körper die Wärme sofort bis zu 1.000 mal stärker entzieht, sie wird flott abgeleitet. Der Effekt: Kühlung. Das gleiche Prinzip ist beim Schwitzen gegeben. Der Schweiß hat nahezu die gleiche Temperatur wie der Körper (aus dem er schließlich kommt!), dennoch kühlt er!

Konkrete Auswirkungen

Bei Pferden spielt es eine ganz entscheidende Rolle für deren „Körpergefühl" und Wohlbefinden, welche Umgebungstemperaturen sie längerfristig gewöhnt sind, ob sie abgehärtet sind oder nach menschlichen Komfortgesichtspunkten verhätschelt wurden. Welchen Wärme-Grad die Nerven in der Haut jeweils als „normal" oder „kühl" oder gar „kalt" empfinden, hängt also nicht allein vom Thermometer, sondern auch vom Thermotraining ab. Bei Menschen mit innerer Temperatur um 37 °C kann eine Oberflächentempe-

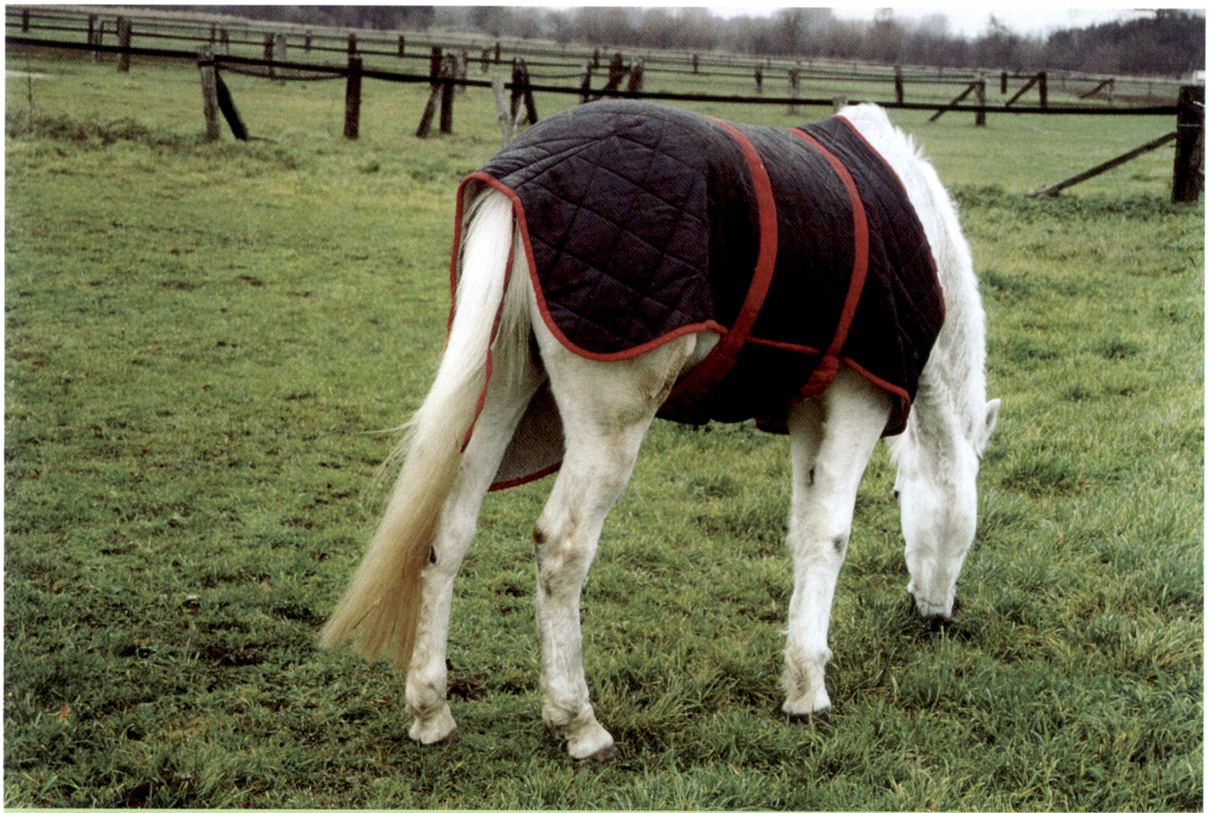

Falls das Eindecken in Einzelfällen (z. B. bei Turnierpferden) für zweckmäßig gehalten wird, empfehlen sich nur Decken, die ausreichend sicher am Körper zu befestigen sind und aus atmungsaktivem Gewebe bestehen; schließlich sollte die Decke immer zur Regenwasserableitung eine Handbreit über die Schweifrübe hinausragen.

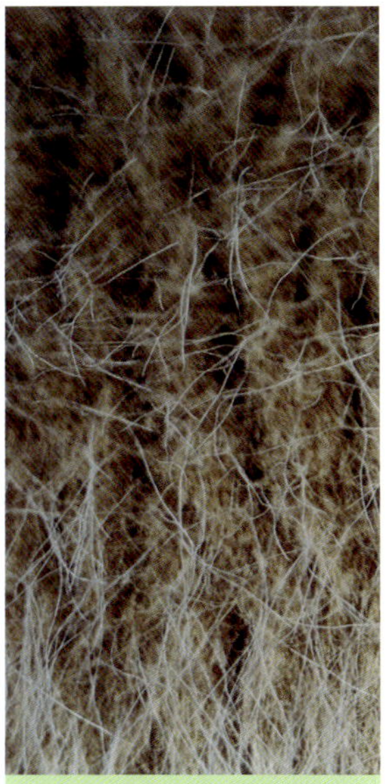

Winterfell des Nordtyps: Grob und relativ lang mit erheblicher Luftpolsterwirkung (= Wärmedämmung).

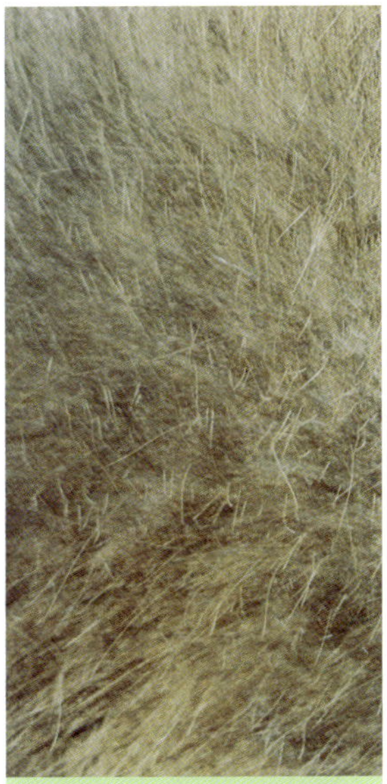

Winterfell des Südtyps: Fein und relativ kurz mit einer Luftpolsterwirkung, die bis 200 % unter der eines Nordtyps liegt.

ratur der Haut (die eigentliche Umgebungstemperatur liegt dann erheblich darunter!), die z. B. im Bereich von 22 °C liegt, noch als „normal" empfunden werden. Pferde empfinden durchweg weit geringere Oberflächentemperaturen durchaus noch als „normal". Beobachtungen und Messungen des Verfassers bei Fjordpferden und Vollblutarabern deuten allerdings darauf hin, dass z. B. bei Vollblutarabern unter gleichen Haltungs- und Umgebungsbedingungen **Oberflächentemperaturen der Haut** von unter 8 °C bei feucht-kaltem Wetter (kurzzeitig ohne jede Schutzmöglichkeit) als offenbar zu „kalt" empfunden wurden – mit der Folge kurzzeitigen Zitterns (weil diese Oberflächentemperatur 30 °C unter der Körperinnentemperatur liegt!). Gleiches konnte bei Fjordpferden nicht in dem Maß beobachtet werden. Hinzuzufügen ist, dass Kälte-Muskel-Zittern (soweit nicht fiebrige Prozesse vorliegen!) an sich zwar kein Krankheitssymptom ist, sondern eine Körperreaktion zur Aufwärmung darstellt, aber selbstverständlich verhütet werden sollte. **Unterkühlung wird vermieden durch Bewegung + Schutz!**

Konsequenzen

Deshalb sind feucht-kalte klimatische Bedingungen für Pferde (besonders für Pferde des Südtyps, z. B. Araber, Vollblüter und Warmblüter) weit schlechter unter Freilandbedingungen zu ertragen als etwa trockenes Frostwetter. Trockenes Frostwetter vertragen alle gesunden klimagewohnten Pferde jeder Rasse recht gut.

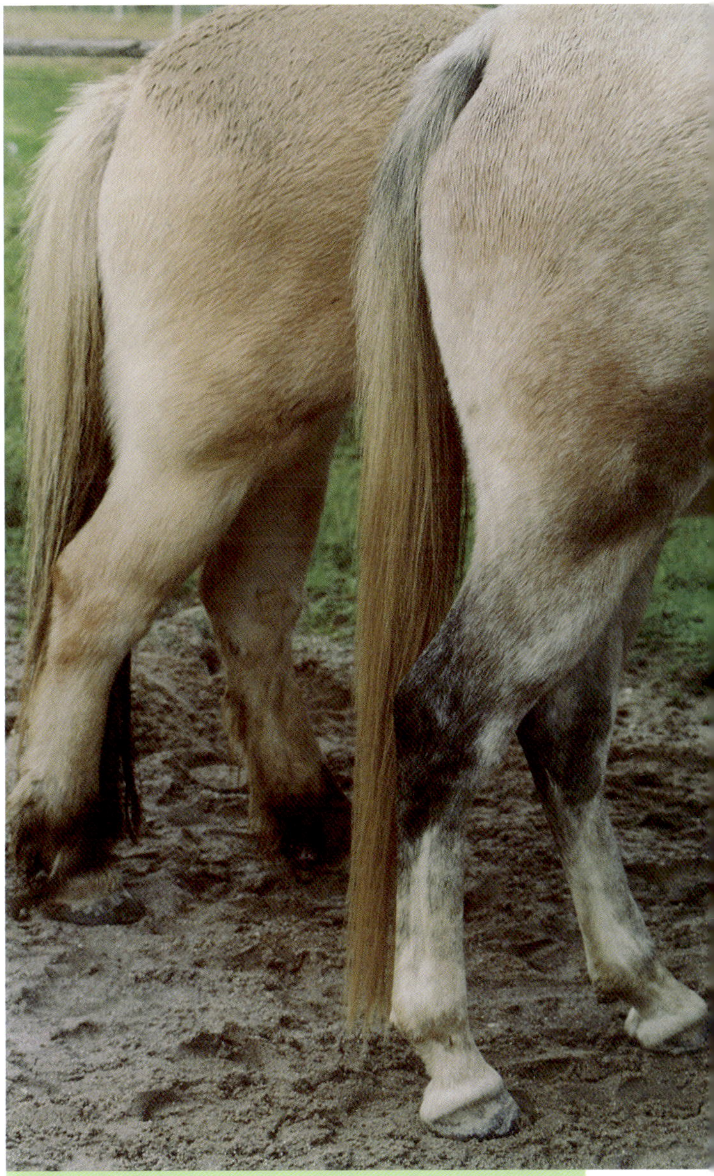

Gegensätzliche Pferdetypen (links Fjordstute, rechts Vollblutaraberstute) mit wichtigen Schutzmerkmalen gegen Kälte und Nässe: Fjord mit tief angesetzter buschig-dichter Schweifrübe, die den Genitalbereich gut schützt; Vollblutaraber mit hoch angesetztem feinem Schweif und vergleichsweise stark verringerter Schutzwirkung. Die Kötenbehaarung (= Nässeableitungsfunktion) ist beim Nordtyp stark ausgeprägt, der Südtyp besitzt im Vergleich dazu nur etwa 10 % Haare und damit einen viel schlechteren Schutz der Fesselbeuge vor Durchnässung (= u. a. verstärkte Maukegefahr unter Dauernässebedingungen und bei Matsch).

- Fütterung: Es muss bei zusätzlicher Nebel-Nässe und bei länger anhaltendem Regen (ähnlich wie bei stark auskühlendem Wind) besonders gut zugefüttert werden. Dabei ist nicht das Kraftfutter als Kältezulage entscheidend, sondern nur großzügig dosierte Kältezulagen aus bestem Raufutter vermögen Pferden „die innere Wärme“ zu geben. Diese Wärme wird primär erzeugt durch die bakterielle Dickdarmverdauung von Raufutter.

- Regenschutzdecken: Bei Pferden des Südtyps sind bei anhaltender Nässe in Paddockhaltung immer – bei Pferden des Nordtyps mit dickerem Winterfell manchmal – zeitweise spezielle Regen-Schutzdecken empfehlenswert, wie sie vom Handel vermehrt angeboten werden. Aber man sollte diese Regen-Schutzdecken im Winter nach Möglichkeit nur bei Bedarf für ein bis max. zwei Stunden auf dem Pferd belassen, um die Hautatmung sowie die Kälterezeptoren nicht völlig außer Kraft zu setzen bzw. nachhaltig zu irritieren.
- Verschwitzte Pferde im Winter: Auskühlungen sind besonders gravierend, wenn Pferde bei Kälte und starkem Wind gleichzeitig noch im Regen stehen oder verschwitzt nach dem Reiten ins Freie rausgelassen werden. Dann schwächt jeder Wind die Isolationswirkung auch des Winterfells ganz enorm. Es sind als Folge bzw. zur Abmilderung solcher Witterungsverhältnisse immer besondere Schutzmaßnahmen wie Stallaufenthalt plus Pflegemaßnahmen (z. B. Abrubbeln mit alten Handtüchern oder Holzgranulat) und anschließend noch kurzzeitiges Eindecken unbedingt wichtig, um das Wohlergehen der Vierbeiner sicherzustellen. Das hat dann nichts mit „Verhätschelung“ zu tun, sondern zeigt die Grenzen jeder „robusten“ Haltung von Nutzpferden im Gegensatz zur Naturhaltung von wild lebenden Pferden auf.
- Solarium: Nicht nur sportlich genutzte Pferde, sondern auch Offenstallpferde können im Winter sehr wohl unter einem Solarium getrocknet werden, müssen danach aber wenigstens ein bis zwei Stunden im Stall verbringen, damit kein abrupter Kälteschock ausgelöst wird.
- Alte Pferde: Es ist bei starker Umgebungskälte mit Nässe u. a. eine maximale Wärmeproduktion des Körpers erforderlich mit erheblicher Wärmeabgabe an die Umgebung. Dem aber sind alte, kranke, stark verwurmte oder völlig unterernährte Pferde und Rekonvaleszenten (= Pferde nach überstandenen Krankheiten) sowie z. B. durch hohe Leistungen gestresste Pferde gar nicht oder nicht voll gewachsen. Sie müssen deshalb aufgestallt, im Zweifel dann zunächst zeitweise eingedeckt und ständig gut beobachtet werden.

Erkältungen

Oft besteht eine diffuse Angst vor Erkältungen. Erkältungen sind eigentlich die Domäne des Menschen. Bei winterlichen Beobachtungen frei lebender Pferde (z. B. der Dülmener) konnte vom Verfasser niemals irgendeine Erkältungssymptomatik beobachtet werden! Man muss sich die Zusammenhänge verdeutlichen, um vorbeugen zu können. Atemwegserkrankungen treffen in der Regel nur solche Pferde, die u. a. wenig keimkillende Leukozyten produzieren – und das sind bewegungsarm und zu warm gehaltene Pferde ohne Gewöhnung an unterschiedliche Klimareize. Bei ihnen ist – mangels Körpertraining – bei Kälte die Durchblutung schnell gestört, die Zellen ziehen sich schockartig zusammen, die körpereigenen Killerzellen kommen dadurch kaum noch voran, um eingedrungene Viren im Schleimhautepithel des Nasen-Rachen-Raums zu töten: Es gerät das Zusammenspiel der Zellbotenstoffe aus dem Gleichgewicht! Nur unter abhärtenden Bedingungen und ausgleichender Bewegung vermehren sich aber die keimkillenden Leukozyten. Auch Ausschüttungen von Histamin, Interleukinen und anderen Entzündungsmediatoren werden durch Abhärtung gefördert. Zusätzlich stark gestresste Pferde (z. B. nach ungewohntem Transport oder nach winterlicher Haltungsumstellung) erkälten sich ebenfalls leichter, denn bei ihnen schüttet die Nebennierenrinde vermehrt Kortison aus. Dadurch aber werden verschiedene Zellbotenstoffe (Zytokine), die eigentlich das Immunsystem positiv unterstützen, gehemmt – und die Zahl der Leukozyten und immunstabilisierenden Interleukine sinkt.

Hungerfell

Stark verwurmte Pferde sind nicht in der Lage, genügend subkutanes Fett als Auskühlungsschutz zu speichern, weil Parasiten einen Teil der Nahrung auffressen. Der Körper neigt dann dazu, ersatzweise ein relativ langes Fell zu bilden. Besonders bei Robustrassen kam (und kommt) es vor, dass ein solches Fell (speziell bei älteren Pferden) von Unerfahrenen als „alterstypisch“ angesehen oder gar voreilig einem vermeintlichen „Cushing-Syndrom“ zugeordnet wurde. „Hungerfell“-Pferde neigen unter Kalthaltungsbedingungen vermehrt zum Zittern. Sie sind – nach konkreter Absprache mit dem Tierarzt – mehrmals in Folge zu entwurmen, gleichzeitig sehr gut zu füttern, aber keinesfalls zu scheren.

Parasiten fressen einen Teil der zugeführten Nährstoffe und schädigen durch Fraß u. a. Schleimhäute und ganze Darmteile, so dass die Resorption der Nährstoffe für das Pferd bleibend gestört wird – und damit auch u. U. seine Thermoregulation! Erzielt man mit herkömmlichen Wurmmitteln keine ausreichende Wirkung, fällt der Verdacht auf unspezifische Parasiten, die dann mit verhältnismäßig großem Aufwand (nach Kot- und Blutdiagnostik) mit besonderen Wirkstoffen durch den Tierarzt gezielt bekämpft werden müssen (siehe hierzu auch die Ausführungen zum Kapitel „Pferdegesundheit“, Seite 179 ff.).

Ingolf Bender: Pferdefütterung

Grundsätze

Nahrung muss in Menge und Qualität sowie auch in ihrer Zusammensetzung dem speziellen Bedarf des Pferdes entsprechen. Pferdebetreuern, die pferdegerecht „gesund" füttern wollen, ist zu empfehlen, zunächst einmal – vor Berücksichtigung sonstiger Details – das Pferd als Spezialisten zu begreifen. Dabei werden die wichtigen Unterschiede zu anderen Haustieren klar. Nahrungsansprüche und Fütterungstechnik sind grundlegend aus den Naturvorgaben abzuleiten. Unter naturkonformen Bedingungen ernähren sich Pferde im jahreszeitlichen Wechsel von unterschiedlichen Pflanzen, von Quell-, Brack- und Regenwasser sowie aus Lehm- und Salzlecken, aus denen sie bei Mangelzuständen zusätzliche Mineralien (Mengen- und Spurenelemente) aufnehmen. Was Boden und Vegetation anbieten, wird von ihnen neugierig probiert, sie wählen aus („selektieren"), lernen dabei, was ihnen schmeckt (oder auch nicht) und verwerten unterschiedliche Pflanzennahrung nach Bekömmlichkeit sowie saisonal unterschiedlichem Bedarf.

In typischen Hauspferdehaltungen können Pferde sich – im Gegensatz zum Wildzustand – nur unvollständig natürlich-selektiv und deshalb insgesamt nicht umfassend selbstbestimmt – wie in der Natur – versorgen. Zudem ist z. B. der Bedarf von Leistungspferden anders zu gewichten und insgesamt höher als der von vergleichbar großen Wildpferden.

Pferde sind nicht in der Lage, ihrem Betreuer konkrete Ernährungswünsche mitzuteilen, sie können zwar scharrend „betteln", aber das reicht nicht. Allenfalls indirekt kann man beobachtend (z. B. bei Holzknabbern oder übermäßigem Erdefressen oder -lecken) Rückschlüsse auf Nähr- und Wirkstoffdefizite ziehen (z. B. auf Rohfasermangel oder Mineralstoffmängel wie z. B. Eisen, Natrium und diverse Spurenelemente). Das aber nur, wenn andere Ursachen (z. B. Bewegungsmangel und Langeweile als Motiv für das Holznagen) ausscheiden. Jede Versorgung von Pferden muss deshalb nachhaltig darauf ausgerichtet sein, bereits vorausschauend individuelle Bedürfnisse zu erkennen und zu befriedigen. Das ist schwierig genug – und setzt beim Betreuer Fütterungsdetailkenntnisse, eine gute Beobachtungsgabe und genügend praktische Erfahrung voraus.

In der Natur müssen Pflanzenfresser wie das Pferd ausschließlich von (typischerweise) relativ nährstoffarmer vegetarischer Nahrung leben (bezogen auf die Volumina im Vergleich zu konzentrierter Fleischnahrung oder nährstoffkonzentriertem Körnerfutter). Sie brauchen deshalb entsprechend große Mengen an Pflanzennahrung – und sehr viel Zeit zum Suchen

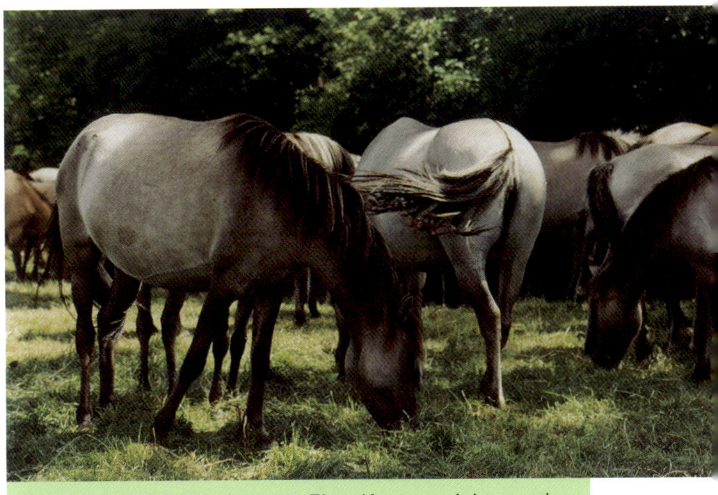

Pferde sind Gruppenfresser; Einzelfresser sieht man in der Natur bei frei lebenden Pferden so gut wie nie.

und Kauen. Eingestellt sind Pferde auf lange Futtersuch- und Kauzeiten, weil sie sich im Laufe der Evolution zu Spezialisten für Pflanzennahrung (Herbivoren) entwickelt haben. Sowohl ihre Anatomie als auch die Art und Weise der Aufnahme und Verwertung der Pflanzen unterscheidet sich gravierend von anderen Säugetieren, insbesondere von Allesfressern oder Fleischfressern wie Menschen und Hunden. Pferde sind keine „Schlinger" (= Fleisch fressende Beutegreifer oder auch Aasfresser), die an Ort und Stelle (ohne viel Bewegung beim Fressen) ihren Heißhunger stillen bei nur minimaler Kauarbeit, aber schnellem Herunterschlucken der (Beute-)Nahrung.

Domestikation (Haustierwerdung) und veränderte Nutzung von Pferden haben Nahrungsaufnahmeverhalten, Funktion und Anatomie der Zähne und des Magen-Darm-Trakts sowie die Stoffwechselvorgänge ausschließlich an Pflanzen als Nahrung angepasst – im Vergleich zu Wildpferden hat sich daran bis heute nichts geändert.

Der Organismus des Pferdes produziert **kontinuierlich** (anders als bei Menschen oder Hunden) Sekrete, u. a. **Magensäure**, weil das Pferd auf nahezu ständiges Fressen eingestellt ist, denn in der Natur sind **Fresspausen über vier Stunden selten**. Wird naturwidrig nur in sehr großen Abständen gefüttert, dann steht in den Fresspausen (sog. Karenzzeiten) „arbeitslose" Magensäure im Überfluss zur Verfügung. Zwar ist die Magenschleimhaut grundsätzlich gegen die Einwirkung von Magensäure geschützt – dies aber nur, solange die Säure auch mit der Vorverdauung (besonders von Raufutter) beschäftigt ist. Magensäureüberproduktion verursacht Magenschleimhautreizungen und Magengeschwüre, was Koliken auslöst und (für manchen Pferdenutzer zunächst rätselhafte) chronische Leistungsminderung

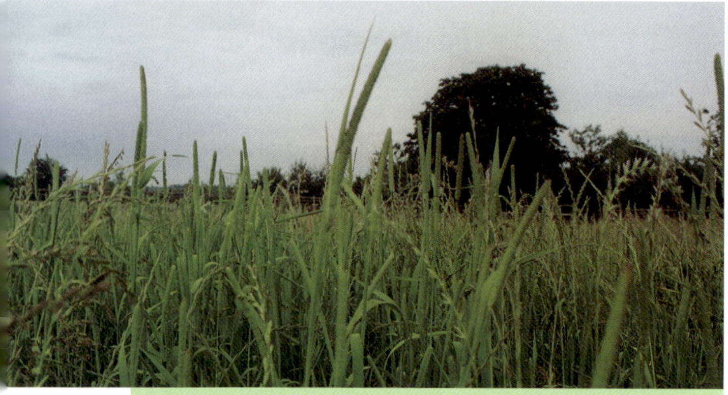

Die vegetarische Nahrung ist saisongeprägt: Im Frühjahr/Sommer, zur Zeit der Fortpflanzung und des Fohlenwachstums, ist die Nahrung ganz natürlich eiweiß- und energiereich sowie ausreichend vitamin-/mineralhaltig.

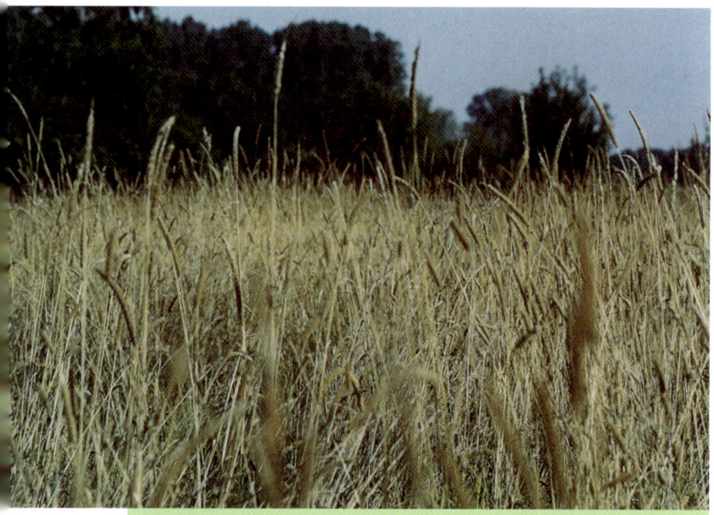

Im Herbst und im Winter nimmt die Nährstoffdichte der Vegetation ab und der Rohfasergehalt nimmt zu. In der Natur durchlaufen Pferde im Winter normal-zyklisch eine Ruhephase und drosseln – soweit klimatisch möglich – ihren Stoffumsatz, was nach Beobachtungen sogar zu einer extremen (kurzzeitigen) Ruhestarre bei eisigen Temperaturen mit Körperauskühlung führen kann.

bewirkt. Am Ende drohen Magendurchbrüche mit inneren Blutungen und darauf folgendem Verlust des Pferdes. Raufutter muss deshalb so häufig wie eben möglich vorgelegt werden (in mindestens drei, besser fünf Portionen täglich); für Kraftfutter sind drei Portionen das Minimum (immer auf der Grundlage von vorab verfüttertem Heu).

Angesichts des relativ großen Pferdekörpers und der typischen Bewegungsleistungen muss – wie beim Wildpferd – auch beim Hauspferd berücksichtigt werden, dass mengenmäßig erhebliche Mengen grob strukturierter Pflanzen zur ausreichenden Versorgung täglich als Grundfutter zuerst und überwiegend notwendig sind. Konzentrierte, „nährstoffgeballte" Pflanzennahrung (= Kraftfutter in Form von Körnerfutter oder industriellem Ergänzungsfutter) verträgt ein Pferd dagegen nur in sehr begrenzter Menge. Und dies stets auch nur auf der Grundlage von direkt vorher gefressenem Raufutter. Kraftfutter ist in großen Portionsmengen für Pferde unnatürlich. Abgesehen von geringen Mengen Pflanzensamen, die in der Natur von Wildpferden zusammen mit strukturierter blättriger Pflanzenkost gefressen werden, ist der Magen-Darm-Trakt nicht auf Mengen an Körnerfutter eingestellt. Körnerfutter bzw. Pelletkraftfutter muss deshalb bei Leistungspferden (und nur sie benötigen es kiloweise) immer auf möglichst viele Kleinportionen am Tag verteilt werden, sonst schadet das dem Pferd. Zu große Kraftfutterportionen können schon im Magen des Pferdes nicht richtig vorverdaut werden, die Magensekrete durchdringen den Futterbrei nicht so intensiv, wie es bei sperrigem Raufutterbrei gelingt, wodurch die weiteren Verdauungsprozesse misslingen – mit üblen Folgen wie Übersäuerungen und Koliken.

Abgesehen von Muttermilch, sind alle tierischen Produkte wie Kadaver- und Innereien-Tiermehl, aber auch Blutmehl, Eier, Lebertran oder Fisch für ein Pferd grundsätzlich abartig, dies ist „Gift".

Im Normalfall fressen Pferde **tierische Produkte** nicht, weil diese bereits vom Geruch her instinktiv abgelehnt werden. Nur bei geschickter Vermischung mit Pflanzennahrung gelingt die (tierschutzwidrige) Verabreichung nicht artgerechter Futtermittel. Eine Verfütterung tierischer Produkte ist zudem nährstoffmäßig auch sinnlos, weil sie allenfalls zur Protein- oder Fettversorgung dienen könnte, wofür aber qualitativ und geschmacklich geeignete pflanzliche Futtermittel wie Hafer oder Leinsamenöl zur Verfügung stehen.

Schon vor 1800 wurden Futtermischungen in Form von Brot, Kuchen, Biskuit oder Zwieback hergestellt (BERNEMANN, 2005), und zwar auch zur Nutzung von verdorbenen und/oder nicht schmackhaften Futtermitteln (hierzu zählen die damals manchmal beim Militär eingesetzten tierischen Produkte wie Fleisch- und Blutmehl). Solche Futtermittel tauchen immer mal wieder in „Geheimrezepten", u. a. speziell auf der Rennbahn oder bei Pferdeleuten auf, die historische Berichte ungeprüft für das „Non-plus-ultra" halten. Beispiele: Weil in Norwegen oder Island in Notzeiten Pferden Trockenfisch („Stockfisch") gefüttert wurde, muss dieser Futterersatz noch kein Garant für besonders nützliche Ernährung sein. Es wird vernünftigerweise auch niemand Beobachtungen aus der Namib-Wüste als taugliches Rezept ernst nehmen,

Wichtig Eigenschaften der Pferdephysiologie

Ernährung, Futter- und Wasseraufnahme, Verdauungsprozesse und Ausscheidungen beim Pferd werden somit in erster Linie von drei Eigenschaften bestimmt:
Pferde sind

1. **Gruppen- und Dauerfresser**, deren genetisch verankerter Versorgungstrieb danach verlangt, mehrmals am Tag satt zu trinken und ansonsten kontinuierlich über den gesamten Tag und die Nacht verteilt bei Schrittbewegung (maximal 16 Stunden lang) Pflanzennahrung zu suchen, zu selektieren und zu kauen;
2. **Raufutterverwerter**, die in erster Linie große Mengen rohfaserhaltiges Futter (energie- und eiweißarmes Gras, Heu, Heulage mit hohem Trockensubstanzgehalt und/oder Futterstroh) als Haupttagesration benötigen;
3. **Meister der Askese**, was bedeutet, dass sie auch geringwertige rohfaserhaltige Nahrung verwerten und in der Natur saisonal bedingte Nährstoffunterversorgung, insbesondere Energiemängel, recht gut verkraften, aber bei stetiger Überernährung oder unachtsamer Versorgung mit unphysiologischen Nahrungskonzentraten sowie „Vitamin- und Mineralstoff-Bomben" gravierend erkranken.

weil dort in extremen Notzeiten Pferde jeden Alters beobachtet worden sind, die sogar getrockneten eigenen Kot fraßen (also nicht nur Fohlen, bei denen dies zur Erstversorgung mit B-Vitaminen vorkommt). Produkte tierischen Ursprungs kann ein Pferd entweder gar nicht bzw. nicht vollständig oder nur in Ausnahmefällen, dann aber durchweg mit Gesundheitsgefahren, verwerten. Aus solchen grotesken Fütterungs-Irrwegen durch Fleischabfall- und Kadaververwertung resultieren z. B. im Herbivoren-Nutztierbereich gefährliche Erkrankungen (u. a. BSE = Rinderwahnsinn). Hinzuzufügen ist, dass an Pferde auch niemals Mischfutter, das für eine andere Tierart hergestellt wurde (u. a. Rinder- oder Kälberfutter, Schweine- oder Hühnerfutter), verfüttert werden darf, da diese Futtermittel aufgrund der Zusammensetzung extrem toxisch (= giftig) wirken können. Sog. ionophore Zusatzstoffe, z. B. Lasalozid, Monensin-Na, Narasin und Salinomycin, sind Leistungsförderer, die bei Pferden teils tödliche Erkrankungen auslösen können.

Einem primären Fleischfresser wie dem Hund stehen – im Gegensatz zum Pflanzenfresser Pferd – bereits in einer geringen Menge Fleischnahrung sehr hoch konzentrierte Nähr- und Wirkstoffe zur Verfügung. Deshalb ist bei Hunden (und auch bei Menschen) – im Gegensatz zu Pflanzenfressern – die Nahrungsaufnahmedauer recht kurz, auch das Kauen läuft weniger intensiv ab und die aufgenommenen Mengen pro Mahlzeit sind (vom Volumen her) deutlich kleiner. Schließlich unterscheiden sich Zähne sowie Magen-Darm-Trakt anatomisch und funktionell.

Geschichte der Pferdeernährung

Pferde sind über Jahrtausende nur selten als Luxus- bzw. Freizeitpartner gehalten worden, sie waren vorwiegend unentbehrliche Arbeitstiere. Bis vor 50 Jahren basierte Pferdefütterung nicht nur, aber überwiegend noch auf Erfahrungswerten, denn eine fundierte, breit wirkende Ernährungswissenschaft wie heute gab es noch nicht – sie war jedenfalls für den Hauptbereich der Pferdehalter, die Landwirtschaft, am ehesten noch entbehrlich. Abgesehen von Not- und Kriegszeiten, gestaltete sich die Fütterung im landwirtschaftlichen Bereich – im Gegensatz zu heute – relativ unkompliziert. Warum das so war, dafür gibt es wesentliche Gründe, die man kennen sollte, um die heutige Ernährungssituation im Pferdebereich zu verstehen und für die eigene Haltung praktische Schlüsse daraus ziehen zu können.

Der Verfasser, aufgewachsen im landwirtschaftlichen Ackerbaubetrieb des Großvaters, war mit der Fütterung schwerer Warmblutpferde (Oldenburger, die heute selten sind) bereits als Sextaner ab Mitte 1950 befasst. Diese heimischen Pferde hatten damals im Durchschnitt sechs Tage in der Woche jeweils sieben bis acht Stunden lang überwiegend Schwerstarbeit zu leisten. Es wurde z. B. im Frühjahr als Tagespensum von frühmorgens 6.00 Uhr an (mit Verschnauf-, Futter- und Tränkpausen) vierspännig gepflügt. Schon die Anmarschwege zu manchen Äckern waren kilometerlang, sie wurden manchmal flott im Trab mit ein bis zwei Handpferden reitend bewältigt (soweit die Ackergeräte vom Vortag noch auf dem Feld verblieben waren). Universelle Nutzung und ein hohes Arbeitsbewegungspensum der Vierbeiner war durch solche Tagesabläufe vorgegeben. Dadurch reichte die überwiegend typische abendlich-nächtliche Anbindehaltung für Wirtschaftspferde zeitlich soeben aus, um die leistungsbezogen erforderlichen sehr großen Futtermengen aufzufressen und sich auszuruhen (was in der Rückschau die Anbindehaltung zwar keineswegs pferdegerechter macht, aber manches erklärt). Pro Tag/Nacht fraßen die Pferde insgesamt bis zu acht Stunden. Als Tagesration erhielten sie durchweg (nur) bis 5,0 kg Hafer (in drei Portionen aufgeteilt, die größte abends), dazu Heu plus sehr große Mengen (angefeuchteten) Strohhäcksel (dieser wurde täglich – oft schon frühmorgens – mit einer Maschine auf drei bis fünf Zentimeter Länge geschnitten). Hinzu kamen zwischendurch oder abends stets einige Schubkarren Schnitt-Grünfutter. Man fütterte als Kraftfutterergänzung im Herbst und im Winter auch Kartoffeln und Topinambur (die sog. Pferdekartoffel) im gekochten Zustand. Da im Winter weniger Feldarbeit anfiel, erhielten die Vierbeiner nur 50 % der üblichen Haferration, dazu aber noch große Mengen Futterrüben (20 bis 40 kg), zusätzlich auch Karotten (manchmal 15 kg pro Pferd) und als Grundfutter satt Strohhäcksel und ziemlich streng rationiertes, hochwertiges, lose eingefahrenes Heu.

Weidegang gab es für Arbeitspferde in der Vegetationszeit allenfalls eine Stunde sonntags oder in der Woche, wenn abends ausgespannt wurde (oft kurzzeitig nach dem Abschirren/Abwaschen und dann auch nur bis nach dem Wälzen), denn die Weiden wurden zur Schnittgras- und Heugewinnung sorgsam geschont bzw. waren dem Milchvieh oder (direkt am Hof) den Milchziegen vorbehalten. Nur Zuchtstuten und Jungpferde erhielten häufiger tagsüber Weidegang zugeteilt, sie bekamen (neben ganzem Hafer – meist mit Strohhäcksel im Verhältnis 1:2 gemischt) regelmäßig auch Hafer- und Gerstenschrot (= zu Pulver zermahlene Körner) sowie Weizenkleie und Futterkalk. Auch Zuchtstuten mussten arbeiten (großartige Schonung oder gar Müßiggang gab es nur kurz vor und nach dem Abfohlen), sie kamen an Arbeitstagen erst zur Mittagszeit zum Stall zurück, um ihre (dann schon etwas älteren) Fohlen zu säugen. Dreijährige Pferde, die frühzeitig angelernt, im leichten Zug beigespannt und dabei ausgebildet wurden, erhielten üppigere Haferrationen (bis zu 8 kg täglich), denn sie mussten zunächst genügend Muskelmasse aufbauen und brauchten u. a. dazu Eiweißstoffe aus dem Körnerfutter. Ernährungsphysiologische Zusammenhänge und die Kenntnis differenzierter gesundheitlicher Auswirkungen falscher Fütterung – wie sie heute verbreitet sind – waren damals nur in Ansätzen bekannt. Landwirte bemühten sich traditionell, ihre (noch) unersetzlichen Pferde nach „alten Rezepten“ zu füttern und sorgsam zu pflegen. Typische Pferdehalter waren zu jener Zeit in der Regel erfahrene „Profis“ – „Amateure“ bzw. („ungelernte“) Freizeitpferdehalter im heutigen Verständnis gab es nicht. Rehe (sog. Marschrehe, siehe Kapitel „Hufpraxis“, Seite 157 ff.) und Verschlag galten als die gefürchtetsten Krankheiten. Da viele Ursachenzusammenhänge veterinärmedizinisch nie völlig klar waren, man deshalb auch nicht konsequent vorbeugen konnte, waren dies Schreckgespenster – denn der Ausfall von Arbeitspferden in der Saison (oder gar ein Totalverlust) schlug wirtschaftlich voll zu Buche. Aus dieser Zeit stammen alte (nach wie vor akzeptable) Rezepte gegen Hufrehesymptome, z. B. das Anlegen von Krautwickeln, um eine Entzündung aus dem Huf zu ziehen.

Bis in die jüngste historische Zeit sind Arbeitspferde überwiegend nach tradierten Regeln gefüttert und mit wirtschaftseigenem Futter weitgehend bedarfsgerecht versorgt worden. Wissenschaftliche Vorgaben, Futterwerttabellen, Ernährungsberater und Industriekraft- und Mineralfutter waren in der Landwirtschaft weitgehend entbehrlich. Zivilisationsprobleme wie Fettsucht, Fructanproblematik, Schlundverstopfungen durch falsche Fütterungstechnik mit Pelletfutter oder Heucobs, zu wenig Kaubeschäftigung, überlange Futterkarenzen und Stoffwechselstörungen sowie Magen-Darm-Probleme durch mangelndes Rohfaserangebot gab es gar nicht oder selten. Auch Qualitätsprobleme durch Schimmelpilze, übermäßigen Dreck oder sonstige toxische Gefahren in Grünfutterkonservaten wie Heu oder Heulage (früher „Gärheu“) existierten nicht oder waren vergleichsweise gering, weil Ernteverfahren und Lagerung langsamer und handwerklich viel penibler abliefen als heute.

Wissenschaftler wurden erst vor gut 100 Jahren – zunächst durch das Militär – animiert, über ernährungsphysiologische Zusammenhänge nachzudenken und diese zu erforschen. Der Wunsch des Militärs und vieler städtischer Fuhrunternehmer nach leicht zu transportierenden, konzentrierten Futtermitteln führte zur Entwicklung von Futtermischungen und schließlich zu ersten Mischfuttern. Ausgangspunkt waren Experimente der Kavallerie, z. B. der im Oktober 1892 gestartete Distanzritt deutscher Offiziere von Berlin nach Wien (und parallel dazu der Ritt österreichischer Militärs von Wien nach Berlin). Es sollte jeder Reiter die rund 600 km lange Strecke ohne Ruhetage bei größter Schnelligkeit mit demselben Pferd zurücklegen. Die extrem rohfaserarme, jedoch stark haferreiche Fütterung bei diesen Ritten führte zu schlimmen, wässrigen Durchfällen, damit zu Dehydrationen (Austrocknungen), schweren Lungenproblemen – und der Säure-Basen-Haushalt der Pferde war anschließend fütterungsbedingt total gestört: Pferde übersäuerten durch große Kraftfuttermengen, was im Ergebnis zum Verlust nicht weniger Pferde führte. Erst von daher wurden später auch diese Zusammenhänge stärker erforscht: Rohfaserreiches Grundfutter – wie es die landwirtschaftlich genutzten Pferde mehrheitlich satt bekamen – definierte man als den entscheidenden Grundstock jeder Leistung – und nicht primär das Kraftfutter (wie man es in nicht genügend landwirtschaftlich erfahrenen Reiterkreisen zunächst glaubte und teils heute auch wieder in einigen stark auf Leistung konzentrierten Bereichen zu glauben scheint).

Grundfuttererzeugung, -qualität und -fütterung

Das landwirtschaftlich erzeugte Grundfutter unterschied sich früher konkret in folgenden Punkten von den typischen Verhältnissen, die heute den Pferdefutterbereich weitgehend bestimmen:

- Gehäckselte Rohfaserfuttermittel (Heu und Stroh, auch im Gemisch mit Rüben oder Hafer) sorgten für eine relativ schmackhafte, schnelle und mengenmäßig ausreichende Versorgung auch der Mikroorganismen im Dickdarm; Übersäuerung wurde dadurch vorgebeugt.
- Erst an zweiter Stelle stand natürliches Körner-Kraftfutter.
- Intensivlandwirtschaft gab es nicht, die Böden waren weder ausgelaugt noch verdichtet, es wurde mit Stallmist gedüngt, der das Bodenleben ernährt – und nicht mit Mineraldünger aus dem Sack, der eine Nährlösung darstellt, die das Bodenleben teils vernichtet.
- Pflanzen wuchsen langsamer, hatten mehr Zeit, sich „auszuwachsen" und mit Nähr-, Wirk- und sog. Vitalstoffen aus einem gesunden humusreichen Boden anzureichern.
- Spritzmittel wie Herbizide oder Halmverkürzer für Getreide waren unbekannt.
- Einem mengenmäßig zwar geringeren Ernteertrag als heute entsprachen wasser- und zuckerärmere, insgesamt dennoch nährstoff- und vitalstoffreichere Ernteprodukte.
- Viel Handarbeit beim Wenden des Heus und Strohs, Heutrocknung auf Holzgestellen (sog. Reuter) oder Unterdachtrocknung ergaben sehr hochwertige Heuqualitäten, und zwar ohne durch Wende- und Pick-Up-Technik oder Pressen verursachte erhebliche Bröckelverluste bei empfindlichen Kräutern und ohne schädliche „Dreckbeimischung" durch zu tiefgründiges Wenden.
- Heu war kostbar, weil Wiesen und Weiden (aufgrund geringerer Düngung) keine Massenerträge brachten, weshalb das in größeren Mengen vorhandene, sehr saubere, ernährungsphysiologisch für Pferde wertvolle Haferstroh einen Großteil des Grundfutters ausmachte.
- Weidegang für Arbeitspferde war begrenzt.

Folgerungen

Moderne Pferdefütterung muss zwar fortlaufend neueste Forschungsergebnisse berücksichtigen (insbesondere im Bereich der Spurenelementversorgung), aber sich im Interesse der Pferde verstärkt wieder an Praktiken „alter Zeiten" erinnern, soweit diese pferdegerecht und akzeptabel übertragbar sind. Denn: Die bäuerlichen Pferde kannten keine Langeweile, keine Kauzeitdefizite und waren rundum – durch vielfältige nährstoff-, wirkstoff- und rohfaserreiche wirtschaftseigene Vollwertfuttermittel – versorgt, wenn gleichzeitig als Zugaben noch Futterkalk und Salz (neben ausreichend Tränkwasser) zur Verfügung standen. Die hohen Tagesleistungen der ehemaligen Wirtschaftspferde kann es heute im Normalfall der Sport- und Freizeitpferdenutzung so nicht mehr geben. Gerade deshalb muss man sich wieder stärker an gesunder, nähr- und vitalstoffreicher Rohfaser orientieren, denn nur diese bringt statt Langeweile und „Ernährungsfrust" (mangels ausreichender Bewegungsarbeit) die nötige Beschäftigung für Kaumuskulatur und Magen-Darm-Trakt. Hohe pferdegerechte Qualität und Schadstofffreiheit des Grundfutters sind hierbei unerlässlich.

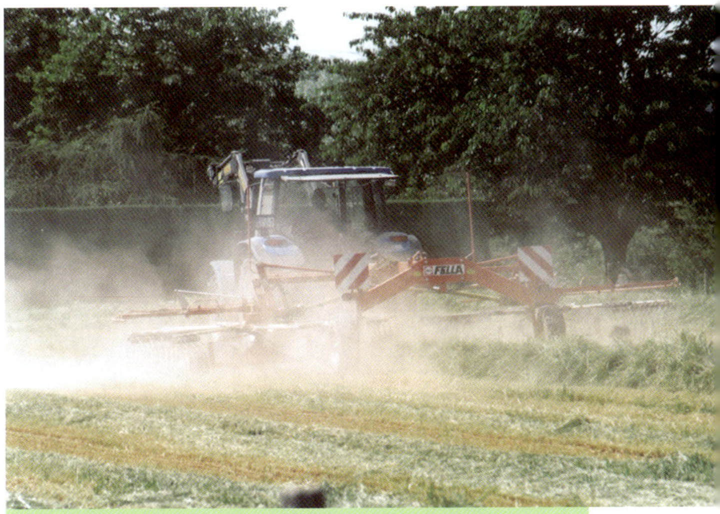

Unsachgemäße, unhygienische Erntevorgänge mit modernen Maschinen, oft aus unnötigem Zeitdruck – wie hier beim Heuwenden mit viel Schmutzeintrag in das Erntegut – verderben jedes Raufutter für Pferde.

Gute Ansätze zum Anknüpfen an tradierte Futtermittel liefern heute z. B. (noch zu wenige) Landwirte, die (entgegen der Entwicklung zum vermehrt hastigen Rundballenpressen) Futterstroh zuerst ausreichend auf dem Acker trocknen lassen (oder wenigstens einmal sorgsam wenden bzw. auf Schwaden ziehen) und anschließend locker in kleine 15-kg-HD-Ballen pressen und unter Dach in trockenen, aber luftigen Scheunen lagern. Solches Grundfutter in einwandfreiem Zustand muss allerdings von Pferdehaltern der aufwändigen Ernteleistung entsprechend gut bezahlt werden, denn es ist wertvoller (zusätzlicher) Nahrungs- und Ballaststoff für Pferde (obligatorisch für solche, die mit Heulage gefüttert werden, siehe Seite 121). Rundballenstroh aus Freilandlagerung unter Planen ist für Pferde als Futterstroh (aber auch als Einstreu) zu 95 % ungeeignet! Auch kreative Futtermittelhersteller, die qualitativ hochwertige Müsli-Futtermittel mit unterschiedlichen Komponenten einschließlich des Zusatzes von drei bis fünf Zentimeter langen Heuhäckseln auf den Markt gebracht haben, sind auf dem richtigen Weg zu einem pferdegerechten Ergänzungsfutter.

Grundfutter bietet auch der **Weidegang**. Doch ist Weidegang auf landwirtschaftstypischen Kulturweiden mit überwiegender Hochleistungsgrasvegetation auf der Basis von Mineraldüngung für Pferde aller Rassen (Zucht- und Aufzuchtpferde einmal ausgenommen) nur stundenweise ein vertretbarer Ernährungsgewinn. Unausweichlicher Luxusverzehr (= Aufnahme sehr hoher Eiweiß- und Energienährstoffe in kurzer Zeit weit über den Bedarf hinaus) führt dabei leider häufig zu mehr Ernährungsproblemen als -vorteilen. Übermäßige Weidebäuche mit Bindegewebsausdehnungen und schlaffer Muskulatur schränken stets die Rittigkeit ein, denn die Rückentätigkeit hängt entscheidend von der Bauchmuskulatur ab.

Zum Komplex Weide (mit Fütterungsbeispiel) siehe Kapitel „Weidehaltung und -bewirtschaftung" (Seite 129 ff.). Umfangreiche Details, u. a. zur Anlage, Einsaat und Bewirtschaftung pferdegerechter Weiden sowie zur Produktion von Heu und Heulage, enthält das *„Praxishandbuch Pferdeweide"* des Verfassers.

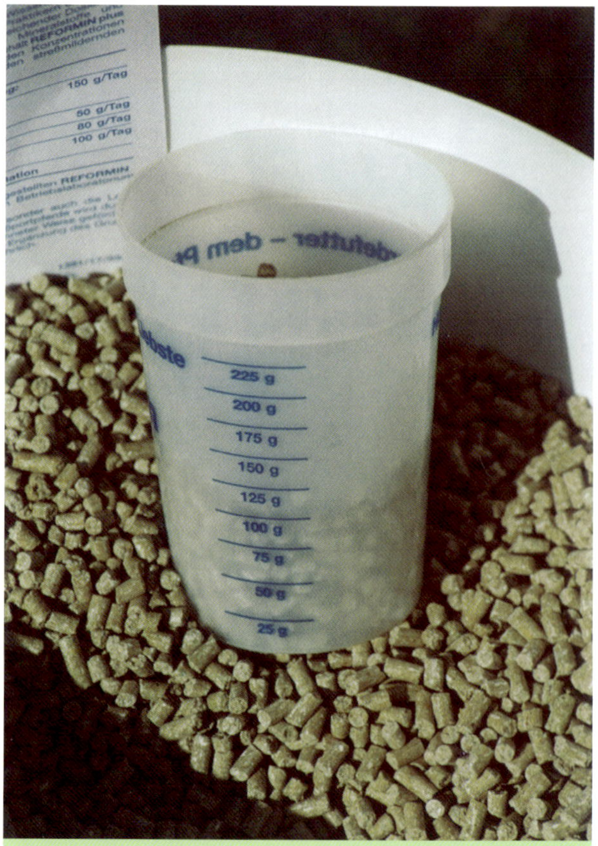

Mineral- und Vitaminzusatzfutter sollte streng dosiert nach Herstellerangaben gefüttert werden; Messbecher helfen bei der Dosierung dieser meist pelletierten Ergänzungsfuttermittel.

Nahrung

Nahrung im weitesten Sinne ist der Sammelbegriff für feste und flüssige Nahrungs- bzw. Futtermittel. Pferde benötigen feste und flüssige Nahrungsmittel zur Versorgung mit chemischer Energie, zur Deckung des Bedarfs an Nähr-, Wirk- und Ballaststoffen sowie als Lösungsmittel. Nahrungsmittel sind organische Stoffe (z. B. Gras, Heu, Hafer, Vitamine) und anorganische Stoffe (z. B. Mineralstoffe wie Eisen), die dem Körper über die Verdauungsorgane zugeführt werden. Dabei sind Nahrungsstoffe ganz allgemein alle Stoffe, die in der Nahrung enthalten sind, aber „Nährstoffe" im engeren Sinne nur solche, die dem Körper nutzen. Unter den Nährstoffen gibt es entbehrliche, die durch andere zu ersetzen sind und unentbehrliche (= essentielle), die nicht durch andere ersetzt werden können. Essentielle anorganische Stoffe/Elemente sind z. B. Wasser (das nicht Nährstoff, sondern Lösungsmittel ist) sowie bestimmte Mineralstoffe. Zu den essentiellen (= unentbehrlichen) organischen Stoffen zählen bestimmte Aminosäuren, Fettsäuren und verschiedene Vitamine.

: **Grundnährstoffe** beinhalten jene Bestandteile der Nahrung, die der Körper als **Baustoffe** zur Erhaltung und Erneuerung seiner Struktur (= stofflicher Nahrungsbedarf) und als **Kraftstoffe** zur chemischen Energieumwandlung (= energetischer Nahrungsbedarf) verwendet.
: **Mineral-/Wirkstoffe** ergänzen als Bestandteile der Nahrung die Grundnährstoffe. Mineralien (sie zählen zur sog. funktionellen Nahrung) werden – je nach den Bedarfsmengen – in Mengen- und Spurenelemente eingeteilt. Vitamine sind besondere Wirkstoffe der Nahrung, manche sind „essentiell" und müssen unbedingt mit der Nahrung zugeführt werden, einige kann der ausgewachsene, gesunde Organismus selbst herstellen (= synthetisieren). Auch sog. sekundäre Pflanzenstoffe und weitere (noch weitgehend unerforschte) Spuren-Nahrungsstoffe zählen zu den Wirkstoffen, die der Organismus ständig oder aber nur in extremen Stoffwechsellagen benötigt.
: **Ballaststoffe** kennzeichnen jene Nahrungsbestandteile (sog. kaufähige Rohfaserteile), die nicht vollständig oder z. T. gar nicht verdaut werden (weil sie u. a. zu holzig sind), aber für den gesamten Verdauungsvorgang beim Pferd funktionsunterstützend und damit völlig unentbehrlich sind;
: **Aroma- und Geschmacksstoffe** sind chemische Verbindungen in der Nahrung; sie beeinflussen Futteraufnahme und Verdauung positiv oder negativ. Dazu zählen aber nicht nur geruchlich

attraktive Verbindungen wie ätherische Öle aus Kräutern, sondern auch sog. Ekelstoffe, die Futter verderben und als Fressbarriere wirken (u.a. Exkrementstoffe im Weidegras oder in der Einstreu), wodurch die Aufnahme ganz natürlich verhindert wird und negative Auswirkungen wie Reinfektionen mit spezifischen Endoparasiten (Würmer) minimiert werden.

Vitamine und Mineralien

Vitamine und Mineralien lassen insgesamt erst die Stoffwechsel- und Verdauungsvorgänge der Grundnährstoffe aufbauend und lebenserhaltend vollständig wirken. Sie sind deshalb außerordentlich wichtig.
Bedarfszustände und der Dosierungsbedarf vieler schon lange bekannter und auch neu erkannter Substanzen/Spurenelemente sind aber noch nicht abschließend erforscht (siehe als Beispiel dazu die Ausführungen zu „Lanthanoiden" auf Seite 108).

Heute wird der gesamte Stoffwechsel des Pferdes durch die üblichen Zugaben synthetischer Vitamine mehr oder weniger stark (manchmal tendenziell unkalkulierbar negativ) manipuliert. Synthetische Vitamine können u.U. hormonelle Wirkungen entfalten, die noch wenig erforscht sind. Auch kann z.B. der Knochenstoffwechsel durch nicht ausgeglichene Vitamin- und Mineralzugaben stark entarten. Soweit Vitamine/Mineralien in den natürlichen Futtermitteln biologisch gebunden und entsprechend für das Pferd verwertbar sind, ist ihre Wirkung durchweg besser als die der synthetischen Substanzen.

Der Bedarf unterschiedlicher Mineral- und Wirkstoffe ist abhängig

- vom Alter (z.B. Wachstum eines Fohlens),
- vom Geschlecht (z.B. Hengste in der Deckzeit oder hoch tragende Stuten),
- von den sonstigen körperlichen Anforderungen (z.B. Reit- und Fahrleistung) und den
- haltungsbedingten sowie klimatischen Verhältnissen (z.B. Jahreszeit, Stressniveau).

In der Vegetationszeit dient zunächst immer das Grundfutter, durchweg Grünfutter, auch als Mineral- und Wirkstoffträger. Im Winter bzw. bei Stallfütterung sind Grundfutterkonservate wie Heu und Heulage, aber auch Zusatzfutter wie Mohrrüben und das Kraftfutter die wichtigsten Mineral- und Wirkstofflieferanten. Allerdings ergeben sich in der Praxis bereits im Erhaltungsstoffwechsel oft Probleme in der Versorgung, weil sowohl Grundfutter als auch Kraftfuttermittel entweder qualitativ nicht hochwertig genug sind und damit zu wenig Mineralstoff- und Vitamingehalte anbieten, oder – z.B. bei traditionellen Heu-/Haferrationen – eine zu einseitige Versorgung in einem ungünstigen Verhältnis der Stoffe zueinander bewirken können. Aufgrund der Wechselwirkungen zwischen einigen Mineralstoffen kann u.U. die Verwertung von Phosphor, Kupfer, Mangan und Zink negativ beeinflusst werden.

Wichtig!

Das Verhältnis von Kalzium zu Phosphor („Ca:P-Verhältnis") in der Gesamtration muss immer zwischen 1:1 bis 3:1 liegen.

Nicht selten besteht

- Kalziumunterversorgung und ein
- Vitamin-A-Defizit (Beta-Karotin-Mangel) bei einseitiger Ernährung mit herkömmlichen Rationen aus Hafer und Heu (aus Bodentrocknung).

Je nach Heuqualität, die wiederum von den Bodenverhältnissen des Erntegebietes sowie von der Düngung abhängig ist, ergeben sich vorwiegend

- Spurenelementmängel (z.B. Kupfer- und Selenmangel bei Futter von Sand- und Moorböden).

Bei Weidegang stellt sich u.a. immer ein

- Natriumdefizit ein (weshalb stets Salzlecksteine angeboten werden müssen).

Bei Weidegang auf reinen Grasweiden, die zudem noch intensiv gedüngt wurden, ist

- Magnesiummangel anzunehmen.

Bei stark beanspruchten Pferden sind

- Vitamin-E-Bedarf und vor allem auch Elektrolytverluste (bedingt durch starkes Schwitzen) auszugleichen.

Für den Normalfall reicht eine pauschale ergänzende Versorgung durch handelsübliche Mineralstoff- und Vitamin-Ergänzungsfuttermittel meistens aus. Dazu eignen sich Produkte, die als Pulver, pelletiert, granuliert oder in sog. Brikett- bzw. Biskuitform täglich gefüttert bzw. dem Kraftfutter zuzugeben sind. Bei Pferden in Weidehaltung ohne tägliche Kraftfutterzulagen können sie sehr praktisch separat durch handelsübliche Produkte (z.B. als Masterhorse-Weidebigs ® oder als Salvana-Biskuits ®) zusätzlich zu den obligatorischen Salzlecksteinen einfach aus der Hand gefüttert werden.

Bei pauschaler Versorgung wird man geringe Versorgungslücken oder auch sehr geringe Überdosierungen in tolerierbaren Grenzen in Kauf nehmen müssen. Bei Leistungspferden sowie während oder nach Krankheiten, aber auch bei erkennbar wenig gehaltvollem Grundfutter (z.B. bei altem Heu, überständigem Gras) sollte eine bedarfsorientierte (überschlägige) Berechnung vorgenommen werden. Insbesondere eine Selenergänzung bei Verdacht auf

Tabelle 17: Gehalt einiger Futtermittel an Mineralstoffen und Vitaminen [1] [2] [3]

Futterart	Mineral Kalzium - g -	Mineral Phosphor - g -	Beta-Carotin (Vitamin A-Vorstufe) - mg -	Vitamin D - IE -	Vitamin E - mg -
Weidegras (jung)	1,0–2,4	0,7	50–75	30–50	25–80
Weidegras (überständig)	1,3–2,4	0,8	30–50	50	5–10
Heu (Sonnentrocknung)	4,3	2,6	5–10	500–1.000	20–100
Heu (Unterdachtrocknung)	4,3	2,6	15–20	200	10–20
Hafer	1,1	3,2	–	–	18
Rote Mohrrüben	0,4	0,3	50-60	–	–

[1] Bezug = je kg Frischsubstanz (= Originalfutter); bei anderen Tabellen ist häufig als Bezug die Trockensubstanz (TS = Originalfutter abzgl. Wassergehalt) angegeben, was bei Vergleichen zu berücksichtigen ist.
[2] Bodenart, Narbenzusammensetzung/Pflanzensorten, Düngung und Bewirtschaftung bedingen Abweichungen (z. B. sind bei Sand- und Moorböden u. U. Kupfer- und Selenmängel bei Extensivbewirtschaftung häufig).
[3] Beispiele aus BENDER, I.: Praxishandbuch Pferdefütterung, Kosmos Verlag, 2. Auflage, Stuttgart 2005.

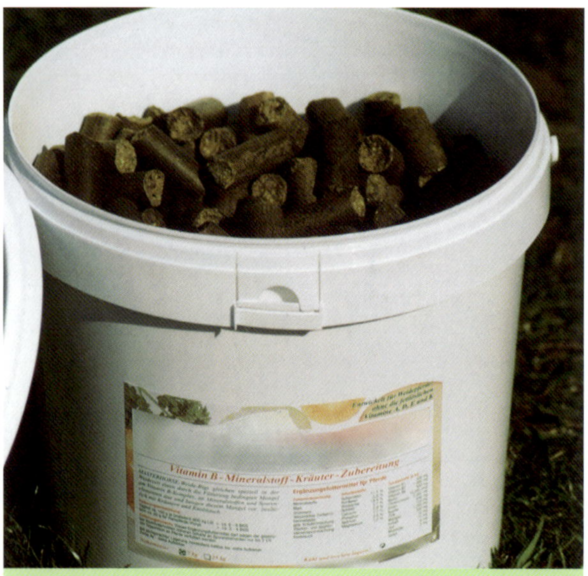

Mineralstoffe unterschiedlicher Hersteller können in der Weidesaison als Bisquits oder als sog. Weidebigs bequem aus der Hand gefüttert werden.

Selenmangel muss immer sehr exakt berechnet werden, denn bereits 3 mg Selen je 100 kg LM führen zu chronischen Vergiftungen (der Bedarf liegt bei 0,15 mg je 100 kg Pferdegewicht).

Allerdings: Streng genommen können alle Berechnungen nur nach einer Analyse des eigenen Grundfutters einigermaßen exakt sein. Analyseaufträge nehmen z. B. örtliche Raiffeisengenossenschaften als Sammelaufträge (zur Weiterleitung an ein Institut) im Herbst an – dadurch sind die Kosten relativ gering (man rechne mit 20 bis 40 Euro je Probe, abhängig vom Analysenumfang).

Lanthanoide („Seltene Erden")

Als Beispiel für die Vielfalt noch unerforschter Spurenelement-Zusammenhänge mag die folgende Erläuterung dienen. Bei der Suche nach einem Ersatz für Antibiotika (die als Leistungsförderer in der Tiermast seit 2006 in der EU nun endgültig verboten sind) stieß man auf die chinesische Forschung, die sich seit 30 Jahren mit dem Einsatz „Seltener Erden" in der Landwirtschaft befasst. Als Dünger und Futterzusatz führten diese Mineralien in Kontrolluntersu-

Tabelle 18: Beispiel-Mineralstoff-/Vitamin-Ergänzungsfutter: Inhalts-, Zusatzstoffe u. Spurenelemente (je kg)

Rohprotein	4,00 %	Vitamin A	300.000 IE	Cholinchlorid	7.500 mg
Rohfaser	4,00 %	Vitamin D_3	30.000 IE	Nikotinsäure	650 mg
Rohasche	62,00 %	Vitamin E	5.000 mg	Biotin	5.000 mcg
Rohfett	1,00 %	Vitamin B_1	200 mg	Zink	2.500 mg
Kalzium	12,00 %	Vitamin B_2	300 mg	Mangan	160 mg
Phosphor	3,00 %	Vitamin B_6	200 mg	Kupfer	400 mg
Ca:P	4:1	Vitamin B_{12}	500 mcg	Jod	20 mg
Natrium	4,50 %	Vitamin K_3	200 mg	Kobalt	20 mg
Magnesium	2,00 %	Vitamin C	2.000 mg	Selen	4 mg
Eisen	2.500 mg	Pantothenat	500 mg	Folsäure	150 mg

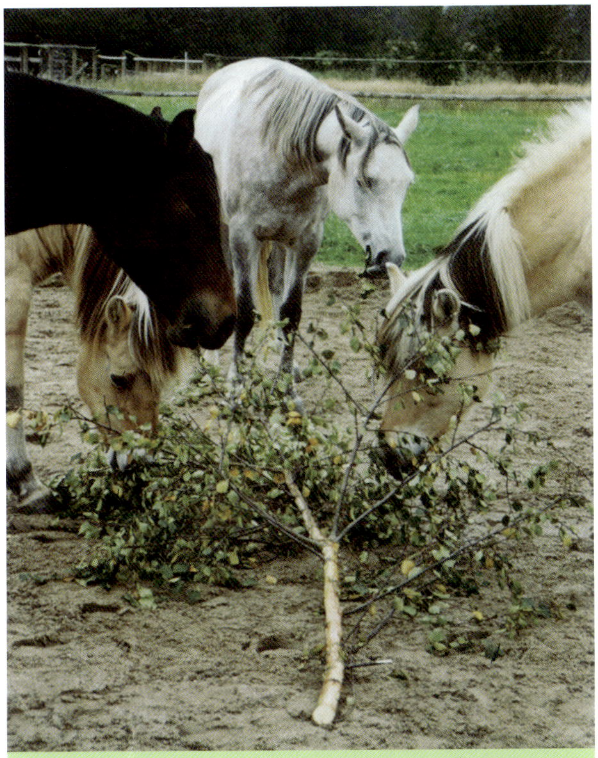

Ungiftiges Holz (insbesondere Birkenholz und Obstbaumschnittholz, aber auch Fichtenholz) ist für gesunde Pferde eine Delikatesse zum Knabbern. Harthölzer und Zierhölzer sind ebenso gefährlich wie zu stark harzhaltiges Holz, u. a. Kiefer. Voraussetzung zur Vorlage von Holz ist, das Pferde vorher mit Raufutter gesättigt wurden und keinerlei Neigung zu Schlundverstopfungen besteht.

chungen zu 10 % höherem Ertrag bei Nutzpflanzen und zu besserer Futterverwertung bzw. schnellerem Wachstum bei Tieren (+ 7 %), wobei keine Rückstände in den Organen von Schlachttieren ermittelt wurden.

Die Mineralien der „Seltenen Erden" kommen (anders als es die Bezeichnung vermuten lässt) in der Natur häufig vor, es handelt sich um Metalle. Es sind die wenig bekannten Elemente Lanthan, Cer, Praseodym, Neodym, Promethium, Samarium, Europium, Gadolinium, Terbium, Dysprosium, Holmium, Erbium, Thulium, Ytterbium und Lutetium. Im Periodensystem der Elemente (das ist die systematische Auflistung aller bekannten chemischen Elemente) sind diese Metalle als Lanthonoide mit den Ordnungszahlen 57 (Lanthan) und 58 (Cer) bis 71 (Lutetium) aufgeführt.

Bei der Entdeckung fand man sie zunächst chemisch gebunden in raren Metallen und nahm an, dass diese (neuen) Mineralien ebenfalls selten seien. Der Begriff „Erde" wurde hinzugefügt, weil dies in der Chemie ein alter Begriff für Oxyde ist (Oxyde = Verbindungen, die Sauerstoff enthalten). Heute ist bekannt, dass Lanthanoide in Steinen und in Sanden reichlich vorhanden sind, so *Prof. Dr. Herbert Roesky* (Uni Göttingen, Institut für Anorganische Chemie).

Vermutlich verhält es sich so, dass Lanthanoide als Spurenelemente im Futter (etwa ab 100 Milligramm je kg Futter-TS) in der Lage sind, z. B. im Verdauungskanal schädliche Bakterien, Pilze und Hefen am Wachstum zu hindern, entzündungshemmend zu wirken, die Blutbildung im Knochenmark zu fördern und das Immunsystem zu stärken. Auch die Stimulanz des Kohlenhydrat-Stoffwechsels wird diskutiert.

Die umfassende Wirkung sowie die grundlegenden Wirkmechanismen im Stoffwechsel sind aber noch weitgehend unbekannt. Im Zusammenhang mit dem sog. Erdelecken bei Pferden, vom Verfasser bereits seit fünf Jahren intensiv empirisch belegt und gedeutet, mag es sein, dass – neben den geschmacklich attraktiv wirkenden Huminstoffen und der Aufnahme von Eisen – Pferde durch Lehmlecken ebenfalls auch versuchen, (instinktiv) Lanthanoide aufzunehmen, die sie über das übliche „Kultur"-futter heute nicht mehr erhalten.

Rationsberechnung in der Pferdefütterung

Der Nahrungsbedarf ist – ebenso wie der Gehalt der Nahrung selbst – nie 100 %ig genau analysier- und berechenbar. Auch die moderne Forschung hat keine absolut exakte Berechenbarkeit parat. Denn es handelt sich bei Pferden nicht um elektro-mechanisch agierende Roboter, sondern um komplexe Lebewesen – und bei Futtermitteln nicht um „Industrie-Normstahl", sondern um biologische Kompositionen aus organischen und anorganischen Stoffen. Diese Komplexität bedingt hohe Variabilität und teils noch unerforschte Zusammenhänge. Das bedeutet nun nicht, dass jede Futter- bzw. Rationsberechnung unsinnig wäre. Rationsberechnungen sind heute angesichts des veränderten Futtermittelangebots sogar sehr nützlich. Das heutige Futtermittelangebot eignet sich – wie oben dargestellt – nicht mehr auf Anhieb „vollwertig" wie früher zur Pferdeversorgung. Nur Rationsberechnungen können deshalb Mängel bzw. Versorgungslücken aufzeigen und auch dauerhaft hoch dosierte Überangebote einzelner Stoffgruppen so weit wie möglich vermeiden helfen.

Man muss sich zum Verständnis der Rationsberechnung auch das eigentliche Motiv für solche Rechenoperationen ansehen. Ursprünglich sind Rationsberechnungen für die etwa ab 1960 zunehmend auf vielen Gebieten massenhaft produzierende Landwirtschaft konzipiert worden. Die Massenproduktion entsprach und entspricht bis heute nicht primär landwirtschaftlicher Zielsetzung, sondern tendenziell der

Tabelle 19: Glossar „Bedarfskategorien, Maßeinheiten, Nähr-, Wirk- und Ballaststoffe"

Begriff	Erläuterung
Minimal-bedarf	Darunter versteht man – pauschal ausgedrückt – einen (eher theoretischen) „Standardzustand/ Grundumsatz" als Bezugsbasis für alle weiteren (darauf aufbauenden) Bedarfszustände. Bezugsbasis ist der Grundumsatz, den ein waches Pferd bei weitgehender Ruhe und Nüchternheit in thermoneutraler Umgebung aufweist. Die in einem solchen (experimentellen) Zustand gemessenen Umsätze des Stoffwechsels sind der unerlässliche Grundbedarf eines Pferdes (für die eigentliche Fütterungspraxis ist dies aber unbedeutend). Der Ernährungsphysiologe *Max Kleiber* ermittelte, dass der Grundumsatz der ¾-Potenz des Körpergewichts proportional ist. Dieses Gewicht wurde „metabolische Körpergröße" genannt. Bezogen auf die Einheit der metabolischen Körpergröße (LM kg $^{3/4}$) ist dann der Grundumsatz bei allen warmblütigen Tieren unter experimentellen Bedingungen gleich. Aber bezogen auf die Einheit des tatsächlichen Körpergewichts (kg LM) haben kleinere Tiere einen (relativ) höheren Grundumsatz (Minimalbedarf) als große Tiere (und große einen geringeren Umsatz als kleinere).
Erhaltungs-bedarf	Darunter versteht man jene Nahrungsmenge, die ein ausgewachsenes Pferd für den **Erhaltungsstoffwechsel** benötigt, um seinen Körper im Fließgleichgewicht zu erhalten (es nimmt dann weder zu noch ab). Das wäre ein Pferd, das nicht nur (wie beim Minimalbedarf) in Ruhe und bei Nüchternheit experimentell „auf Sparflamme" existiert, sondern das – ohne weitergehende Nutzung und damit ohne besondere Leistungen zu erbringen – „normal" (z. B. in einer Box mit Paddock) gehalten wird, z. B. aus reiner Liebhaberei oder weil beispielsweise die Zeit zum Reiten fehlt. Seine Leistung bestünde darin, sich in dem Zustand, in dem es sich befindet, **zu erhalten**.
Leistungs-bedarf	Das ist die gesamte Nahrungsmenge, die ein Pferd für bestimmte besondere Leistungen benötigt. Dabei ist **Leistungsbedarf grundsätzlich jeweils ein Gesamtbedarf**, in ihm sind sowohl der **Erhaltungsbedarf** als auch ein **zusätzlicher Teilbedarf** für bestimmte Leistungen zusammengefasst enthalten. Wenn der Gesamtbedarf für die jeweiligen Bedarfs-/Leistungskategorien, z. B. Fortpflanzung (= Deckbeanspruchung eines Hengstes), Gravidität (= Trächtigkeit einer Stute), Laktation (= Milchproduktion/Säugen von Fohlen) und Muskelarbeit (= u. a. Reiten, Fahren, Holzrücken), gedeckt ist, **erhält** sich der Körper in dem Zustand, in dem er sich befindet. Bei den Leistungen Wachstum und Mast vermehrt sich bei gedecktem Gesamtbedarf für diese speziellen Leistungen stets die Körpermasse, denn dies entspricht dann diesem Leistungsziel.
Bedarfs-höhe	Die Höhe des Bedarfs richtet sich primär nach dem Körpergewicht (Lebendmasse, Abk.: LM) und der Leistungskategorie des Pferdes. Im Wesentlichen wird die Bedarfshöhe ausgedrückt durch Tabellenwerte zu verdaulichem Rohprotein (Maßeinheit: DP) und verdaulicher Energie (Maßeinheit: DE) sowie zusätzlich durch Angaben zum Mineralstoffbedarf (Mengen- und Spurenelemente) sowie zur Vitaminversorgung. Innerhalb der Bedarfskategorien sind Ergänzungen durch individuelle Zu- und Abschläge sinnvoll sowie alters- oder situationsbedingt notwendige Änderungen der Rationszusammenstellung.
Rasse-faktor-Abschläge	Für Nordpferde sind Mindestabschläge von 10 % bei allgemeinen Tabellenbedarfswerten (solche Tabellen ohne Differenzierung nach Rassen) im Erhaltungsstoffwechsel bei Bau- und Kraftstoffen (= Eiweiß- und Energiestoffe) vertretbar.
Alters-Abschläge	Hohes Alter kann den Bedarf durch energetische Abschläge bis 20 % nicht unwesentlich beeinflussen. Das geht einher mit Änderungen der anzubietenden Futterkonsistenz und der Rationszusammenstellung, z. B. bei Zahnproblemen tägliche Fütterung von Mash-Futter, bestehend aus mit Warmwasser überbrühtem Hafer-Kleie-Leinsamengemisch (erhältlich auch als Fertigmischung).
Baustoffe	Baustoffe sind Proteine (= Eiweiße). Der Proteinbedarf des Pferdes und der Proteingehalt des Futters werden als „verdauliches Rohprotein" (vRp) oder englisch „Digestible Protein" (DP) in der Maßeinheit „Gramm" (g) angegeben. Der Proteinerhaltungsbedarf liegt aufgrund wissenschaftlicher Untersuchungen (OLLSON und RUUDVERE, 1955; TEETER et al., 1967; SLADE et al., 1975) täglich pauschal bei 3,0 g verdaulichem Rohprotein (DP) je kg der sog. metabolischen Körpergröße (LM $^{3/4}$). Diese Menge reicht aus, um die sog. Stickstoffbilanz (N-Bilanz) des Körpers positiv zu erhalten. Als groben Anhaltspunkt geht man von mindestens 0,5 g bis maximal etwa 1 g täglichem Erhaltungsbedarf an verdaulichem Rohprotein je kg tatsächlicher LM des Pferdes aus.

Tabelle 19 (Fortsetzung): Glossar „Bedarfskategorien, Maßeinheiten, Nähr-, Wirk- und Ballaststoffe"

Begriff	Erläuterung
Kraftstoffe	Der Energiebedarf des Pferdes wird – ebenso wie der Energiegehalt des Futters – als „verdauliche Energie" (vE) oder englisch: „Digestible Energy" (DE), in der Maßeinheit „Megajoule" (MJ) angegeben. Primäre Energie-/Kraftstoffe sind Kohlenhydrate und Fette, die sich teils wechselseitig ergänzen oder auch vertreten können. Die Energie-/Kraftstoffe liefern Energie durch biochemisch komplizierte, stufenweise Oxydation. Auf Energie ist der Organismus laufend angewiesen, damit z. B. seine Organe arbeiten können, ein Pferd sich bewegen kann und die Thermoregulation funktioniert. Hauptformen der Kohlenhydrataufnahme sind die sog. Mehrfachzucker Stärke und Saccharose sowie beim Fohlen durch Milchaufnahme die Lactose. Neben den Kohlenhydraten gehören die Fette zu den Energie liefernden Grundnährstoffen. Die eigentlichen Fette (= Triglyceride) werden auch „Neutralfette" genannt. An der Bildung von Triglyceriden sind Fettsäuren beteiligt, die – je nach molekularer Kohlenstoffkettenbildung – als „gesättigt" oder „ungesättigt" bezeichnet werden. Entscheidend für die Praxis ist, dass Fette mit hohem Anteil an kurzkettigen und ungesättigten Fettsäuren hoch verdaulich sind. Für die Pferdefütterung sind Öle mit mehrfach ungesättigten Fettsäuren (Omega-3-Fettsäuren) bevorzugt einzusetzen.
Vitamine	Vitamine unterteilt man nach ihrer Löslichkeit in **fettlösliche und wasserlösliche Vitamine**. Dadurch ergibt sich bereits ein Hinweis auf deren unterschiedliche Wirkung. Grob skizziert dienen die fettlöslichen Vitamine der Bildung und Aufrechterhaltung von Gewebestrukturen, während die wasserlöslichen Vitamine als Enzymbestandteile an Stoffwechselprozessen beteiligt sind. Zu den fettlöslichen Vitaminen zählen Vitamin A, D, E und K. Das Pferd ist grundsätzlich auf die **Zufuhr der fettlöslichen Vitamine** A, D und E oder deren Vorstufen (z. B. Beta-Karotin als Vorstufe für Vit. A) über das Futter **angewiesen**. Vitamin K wird im Darm des Pferdes größtenteils mikrobiell synthetisiert und muss nur in geringen Mengen mit dem Futter zugeführt werden. Wie die Bezeichnung vermuten lässt, stehen die fettlöslichen Vitamine in engem Zusammenhang mit der Fettverdauung. So verringert sich deren Aufnahme im Darmkanal bei gestörter Fettverdauung. Sofern keine Darmstörungen vorliegen, sind die Mikroorganismen in der Lage, neben Vitamin K auch die wasserlöslichen Vitamine zu synthetisieren. Die **meisten Vitamine gehören zur wasserlöslichen Gruppe**. Grundsätzlich können alle wasserlöslichen Vitamine vom Pferd mikrobiell selbst aus Einzelstoffen hergestellt (= synthetisiert) werden, so dass eine Zufuhr der kompletten Vitamine über das Futter normalerweise überflüssig ist. Allerdings führen unter verschiedenen Bedingungen Störfaktoren zur Syntheseblockierung. Dann wird eine Zufuhr erforderlich. Allgemeine – oft allerdings in der Praxis schwer zu deutende – Mangelsymptome sind Leistungsschwäche, Appetitlosigkeit, Blut- und Hautveränderungen sowie nervöse Reaktionen. Nach Erkrankungen des Darmkanals sind deshalb bei allen Pferden zusätzliche Vitamingaben erforderlich. Gleiches gilt bei besonders rohfaserarmen Rationen und nach Behandlung eines Pferdes mit Antibiotica. Der Körper kann – anders als bei den fettlöslichen Vitaminen und mit Ausnahme des Vitamins B_{12} – die B-Vitamine (Vitamine B_1 , B_2, B_6) nur in geringen Mengen speichern. Mängel in der Versorgung können deshalb aus Reserven nicht ausgeglichen werden, weshalb eine stetige Versorgung (= Eigensynthese durch ausreichendes Nahrungsangebot oder ersatzweise eine bedarfsgerechte zusätzliche Verabreichung) sichergestellt sein muss. Ein leistungsabhängig erhöhter Vitamin-C-Bedarf kann bei Hochleistungspferden auftreten. Dieser Mehrbedarf kann dann nicht allein über die Eigensynthese gedeckt werden. Die Höhe zusätzlicher Vitamingaben ist von der jeweiligen Belastungssituation abhängig; allerdings sind mengenmäßige Angaben für zusätzliche Vitamin-C-Gaben nicht möglich. Vitamin C (= Ascorbinsäure) ist eine ausgesprochen instabile Substanz und sollte daher in Form geschützter Ascorbinsäureverbindungen oder über spezielle Ergänzungsfutter zugefüttert werden. Biotin (Vitamin H) wirkt als Enzymbaustein an der Synthese von Fettsäuren sowie am Abbau von Aminosäuren mit. Es wird durchweg ausreichend im Körper synthetisiert. Biotin hat positive Wirkungen auf Haut und Hufhorn. Ungenügende Biotinversorgung kann trockene Haut, Haarverluste und Schäden am Hufhorn begünstigen. Trotz der mikrobiellen Synthese von Biotin können prophylaktisch oder bei Haar- und Hufschäden täglich im Futter 0,05 bis 0,20 mg je kg Futter-TS zugeführt werden. Bei Pferden, die brüchiges Hufhorn aufweisen, sind zusätzliche tägliche Biotingaben von etwa 3 mg je 100 kg LM über mehrere Monate erfolgreich gewesen.

Tabelle 19 (Fortsetzung): Glossar „Bedarfskategorien, Maßeinheiten, Nähr-, Wirk- und Ballaststoffe"

Begriff	Erläuterung
Mineralstoffe	Unterteilt werden Mineralstoffe in Mengen- und Spurenelemente. Der Unterschied besteht darin, in welcher Menge die Mineralstoffe im Körper vorkommen und entsprechend über die Nahrung aufzunehmen sind. Als Unterscheidung zu den Spurenelementen beträgt der durchschnittliche Gehalt an Mengenelementen mehr als 50 mg je kg LM. Zu den wichtigsten **Mengenelementen** in der Pferdeernährung gehören Kalzium (Ca), Magnesium (Mg), Phosphor (P), Natrium (Na), Kalium (K), Chlor (Cl) und Schwefel (S). Schwefel (S) ist in Proteinen enthalten und wird von Pferden über ausreichende Proteinversorgung in genügender Menge aufgenommen. Die Konzentration der **Spurenelemente** je kg LM ist gegenüber der von Mengenelementen wesentlich geringer (Ausnahme: Eisen). Spurenelemente sind deshalb aber nicht minder bedeutungsvoll für den Organismus. Bei der Pferdeernährung müssen hauptsächlich folgende (essentielle) Spurenelemente berücksichtigt werden: Eisen (Fe), Kupfer (Cu), Zink (Zn), Mangan (Mn), Kobalt (Co), Selen (Se) und Jod (J); zusätzlich sind noch essentiell (und im Regelfall mit dem herkömmlichen Futter ausreichend zugeführt): Molybdän, Fluor, Chrom, Zinn, Vanadium und Silizium. Der größte Teil der essentiellen Spurenelemente kommt nur in äußerst geringen Mikrogramm-Mengen je kg LM im Körper vor. Sehr geringer Bedarf besteht auch an den Elementen Nickel, Arsen, Blei, Aluminium, Bor, Brom, Cadmium, Germanium, Lithium und Rubidium. Auch Silber, Strontium und Quecksilber kommen im Körper vor, sie werden als Begleitelemente oder sog. akzidentelle Spurenelemente bezeichnet und können bei erhöhter Aufnahme die Verwertung essentieller Spurenelemente beeinträchtigen, z. B. durch Vergiftungswirkung. Sowohl Mengen- als auch Spurenelemente übernehmen wichtige Funktionen im gesamten Stoffwechsel. Das sind u. a. Herstellung der Erregbarkeit von Nerven, Gewährleistung der Muskelbewegung, Aufrechterhaltung des osmotischen Zelldrucks, Aufbau und Erhaltung der Funktionsfähigkeit von Geweben, Salzsäurebildung im Magen, Aktivierung von Verdauungsenzymen und Aufbau des Skeletts und der Zähne. Mineralstoffe werden im Körper teils umverteilt und auch wieder ausgeschieden. Die Regulation wird gekennzeichnet durch die Aufnahme/Aufsaugung von Mineralstoffen aus der Nahrung und Einlagerung im Gewebe, Abgabe von Mineralstoffen über Kot, Harn und Schweiß und Abgabe von Mineralstoffen über die Milch bei laktierenden Stuten.
Ballaststoffe	Kaufähige Rohfaser im Futter dient als Ballaststoff zur Darmfunktion. Der Rohfasergehalt in der Futtertrockensubstanz – abgekürzt: TS, das ist die Frischsubstanz (FS) abzüglich Rohwasser (Rw) – der Gesamttagesration sollte für ausgewachsene Pferde bei 20 % und mehr liegen. Als Regel gilt: Je weniger Leistung gefordert wird, desto rohfaserreicher muss gefüttert werden (ca. 25 bis 30 % Rfr), je mehr Leistung erbracht wird, desto konzentrierter, rohfaserverminderter sollte die Ration sein (ca. 20 % – bei Hochleistungspferden etwas weniger).
Hefekulturen	Eine inaktive Dickdarmflora (bei hohem pH-Wert, z. B. nach Durchfällen) kann durch die Verfütterung von lebenden Hefekulturen (*Saccharomyces cerevisiae* plus Nährmedium) aktiviert werden (nach GEDEK, 1984, fördert dies die Milchsäurebakterienansiedlung). Diese lebenden Kulturen sind in handelsüblichen Produkten enthalten oder auch in typischer Bäckerhefe. Bei Überdosierung ist eine ungünstige Gasbildung im Magen nicht ausgeschlossen, weshalb nach FRAPE (1989) täglich nicht mehr als 18 mg Hefe je kg LM verfüttert werden sollten (das sind etwa 8 g für ein mittelgroßes Pferd mit 450 kg LM). Lebende Hefekulturen sind nicht identisch mit unbelebter Hefe (z. B. Trockenhefe). Trockenhefe liefert bei Verfütterung B-Vitamine (**kein** Vitamin B_{12}) und stimuliert den Appetit.
Wasserbedarf	Wasser ist wichtigstes Lösungsmittel für Nähr- und Wirkstoffe, dient als Regulator des Zelldrucks, als Transportmittel (u. a. in Blut und Lymphe) und zur Regulierung der Körpertemperatur (Schwitzen, Verdunstung überschüssiger Wärme). Der tägliche Tränkwasserbedarf liegt – primär abhängig vom Körpergewicht und der Rationszusammensetzung – bei stallgefütterten Hauspferden durchschnittlich bei gut 3 Liter je kg Futter-TS. Das sind für mittelgroße Pferde im groben Jahresdurchschnitt täglich 30 Liter Wasser. Bei Hochleistungspferden mit 600 kg LM kann der Tagesbedarf durchaus über 60 Liter betragen. Je geringer die Verdaulichkeit der Gesamtration (z. B. hoher Heuanteil), desto stärker steigt der Wasserbedarf (es steigt insgesamt auch die Kot- und Urinmenge).

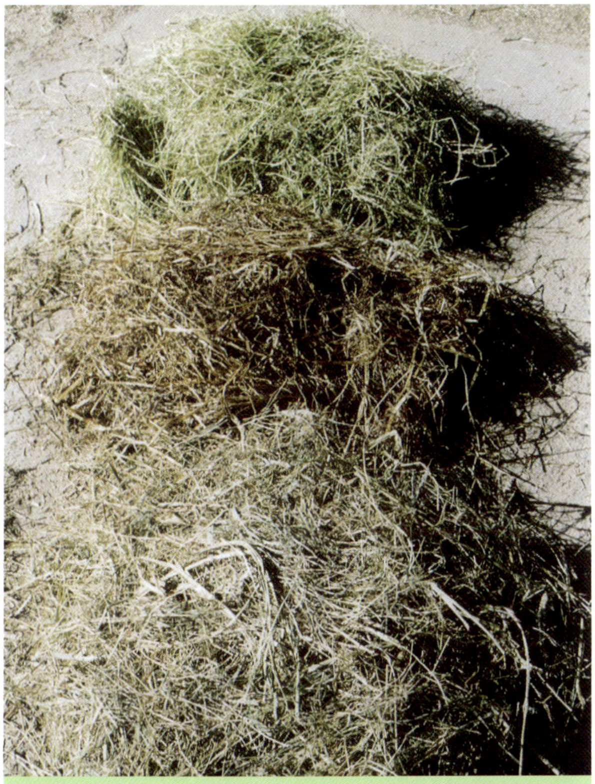

Raufutter im Konsistenz- und Farbvergleich. Oben: grünliches Raygrasfeldheu (relativ grobes Grasheu, energie- und eiweißreich). Mitte: grünlich-beige-farbene Raygrasheulage (nährstoffreich, guter Karotingehalt, grobe, griffige Struktur). Unten: grünliches Wiesenheu (artenreich, in der Struktur fein-grob-bröckelig, ausgeglichen im Nährstoffangebot, deshalb grundsätzlich bestes Raufutter für Pferde).

Verbrauchernachfrage nach billigen Lebensmitteln. Dabei ging und geht es im Nutztierbereich immer darum, den Bedarf ganzer Tiergruppen (z. B. den von Legehennen oder Mastschweinen) zu ermitteln. Der tatsächliche Nährstoffbedarf des einzelnen Tieres einer pauschalen Population aber ist nie genau bekannt – und aus Sicht der Produktion auch relativ uninteressant. Es existieren im Nutztierbereich demnach generelle Rationsschätz- und Richtwerte für die Fütterung, die nicht individuellen, sondern ökonomischen Anforderungen entsprechen. Diese wirtschaftlichen Anforderungen sind bereits dann erfüllt, wenn bei Einhaltung der Rationsvorgaben eine maximale Anzahl Individuen aus einer konkreten Populationsgröße mit großer Wahrscheinlichkeit das Nutzziel erreicht (z. B. eine bestimmte Mastgröße innerhalb der vorgegebenen Mastdauer) und keinen Mangel erleiden wird. Ein Mangel des Individuums innerhalb einer solchen Population ist unter diesen Gesichtspunkten uninteressant. Man mag dies zwar aus ethischen Gründen für das Einzeltier sehr bedauern, aber dies ist allgemein akzeptierte agrarische „Produktionsökonomie". Soweit die grundsätzliche Zielsetzung der Rationsberechnungen.

Ein Pferd, das heute „Luxustier" und nicht Nutztier ist – im Gegensatz zum Mastschwein oder zur Legehenne – soll demgegenüber als wertvolles Individuum gefüttert werden. Deshalb ist hierzu jede Rationsberechnung ein zwar wichtiger, aber nie allein ausreichender Anhaltspunkt für die Fütterungspraxis. Rationsberechnungen für Pferde sind durch Verwendung von pauschalen Tabellenwerten (ähnlich wie im Nutztierbereich) zunächst einmal auch auf pauschale Populationen ausgerichtet (z. B. auf die pauschale Population „Warmblüter mit 600 kg Lebendmasse und einer Stunde täglicher Reitleistung"). Wichtige Aufgabe des Betreuers ist es nun, auf der Grundlage einer solchen Rationsberechnung noch zusätzlich alle individuellen Haltungs- und Leistungsfaktoren sowie evtl. Mess- und Beobachtungsdaten als Zu- oder Ab-

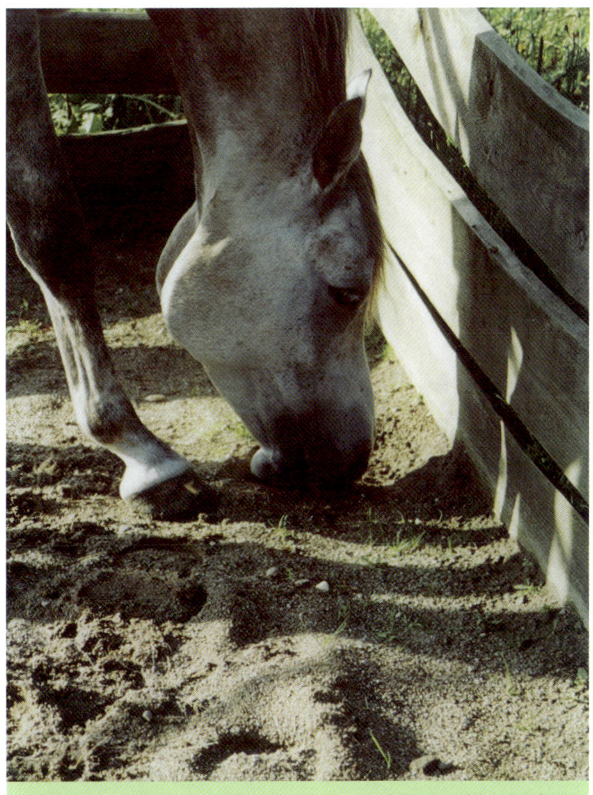

Pferde regulieren ihren Mineral- und Vitalstoffbedarf teils durch Aufnahme von Erde, (Lehm und Humussubstanzen), selbst wenn die Futterrationen nach heutigem Wissensstand ausgeglichen sind. Übermäßige (tägliche) Erdaufnahme kann entweder Hinweise auf Fehlversorgung oder auf Magenerkrankungen geben (bei Magenerkrankungen versuchen Pferde offenbar instinktiv, durch Aufnahme von Neutralbodenstoffen eine Übersäuerung zu regulieren; in der Humanmedizin wird dazu teils sog. Heilerde eingesetzt!).

schläge mit in die individuelle Fütterung einzubeziehen.

Auch bei Berücksichtigung von Individualdaten zur Ergänzung der Rationsberechnung gibt es noch Unsicherheiten – was die Sache nicht einfacher macht. Gerade deshalb sollte auf eine Rationsberechnung aber nicht verzichtet werden, weil sonst alles noch viel unwägbarer ablaufen kann – angesichts der im Regelfall zur Verfügung stehenden unterschiedlich zu beurteilenden (nicht mehr wirtschaftseigenen) Futtermittel. Rationsberechnungen sind nur dann brauchbar, wenn die Hauptvariablen einer Rationsberechnung, „Nährstoffbedarf" und „Nährstoffgehalte der eingesetzten Futtermittel" sowie „Nährstoffresorption" (= wie viele der zugeführten Nährstoffe tatsächlich vom Pferd in welchem Maße aufgenommen werden), einigermaßen genau ermittelt werden und bei der Rationsgestaltung einige Randbedingungen/Mindestanforderungen berücksichtigt werden.

Bedarfsermittlung

Aufgrund der Parameter Gewicht, Alter, Rasse, Leistung, Haltungsform und aktuellem Futter- bzw. Gesundheitszustand lassen sich anhand von Tabellen Bedarfswerte für ein Pferd ermitteln.

Umfangreiche Tabellenwerke und erläuternde Hinweise dazu sowie Bedarfswerte und Beispiele für unterschiedliche Pferderassen (vom Shetlandpony bis zum Ardenner) sind dem *„Praxishandbuch Pferdefütterung"* des Verfassers zu entnehmen.

Bei der Gewichtsermittlung des Pferdes hilft am besten genaues Abwiegen, weil Schätzungen sehr oft ungenau sind, meist wird ein zu geringes Gewicht angenommen. Wiegen funktioniert entweder mit einer transportablen Waage oder man fährt z. B. mit dem Pferd im Pferdeanhänger auf eine öffentliche Waage oder die eines Raiffeisenmarkts und wiegt den Anhänger mit dem Pferd zusammen. Später wiegt man den Anhänger noch separat ohne Pferd, um aus der Differenz zwischen beladenem und unbeladenem Anhänger das Pferdegewicht zu errechnen. Das in den Fahrzeugpapieren angegebene Leergewicht des Anhängers stimmt übrigens in vielen Fällen nicht mit dem tatsächlichen Gewicht überein, denn manchmal sind Trennwand oder sonstiges eingebautes Zubehör vom Hersteller nicht im Leergewicht berücksichtigt.

Für die Bereiche Energienährstoffe (= Betriebsstoffe), Eiweiß (= Baustoffe) und die Mengenelemente (= Mineralstoffe) Calcium, Phosphor, Natrium und Kalium lassen sich gute Anhaltswerte in Tabellen finden. Tabellen-Empfehlungen für Spurenelemente orientieren sich häufig lediglich an der eingesetzten Menge an Futter in kg (Futtertrockensubstanz, Abk.: TS) oder am Gewicht des Tieres (Lebendmasse, Abk.: LM). Der Bedarf zusätzlicher sog. Mikronährstoffe variiert durch Umwelteinflüsse, Fellwechsel, rassetypische Stoffwechselanforderungen, aber auch durch Stress u. Ä. (teils ist dies wissenschaftlich noch nicht erforscht). Stresssituationen erhöhen u. a. den Bedarf an bestimmten Spurenelementen wie Eisen, Zink, Mangan und Kupfer. Nur mit großer Erfahrung kann ein Betreuer abschätzen, ob und in welchem Umfang sich ein Pferd in einer Stresssituation befindet. Spurenelemente sind von hoher stoffwechselregulierender Bedeutung. Die Gehalte der selteneren, aber ebenfalls essentiellen Spurenelemente wie Germanium, Silizium, Antimon, Zinn, Vanadium, Bor oder Lithium in Futtermitteln sind weitgehend unbekannt oder noch nicht ermittelbar. Noch nicht wissenschaftlich abschließend ermittelt sind auch die Formen und Ausprägungen der meisten Spurenelement-Mangelzustände.

Spurenelemente sind sehr wichtig, obwohl sie – oder gerade weil sie – vom Körper nur in „Spuren" benötigt werden, weshalb eine einseitige oder überhöhte Zufuhr ohne vorausgehende Analyse einer Mangelsituation strikt vermieden werden sollte. Auch die Kombination verschiedener Ergänzungsfuttermittel mit erhöhten Vitamin- und Spurenelement-

Wichtig Möglichkeiten der Rationsberechnung

Rationen können berechnet werden:

a) Manuell mit „Köpfchen" im „Pi-mal-Daumen-Verfahren", wenn man sich einige Tabellen-Werte gemerkt hat,
b) mit Tabellen und einem Taschenrechner,
c) mit Hilfe eines Personal-Computers (= PC) bei Benutzung gut aufbereiteter Software, z. B. gespeichert auf käuflichen CD-Roms, oder
d) durch Service-Angebote im Internet (Kosten für PC-Berechnungen über das Internet etwa fünf Euro je Pferd).

PC-Berechnungen sparen Zeit, bieten eine Menge Alternativrationen zur Auswahl an – vorausgesetzt es sind aktuelle Futtermitteldaten in der verwendeten Software (= Rechen- und Speicherprogramme) enthalten. PC-Einsatz verhilft durch präzise gespeicherte und verarbeitete Vorgaben in erster Linie größeren Pferdehaltungsbetrieben zur Fütterungsüberwachung und Futtermittelkosteneinsparung.

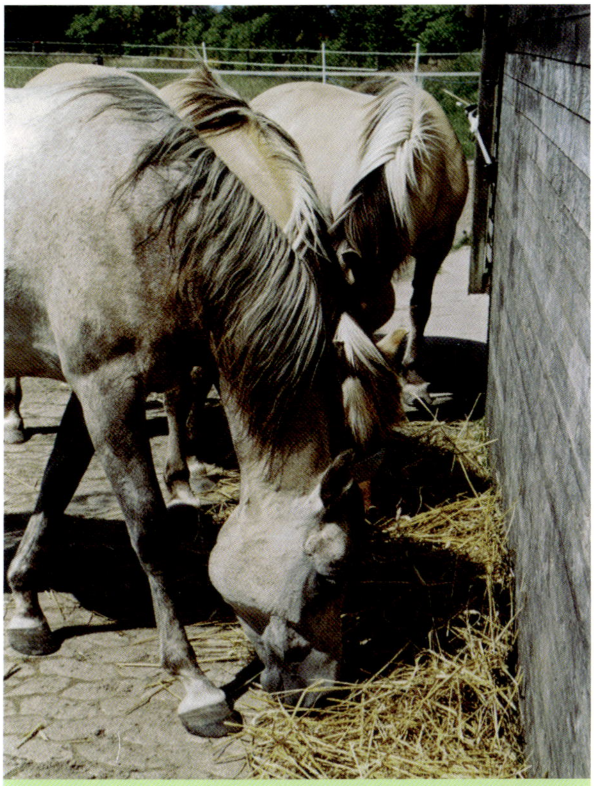
Stroh ist als willkommene Zwischenmahlzeit in Weidepausen oder auch des nachts zur Kaubeschäftigung bei alternativer Einstreu (Späne etc.) sowie besonders auch als Zufutter zu Heulage eigentlich unersetzlich.

gehalten, die der Handel anbietet, darf nur nach sehr sachkundiger Beratung erfolgen.

Es sind weitere Stoffe in geringen Mengen bedeutungsvoll, z. B. die sog. sekundären Pflanzenstoffe (u. a. Flavonoide, Polyphenole) oder natürliche Antioxidantien und Enzyme. Trotz der großen Bedeutung dieser Stoffe sind derzeit weder Bedarfs- noch Zufuhrwerte in der Tierfütterung bekannt. Sie können daher rechnerisch nicht in gewünschter Exaktheit berücksichtigt werden.

Besonders für Pferde im Wachstum sind Haltungs- und Fütterungsaspekte entscheidende Basis für deren Zukunft. Ausführungen zur speziellen Fohlen- und Jungpferdefütterung sind im Kapitel „Absatzfohlen und Jungpferde" enthalten (siehe Seite 256 ff.).

Rationsbeispiel

Erforderlich zur Berechnung und Überprüfung einer Ration sind einfache Rechenoperationen unter Verwendung von Daten aus Bedarfs- und Futterwerttabellen (siehe z. B. Tabelle 21 „Energie-, Nähr- und Mineralstoffgehalte einiger Einzel- und Mischfuttermittel" auf Seite 116 und Tabelle 17 „Gehalt einiger Futtermittel an Mineralstoffen und Vitaminen" auf Seite 108). Was zunächst für den Ungeübten aufwändig erscheint, wird nach kurzzeitiger Beschäftigung mit diesem Komplex nachvollziehbar. Immer bedeutet manuelle Rationsberechnung ein „Herantasten" an die Bedarfsvorgaben sowie die Erstellung mehrerer Alternativlösungen. Jede individuelle Ration ist eine „Futter-Komposition". Auch der fachlich gut informierte Pferdebetreuer findet selten auf Anhieb die rechnerisch 100 %-ig den vorgegebenen Bedarfsnormen entsprechende Ration. „Die" Idealration gibt es auch nicht, denn vieles ist abhängig von den tatsächlich vorhandenen Futtermitteln (deren Inhaltsstoffe sich von Tabellenwerten manchmal gravierend unterscheiden, weshalb in größeren Beständen konkrete Futteranalysen für die eigenen Grundfuttervorräte anzuraten sind). Darin besteht die „Fütterungskunst", wenn nämlich vorhandene Futtermittel mit evtl. Zukäufen ökonomisch und ernährungsphysiologisch sowie der Leistung entsprechend erfolgreich kombiniert werden. Bei jeder zu berechnenden Ration ist immer die Durchführung von Prüfschritten erforderlich.

Bei jeder Rationsberechnung muss **mindestens** bedarfsorientiert geprüft/bewertet werden, ob

1. die tägliche Fresszeitvorgabe von pauschal mindestens fünf Stunden durch Art und Menge der eingerechneten Futtermittel eingehalten wird;
2. die Aufnahme an Trockensubstanz (TS) im Verhältnis zum Gewicht (LM) im Normbereich liegt;
3. der Rohfasergehalt (Rfr) in der Trockensubstanz (TS) den Mindestwert von rund 20 % (= Ballaststoffbedarf) nicht unterschreitet (ausgenommen ist die Versorgung von jungen Saugfohlen, denn sie benötigen zunächst hauptsächlich Milch – und diese enthält keine Ballaststoffe, worauf ihr Organismus aber eingestellt ist);
4. der Kalzium- und Phosphorgehalt die Bedarfsnormen nicht zu stark unter- oder überschreitet sowie darüber hinaus
5. das Ca:P-Verhältnis im Bereich von 3:1 bis 1:1 liegt;
6. der Bedarf an Energie (DE) und
7. der Bedarf an Protein (DP) durch die Ration gedeckt werden sowie
8. das Verhältnis von Protein zu Energie (PEQ) den Vorgaben weitgehend entspricht.

Entspricht eine zunächst erstellte Rationsberechnung nicht diesen Prüfvorgaben, dann sind weitere Alternativen zu errechnen – bis die Datenanforderungen bedarfsgerecht sind.

Die Beispielration (siehe Tabelle 20, Seite 116) bezieht sich auf den Bedarf eines Warmblutpferdes im sog. Erhaltungsstoffwechsel (= ohne klimatisch auf-

Tabelle 20: Beispielration für ein Warmblutpferd (600 kg LM) [1]

Bedarf			Rfr TS	Ca g	P g	Ca:P	DP g	DE MJ	PEQ
Stute, 600 kg			20 %	30	18	1,7:1	365	73,00	5:1
Ration [2]	FS kg	TS kg	Rfr g	Ca g	P g	Ca:P	DP g	DE MJ	PEQ
Gerstenstroh	2,00	1,72	746	6,8	1,8	3,8:1	19	12,72	1,4:1
Heu	4,50	3,87	1.215	35,1	11,7	3,0:1	212	35,95	5,8:1
Müslimischfutter	2,00	2,00	300	36,0	12,0	3,0:1	140	21,00	6,7:1
Weizenkleie	0,30	0,26	35	0,4	3,5	0,1:1	32	2,91	10,8:1
Summe	8,80	7,85	2.296	78,3	29,0	2,7:1	403	72,58	5,6:1

[1] Die Energie-, Nähr- und Mineralstoffgehalte der Ration entstammen der Tabelle 21, siehe unten.
[2] Die Ration enthält die Untergrenze des vertretbaren Raufuttereinsatzes; je nach Typ und Verwertung des Pferdes können durchaus 2 kg mehr Heu angemessen sein!

wändige Anforderungen und mit geringer Reitleistung). Siehe auch im Abschnitt „Trainingstipps" weitere Beispielrationen (Tabelle 22, Seite 126).

Die **Mindestprüfschritte** ergeben: Eine Mindestfresszeit von knapp fünf Stunden wird erreicht. Es sind mit 29,2 % Rohfasergehalt in der TS (2.296 g Rfr bezogen auf 7,85 kg TS) auch genügend Ballaststoffe (Norm = mehr als 20 % in der TS) darin enthalten. An Trockensubstanz würden durch diese Tagesration 1,3 % des Körpergewichts aufgenommen (7,85 kg TS bezogen auf 600 kg LM); dies läge innerhalb der Normspanne von 1,1 bis 1,3 %. In der Ration sind die Mineralstoffe Kalzium und Phosphor in hoher, mehr als ausreichender Menge mit einem tolerierbaren Verhältnis von 2,7:1 (Normspanne 1:1 bis 3:1) enthalten. Der Eiweißgehalt der Ration von 403 g übersteigt den Bedarf von 365 g um tolerierbare 10 %. Geringfügig unter der Bedarfsvorgabe von 73,0 MJ liegt der Energiegehalt der Ration mit 72,58 MJ; der Fehlbetrag wird durch den Eiweißüberschuss kompensiert. Auch der PEQ liegt mit 5,6:1 im Bereich tolerierbarer Grenzen (Richtnorm 5:1).

Fazit

Die Ration ist grundsätzlich akzeptabel, sie bietet für einen Warmblüter im Erhaltungsstoffwechsel das erforderliche **Minimum** an Kaubeschäftigung und Nährstoffzufuhr, sollte aber eher noch durch weiteres Raufutter aufgewertet werden, um die Kauzeit noch zu erhöhen! Durch den Anteil an mineralisiertem und vitaminiertem Müsli-Mischfutter – aber nur in Verbindung mit Heu als Grundfutter **und einem Salzleckstein** (wegen des Natriumbedarfs) – ist hier der Bedarf des Pferdes an Mineral- und Wirkstoffen weitgehend gedeckt. Der relativ hohe Kalziumgehalt einer Ration (bei Wahrung der Ca:P-Verhältnisnormen) hat dann Vorteile, wenn ein solches Pferd aus dem Erhaltungsstoffwechsel (evtl. nach einer Winterpause) wieder ins Training genommen wird. In dieser besonderen Übergangsphase kann der Kalziumbedarf den Normbedarf um 20 % übersteigen.

Rationskorrektur/-anpassung: Je nach Haltungsumfeld (z. B. Gruppenhaltung), Temperament und Eigenbewegungsdrang oder Umgebungsklima wird die in Tabelle 20 enthaltene Beispielration im Erhal-

Tabelle 21: Energie-, Nähr- und Mineralstoffgehalte einiger Einzel- und Mischfuttermittel [1]

Futtermittel [2]		FS kg	TS kg	Rfr g	Ca g	P g	Ca:P	DP g	DE MJ	PEQ
A	Grünfutter	1	0,17	36	1,7	0,7	2,4:1	20,0	2,10	9,5:1
B	Heu (grasreich)	1	0,86	269	4,3	2,6	1,7:1	54,0	8,00	6,8:1
C	Heu (kräuterreich)	1	0,86	270	7,8	2,6	3,0:1	47,0	7,99	5,8:1
D	Heulage	1	0,55	265	3,0	2,0	1,5:1	44,0	4,20	10,4:1
G	Futter-Gerstenstroh	1	0,86	373	3,4	0,9	3,8:1	9,5	6,36	1,4:1
E	Weizenkleie	1	0,88	118	1,3	11,8	0,1:1	105,0	9,71	10,8:1
F	Müslimischfutter	1	1,00	150	18,0	6,0	3,0:1	70,0	10,50	6,7:1
G	Stutenmilch	1	0,10	–	0,8	0,5	1,6:1	18,0	2,12	8,5:1

[1] Pauschale Durchschnittsangaben je kg Frischsubstanz (Abk.: FS = Originalfutter).
[2] Abkürzungserläuterungen: TS = Trockensubstanz (= Futter minus Wasseranteil); Rfr = Rohfaser; Ca = Calcium; P = Phosphor; DP = verdauliches Eiweiß; DE = verdauliche Energie; PEQ = Protein zu Energie-Quotient (= Verhältnis von Protein zu Energie im jeweiligen Futtermittel); siehe zur Erläuterung auch Tabelle 19, Seite 110 f.

tungsstoffwechsel zu knapp bemessen sein! Reduziert sich z. B. das Gewicht bei einem gesunden, entwurmten Warmblutpferd innerhalb einiger Tage nach Fütterung mit dieser Beispiel-Tagesration, muss immer zunächst mehr Raufutter zugeteilt werden. Bei **Offenstall-Verhältnissen** unter winterlichen Bedingungen wären z. B. täglich insgesamt 9 kg Heu und max. 4 kg Stroh als Grundfutter im Rahmen eines klimatisch modifizierten Erhaltungsbedarfs vorzulegen. Es ergeben sich dadurch Trockensubstanzaufnahmen bis etwa 2,2 % der LM.

Primäre Futtermittel

Grundfutter

Zum Grundfutter zählen alle Raufuttermittel, von denen ein Pferd alleine existieren kann (im Unterschied zu den Kraftfutterarten). Raufuttermittel enthalten nicht nur lebenswichtige Nähr- und Wirkstoffe, sondern auch Ballaststoffe (= Rohfaser). Deshalb sind die Grundfutterarten mengenmäßig das Hauptfutter und die Grundlage jeder Pferdefütterung. Dabei ist allerdings Raufutter nicht mit Rohfaser gleichzusetzen, denn auch andere Futtermittel enthalten Rohfaser, sind aber nicht so rohfaserreich wie Raufutter. **Ballaststoffe** können nicht ersetzt werden durch gemahlene Futtermittel (z. B. Grünmehl), die zwar nach der Deklaration (Sackaufkleber) einen hohen Rohfaseranteil aufweisen, deren Rohfaserstruktur aber durch die erfolgte Mahlbearbeitung weder zum intensiven Kauen noch zum Einspeicheln anregt und die ebenfalls nicht zur wichtigen ballaststofftypischen Unterstützung der Darmmotorik beitragen. Rohfaser ist von zentraler Bedeutung für eine stabile Dickdarmverdauung. Stabil ist dieses Verdauungsmilieu, wenn der pH-Wert bei 6,3 bis 6,6 liegt. Wird zu wenig Rohfaser zugeführt, dann schwankt der pH-Wert und schädliche Keime vermehren sich, es sterben nützliche Bakterien ab und setzen Giftstoffe (Endotoxine) frei, die z. B. Hufrehe auslösen können.

Große Mengen energiereicher Nahrung (Kraftfutter, aber auch fructanhaltiges Gras) führen zu erhöhter Milchsäurebildung im Magen und zu einer Reduktion des pH-Wertes im Darm (es wird dort zu sauer). Man kann den pH-Wert mit Teststreifen aus der Apotheke messen: Kotballen auspressen und den Teststreifen mit der austretenden Flüssigkeit befeuchten. Nach 6 Sekunden lässt sich der pH-Wert ablesen. Liegt der pH-Wert bei 6,3 bis 6,6, dann ist alles in Ordnung. Schwankt er aber und liegt an einem Tag bei 5,9 und am folgenden bei 7,0, dann stimmt etwas nicht – und das Pferd bekommt vermutlich zu wenig rohfaserreiches Raufutter.

Es empfiehlt sich, Raufutter auch für die Nachtzeit vorzulegen. Zuviel oder ausschließlich sehr ballaststoffreiche (stark verholzte = ligninhaltige) Kost ist andererseits auch nicht empfehlenswert. Durch extrem hohe Rohfasergehalte (über 50 %) wird die Verdaulichkeit einer Ration stark vermindert, es steigt dann das Risiko von Verstopfungskoliken. Deshalb ist es nicht ratsam, als ballaststoffreiches Raufutter ausschließlich Stroh oder sehr altes, verholztes Heu zu füttern. Aufgenommene **Strohmengen** dürfen 0,8 bis 1 kg je 100 kg LM nicht übersteigen, da sonst – primär bei bewegungsarm gehaltenen Pferden – Verstopfungen (Obstipationen) auftreten können. Pferde des Südtyps sind in diesem Punkt empfindlicher und vertragen unter gleichen Haltungsbedingungen weniger Stroh. Bei Stallfütterung sind als **Mindest**-Heuration täglich je 100 kg LM bei Leistungspferden des Südtyps 0,8 kg und bei solchen des Nordtyps 1,2 kg (zusätzlich zum Kraftfutter) zu verfüttern. Wenn strohfreie Einstreu bevorzugt wird, ist es erforderlich (zur Gewährleistung einer genügend langen Kauzeit und zur Vermeidung überlanger Futterkarenzen), zusätzlich zur Beschäftigung noch etwa 2,5 kg Futterstroh für die Nachtzeit vorzulegen.

GRAS/GRÜNFUTTER ist nur dann als alleiniges Grundfutter geeignet, wenn es von artenreichen Kräuter-Grasweiden stammt, die extensiv und fachkundig zugleich bewirtschaftet und gedüngt werden. Eiweiß- und Energiegehalt differieren im Grünfutter sehr stark und sind abhängig von den Gras- und Kräuterarten der jeweiligen Narbe sowie vom Boden und der nutzungs- und bodenangepassten Düngung. Je jünger und blattreicher das Grünfutter und je mehr Kräuter darin enthalten sind, desto eiweißhaltiger ist es. Sind vorwiegend mit viel Stickstoff konventionell gedüngte Hochleistungsgräser vorhanden, dann ist das Grünfutter rohfaserarm und wasserhaltig, es ist

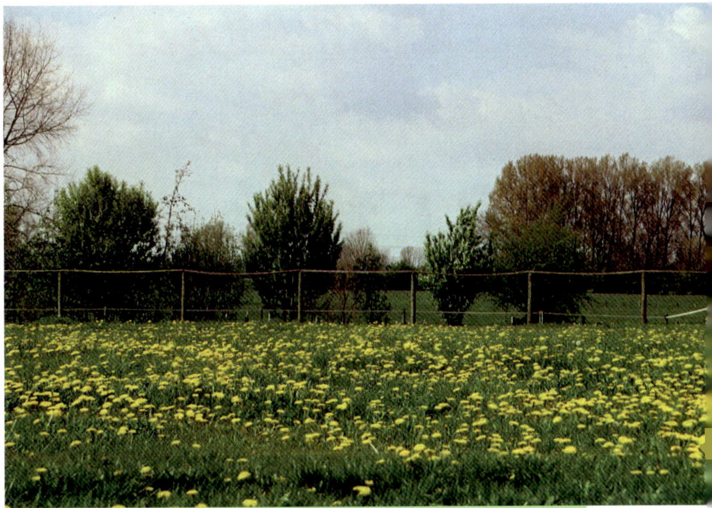

Extensiv bewirtschaftete Kräuter-Grasweiden liefern das beste Grundfutter.

zudem „mastig“ und stark zuckerhaltig. Das bedeutet: Für Pferde fehlt die genügend kauintensive Pflanzenstruktur, das Futter sättigt deshalb schlecht (trotz riesiger Aufnahmemengen) – Pferde „überfressen“ sich leicht (sowohl mengen- als auch nährstoffmäßig) an diesem typischen Milchviehfutter! In solchen Fällen muss der Weidegang immer stark begrenzt, die Futtermenge rationiert werden mit Zufütterung von Stroh oder Heu. Das Gras vieler Pferdeweiden (80 % nach Untersuchungen des Verfassers in 20 Betrieben Niedersachsens und Nordrhein-Westfalens) besitzt kein befriedigendes Nährstoffangebot. Hauptmangel typischer Weiden ist die Übersäuerung der Böden durch ersparte oder fehlerhafte Kalkung ohne Bodenanalysen. Nur durch standortangepasste Kalkung zur Erreichung eines optimalen pH-Wertes kann aber die Bodenfruchtbarkeit und somit die Verfügbarkeit der Nährstoffe für Pflanzen und Weidetiere verbessert werden. Ein zu hoher oder zu niedriger pH-Wert fixiert wichtige (und für die Ernährung kostbare) Mikro- und Makronährstoffe weitgehend ungenutzt im Boden. Oft reichert sich z. B. durch Düngung Phosphat im Boden an, das aber mangels ausreichender Kalkung nicht pflanzenverfügbar gelöst werden kann,

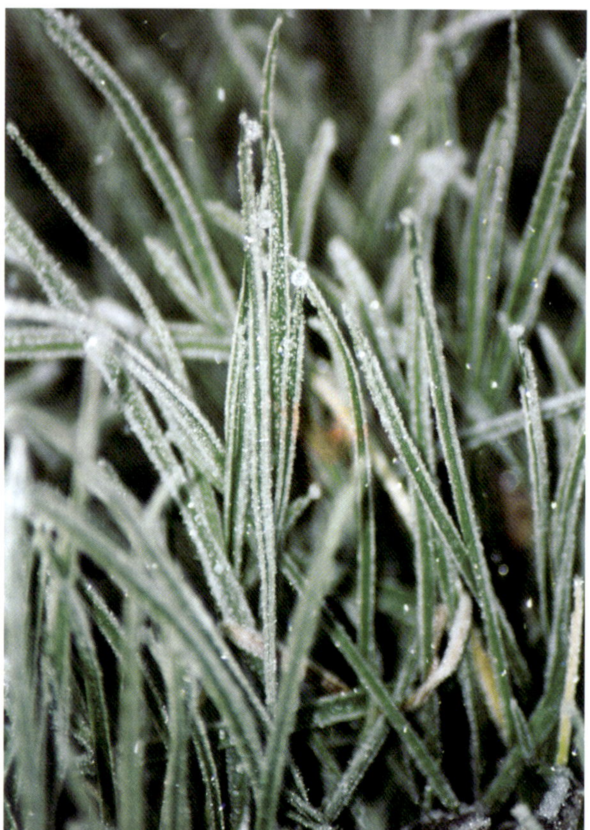

Gefrorenes Langgras ist für gesunde Pferde unproblematisch; vorherige Heufütterung ist immer anzuraten.

wodurch sich auch im Grünfutter (und auch im Heu von solchen Flächen) entsprechende Nährstoffmängel ergeben. Hinzu kommen ungünstige Verschiebungen im Pflanzenbestand mit zunehmender Verkrautung und Vermoosung.

Zur inzwischen viel diskutierten **Fructanproblematik** sollte man folgende Zusammenhänge kennen: Grasaufnahme kann Hufrehe auslösen (siehe zu diesem Komplex auch das Kapitel „Hufpraxis“, Seite 155 ff.). Pflanzen bilden durch Photosynthese Energieträger (Kohlenhydrate), die sie zum Wachstum benötigen. Die meiste Energie wird in Gräsern als Zucker unterschiedlicher Molekülstruktur gespeichert, der Rest in Form von Stärke (diese ist z. B. enthalten in Grassamen und Getreidekörnern). Eine in den Speicherorganen der Pflanzen (das sind nicht die Blätter, sondern Pflanzenstängel und -wurzeln, auch kurze Stoppeln) vorkommende Art von langkettigen Zuckerarten (sog. Fructane, sie zählen zur Gruppe der Polysaccharide) dienen als kurzfristige Energiezwischenspeicher. Fructane scheinen Hauptverursacher von Grashufrehe zu sein (und nicht Eiweiße). Wenn diese Zuckerarten (der Gehalt hängt von der Pflanzenart und den Wachstumsbedingungen ab) in erheblichen Mengen in den Pferde-Dickdarm gelangen, führt dies u. a. zu Übersäuerungen und zum Absterben von Bakterien, was zum Reheschub führen kann (wie bei der Aufnahme zu großer Kraftfutterportionen). Besonders stark sind die Gehalte an zwischengespeicherten Fructanen in Speicherorganen der Pflanzen dann, wenn bei Sonneneinstrahlung zwar Photosynthese möglich ist, aber durch Umgebungs- und Bodenkälte (Bodentemperatur unter 8 bis 10 °C) keine adäquaten Wachstumsbedingungen vorhanden sind (z. B. morgens nach Frostnächten im Frühjahr und im Herbst). Unter diesen Bedingungen sind Pferde am ehesten gefährdet auf ziemlich „stoppeligen“ (= kurz genagten oder gemähten) Weiden, weil sie dort vorwiegend (mangels Blattmasse dieser Narbe) die Stängel und auch die Wurzeln fressen – und diese sind Speicherorgane für viel Energie liefernde langkettige Zuckerarten. Gefrorenes oder mit Raureif überzogenes blattreiches Langgras dagegen ist (z. B. beim kurzzeitigen Grasen auf einer Winterweide mit überständigem Herbstgras) weit weniger gefährlich. Vor jedem winterlichen Austrieb sollte allerdings immer genügend Heu gefüttert werden.

HEU ist für Pferde – streng genommen – unersetzlich, es muss deshalb als das wertvollste Haupt- und Grundfutter bezeichnet werden, wenn die Qualität stimmt. Gutes Pferdeheu kann nie billig sein. Die bei Zukauf häufig von Pferdeleuten zuerst gestellte Frage „Wie teuer?“, ist zwar verständlich, aber zweitrangig, denn die Qualität sollte entscheidend sein und nicht

Achtung Futterumstellung!

Jede zu **schnelle Futterumstellung** kann bei Pferden die Darmflora „torpedieren" und u. U. Rehe verursachen. Besonders im Frühjahr müssen Pferde über wenigstens 14 Tage erst einmal allmählich wieder an Gras gewöhnt werden. Dies geschieht durch zunächst nur kurzzeitiges Grasenlassen unter Beifütterung von rohfaserreichem Heu und/oder Stroh; Gleiches gilt auch bei Neuzuteilung frischer, sehr wüchsiger Koppeln im Laufe der Vegetationszeit.

der Preis. Heu muss stängelig und relativ hart sein, weshalb sich für Pferde primär Wiesenheu vom ersten Schnitt (im Juni während oder nach der Blüte gemäht) eignet. August-Heu vom zweiten Schnitt ist sehr viel feiner, rohfaser- und nährstoffärmer – es wird von Pferden nicht gut akzeptiert. Für einen Warmblüter empfiehlt es sich, als Grundfutterration täglich fünf kg Heu nicht zu unterschreiten (plus leistungsangepasstes Kraftfutter). Wird ersatzweise gutes Stroh beigefüttert, wobei erfahrungsgemäß vier kg Stroh pro Tag nicht überschritten werden sollten (zu viel Stroh verursacht Verstopfungen), kann die Heuration gekürzt werden. Mangelhafte Heufütterung (zu wenig oder schimmeliges bzw. staubiges Heu) führt zu Koliken und Lungenproblemen (u. a. Heustauballergie). Zwar ist Feldheu im Vergleich zu Wiesenheu artenarm, es stammt durchweg aus Monokulturen (Raygras oder Lieschgras/Timothey), doch ist häufig erntebedingt die äußere „Sinnen"-Qualität klar besser (weniger Dreck, seltener Kadaver oder Müllteile enthalten, kaum Bröckelstaub, weil ohne zerbröselnde Kräuter) – was für den Einsatz im Pferdebereich spricht. Energie- und Eiweißgehalt liegen bei Feldheu oft um 20 % höher als bei Wiesenheu, womit sich Feldheu eher für sportlich genutzte Pferde oder Zuchtpferde anbietet. Mit Stroh vermischt ist Feldheu ein ideales Raufutter. Eine Vitamin- und Mineralfutterzufütterung ist immer bei „ausgelaugtem" Heu erforderlich zum Ausgleich der Auswaschungsverluste durch Regen; zur Heufütterung gehört immer ein Salzleckstein, um den Natriummangel jeden Heus zu kompensieren.

Wenn Heu zur Staubbindung angefeuchtet wird, muss dieses Nassheu innerhalb von zwei Stunden verfüttert werden, da sich sonst (wärmeabhängig) erhebliche Mengen Einzeller und Bakterien im Nassheu explosionsartig vermehren (die „Brühe" sollte deshalb auch nur einmal genutzt werden und ist anschließend zu entsorgen, weil sie eine ideale Nährlösung für Keime ist!).

GRASSILAGE kann Pferden als Teil-Grundfutter (am besten mit Stroh und Heu vermischt) zugefüttert werden, wenn es sich um sog. Heulage (von engl. *haylage* = „Gärheu" mit hohem Trockensubstanzgehalt über 45 %) handelt. Pro kg Heu können als Ersatz etwa 1,2 bis 1,5 kg Heulage gerechnet werden. Silageschnittgut zur Herstellung von Pferde-Heulage, die als staubarmes, nährstoffreiches Raufutter besonders gut (allerdings nur in wirklich bestem, aromatischen Gärzustand) geeignet ist, sollte nicht vor der Blüte (wie es Schnittgut für Rinder-Anwelksilage erfordert), sondern immer erst gegen Ende der Blüte gemäht werden und gut anwelken, damit genügend Rohfaser (= hoher Trockensubstanzgehalt) im Erntegut enthalten ist. Ein sehr später Schnittzeitpunkt ist anderer-

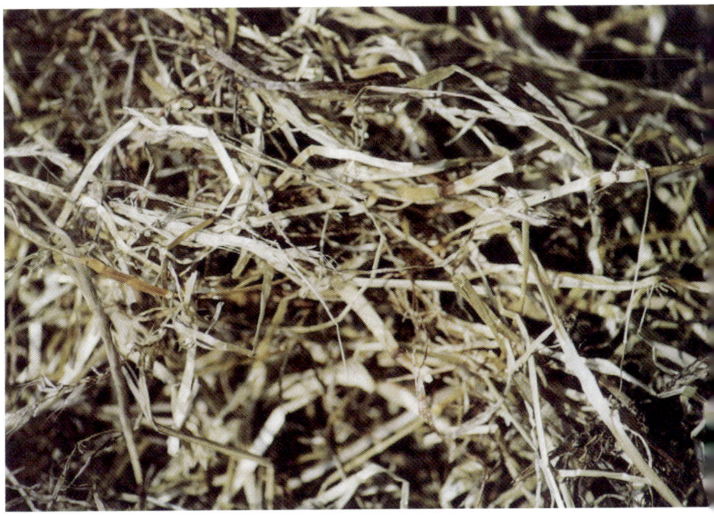

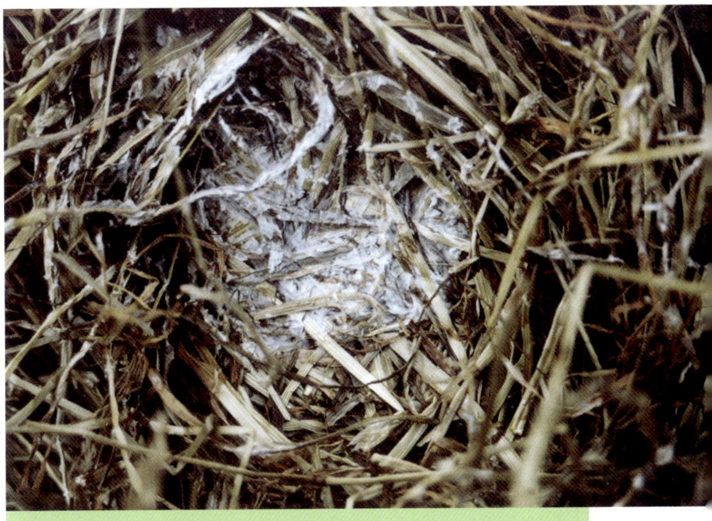

Heulage muss einwandfrei sein, frisch säuerlich riechen; sobald weißliche Stellen sichtbar sind, handelt es sich um Fehlgärungen mit Hefebildung: die Stellen sind zu entfernen. Sind aber bläulich-gelblich-weiße Pilzrasen zu sehen (untere Abbildung), sollte sicherheitshalber der komplette Ballen entsorgt werden.

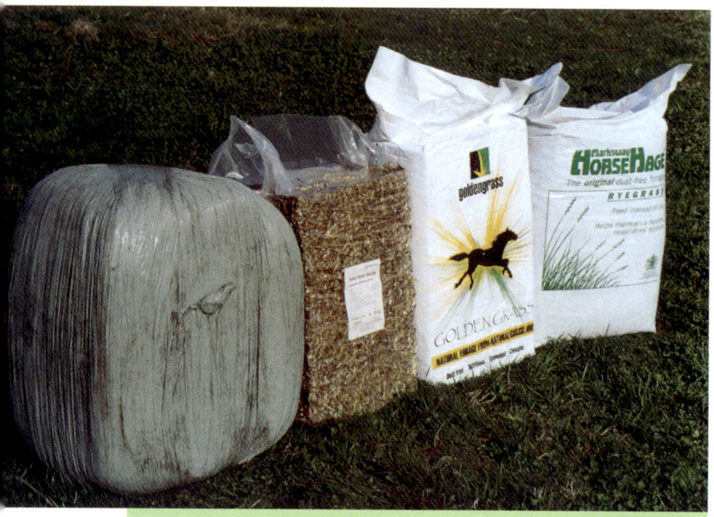

Der Handel bietet Mini-Ballen-Heulage in unterschiedlichen Qualitäten an, meist in Gebinden um 20 bis 25 kg zu Preisen von 9 bis 12 Euro; diese Miniballen lassen sich in kleinen Beständen durch zügige Verfütterung ohne Verderbnisgefahr aufbrauchen. Besonders empfehlenswert sind Miniballen aus garantiert überwachter Produktion, da hier der Fremdkörper- und Dreckeintrag auf ein absolutes Minimum reduziert wird und damit Fehlgärungen sowie Botulismusgefahren so gut wie ausgeschlossen sind; im besten Fall sind solche Ballen stoßfest verpackt und stark vakuumiert.

seits auch zu vermeiden, denn bei extrem rohfaserreichem Material sinken zu einem späteren Zeitpunkt nach der Blüte sowohl Saftanteil (dieser erleichtert die Verdichtung) und auch Zuckergehalte der Pflanzen, was schlechte Silierfähigkeit (= mangelhafte Milchsäurebildung und Neigung zu Fehlgärungen) bewirkt. Durch Milchsäurebakterien (die an dem Schnittgut bereits haften) werden leicht lösliche Kohlenhydrate der Pflanzen (= Zucker wie Glucose und Fructose) bei Gärtemperaturen von bis zu 30 °C in Milchsäure umgewandelt. Die nützlichen, konservierenden Milchsäurebakterien (sie dienen auch der Sauerkrautherstellung) existieren unter Luftabschluss und verhindern die Entwicklung störender (luftabhängiger = aerober) Keime. Diese störenden Keime, Schimmelpilze und weitere Bakterienarten, die ebenfalls am Schnittgut oder in Erdbeimengungen haften und bestrebt sind, statt Milchsäure Essigsäure oder stinkende Buttersäure zu bilden und dadurch den Konservierungsvorgang (mit wichtiger Absenkung des pH-Wertes auf unter 5 bis zu 4,2) zu verhindern, sind der Feind jeder Silageherstellung.

Pferde-Heulage muss immer wegen der geringeren Saftanteile und des höheren Rohfasergehalts wesentlich stärker – evtl. mit Schneidwerkeinsatz – bis in den Kern der Ballen fachgerecht stark verdichtend gepresst und besonders gut gewickelt werden, sonst ist die Silierfähigkeit gestört und anschließende Fehlgärungen/Fäulnis verderben das Futter total. Zusätzlich kann vor dem Pressen durch Zugaben von Fermentgetreide oder Silierzuckerzusätzen die Zahl der Milchsäurebakterien erhöht werden, damit Colibakterien, Essigbakterien und andere Gärschädlinge eingedämmt werden. Die Zusätze werden auf das pressbereite, geschwadete Erntegut gestreut (was aufwändig ist!). Wenn stark krauthaltige Bestände ausnahmsweise siliert werden sollen, muss vorsorglich immer nachmittags gemäht werden, weil dann der Gehalt an silierfähigem Zucker im Gesamtschnittgut noch am höchsten ist.

Einmal angebrochene Heulageballen sollten innerhalb von zwei bis drei Tagen aufgebraucht werden, da sonst durch Luftzutritt Nachgärungen mit Schimmelbildung einsetzen, was dieses Futter total verdirbt und für Pferde sehr gefährlich macht (Koliken, Gelenkentzündungen und Hufrehe drohen). Der Handel bietet Miniballen in guter Qualität an (20 kg kosten etwa 11 Euro); diese Ballen sind für kleine Bestände ideal. Wie Heu, so muss jeder Heulageballen auch aufgeschüttelt und kontrolliert werden, bevor das Futter vorgelegt wird. Bei Schimmel (grau-weiß-blauer Pilzrasen) ist meist der komplette Ballen befallen und zu beseitigen, d. h. er gehört auf den Kompost. Nicht ganz so gefährliche Hefebildung zeigt sich an einem runden, weißlichen Film, diese Stellen entfernt man vor Verfütterung großräumig. Die Angst vor sog. Botulismus (ausgelöst durch Toxine des Fäulnisbakteriums *Clostridium botulinum*) ist bei keinem Futter (auch nicht bei Heu) unbegründet. Stets sind Ballen deshalb auf eingepresste, verfaulte Kadaver hin zu untersuchen. Schließlich kann Botulismus aber auch durch Nager (vor allem Ratten), die mit ihren Exkrementen Raufutter oder Tränkwasser kontaminieren, verursacht werden. Eine Vergiftung führt zum Tod des betroffenen Pferdes durch Atemlähmung, weshalb Futterhygiene stets absolut vorrangig ist.

Zunehmend wird propagiert und diskutiert, dass Heulage generell für Hochleistungspferde (z. B. Rennpferde) ungesund sei. Hier ist zu differenzieren, denn es kommt einerseits sehr auf die Heulage-Qualitäten und die genügend hohe Trockensubstanz an, auch auf die Tagesmengen, auf die Fütterungstechnik und andererseits auf den Gesundheitszustand der versorgten Pferde. Wenn **Rennpferde** beispielsweise durch hohe Kraftfutterportionen „sauer" gefüttert wurden und deshalb u. a. chronische Magenprobleme sowie Anfälligkeit für Störungen des Säure-Basen-Haushalts zeigen, ist jede Heulagefütterung zu Recht völlig kontraproduktiv, dann muss immer darauf verzichtet werden! Gleichzeitig ist es ratsam, die Grundursachen dieser vermeidbaren Übersäuerungen – meist mangelnde Raufuttermengen oder zu große Einzelkraftfutterportionen und zu viel Haltungsstress – abzustellen. Dennoch kann es auch bei gesunden Rennpferden durch nicht vermeidbare anaerobe Stoffwechselsituationen (die sich auch bei gut trainierten Pferden im Endspurt eines Rennens einstellen – siehe hierzu auch die Ausführungen zum Abschnitt „Trainingstipps“ auf Seite 125) sinnvoll sein, sie ausschließlich oder überwiegend mit Heu als Grundfutter zu füttern. Immer führen hohe Kraftfuttermengen und viel Heulage (insbesondere solche, die nur mittleren Qualitätsansprüchen genügt) zusammen mit leistungsbedingten Störungen des Säure-Basen-Haushalts zu ungünstigen Stoffwechselverhältnissen mit möglichen Umschichtungen im Darm.

Vor dem Kraftfutter muss bei allen Pferden nur Heu (ersatzweise auch Stroh), möglichst aber keine Heulage (und auch kein Gras) gegeben werden. Generell sollte Heulage auch immer mit Stroh oder Heu vermischt oder wechselweise portioniert vorgelegt werden (ein Teil Heu oder Stroh zu zwei bis fünf Teilen Heulage). Dies stets in der Futterumstellungsphase, dann wird Heulage gut vertragen. Heulage-**Allein**fütterung (ohne kontinuierliche Stroh- und Heubeimischung) ist zwar möglich, führt aber bei vielen Pferden schnell zu etwas dünnerem Kot und birgt dadurch insgesamt noch nicht umfassend geklärte Unverträglichkeitsrisiken (die Qualitäten sind maßgebend, aber allgemein nie deckungsgleich, was Untersuchungen erschwert). Aus Langzeitbeobachtungen im Bestand des Verfassers ergibt sich in der Tendenz, dass z. B. Fjordpferde als Vertreter des Nordpferdetyps bei Alleinfütterung mit handelsüblicher Miniballen-Heulage (60 % TS) bester Qualität weniger Probleme zeigten (z. B. nur geringfügig breiiger Kot) als Vollblutaraber unter vergleichbaren Haltungs- und Nutzungsbedingungen. Vermutlich sind (schwierig messbare) Nuancen der Verdauung und Verwertung ebenso als Gründe dafür maßgebend wie generell unterschiedlich störungsempfindliche Säurebalancen bei diesen gegensätzlichen Pferdetypen. Es scheint demnach die Empfindlichkeit für Heulage-**Allein**fütterung bei hochblütigen Pferden des Südtyps größer zu sein. Bei Berichten, die Nieren- und Leberprobleme sowie angelaufene Beine und Hufrehe auf Heulagefütterung zurückführen, spielen vermutlich immer Qualitätsmängel (toxische Bestandteile wie Schimmelpilze) als Ursache die entscheidende Rolle.

Kraftfutter

Zum Kraftfutter zählen alle Futtermittel, die – als Ergänzung zum Grundfutter – viel und (möglichst für sportlich genutzte Pferde auch schnell verdauliche) Energie und genügend Eiweiß liefern, z. B. Getreidekörner. Aber auch industriell hergestelltes Futter zählt dazu (meist sind es mit gemahlenem Getreide sowie Vitaminen und Mineralstoffen angereicherte Presslinge, sog. Pellets). Roggen, Weizen und Kreuzungsgetreide (Triticale) eignen sich nicht (oder nur in geringen Mengen), sie belasten Verdauungsorgane und Stoffwechsel. Primär geeignete Getreidearten sind: Hafer, Gerste, Mais und Teilrationen mit Dinkel (Urweizen).

Wichtig Kraftfutter begrenzen!

Kraftfutterrationen dürfen **pro Mahlzeit** nur nach Heufütterung und dann auch nur in begrenzter Menge vorgelegt werden: Maximal 0,5 kg je 100 kg LM sollten nicht überschritten werden (für leichtfuttrige Pferde des Nordtyps sind 0,3 kg je 100 kg LM als Grenze anzuraten).

HAFER, das traditionelle Getreide zur Pferdefütterung, ist energiereich und relativ eiweißarm (eiweißärmer als Industriekraftfutter). Bemerkenswert ist der hohe Anteil an wertvollen Fettsäuren, der den Hafer für Pferde ebenso auszeichnet wie seine hohe Verdaulichkeit. Hafer muss aufgrund der besonderen Kornstruktur nach der Ernte besonders penibel getrocknet werden, da er sonst (stärker als andere Getreidesorten) leicht schimmelt; er darf nicht muffig riechen oder gräulich schimmern (sog. Schwarzhafer hat allerdings eine natürlich dunkle Farbe!). Qualität und Energiegehalt des Hafers lassen sich über das Liter- bzw. Hektolitergewicht abschätzen. Hafer für Renn- und Hochleistungspferde sollte ein Litergewicht von mehr als 600 g/Liter aufweisen. Man füllt dazu ein Litermaß mit Hafer und wiegt das Nettogewicht. Hafer mit einem Litergewicht unter 550 g/Liter ist für Pferde weniger akzeptabel, da der Anteil an Eiweiß und Rohfaser durchweg zu hoch und der Anteil an verdaulicher Energie zu gering ist. Das Aminosäu-

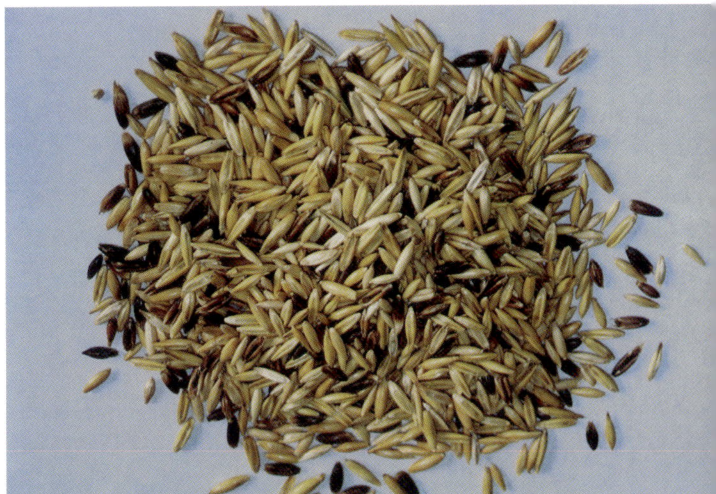

Ganze Haferkörner (die Farbe der Körner variiert, beigemischt ist hier sog. Schwarzhafer).

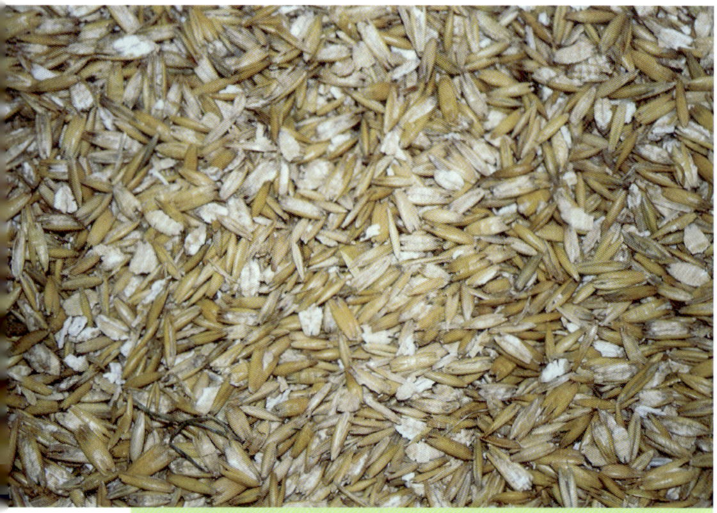

Quetschhafer ist für Fohlen, Jungpferde im Zahnwechsel sowie für Altpferde vorzuziehen.

remuster des Hafers ist unausgeglichen (vor allem zu beachten bei Zuchtpferden), weshalb bei einer reinen Haferfütterung (zu Heu als Grundfutter) das Aminosäuremuster durch Zucht-Zusatzfutter aus dem Handel ergänzt werden sollte, da sonst Mangelerscheinungen auftreten können. Hafer wird ganz oder gequetscht verfüttert, die Verdaulichkeit des Hafers nimmt durch Quetschung zwar etwas zu, trägt aber zur (ungünstigen) Verminderung der Kauzeit bei.

GERSTE ist energiereich und eiweißarm, sie weist ein noch günstigeres Eiweiß:Energie-Verhältnis als Hafer auf. Dieses Getreide wird von Pferden langsamer verdaut als Hafer oder Mais, die Energie steht also nicht so schnell zur Verfügung. Gerste putscht weniger auf als Hafer oder Mais, enthält dennoch ähnlich viel Energie. Als Allroundgetreide für gemischte Pferdebestände kann man Gerste empfehlen, da dieses Getreide von Hochleistungspferden, von normal arbeitenden Pferden sowie auch von Robustpferden gut vertragen wird. Lediglich für aktive Rennpferde, die hoch verdauliche, schnelle Energie benötigen, ist Gerste nicht gut geeignet, da sie verzögert Energie frei gibt. Da Gerstenkörner härter sind als Haferkörner, wird dieses Getreide am besten gequetscht verfüttert, was die Verdaulichkeit um 15% steigern kann. Eine Flockung führt zur Denaturierung einiger Bestandteile und kann u. U. den Allergengehalt für Pferde erhöhen. Auch Schrotung (Mahlen) ist zwar üblich, aber weniger günstig als das Quetschen, da Gerstenschrot (trocken verfüttert) die Bildung von Magensteinen begünstigen kann (geschrotetes, mehliges Getreide muss immer leicht angefeuchtet werden – besonders auch zur Bindung der staubenden, mehligen Kornpartikel). Jede Gerste muss qualitativ sehr gut sein, sonst scheidet dieses Futter für Pferde völlig aus. Das Korn wünscht man voll und „bauchig", nicht flach. Zwar hat das Litergewicht nicht die gleiche qualitätsbestimmende Bedeutung wie beim Hafer (das hängt mit dem unterschiedlichen Korn- und Spelzenanteil beim Hafer zusammen), sollte aber bei Gerste über 600 g liegen. Ob Sommer- oder Wintergerste oder „Braugerste" ist nicht entscheidend (obwohl der Braugerste häufig der Vorzug gegeben wird). Gerste ist für Pferde hoch verdaulich. Man füttert 0,9 kg Gerste statt eines Kilos Hafer. Bei der Umstellung von industriellem Kraftfutter auf Gerstenfütterung muss die Kraftfuttermenge mindestens um ein Drittel gekürzt werden, um Überfütterung und deren Folgen zu vermeiden, da Gerste wesentlich hochwertiger ist als die allermeisten Kraftfuttermittel, die der Handel anbietet (z. B. ersetzen zwei kg Gerste drei kg pelletiertes Kraftfutter). Gerste hat ein ausgeglicheneres Aminosäuremuster als Hafer, muss aber mit essentiellen Fettsäuren ergänzt werden.

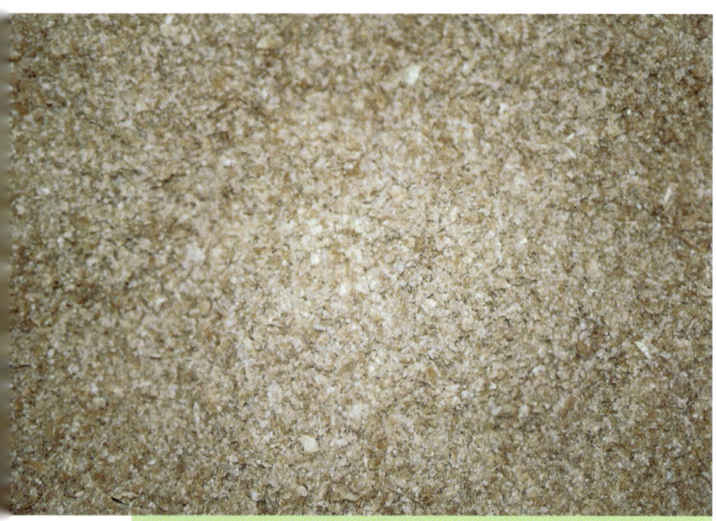

Weizenkleie ist mehlig und staubt, sie wird gerne gefressen und kann als angefeuchtetes Zufutter oder im sog. Schlappfutter („Mash") verabreicht werden.

MAIS, hiermit ist Körnermais und nicht Maissilage oder Corn-Cob-Mixmais (Abk.: CCM) gemeint, wird zunehmend als Pferdefutter im Sportbereich eingesetzt, er ist sehr fett-energiereich und enthält viel Beta-Carotin, ist aber eiweißarm bzw. bietet mindere Eiweißqualitäten, die keine für Pferde essentiellen Aminosäuren enthalten. Mais ist gut verdaulich und liefert schnell Energie, weshalb vornehmlich im Hochleistungsbereich damit gefüttert werden kann (entweder als ganzes Korn oder in Form von technisch aufbereiteten Maisflocken). Mais muss tadellos sauber und goldgelb aussehen, er darf keine Verfärbungen oder Beläge aufweisen. Im Normalfall (außer bei Hochleistungspferden) sollten nur 15% der Kraftfutterration aus Mais bestehen. Inwieweit sich aus der

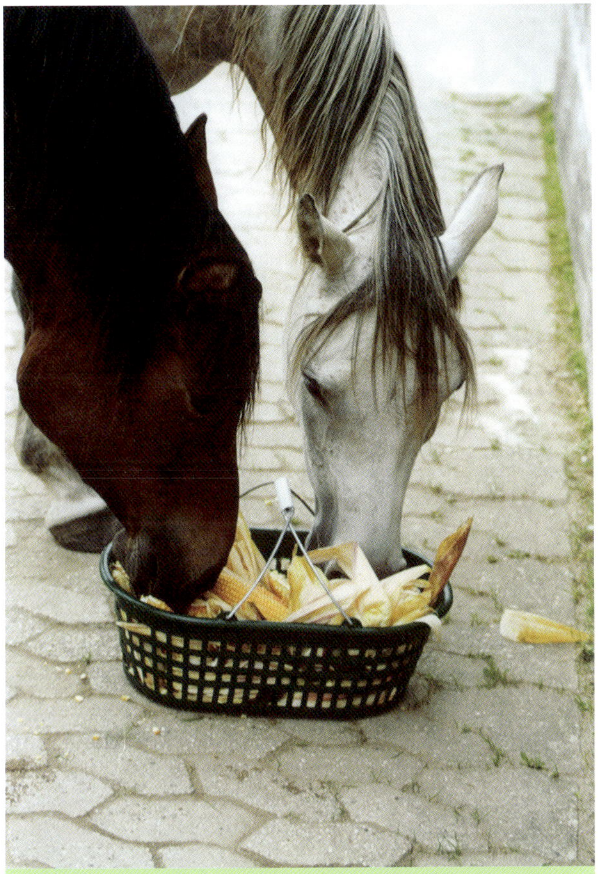

Mais wird von Pferden sehr gerne – auch frisch – (aber immer nur in begrenzten Mengen auf der Basis von Heu) gefressen.

Verfütterung von gentechnisch verändertem Mais Probleme ergeben könnten, wird diskutiert, ist aber noch nicht geklärt.

PELLETS bezeichnet üblicherweise industriell hergestellte Kraftfuttermittel-Presslinge, die aus Massenkomponenten wie Grünmehlen, Haferschälkleien, Nachmehlen u. Ä. sowie aus unterschiedlichen Getreideanteilen bestehen. Meist werden die Anteile mit Melasse als Bindemittel und Geschmacksförderer (= süßlich) zusammengepresst. Pelletierte Kraftfuttermittel sind nur dann als Energie lieferndes Kraftfutter sinnvoll einsetzbar, wenn sie überwiegend aus Hafer, Gerste oder Mais bestehen (ihre Farbe ist dann nicht grün, sondern eher grünlich-hellbeige). Auch Vitamin-/Mineralergänzungsfutter (ohne Kraftfutterwirkung!) wird in Pelletform angeboten – insofern ist die Bezeichnung „Pellets" nicht ausschließlich auf Kraftfutter beschränkt. Vorteilhaft sind Pellets, weil sie sich nicht (wie Müslifutter) entmischen. Bei Großbetrieben, die diese Futtermittel in Silos einfüllen können, erleichtert die Pelletform auch die Dosierung über Automaten, zudem ist die Haltbarkeit größer, die Verderbnisrisiken sind gegenüber Müslifuttermitteln vermindert (wenn ausnahmslos trocken gelagert wird).

Sonstige Futtermittel

Saftfutter

MÖHREN
Möhren sind willkommene Zusatzfuttermittel. Man unterscheidet rote (60 mg/kg Karotingehalt) und gelbe Möhren (20 mg/kg Karotingehalt), die sich ideal als Vitaminfutter mit hohem Zuckergehalt eignen. Verschmutzte, ausgekeimte oder gar verfaulte Möhren sind schädlich, weshalb Vorräte vor dem Verfüttern sehr genau gesichtet und auch gewaschen werden sollten (dabei sind die Köpfe und das Grün abzuschneiden und nicht zu verfüttern, da Unverträglichkeitsrisiken bestehen). Zusammen mit Fett (Ölzugabe zum Futter) ist das Karotin (Vitamin-A-Vorstufe) der Möhren vom Pferd besonders gut zu verwerten. Futtermöhren (meist Importe aus dem Ausland) sind häufig beeindruckend groß, aber durch hohe Nitratdüngung „aufgeputscht", was bei Verfütterung großer Tagesmengen problematisch sein kann (führt u. U. im Körper zur Umwandlung von Nitrat in schädliches Nitrit). Andererseits ist die Nitrattoleranz des Pferdes ziemlich groß (sonst würden Pferde keine großen Grasmengen, die ebenfalls vergleichsweise viel Nitrat enthalten, vertragen). Unter Normalbedingungen sind auch bei Möhrenverfütterung keine Pro-

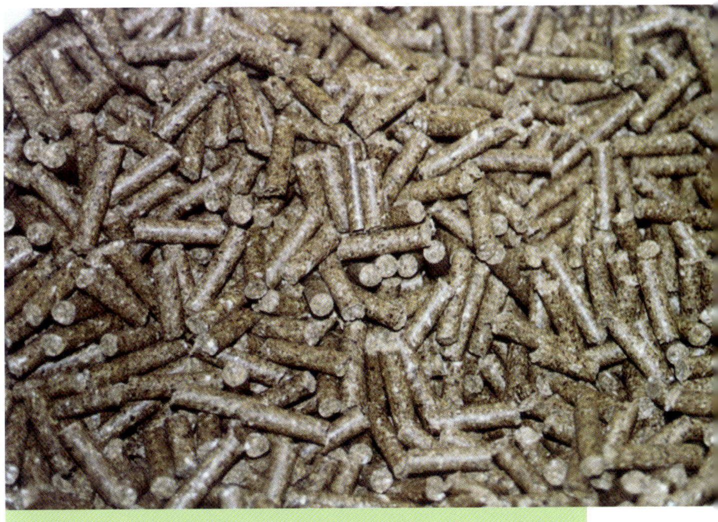

Pellets sind Presslinge, die sich gegenüber Körnerfutter durch längere Haltbarkeit und bessere Dosiermöglichkeit für Futterautomaten auszeichnen, gierige Pferde und häufig Pferde im Zahnwechsel neigen zu Schlundverstopfungen bei Presslingen jeder Art.

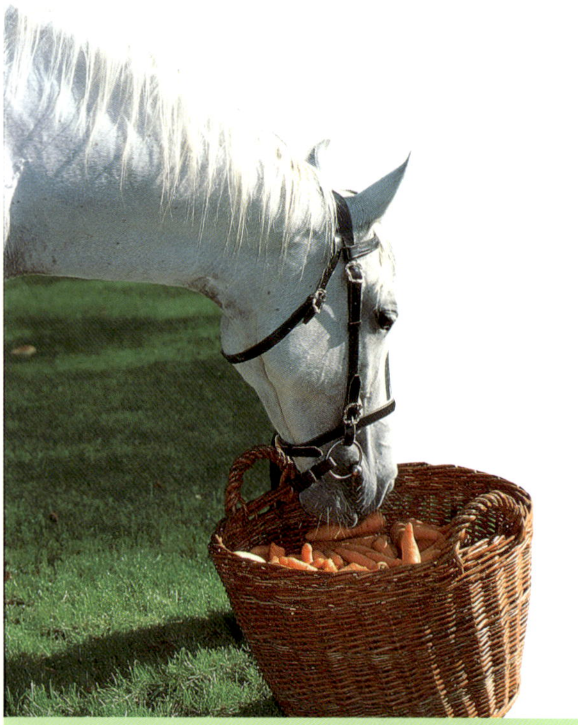

Als schmackhaftes Saftfutter mit hohem Zuckergehalt sind Mohrrüben während der vegetationslosen Zeit ohne Weidegang eine willkommene Delikatesse; sie wirken Appetit anregend.

bleme zu befürchten. Pferden mit Magen-Darm-Problemen (u.a. bei Durchfall) sollten keine Möhren (denn sie wirken abführend) vorgelegt werden.

RÜBEN

Runkelrüben sind wasser- und kohlenhydratreich. Sie werden sehr gerne gefressen und sind ein ideales Winter-Zusatzfutter. Runkeln sind nicht identisch mit **Zuckerrüben**, die (stets penibel gereinigt) nur an schwer arbeitende Pferde verfüttert werden sollten, da sie viel Zucker (70 % ihrer Trockensubstanz) enthalten und hohe Energiemengen liefern. Als Rückstände (Rübenmark) der Zuckerrübenindustrie bietet der Handel **Rüben-Trockenschnitzel** (auch mit Melasse vermischt in pelletierter Form) an. Der Energiewert ist hoch. Trockenfütterung ist gefährlich, da die enthaltenen Pektine im Schlund quellen und Schlundverstopfungen auslösen können. Je nach Art der Trockenschnitzel sind diese wenigstens zwei Stunden vor Verfütterung ausreichend in Wasser (Verhältnis 1:4) einzuweichen (im Sommer besteht durch Wärme Gär- und Keimgefahr!). **Steck- und Wasserrüben** (Brassicaceae) sind zwar für Rinder gut geeignet, wegen der Senföle und weiterer ungünstiger Inhaltsstoffe sind sie für Pferde ungeeignet.

Diätfutter

WEIZENKLEIE

Weizenkleie (s. Abb. Seite 122) ist reich an essentiellen Eiweißen und hat eine gute Darm regulierende Wirkung. Weizenkleie sollte nicht alleine (Schlundverstopfungen und Magensteine drohen sonst), sondern im Verhältnis 1:5 mit Getreidekörnern zusammen verfüttert werden. Vorteilhaft ist der Einsatz auch im sog. Mash (sollte zusätzlich auch gekochten Leinsamen enthalten), das als Aufbau- und Diätfutter (z.B. nach starker Leistung) mit warmem Wasser angerührt verfüttert wird. Als Kraftfuttermittel (gar als Haferersatz) ist Weizenkleie nicht geeignet.

Pflanzenöle

Pflanzliche Öle liefern essentielle Fettsäuren und – hoch dosiert – viel Energie, z.B. bei Rennpferden. Öl ist für Pferde nur in bester Qualität geeignet, sonst eher nutzlos und sogar schädlich. Neben weiteren interessanten Ölen hat sich als „Allroundöl“ hochwertiges Leinsamenöl (kalt gepresst und in Lebensmittelqualität) bewährt. Pferde müssen an Ölfütterung erst langsam gewöhnt werden: 40 bis 100 ml täglich (beginnend mit je 20 ml an drei Tagen hintereinan-

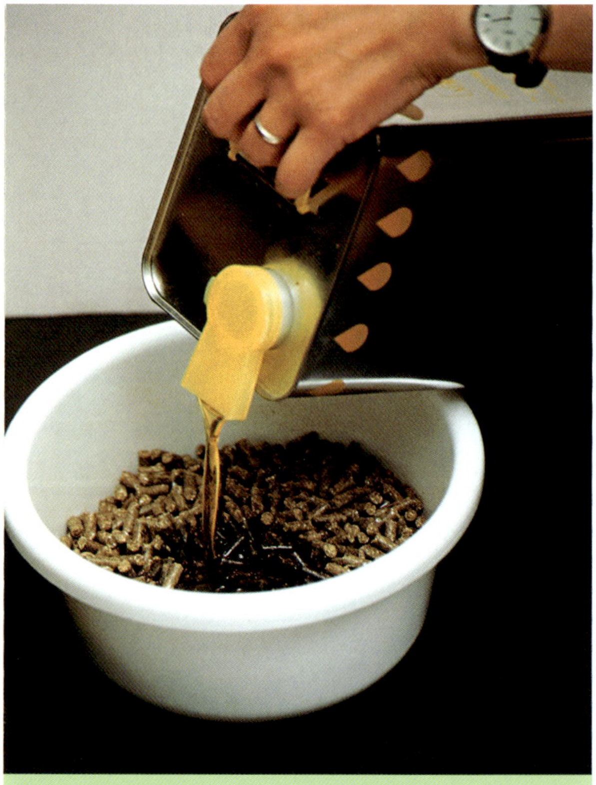

Pflanzenöle liefern wertvolle Fettsäuren, die lebenswichtige Regulationen des Körpers (u.a. den Blutfluss, die Aufnahme fettlöslicher Vitamine) beeinflussen.

der zum Kraftfutter) sind für einen Warmblüter ausreichend.

Kräuter

Kräuter sind heute leider immer weniger im Heu enthalten. Sie sind rohfaserarm, aber eiweiß-, vitamin- und mineralstoffreich. Kräuter enthalten u. a. wichtige Wirkstoffe, z. B. Bioflavone, die allgemein als essentiell eingestuft werden. Bioflavone sind pflanzliche Komponenten, die wichtige Funktionen im Stoffwechsel übernehmen. Deshalb wurde der Ausdruck „sekundäre Vitamine oder sekundäre Pflanzenstoffe" für Bioflavone geprägt. Kräuter müssen in Ergänzungsfuttermitteln zur dauernden Beifütterung geeignet sein und dürfen keine medikamentengleiche oder reizende Wirkung entfalten.

Vitamin- und Mineral-Futtermittel

Als Ergänzung üblicher Rationen bietet der Handel Vitamin- und Mineral-Futtermittel an, die unterschiedlich zusammengesetzt sind. Sie bestehen aus geschmacklich günstigen Trägerstoffen, denen entsprechende Vitamin- und Mineralstoffe zugemischt wurden (diese Ergänzungsfuttermittel ersetzen niemals einen Salzleckstein!). Immer sind Zusammensetzung und die Herstellerempfehlungen vor Verfütterung zu beachten. Wenn bereits Industriekraftfutter mit Zusätzen von Vitaminen und Mineralstoffen in größeren Tagesmengen verfüttert wird (hier ist die Packungsbeilage genau zu beachten), dann ist eine weitere Zufütterung von Vitamin- und Mineral-Futtermitteln nicht erforderlich, meist sogar sehr schädlich.

Zu berücksichtigen ist, dass nicht jedes Mineral- und Vitamin-Ergänzungsfutter auch die gleiche Zusammensetzung aufweist – es gibt erhebliche Unterschiede, auch differierende Einsatzziele (u. a. für Zuchtpferde, für Hochleistungspferde usw.). Abhängig von den Gehalten der verfütterten Hauptration sollte beim Einsatz jedes speziellen Mineral- und Vitamin-Ergänzungsfutters mindestens geachtet werden auf

- den Kalzium- und Phosphorgehalt sowie
- den Zink-, Selen- und Kupfergehalt,
- den Vitamin-A-,
- den Vitamin-D- und
- den Vitamin-E-Gehalt.

Trainingstipps

Für die praktische Arbeit mit Pferden ist wesentlich, dass – zusätzlich zu bedarfsgerechter Fütterung – die Muskelzellen grundsätzlich ausreichenden Sauerstoff für die biochemischen Prozesse der Energieumwandlung benötigen. Je stärker im Übrigen die Muskulatur durch ein Aufbautraining entwickelt ist, desto mehr Muskelfasern stehen für mechanische Arbeit zur Verfügung, desto kraftvoller ist das Pferd. Auch steigt durch vermehrtes Muskelgewebe, das durch Training und aufbauende Fütterung wächst, die Kapazität zur Speicherung von Nährstoffen – vor allem von intramuskulärem Fett – im Muskel selbst. Zusätzlich muss die Fütterung dazu beitragen, ein Minimum an Depotfett als Energiereserve im Körper (z. B. unter der Haut) sicherzustellen. Pferde, bei denen die Rippen nicht mehr zu tasten sind, verfügen über zu hohe Fettreserven und sind leistungshemmend verfettet (bei mehr als 70 g Fett je kg LM). Bei mittelgroßen Robustpferden, z. B. Fjordpferden oder Haflingern, erreicht der übermäßige Fettansatz durch Müßiggang und nicht bedarfsgerechte (= zu energiereiche) Fütterung verhältnismäßig schnell 25 bis 80 kg (bis 20 % der LM). Südpferdetypen verfetten weniger schnell (Ausnahmen sind genügsame Vollblutaraber, sie verfetten bei Bewegungsmangel ebenso schnell). Verfettung wirkt lebensverkürzend: Pferde sind „Meister der Askese", was in der Tendenz immer für eine knappe Nährstoffversorgung (allerdings bei ausreichender Kauzeit und Rohfaserversorgung sowie Bewegung) spricht. Man bedenke auch: Die überwiegenden Pferdeverluste gehen heute zurück auf Gelenks- und Atemwegsprobleme und Verwurmungsspätfolgen, aber sekundär auch auf Fettleibigkeit und Fehl-/Überfütterung (Koliken) sowie Hufrehe durch zu energiereiche Fütterung in typischen Luxushaltungen – verhungert sind seit fünfzig Jahren in Mitteleuropa dagegen sehr wenig Pferde (und wenn, dann in untypischen Chaotenhaltungen).

Bei allem ist zu berücksichtigen, dass bei Pferden (wie bei Menschen auch) das Körpergewicht sich nicht ausschließlich über Ernährung und Bewegung regelt, sondern entscheidend auch vom hormonellen System bestimmt wird. Das individuelle Gewicht wird in Grenzen von einem sog. Ponderostat geregelt, der nach biologischen Gesetzen arbeitet – zu vergleichen mit einem Heizungsthermostaten. Darin liegt einer der Gründe, warum manche Lebewesen viel Nahrung aufnehmen, ohne zuzunehmen, während andere – trotz geringerer Nahrungsaufnahme – zunehmen. Will man zu fette Pferde auf Normalgewicht „abspecken", ist das sehr vernünftig und pferdegerecht. Es hilft aber nur ein allmähliches, regelmäßiges Training – ganz ohne Höchstleistungen! Nur bei langsam gesteigerten Ausdauerleistungen mit nicht zu hoher Geschwindigkeit wird körperverträglich (ohne Störung des Fettstoffwechsels) Depotfett umgewandelt (= sog. Slow-motion-Fitness) und die gleichmäßige Lungenatmung (= Slogan: Laufen, ohne zu schnaufen) trainiert sowie der Muskelaufbau gefördert.

Kurzfristiges Fasten-Abspecken (z. B. ein Pferd hungern lassen) ist ein Tierschutzverstoß, nicht pferdegerecht und gefährlich, weil rascher Depotfettabbau

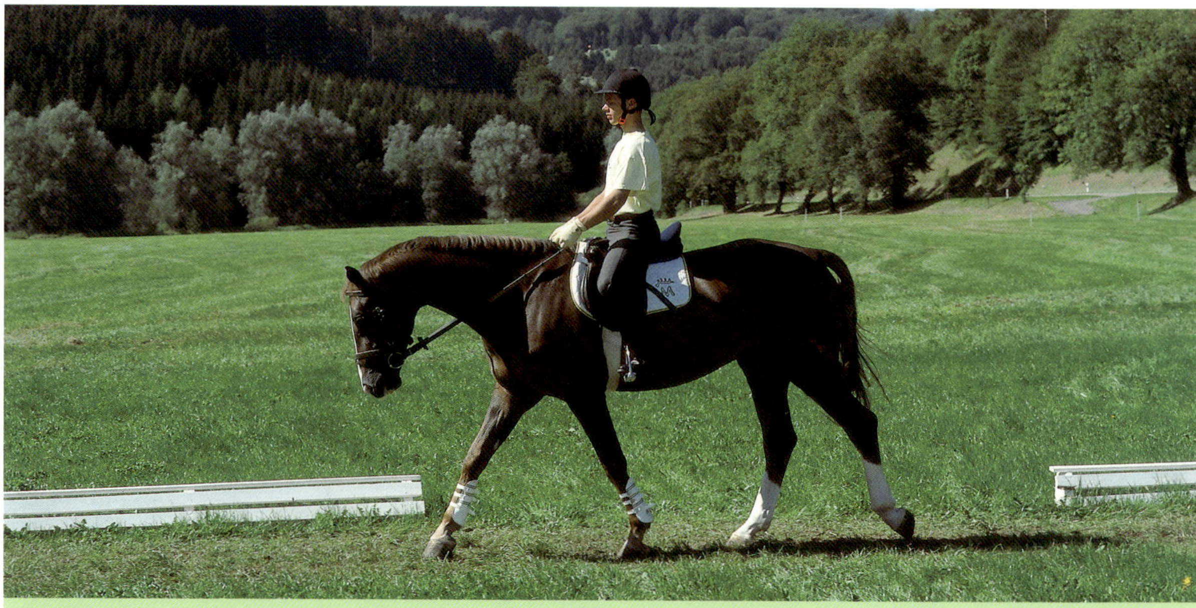

Wichtig für den Stoffwechsel: Das Pferd muss bei Arbeitsbeginn durchblutungsanregend aufgewärmt werden!

zu Blutfettproblemen führen kann (im Extremfall wird Hufrehe ausgelöst). Zu berücksichtigen ist auch, dass Fettabbau zunächst immer durch biochemische Umwandlungsprozesse Wasserbildung und -ablagerung im Gewebe bewirkt – ohne anhaltende Gewichtsreduktion. Kurzfristig sind bleibende Erfolge nicht zu erzielen. Die genannten Trainingsziele/-faktoren (= durch verbesserte Atmung mehr Sauerstoff und Reduzierung der Körpermasse auf Normalgewicht) steigern nach vier Wochen Leistung die Ausdauer, das

Tabelle 22: Pauschale Rationsbeispiele für Pferde mit mittlerer Arbeitsleistung [1]

Körpergewicht (LM in kg) [2]	Haferration in kg [3]	Heuration in kg [4]	Vitamin-/Mineralstoffversorgung in g [5]	Fettversorgung in ml [6]
450 bis 475	1,3 bis 1,6	7,0 bis 8.0	50	30
475 bis 500	1,4 bis 1,9	8,0 bis 8,5	50	40
500 bis 525	1,5 bis 2,2	8,5 bis 9,0	60	40
525 bis 550	1,6 bis 2,5	8,5 bis 9,5	60	50
550 bis 600	1,7 bis 2,8	9,0 bis 10,0	70	50

[1] Die Rationen verstehen sich als pauschale Beispiele für die vegetationslose Zeit – ohne zusätzlichen Weidegang. Mittlere Arbeit bedeutet hier: Gut eine Stunde Reiten in der Bahn oder in ebenem Gelände in allen Gangarten, wobei auch kleinere Sprünge eingeschlossen sind. Bei weniger Leistung sind die Haferrationen um 50 %, bei Müßiggang oder sog. Stehtagen (zumal in einer Box) immer um 80 bis 100 % zu kürzen.

[2] Maßstab/Bezugsgröße ist das „Normalgewicht"; bei verfetteten Pferden muss demnach das übermäßige Fett pauschal abgezogen werden. Sind beim Abtasten ca. zwei Zentimeter Fett auf den Rippen sowie ein erheblicher Speckkamm im Oberhals tastbar, können 10 bis 20 % vom tatsächlichen Gewicht abgezogen werden. Beispiel: Ein mittelgroßes Pferd, das mittelgradig „speckig" ist und 500 kg auf die Waage bringt, wird einem Normalgewicht von 450 kg zugeordnet – mit den entsprechenden Tabellenwerten für 450 kg und nicht für 500 kg.

[3] Steht kein einwandfreier Hafer zur Verfügung, sind handelsübliche Premium-Müsli-Futter vorzuziehen; evtl. können auch als Ersatz Gerste oder Mais eingesetzt werden (siehe hierzu Seite 122).

[4] Die Heuration ist haltungs- und klimaabhängig, sie kann bei magen-darm-gesunden Pferden z. T. durch Stroh und/oder Heulage ersetzt werden (empfohlen: nicht 100 %, sondern nur 50 bis 70 % Heulage als Raufutter verfüttern; je kg Heu sind als Ersatz gut 1,2 kg Heulage erforderlich).

[5] Es sollten stets handelsübliche Salzlecksteine zugänglich sein sowie geeignete pelletierte Ergänzungsfuttermittel oder entsprechende Bisquits täglich zugefüttert werden.

[6] Über Fette in Form von Öl werden Energie- und Wirkstoffe zugeführt, die den Stoffwechsel fördern, auch z. B. Nährstoffe aus Mohrrüben besser aufschließen; geeignet ist z. B. kalt gepresstes Leinsamenöl in Lebensmittelqualität.

Wohlbefinden bei der Arbeit sowie die wichtige schnelle Regeneration nach der Arbeit.

Grundsatz: Wird ein Pferd nicht bei Arbeitsbeginn langsam durchblutungsanregend „aufgewärmt", sondern abrupt stark gearbeitet, dann läuft die Energieumwandlung zunächst (wie bei einem Fluchtspurt) weitgehend unvollständig ohne Sauerstoff (= anaerob) ab. Gleiches gilt (auch bei trainierten Pferden) generell für hohe Geschwindigkeiten, während bei gemäßigten Geschwindigkeiten – auch als Dauerleistung, z. B. leichter Trab bei Fjordpferden oder Arbeitsgalopp, z. B. bei Vollblutarabern, Quarter Horses oder Warmblutpferden, der aerobe Stoffwechsel überwiegt. Die Ausnutzung der Energie ist aerob vollständiger und wirtschaftlicher! Der Grund für die **anaerobe Stoffwechselsituation** liegt in der bei spontaner, stärkerer Muskelleistung (noch) nicht ausreichenden Durchblutung und der gleichzeitig dadurch unzureichenden Sauerstoffversorgung der Muskulatur. Ein ähnliches Sauerstoffdefizit zeigt sich auch dann, wenn bei bereits „aufgewärmten" Pferden die Geschwindigkeit stark gesteigert wird. Erst die genügende Zufuhr von Sauerstoff (O_2) liefert das zur Energieumwandlung in Adenosintriphosphat (ATP) in optimaler Menge erforderliche Kreatinphosphat (KP). Und diese Zufuhr ist z. B. bei Pferden mit Atemwegsproblemen immer gestört – was oft zu (fehlgedeuteten und auch unerkannten) anaeroben Prozessen führt. Die anaerobe Energieumwandlung ist unergiebiger als der normal anzustrebende (= aerobe) Oxydationsprozess und führt deshalb (wegen nicht vollständiger Ausnutzung der Nährstoffe und mangelhaftem Abbau der Milchsäure in der Leber) zu höherem Energieumsatz mit verstärkter, überwiegend zunächst nutzloser Milchsäurebildung im Blut und in der Muskulatur. Folgen einer überwiegend anaeroben Stoffwechsellage sind Ermüdung, Störungen im Säuren-Basen-Haushalt und ein – gegenüber aerober Stoffwechsellage – erhöhter Energienährstoffbedarf. Kurz gesagt: der Körper wird „sauer"! Hinzu kommt (bei unzureichend trainierten Pferden) Muskelkater, der überwiegend von kleinen Muskelfaserverletzungen verursacht wird (und nicht durch Übersäuerung, wie man es früher annahm).

Besonders solche Pferde neigen verstärkt zu anaerobem Stoffwechsel, die insgesamt aufgrund
- mangelnder Kondition (= untrainiert, bewegungsarm gehalten und deshalb mit schwacher, wenig ausgeprägter Muskulatur und hämoglobinarmem Blut ausgestattet) und
- unzureichender Konstitution (= kränkelnd, z. B. aufgrund von Atemwegserkrankungen, oder im Hungerzustand mit sichtbaren Rippen ohne Depotfettreserven)

mit jeder größeren Leistung überfordert sind.

Kontrolle des Futter- und Versorgungszustands

Beobachtung und Bewertung der Futterwirkung mit jeweils bedarfsgerechter Anpassung der Rationsmengen und -gehalte sind täglich ebenso erforderlich wie die Kontrolle der Futteraufnahme selbst, aber auch der Ausscheidungen auf Unregelmäßigkeiten. Sehr sorgsam müssen Fohlen und Jungpferde beobachtet werden, um Wachstumshemmungen, Skelettfehlbildungen usw. vorzubeugen. Immer geben Veränderungen von Haut und Haaren sowie Hufhornmängel über die grobe Beurteilung des äußeren Futterzustandes hinaus zusätzliche Hinweise auf innere Vorgänge, z. B. Stoffwechselstörungen, Parasitenbefall und Versorgungsdefizite bei Vitaminen, Mineralstoffen oder sonstigen Wirkstoffen.

Der Futterzustand eines Pferdes ist im Allgemeinen dann befriedigend, wenn
- man die Rippen zwar tasten, aber nicht sehen kann, d. h. wenn Depotfett unter der Haut gespeichert ist und
- Haut und Haare sowie Hufe in Form, Farbe und Konsistenz unauffällig sind.

Zustand und Veränderungen von Haut und Haaren bei Pferden sind ein unverzichtbar aussagekräftiges Spiegelbild innerer und äußerer, psychischer und physischer Einflüsse. Struppiges, glanzloses Fell oder z. B. eine Leistungsminderung können viele Ursachen haben. Sowohl starke Verwurmung als auch Fehlfütterung oder Resorptionsstörungen sind denkbar. Erschwerend für Schlussfolgerungen ist, dass sowohl Unter- als auch Überversorgung (z. B. von Vitaminen und Mineralstoffen) ähnliche Fell-Symptome verursachen können. Im Zweifel sollte immer möglichst zeitnah der Tierarzt konsultiert werden.

Eine exakte Versorgung kann nur mit Hilfe von Tabellen und Futteranalysen errechnet werden. Auch empfiehlt sich in Problemfällen ergänzend eine blutchemische Diagnostik (siehe Seite 189) hierzu, um Hinweise auf den Versorgungsstatus zu erhalten.

Futtermittelhygiene

Neben Schimmelpilzen (*Aspergillus* ssp.), Milben, Feuchtigkeit und Staub können u. a. Nager in Pferdehaltungen zur Plage werden. Sie „nerven" nicht nur, sondern übertragen gefährliche Krankheitserreger, deshalb sollte man sie ausmerzen. „Possierliche Tiere", hört man gelegentlich, wenn es um Nager geht. Manchmal werden Mäuse und Ratten sogar als zahme Haustiere gehalten. Dies aber meistens nur von Städtern, denen eine Nagerplage im heimischen Bereich fremd ist. Landmenschen und PferdehalterInnen ha-

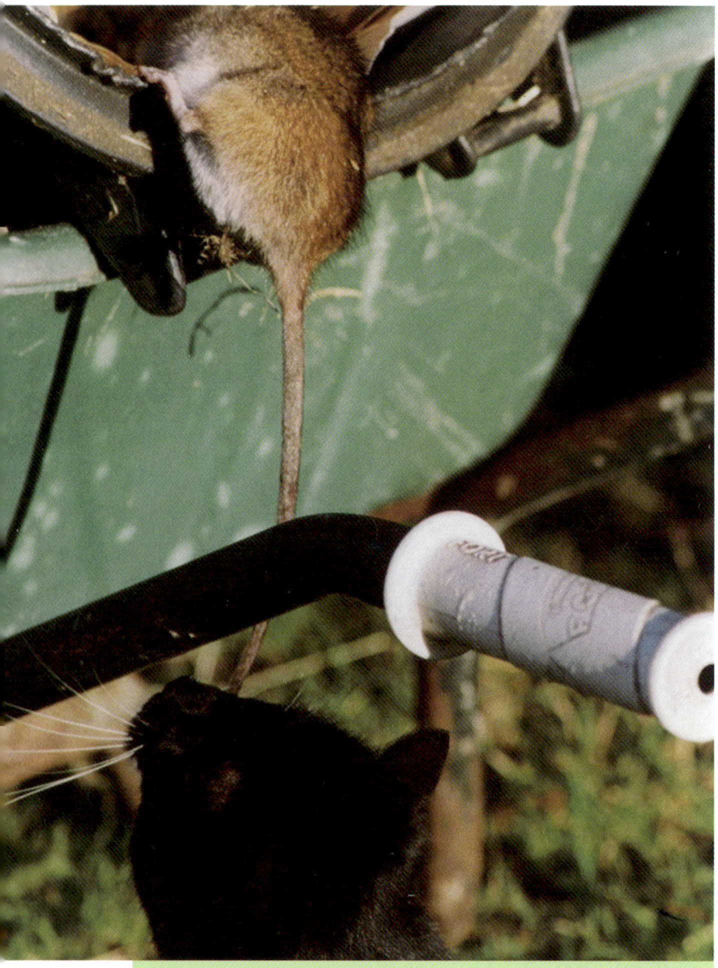

Im gesamten Stall- und Haltungsbereich sind insbesondere Ratten Überträger von Krankheiten, wenn sie Futter und Wasser durch verseuchte Exkremente und Speichel gefährlich kontaminieren.

ben dazu durchweg eine andere Einstellung und können sich im Interesse der Pferde keine große Toleranz leisten, denn Nager sind weder Nützlinge noch Lästlinge, sondern schlicht und einfach Schädlinge, soweit sie in Ställen und Vorratsräumen (oder auch in Landhäusern) ihrem ganz natürlichen Fress- und Vermehrungstrieb nachgehen und sich einnisten.

Schon der alte *Brehm* (zitiert aus Brehms Tierleben, 3. Auflage, Leipzig und Wien 1918) charakterisierte die zoologische Familie der Mäuse wie folgt: „... diese anhänglichen Hausfreunde sind abscheuliche Hausdiebe, die sich überall einzunisten wissen. Hieraus erklärt sich, dass alle wahren Mäuse schlechtweg hässliche, garstige Tiere genannt werden, obgleich viele dies in Wahrheit nicht sind, vielmehr als schmucke, anmutige, nette Gesellen bezeichnet werden müssen. Man darf behaupten, dass jedermann eine im Käfig eingesperrte Maus reizend finden wird, und dass selbst Frauen, die gewöhnlich einen gewaltigen Schrecken empfinden, wenn in der Küche oder im Keller eine Maus ihnen über den Weg läuft, diese, wenn sie genauer mit ihr bekannt werden, für ein hübsches Geschöpf erklären müssen."

Mit Nagern „genauer bekannt werden", wie es *Brehm* so nett schildert, sollte man vermeiden, denn alle Nager sind Träger von Krankheitserregern, die sie u. a. mit ihren Exkrementen ausscheiden. Zur Familie der Mäuse zählen sowohl Mäuse als auch Ratten, allerdings nicht die Spitzmäuse, sie sind keine Nager, sondern nützliche Insektenfresser. Nager sind z. B. Zwischenwirte für Parasiten oder Verbreiter von Viren, Bakterien und Würmern. Für Pferde besonders gefährlich sind dabei Salmonellen und Leptospiren, aber auch Fäulnisbakterien wie Clostridium botulinum. Das Gift dieses Bakteriums kann nach dem Fressen kontaminierten Futters bei Pferden Botulismus (tödliche Nervenlähmungen) verursachen. Hinzu kommt, dass Nager, die sich in Tränkebecken, Heu, Stroh oder Silage aufhalten bzw. einnisten, Wasser und Futter durch Ekelstoffe – zusätzlich zur Kontamination mit sich ausbreitenden Krankheitserregern – geruchsmäßig und geschmacklich verderben. Die Ekelstoffe halten zwar Pferde größtenteils davon ab, das betroffene Futter oder Wasser aufzunehmen, doch verbreiten sich Keime auch in geruchlich weniger betroffenen Teilen des Futters (z. B. bei Heuballen). Eine Ratte kann beispielsweise durch Kot und Urin 25 Ballen Heu im Laufe eines Winters unbrauchbar machen (= „kompostreif" und nicht mehr verfütterbar). Der rein finanzielle Schaden beläuft sich dafür schon auf rund 80 €.

Empfehlenswert ist, in Vorratsräumen Giftköder in handelsüblichen verschlossenen Behältern mit Schlupflöchern auszulegen oder Giftköder z. B. auf einem Blechdosendeckel zu platzieren und darüber einen umgedrehten Kunststoffeimer zu stülpen. Damit nur Nager Zugang finden, ist es ratsam, den Randbereich des umgestülpten Kunststoffeimers mit zwei max. fünf cm breiten Schlupflöchern zu versehen. Diese werden durch schräg davor gestellte schwere Steine so getarnt und halbwegs verschlossen, dass z. B. weder Katzen noch Igel Zugang finden. Der Eimer wird anschließend noch gut beschwert (z. B. mit Ziegelsteinen), damit er nicht umgestoßen werden kann. Ähnlich verfährt man zur Absicherung von (weniger empfehlenswerten) Schlagfallen, damit dort nicht irgendwann ein Igel oder gar die Katze sich verletzen.

Ratsam ist immer die Haltung wenigstens einer Katze im Haltungsareal, denn das sind die nützlichsten Stallgenossen zur Dezimierung von Schädlingen. Dazu der alte *Brehm*: „Übrigens ist es gar nicht so notwendig, dass eine Katze wirklich eifrig Ratten fängt; sie vertreibt diese schon durch ihr Umherschleichen in Stall und Scheuer, Keller und Kammer."

Ingolf Bender: Weidehaltung und -bewirtschaftung

In der Vegetationszeit von Mai bis Oktober ist Weidegang die natürlichste Form der Pferdeversorgung. Allerdings hat die einfache Devise „Raus ins Grüne" durchaus ihre Tücken. Ziel natürlicher Weidehaltung ist die vielseitige, schmackhafte Ernährung – verbunden mit der Möglichkeit für das Pferd, sich ohne Lederzeug und ohne arge Beengung zu entspannen, Sozialkontakte zu Artgenossen zu pflegen sowie wichtige Bewegungs-, Umwelt- und Klimareize aufzunehmen. Aber nicht alle Grünlandflächen sind für Pferde gleich gut geeignet. Nur mit Einschränkungen eignen sich z. B. typische nutztierorientierte Landwirtschaftsflächen. Auf solchem Hochleistungsgrünland wird einseitiges Energie- und Eiweiß-Grünfutter für Milch- und Mastrinder erzeugt, das in seiner Wirkung speziell auf Pferde ungesund ist. Denn durch die Rohfaserarmut von stark wasserhaltigem Hochleistungsgras wird z. B. die Kaumuskulatur nicht genügend beansprucht und u. a. damit die mechanische Sättigung bei Pferden nur mit zeitlicher Verzögerung erreicht. Deshalb wird Hochleistungsgras (meist moderne Sorten des Weidelgrases) von Pferden sehr „gierig" in übergroßen Mengen aufgenommen. Das wiederum beeinträchtigt sowohl die Gesundheit als auch die Leistungsfähigkeit.

Jedes Grünland zur Pferdeversorgung sollte deshalb möglichst artenreiches und physiologisch bekömmliches (= eher energie- und eiweißarmes) Grünfutter anbieten. Besonders eine Artenvielfalt durch verschiedene Gräserarten wie Lieschgras, Rispengras und Knaulgras sowie bekömmliche Kräuterarten (u. a. Huflattich, Löwenzahn, Schafgarbe) ist nützlich, um Pferden auch – zusätzlich zu lebenswichtigen Nähr-, Wirk- und Ballast-Inhaltsstoffen – arttypische Selektionsmöglichkeiten beim Grasen zu bieten.

Dies wird u. a. erreicht durch fachgerechte Pflege einer standortentsprechend artenreich angesäten Grasnarbe sowie durch ein überlegtes Weidemanagement und bedarfsgerechte Düngung. Das bedeutet: a) Zahl der Pferde bzw. Zeitdauer des Weidegangs müssen der verfügbaren Fläche angepasst sein, b) Weideareale sollten dazu in Koppeln eingeteilt werden, die abwechselnd zu beweiden und zum Wachstum zu schonen sind, und c) es darf vor allem nur sehr zurückhaltend und streng der Nutzung angepasst mit Stickstoff gedüngt werden.

Wiesen und Weiden

Dauergrünland wird begrifflich primär eingeteilt in Wiesen und Weiden (daneben gibt es noch sog. Nebennutzungsflächen als Dauergrünland wie Deiche usw.). Der wesentliche Unterschied zwischen Wiesen und Weiden besteht darin, dass Weiden in der Regel eingezäunt sind und die Trittfestigkeit des Bodens eine Beweidung durch typische Weidetiere wie Rin-

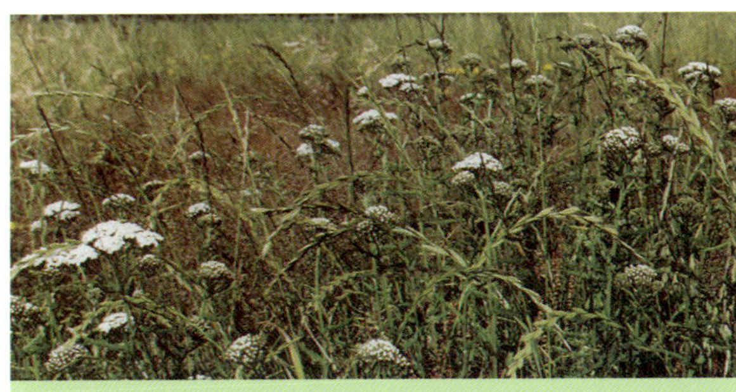

Gleiche Kräuter-Grasweide; Vegetationsstand im Juni während der Blüte (= beste Zeit für die Heu- oder Heulageernte zur Pferdeversorgung).

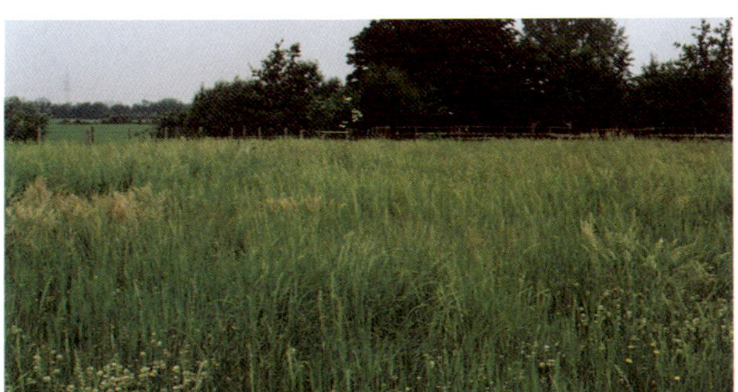

Eine artenreiche, extensiv bewirtschaftete Kräuter-Grasweide ist die beste Ernährungsgrundlage für Pferde in der Vegetationszeit; abgebildet ist der Vegetationsstand gegen Ende Mai (= hoher Nährstoffgehalt, wenig Rohfaser).

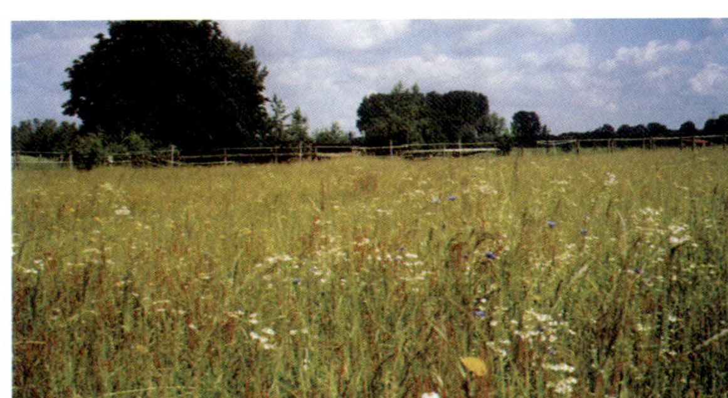

Gleiche Kräuter-Grasweide; Vegetationsstand im Juli nach der Blüte (= viel Rohfaser, wenig Nährstoffe; Heuernte noch möglich, für Heulageernte ist es zu spät, da durch zu viel Rohfaser keine ausreichende Silierfähigkeit mehr gegeben ist).

Tabelle 23: Pferdeweide-Grundtypen und ihre Besonderheiten für die Weidepraxis [1]

Grundtyp	Kurzbeschreibung des Weidetyps	Ernährungswert/Eignung [2]
Kräuter-Grasweide	Grasnarbe mit ausgewogenem Bestand an Süßgräsern und Kräutern; qualitativ und quantitativ pferdegerechtes Grünfutterangebot mit vielen Selektionsmöglichkeiten.	A; für alle Pferde geeignet; Leistungspferde benötigen zusätzlich Kraftfutter.
Klee-Grasweide	Typische landwirtschaftliche Intensiv-Milchviehweide bzw. stärker gedüngte Pferdeweide; akzeptables Grünfutter mit hohem Nährstoffangebot, besonders viel Eiweiß.	B; allenfalls für hoch tragende oder laktierende Stuten mit Fohlen geeignet.
Grasweide	Typische Intensiv-Milchvieh- oder Mastviehweide, sehr stark mit Stickstoff gedüngt, u. a. deshalb relativ artenarmes (für Pferde zu einseitiges) Grünfutter mit hohem Nährstoffangebot, wenig Selektionsmöglichkeit.	B; nur für begrenzten Weidegang akzeptabel.
Ödlandweide	Typische Kurzzeitweide, z. B. für Ponys, oder Langzeitstandweide, z. B. für Zucht- oder Beobachtungsherden auf stillgelegten Agrarflächen oder in Landschaftsschutzgebieten; Grünfutter mit hoher Artenvielfalt und Selektionsmöglichkeiten.	B; Gefahr von Giftpflanzen; evtl. Nährstoffdefizite, wenn bei Langzeitnutzung kein vollständiger Düngeausgleich erfolgt.
Obstweide	Typische Streuobstwiese, die als „Hausweide" zeitweise genutzt wird (z. B. zum Anweiden im Frühjahr). Sehr häufig nährstoffarmes Schattengras; Bäume müssen geschützt werden.	B; nur geeignet für Weidegang außerhalb der Obstreifezeit; sonst Gefahr von Insektenstichen/Koliken durch Obstverzehr.
Feuchtweide	„Wiese", die nur begrenzte Zeit bei geeigneten Bodenverhältnissen zur Beweidung genutzt wird; Kurze, schonende Nutzung nur im Hochsommer möglich, falls naturschutzrechtlich zulässig; Giftpflanzenhorste dabei auszäunen, nicht ausmerzen.	C; Mähnutzung ist immer der Weidenutzung vorzuziehen, um Narbenzerstörungen und Artenverlust zu vermeiden.
Ackerweide	Nachweidefläche, die mit Wanderzaun eingezäunt wird; oft nach der Ernte von sog. Feld- oder Grassamenheu; regelmäßig keine geschlossene Grasnarbe, sondern Stoppelfeld, woraus sich eine relativ hohe Sand-/Erdaufnahme beim Abweiden ergeben kann.	C; nur zum zeitlich begrenzten Nachweiden als Ergänzung zu anderem Rau- und Kraftfutter geeignet.
Auweide	Typische sommerliche Saisonweide für Jungrinder und Jungpferde auf Überschwemmungsflächen, z. B. in Flussniederungen; besonders häufig giftige Hahnenfußgewächse (*Ranunculus* ssp.) sowie z. B. Kriebelmückengefahr für Allergiker/Ekzemer.	C; siehe Feuchtweide.

[1] Diese Grundtypen sind Zuordnungen des Verfassers, aber keine streng definierten botanischen Kategorien.
[2] A = sehr gut geeignet; B = mit Einschränkungen geeignet; C = mit erheblichen Einschränkungen geeignet.

der, Pferde und Schafe auch in der feuchten Jahreszeit zulässt. Wiesen, die durchweg nur nach längerer Trockenheit ausreichend trittfest sind, dienen im Gegensatz dazu lediglich dem Wild als Äsungsflächen. Bei landwirtschaftlichen Wiesen steht deshalb hauptsächlich die spätsommerliche Schnittnutzung zur Heu- oder Silageernte im Vordergrund. Wiesenflächen sind für Pferde nur bedingt als Weide nutzbar, meist aber völlig ungeeignet. Geeignetes Grünland kann in verschiedene Weide-Grundtypen mit unterschiedlichem Ernährungswert eingeteilt werden. Bester Pferdeweiden-Grundtyp ist die „Kräuter-Grasweide", sie bietet eine Grasnarbe mit ausgewogenem Bestand an Süßgräsern und Kräutern und stellt sowohl qualitativ als auch quantitativ ein pferdegerechtes Grünfutterangebot mit vielen Selektionsmöglichkeiten dar.

Weideflächenbedarf

Der gesamte Flächenbedarf für einen Pferdebestand richtet sich sowohl nach Zahl, Größe und Nutzung der gehaltenen Pferde als auch nach dem Standort (Bodenverhältnisse, Klimabedingungen) sowie dem vorhandenen Weidetyp.

Beispiel: Auf einem halben Hektar (= zwei Morgen = 5.000 qm) extensiv bewirtschafteter, nur schwach mit Stickstoff gedüngter Kräuter-Grasweide im Flachland kann man in der Vegetationszeit z. B. zwei Großpferde oder drei mittelgroße Pferde (Fjordpferde, Haflinger, Isländer, Araber) oder sechs Shetlandponys halten, wenn die Fläche in wenigstens vier Koppeln zum Wechseln eingeteilt wird. Diese Flächen- und Pferdezahl-Angaben können aber nicht mehr als Faustzahlen sein, denn alles hängt sehr von der saisonal und regional unterschiedlichen Witterung, den Bodenverhältnissen sowie vom Aufwuchs, der Weidepflege und der individuellen Grasungszeit sowie der Zufuttermenge ab. Befindet sich das Weideland beispielsweise auf mageren, trockenheitsanfälligen Sandböden (landwirtschaftliche Qualitätsskala: um 15 bis 20 Bodenpunkte), dann reicht die Fläche für die genannte Pferdezahl nicht aus und man benötigt wenigstens 30 bis 100 % mehr Fläche.

Grasungsdauer

Lediglich bei Zuchtstuten und Jungpferden ist es sinnvoll, diese Tag und Nacht weiden zu lassen. Bei Freizeitpferden und insbesondere bei sportlich stark genutzten Pferden hat es sich demgegenüber ernährungsphysiologisch bewährt, diese in der Vegetationszeit tagsüber zeitlich nur begrenzt weiden zu lassen und sie in der übrigen Zeit in einem Auslauf mit Offenstall oder in einer Paddock-Box zu halten. Dort muss ihnen selbstverständlich für die Nachtzeit noch ausreichend Raufutter (z. B. Futterstroh, Heu, Heulage) oder schattig gelagertes Schnittgras (niemals Rasenmähergras!) zur Verfügung gestellt werden, damit sie auch außerhalb der Grasungszeit genügend Kaubeschäftigung haben. Nach einem Weidegang von etwa drei Stunden braucht jedes Pferd eine wenigstens ein- bis zweistündige Verdauungspause, bevor es geritten oder angespannt wird. Diese Verdauungspause – ohne weitere Futteraufnahme – ist notwendig, damit sich der Magen weitgehend entleert und der Stoffwechsel ohne Komplikationen funktioniert.

Bevorzugt sollte neben dem Weidegang in Weidepausen kauintensives Futterstroh vorgelegt werden. Da **Weidegras arm an Natrium** ist, entsteht ohne Salzzufütterung (NaCl) bzw. ohne ein entsprechendes Lecksteinangebot im Sommer immer ein Mineralstoff- bzw. Elektrolyt-Mangelzustand. Dieser Mangelzustand wird umso größer, je stärker Pferde schwitzen. Großpferde der Warmblutrassen brauchen (bei leichter Reitleistung) durchweg täglich zirka 20 bis 30 Gramm Kochsalz zusätzlich zum Weidefutter.

Jedes Pferd sollte täglich minimal fünf bis sechs, besser acht bis zwölf Stunden (über 24 Stunden verteilt) fressen (= kauen) können, damit sonst drohende Magen-Darm- und Stoffwechselstörungen (oder auch Verhaltensstörungen) vermieden werden. Denn: Das Pferd ist von seiner Natur her ein vegetarischer Dauerfresser, dessen Sättigung nicht vorwiegend vom Magenfülldruck oder von Blutfettwerten, sondern sehr stark auch von der Ermüdung seiner Kaumuskulatur bestimmt wird (frei lebende Pferde fressen gut 16 Stunden am Tag).

Fütterungsbeispiel: Großpferde verzehren ein kg Stroh in ungefähr einer Stunde, auf der Weide werden in einer Stunde 4 bis 6 kg Gras gefressen. Bei täglich sechsstündigem Weidegang auf artenreichen Flächen (verteilt auf zwei Grasungsabschnitte) empfiehlt es sich, Großpferden, die täglich etwa eine Stunde in der Bahn geritten werden, z. B. spätabends noch gut drei Kilo Stroh (oder 3 kg Heu) zuzufüttern plus im Laufe des Tages etwa zwei Mahlzeiten à jeweils 1 ½ kg Kraftfutter (die individuelle Tagesration muss nach tatsächlicher Leistung berechnet werden!).

Weidemanagement/-bewirtschaftung

Die Managementaufgabe besteht darin, die Weide richtig zu bewirtschaften und auf der gegebenen Weidefläche die Zahl der gehaltenen Pferde einigermaßen befriedigend zu versorgen. Es eignen sich verschiedene Weidebewirtschaftungsformen.

Standweide

Eine Form mehr oder weniger ungeregelter Weidenutzung mit relativ geringen Managementanforderungen ist die Standweide. Darunter ist eine (vorzugsweise sehr große) eingezäunte Weidefläche zu verstehen, die ständig beweidet wird oder die zumindest erst nach langer Zeit gewechselt wird. Vorteil aus Pferdesicht ist die große Bewegungsfläche.

Die Nachteile dieser Weideform überwiegen jedoch:

a) Ununterbrochener Verbiss mit übermäßiger Futterselektion sowie Teil-Alterung des Futters, weil (bei Normalbesatz) die Pferde den sog. Grasberg im Juni nicht auffressen können;
b) ungleichmäßiger Futterwert des Aufwuchses, denn einem zunächst hohen Futterangebot im Frühjahr und Frühsommer (= Grasberg) folgt – bei gleichbleibendem Besatz – parzielle Überbeweidung, weil zum Herbst (ungedüngt) nicht mehr viel nachwächst.

Umtriebs-(Koppel-)weide

Im Unterschied zur Standweide steht die eingezäunte Teil-Weidefläche (= Weidekoppel). Sie ist abgegrenzter (kleiner) Teil einer Gesamtweidefläche und wird im Wechsel mit anderen Koppeln dieser Gesamtweidefläche nur zeitweise in der Vegetationszeit zum Beweiden oder (jährlich wechselnd) zur Futterkonservie-

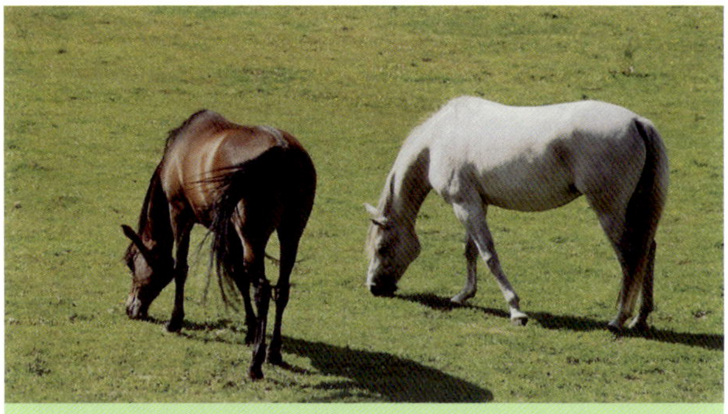

Stark beweidete Fläche, die in diesem Vegetationszustand wenigstens fünf Wochen geschont und zunächst gedüngt werden muss. Die grasenden Pferde verbeißen die Grasnarbe total, knabbern die Pflanzenwurzeln an und nehmen dabei auch vermehrt Schmutz auf. Im Frühjahr oder im Herbst können auch solche kurznarbigen Weideflächen u. U. genügend Fructan enthalten (vornehmlich in den Speicherorganen der Pflanzen: den Stängeln, Rhizomen und Wurzeln). Die Hufrehegefahr ist unter den auf Seite 118 beschriebenen klimatischen Bedingungen nicht gering.

rung (Heu oder Heulage) genutzt. Ideal ist, wenn so viel einzelne Koppeln zur Verfügung stehen, dass drei bis vier Tage geweidet und anschließend eine frische Koppel zur Verfügung gestellt werden kann. Dies deshalb, weil abgebissene Pflanzen nach drei Tagen erkennbar wieder austreiben. Dann ist es günstig für die Bestandsentwicklung und den Folgeaufwuchs, sie daran nicht durch weitere Beweidung mit starkem Verbiss zu hindern. Nachdem die beweidete Koppel gereinigt und nachgemäht wurde (stets Kot absammeln, Gras zusammenharken und auf den Kompost fahren), benötigt die Grasnarbe – nach einer nutzungsangepassten Zwischendüngung mit Kompost, Mineral-Volldünger oder Mineral-Stickstoffdünger – während des Vegetationshöhepunkts wenigstens zwei bis drei Wochen Ruhe, um gut 10 bis 15 cm nachzuwachsen.

Die fachgerechte Koppel-Weideführung bietet Pferden stets schmackhaftes Futter von parasitenarmen, schonend genutzten Flächen.

Tages-Portionsweide

Eine Form der Weidenutzung, bei der innerhalb eines fest und sicher eingezäunten Grünland-Areals durch versetzbaren „Wander"-Elektrozaun beliebige Futterzuteilungen (meist nur die Tagesportion für eine Gruppe) möglich sind, wird als Portionsweide bezeichnet.

Eine solche Portionsweide kann sowohl auf einer großflächigen Standweide als auch innerhalb einer größeren Koppel zu deren weiteren Unterteilung eingerichtet werden. Der Vorteil der Portionsweide liegt in der Möglichkeit, die Grünfutterzuteilung einigermaßen zu reglementieren und zu begrenzen. Der Nachteil aus Pferdesicht ist der arg begrenzte Bewegungsraum. Besonders Weiden mit überständigem Aufwuchs empfehlen sich als Portionsweiden, damit Pferde auch weniger schmackhafte Pflanzen fressen, die sie verschmähen oder zertreten würden, wenn sie Zugang zur gesamten Fläche erhielten. Ebenfalls nachteilig bei der Portionsweide ist die Neigung aller Weidepferde, nach mehr oder weniger starkem Abweiden der frisch zugeteilten Fläche wieder den rückwärtigen, bereits an Vortagen abgegrasten Weideteil zu frequentieren und erneut zu verbeißen. Dies sollte man zur Schonung der Grasnarbe durch einen zweiten (rückwärtigen) Wanderzaun verhindern, der – mit genügend Abstand – zum ersten Zaun aufgestellt wird und mit diesem ebenfalls täglich versetzt werden muss.

Die Portionsweide ist für Zuchtstuten, Jungpferde und Fohlen wegen der zwangsläufig engeren Bewegungsfläche zwischen dem vorderen und rückwärtigen Wanderzaun nur mit Einschränkungen geeignet. Sie bietet sich aber an für Pferde, die als Reit- oder Fahrpferde in Leistungskondition gehalten werden sollen. Ideal ist sie auch für Pferde nordischer Robustrassen, die durch für sie typischen sog. Luxusverzehr in der Vegetationszeit auf Stand- oder Koppelweiden übermäßig verfetten würden. Vorteilhaft sind Portionsweiden auch für den Pferdebetreuer selbst, denn Pflege und Kotabsammeln gestalten sich hierbei sehr zeitsparend.

Stunden-Rationsweide

Eine modifizierte Form der Portionsweide, bei der aber nur eine arg begrenzte Stunden-Ration und nicht die gesamte Tagesportion als Weidefläche zugeteilt wird, ist die Stunden-Rationsweide. Sie eignet sich zur Rationierung sehr kleiner Flächen, um beispielsweise sog. Sport- oder Boxenpferden wenigstens täglich eine Stunde Grasungszeit zu bieten. Auch zum zeitlich begrenzten Anweiden im Frühjahr oder zur streng leistungsbezogenen, knappen Versorgung extrem guter Futterverwerter (alle kleinen und großen Po-

Wichtig!

Es ist zu berücksichtigen, dass selbst im weitgehend abgegrasten Stoppelaufwuchs noch reichlich komprimierte Zucker-Nährstoffe (u. a. Fructane) in den Speicherorganen (Stängelteile, Wurzeln) der Pflanzen enthalten sein können, die u. U. sogar – im Übermaß bei kalter, aber sonniger Witterung im Frühjahr oder Herbst aufgenommen – primär bei genügsamen Nordpferden zur Hufreheerkrankung führen könnten. Auch deshalb sind abgegraste Weideflächen als Haltungsgrundlage ungeeignet und keinesfalls Garant für schlanke Pferde, wie es gelegentlich geglaubt wird (s. auch S. 118).

nyrassen) ist die Rationsweideführung ideal geeignet. Aufgrund der starken Rationierung besteht erhöhte Ausbruchgefahr.

Weidegruppen-Zusammenstellung

Pferde sind Herdentiere und fressen am liebsten gemeinsam. Bei der Zusammenstellung von Weidegruppen sind dennoch ein paar Punkte unbedingt zu beachten. Das gilt besonders für Pensionshaltungen, in denen alle Pferdeeigner mit der Gruppenzusammenstellung aus rechtlichen Gründen einverstanden sein müssen, um nie auszuschließende Verletzungen der Pferde durch Rangordnungsgeplänkel (meist nur Schrammen), die schon häufig zu Verstimmungen und Streitigkeiten geführt haben, zu vermeiden.

Zunächst muss man folgende, wenig bekannte, aber grundlegenden Zusammenhänge dazu einmal beleuchten: Die Gruppenstabilität wird im Normalfall unter Naturbedingungen so gut wie nie gestört. Neu hinzu kommen durchweg nur neu geborene eigene Fohlen der Gruppenstuten und – ausnahmsweise dann als Rarität – tatsächlich vielleicht einmal eine „eroberte" jüngere Stute. Der „Ausnahmezustand" (= neue Gruppenzusammenstellung) erfordert im Haltungsalltag deshalb ein überlegtes Management und viel Geduld. Geduld ist allerdings in der Haltung von Kultur- und Nutzpferden oftmals leider nicht vorhanden, wenn es darum geht, Pferdegruppen neu zusammenzustellen. Man ist sich dieser Ausnahmesituation für Pferde oft nicht bewusst.

„Gleich und Gleich gesellt sich gern!", so sagt der Volksmund. *Lisa DeBruine* von der McMaster-Universität in Hamilton hat in „Proceedings of the Royal Society: Biological Sciences" (2005) nachgewiesen, dass Menschen z. B. Gesichter von Menschen gleichen Geschlechts dann besonders attraktiv finden, wenn deren Züge den eigenen ähneln. Bei Gesichtern des anderen Geschlechts legen sie aber keinen Wert auf Ähnlichkeit. Die Bevorzugung sei wohl ein evolutionäres Erbe, da Ähnlichkeit ein Hinweis auf eine mögliche Verwandtschaft sei. Für soziale Kontakte sei Verwandtschaft ein sehr positiver Faktor gewesen, nicht aber bei der Partnerwahl. Fehlende Anziehungskraft uns ähnlicher möglicher Partner sei wohl ein Schutz vor Inzest. Soweit die Deutung menschlichen Verhaltens.

Obwohl dies alles so nicht auf Pferde übertragen werden kann, ist es dennoch interessant. Es scheint im Pferdebereich andererseits frappierende Parallelen zu geben (unabhängig davon, was denn tatsächlich die Beweggründe der Pferde dafür sein mögen, was noch konkret zu erforschen wäre). Zahlreiche Beobachtungen des Verfassers (aus mehr als 100 unterschiedlichen Gruppenzusammenstellungen von Stuten) ergaben, dass sich z. B. ähnliche Stuten (gleiche Farbe, vergleichbare Größe, gleicher mütterlicher Ty-

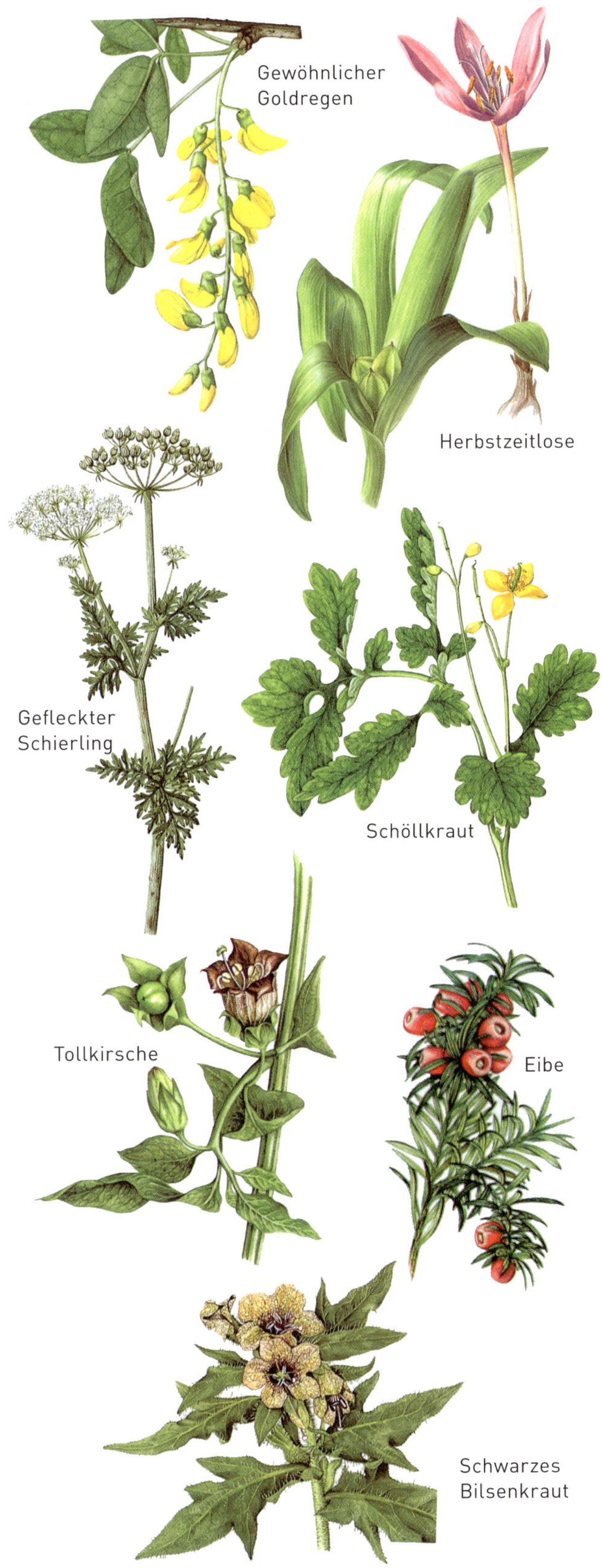
Gewöhnlicher Goldregen
Herbstzeitlose
Gefleckter Schierling
Schöllkraut
Tollkirsche
Eibe
Schwarzes Bilsenkraut
Wichtige Giftpflanzen.

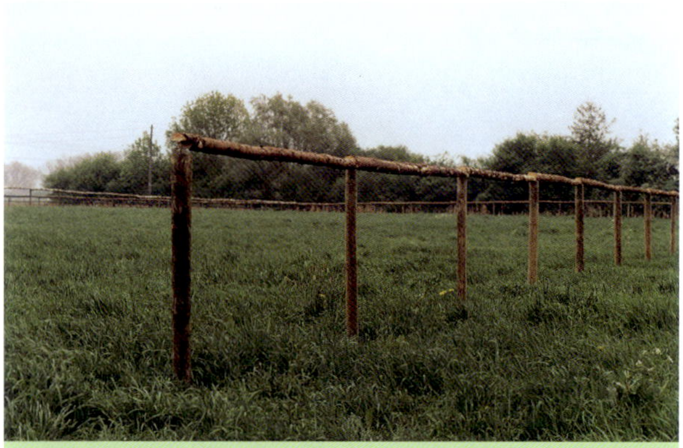

Zäune aus Naturholz sind hütesicher, aber besonders gut durch mehrreihige E-Zaunabsicherung auch vor Verbiss durch Pferde zu schützen.

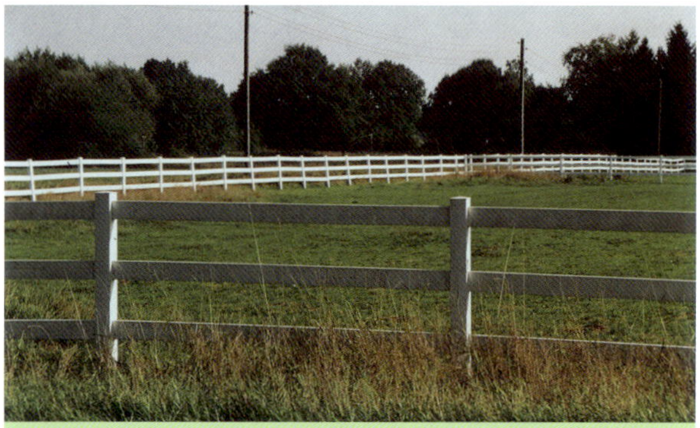

Kunststoffzäune sind dekorativ, z. B. für Gestüte; bei der Materialauswahl achte man auf UV-Beständigkeit, da sonst die Haltbarkeit nur wenige Jahre beträgt. Im baurechtlichen Außenbereich nach § 35 BauGB sind solche Zäune durchweg genehmigungspflichtig.

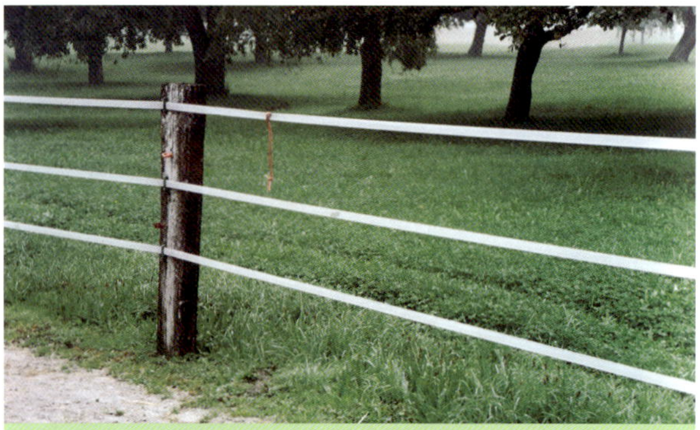

Weidezäune aus drei Reihen breitem E-Zaunband sind gut sichtbar und bei entsprechend hohem E-Zaunimpuls durch ein schlagstarkes E-Zaungerät auch hütesicher; in der Nähe stark befahrener Straßen empfiehlt sich allerdings immer die Kombination E-Zaun plus Holzzaun (zumindest oben ein Holzriegel).

pus und Ausdruck) sehr viel leichter gruppieren lassen als unterschiedliche Stutentypen. Es spielt bei Pferden sicher auch viel Erlerntes eine Rolle, welche Erfahrungen sie machten. Dennoch: Ähnliche Typen vertragen sich nach kurzer Zeit der Eingewöhnung geselliger, die Individualabstände sind erkennbar kleiner und Freundschaften werden bereits nach zwei bis drei Wochen oft „querbeet“ gepflegt. Das ist besonders beeindruckend bei Zuchtgruppen typähnlicher Islandpferde und Fjordpferde zu beobachten. Demgegenüber kann bereits eine exotische Färbung, z. B. die eines Schimmels, eines Pintos oder Paint Horses, in ansonsten einfarbigen Gruppen (die bisher noch keine hellfarbigen oder gescheckten Artgenossen kannten, sondern nur gescheckte Rinder) zunächst zu erheblichen Aggressionen führen. Auch unterschiedliche Rassenzugehörigkeit, vor allem Unterschiede zwischen Nord- und Südpferden, bergen bei gemischten Gruppenzusammensetzungen ein zunächst unvorhersehbares Neugier- und Aggressionspotenzial, das sich nicht nur aus optischen Gründen (z. B. andere Fellfärbung) ergibt, sondern aus unterschiedlichen Temperamenten und einem gravierend veränderten Bewegungs- und Fluchtverhalten sowie differierender Schmerzverträglichkeit. Dies muss alles berücksichtigt werden und auch hier gilt – wie für die gesamte Pferdehaltung – der **Grundsatz der Allmählichkeit**! Mit Geduld wird nahezu jede Integration ohne Komplikationen auf Dauer erfolgreich sein. Und noch etwas: Hauspferde leben in Zwangsgemeinschaften – sie müssen sich nicht „lieben“, aber tolerieren – und dies setzt genügend Platz voraus.

Je größer das Eingliederungsareal, desto problemloser gelingt das Zusammenführen einer Gruppe von Pferden oder auch die Integration eines „Neuen“. Bei kleinen Arealen sind immer größere Vorsicht und Geduld geboten, denn die Ausweichmöglichkeiten sind begrenzt, die Integration sollte deshalb sehr behutsam vorgenommen werden. Stets sollten zunächst immer nur zwei Pferde zusammen laufen; erst allmählich werden weitere Pferde dazugesellt, denen man **vorsorglich wenigstens die Hintereisen abnehmen** sollte.

Problematisch sind immer Pferde aus langjähriger Einzelhaltung, die zudem schon als Fohlen nicht artgemäß in einer Gruppe groß wurden, sondern z. B. vermenschlicht und verhätschelt aufwuchsen und deshalb erst einmal an das Verhalten und den hautnahen Kontakt mit Artgenossen gewöhnt werden müssen. Sie sollten Gelegenheit bekommen, zunächst stundenweise als Kleingruppe mit nur einem Kumpanen Sozialverhalten und Hackrecht neu zu lernen. Solche Umstellungs- und Lernprozesse dauern bis zur Integration in eine größere Gruppe oft weit mehr als ein Jahr. Die Geduld lohnt sich, in den meisten Fällen erhält man dann viel ausgeglichenere Pferde.

Tabelle 24: Die wichtigsten Zaunarten für Weiden und Paddocks*)

Art	Besonderheiten	Empfehlungen und Kosten
Holzzaun	Aufbau besteht aus Pfosten im Abstand von drei bis fünf Metern und mehreren längslaufenden Bohlen oder Rundstangen.	Optisch auch von Pferden bei Panik gut wahrnehmbarer Außenzaun, der sehr sicher ist, wenn er zusätzlich mit einem E-Leiter versehen wird und die Höhe des Zaunes zur Rasse und Größe der gehaltenen Pferde passt. Die Kosten variieren sehr stark und sind abhängig vom verwendeten Material; Mindestmaterialkosten je Meter etwa 20 Euro.
Kunststoffzaun	„Ranchzaun", meist aus weißen Pfosten und Längsbohlen; nicht überall nach den landschaftsschutzrechtlichen Bestimmungen genehmigungsfähig!	Wie vor beim Holzzaun; Kosten ab 25 Euro je Meter; man sollte darauf achten, ob das Material gegen UV-Einstrahlung resistent ist (da sonst „Zerbröselung" nach ein paar Jahren eintritt); es gibt Kunststoffzäune mit eingearbeiteten E-Zaundrähten (EquiSafe®).
T-Pfosten-Zaun	Spezielles Festzaun-Zaunsystem aus Eisenpfosten und E-Zaun-Leitern.	Sehr sicherer Außenzaun, der relativ schnell zu erstellen ist; Kosten etwa 20 Euro je Meter (Kosten stark abhängig von der Länge und Stückzahl der zu erwerbenden T-Pfosten).
Elektrozaun	Kann vorzugsweise, z. B. mit dreireihigem 4-cm-Breitband, als sog. Festzaun erstellt werden.	Sicherer Außenzaun, wenn z. B. Holzpfosten mit einem Abstand von 2,50 m verwendet werden und die Höhe des Zaunes auf die gehaltenen Pferde abgestimmt wird; Voraussetzung ist ein impulsstarkes E-Zaungerät; Kosten für den Zaun je Meter etwa 15 Euro.
Stahlpanel-Zaun	Besteht aus Stahlelementen unterschiedlicher Höhe und Breite.	Sicherer Außenzaun, aber wegen der hohen Kosten für größere Weideareale unzweckmäßig; primär für kleine Boxen-Paddocks sehr gut geeignet.
Wanderzaun	Aus Kunststoff-Steckpfählen und aufrollbaren E-Zaunlitzen (oder -bändern) aufgebauter Zaun.	Zur Innenunterteilung von sicher eingezäunten Arealen geeignet; haftungsrechtlich für Pferde in der Regel nicht als Dauer-Außenzaun ohne gesicherte Hüteaufsicht zulässig; Kosten etwa 3 Euro je Meter.

*) **Erläuterungen:**

a) Die Zaunhöhe sollte etwa Widerristhöhe (Wh) abzgl. 10 %, z. B. für Großpferde etwa 1,60 m betragen. Für Hengste: Wh plus 10 bis 20 %.

b) Jede Umzäunung muss immer Respekt einflößend sein, um üble Folgen zu verhindern. Am besten ist dazu ein Elektrozaun alleine oder in Kombination mit anderen Materialien (z. B. als Ergänzung eines Holzzauns) geeignet. Bei Berührung des E-Zaun-Leiters bekommt das Pferd einen (tierschutzrechtlich völlig unbedenklichen) kurzen Stromstoß. Der Stromimpuls fließt vom Zaun durch den Körper in den Boden zurück – und damit zurück zum Gerät, das sicher geerdet sein muss. Zur jederzeit sicheren Funktion gehört, dass das E-Zaungerät auch bei Trockenheit eine gute Erdung bietet. Es hat sich deshalb bewährt, den Erdungsstab im Sommer mit Wasser anzugießen, damit der Boden dort feucht bleibt und besser leitet.

c) Handelsüblich (z. B. bei Raiffeisengenossenschaften oder im sonstigen Landhandel) sind bereits vom Hersteller durch Kesseldruck imprägnierte Zaunpfähle mit 10 bis 12 cm Durchmesser und 1,80 m bis 2,20 m Länge. Die Kosten liegen bei 5 bis 7 Euro je Stück (der Stückpreis ist abhängig von der Bezugsmenge und den Transportkosten). Die Imprägnierungen werden mit salzhaltigen Holzschutzmitteln (CK-Salze = Chromat-Kupfer, CKA-Salze = Chromat-Kupfer-Arsen u. Ä.) unter sehr hohem Druck in Imprägnierbetrieben vorgenommen.

d) Holzzäune streicht man komplett mit handelsüblichen Holzschutzmitteln (diese dürfen nur außen verwendet werden, niemals in Innenräumen). Sie wirken bedingungsabhängig toxisch, hautreizend und sind deshalb nach den Ergebnissen naturwissenschaftlicher Studien u. U. gesundheitsschädigend. Vor allem sind bei Sonneneinstrahlung eingeatmete Ausdünstungen während des Streichens extrem gefährlich.

e) **Wichtig:** Steinkohlenteeröle (werden z. B. für Telegrafenmasten und Bahnschwellen verwendet) stehen im Verdacht, Krebs zu erzeugen, weshalb diese Teerölimprägnierung und auch Altmaterialien (wie gebrauchte **Bahnschwellen**) seit 15.10.2002 nicht mehr verwendet werden dürfen. Unterschiedliche Untersuchungen belegen die Umweltgefährdung durch Bahnschwellen. Der Anteil des cancerogenen (= Krebs erregenden) Benzo(a)pyren (BaP) in mit Teeröl imprägnierten Schwellen/Holzpfählen ist allerdings unterschiedlich hoch. Die unzulässige Wiederverwendung von mit Teeröl behandelten Hölzern kann eine Straftat nach § 51 i. V. m § 15 GefStoffV darstellen.

Ingolf Bender: Paddock, Allwetterplatz

Die positiven Wirkungen freier Bewegungsflächen auf Pferdegesundheit und Leistungsbereitschaft sind durch viele Untersuchungen belegt worden. Als Tiere der Weite brauchen Pferde natürliche Bewegungs-, Klima- und Umweltreize – dies ist genetisch verankert und trifft für jede Rasse zu. Nur im geschlossenen Stall sind diese Bedürfnisse nicht zu befriedigen. Kompromissweise dient deshalb ein künstlicher Auslauf, ein „Allwetterplatz" – besonders auch bei Pferdehaltungen ohne bzw. mit geringen Weideflächen – ganzjährig als Bewegungsareal an frischer Luft. Eigenbewegung beinhaltet nicht in erster Linie Galoppieren oder Herumtoben, sondern äußert sich – gerade bei sportlich stark geforderten Pferden – in arttypischen Schritt- und Erkundungsbewegungen sowie zeitweise auch lediglich im enorm wichtigen entspannenden Zusammenstehen mit anderen Pferden als Ausdruck des Sozialverhaltens. Wie lange man Pferde täglich in einem Auslauf/Paddock halten sollte, hängt von der Nutzung und Haltungsform ab. Bei Boxenhaltung sollten sich Pferde täglich (im Sommer und im Winter) wenigstens ein bis zwei Stunden auf einem Allwetterplatz bei frischer Luft (vorzugsweise in einer Gruppe mit Artgenossen) aufhalten können. Das ist auch für sportlich stark genutzte Pferde in der nasskalten Jahreszeit durchaus sinnvoll; sie können zum Schutz bei Witterungsunbilden mit handelsüblichen Regendecken ausgestattet werden (siehe hierzu auch die Ausführungen im Kapitel „Winterhaltung", Seite 100). Auslaufhaltung dient zur Thermoregulation und zur Stärkung der Immunabwehr, sie sorgt auch für spannungsfreie Muskulatur, wodurch erzielte Trainingseffekte besser erhalten bleiben.

Die nachfolgenden technischen Hinweise gelten im Prinzip auch für die Anlage von Reitplätzen, wobei für diese Zwecke besondere Tretschichten, die der Handel anbietet, auszuwählen sind (z. B. „Grüner Sand", „Kirchhellener Sand" u. Ä.) und auch Zusätze (z. B. „Sandelastic") sinnvoll sein können.

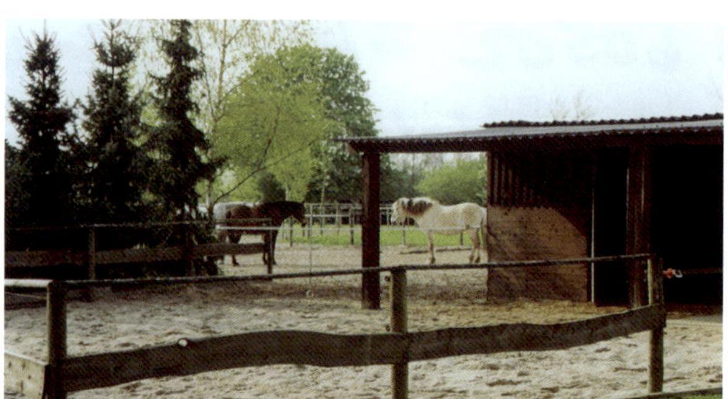

Zentrale jeder Gruppenauslaufhaltung ist der Auslauf; er sollte zum größten Teil unbefestigt sein.
Die Tretschicht aus einem Sandgemisch (z. B. Sand 0–3 mm plus 30 % Gatterspäne) muss von der Vegetation durch erhöhte Bodenkanthölzer abgetrennt werden.

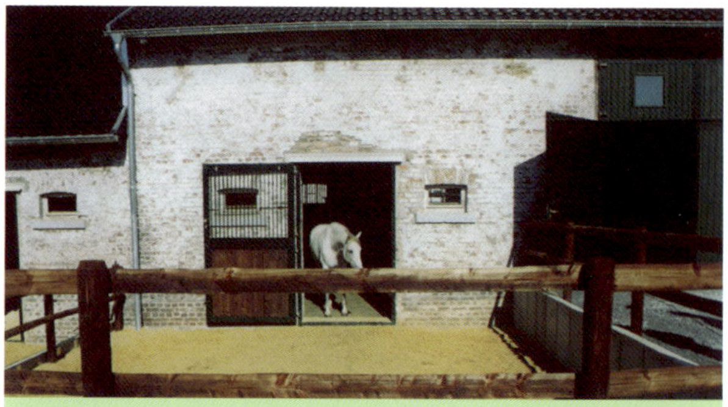

Auch in unebenem Gelände oder in Bergregionen sollten Paddocks mit weitgehend waagerechter Tretschicht hergestellt werden; als Einfassung bergwärts eignen sich Betonelemente. Sehr sorgfältig muss bei solchen Paddocks die Abführung des Oberflächenwassers (Schneeschmelze!) durch ein Rohrsystem eingeplant werden, da sonst Paddock-Überflutungen drohen.

Fläche und Aufteilung

Falls die örtlichen Voraussetzungen dies zulassen, rechnet man als Auslauffläche für jedes gehaltene mittelgroße Pferd als Untergrenze mit wenigstens 50 bis 80 qm Auslauffläche (möglichst eben). Gut ist, wenn man einen „Vorauslauf" anordnen kann. Es kommt im Alltag vor, dass ein einzelnes Pferd aus einer Auslauf-Gruppe herausgenommen wird, um es z. B. zu reiten. Wenn es dann ruhebedürftig nach einiger Zeit zurückkommt, „stürzt" sich der daheimgebliebene Rest der Gruppe neugierig auf den „abgekämpften" Vierbeiner. Schafft man eine Separierungsmöglichkeit durch eine einfache E-Zaun-Absperrung im Auslauf, kann sich der heimgekehrte Vierbeiner erst einmal genüsslich und in Ruhe wälzen und entspannen. Schließlich hat sich ein solch abgesperrter „Vorauslauf" auch als „Schleuse" bewährt, wenn Pferde von nicht ganz so erfahrenen, ungeschickten oder auch behinderten Reitern oder von Kindern und Jugendlichen aus einer Pferdegruppe herausgeholt oder zurückgebracht werden. Denn nicht selten drängen neugierige Pferde aus der Gruppe nach, wenn sich das Tor öffnet und ein einzelnes Pferd heraus- oder hereingebracht wird: Schnell wollen Pferde auf Entdeckungsreise gehen! Ohne eine Schleuse wären die Ausbruch- und Unfallgefahren, aber auch unnötige Ängste durch aufkommende Hektik in solchen Fällen größer – oder es müssten z. B. stets zwei Personen anwesend sein. Nur in Haltungen mit erfahrenen Pferdebetreuern ist eine Schleuse durchweg entbehrlich.

Lage und Bodengestaltung

Gleichartiges Ziel sowohl bei der Gestaltung von Ausläufen als auch von Reitplätzen ist in erster Linie die ganzjährige Benutzbarkeit unter allen Witterungsbedingungen. Die schnelle Abführung des Oberflächenwassers muss gewährleistet sein, damit keine „Seen" oder bewegungsfeindliche „Matschwüsten" entstehen. Als Anforderungen an funktionierende Flächen sind zu nennen: a) Die Lage des Auslaufs wählt man dort, wo „etwas los ist", Umweltreize aufgenommen werden können und arttypische Neugier der Pferde geweckt und befriedigt wird. b) Die Oberfläche (Tretschicht) sollte überwiegend unbefestigt aus natürlichen, durchlässigen, nachgiebigen Materialien ohne bewegungshemmende oder gesundheitsschädliche Eigenschaften sein. Das verwendete Tretschicht-Material muss hygienisch einfach zu pflegen sein und nicht in kurzer Zeit schon „verrotten" (wie es z. B. bei Hackschnitzeln der Fall ist).

Auslaufflächen, die direkt mit dem Stall verbunden sind, sollten am Übergang zum Stall immer durch einen drei Meter breiten Pflasterstreifen befestigt werden (da sich dort die Pferde häufig aufhalten und hier auch Fäkalien absetzen). Es empfiehlt sich, Einzel-Paddocks (die oft nur vier Meter breit sind), z. B. vor Boxen, ausschließlich ganzflächig zu befestigen, um Wälzen auf engem Raum und damit verbundene Zaunkollisionen zu verhindern.

Baumaterialien

Ein Allwetterplatz (in der Regel baugenehmigungspflichtig) besteht aus drei (wasserdurchlässigen) Bauelementen, und zwar einer Tragschicht, einer Trennschicht und einer Tretschicht (z. B. Sand mit Zuschlagstoffen wie Lehm oder Gatterspäne). Besonders perfekt wird die Fläche entwässert, wenn unterhalb der Tragschicht (evtl. auch innerhalb) sog. Drainagerohre verlegt werden, die das Oberflächenwasser in einen Sammler abführen. Als **Tragschicht** eignen sich z. B. Kies, Schotter oder Rot-Recyclingmaterial. Als

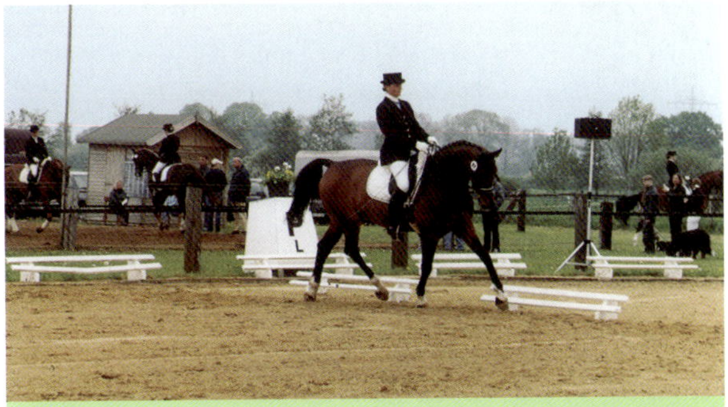

Reitplätze, insbesondere solche für den Dressursport, sollten bei jeder Witterung frei von Wasserpfützen und ohne starke Staubentwicklung bereitbar sein. Dies erfordert eine funktionierende Drainage zur Abführung des Oberflächenwassers, eine Tretschicht aus Spezialsand und evtl. eine fahrbare Sprinkleranlage zur Staubbindung bei Trockenheit und Wind.

Trennschicht verwendet man Geotextilien/Kunststoffvliese, u. a. das PE-Kunststoffgewebe „Original Viatrift ®" (eine registrierte Marke der HUESKER Synthetic GmbH & Co.) und das Aquarex-Trenngewebe (vertrieben z. B. von Hübner-Lee, D-87700 Memmingen) oder ein Reitplatzgewebe, z. B. Equilon (Ausführungen dazu siehe unten; Anschrift siehe Anhang, Seite 391). Auch Gummimatten mit und ohne Entwässerungslöcher sowie Kunststoff-Elemente (Gitter-Elemente/Wabengitter), u. a. Funke-Equiground®, Otto-Reitplatzmatten®, Hübner-Lee-TTE-Platten® oder Ecoraster-Grip®, eignen sich als Trennschicht und teils auch gleichzeitig als Tragschicht.

Wichtig ist die Beachtung der **Unterschiede bei der Verwendung von Vliesen und Reitplatzgeweben** als Trennschicht: Im Reitplatz- und Paddockbau werden zum Teil erfolgreich sog. Vliesstoffe zur Trennung von Dränage-Tragschicht und Tretschicht eingesetzt. Die spezifischen Eigenschaften dieser Vliese können allerdings bei ungeeigneten, meist zu dünnen oder nicht regelmäßig planierten Tretschichten – insbe-

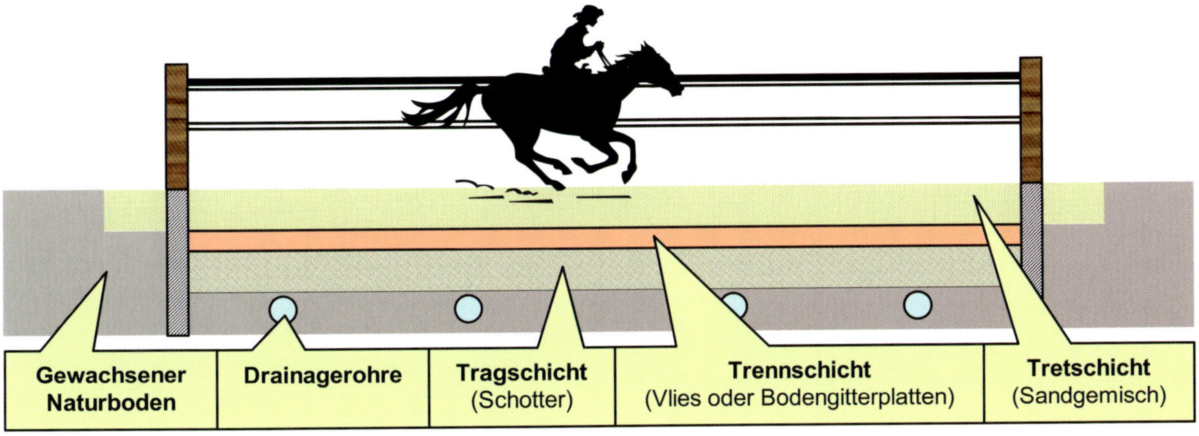

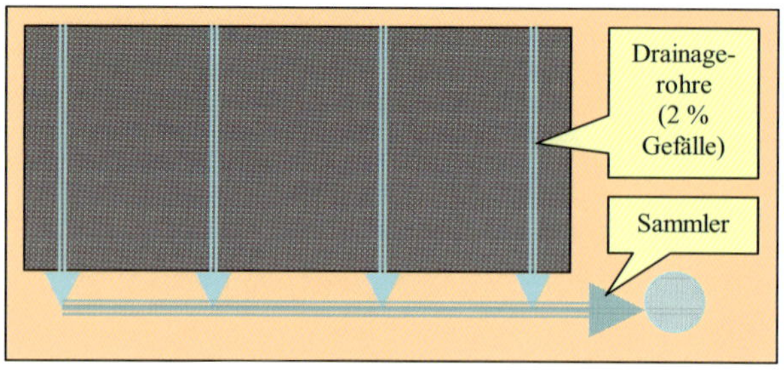

Pultdach-Drainage mit Sammler

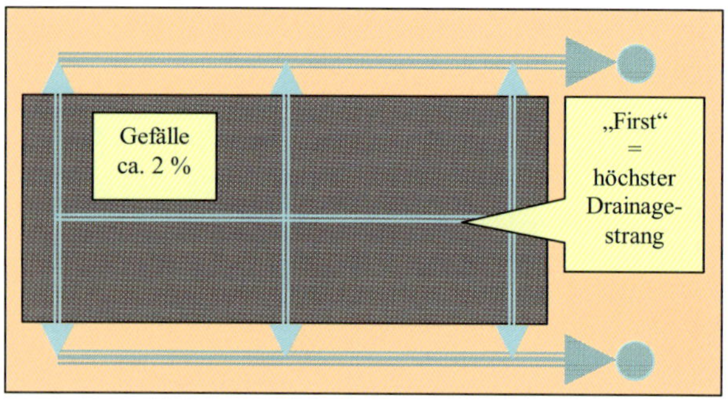

Satteldach-Drainage
mit zwei außenliegenden Sammlern

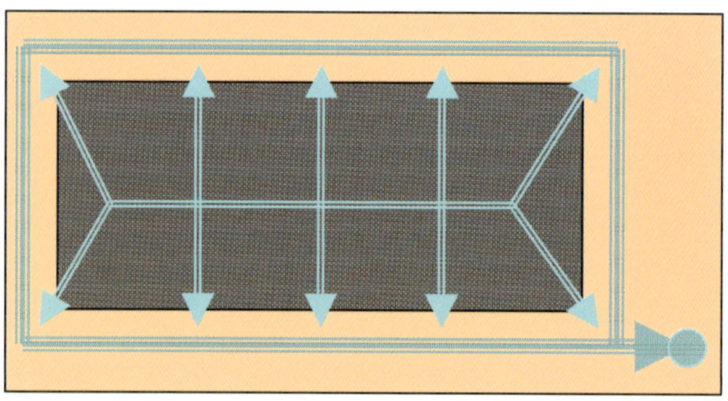

Walmdach-Drainage
mit umlaufendem Sammler

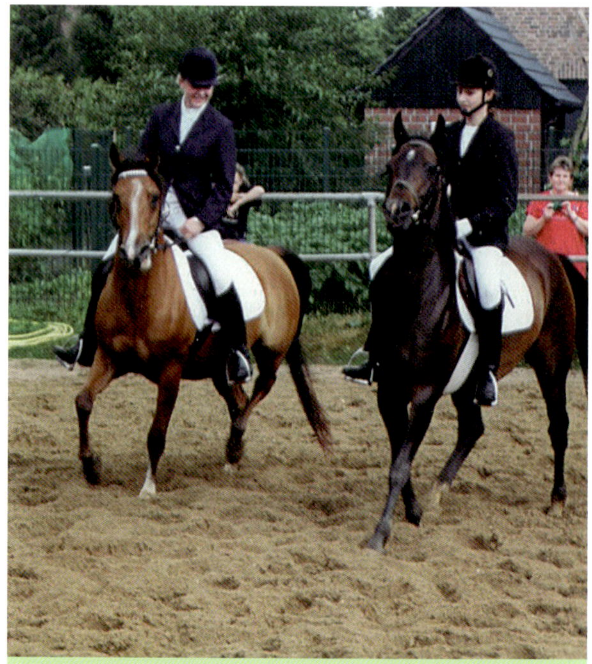

Hier ist die Tretschicht (Mauersand) zu tiefgründig; Abhilfe: Beimischung von Gatterspänen.

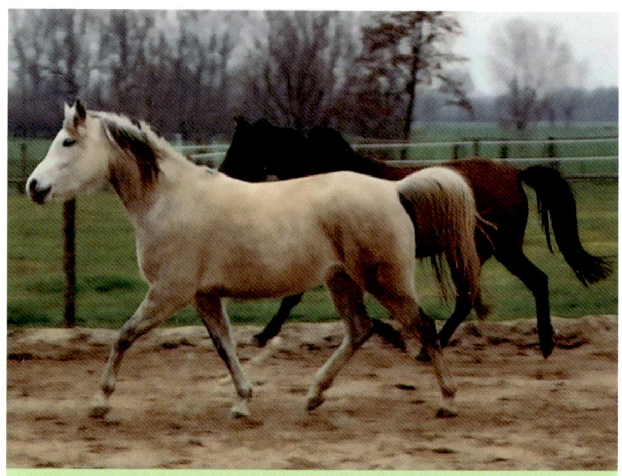

Ideal ist eine Tretschicht aus Spezialsand: Elastisch, nicht tiefgründig, das schont die Sehnen!

sondere bei Springplätzen oder bei Gruppenausläufen, in denen viel Bewegung abläuft – Aufwölbungen, z. B. im Sprung-/Landebereich an Hindernissen, hervorrufen, die u. U. als „Stolperfallen" zu Verletzungen bei Pferd und Reiter führen. Dies deshalb, weil Vliesstoffe sich unter Last bis zu 150 % dehnen und dabei nur geringe Zugkräfte aufnehmen! Verschiebungen der Vlies-Lagen im Überlappungsbereich der einzelnen Bahnen sind auch beim Westernreiten (beim Cutting oder bei rasanten Sliding Stops) vorgekommen. Schon kurz nach dem Einbau arbeitet sich ein (unfachlich) nicht tief genug eingearbeitetes Vlies durch eine zu dünne Tretschicht nach oben. Nachteilig ist, dass ein überdehntes Vlies sich nicht wieder in seine Ursprungslage zurückziehen lässt. Die zu empfehlende Lösung der nicht zu unterschätzenden Vlies-Probleme bei stark frequentierten Reitplätzen bietet z. B. ein inzwischen erprobtes Produkt aus den Niederlanden. Das Reitplatzgewebe EQUILON® hat eine sehr geringe Dehnung bei hoher Zugfestigkeit. Bis ca. 2.000 qm kann die zu verlegende Fläche in einem Stück hergestellt werden. Dazu werden einzelne Bah-

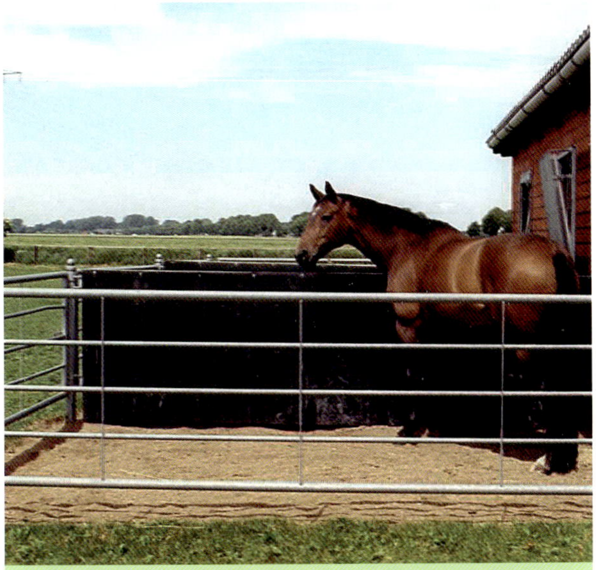

Für Boxen-Paddocks ist grundsätzlich ein Weichboden vorteilhaft (Wälz- und Liegemöglichkeit!), aber bei kleinen Paddocks – wie hier – kann Weichboden (Sand) zum Wälzen animieren (Folge: Zaunkollisionen), deshalb empfiehlt es sich, kleine Paddocks zu pflastern.

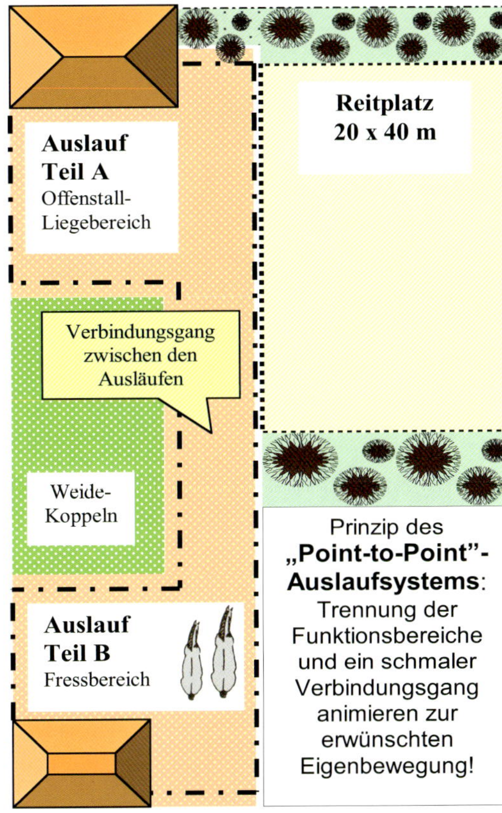

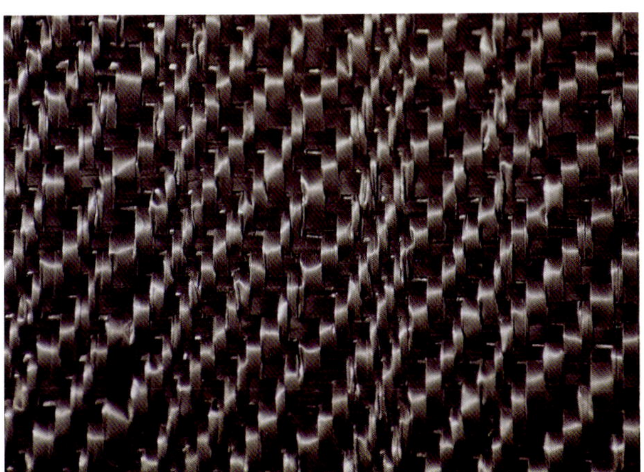

Das Reitplatzgewebe EQUILON® ist als Trennschicht zwischen Tragschicht und Tretschicht ideal geeignet.

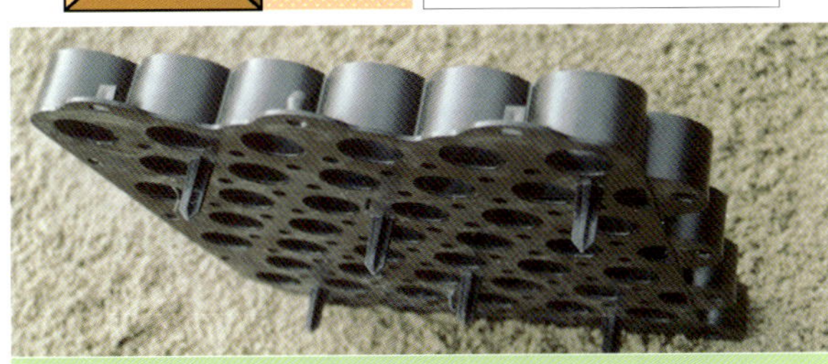

Bodengitterplatten lassen sich schnell auf planiertem Grund (mit und ohne Aushub) als Tragschicht (und gleichzeitig Trennschicht) verlegen; sie werden von unterschiedlichen Herstellern angeboten; abgebildet ist das System von KS-Montage, das Bodenstifte aufweist. Je nach Beanspruchung der Fläche sind unterschiedlich dicke Sand-/Splitt-Tretschichten (durchschnittlich 15 cm) aufzubringen, um ein Hervorarbeiten der Elemente durch Hufeindrücke zu verhindern.

nen des sog. Spleißgarngewebes werksseitig kraftschlüssig vernäht. Die Nahtsäume befinden sich auf der Unterseite. So erhält man eine durchgehende sichere Fläche, die keine Aufwölbungen oder Stolperstellen hat. Das Gewebe ist hoch wasserdurchlässig und kann sich aufgrund der besonderen Produkteigenschaften nicht komplett dicht zusetzen.

Die oberste Schicht des Platzes ist die **Tretschicht**. Als Grundmaterial für alle Tretschichten hat sich Sand unterschiedlicher Körnung und Mischung (0–1 mm, 0–2 mm, 0–3 mm) bewährt, der entweder durch natürliche Zuschlagstoffe (z. B. Lehm, Holzspäne, Splitt) oder synthetische Zuschlagstoffe (z. B. Kunststoffgranulate) zu geeignetem Tretschichtmaterial werden kann. Sowohl unterschiedliche Sandarten als auch natürliche und synthetische Zuschlagstoffe können Gebrauchseigenschaften, aber auch Gesundheitsgefahren (z. B. Staubentwicklung, Ausdünstungen oder Auswaschungen) positiv oder negativ beeinflussen.

Früher wurde z. B. als Tretschicht Estrichsand verwendet, der aber bei manchen Pferden zu Schäden

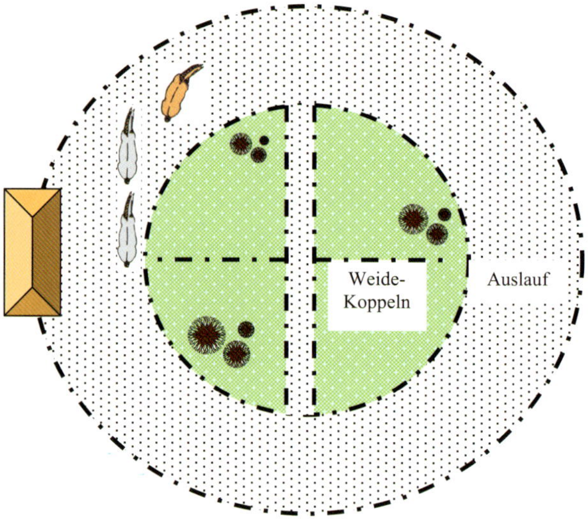

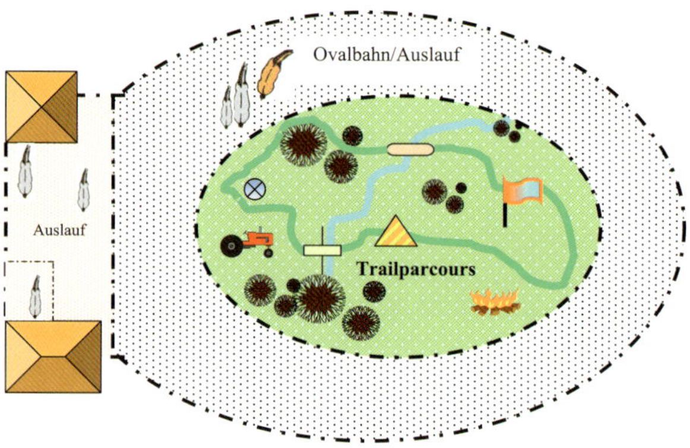

in der weißen Linie des Hufs führen kann und insgesamt als ausschließliche Tretschicht ohne Beimischungen nicht scherfest genug ist. Man sollte vor Ort immer vom Hersteller rechtsverbindliche Auskünfte bzw. Referenzen für Beimischungen verlangen sowie erst eine Probemischung selbst herstellen, um für die eigenen Ansprüche das richtige Material zu erhalten.

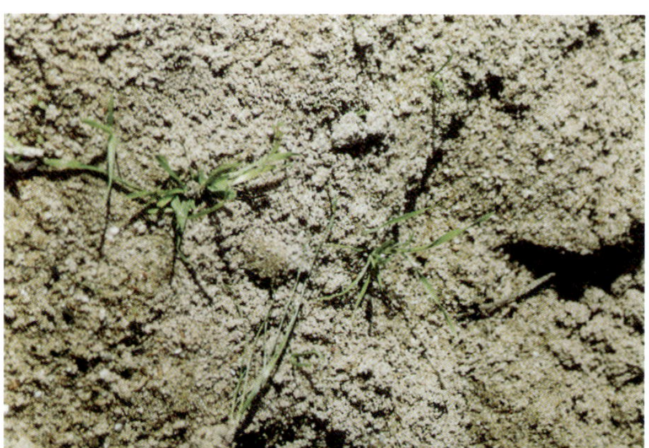

Kippt man einfach Sand auf den vorhandenen Boden, dann wachsen durchweg bereits nach einem halben Jahr widerstandsfähige Queckengräser durch die neue Tretschicht; diese verleiten Pferde ständig zum Rupfen – mit der Folge hoher Sandaufnahmen (Kolikgefahr!).

Praktischer Bau

Der vorhandene Naturboden aus Humus ist zunächst in den meisten Fällen abzutragen bzw. abzuschieben, denn er eignet sich in der Regel weder als oberste Tretschicht (das gibt den berühmten „Matschplatz") noch als stabile Tragschicht für eine aus anderen Materialien bestehende, darauf dann aufzubringende neue Tretschicht. Ausnahmen sind möglich bei durchlässigem, dennoch tragfähigem Natursandboden (hier kann ein „Oberbau-System" mit Kunststoffelementen/Matten, wie sie u. a. Hübner-Lee anbietet, plus Tretschicht hergestellt werden). Ob man nun den Humus abschiebt oder nicht, es muss immer ein „Planum" (= glatte Bodenfläche) hergestellt werden. Darauf kann beim „Unterbau-System" die Tragschicht (Schotter u. Ä.) eingefüllt oder es können moderne, industriell gefertigte Gummi- bzw. Kunststoffelemente, die eine Kombination von Trag- und Trennschicht darstellen, aufgebracht werden. Darüber wird dann eine Tretschicht aufgefüllt. Alles ist dann außen mit imprägnierten Kanthölzern einzufassen, damit nichts wegdriftet (die früher dazu übliche Verwendung von Bahnschwellen oder mit Teeröl imprägnierten Masten ist seit 2002 unzulässig!). Die Tretschicht wird vom Bauablauf her zuletzt aufgefüllt und planiert. Bei kleinen Ausläufen oder beengten Lagen muss nicht mit einem Radlader gearbeitet werden. Spaten und Schubkarre – verbunden mit „sportlicher Einstellung" – reichen aus, um Erd- und Füllarbeiten auszuführen. Etwa 20 Schubkarren ergeben einen Kubikmeter Erde oder Sand. Planiert werden können kleine Flächen mit einer Handwalze, die man bei Gärtnereien ausleihen kann (solche Walzen werden mit Wasser gefüllt, um das nötige Gewicht zu erhalten).

Ratsam ist, vor jeder Planung die bauplanungs-, bauordnungs- und landschaftsschutzrechtlichen Vorschriften vor Ort zu prüfen und Arbeiten für größere Plätze mit einem fachkundigen Ingenieur oder Tiefbauunternehmer (z. B. einer Landschafts- und Sport- und Reitplatzbaufirma) durchzusprechen. Nur so sind auch örtliche Besonderheiten gleich in eine Planung miteinzubeziehen. Die Kosten bei Eigenhilfe liegen – abhängig von Aushubtiefe, Materialaufwand und dem Bausystem – minimal bei 20 Euro für das Oberbausystem (= ohne Erdaushub) mit Kunststoffelementen/Matten plus Tretschicht und bei 60 Euro je Quadratmeter Auslauffläche für das Unterbausystem (= mit Erdaushub).

Burkhard Rau: Hufanatomie, Eisenbeschlag, Barhuf

Der Komplex „Hufe“ ist für jeden Pferdeeigner, egal ob Züchter, Reiter oder Fahrer, von zentraler Bedeutung. Stimmt etwas mit den Hufen nicht, wirkt sich dies auf das gesamte Pferd und dessen Leistungsfähigkeit aus. Häufig übersehen wird der Rückschluss, der aus dem tradierten, nach wie vor aktuellen Sprichwort „Ohne Huf kein Pferd!“, zu ziehen ist. Denn andersherum wirkt sich auch das Pferd in seiner Gesamtheit auf den Huf aus! Hufe sind ein Teil des Gesamtorganismus, der wiederum von einer Vielzahl vernetzter Faktoren einzelner Organsysteme beeinflusst wird (siehe hierzu auch die Ausführungen zum Kapitel „Organismus“, Seite 21 ff.). Hufe kann man somit nicht ausschließlich isoliert betrachten, beurteilen, bearbeiten und beschlagen, sondern sie sind stets in den Gesamtzusammenhang zu stellen, den das einzelne Pferd und seine individuellen Haltungs- und Nutzungsgrundlagen vorgeben.

Bei der Gesamtbetrachtung ist zu unterscheiden, welche Merkmale des Hufes ein Resultat des Skelettsystems sind und wie und in welchem Umfang alle Veränderungen, die von außen auf den Huf einwirken, zur Verschlechterung oder Verbesserung dieser Merkmale beitragen.

Die umfassende Beurteilung des Pferdes ist zunächst das wesentliche Element vor jeder praktischen Arbeit am Huf. Durch Blick auf das stehende Pferd entsteht im kundigen Beurteiler das Bild der Bewegung dieses Pferdes. Handlungsbedarf ergibt sich, wenn dann die tatsächliche Bewegung nicht mit den Möglichkeiten übereinstimmt, die eigentlich vom Skelett und dem gesamtem Exterieur des Pferdes her zu erwarten wären.

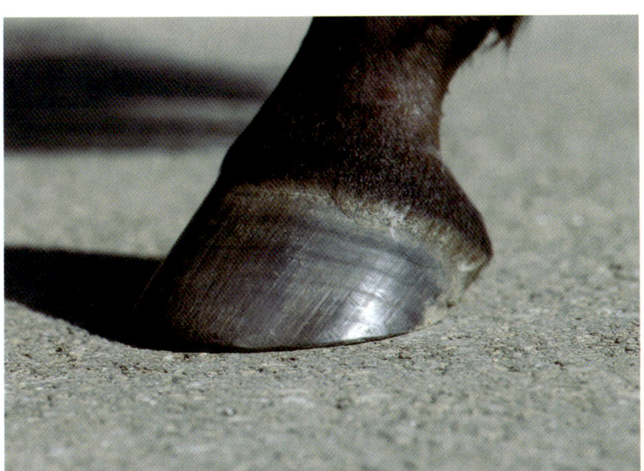

Ein frisch bearbeiteter Barhuf.

Anatomie

Das Pferd als hoch spezialisiertes Lauftier ist ein Zehenspitzengänger; die Pferdezehe endet im Huf. Der Huf besteht aus der Hornkapsel und den darin liegenden Teilen, die im Folgenden beschrieben werden.

Hornkapsel

- Knochen – das Hufbein ist ein zentral in der Hornkapsel liegender Knochen, der formmäßig der Hornkapsel ähnelt. Der obere Teil des Hufbeines bildet die Gelenkfläche für das Hufgelenk. Die Wandfläche des Hufbeins ist die Auflagefläche der Wandlederhaut und an der unteren Hufbeinfläche ist die tiefe Beugesehne angesetzt. Im vorderen Bereich des Hufbeins ist der Ansatz der Zehenstrecksehne und im hinteren Bereich des Hufbeins sind die Hufknorpel angewachsen.
  Der Hufbeinknochen der Vorderhufe ist – von der Sohlenfläche betrachtet – gleichmäßig rund und hat seitlich gesehen eine Zehenrichtung. Das Hufbein der Hintergliedmaßen hat keine Zehenrichtung und ist etwas spitzer.
  Das Strahlbein ist ein kleiner Knochen, der sich unterhalb des Hufbeins befindet. Dieser Knochen ist am Hufgelenk beteiligt und dient als Umlenkpunkt für die tiefe Beugesehne. Das Strahlbein zusammen mit der Knorpelfläche und dem großen Schleimbeutel bezeichnet man als Hufrolle. Das Kronbein ist nur zu einem geringen Teil von der Hornkapsel umschlossen; es bildet in der Hornkapsel den oberen Teil des Hufgelenkes und an der oberen Fläche das Krongelenk. Am Kronbein ist die oberflächliche Beugesehne angesetzt.
- Elastische Hufteile – neben den beiden Hufknorpeln liegt das Strahlpolster. Es ist ein weiches, elastisches und keilförmiges Kissen, nach vorn und hinten zugespitzt und von der Strahlspitze bis zum Ballen reichend. Es ist in die Hufknorpel eingebettet und bildet die mittlere Grundlage des Ballens. Hierbei handelt es sich um derbfaseriges,

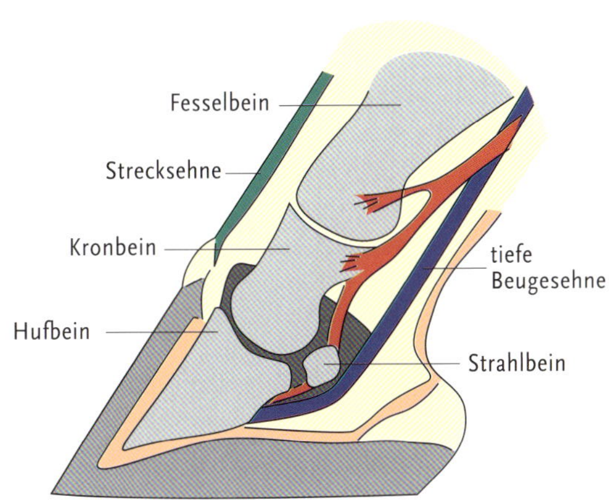

lockeres Bindegewebe, das die ganze Ballengrube auffüllt.

- Bänder und Sehnen, sie stellen die Verbindung der einzelnen Bauteile des Hufes dar. Für die Zehengelenke sind von Bedeutung: a) die gemeinsame Strecksehne am Hufbein; b) die oberflächliche Beugesehne am Kronbein und im Unterbereich des Fesselbeins; c) die tiefe Beugesehne, die über das Strahlbein eine Richtungsänderung erfährt und am Hufbein ansetzt; d) die von der Innenfläche der Hufknorpel ziehenden Bänder zu allen benachbarten Knochen.
- Huflederhäute, sie sind intensiv mit kapillaren Blutgefäßen durchzogen. Diese intensive Durchblutung ist erforderlich, damit ausreichend Nährstoffe zur Bildung von Hornzellen herangeführt werden können. Die Huflederhäute sind nach ihrer Lage bezeichnet. So liegt am Saumband die Saumlederhaut, sie verbindet die Haarhaut mit dem Huf und bildet das Glasurhorn. Die Kronlederhaut liegt am Kronrand des Hufes und bildet das Röhrchenhorn der äußeren Hornwand sowie das zwischen den Hornröhrchen liegende Kitthorn. Die Wandlederhaut liegt direkt dem Hufbein auf, sie bildet das Blättchenhorn. Die Konstruktion der Wandlederhaut zielt auf eine besonders große Oberfläche. Die Aufgabe des von der Wandlederhaut gebildeten Horns ist es, den Zusammenhang von Hornkapsel und knöchernen Elementen zu sichern. Dieses System heißt Aufhängeapparat. Das in Richtung Hufsohle gebildete Horn der Wandlederhaut ist als weiße Linie zu erkennen. Es verbindet die Hornsohle mit dem Horn der Hornwand. Die Sohlenlederhaut liegt auf der Unterseite des Hufbeines, sie bildet das Horn der Hornsohle. Diese hat das gleiche Horn wie das von der Kronlederhaut gebildete Horn der Außenwand, ein sog. Röhrchenhorn. Die Strahllederhaut liegt auf dem Strahlpolster und bildet das Horn des Strahls.
- Hornkapsel, sie ist über den Hornsaum elastisch mit der Haarhaut verbunden. Der Hornsaum besteht aus quellfähigem Weichhorn und ist der Feuchtigkeitsregulator des Hufes. Weiterhin wird von hier die dünne und glänzende Glasurschicht gebildet, die der Schutzschicht oben aufliegt und den Huf u. a. vor zu hoher Feuchtigkeitsabgabe schützt. Bei älteren Pferden ist die Produktion des Glasurhornes unter Umständen gestört.

Die Hornwand wird eingeteilt in Zehenwand, Seitenwände und Trachtenwände mit Eckstreben. Der obere Teil heißt Kronrand, der untere Teil ist der Tragrand. Die Hornwand besteht aus folgenden Schichten: Glasurschicht, Röhrchenhornschicht (Harthorn) und Blättchenschicht (Weichhorn), die unten als weiße Linie die Verbindung zur Hornsohle herstellt. Die Hornsohle (Harthorn) ist eine nach oben gewölbte, aber flexible Röhrchenhornplatte. Der vordere Abschnitt heißt Sohlenkörper, die beiden seitlichen (hinteren) Abschnitte sind die Sohlenschenkel. In den freien Bereich schieben sich von hinten der Strahl (Weichhorn) und die Eckstreben. Die Hornsohle hat bei einem mittelgroßen Warmblutpferd eine Dicke von acht bis zehn Millimeter. Die dünnste Stelle der Hornsohle ist an der Strahlspitze. Der Hornstrahl ist ein keilförmiger, weicher und elastischer Körper. Man unterscheidet Strahlspitze, Strahlkörper und Strahlschenkel. Der Strahl bildet durch seine W-Form die beiden äußeren und die mittlere Strahlfurche.

Die Hornkapsel soll so geformt sein, dass der Tragrand weiter als der Kronrand ist (sonst spricht man vom engen Huf oder vom Zwanghuf, je nach Ausprägung). Dies sollte für die Pferdestatur in einem ausgewogenen Verhältnis stehen. Zu weite Hufe neigen oft zu weichem, weniger festen und bröckeligen Hufhorn und enge Hufe zeigen einen verringerten Hufmechanismus. Die Zehenwand und die Trachtenwand wünscht man parallel zueinander verlaufend (ist die Zehenwand steiler als die Trachtenwand, spricht man von einer „untergeschobenen" Tracht). Die Sohle sollte eine gute Wölbung aufweisen (gering gewölbte Hornsohle = Flachhuf; ist die Sohle dagegen nach außen, also Richtung Untergrund gewölbt = Vollhuf). Der Kronrand soll von vorne und von der Seite betrachtet gleichmäßig von oben nach unten laufen; eine Richtungsänderung des Saumbandverlaufs oder eine Wölbung ist ein Indiz für eine Fehlbelastung.

Hufhorn

Das Horn wächst aus den Zöttchen und Blättchen der Huflederhäute. Jegliches Wachstum geht von der Lederhaut senkrecht nach unten. Die Zwischenbereiche der Zöttchen und Blättchen produzieren Kitthorn. Diese Zwischensubstanz stellt die Verbindung der tragenden Bestandteile dar und verbindet die Hornröhrchen und Hornblättchen elastisch miteinander.

Hufe wachsen im Fohlenalter schneller als beim erwachsenen Pferd – und im Sommer schneller als im Winter. Als Faustregel kann man von einem Hornwachstum zwischen acht und zehn Millimeter im Monat ausgehen. Wand- und Sohlenhorn sind Harthorn. Saumband, Strahl und weiße Linie sind Weichhorn. Kitthorn, Harthorn und Weichhorn in der richtigen physiologischen Konsistenz verleihen dem Huf in dieser Kombination große Elastizität und Beweglichkeit bei geringem Gewicht. Die Hornkapsel eines Warmblutpferdes wiegt nur 500 Gramm!

Das Hufhorn besteht aus Eiweißmolekülen, vor allem aus dem schwefelhaltigen Keratin. Die Hauptfunktion der Hornkapsel, nämlich die eingeschlossenen empfindlichen Teile des Hufs zu schützen, kann nur wirken, wenn exogene (= äußere), aber auch endogene (= innere) Einflüsse sich nicht schädigend auf das Hornmaterial auswirken.

Ausreichende Bewegung, wie sie am ehesten bei Offenstallhaltung mit freier Bewegung auf unterschiedlich harten und weichen Tretschichten erreicht werden kann, sowie richtig dosierter Feuchtigkeitsgehalt der Hufe sind unentbehrlich zur optimalen Gesunderhaltung. Neben dem Keratin ist Wasser ein wesentlicher Bestandteil des Hufhorns. Das Wandhorn hat einen Wassergehalt von zirka 16 %, der Strahl von etwa 42 %. Das Hufhorn ist ein vorzüglicher Temperaturisolator. Diese Funktion trägt (neben der Fähigkeit, die blutführenden Wege zu verändern und so für eine Thermoregulation zu sorgen) dazu bei, Erfrierungen der Gliedmaßen zu verhindern. Die isolierende Funktion des Hufhorns verhindert ebenfalls, dass es beim Heißbeschlag zu Verbrennungen der Lederhäute kommt. Wenig bekannt ist, dass sich die Hitze des Eisenaufbrennens ungünstig auf die Eiweißstruktur des Horns auswirkt, die Denaturierungsintensität steigt.

Dem quellfähigen Hufhorn muss die Möglichkeit gegeben werden, ausreichend Wasser aufzunehmen. In den meisten Fällen zeigt die Pferdehaltung in diesem Punkt gravierende Defizite. Solche Defizite müssen kompensiert werden: Entweder versucht man, die Haltung entsprechend zu optimieren (z. B. durch häufiges Freilaufenlassen auf natürlichem, feuchtem Untergrund bzw. auf Weidegrund), was sicher nicht in allen Fällen zufriedenstellend gelingen wird, oder man nutzt Produkte des Handels, um Feuchtigkeitsdefizite zu verhindern bzw. auszugleichen. Ideal sind Hufglocken mit einer wasserspeichernden Granulatfüllung, die Feuchtigkeit über einen langen Zeitraum an den Huf abgeben können. Ist das Hufhorn nicht feucht genug, dann wird der Huf z. B. Jauche (u. a. aus der Einstreu) aufnehmen. Dadurch sinkt die Hornqualität. Ist eine Stallhaltung sehr trocken, wird das Hufhorn an Geschmeidigkeit verlieren und zu sog. Zusammenhangstrennungen neigen. Zu trockenes Hufhorn führt zu mangelhafter Geschmeidigkeit der Hornkapsel, zur schlechter werdenden Hornsubstanz und vergrößert die Gefahr des Entstehens von Fäulnisvorgängen am Huf. Alles aber hat Einfluss auf den Hufmechanismus.

Wichtig!

Für die **Hufpflege** ergeben sich daraus zwei wesentliche Erkenntnisse:
a) Hufhorn ist fähig, Feuchtigkeit aufzunehmen;
b) Durchblutung (= Nährstoffversorgung) ist wichtig für ein gutes und schnelles Hornwachstum.

Der zweite Faktor ist die Durchblutung. Nur eine gute Durchblutung versorgt die Lederhautzellen mit ausreichend Nährstoffen zur Produktion des Horns. Ausreichende Durchblutung ist aber nur dann gewährleistet, wenn sich das Pferd täglich sowohl zeitlich als auch streckenmäßig ergiebig genug bewegen kann. Ist das nicht der Fall (und 20 Minuten Longieren am Tag sind nicht als ausreichend zu betrachten!), wird das Hufhorn schlechter wachsen.

Auch die Haltung von Pferden im Offenstall oder im Paddock garantiert nicht automatisch schon ausreichende Bewegung, wenn nicht umweltbedingte Bewegungsreize dazu animieren! Unzureichend wachsendes Horn mit ungünstiger Hornqualität sowie eine abnehmende Funktionalität der Hufeigenschaften sind konsequentes Resultat von lang andauernden Haltungsmängeln.

Hufmechanismus

Mit Hufmechanismus ist die Formveränderung der Hornkapsel bei Be- und Entlastung gemeint. Es gibt zu diesem Themenkomplex viele Untersuchungen, die sich z. B. mit Bewegungsvorgängen der Hornkapsel und mit der Bewegung der eingeschlossenen Teile zueinander beschäftigen. Zu diesen Themen diskutieren Experten noch ausgiebig. Die Fragestellungen können hier aber vernachlässigt werden – es interessieren primär die unbestrittenen Formveränderungen, die von KNEZEVIC (1962) mittels Dehnungsmessstreifen ermittelt wurden. Die aufzunehmende Last, wodurch die Hornkapsel in der Form verändert wird, liegt leicht bei einer Tonne und mehr. Folgen der Belastung der Hornkapsel sind:

- Verengung der Hornkapsel an der Krone der Zehenwand;
- Verengung in der Mitte der Zehenwand;
- Verengung und Erweiterung am Tragrand (die Größe der Veränderung nimmt dabei von oben nach unten ab);
- Verengung und Erweiterung an der weitesten Stelle des Hufes (auch hier: oben mehr Bewegung als am Tragrand);
- Verengung und Erweiterung an den Trachtenwänden (Erweiterungen überwiegen und sind im Tragrandbereich am stärksten);
- Absenken der gewölbten Hornsohle, besonders beim Strahlkörper.

Der Grad der Hornbewegungen wird maßgeblich beeinflusst von

- der Härte des Geläufs;
- der Geschwindigkeit des Pferdes;
- der Elastizität des Horns (= Pflegezustand);
- der Gewichtskraft (Druck des Auffußens) des Pferdes;
- der Länge und Winkelung der Gliedmaßen;
- der Art und Ausführung des Hufschutzes.

Das Ausmaß der Kapselbewegungen ist auf hartem Boden stärker als auf weichem Boden. Zwei Faktoren sind dafür verantwortlich:

a) Wenn weniger Energie benötigt wird, den Untergrund zu verformen als den Huf, so wird sich der Untergrund verformen. Ist der Huf im weichen Boden eingesunken und der Boden so weit komprimiert, dass sich bei weiterer aufzunehmender Kraft nun der Huf verformen müsste, ist das nicht mehr möglich, da nun der Tragrand umschlossen ist und sich nicht mehr erweitern kann. Auch an der Hufsohle ist keine Formveränderung möglich.
b) Auf hartem Boden ist der Hufmechanismus besonders stark zu beobachten. Der Hufbeschlag kann hier ein Problem darstellen, denn durch den Hufschutz ist die Hufsohle vom Untergrund entfernt. Der Mangel an Gegendruck auf der Hufsohle kann bei zu hohem Tempo dazu führen, dass sich die Sohle durch Formveränderungen beim Hufmechanismus zu weit in Richtung Untergrund durchwölbt. Das begünstigt oft das Entstehen von losen Hornwänden. Vermieden werden kann dies durch kontrolliertes, langsames Reiten auf harten Untergründen oder durch Verwendung vorsorglich angebrachter sog. Polstermasse.

Der Hufbeschlag insgesamt, ob genagelt, aus Eisen oder aus Kunststoff, angeklebt oder angeschnallt, wirkt auf den Hufmechanismus ein. Guter Hufbeschlag kann negative Einflüsse auf den Hufmechanismus also nur auf ein vertretbares Minimum reduzieren. Der Hufmechanismus der Vorderhufe ist durch die höhere Belastung in der Regel stärker. Nur bei tiefem Geläuf stellt man an den Hinterhufen größere Beweglichkeit fest.

Die Grundlagen für die Beweglichkeit der Hornkapsel liegen in der:

- großen Eigenelastizität;
- dem Abwechseln von Hart- und Weichhorn;
- dem Dünnerwerden der Hornwand von der Zehe zur Trachte hin;
- den Eckstreben, die eine Verbreiterung der Kapsel im Trachtenbereich zulassen;
- der W-Form des Hornstrahls.

Gliedmaßenstellung

Die Stellung der Vordergliedmaßen von der Seite gesehen ist:

- regelmäßig, wenn das vom Buggelenk gefällte Lot in die Mitte des Hufes fällt und der Vordermittelfuß senkrecht zum Boden steht. Die Fessellinie bildet einen Winkel von zirka 53° zum Boden. Ist der Winkel größer, so ist die Fesselung meist kürzer, der Huf stumpf gewinkelt und die Fesselung steil. Ist der Winkel kleiner, so ist der Huf spitzer gewinkelt und die Fesselung weicher;
- vorderständig, wenn bei gestreckter Gliedmaße das vom Buggelenk gefällte Lot hinter den Huf fällt. Die Winkelung der Fessellinie ist spitz;
- rückständig, wenn bei gestreckter Gliedmaße das vom Buggelenk gefällte Lot vor den Huf fällt. Die Winkelung ist steil;
- vorbiegig, wenn eine Winkelung im Karpalgelenk, dessen Scheitelpunkt auf der oberen Fläche des Gelenkes ist, vorliegt. Die Winkelung des Zehenknochens ist meist stumpf. Oftmals handelt es sich hierbei um eine Verschleißerscheinung;
- rückbiegig bei einer Winkelung des Karpalgelenkes, wenn der Scheitelpunkt des Winkels an der hinteren Fläche des Gelenkes liegt. Die Stellung ist spitz.

Die Stellung der Vordergliedmaßen von vorne gesehen ist

- regelmäßig, wenn das vom Buggelenk gefällte Lot in die Mitte des Hufes fällt und die Gliedmaße halbiert;
- bodenweit, wenn bei gestreckter Gliedmaße das vom Buggelenk gefällte Lot auf die innere Seite des Hufes fällt;
- bodeneng, wenn das vom Buggelenk gefällte Lot bei gestreckter Gliedmaße auf die äußere Seite des Hufes fällt;
- zehenweit, wenn es ab dem Fesselgelenk eine starke Abweichung der Zehe nach außen gibt. Meist ist es eine diagonale Verdrehung;
- zeheneng, wenn es ab dem Fesselgelenk eine starke Abweichung der Zehe nach innen gibt. Meist ist es eine diagonale Verdrehung;

Wichtig Funktionen des Hufmechanismus

1. Stoßbrechende Funktion; neben der Winkelung der Gliedmaße, der Gelenke und deren Knorpelflächen, der Schulter und deren Winkel, der Sehnen und Bänder absorbiert der Hufmechanismus die Energie, die auf die Pferdegliedmaße in der Bewegung einwirkt.
2. Durchblutungsfördernde Funktion; da der Huf nicht bemuskelt ist, übernimmt der Hufmechanismus eine unterstützende Aufgabe bei der Durchblutung des Hufs.

Der oft verwendete Begriff „Blutpumpe" im Zusammenhang mit dem Hufmechanismus ist irreführend. Zwar ist die durchblutungsfördernde Funktion des Hufmechanismus unbestritten, doch wird die „Pumpenfunktion" durch die von der Bewegung ausgelöste Verschiebung des Fesselbeins bewirkt.

- X-beinig, wenn die Karpalgelenke nach innen zusammenstehen;
- O-beinig, wenn die Karpalgelenke nach außen gedrückt sind.

Die Stellung der Hintergliedmaßen von der Seite gesehen ist

- regelmäßig, wenn das vom Hüftgelenk gefällte Lot in den hinteren Bereich des Hufes fällt. Der Fessellinienwinkel beträgt 50 bis 55°;
- rückständig, wenn das vom Hüftgelenk gefällte Lot in den vorderen Bereich des Hufes fällt und der Hintermittelfuß dabei senkrecht zum Boden steht. Wird die Fessel dabei weich und waagerecht, so spricht man von „Bärenfüßigkeit";
- vorständig, wenn das vom Hüftgelenk gefällte Lot hinter den Huf fällt. Ist die Winkelung des Sprunggelenkes dabei sehr stark nach vorne, spricht man auch von Säbelbeinigkeit;

Die Stellung der Hintergliedmaßen von hinten gesehen ist

- regelmäßig, wenn das vom Sitzbeinhöcker gefällte Lot in die Mitte der Ballengrube trifft;
- bodenweit, wenn das vom Sitzbeinhöcker gefällte Lot die Hufe von innen berührt;
- bodeneng, wenn das vom Sitzbeinhöcker gefällte Lot die Hufe von außen trifft;
- hakeneng, wenn die Sprunggelenke eng zusammengedrückt sind;
- fassbeinig, wenn die Sprunggelenke nach außen gedrückt sind.

Die Stellung der Hintergliedmaßen von vorne gesehen ist

- zehenweit, wenn ab dem Fesselgelenk die Zehenachse nach außen verläuft. Meist diagonal verdreht;
- zeheneng, wenn ab dem Fesselgelenk die Zehenachse nach innen abweicht. Meist diagonal verdreht.

Die diagonale Stellung

Bei allen vorgenannten Stellungen kann es zu einer Drehung der Gliedmaße um die Längsachse kommen, die in jedem Gelenk ihren Ursprung haben kann.

Die nach außen diagonal verdrehte Stellung ist sehr häufig und wird dann meist mit der allgemeinen Stellung benannt, z. B. „X-beinig diagonal nach außen verdreht".

Die nach innen diagonal verdrehte Stellung ist selten und kommt, wenn überhaupt, eigentlich nur bei Kaltblütern vor, aber auch bei Tinkerpferden aus Irland, die seit 10 Jahren als Freizeitpferde sehr gefragt sind.

Huf und Fesselstand

Der Huf muss immer im Zusammenhang mit dem Fesselbein gesehen werden. Hierbei handelt es sich um eine uralte Grundforderung des deutschen Hufbeschlages. Man darf nicht nur isoliert den Huf anschauen und dann beschneiden, sondern muss den Fesselstand einbeziehen. Der Huf passt dann zum Fesselstand, wenn Fessel und Hufachse eine Gerade bilden.

Von der Seite gesehen können alle Hufe zum Fesselstand passend bearbeitet werden. Sollte das mit korrigierendem Schneiden nicht möglich sein, so ist mit Korrekturbeschlag eine sofortige Angleichung möglich. Häufiger Fehler ist die sog. Überkorrektur. Die Hufe dürfen nicht zu stumpf zum Fesselstand geschnitten werden, da schon eine Veränderung um 6° das Fesselbein so aufrichtet, dass es zu einer Überbelastung des Fesselträgers kommt.

Von vorne gesehen ist der Huf passend zum Fesselstand, wenn die Zehenachse in die Mitte der Hufzehe fällt. Die Korrektur der Stellung zum Fesselstand von der Vorderseite ist altersabhängig. Während beim Fohlen hier sehr entschieden korrigiert werden muss, ist das beim ausgewachsenen Pferd anders. Stellungskorrekturen beim ausgewachsenen Pferd sollen nur dann durchgeführt werden, wenn es ohne die Korrektur zu vorhersehbaren größeren Problemen kommen wird.

Während sich heute verschiedene Theorien mit dem Kürzen der Hufe beschäftigen (wie das Kürzen nach dem Fesselstand, Kürzen nach der Zehenachstheorie, Kürzen nach der Fußung, Kürzen nach der Theorie des plantaren Parallelismus usw.), ist man sich darin einig, dass Umstellungen/Korrekturen beim ausgewachsenen Pferd grundsätzlich bedenklich sind. Es ist Aufgabe des Pferdehalters, die Bearbeitungsintervalle bei seinem Pferd so zu wählen, dass es durch die Arbeit am Huf möglichst zu keiner oder allenfalls zu geringgradiger Veränderung der Stellung kommt.

Bewegung

Kopf, Hals, Vorderhand, Mittelhand und Hinterhand des Pferdes mit den Hufen am Ende der Gliedmaßen bilden zusammen das System, das in der Vorwärtsbewegung ineinander greift und die individuelle Bewegung des jeweiligen Pferdes ergibt.

Verhalten der Hufe

1. Das Abschwingen – der Huf hebt sich im hinteren Teil vom Boden ab und rollt nach vorne. Es entsteht die sog. Abschwungsreibung. Beim Hinterhuf kommt es nur bei krankhaften Gliedmaßen dazu.
2. Das Schwingen – durch stärkeres Abwinkeln der Gelenke hebt sich der Huf vollständig vom Boden und wird nach vorne geschleudert.

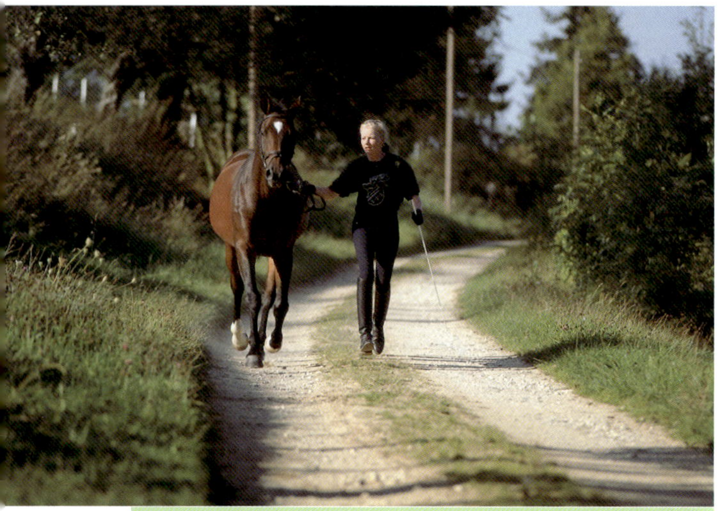

Durch Vortraben erkennt der Fachkundige das individuelle Auffußen des Pferdes und erhält daraus für die Hufbearbeitung wichtige Hinweise.

3. Das Fußen – durch Streckung sämtlicher Gelenke wird die Gliedmaße in Richtung vorne-unten wieder auf den Boden aufgesetzt. Dabei soll der Huf mit dem ganzen Tragrand plan auffußen. Man spricht von der ersten Stützbeinphase.
4. Nun tritt die Gliedmaße durch und belastet vollständig. Es kommt zur Belastungsreibung.
5. Stützen – die Gliedmaße nimmt die natürliche und ursprüngliche Lage wieder ein. Wenn das Bein weiter unter den Körper geschoben wird, nennt man das die zweite Stützbeinphase.

Verhalten der Gliedmaßen

Das Verhalten der Gliedmaßen (und auch der Eindruck der Gesamtbewegung des Pferdes) gibt die wesentliche Information über die Art und Weise, wie der Huf zu bearbeiten ist. Das Verhalten der Gliedmaße in der Bewegung ist auch ein entscheidender Faktor für die Auswahl des Hufschutzes. Diese Bewegung ist bei allen Pferden gleich. Was sich aber unterscheidet, ist die Art und Weise, wie die Beine nach vorne schwingen.

Zu unterscheiden sind (sehr vereinfacht dargestellt, von der Seite betrachtet):

: der regelmäßige Bogen mit der höchsten Stelle der Bewegung in der Mitte des Bewegungsbogens. Diese Bewegungsform erlebt man bei unauffälligen Pferden, deren Hufe zum Fesselstand passen und im Winkelbereich von zirka 53° liegen;
: der Bewegungsbogen, bei dem der höchste Punkt der Bewegung sehr früh erreicht wird und das Bein in einer langen, flach auslaufenden Bahn einen etwas längeren Weg zeigt als beim regelmäßigen Bewegungsbogen. Diesen Bewegungsbogen sieht man bei Pferden mit spitzen Hufen und flacher Fesselung. Diese Pferde sind immer stark gefährdet, Trachtenprobleme zu bekommen. Die Trachten neigen dazu, spitzer zu werden (man spricht von untergeschobenen Trachten) und sich einzurollen (Gefahr des Zwanghufes);
: der Bewegungsbogen, bei dem der höchste Punkt sehr spät erreicht wird. Das Bein hebt sacht vom Boden ab und erreicht erst im letzten Drittel seinen Hochpunkt. Die Länge des Bewegungsbogens ist insgesamt kürzer als beim regelmäßigen Bewegungsbogen. Dieser Bewegungsbogen ist oft mit erhöhter Aktion des Karpalgelenks (von Laien „Knieaktion" genannt) verbunden. Das Pferd tritt mit großem Schwung auf den Untergrund. Bei schlechter Hornqualität besteht hier immer die Gefahr von Zusammenhangstrennungen. Bei Pferden, die ihre Gliedmaße auf diese Art nach vorne bewegen, muss bei der Beurteilung immer überprüft werden, ob und in welchem Umfang eine Stoß dämpfende Zwischenlage bzw. ein Beschlag sinnvoll sind. Typisch ist dieser Gang bei Pferden mit steiler Fesselung und steiler Zehenwand. Solche Pferde haben oft eine wenig aktive Hinterhand. Dies ist einfach über die Betrachtung der Bewegung des Sprunggelenkes zu erkennen. Eine geringe Sprunggelenksaktivität deutet dann darauf hin.

Die Bewegung muss aber nicht nur (wie vorstehend ausgeführt) von der Seite, sondern auch von vorne und hinten beurteilt werden. Das Pferd bewegt sich entweder mit einer geradlinigen Bewegung nach vorne oder die Beine bewegen sich in einer Bogenbewegung. Die nach vorne schwingende Gliedmaße kann sich gegen oder um die stützende Gliedmaße bewegen.

Bewegungsstörungen

Häufige Bewegungsstörungen sind das Greifen und das Streichen. Beim Greifen kommt es zur Berührung der Hinterbeine mit den Vorderbeinen. Beim Streichen berühren sich die paarigen Gliedmaßen. Am häufigsten ist das Streichen an den Hinterbeinen zu beobachten.

Ebenfalls um eine Bewegungsstörung handelt es sich bei Lahmheit. Lahmheit bedeutet nicht zwingend, dass das Pferd an einem oder mehreren Beinen erkrankt ist. Die Lahmheit kann auch äußere physikalische Ursachen haben. Unterschiedlich beschnittene Hufe, die dadurch ein Bein verlängern und das andere verkürzen, führen zu einer Lahmheit. Der Grad der Lahmheit reicht von Stufe „L1" (eine leichte Störung des Taktes) bis zu „L5" , womit ein „stocklahmes" Pferd bezeichnet wird, das sich von alleine nicht mehr bewegen wird.

Eine Lahmheitsursache kann aus dem unteren Bereich eines Beins kommen, man spricht dann von Stützbeinlahmheit, oder aus dem Bereich oberhalb der Karpal-/Sprunggelenke – in diesem Fall spricht man von der Hangbeinlahmheit. Die Diagnose, ob das Pferd stütz- oder hangbeinlahm ist, gelingt mit dem bloßen Auge selten. Die häufigsten Lahmheiten sind Stützbeinlahmheiten. Zur Lokalisation betrachtet man am besten den Kopf/die Kruppe des Pferdes. Ist der Kopf bzw. die Kruppe gehoben, belastet das Pferd in diesem Moment das erkrankte Bein. Ist der Kopf bzw. die Kruppe in einer Tiefposition, belastet das Pferd das gesunde Bein.

Eisenbeschlag

Ein Hufbeschlag hat – neben dem Schutz des Hufes – wichtige Aufgaben zu erfüllen. Er muss

- falls nötig, den Huf vor übermäßiger Abnutzung schützen,
- korrektives Schneiden ergänzen,
- als korrektiver Beschlag wirken und
- er wird in der Huforthopädie flankierend zur tierärztlichen Behandlung eingesetzt.

Der Einsatz in diesen Fällen macht Sinn, ist aber mit Verstand und Bedacht zu wählen, da mit dem Hufbeschlag auch Nachteile verbunden sind:

- der Hufmechanismus wird behindert,
- die Austrocknung der Hornkapsel wird gefördert,
- der Tragrand verringert sich auf zirka 20 mm, wodurch die punktuelle Belastung dieses Bereichs steigt,
- die Gleiteigenschaften der Gliedmaßen verändern sich,
- der Hornabrieb ist oft verstärkt auf den Trachtenbereich verlagert,
- die Verletzungsgefahr ist erhöht und
- die Hufbalance ist verschlechtert.

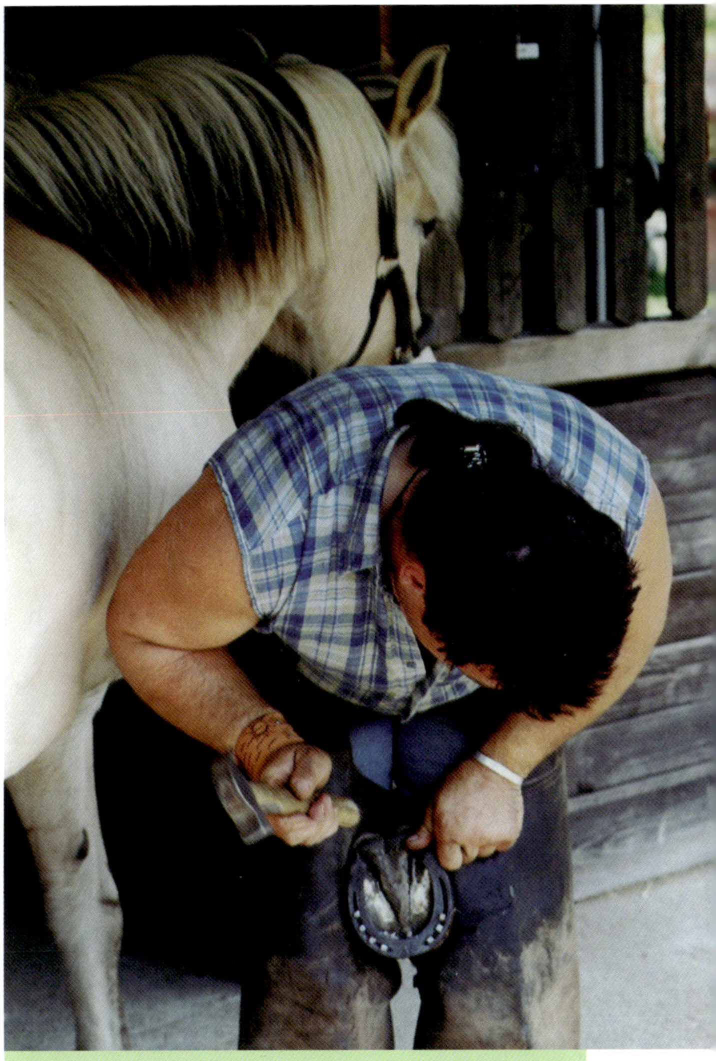

Korrekte Eisenbeschläge = „Präzisionsarbeit am lebenden Objekt".

Der **Begriff „Gleiten"** sorgt immer wieder für Verunsicherung: Der auffußende Huf erfährt eine leichte Vorwärtsbewegung. Hier entstehen Reibung und Abnutzung. Diese Bewegung ist mit dem bloßen Auge nicht erkennbar! Hiermit wird immer wieder das offensichtliche „Rutschen" eines mit Hufeisen beschlagenen Pferdes auf hartem Untergrund verwechselt.

Das Auffußungsverhalten des Pferdes ist aber kein Argument gegen einen Beschlag mit Kunststoff oder den Hufschutz mit geklebten oder geschnallten Schuhen aus Polyurethan. Die Walkarbeit, also die Formveränderung, die der Kunststoff in der Phase des Auffußens erfährt, entspricht nahezu der Bewegung, die der unbeschlagene Huf beim Auffußen erfährt.

Der **Begriff „Hufbalance"** bezeichnet das Verhältnis von Fläche zur Lastaufnahme des Hufes. Wird eine diagonale Verbindungslinie zwischen den Trachtenecken und den diagonal liegenden Punkten auf dem Tragrand gezogen, die genau im Bereich des Abrollpunkts sind, so kreuzen sich die beiden Diagonalen über dem Strahlkörper. Der Bereich hinter dem Schnittpunkt bis zur Tracht nimmt zwei Drittel des Pferdegewichts auf und der Bereich davor ein Drittel. Die Flächengröße vor und hinter dem Schnittpunkt sollte ähnlich groß sein. Im Grunde liegen die beiden Hauptforderungen für den Hufbeschlag auf der Hand:

- Durch Erstellung eines Jahresnutzungsprogramms sind die Hufbeschlagsphasen zu bestimmen und auf eine möglichst geringe Anzahl von Hufbeschlägen zu reduzieren.
- Die Ausführung des Beschlags muss so gestaltet sein, dass die oben angesprochenen Nachteile minimiert sind.

Anforderungen an einen guten Beschlag

Das Ausschneiden der Hufe korrigiert die Stellung der Gliedmaße. Es muss ein ausreichend langes Vortraben auf ebenem Untergrund vorangegangen sein. Die alleinige Beurteilung der Gliedmaßenstellung im Stand reicht nicht aus, denn Besonderheiten sind nur in der Bewegung zu erkennen. In jedem Fall ist die Stellung zum Fesselstand von der Seite auf das korrekte Maß zu korrigieren. Von vorne und von hinten ist das Maß der Korrektur auch vom Alter des Pferdes abhängig. Bis zum 4. Lebensjahr muss man auf eine Korrektur zum Regelmäßigen bestehen. Diese Arbeit ist eine absolute Präzisionsarbeit!

Beispiel: Wird beim Beschneiden der Hufe an der Innenwand ein Millimeter zuviel Horn abgenommen, so steht das Pferd nun um einen Zentimeter bodenweit! Man bedenke: Nach schlechtem Ausschneiden kann kein vernünftiger Beschlag mehr folgen!

Es ist dringend davon abzuraten, die dünne Hornsohle (abgesehen vom Entfernen des Verfallshorns) zu beschneiden. Ein Probeschnitt im Bereich der Hufzehe ist auch für den sehr erfahrenen Hufschmied ratsam. Der Gebrauch von Messwerkzeugen (z. B. Hufwinkelmesser) ist durchaus ein Zeichen von präziser Arbeitsweise. So kann der Hufbearbeiter eher gewährleisten, dass er identische Hufe an den paarigen Gliedmaßen erreicht.

Schon in einem Standardwerk des europäischen Hufbeschlages, in „Der Fuß des Pferdes“ von *A. Fischer*, wird das Formen des Hufeisens wie folgt beschrieben: „Das Hufeisen wird bis zur weitesten Stelle am Huf nach der weißen Linie geformt, im hinteren Bereich nach dem Kronrand gelegt. Das Eisen endet in der Hälfte des gedachten Lotes von Ballen und Trachtenecke bei einem Reitpferd, bei einem hauptsächlich im Schritt gehenden Arbeitspferd läuft es bis an das Lot heran“.

Leider wird das in der Realität nicht immer befolgt. Es gibt immer noch die Tendenz, dass Hufbeschläge zu eng und deutlich zu kurz gearbeitet werden. Ein zu kurzer Beschlag erhöht die Belastung der Trachtenwand und bewirkt das Entstehen von untergeschobenen Trachten (besonders bei Pferden mit spitzeren Hufen). Es gäbe gute Gründe, über diese Minimalforderung von *A. Fischer* noch hinauszugehen. Aber warum werden so viele Pferde mit engen und viel zu kurzen Eisen beschlagen? Ein Hufschmied wird sehr oft nur an einem Kriterium gemessen: Wie lange halten die Eisen? Tritt sich das Pferd ein Eisen ab? Um das zu vermeiden, neigen einige Schmiede zu dieser den Zustand der Hufe verschlechternden Maßnahme. Die Länge der Eisen bestimmt die Lastenverteilung im Huf. Bedingt durch den Hufmechanismus weist der Trachtenbereich am meisten Abrieb auf. Wenn nun die Hufeisen zu kurz sind, so ist der Druck auf die Trachten zu groß. Die Trachtenwände werden immer stärker bröckeliges Hufhorn bekommen. Bei längeren Eisen wird der Druck aber besser verteilt, die Hufzehe mehr belastet, die Trachtenwände entlastet. Der Hufmechanismus funktioniert dann anatomisch so ähnlich wie beim Barhuf.

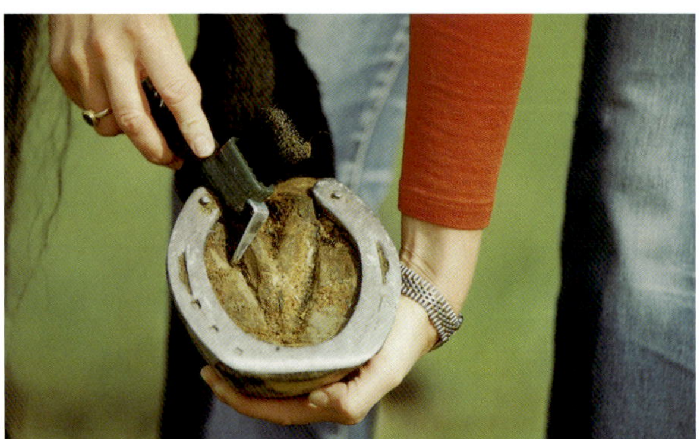

Der korrekte Beschlag hat sich auch nach einigen Wochen unter Belastung nicht verschoben.

Mit der Länge des Eisens steuert man auch die Belastung für die tiefe Beugesehne und die Hufrolle. Das über den Trachteneckenbereich herausstehende Eisen verhindert das Absinken der Trachten im weichen und unebenen Boden. Die sinnvolle Wirkung verlängerter Eisen ist so zu begründen: Die Achse des Mittelfußknochens trifft in ihrer Verlängerung hinter dem Huf auf den Boden. Somit liegt die größere Last im hinteren Bereich des Hufes! Die Beanspruchung der tiefen Beugesehne und deren Druck auf das Strahlbein kann verringert werden, wenn das Auflager im hinteren Bereich verbreitert und nach rückwärts verlagert wird.

Es ist Fakt, dass jeder Beschlag die Formveränderung („Hufmechanismus“) der Hufkapsel einschränkt. Ziel eines guten Hufbeschlages muss sein, die negativen Auswirkungen so weit wie möglich zu verringern: Die Zahl der Nägel ist auf ein absolutes Minimum zu reduzieren! Das Zusammenspiel von Nagelung und Hufmechanismus ist in einigen Studien untersucht worden. Das Ergebnis ist: Ein unbeschlagenes Pferd hat 100 % Bewegungsfreiheit in der Hornkapsel, ein mit acht Nägeln beschlagenes Pferd hat nur noch 42 %, ein mit sechs Nägeln beschlagenes Pferd hat aber noch 65 %!

Das Aufbrennen (oder besser das warme Aufrichten) des heißen Hufeisens auf das Hufhorn ist zeitlich und in der Intensität auf ein absolutes Minimum zu begrenzen. Der Sinn des Heißaufrichtens darf sich nur auf die Kontrolle der planen Auflagefläche des Eisens auf dem Huf und auf die Sichtkontrolle der Nagellöcher beschränken. Hufhorn besteht aus Eiweißmolekülen, welche bei Temperaturen über 42 bzw. 78 °C denaturieren. Ungleichmäßige Hitzezufuhr be-

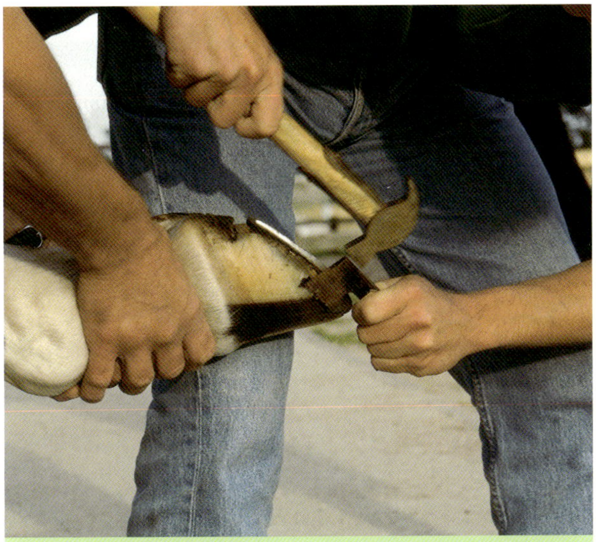

Je weniger Nägel ein Beschlag benötigt, desto besser für den Hufmechanismus!

wirkt erhebliche Spannungen in der Hornkapsel, dem Huf wird zudem wichtige Feuchtigkeit entzogen, was – ebenso wie molekulare Veränderungen – die Elastizität der Hornkapsel verringert. Auch wächst die Gefahr für Zusammenhangstrennungen des Hufhorns ebenso wie die – durch Denaturierungsvorgänge des Horns bedingte – vermehrte Bakterienaufnahme über die weiße Linie.

Schaut man sich das Abnutzungsbild eines Hufeisens nach sechs Wochen an, so ist es im Zehenbereich wesentlich stärker abgelaufen als im Resteisen. Im Extremfall findet man ein Hufeisen, das so stark verbraucht ist, dass es vorne auseinander gebrochen ist, obwohl die Materialstärke im Trachtenbereich noch vollständig erhalten ist. Die Abrollreibung nach der zweiten Stützbeinphase ist so stark, dass sich diese einseitige Abnutzung einstellt. Das kann man durch sog. **Zehenrichtung** (= Umbiegen oder Umschmieden des Zehenteils am Hufeisen in Laufrichtung) reduzieren. Dazu muss man wissen: Vor dem Abschwingen des Hufs rollen die Vorderhufe ab. Wenn das Hufeisen keine ausreichende Zehenrichtung hat, wird die Abrollbewegung wegen der falschen Eisenformung eine erhöhte Eisenabnutzung verursachen. Das ist unbedingt zu vermeiden, denn die falsche Eisenformung führt zu einer ungeheuren Belastung der Sehnen und Bänder, speziell auch der Hufrolle. Viele Pferde erkranken durch fehlerhaften Hufbeschlag unnötigerweise an Strahlbeinproblemen!

Da jedes Pferd eigene physiologische Laufeigenschaften hat, muss sich der Hufbearbeiter sorgfältig an das Maß der notwendigen und dann ausreichenden **Zehenrichtung** herantasten. Die Zehenrichtung ist nur an den Vorderbeinen anzuraten, denn die Hinterbeine des Pferdes sollen nicht abrollen, sondern direkt abschwingen!

Mehr als ein „Kunstfehler" ist auch das Unterlassen von nötigen Schleifarbeiten am Hufeisen. Durch scharfe Kanten an den Hufeisen kann sich ein Pferd erheblich verletzen, zudem erhöht sich dadurch die Gefahr, dass das Eisen unter Hornverlust abgerissen wird.

Barhuf

Der Huf ist etwas Lebendiges – und alles, was lebt, reagiert auf Umwelteinflüsse. Entsprechend wirken äußere Einflüsse ein Leben lang auch auf Hufe ein. Ein Umbau der Hufform findet verstärkt im Fohlenalter, aber auch noch beim erwachsenen Pferd statt. Sind die vorwiegend frequentierten Laufuntergründe z. B. zu weich, so entwickeln sich weite Hufformen mit meist deutlich schlechteren Hornqualitäten, was mangelnde Stabilität bewirkt. Bei dauerhaft harten, unnachgiebigen Untergründen entwickeln sich enge Hufe mit sehr hartem Horn. Das klassische Hufeisen stellt für den Huf konstant einen harten Untergrund dar – mit der Folge, dass sich der Huf auf harten Untergründen zu einer engeren Hufform umbaut. Deshalb ist vom Grundsatz her bei fast allen Pferden das häufige Einschieben von „Barhufphasen" nicht nur möglich, sondern auch dringend anzuraten. Auch bei ungünstigen Stellungen oder Problemhufen ist dies – zumindest sporadisch – sinnvoll. Allerdings sind für langes Barfußlaufen nur Hufe mit regelmäßigen Stellungen und ausreichendem Hufhorn prädestiniert. Die Veränderung der Barhufe muss aber genau beobachtet werden, damit frühzeitig korrigierend eingegriffen werden kann.

Bei Pferden, die barfuß laufen, ist die Hornentwicklung stets sorgfältig zu beobachten. Verhindert werden muss, dass ein Pferd lahmt oder fühlig geht, sich Stellungsprobleme verschlimmern oder dringend notwendige korrektive oder orthopädische Beschläge zu spät angebracht werden. Erlernt werden muss deshalb von jedem Betreuer bzw. dem Reiter oder Fahrer eines unbeschlagenen Pferdes die Beurteilung des Abnutzungsgrads.

Mit zunehmendem Abnutzungsgrad verbreitert sich der Tragrand bei abnehmender Sohlenwölbung. Der Strahl wird auf dem Strahlkörper flächiger und der Druck nimmt durch die kleiner werdende Huffläche zu. Die einzig verlässliche Testmöglichkeit bietet der Drucktest mit der Untersuchungszange oder, etwas ungenauer, mit dem Daumen. Sollte aber der Drucktest mit der Untersuchungszange positiv ausfallen, ist ein Hufschutz längst überfällig. Mit dem Daumen übt man im Bereich der Strahlspitze Druck auf die Sohle aus. Wenn sie nachgibt, ist der Rat eines versierten Fachmanns nötig!

Ingolf Bender: Hufpraxis

Wildpferde vs. Hauspferde

Form, Funktion und Physiologie des Pferdehufs haben sich in Millionen Jahren entwickelt und bewährt. Im Laufe der Evolution hat das Pferd sich zum Zehengänger entwickelt und in seinem Bewegungsverhalten darauf spezialisiert (siehe hierzu das Evolutionsschema „Stammbaum des Pferdes" auf Seite 13). Der Pferdehuf ist optimal an die Bedingungen natürlicher Lebensräume angepasst, was sich auch aus langjährigen Beobachtungen des Verfassers bei Pferden der Dülmener Wildbahn in Westfalen ergibt. Diese Pferde laufen im Tagesschnitt – abhängig von der Jahreszeit, dem Futterangebot sowie dem Wasserbedarf – mehr als zehn Kilometer. Abrieb und Hornwachstum halten sich aber nie die Waage: Man sieht im Sommer etliche Pferde mit relativ langen Zehen, im Winter dagegen Pferde mit teils ausgebrochenen Hufen, ein für „Hauspferdemenschen" durchaus unästhetisches Bild. Natürliche Verhältnisse regulieren in Zyklen die Funktionsfähigkeit der Hufpartien im Wesentlichen durch (meist winterliches) Abbröckeln und Ausbrechen sowie durch anschließendes bodenbedingtes, aber selten akkurates „Rundschleifen". Unter naturkonformen Bedingungen, wie sich z. B. auch aus Beobachtungen bei Mustangs ergibt, sind Hufschäden und Lahmheiten an der Tagesordnung. Man muss bei allem berücksichtigen, dass Pferde in der Natur keinerlei Nutzleistung zu erbringen haben, kein Reitergewicht tragen müssen und auch nicht im Gespann auf Asphalt laufen. Unter solch naturkonformen Bedingungen werden z. B. Fohlen, die mit Hufdeformationen geboren werden (was gelegentlich vorkommt) und dadurch in ihrem Bewegungs- und Gruppenfolgeverhalten stark eingeschränkt sind, ganz natürlich selektiert – sie sterben frühzeitig. Das mag man einerseits gefühlsmäßig bedauern, doch dies ist bei Wildtieren ein „normaler" Vorgang und z. B. bei Rehwild auch nicht anders. Durch diese natürliche Selektion unterbleibt die genetische Weitergabe erblicher Deformationsfaktoren, was der Arterhaltung dient.

Es sind in erster Linie die konkreten Haltungsbedingungen sowie Art und Maß der Nutzung von Hauspferden als entscheidende Kriterien zu beachten, nach denen sich Hufpflege und -bearbeitung ebenso wie die Auswahl eines evtl. erforderlichen Hufschutzes richten müssen. Jede langdauernde „naturkonforme Selbstüberlassung", die sich ausdrückt in nur unregelmäßiger Hufkontrolle und zurückhaltender oder gar stümperhafter Selbstbearbeitung (oft aus Sparsamkeitsgründen oder mit dem Hinweis auf Wildpferde, „die auch nie einen Schmied sehen") ist deshalb als nicht pferdegerecht und tierschutzwidrig abzulehnen.

„Huf-Dickicht" – Berufe rund um den Huf

Pferdehalter blicken zunehmend nicht nur auf eine nahezu unüberschaubare Zahl von Hufpflegemitteln und Spezialfuttermitteln zur Förderung der Hufhornqualität, sondern sehen sich auch konfrontiert mit vielen Ideen, neuen Berufsbildern und Dienstleistern sowie damit verbundenen kontroversen Auffassungen zur Hufbearbeitung und zum Hufschutz. Nicht alle – teils gegensätzlichen – Richtungen sowie mehr oder weniger sinnvolle Außenseitermethoden können hier akribisch diskutiert werden. Im Folgenden sollen einige Hinweise das „Huf-Dickicht" erhellen.

Dienstleister

In den vergangenen Jahren ist aufgrund gestiegener Nachfrage und intensiver Beschäftigung mit allen Fragen rund um den Pferdehuf vieles untersucht und experimentell ermittelt worden. Dabei bildeten sich neue Berufsbilder heraus, die sich auf der Grundlage innovativer Sichtweisen und Praktiken inzwischen etabliert haben. Noch bis vor gut zwanzig Jahren gab es als ausschließlichen Dienstleister den Hufbeschlagschmied, der als selbstständiger Handwerksmeister alle typischen Arbeiten am Huf bewerkstelligte – von der Barhufpflege und -korrektur über den traditionellen Eisenbeschlag bis zu orthopädischen Beschlägen und sonstigen therapeutischen Maßnahmen, die teils in Zusammenarbeit mit Tierärzten zu erledigen waren (bzw. immer noch sind).

Heute teilen sich folgende, teils spezialisierte Dienstleister die Arbeiten am Huf, sie alle sollten Vertrauenspersonen des Pferdehalters sein:

a) Hufbeschlagschmiede; sie erlernen in der handwerklichen Ausbildung zum Hufschmied – neben den notwendigen umfangreichen anatomischen Grundlagen und dem Beurteilungswissen – primär den Umgang mit klassischem Eisenbeschlag. Hufeisen für alle Anwendungs- und Nutzungsbereiche werden z. B. heiß über dem Amboss geschmiedet und individuell angepasst. Erforderlich ist eine Handwerksausbildung mit Hufbeschlagprüfung nach den Bestimmungen der Handwerksordnung.
b) Huftechniker bearbeiten Hufe und verwenden Hufschutzmaßnahmen außerhalb des klassischen Eisenbeschlags, wozu vorzugsweise Kunststoff, Aluminium, Kombimaterialien, Klebeschuhe und Kunsthorn zählen.
c) Hufpfleger arbeiten mit den Methoden der Barhufpflege und setzen Hufschuhe zum Schutz der Hufe ein. Mit Raspel, Messer und Hufschneidezange bearbeiten sie Hufe und lösen die verschiedensten Hufprobleme. Oft begleiten sie die Umstellung eines beschlagenen Pferde zum Barhufpferd.

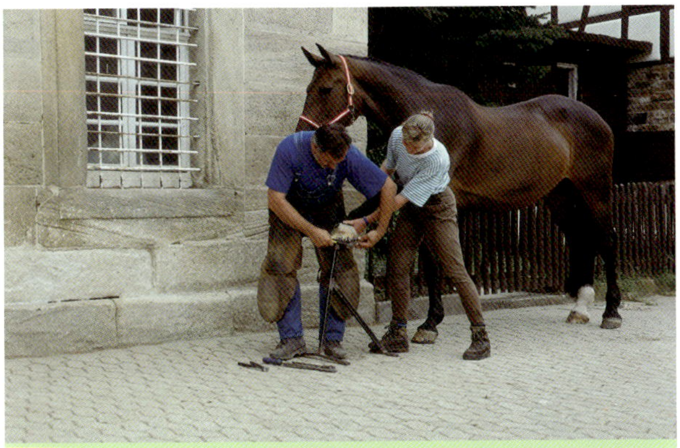

Hufbeschlagsschmiede zählen zur Hauptberufsgruppe unter den Dienstleistern rund um den Huf.

d) Hufheilpraktiker (nach *Dr. med. vet. Hiltrud Strasser*) beschäftigen sich „ganzheitlich" mit dem Pferd. Gemeint ist die Gesunderhaltung/Prävention und die Behandlung und Heilung von Hufen im ganzheitlichen Sinne, also nicht ausschließlich Hufpflege im primär handwerklichen Verständnis. Die Auffassungen werden kontrovers diskutiert.
e) Huforthopäden sind geschult im Erkennen und Behandeln der angeborenen oder erworbenen Fehler der Hufe. Sie verfolgen das Prinzip, den Huf so zu bearbeiten, dass er seine physiologische Form behält oder – sollte er diese schon verloren haben, dass er sich in eine optimale Belastungssituation „zurücklaufen" kann. Huforthopädie nutzt dabei primär die Kräfte, die den Huf tagtäglich formen und verformen.

Differenzen und Rechtslage

So sehr sich Denkgebäude und praktische Ziele der unterschiedlich ausgerichteten Hufbearbeiter manchmal unterscheiden mögen, so sind doch alle verantwortlich mit der Arbeit am Huf befassten Experten letztlich dem Motto verpflichtet: „Gesunde Hufe sind die Grundlagen für ein gesundes Pferd". Wie in allen Berufen, so gibt es auch in jeder Huf-Berufssparte talentlose, fortbildungsunwillige, argumentationsresistente, kontraproduktiv unsauber arbeitende und – am Ergebnis gemessen – in summa absolut unfähige Zeitgenossen. Diese muss der Pferdebetreuer aber im Interesse jedes Vierbeiners flott „als Spreu im Weizen" erkennen und „ausquartieren" (siehe „Checkliste" in Tabelle 25, Seite 152).

Ein aktuelles deutsches Gesetz schreibt ab 2007 vor, dass generell zur Ausübung aller Berufe, die sich mit Hufpflege und -technik befassen, künftig erst einmal das traditionelle Handwerk des Hufschmieds zu erlernen ist. Bis 2005 brauchten Hufbearbeiter, soweit sie keine Eisenbeschläge ausführten, diese Handwerksausbildung nicht. Allerdings gibt es Ausnahmen von diesem gesetzlichen Grundsatz und auch eine Übergangslösung (Bestandsschutz) für Hufpfleger ohne Hufbeschlagprüfung.

Vorbereitungen

Nur wenn ein Pferd richtig auf die Hufbearbeitung bzw. einen Beschlag vorbereitet wurde und auch die „Rund-um-Bedingungen" stimmen, kann Qualitätsarbeit geliefert und zu Recht erwartet werden. Es sind zwei Komplexe, die zu berücksichtigen sind: Grunderziehung sowie Arbeitsvorbereitung und Arbeitsbedingungen.

Jeder Einsatz von **Oberlippenbremse oder Sedativa** (das sind Beruhigungsmedikamente zur Ruhigstellung eines Pferdes) ist auf wirkliche Sonderfälle zu beschränken. Diese sind nur gegeben, wenn einem Pferd durch die Bearbeitung unvermeidbare Schmerzen zugefügt werden müssen oder durch falsche Erziehung/Behandlung traumatische „Schmiedephobie" vorliegt, die nicht kurzfristig korrigierbar ist. Sedative sind durch einen Tierarzt zu verabreichen, und zwar rechtzeitig vor jeder Erregung oder Aggression, da sonst bei bereits erregten Pferden eine sog. inverse Reaktion mit Panik ausgelöst werden kann, die im Chaos endet. Beim Einsatz einer Oberlippenbremse („Nasenbremse") werden durch Akupressurwirkung beruhigende körpereigene Endorphine freigesetzt, worauf sich das (vorher noch nicht erregte Pferd) für kurze Zeit entspannt. Dieses Zwangsmittel darf nicht länger als 10 Minuten eingesetzt werden, um Durchblutungsstörungen zu vermeiden. Eine handelsübliche Oberlippenbremse besteht aus einem

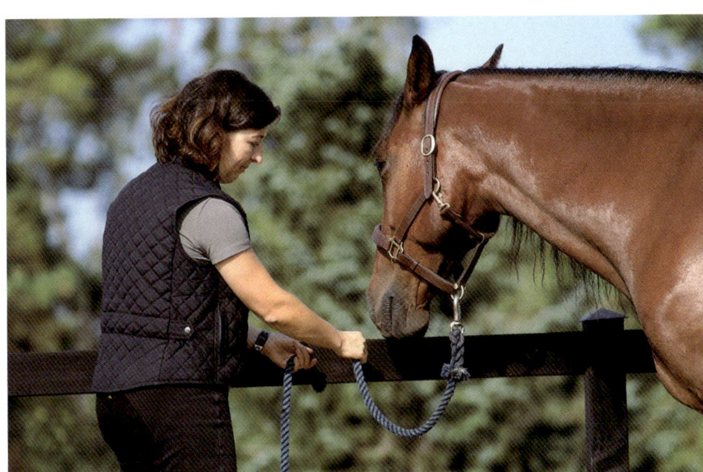

Das Pferd korrekt anzubinden, gehört zum Einmaleins des Reiters und Pferdehalters. Zaunlatten oder andere instabile Gegenstände sind zum Anbinden völlig ungeeignet.

Tabelle 25: Checkliste „Kriterien für einen qualifizierten Hufbearbeiter"

Kriterium	Erläuterung
Berufliche Qualifikation	Entsprechend der Rechtslage muss jeder Hufbearbeiter in Deutschland (u. a. im Hinblick auf den Tierschutz) über die gesetzlich vorgeschriebene Befähigung für den Beruf verfügen und dies nachweisen können; in anderen EU-Staaten sind die Vorschriften weniger streng.
Gewerbeanmeldung	Jeder Hufbearbeiter muss ein Gewerbe angemeldet haben und in seiner Rechnung die Steuernummer ausweisen; hieran erkennt man u. a. „Schwarzarbeiter", denn sie arbeiten nicht gegen Rechnung. Die Beschäftigung von „Schwarzarbeitern" ist nicht nur verboten und mit Strafe bedroht, sie beschneidet auch den qualifizierten Hufbearbeitern, die sich fortbilden und über eine Haftpflichtversicherung verfügen sowie u. a. auch für junge Leute Ausbildungsplätze schaffen, die Existenz.
Persönliche Qualifikation	Hufbearbeiter müssen in Verhalten und Ton angemessen auf Pferde eingehen, sie dürfen einerseits nicht ängstlich oder zu zimperlich sein, andererseits aber auch nicht cholerisch und rabiat „ihren Job durchziehen" und Pferde mangels Geduld und Verständnis drangsalieren. Erziehung und richtig verstandene (frühzeitige) Disziplinierung zur Schmiedefrömmigkeit sind Aufgabe des Pferdebetreuers, was aber nicht ausschließt, dass ein Hufbearbeiter durch angepasste Maßnahmen während der Hufbearbeitung regulierend eingreift.
Erfahrung/körperliche Befähigung	Hufbearbeitung zählt zu den Dienstleistungen, die sowohl geistig als auch insbesondere körperlich hohe Anforderungen stellen; körperlich zu schwache Dienstleister können unerfahrene Pferde oder solche, die z. B. durch „Schmiedephobie" bereits in ihrem Verhalten stark problematisch sind, zusätzlich verunsichern durch zögerliches, kraftloses Vorgehen. Unerfahrene, geistig-theoretisch unsichere Hufbearbeiter mit nur begrenztem Wissen erkennt man daran, dass sie ihre Korrekturarbeiten nicht vor Bearbeitung der Hufe klar erläutern und anschließend auch nicht begründen können. Es gibt zwar langjährige Praktiker, die wissen, „wo's lang geht" und statt zu diskutieren, gleich das Pferd begutachten und mit der Arbeit beginnen; von ihnen erhält man kaum verbale Begründungen, aber oft beste Arbeitsergebnisse. Hier bedarf es der Menschenkenntnis und des Fingerspitzengefühls, wobei es das gute Recht des Pferdebetreuers ist, Fragen zu stellen und darauf schlüssige Antworten zu erhalten.
Begutachtung des Pferdes	Hufbearbeiter, die Pferde nicht (unaufgefordert und auf festem Grund!) ausgiebig vor jeder Bearbeitung sowohl im Stand als auch in der Bewegung von vorn, von der Seite und von hinten begutachten, sind in der Regel unqualifiziert oder nicht tolerierbar nachlässig; auch nach der Bearbeitung muss eine Kontrolle durchgeführt werden; siehe hierzu die Ausführungen zum Kapitel „Hufanatomie, Beschlag, Barhuf" auf Seite 141 ff.
Qualität der Arbeit	Wesentlicher Qualitätsmangel einer Hufbearbeitung ist in der Regel, wenn Pferde nach Bearbeitung oder Beschlag (unvorhersehbar) lahmen oder längere Zeit „fühlig" laufen. Bei Umstellung von Beschlag auf Barhuflaufen ist ein kurzzeitiges „fühliges" Laufen oft z. B. vorhersehbar und muss insofern zunächst einmal kein Qualitätsmangel sein; gleiches gilt u. a. nach Anpassung von Hufschuhen, die ein Pferd (wie auch jeden Beschlag) erst einige Tage „einlaufen" muss. Zu berücksichtigen ist, dass selbst jeder exzellente Hufbearbeiter auch einmal Fehler machen darf: Nicht immer sind Hufnägel auf Anhieb so zu platzieren, dass sie richtig sitzen, was auch mit der etwas unterschiedlichen Anatomie (Hornwanddicke) jedes Pferdes zu tun hat; auch kann durch plötzliche Ruckbewegungen des Pferdes das Hufmesser des Bearbeiters beim Beschneiden des Strahls ungewollt einmal „ins Leben" stechen. Dies sind im Ergebnis Kleinigkeiten, die flott behoben sind. Wenn aber Pferde öfter schon nach kurzer Zeit Hufeisen verlieren, diese sehr unregelmäßig ablaufen oder nach Bearbeitung oft klamm laufen oder lahmen, dann sind dies Indizien, die – ebenso wie das Vernachlässigen der sog. Zehenrichtung vorn (siehe hierzu Seite 149) – Qualitätsmängel des Hufbearbeiters belegen.

Tabelle 25 (Fortsetzung): Checkliste „Kriterien für einen qualifizierten Hufbearbeiter"

Kriterium	Erläuterung
Zuverlässigkeit	Neben den fachlichen Anforderungen sind – wie in übrigen Dienstleistungsbereichen auch – geschäftliche Anforderungen und Kundennähe als Zusatzkriterien zu bewerten. Unzuverlässige Schmiede, die (einmal abgesehen von Verhinderungen durch Notfalleinsätze bei Rehepferden u. Ä. oder bei eigener Erkrankung) stets die anberaumten Termine beliebig überschreiten, sind sowohl für Pferdebetreuer, aber auch für Pferde unakzeptabel, denn jeder Pferdebetreuer wird das Pferd immer rechtzeitig von der Weide holen, es bereits anbinden, vielleicht schon vorsorglich mit Fliegenabwehrlotion einsprühen, die Hufe säubern, es evtl. vorher ablongieren usw., so dass sich gravierende Unpünktlichkeit auf den gesamten Ablauf und nicht zuletzt auch auf die Stimmung auswirkt. Daraus resultierende Ungeduld und Hektik sind aber der Feind jeder Hufbearbeitung und wirken sich auch auf das Pferd aus. Wenn dann Hufbearbeiter noch untaugliches Werkzeug benutzen oder Utensilien vergessen haben und improvisieren müssen, ist dies unprofessionell und für jeden Auftraggeber unzumutbar.

etwa 25 cm langen Griff und einem Strick, der mindestens 1 cm dick ist (Heukordeln und sonstige Provisorien sind zu dünn, sie verletzen und schneiden in die Haut; tierschutzwidrig sind auch andere Zwangsmittel wie die „polnische Ohrenbremse" und ähnliche Marterutensilien aus grauer Vorzeit!).

Grunderziehung

Die Erziehung zum ruhigen Stehen und Alleine-Angebundensein beginnt im Fohlenalter (siehe hierzu auch die Ausführungen zum Abschnitt „Anbinden" im Kapitel „Pferdepflege", Seite 196). Man sollte nicht erst kurz vor dem oder beim Hufbearbeitungstermin ernsthaft damit beginnen! Wenn Pferde nicht gewohnt sind, alleine angebunden zu stehen, kann auch ein ruhiger Kumpan daneben angebunden werden (allerdings vermeidet man zur Unfallverhütung, zwischen den angebundenen Pferden zu arbeiten, weshalb ein Wechsel des Anbindeplatzes erforderlich ist, wenn die jeweils andere Seite bearbeitet wird). Bei jungen, „noch zackeligen" Pferden kann es sich empfehlen, diese nicht anzubinden. Dann steht der Betreuer am Kopf, hält den Führstrick und kann abrupte Bewegungen des Pferdes einfühlsam korrigieren. Rechtzeitiges Training trifft auch auf das Hufegeben zu. Dies sind Anforderungen an den Betreuer – der Hufbearbeiter ist dafür nicht verantwortlich. Rechtlich muss klar gesehen werden, dass kein Hufbearbeiter (und übrigens auch kein Tierarzt!) verpflichtet ist, Pferde zu behandeln oder an ihnen zu arbeiten, wenn von diesen erhebliche Gefahren für ihn selbst oder andere beteiligte Menschen ausgehen. Wenn Pferde sich gefährlich unerzogen gebärden, kann ein Hufbearbeiter seine Dienstleistung verweigern (u. U. muss er es sogar aus Versicherungsgründen, um sich den Vorwurf grob fahrlässigen Selbstverschuldens eines evtl. Unfalls zu ersparen). Er hat dann einen Schadenersatzanspruch gegen den Pferdeeigner und sowohl Fahrtkosten als auch entgangener Gewinn können von ihm völlig zu Recht auch ohne Hufbearbeitung eingefordert werden. Das Ideal des absolut ruhig stehenden Pferdes gibt es nicht, aber man kann vieles vorbereitend tun, um jedes Pferd an das Hufegeben und längeres Aufhalten zu gewöhnen. Hält man ein Bein auf, dann sollte beachtet werden, dass sich das Pferd auf den anderen drei Beinen ausbalancieren kann. Ein plötzliches „Hochreißen" eines Beins ist kein korrektes Aufnehmen, sondern kontraproduktiv, weil das Pferd nicht darauf gefasst ist und das Gleichgewicht verliert. Deshalb ist das selbstständige Hufegeben/Aufheben zu üben, um es jederzeit abrufen zu können. Das Kommando „Gib Fuß!" – verbunden mit einem Zupfen an der Beugesehne – veranlasst nach kurzer Übungszeit ein Pferd zum Anheben des Fußes und zum Verlagern des Gewichts auf die drei übrigen Füße. Damit ein Pferd das begreift und behält, muss es bei Erfolg gelobt werden, denn nur so lernt es für die Zukunft.

Tipp Hufe richtig aufheben

Vorderbeine sollte man nicht zu weit zur Seite ziehen, denn das führt zur Widersetzlichkeit (das Vorderfußwurzelgelenk ist als Scharniergelenk nur eingeschränkt seitlich beweglich!). Die Hinterbeine dürfen nur so weit angehoben werden, wie es das Pferd zulässt (sobald große Kraftanstrengung des Aufhalters notwendig ist, ist diese Grenze überschritten). Bei sehr alten oder auch bei jungen Pferden empfiehlt es sich (damit sie nicht umfallen), zunächst das Hinterbein nach vorne unter den Bauch hoch zu ziehen und dann erst nach hinten zu führen.

Arbeitsvorbereitungen/Arbeitsbedingungen

Sinnvoll ist es, sich als Pferdebetreuer in die Arbeitswelt eines Hufbearbeiters, von dem man präzise Arbeit verlangt, einzufühlen. Zu jeder sorgfältigen Arbeit gehört ein Arbeitsplatz, der das Arbeiten nicht unnötig erschwert. Das bedeutet: Auf unbefestigtem Untergrund, gar in Matsch und ohne Überdachung bei Regen kann niemand ordentlich und gut motiviert (außer in Notfällen) als Hufbearbeiter eine befriedigende Dienstleistung erbringen. Auch bei Weidehaltung oder naturnaher Offenstallhaltung sollte ein sauber gekehrter, im Sommer gesprengter, ebener, gepflasterter Platz mit den Mindestmaßen 2,50 × 3,50 m zur Verfügung stehen bzw. rechtzeitig hergestellt werden (evtl. mit wieder entfernbaren Betonplatten in einem Sandbett – mit Wasserwaage nivelliert und fest verlegt durch sog. Rütteln). Hinzu kommt, dass zum Vortraben auch ebener, fester Untergrund vorhanden sein sollte (ein „buckeliger" Feldweg ist dazu ungeeignet). Zur Arbeitsvorbereitung, für die der Pferdebetreuer verantwortlich ist, zählt auch das Hereinholen der Pferde von der Weide und das Säubern der Hufe. Auch ein Besen sowie ein Abfalleimer für altes Hufhorn und abgezwickte Nagelspitzen erleichtern zwischendurch die Sauberhaltung des Arbeitsplatzes (denn niemand arbeitet allzu gerne im „Dreck"). Wenn heiß mit Eisen beschlagen wird, ist ein Eimer mit Wasser zur Hufeisenabkühlung bereitzustellen. Sind elektrische Maschinen erforderlich (z. B. Winkelschleifer zum Anschleifen von Eisen), stellt man rechtzeitig eine Netzstrom-Kabeltrommel bereit. Zwar eher nebensächlich, aber für kultivierte Pferdeleute ist es selbstverständlich, dass dem Hufbearbeiter im Sommer kalte Getränke angeboten werden – diese kann man am Stall, z. B. in einer Kühltasche, bereithalten. Angenehme Arbeitsbedingungen schaffen auch hier ein gutes Klima und beeinflussen die Leistung positiv.

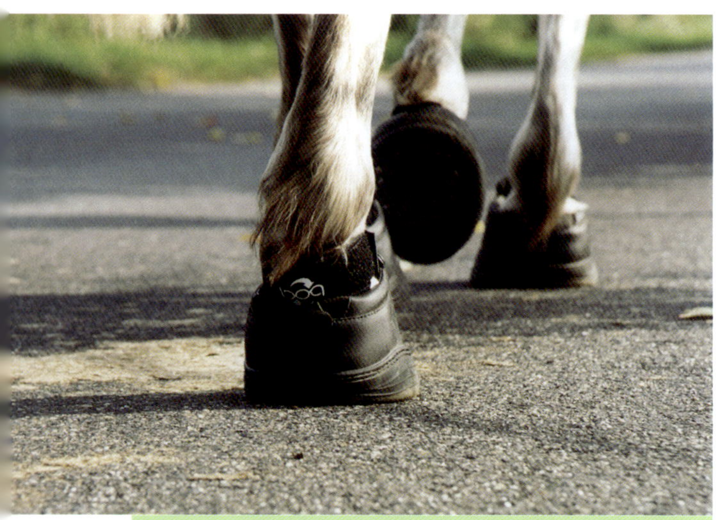

Eine Alternative zum Hufbeschlag sind Hufschuhe, die aber individuell angepasst werden müssen.

Tabelle 26: Kostenbeispiele für Dienstleistungen und Material

Tätigkeit/Material	Preis in Euro
Ausschneiden	25,00 bis 40,00
Komplett beschlagen (ohne Material)	65,00 bis 110,00
Nur vorn oder hinten beschlagen (ohne Material)	55,00 bis 65,00
Aluminiumbeschlag (z. B. von Kerckhaert)	3,50 pro Stück
Kunststoffbeschlag (z. B. von Hippotech)	7,50 pro Stück 14,00 je Paar
Kunststoffbeschlag mit Eisenkern (z. B. von Öllöv)	10,00 pro Stück 19,50 je Paar
Stollen	1,50 pro Stück
Hufgrip (mit Einbau)	10,00 pro Stück
Hufklebeschuhe (z. B. von Mustad oder Ibex – einschl. Bearbeitung/Aufkleben)	140,00 je Paar

Alternativer Hufschutz

Die grundlegenden Sachverhalte zum Barhuf und zum traditionellen Eisenbeschlag enthält das Kapitel „Hufanatomie, Beschlag, Barhuf" (siehe Seite 141 ff.). Hufe kann man, soweit erforderlich, auch „alternativ" schützen. Es sind (neben einer Vielzahl von Eisenbeschlägen) zu unterscheiden

- genagelte Hufbeschläge aus Aluminium/Verbundwerkstoffen/Kunststoffen,
- geklebter Hufschutz und
- Hufschuhe (anschnallbar), die als Schutz Hufe „ummanteln", aber jederzeit ohne großen Aufwand entfernbar sind.

Bei Auswahl des passenden Hufschutzes empfiehlt es sich, dies immer mit einem erfahrenen Hufexperten abzusprechen. Dieser sollte nicht nur alle Alternativen kennen und praktische Erfahrungen damit gesammelt, sondern auch das Pferd vorher fachgerecht sowohl im Stand als auch in der Bewegung auf planem, festem Untergrund beurteilt haben.

Kunststoffbeschlag

Obwohl Kunststoffbeschläge nicht selten von Ungeübten falsch angebracht werden, zeichnen sich diese Beschläge grundsätzlich (im Vergleich zum Eisenbeschlag) durch niedriges Gewicht und günstigere Dämpfungswirkung aus. Fast wie ein Barhuf kann sich der so geschützte Huf gelenkschonend an den

Boden anpassen, wobei auch die bessere Blutversorgung des Organs Huf hervorzuheben ist. Zur Verarbeitung gehört großes handwerkliches Geschick und die strikte Beachtung der Verarbeitungsgrundsätze, wozu z. B. immer ein Vorbohren mit individuellem Anpassen der Nagellöcher an die Wand der Nagelstelle voraussetzt. Bereits hieran erkennt der Pferdehalter, ob es sich um einen kundigen Huf-Bearbeiter handelt.

Klebeschuhe

Ähnlich wie beim Kunststoffbeschlag, muss jeder Huf-Bearbeiter umfangreiche Kenntnisse mitbringen, um zunächst den richtigen Klebeschuh für das jeweilige Pferd (Hufform!) und dessen Verwendung auszuwählen. Richtig angebracht an sachverständig hergerichteten Hufen sind Klebeschuhe eine gute Alternative.

Kunsthorn

Durch Kunsthorn können Teile der Hornkapsel ersetzt werden – aber nur bei sachgerechter Modellierung und Auswahl des richtigen Präparats (z. B. Equilox, das auch mit Glasfaser zusammen verwendet werden kann).

Hufschuhe

Anschnallbare Hufschuhe haben sich seit Jahren bewährt. Man unterscheidet „Krankenschuhe", u. a. für Rehepferde (dabei wird als Dämpfungsmaterial z. B. Schaumgummi in den Schuh unter die Hufsohle des Pferdes gelegt), und „Normalschuhe". Hufschuhe bestellt man nicht einfach „nach Katalog", sondern die Auswahl muss immer unter Berücksichtigung verschiedener Faktoren erst fachkundig durchgecheckt werden. Dabei ist vorrangig (möglichst auch unter Beteiligung eines Experten) zu klären, ob ein bestimmter Hufschuh auch zur Bewegung des speziellen Pferdes passt, denn Länge der Bewegungsbögen und Planheit der Fußung hängen u. a. vom Gewicht des Hufschutzes ab. Natürlich sollte als weiteres Kriterium ein Hufschuh auch größenmäßig zum Pferd passen, wobei ein genaues Anpassen meist durch unterschiedliche individuelle Maßnahmen nach Vorgaben des Herstellers vorgenommen werden muss.

Huferkrankungen

Erkrankungen der Hufe, von Strahlfäule über Hufabszesse bis zur Hufrehe, sind ein weites Feld und meistens haltungs- und nutzungsbedingt, weshalb Vorbeugung Sache des Pferdebetreuers ist. Vorbeugung beginnt bereits im Fohlenalter, denn durch unterschiedliche Haltungsmängel – einschließlich Vernachlässigung der Hufpflege und/oder fehlende Hufkorrektur – werden die Grundlagen für viele spätere

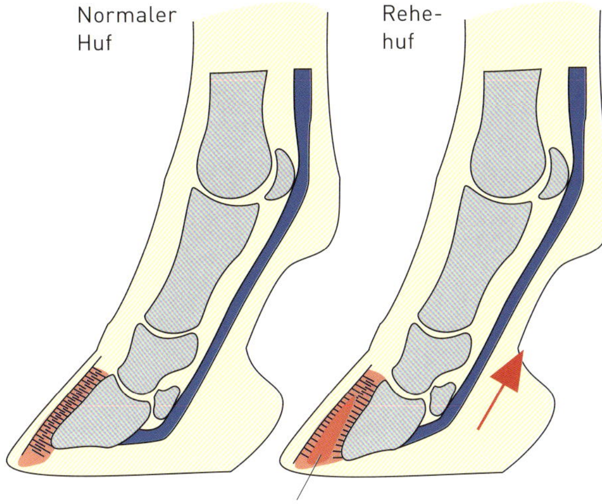

Probleme bereits gelegt. Im Folgenden soll die verbreitetste Erkrankung der Hufe, die sog. Hufrehe, besprochen werden, da diese Erkrankung zunehmend als „Zivilisationserkrankung" auf dem Vormarsch zu sein scheint.

Hufrehe ist die Folgeerscheinung entweder einer akut-kurzfristigen, manchmal auch periodisch auftretenden oder oft auch ständig fortdauernden Unterbrechung des Blutflusses zur Huflederhaut aus unterschiedlichen Ursachen. Die gesunde Huflederhaut sichert das Hufbein (das ist ein keilförmiger Knochen) im Fuß des Pferdes gegen die Hornwand. Durch einen die Hufrehe kennzeichnenden Entzündungsprozess wird die Huflederhaut durchweg nachhaltig beschädigt und die Verbindung des Hufbeins zur Hornwand beeinträchtigt. Im fortschreitenden Stadium können sich Hufbein und Hornwand sogar trennen, weil die beschädigte Huflederhaut nun nicht mehr in der Lage ist, die Verbindung des Hufbeins zur Hornwand statisch aufrechtzuerhalten. Dadurch kann sich das Hufbein im Fuß nach unten verschieben und die Hornsohle durchbrechen. Hufrehe kann einen oder alle Hufe betreffen, meist sind beide vorderen Gliedmaßen betroffen. Die einzig wirksame Maßnahme gegen Hufrehe ist Vorbeugung.

Früherkennung und vorbeugende Therapie

Ein Team der veterinärmedizinischen Fakultät der Freien Universität Berlin fand heraus, dass bei Fütterungsrehe in der Entstehungsphase (sog. Initialzeit) bereits Anzeichen feststellbar sind – noch bevor die Hufreheerkrankung sich mit klinischen Symptomen manifestiert hat (RAU, VETimpulse Nr. 24, 2005). Aus dieser Früherkennung ergeben sich neue Möglichkeiten zur vorbeugenden Therapie, die den Prozess stoppen können. Gelingt dies, lahmt das betroffene Pferd erst gar nicht und zeigt auch nicht die für Hufrehe typische Schmerzstellung. In der Entste-

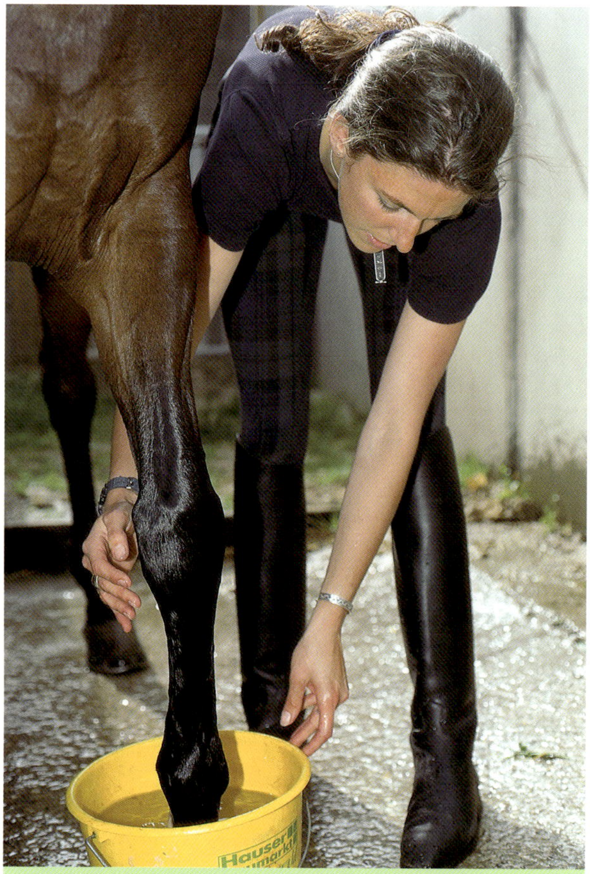

Bei einem Reheschub gehört das Kühlen der betroffenen Gliedmaße zu den Soforthilfemaßnahmen.

hungsphase bewegt sich ein betroffenes Pferd zwar noch normal und zeigt kein geändertes Fressverhalten, doch sind die Wärmeverhältnisse im Huf bereits anders als normal verteilt – und dieses Stadium gilt es rechtzeitig zu erkennen: Beim unauffälligen Huf eines „Normalpferdes" nimmt die Temperatur von der Krone bis zum Tragrand ab (das Temperaturgefälle beträgt etwa 1 °C je cm), in der Initialzeit aber ändert sich die Wärmeverteilung, sie besteht nun in einem zungenartigen Bereich an der Seitenwand des Hufes, der dann die gleiche Temperatur zeigt, wie sie im Bereich der Hufkrone herrscht! Dies kann durch ein **Wärmebild** (sog. Thermografie) relativ einfach gemessen/dargestellt werden. Hierzu bedient man sich einer handlichen, mobilen Wärmekamera (z.B. Pyrometer „HorseScan" der Firma Raytek, Internet: http://www.raytek.de). Der (preislich erschwingliche) Pyrometer misst berührungslos die Temperatur am anvisierten Körperpunkt. Er ist ein empfehlenswertes Hilfsmittel, das Betreuer vordisponierter bzw. leichtfuttriger Pferde im Interesse der Vierbeiner erwerben und einsetzen sollten. Mit ihm kann (und sollte) auch kontrolliert werden, ob und in welchem Maß eine Kühltherapie Erfolg hat (Wartezeiten von etwa vier Stunden bis zur Messung nach Kühlung sind einzukalkulieren, denn diese Zeit muss verstreichen, damit sich die maßgebende körpereigene Huftemperatur wieder einstellt).

Die vorbeugende Therapie (sie führt im besten Fall zur völligen Beseitigung der Problematik ohne jeden Medikamenteneinsatz) muss sofort bei festgestellten Wärmebildveränderungen, die eine Entstehungsphase belegen, einsetzen. Zu veranlassen sind (neben der Korrektur risikoreicher Haltungs- und Fütterungsmaßnahmen und nun laufend begleitender Wärmemessungen):

1. Kühlen der betroffenen Hufe (u. U. mehrere Wochen erforderlich; hierzu benutzt man Wasser speichernde Hufglocken mit Polstereinlagen, die jeweils abwechselnd im Kühlschrank auf 6 °C heruntergekühlt, anschließend für etwa eine Stunde angelegt und dann wieder heruntergekühlt werden) und
2. huforthopädische Versorgung durch Hochstellen der Trachten (was nachweislich erfolgreich ist, um Lageveränderungen des Hufbeins zuvorzukommen – vergleiche in diesem Zusammenhang die kritischen Ausführungen auf S. 159 zum Komplex „Trachtenkürzung").

Nach OBEL wird die akute Hufrehe in vier Schweregrade eingeteilt:

- Grad 1: Das Pferd hebt bei Ruhe im Stand die Hufe ständig abwechselnd. Im Schritt ist keine Lahmheit zu erkennen, im Trab ist der Gang kurz und steif.
- Grad 2: Das Pferde geht im Schritt steif vorwärts, das Aufheben eines Fußes ist ohne Probleme möglich.
- Grad 3: Das Pferd bewegt sich widerwillig, es wehrt sich gegen den Versuch, einen Fuß aufzuheben.
- Grad 4: Das Pferd verweigert zunächst die Bewegung; erst durch antreibenden Zwang gelingt dies.

Man unterscheidet verschiedene Arten von Hufrehe, die gleiche oder jedenfalls ähnliche Auswirkungen zeigen:

a) **Fütterungsrehe**, sie ist die häufigste Rehe und wird primär verursacht durch Aufnahme großer Mengen energiereichen Futters. Auslöser sind in erster Linie stark kohlenhydratreiche Futtermittel, z.B. Kraftfuttermittel oder besonders zuckerhaltiges Grünfutter (vgl. die sog. Fructanproblematik im Kapitel „Pferdefütterung", Seite 118). Der Rehe auslösende Schwellenwert wird immer dann erreicht, wenn in kurzer Zeit naturwidrige Futtermengen mit hoher Energiedichte gefressen werden, die das Pferd nicht schadlos verwerten kann. Frisst ein Pferd z.B. eine übergroße

Menge Hafer (dieser ist reich an Kohlenhydraten!) in einer Portion, dann presst der Magen, weil er unnatürlich mit Körnerbrei überladen ist, dieses Futter erheblich zu schnell und deshalb teils unvollständig vorverdaut in den Dünndarm. Danach gelangt das Futter in den Blinddarm, der als „Gärkammer" u.a. etliche Milliarden Rohfaser verdauende Bakterien, aber auch große Kolonien solcher Bakterien, die Kohlenhydrate verdauen, enthält. Durch das Überangebot an Kohlenhydraten vermehren sich nun explosionsartig alle jene Bakterien, die Kohlenhydrate verdauen – es entsteht zunächst ein Ungleichgewicht zwischen den unterschiedlichen Bakterienarten. Da die massenhaft sich vermehrenden Kohlenhydrat-Bakterien nun auch noch erheblich mehr Milchsäure als normal produzieren, verändert sich der Säurezustand (gemessen als sog. pH-Wert) im Darm von 7 (= neutral) auf etwa 6 (= sauer). Durch dieses veränderte Darmmilieu setzt wiederum ein Massensterben der Rohfaser-Bakterien ein, für die dieses saure Milieu lebensfeindlich ist. Die Rohfaser-Bakterien enthalten Endotoxine (Giftstoffe), die beim Absterben freigesetzt werden. Zusammen mit Milchsäure werden diese Giftstoffe aus dem Darm in die Blutbahn aufgesogen, das führt u.a. zu einer Übersäuerung des Organismus. Daraus resultieren als Folge Entzündungsprozesse mit Durchblutungsstörungen der Huflederhaut, was Schwellungen/Ödeme und enormen Druckschmerz im Huf verursacht. Die Oberhautblättchen lösen sich von den Lederhautblättchen und der Abstand von Hufbein und Hufwand vergrößert sich in dem Maße, in dem sich beide voneinander lösen.

Wird dieser Rehe-Vorgang nicht schon frühzeitig erkannt und gestoppt (was durch Wärmemessungen möglich ist, siehe S. 156), dann liegt meist bereits innerhalb von 48 Stunden eine chronische Rehe vor – mit kaum noch aufzuhaltenden schwerwiegenden Folgeschäden. Diese zeigen sich u.U. im Absinken des Hufbeins in die Kapsel, in einer Rotation des Hufes um das Hufgelenk, wobei die Hufbeinspitze zum Boden hin tendiert, oder in einer Kombination dieser Formvarianten. Bei schwerer Rehe drückt die Hufbeinspitze stark auf die Hufsohle. Die Hufbeinspitze weicht dem Druck von unten aus durch Verformung (sog. Nasenbildung). In schwersten Fällen bricht die Hufbeinspitze durch die Sohle. Das Endstadium bildet das sog. Ausschuhen, bei dem sich die Hufkapsel komplett ablöst – was in der Regel zum Verlust des Pferdes führt.

b) Meist durch fehlerhafte Nutzung entsteht eine **Belastungsrehe**. Eine Form wird als **„Marschrehe"** bezeichnet. Sie entsteht durch Überlastung/Erschütterung beim Laufen auf hartem Untergrund. Eine zweite Form der Belastungsrehe ist die „Stallrehe", die durch einseitige Schädigung auf einem gegenüberliegenden Bein auftritt (u.a. nach Ruhigstellung des anderen Beines, z.B. nach einer Fraktur). Marschrehe wird häufig nach längerem Galoppieren oder Traben auf hartem Untergrund, z.B. Asphalt, durch Traumen hervorgerufen – mit darauf folgenden Durchblutungsstörungen in den betroffenen Hufen. Bei der Stallrehe bewirkt die langandauernde Überbelastung des noch gesunden Beines (weil das zunächst erkrankte andere Bein nicht mehr voll belastet wird) eine Unterbrechung der Blutzirkulation (= Ischämie) in den Lederhautplättchen.

c) **Geburtsrehe**, sie wird durch „Nachgeburtsverhalten" ausgelöst (siehe hierzu auch die Ausführungen zum Kapitel „Zucht", Seite 247 ff.). Das Zurückbleiben von Teilen der Nachgeburt führt dabei zur bakteriellen Zersetzung in der Gebärmutter, wodurch – ähnlich wie zuvor bei der Fütterungsrehe beschrieben – Giftstoffe über die Blutbahn den Organismus und insbesondere die Hufe schädigen.

d) **Wasserrehe**, die aus einer Magen-Darm-Entzündung resultiert, ausgelöst durch kaltes Tränkwasser, das von einem erhitzten Pferd aufgenommen wurde. Auch hier sind als Folge – wie bei der Fütterungsrehe – Bakteriengifte als Auslöser beteiligt.

e) **Folgerehe**, sie ist als Begleitkrankheit anderer Erkrankungen wie Zyklusstörungen bei Stuten, Darmentzündungen oder auch als Folge eines Cushing-Syndroms und des Symptomenkomplexes „Kolik" einzuordnen.

f) **Vergiftungsrehe**, sie entsteht u.a. durch Aufnahme von Giftstoffen („Intoxikationen"), z.B. giftigen Eiweißen aus Giftpflanzen wie Robinie oder grünen Eicheln. Auch Umweltgifte wie Herbizide, Fungizide, Pestizide oder z.B. Rattenköder können ebenso wie Schimmelpilze, Bakteriengifte (aus Futtermitteln wie z.B. verdorbener Silage) oder ein Schlangenbiss die krank machenden Prozesse im Huf auslösen.

g) **Stromschlagrehe**, die ausgelöst wird z.B. durch Blitzschlag mit darauf folgender Entzündungsreaktion der Blut- und Nervenbahnen im Huf.

h) **Fettrehe**; diese Form der Hufrehe kann durch Ungleichgewichte des Fettstoffwechsels entstehen. Bei sog. Hyperlipidämie, worunter eine krankhafte Erhöhung der Lipide (= Fette) im Serum verstanden wird, ist die Gefahr dieser Rehe groß. Ausgelöst werden kann diese Störung, wenn z.B. stark verfettete Pferde aus den unterschiedlichsten Gründen (z.B. Stress) hungern; hierbei ist – neben schwerer Hufrehe – u.a. auch eine Leberschädigung als Folge beschrieben worden.

i) **Medikamentenrehe**, die durch Unverträglichkeitsreaktionen (u.U. ist Cortison ein Auslöser) ausgelöst werden kann.

Erkennungsmerkmale/Sofortmaßnahmen bei Hufrehe:

1. Unruhe, gestörtes Allgemeinbefinden, evtl. häufiges Hinlegen.

2. Stark erhöhte Hufwärme tritt auf, wenn der Huf bereits erkrankt ist.
3. Erwärmter, leicht geschwollener Kronrand sowie klammer, verhaltener Gang, besonders bei engen Wendungen, und erhöhte Pulsation der Zehenarterie (am Fesselkopf zu fühlen).
4. Sind alle vier Beine oder nur die Vorderbeine von der Rehe betroffen, stellt das betroffene Pferd die Hinterbeine zur Verlagerung des Schwerpunktes (= Entlastung der Vorhand) nach vorne unter den Bauch, das Gewicht der Vorderhand wird auf die Trachten (Ballenfußung) verlagert. Sind die Hinterbeine erkrankt, bringt das Pferd die Vorderbeine weit nach hinten unter den Bauch, senkt als Gegengewicht den Kopf und belastet die Hinterhufe abwechselnd. Ist nur ein Bein betroffen, wird dieses hochgehalten.
5. Druckempfindlichkeit beim Abtasten der Sohle mit der Hufuntersuchungszange.
6. Unverzügliche Notfall-Benachrichtigung von Tierarzt und Hufschmied.
7. Kühlen der betroffenen Hufe zur Schmerzlinderung und Ödemvermeidung, z. B. durch Abspritzen mit Wasserschlauch.
8. Fütterung vorrangig mit Heu, evtl. mit Zugabe von Biotin und Keratinsulfaten sowie Mineralstoffen (zunächst kein Kraftfutter, kein Weidegras mehr füttern); Ausnahme: Hochtragende und säugende Stuten, sie benötigen nach wie vor relativ viel Energienährstoffe, die teils über fettreiche Futtermittel (sie sind nicht Verursacher von Rehe!) zugeführt werden können.
9. Standfläche (Stallliegefläche) muss huffreundlich sein, d. h. das Pferd braucht einen Boden, in den der Huf gleichmäßig einsinken kann, damit sich das Gewicht auf den ganzen Huf samt Sohle verteilen kann, vorteilhaft sind Sand-Späne-Gemische.
10. Bei Transporten oder sonstiger Bewegung muss eine Sohlenpolsterung angebracht werden (z. B. mit Handtüchern oder dicker Watte; darüber wird eine Socke gezogen, die in der Fesselbeuge mit Klebeband fixiert wird).
11. Verbände anlegen, z. B. zur dreimal täglichen Kalt-Warm-Behandlung oder zum Herausziehen der Entzündung (Krautwickel oder Lehm mit Essig).

Tierärztliche Therapie:

1. Aderlass (etwa 5 Liter), um Blutverdünnung zu erzielen; Infusion von Kochsalz/Elektrolyten.
2. Blutegel-Therapie als naturheilkundliche Maßnahme.
3. Durchblutungsförderung und Schmerztherapie (z. B. durch Acetylsalicylsäure, Heparin) und zur Entwässerung (Ödemtherapie) Diuretika.

Bildgebende Untersuchungsverfahren:

1. Röntgenaufnahmen können mit tragbarem Röntgengerät vor Ort angefertigt werden.
2. Computertomografische Aufnahmen sind nur in der Tierklinik möglich. Dabei wird die Lage des Hufbeins festgestellt, Rotation bzw. Abstand zwischen Hufaußenwand und Hufbein nach Ablösung und Drehung der Hufbeinspitze nach unten gemessen sowie der Abstand zwischen Hufbein und Sohle.

Rehegipse:

Ziel der unterschiedlichen Eingipsmethoden ist a) die Entlastung der schmerzenden, geschädigten Zehe durch Gewichtsverlagerung auf den Trachtenbereich und b) Verhinderung der Zugspannung der tiefen Beugesehne, damit die Drehung des Hufbeins verhindert wird. Ein unterer Rehegips kann (bei beginnender, noch leichter Rehe) als Soforttherapie im Stall angelegt werden, andere Gipse sind durchweg nur unter Klinikbedingungen anzubringen.

Die Therapie durch Hufrehegipse ist umstritten, denn durch Hufrehe bedingte Druckveränderungen unter der Sohle können problematisch werden, sie sind aber nach dem Eingipsen nicht mehr oder nur unpräzise feststellbar; auch können Scheuerstellen durch das Eingipsen nie ausgeschlossen werden – mit der Folge von Wundinfektionsgefahren. Zudem ist auch das wirksame Kühlen der Zehe nach dem Eingipsen unmöglich.

Behandlung durch Hufbearbeiter/ Hufschmied:

1. Abnehmen eines vorhandenen Beschlags,
2. Herstellung einer schwebenden Zehe,
3. Kürzen bzw. Erhöhen der Trachten,
4. Einfräsen von Dehnungsfugen,
5. Anfertigung einer punktuellen Bohrung,
6. Entfernen des Narbenhorns und evtl.
7. Anbringung eines Rehehufbeschlags.

Trachtenproblematik

Heftig diskutiert wird im Zusammenhang mit der Hufbearbeitung u. a. das Erhöhen oder Kürzen der Trachten. Pferdehaltern sind die Zusammenhänge oft unklar, sie müssen sich deshalb entweder auf die Ratschläge des örtlichen Hufbearbeiters verlassen oder – in Kenntnis der unterschiedlichen Argumente – über das Vorgehen selbst entscheiden. Das Für und Wider muss auch immer auf den Einzelfall und die Schwere der Symptome bezogen und als „Güterabwägung" beurteilt werden. Bei einer vorbeugenden Therapie in der Entstehungsphase (gegründet auf pyrometrische Messungen) ist die Trachtenerhöhung nachweislich wirksam (siehe Seite 155).

Grundsätzlich als sinnvoll (und erfolgreich) erscheint zunächst auch bei akuten Beschwerden die

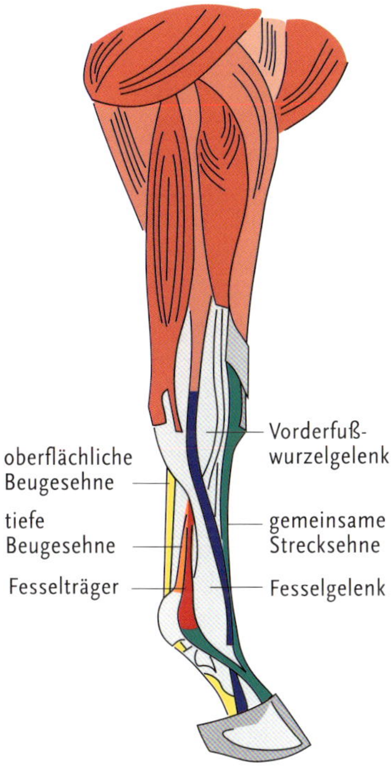

konsequente **Trachtenerhöhung** (evtl. in Verbindung mit einem exakten Rehehufbeschlag), um die Gewichtsbelastung (mit Schmerzlinderung) auf die von Hufrehe weniger betroffenen hinteren Hufteile, die Trachten, zu verlagern und dem Zug der tiefen Beugesehne entgegenzuwirken. Dadurch lässt sich u. U. eine Hufrotation vermeiden. Doch zeigt andererseits nach einer Erhöhung der Trachten die Hufbeinspitze stärker nach unten, womit eine höhere Belastung des Aufhängeapparats (Hufbeinträger) verbunden ist, was die Ablösung (Zerreißung) der ineinander greifenden Blättchen verstärken kann – aber nicht muss.

Nach POLLIT (Universität Queensland, Australien) werden durch Aufschweiß- oder Einlege-Plastikkeile, die zur Trachtenerhöhung verwendet werden, die Digitalis-Arterien (zwischen Strahlbein und Beugesehne) abgeklemmt. Die Folge: Mangeldurchblutung der Huflederhaut als zusätzlicher Schadensfaktor plus – als schädlicher Nebeneffekt durch nicht bodenparallele Hufstellung – Präjudizierung einer Hufbeinabsenkung.

Durch **Trachtenkürzung** (evtl. auch in Verbindung mit einem Rehehufbeschlag) kann zunächst ebenfalls eine Schmerzen lindernde Gewichtsverlagerung von der Zehe auf die Trachten erreicht werden. Dies entspricht zwar prinzipiell natürlichem Verhalten, denn Rehepferde nehmen von sich aus eine Streck-Schonhaltung ein, die als Trachtenfußung bezeichnet wird, ist aber auf weitere Sicht immer problematisch. Nach STRASSER führt eine Hufbearbeitung mit dem Ziel, eine sog. Bodenparallelität des Hufbeinrands zu erreichen, zur Gesundung. Dies wird streitig diskutiert. Zu bedenken ist, dass diese Bodenparallelität des Hufbeins als Folge entsprechender Trachtenkürzung nicht ohne negative Folgen für Hornkapsel und Gliedmaßen gesehen werden kann! Trachtenzwang ist eindeutige Folge jeder länger dauernden Lastverteilung auf den hinteren Hufbereich.

Im konkreten Einzelfall bespricht man als Pferdehalter sämtliche Sachverhalte mit dem Tierarzt und dem Hufbearbeiter, wobei sich Tierarzt und Hufbearbeiter „kurzschließen“ sollten, um die ersten Notfallmaßnahmen sowie eine längerfristige Therapiekonzeption zu erstellen. Hat man allerdings bereits beim Erstkontakt den Eindruck, dass einer der Beteiligten unklare Vorstellungen oder mangelnde Erfahrung hat und Maßnahmen nicht präzise begründen kann, sollte konsequenterweise kein Auftrag erteilt werden.

Im Zweifel kann auch eine „zweite Meinung“ eingeholt werden, wobei – der guten Ordnung halber – der zweite Therapeut über die Erstkonsultation und etwaige Erstmaßnahmen voll aufzuklären ist. Die Kosten für eine erste Notfallbehandlung durch Tierarzt und Hufbearbeiter sind mit 300 bis 400 Euro anzusetzen – da ist Vorbeugung erheblich günstiger!

Heilungsaussichten

Heilungschancen bei Hufrehe sind zwar nicht ausgeschlossen, dennoch sollte gerade diese Erkrankung in ihrer gesamten funktionalen Tragweite und der Schmerz- und Bewegungsdramatik für das Pferd nicht unterschätzt werden. Als Anhaltspunkt für Heilungschancen sind lediglich (eher ungenaue) statistische Erhebungen in der Literatur zu finden: Bei einer Hufbeinrotation von bis zu 5,5° ist mit Wiederherstellung der Einsatzfähigkeit zu rechnen; beträgt die Rotation 5,5 bis 11,5°, dann wird jede künftige volle Einsatzfähigkeit unsicher; bei 12° Rotation ist dauerhaft mit Gebrauchsunfähigkeit oder ganz erheblich verminderter Einsatzfähigkeit zu rechnen.

Risikominimierung

Zusätzlich zu den eingangs bereits angeratenen pyrometrischen Messungen und Folgetherapien, insbesondere bei vordisponierten Pferden (s. Seite 156), sind die auslösenden o. a. Risken für alle Pferde strikt zu beachten. Dazu zählen eine ernährungsphysiologisch konsequent in Menge und Portionierung der Leistung und der Haltungsform angepasste individuelle Fütterung sowie die Beachtung hoher Qualitätskriterien bei Auswahl und Vorlage jeglicher Futtermittel. Insbesondere Eigner von Pensionspferden sind gut beraten, Pensionsgebern im Hinblick auf Risiken für ihr Pferd bindende Hinweise zu geben und diese (stets z. B. bei vordisponierten Pferden) schriftlich festzuhalten. Nur so können ärgste „Überraschungen“ vermieden werden. Auch dient dies letztlich – z. B. bei unsachgemäßer bzw. nicht den Vorgaben entsprechender Fütterung durch den Betrieb – dazu, einen Ersatz des Schadens geltend machen zu können, was zwar leider dem Pferd nicht hilft, aber wenigstens die recht hohen finanziellen Diagnose- und Therapieaufwendungen sowie den Nutzungsausfall ausgleicht.

Hufpflege

Unter Hufpflege wird im Wesentlichen der Einsatz eines Hufbearbeiters in Intervallen zum Ausschneiden/Beraspeln bzw. zum Beschlagen mit Hufschutz sowie zusätzlich die regelmäßige Pflege (Hufe/Beschlag kontrollieren und säubern) durch den Betreuer verstanden. Die Intervalle für jede Hufpflege sind von mehreren Faktoren abhängig, eine pauschale Zeitangabe ist nicht möglich. Bestimmende Faktoren sind z. B. Haltungsbedingungen, Bodenverhältnisse im Haltungsareal und im Reit- oder Fahrgelände, Bewegungspensum, Huferkrankungen, Stellungsfehler usw. Es können Zeitspannen von vier bis acht Wochen oder sogar im Einzelfall wöchentliche Termine als Hufpflegeintervalle sinnvoll sein.

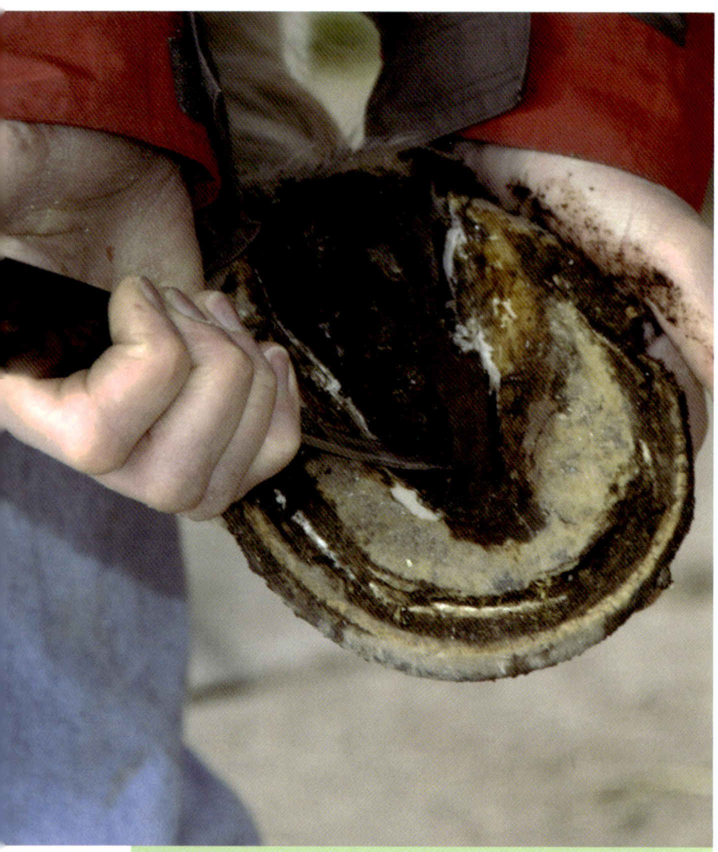

Das Ausschneiden des Barhufs sollte nur von geschulten Fachkräften erledigt werden.

Huffett & Co.

Der Handel bietet zahlreiche „Tinkturen" an, die man zur Hufpflege einsetzen kann, aber nicht muss. Lange Zeit wurde Holzkohlenteer als Sohlen- und Strahlpflegemittel propagiert, heute weiß man, dass dies nicht nur unnötig, sondern sogar schädlich ist. Den Kronrand mit entsprechenden Pflegeölen geschmeidig zu halten, ist eine sinnvolle Pflegemaßnahme. Auch der richtige Einsatz von Huffett kann nützlich sein, denn durch Huffett soll ein gewässerter Huf mit hochwertigem Fett konserviert werden, um die Aufnahme unerwünschter Substanzen (z. B. Harnstoff aus dem Urin) einzudämmen. Man sollte aber nur Huffett bester Qualität verwenden – alles andere, vor allem altes, verdorbenes Fett, ist schädlich. Auch der Zeitpunkt des Hufefettens ist richtig zu wählen: So ist es nicht sinnvoll, Hufe vor dem Weidegang zu wässern und zu fetten, denn das würde u. a. die natürliche Feuchtigkeitsaufnahme verhindern. Eine dicke, stark „zukleisternde" Schicht Huffett verhindert die Hufatmung, ist demnach schädlich.

Wasser

Grundsätzlich verhält sich das Hufhorn dem jahreszeitlichen Klima entsprechend, was bedeutet, dass es „atmet" und der Huf auch „schwitzt". Dies alles hält den normalen, gesunden Huf klimaangepasst elastisch – auch ohne Pflegemaßnahmen. Bei Defekten im Huf oder bei für Hufe ungünstigen Haltungsbedingungen versagt teils die Hufatmung – entweder ist der Huf dann zu feucht oder zu trocken-spröde. Nicht nur durch trockene, unelastische Hufhornqualität entstehen aber Probleme, auch durch übertriebenes Wässern. Das stark quellfähige Hufhorn kann durch sehr große Wasseraufnahme (wie es z. B. in Offenstallhaltungen am ehesten vorkommt) erheblich an Festigkeit verlieren (weshalb aus diesen Gründen sogar Beschläge erforderlich sein können!). Untersuchungen von RUFF zeigen, dass trockene Hufe belastbarer sind als feuchte. So liegt die Zugfestigkeit eines Hufs mit 20 % Restfeuchtigkeit bei 50 bis 60 Newton pro Quadratmillimeter, bei 40 % Restfeuchtigkeit vermindert sich die Zugfestigkeit auf 10 bis 20 Newton pro Quadratmillimeter. Wurden Hufe mit Huffestiger behandelt, lag die Zugkraft bei 30 bis 40 Newton pro Quadratmillimeter. Für den Haltungsalltag gilt: Langanhaltende Feuchtigkeit ist immer schädlich, Wässern in Maßen ist manchmal nützlich, kann aber im Sommer durchaus auch kontraproduktiv sein, weil das Horn u. U. für das Klima unnatürlich weich wird oder feuchte Hufe „schockartig" unter sofort nachfolgender Sonneneinstrahlung trocknen!

Wenn man wässert, sollte vorzugsweise abgestandenes Leitungswasser oder Brunnenwasser, niemals aber stark gechlortes Wasser eingesetzt werden, denn dieses schädigt auf Dauer das Horn.

Christian Schacht: Pferdegesundheit

Methoden in der Pferdemedizin

Krankheiten zu heilen, Schmerzen zu lindern und Pferde – trotz aller Zivilisation – artgerecht zu halten, damit sie auf ihrem Anspruchsniveau als sozial lebende Pflanzenfresser „glücklich" leben, liegt im Sinne aller, die sich der Tierheilkunde ernsthaft verschrieben haben. Ein guter Behandler wird für seine Patienten die im Einzelfall beste und schonendste Heilmethode auswählen und anwenden. Das können Methoden und Heilmittel aus dem Gebiet der sog. Schulmedizin sein, aber auch aus der Naturheilkunde – oder eine Kombination von beidem. Es gibt also verschiedene Wege zu heilen, manche unterscheiden sich dabei deutlich voneinander und erst der Erfolg der Heilung und das Wohlergehen des Tieres bescheinigen, welche Therapie richtig war – und auf welche der Patient nicht angesprochen hat. „Heilkunst" beinhaltet deshalb nicht nur Wissen und Erfahrung, sondern in der Tiermedizin besonders auch kreatives Gespür für das Notwendige und darauf gegründetes effektives Handeln.

Die Faszination der Medizin liegt u.a. darin, dass ein Lebewesen eben nicht vollständig bis in alle Verästelungen per Computer durchgecheckt werden kann. Es funktioniert nicht wie beim Auto oder sonstiger Technik, wo die eine oder andere Schraube schnell mal ersetzt wird und somit die volle Leistungsfähigkeit wieder hergestellt ist. Psyche, Charakter, Umfeld, Nutzungsart u.Ä. – viele Faktoren wirken zusammen auf die Gesundheit des Pferdes, alles ist miteinander kompliziert vernetzt. Verletzungen z.B. sind schnell diagnostizierbar und – abhängig vom Schweregrad – auch vergleichsweise leicht von einem erfahrenen Behandler zu therapieren. Anders sieht es dagegen aus bei inneren Erkrankungen oder bei ständig wiederkehrenden Lahmheiten, bei Hautsensibilitäten oder bei Allergien, denn hier ist die gesamte „Kunst" des Untersuchenden gefragt, um eine richtige Diagnose zu stellen – und die entsprechende Therapie einzuleiten.

Schulmedizin

Unter Schulmedizin wird die Medizin verstanden, wie sie an Hochschulen/Universitäten gelehrt wird. Hierbei stehen naturwissenschaftliche Grundlagen und allgemein anerkannte, überprüfbare Methoden und Heilmittel im Vordergrund. Häufig werden synthetische Medikamente (z.B. Antibiotika, die ursprünglich aber auch aus der Natur stammen) eingesetzt, deren Wirksamkeit klar nachvollziehbar und erwiesen ist. Auch die Schulmedizin basiert andererseits auf dem Erfahrungsschatz der Naturheilkunde. Ausschließlich mit Methoden und Medikationen der Schulmedizin sind aber z.B. Schutzimpfungen oder Wurmkuren wirksam.

Naturheilkunde

Manche Erkrankungen oder Störungen lassen sich mit Naturheilmitteln behandeln, wobei besonders Erkrankungen, die eine psychische Komponente beinhalten, mit naturheilkundlichen Methoden günstig beeinflussbar sind. Solche Maßnahmen müssen immer sorgfältig erlernt werden und sollten – entgegen einer verbreiteten Ansicht – von Laien oder „Wochenendkursabsolventen" nicht angewendet werden. Wenig bekannt ist, dass sich selbst ein approbierter Tierarzt etwa vier Jahre weiterbilden muss, bis er die Zusatzbezeichnung „Arzt für Naturheilkunde" führen darf!

Homöopathie

Das umfangreichste theoretisch-praktische Konzept der Naturheilverfahren ist die Homöopathie. Es gibt hier drei Säulen:

a) Simile-Regel („Ähnliches möge durch Ähnliches geheilt werden") – bei der eine Erkrankung mit einem Mittel geheilt werden kann, das dieselben Symptome (wie sie sich bei der Krankheit zeigen) auslösen kann;
b) Potenzierung (die Wirkung der Arznei wird durch Verdünnung oder Verschüttelung verstärkt) – durch Verdünnung oder Verschüttelung wird das Energiemuster der Arznei übertragen, wodurch der Körper Informationen zur Bekämpfung der Krankheit erhält.
c) Arzneimittelprüfung – wobei am gesunden Organismus getestet wird, welche Erscheinungen die zu testende Arznei-Substanz hervorruft, um herauszufinden, welches Mittel im Einzelfall angewendet werden sollte.

Wichtige Einsatzgebiete der Homöopathie sind chronische Erkrankungen, die auf schulmedizinische Maßnahmen nicht ansprechen oder verhaltensthe-

Wichtig Grundsatz der Pferdegesundheit

Grundsatz: Es sollte im Medizinbereich nicht vordergründig kontrovers diskutiert werden, „was ist richtig und was ist falsch?", sondern es sollte gefragt werden, „was hilft mit möglichst geringen Eingriffen dem Patienten?"! Das bedeutet im Ergebnis: „Wer heilt, hat Recht!"

rapeutische Maßnahmen. Im Gegensatz zur Schulmedizin werden in der Homöopathie chronische Erkrankungen mit hohen Potenzen (starke Verdünnung) behandelt. Bei akuten Erkrankungen sind wiederum niedrige Potenzen und häufige Gaben angezeigt. Der Homöopath stellt durchweg nicht wie der Schulmediziner eine exakte Diagnose, sondern er konzentriert sich auf die Symptome, deren Ausprägung, das zeitliche Auftreten und den psychischen Zustand des Patienten. In der Praxis sind Kombinationen von Homöopathika mit schulmedizinischen Arzneimitteln möglich, aber dies muss immer sehr genau aufeinander abgestimmt werden.

Bach-Blüten-Therapie

Diese Natur-Therapie hat keine Linderung oder Heilung bestimmter Krankheiten zum Ziel, sondern hiermit sollen durch Blütenessenzen Störungen zwischen Körper und Seele normalisiert werden. Bach-Blüten-Essenzen werden in praktischen Fläschchen angeboten. Auf welche der 38 Blüten ein Pferd reagiert, muss erst einmal herausgefunden werden. Beliebt sind sog. Notfall-Tropfen („Rescue"), die manchen Pferden schon geholfen haben. Sie enthalten Kombinationen aus Cherry Plum, Klematis, Impatiens, Rock Rose und Star of Bethlehem und werden z. B. auf Maulschleimhäute getropft.

Akupunktur und Akupressur

Hierbei handelt es sich um Methoden der traditionellen chinesischen Medizin (Abk.: TCM). Sie geht von der Vorstellung aus, dass im Körper Lebensenergie (= „Qi") in bestimmten Bahnen fließt. „Yin" (träge) und „Yang" (aktiv) stehen für sog. polare Wechselbeziehungen aller Lebensabläufe. Wenn dieser Fluss der Lebensenergie gestört ist, treten Krankheiten auf.

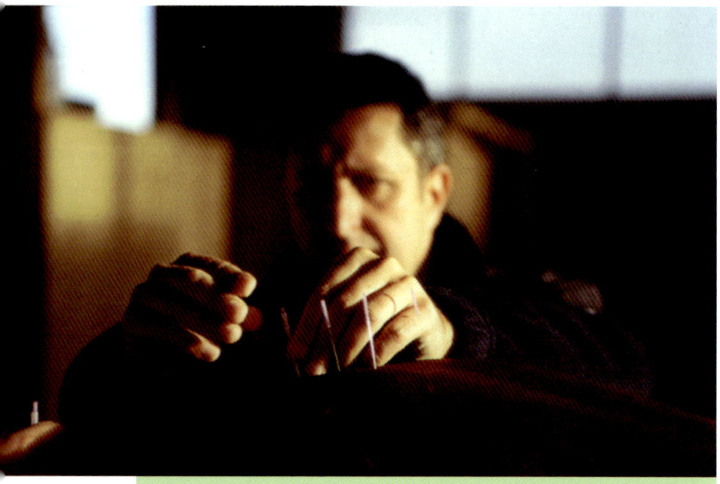

Bei der Akupunktur werden sog. Meridiane durch Nadeln stimuliert.

Durch Einstechen von Nadeln in bestimmte Körperpunkte (= Akupunktur) oder durch Drücken (= Akupressur) an diesen Punkten, die zu Meridianen (= Energielinien) führen, soll der Energiefluss angeregt und normalisiert werden. Anwendungen sind z. B. bei Störungen des Bewegungsapparats oder zur Krampflösung möglich, erfordern aber große Erfahrung und ein langes Studium. Bei der Akupunktur, also dem Einstechen von Nadeln, kann es bei Pferden (wie bei Menschen auch) zu unerwarteten Nebenwirkungen kommen. Demgegenüber ist die Akupressur relativ risikolos.

Heilberufe

Der beste Weg zum Ziel, einem Pferd wirklich effektiv zu helfen, setzt gemeinsames Handeln aller Beteiligten voraus. Immer ist aktives Mitwirken des Pferdeeigners oder Betreuers erforderlich, um dem Behandler wichtige, individuelle Informationen zu liefern. Persönliche Profilierung oder Bewerbung der eigenen Profession eines Behandlers entsprechen dabei nicht der Ethik und dem Grundgedanken der „heilenden Zunft". Pferdeeigner, Reiter, Pfleger, Ausbilder, Hufschmiede, Futtermeister, Pensionsgeber, Sattler, Tierärzte, Physiotherapeuten, Akupunkteure, Heilpraktiker oder Homöopathen, sie alle tragen ihr „Scherflein" zum Wohlergehen des Tieres bei – sie alle können aber letztlich nur miteinander erfolgreich arbeiten. Die Verantwortung, die der Pferdeeigner für sein Pferd hat, sollte ihn veranlassen, nicht vorschnell die billigste oder am nächsten erreichbare, sondern die beste Therapie und den geeignetsten Therapeuten zu wählen. Auch das setzt wiederum eigene Grundkenntnisse voraus.

Ausbildungswege und -inhalte der verschiedenen Berufe „rund ums Pferd" muss auch der Laie erkennen und unterscheiden, um bei auftretenden Problemen – von Allergien und Infektionen bis zu reitbedingten Verspannungen oder Lahmheiten – Fachleute richtig auswählen zu können. Da gibt es deutliche Unterschiede: Das Fach „Tiermedizin" beinhaltet z. B. ein mindestens fünfeinhalbjähriges Studium mit anschließender Praxiszeit als Assistenzarzt und später folgender dreijähriger Weiterbildung in einer Pferdeklinik zum „Fachtierarzt für Pferde". Tierheilpraktiker benötigen kein wissenschaftliches Studium, sie belegen durchweg nur Wochenendkurse von Privateinrichtungen in einem Zweijahresabschnitt mit (im besten Fall) darauf folgenden neigungsabhängigen Fortbildungen. Die Ausbildung eines staatlich geprüften Hufschmieds beinhaltet nicht – wie beim Hufpfleger – nur eine mehrere Wochen dauernde Kurs- und Praxisfortbildung, sondern mindestens eine dreijährige Lehre mit entsprechender Handwerksprüfung. Berufsreitlehrer werden nicht – wie der Reitwart – in Wochenkursen ausgebildet, sondern sie durchlaufen eine dreijährige Lehre zum Bereiter (FN) und nach sechs Jahren Berufserfahrung absolvieren sie (nach entsprechender mehrmonatiger Vorbereitung) die anerkannte Meisterprüfung in ihrem Fach. Allein aus diesen Unterschieden der Ausbildungswege ist schon erkenntlich, wer in der Regel die profunderen Kenntnisse in seinem Berufszweig nachweisen kann. Das schließt nicht aus, dass talentierte, gut motivierte und entsprechend fortgebildete, erfahrene „Praktiker rund ums Pferd" (ohne Studium und ohne Handwerksausbildung) durchaus auch gute Leistungen auf Spezialgebieten bringen können! Zu berücksichtigen sind aber auch die gesetzlichen Grundlagen, denn bestimmte Tätigkeiten (z.B. Operationen, Eisenbeschläge) sind nur studierten Tierärzten bzw. gelernten Hufschmieden vorbehalten.

Tierärzte sind nicht (wie es gelegentlich von Kritikern zu hören ist) auf die „chemische Keule" festgelegt, sondern legen ihre Behandlungsmethoden bewusst sehr breit an. Aus der Dopingproblematik heraus wenden sich heute viele Tierärzte im Rahmen der Behandlung von sportlich eingesetzten Pferden verstärkt auch der Naturheilkunde zu. Der Einsatz von Blutegeln ist z.B. bei Behandlung einer Piephacke genauso Erfolg versprechend wie eine Behandlung mit Cortisonpräparaten. Auch bei einer Desensibilisierung gegen ein Allergen kann zunächst die Eigenbluttherapie versuchsweise durchgeführt werden – ehe die „chemische Keule" angewendet wird. Bei Lungenentzündung, Hufrehe, einem Sehnenschaden oder einer schweren Kolik hingegen ist „Experimentieren" unangebracht, hier bedarf es der Erfahrung des Tierarzts sowie der nachweislich wissenschaftlich bestätigten Wirksamkeit entsprechender Medikamente. Gerade beim Medikamenteneinsatz besteht häufig ein „Irrglaube": Manche Pferdeeigner meinen, dass Medikamente der Naturheilkunde generell schonender als solche der Schulmedizin einzusetzen seien. Fakt ist demgegenüber: Ob ein Medikament aus einer Pflanze gewonnen wird oder aber von einem Pharmaproduzenten synthetisch hergestellt wird, macht für den Pferdekörper kaum einen Unterschied. Allerdings kann das synthetische Medikament vielfach genauer einzelfallbezogen dosiert werden, was durchweg für den Patienten vorteilhaft ist.

Es haben demnach viele Berufe ihre Berechtigung zur Heilung und zur Steigerung des Wohlbefindens des Pferdes. Ausdrücklich muss allerdings vor „Scharlatanen, Gurus und Gesundbetern", die ohne jede fundierte Fachkenntnis agieren, gewarnt werden. Bei diesen steht die Füllung des eigenen Geldbeutels im Vordergrund und nicht die Gesundheit des Patienten. Beispiel: Es kam vor, dass ein sog. Physiotherapeut von der Notwendigkeit des „Einrenkens" sprach und einem Pferdeeigner aufschwatzte, dass das Kreuzdarmbeingelenk seines Pferdes angeblich ausgerenkt

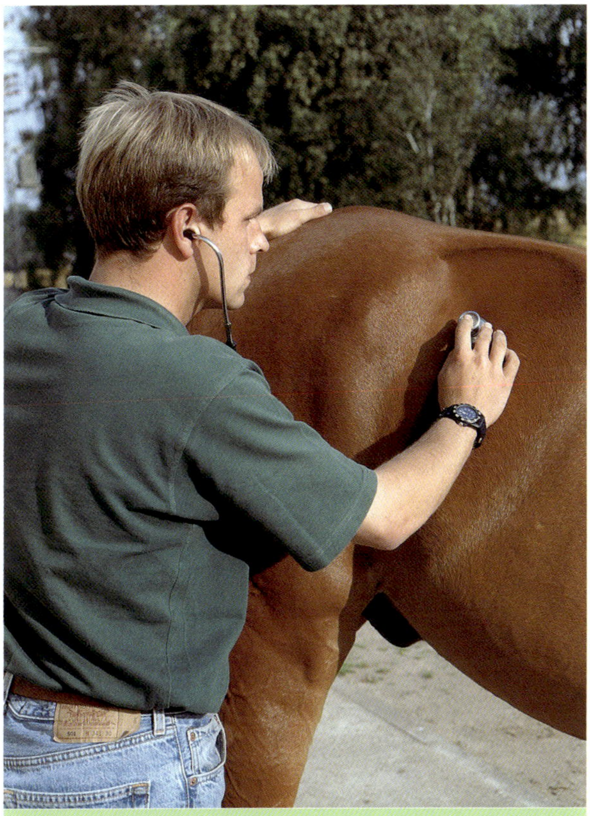

Der Beruf des Tierarztes erfordert sowohl Geschick im Umgang mit Pferden als auch mit den Menschen.

sei. Doch: Das Kreuzdarmbeingelenk ist mit so starken Bändern fixiert, mit denen ohne Probleme ein Auto abgeschleppt werden könnte. Sollten diese Bänder bei einem Unfall abgerissen sein, ist die Prognose für das Weiterleben des Pferdes äußerst ungünstig, ein Einrenken wäre also völlig unsinnig. Solche Behandler mit Betrugsabsicht sollte man deshalb im Zweifel strafrechtlich angehen, um andere Pferde und Eigner vor Schaden zu schützen. Vorsicht ist auch bei manchen angeblichen Spezialisten aus dem Ausland, den selbst ernannten „Pferdezahnärzten", geboten. Oft fehlen ihnen die wichtigsten Voraussetzungen (Ausbildung mit amtlicher Zulassung), um geordnet therapieren zu können. Im Regelstudium und in der weiteren Ausbildung lernt jeder „normale" Tierarzt, die Zähne eines Pferdes zu begutachten und ambulant zu behandeln. Schwierige Fälle gehören zudem in eine Klinik. Nur ein approbierter Tierarzt darf im Übrigen ein Pferd sedieren, also mit Medikamenten „ruhig stellen". Unabhängig von der rechtlichen Seite, ist es eigentlich nicht so sehr ein Problem, wenn ein selbst ernannter „Pferdezahnarzt" die Zähne vielleicht (im besten Fall fachkundig) beraspelt. Schwierig wird es aber, wenn ein Pferd oder ein Mensch im Zusammenhang mit einer solchen (häufig rechtlich unzulässigen) Behandlung geschädigt wird (durch Unfall o. Ä.) – und anschließend die Haftungsfrage im Raum steht. Versicherungen, die für den Schaden aufkommen sollen, fragen dann gezielt nach und weigern sich, eine Entschädigung zu zahlen, wenn der Sachverhalt „zwielichtig" ist. Absolut „die Krönung" ist jedoch, wenn einem verzweifelten Pferdeeigner ein „Gesundbeter" Aufklärung über gesundheitlich relevante Sachverhalte suggeriert, indem er z. B. mit einem Höckerchen für eine Stunde gegen 150 Euro Honorar vor der Box des kranken Pferdes sitzt und anschließend behauptet, das Pferd hätte ihm „erzählt", dass es sich deshalb so unwohl fühlen würde, weil es seinen Namen nicht leiden könne! Dieser Fall ruft beim aufgeklärten Leser sicher ein Schmunzeln mit ungläubigem Staunen hervor, er ist aber leider – wie ähnliche Vorgänge mit „Geistheilung über 1.000 km Entfernung" auch – belegt. Die Erwähnung solcher Episoden soll vor allem „esoterisch" stark anfällige Leser vor Gaunereien warnen. Gleiches gilt auch für alle nur denkbaren Diagnosen, die von angeblich besonders „Begabten" auf **Pendelbasis** gegen gutes Honorar verkauft werden. Kein Haarbüschel eines Pferdes sagt einem Pendel, welche Mineralstoffe in welcher Menge genau im Haar enthalten sind!

Gesundheitsvorsorge

Die Gesunderhaltung seines Pferdes ist – ungeachtet des jeweiligen Verwendungszwecks – für jeden Eigner, Reiter oder Fahrer das wichtigste Ziel. Dieses aber zu erreichen, ist häufig nicht ganz einfach. Unfälle sind nicht kalkulierbar – und auch wenn alle Sicherheitsbestimmungen vom Halter oder Betreuer befolgt werden, die Haltungsanlage optimal verletzungsverhütend gebaut wurde, kann sich ein Pferd verletzen. Denn nicht immer liegt es in der Macht des Halters, Unfälle zu vermeiden. Von außen einwirkende, grob fahrlässig verursachte Fluchtreize, z. B. häufig tief fliegende Heißluftballons oder Hubschrauber, können Pferde in Panik versetzen und zu verletzungsträchtigen Zaunkollisionen führen. Dennoch sind Unfallfolgen dieser Art in der täglichen tierärztlichen Praxis eher selten zu versorgen. Viele Verletzungen und Gesundheitsbeeinträchtigungen aber, die scheinbar abrupt und zufällig auftreten, haben meist schon eine längere Vorgeschichte, die z. B. aus Nachlässigkeiten oder Unterlassungen bestehen – insofern ist die Gesundheitsvorsorge die wichtigste Aufgabe jedes Pferdebetreuers.

Vorbeugen von Lahmheiten

Lahmheiten durch unsachgemäße Nutzungen des Pferdes sind heute häufig anzutreffen – und zwar fast ausschließlich deshalb, weil Pferdeleuten die ursächlichen Belastungszusammenhänge völlig unklar sind oder Zeitdruck beim Training und vordergründig schnell erreichbare Leistungsziele jede Pferde schonende vernünftige Vorgehensweise dominieren. Man bedenke immer: Pferde sind nicht zum Reiten geboren – sie lassen es nur zu! Wer unter dieser Prämisse verantwortungsvoll sein Pferd arbeitet, wird auch nur sehr selten ein lahmes Pferd im Stall oder im Paddock stehen haben. Vom Verfasser wird z. B. als Prüfer bei der Reitabzeichenprüfung gerne die Frage gestellt, warum denn der Prüfling reitet. Meist lautet die Antwort: „Weil es Spaß macht!" Das ist gut so, denn Reiten oder Fahren darf nie lapidarer Selbstzweck sein, sondern sollte Freude und gleichzeitig aber auch ein gehöriges Maß Verantwortung für den Partner Pferd beinhalten. Die historische deutsche Heeresdienstvorschrift Nr. 12 (Abk.: HDv12), sie ist Grundlage für die deutsche Reitlehre und ist veröffentlicht in den FN-Richtlinien für Reiten und Fahren, besagt: „Wenn ein Pferd entsprechend den Richtlinien ausgebildet wird, wird es lange gesund den schweren Anforderungen des Dienstes gewachsen sein". Auch wenn unsere Pferde heute nicht mehr militärisch genutzt werden, keine Soldaten und Waffen transportieren müssen, hat sich dennoch an den grundlegenden Ausbildungs- und Trainingsanforderungen der Pferde nichts verändert. Die Richtlinien sollten also als ein wesentlicher Punkt jeder Vorsorge berücksichtigt werden.

Unwissenheit und Bequemlichkeit pferdehaltender und reitender Menschen sind die Hauptverursacher von Lahmheiten. Die Anatomie des Pferdes zeigt, dass der Vorhand die Stützfunktion und der Hinterhand die Antriebsfunktion zukommt. Der Schwerpunkt des Pferdes liegt aber auf der Vorhand (um dauerhaft fressen zu können; vgl. hierzu die Ausführungen im Kapitel „Spezielle Anatomie" ab Seite 32 ff.). Durch diese schon von der Natur vorgegebene Belastung der Vorhand, zusätzlich durch das Gewicht des Reiters und das höhere Durchschnittstempo beim Reiten (im Vergleich zu überwiegender Schrittbewegung in der Natur), auch noch durch sportliches Springen (vor allem mit nicht gut trainierten Pferden), sind die Sehnen, Bänder, Muskeln und Knochen hohen bis extremen Beanspruchungen ausgesetzt. Wie ebenfalls im Kapitel „Spezielle Anatomie" ausgeführt, hat die Vorhand des Pferdes (wegen ihrer Dauerbeanspruchung und der Energieersparnis) entsprechend wenig umfangreiche Muskulatur. Dadurch ist die Durchblutung der Vorhand (anders als die stark bemuskelte Hinterhand) vergleichsweise gering. Blut enthält – neben dem lebenswichtigen Sauerstoff und anderen Stoffen – auch sehr wichtige körpereigene Entzündungshemmer, die wie ein „Noteinsatz-Bautrupp" kleinste Verletzungen sofort behandeln. Die (gegenüber natürlichen Verhältnissen) erhöhte Belastung einerseits und die geringe Muskulatur und mangelnde Durchblutung der Vorhand andererseits stehen also im Gegensatz, sie bedingen aber in der Praxis die häufigen Verschleißerscheinungen vieler Pferde an den Vorderbeinen, weil eine natürliche Reparatur den nicht richtig trainierten Organismus überfordert!

Die viel zitierte „Skala der Ausbildung" (Takt, Losgelassenheit, Anlehnung, Schwung, Geraderichtung und Versammlung) hat deshalb ausschließlich das Ziel, die Vorhand des Pferdes zu entlasten und damit den angesprochenen (sonst unweigerlich drohenden) Verschleißerscheinungen vorzubeugen! Dabei ist die Losgelassenheit, das gleichmäßige An- und Abspannen der Muskulatur, der wichtigste Punkt im Sinne der Gesunderhaltung. Schubkraft muss zu Tragkraft werden, damit die Last des Pferdes auf die Hinterbeine kommt. Dieses fällt leichter, wenn das Pferd (anatomisch gesehen) die entsprechenden Voraussetzungen hat. Eine schräge Schulter und die entsprechend abfallende Kruppe erleichtern die Arbeit. In der Versammlung wird die Tragkraft zur Federkraft. „Federn" kann ein Körper aber nur, wenn sich die Muskulatur gleichmäßig an- und abspannt. Also ist Versammlung nichts anderes als die Perfektion der Losgelassenheit!

Vor diesem Hintergrund darf sich auch ein Reiter, der sich nicht jedes Wochenende auf einem Turnierplatz tummeln möchte, sondern lieber die Natur vom Pferderücken aus genießt, nicht der klassischen Dressurausbildung entziehen. Dressur ist gemäß der oben genannten HDV die planmäßige Gymnastisierung des Pferdekörpers zur vollen Entfaltung und damit die Basis der Gesunderhaltung!

Es spielen auch viele andere Faktoren zusätzlich eine Rolle. Wenn aber z.B. 100 Pferde über einen suboptimalen Boden galoppieren und dabei ein einzelnes Pferd einen Sehnenschaden erleidet, dann sind diese Bodenverhältnisse bei diesem Pferd nur „der berühmte Tropfen, der das Fass zum Überlaufen bringt"! Knochen, Sehnen und Muskeln bilden immer eine Einheit, bei der die Sehnen das schwächste Glied darstellen. Der Organismus kann relativ schnell einen Muskel kräftig aufbauen, es dauert aber ungleich länger, die Sehnen so zu trainieren, dass sie dem Zug des stärker gewordenen Muskels auch gewachsen sind. Wird diesem Zustand nicht Rechnung getragen, entstehen kleine Schäden im Sehnengewebe, die zunächst längere Zeit unerkannt bleiben und dann in einer Extremsituation, wie beispielsweise die oben angesprochene nicht ganz optimale Bodenqualität, zum Abriss oder Teilabriss der Sehnen führen. Sehnenschäden sind aber noch in anderer Hinsicht tückisch. Eine Überbelastung der Sehnen führt zu einem kurzzeitigen Bluterguss in dem verletzen Bereich. Mit entsprechenden Salben (z.B. Heparin) schwillt der Bereich sehr schnell ab. Aufgrund der mangelnden Durchblutung dauert es jedoch lange, bis die Sehne ihre volle Zugfestigkeit zurückerhält. In dieser Zeit geht das Pferd meist lahmfrei, was manchen veranlasst, vorschnell wieder „Gas zu geben". Dazu muss man berücksichtigen, dass der Körper bei allen Verletzungen zunächst ein „Übergangsmaterial" bildet. Am besten ist dies sichtbar bei einer Hautverletzung, bei der zunächst auch der sog. Schorf den Wundverschluss bewirkt und der Körper anschließend noch genügend Zeit braucht, die Wunde nahezu unsichtbar wieder zu verschließen. Auch bei Knochenbrüchen und bei Sehnenverletzungen wird zunächst eine Ersatzsubstanz eingelagert, die dort allmählich durch wiederhergestelltes gesundes Gewebe ersetzt wird. Diese Ersatzsubstanzen haben aber nicht einmal entfernt die Haltbarkeit und Elastizität wie gesundes Gewebe. Sieht man es wiederum technisch, dann ist dies vergleichbar mit einem typischen Reserve-Notrad, mit dem ein Auto nur sehr vorsichtig in die nächste Werkstatt gefahren werden darf, mit dem es aber nicht schadlos bei Tempo 200 eine Langstrecke absolvieren könnte. Das Training eines verletzten Pferdes, selbst bei einem „nur" leichten Sehnenschaden, dauert mindestens acht Wochen. Eine Zeit, die dem Pferd unbedingt gegeben werden muss, da ein Folgeschaden im selben Bereich bis zur Unbrauchbarkeit als Reitpferd führen kann.

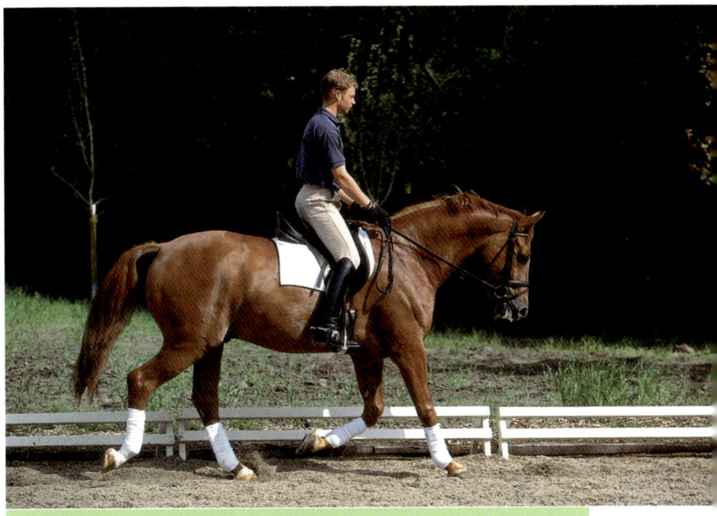
Reiten nach der „Skala der Ausbildung" verhindert vorzeitige Verschleißerscheinungen.

Vermeiden von Knochenbrüchen

Auch einzelne Knochenbrüche (Frakturen) entstehen bei entsprechenden Verhältnissen – wie Sehnenschäden – langsam, aber stetig voranschreitend, bis es „knackt". Insbesondere der Fesselbeinbruch, der zu den häufigsten Frakturen bei sog. Sportpferden gehört, hat seine Ursache selten genau im Moment der Fraktur, sondern ist häufig schon lange Zeit „vorgeprägt". Die unteren Gelenke (Hufgelenk, Krongelenk und Fesselgelenk) sind reine Scharniergelenke, das heißt, sie können nur vorwärts und rückwärts gebeugt bzw. gestreckt werden. Ein Kamm in einer Gelenkfurche verhindert die Möglichkeit, im Gelenk zu drehen. Dieser Kamm jedoch wirkt wie eine Axt, die in einen Baumstamm geschlagen wurde und an der seitlich gerüttelt wird. Die Folge bei der Axt wäre, dass der Holzstamm gespalten wird. Die Folge beim Knochen ist, dass immer kleine Haarrisse entstehen, die dann im Falle einer Extrembelastung zum Bruch des Knochens, meist des Fesselbeines, führen. Enge Wendungen auf der Stallgasse, das Herumführen im morastigen Boden oder am inneren Zügel durchgeführte kurze Wendungen begünstigen diese Art von Frakturen.

Gesunde Hufe

Neben direkten Schäden an Sehnen und Knochen fürchten Pferdeeigner besonders unheilbare Verschleißerscheinungen wie Hufrollenentzündung, Schale und Spat. Die meisten Pferde, die im Sport oder für sonstige Nutzung ausfallen, leiden an einer chronischen Entzündung der Hufrolle. Die Hufrolle wird, wie im Kapitel „Spezielle Anatomie" ab Seite 32 ff. schon angesprochen, von dem Strahlbein, der tief liegenden Beugesehne und einem (die beiden Komponenten) trennenden Schleimbeutel gebildet. Das Strahlbein, welches als Führungsschiene und Umlenkrolle für die tief liegende Beugesehne dient, wird durch den Schleimbeutel geschützt. Bei übermäßiger Belastung der Vorhand kommt es zu Verletzungen des Schleimbeutels, der seine Schutzfunktion nicht mehr erfüllen kann. Die Sehne liegt nun unmittelbar auf dem Strahlbein auf. Dieses führt zu Veränderungen und Entzündungen am Strahlbein. Um diese Entzündung zu beheben, werden durch die an das Strahlbein heranreichenden Gefäße vermehrt körpereigene Entzündungshemmer und „Reparaturstoffe" angelagert. Durch diese erhöhte Aktivität werden auf dem Röntgenbild typische Veränderungen am Strahlbein sichtbar. Bei einer sog. chronischen Podotrochlose, wie die Hufrollenentzündung medizinisch genannt wird, kann der Schmerzprozess (der sich in einer Lahmheit äußert) nur hinausgezögert werden – eine Heilung gibt es für das betroffene Pferd nicht mehr. Als Ursache kommt – neben der als hauptverantwortlich erscheinenden übermäßigen Belastung der Vorhand – eine ungünstige Hufform oder ein unzweckmäßiger Beschlag in Frage. Alle drei Ursachen haben zur Folge, dass der Huf nur unzureichend durchblutet wird.

Wichtig Hufmechanismus

Der Strahl des Hufs fungiert als Blutpumpe – bei Belastung des Hufs in der Stützphase ist der Huf so gut wie überhaupt nicht durchblutet. Deshalb ist es unerlässlich, dass der Hufmechanismus (welcher dem Strahl ermöglicht, das Blut zu pumpen) so weit wie möglich erhalten bleibt! Insofern ist es wichtig, nicht nur auf einen guten Beschlag, sondern umso mehr auf einen anatomisch gesunden Huf zu achten: Ein Zwanghuf oder ein Vollhuf, Hufe mit Trachtenfußung oder ein Klapphuf, stören die Durchblutung erheblich (siehe hierzu auch die Ausführungen im Kapitel „Hufanatomie, Eisenbeschlag, Barhuf", Seite 141 ff.).

Obendrein verhindern sie das „losgelassene" Auffußen des Pferdes. Ähnlich wie beim Menschen jede „Bewegung in Stöckelschuhen oder mit kalten Füßen in Holzpantinen" nicht gerade die Gesundheit fördert, hält sich ein Pferd mit ungesunden Hufen in der Muskulatur fest. Ein dauerhaft angespannter oder unregelmäßig entspannter Muskel aber führt zu übermäßig starker Belastung der Sehnen – mit den daraus resultierenden o. a. Problemen. Auch ein unzweckmäßiger oder schlecht angepasster Beschlag behindert die Durchblutung des Hufes. Optimal ist sicher ein unbeschlagener Huf, der gleichzeitig anatomisch gut geformt ist. Daraus jedoch abzuleiten und zu fordern (wie „Hufgurus" es pauschal propagieren), dass alle Pferde barfuß laufen müssten, ist jedoch ein Trugschluss. Als tierärztlicher Grundsatz gilt: Egal ob im Freizeitbereich oder beim Turniersport, wenn die Hufe durch das Reiten oder Fahren zu stark abnutzen, muss dieser Abrieb durch einen geeigneten Hufschutz/Beschlag verhindert werden. Es ist purer Leichtsinn, z. B. ohne (einschraubbare) Stollen Jagden, schwierige Parcours oder längere Geländeausritte vorwiegend im Galopp (z. B. auch schnelle Distanzritte in unwegsamem Gelände) zu absolvieren. Obendrein muss bei einigen Pferden die Stellung des Fesselstands, eine sog. Zehenachse oder das gesamte Fußungsverhalten durch einen korrekt von Fachleuten angepassten Beschlag korrigiert werden, damit das Pferd keinen Schaden an den Sehnen oder Gelenken nimmt.

Vernünftigerweise ist die Frage zu stellen, ob es sich bei einem Beschlag immer um ein schweres und starres, den Hufmechanismus beeinflussendes Eisen handeln muss. Polyurethanbeschläge sind inzwischen so weit entwickelt, dass sie (bis auf wenige Ausnahmen) das herkömmliche Eisen ersetzen können (siehe hierzu auch die Ausführungen im Kapitel „Hufpraxis", Seite 150 ff.). Kunststoffbeschläge stellen kein Gewicht am Huf dar und können neben diversen weiteren Vorteilen mit ihrer Flexibilität die Erhaltung des Hufmechanismus, die daraus resultierende ungestörte Durchblutung – und so die Prophylaxe im Hinblick auf mögliche Hufrollenentzündung garantieren.

Schreckgespenster Spat und Schale

Ordnungsgemäßer Beschlag und entsprechendes Training beugen auch einem anderen Schreckgespenst vor – dem sog. Spat. Spat ist eine chronische Knochenauftreibung zwischen den straffen Gelenken des Sprunggelenks. Im Zuge der Evolution und der Entwicklung vom Vielzeher zum Einhufer sind die ursprünglichen Knochen degeneriert und bilden zwei Lagen von eng aneinander liegenden Knöchelchen ohne weitere Funktionen (siehe hierzu auch die Ausführungen und Abbildungen im Kapitel „Evolution, Abstammung und Domestikation", Seite 11 ff.). Für das Pferd würde es durchaus genügen, nur einen Gelenkspalt (ähnlich wie das Ellenbogengelenk) zu haben. Durch Überbelastung (resultierend aus falschem Training), einer ungünstigen Stellung der Gliedmaße oder durch eine Infektion oder Verletzung entstehen Defekte an der Knorpelschicht. Um diese zu heilen, reagiert der Knochen mit einer neuen, aktiven Produktion von Knochenzellen. Wie bei einer Hautwunde wird jedoch nicht gleich wieder eine glatte Oberfläche hergestellt. Es kommt daher zur Reibung zwischen den kleinen Knochen. Durch diese Reibung entstehen auch an den benachbarten Knochen Defekte an der Knorpelschicht, die ihrerseits wieder mit einer überschießenden Produktion von Knochenaufbauzellen reagieren. So werden kleine Brücken oder Verbindungen zwischen den Knochen errichtet und mit jeder Bewegung im Gelenk wieder zerstört. Durch diese Zerstörung beginnen die regenerativen Prozesse erneut und es entstehen durch diesen Kreislauf Knochenwucherungen, die zum einen das Gelenk in ihrer Funktion behindern und eine Lahmheit auslösen, die zum anderen nun deutlich sichtbar auf dem Röntgenbild dargestellt werden können und den Wert (bzw. die Prognose) für den weiteren Einsatz des Pferdes deutlich verringern. Von allen oben erwähnten Auslösern des Spates, ist das unsachgemäße Training auch hier wieder an erster Stelle zu nennen.

In den Gelenken befindet sich Gelenkflüssigkeit, sie soll die Knorpelschichten schützen und die Reibung minimieren. Im Ruhezustand ist sie gallertartig und erst nach der Aufwärmphase (nach ungefähr 15 Minuten Bewegung) hat sie ihre volle Schmierkraft und -fähigkeit erreicht. Schritt am langen Zügel, Leichttraben auf langen, geraden oder großen, weit gebogenen Linien wärmt die Gelenkflüssigkeit auf. Ein „Show-Piaffieren" beim ersten Zügelaufnehmen oder aber im Winter das Laufenlassen und Freispringen – ohne vorherige Aufwärmphase – sind „Gift" für

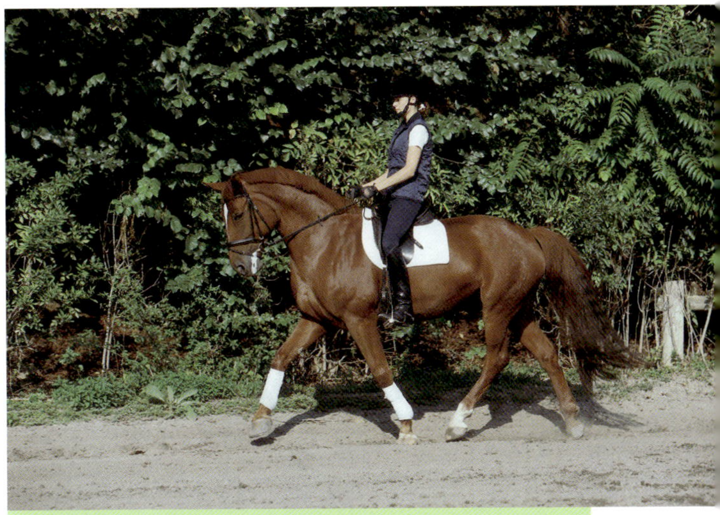

Ein Pferd, das konsequent von hinten nach vorne geritten wird und dadurch lernt, seinen Schwerpunkt nach hinten zu verlagern, ist für Gelenkserkrankungen weniger anfällig.

die Gelenke und begünstigen die Spatentstehung. Hier hat sich die ganzjährige Auslaufhaltung noch am ehesten bewährt, um „die Schmierkraft" wenigstens in Ansätzen durch mehr oder weniger kontinuierliche Bewegung zeitweise wenigstens zu fördern.

Spat ist die Bezeichnung für Arthrose des Sprunggelenks, wohingegen ähnliche chronische Knochenauftreibungen am Kron- und am Fesselgelenk „Schale" genannt werden. Hier sind es nicht die engen Schichten von verschiedenen Knochen, die sich gegenseitig gefährden, sondern die Bereiche der Bandansätze. Ohne entsprechende Aufwärmphase fehlt den Gelenksbändern die Elastizität – und es entstehen in den

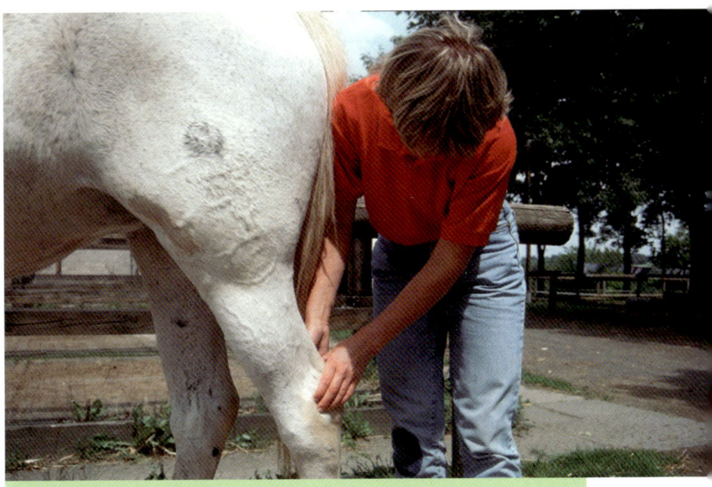

Spat ist die Bezeichnung für Arthrose des Sprunggelenks.

Regionen, in denen die Bänder mit den Knochen verwachsen sind, kleine Reizungen und Verletzungen der Knochenhaut. Die Knochenhaut reagiert genauso wie im Sprunggelenk. Zunächst entstehen nur röntgenologisch feststellbare, später dann auch mit bloßem Auge sichtbare Knochenwucherungen im Bereich der Gelenkspalten, die zu Lahmheiten führen. Auch hier ist eine vernünftige, längere Aufwärmphase als Vorbeugung obligatorisch und erfahrungsgemäß immer der beste Schutz.

Zunehmend sind Lahmheiten, die aus dem Rücken kommen, heute aktuell. Insbesondere die „kissing spines" sind vielfach als Schlagwort (ohne tiefgehendes Verständnis der Vorgänge) Inhalt vieler Gespräche in Reiterstuben. Wie bei Schale und Spat erkennt der Tierarzt auf dem Röntgenbild Veränderungen der Knochenhaut, die durch permanentes „Küssen" an den Dornfortsätzen der Wirbelsäule entstanden sind. Während jedoch bei Schale und Spat nur ein Tiermediziner helfen kann, die Schmerzen zu lindern und den Einsatz des Pferdes wieder halbwegs herzustellen, sind bei „kissing spines" in erster Linie die Reiter selbst als Therapeuten gefragt: Passendes Sattelzeug und ein gut agierender Reiter, der das Pferd reell über den Rücken arbeiten kann, sind die beste Therapie für das Pferd.

Fazit: Lahmheiten sind keine zwangsläufige, unabwendbare Erscheinung. Jeder Pferdeeigner kann Sehnenschäden, Verletzungen an den Bändern, Knochen- und Gelenksprobleme sowie Rückenschäden beim Pferd mit entsprechendem Equipment, umsichtiger Ausbildung und verantwortungsvollem, sachverständigem (= Pferde schonendem) Training weitgehend verhindern.

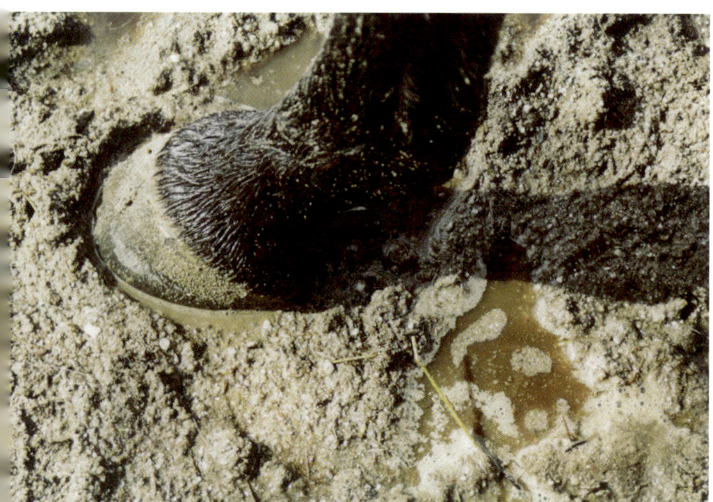

Ausläufe mit großflächigem Dauermorast oder Exkrement-Tretschichten sind ebenso wenig pferdegerecht wie verkotete Boxen; zur Auslaufpflege gehört z. B. auch die Auffüllung neuen Tretschichtmaterials.

Innere Erkrankungen

Während sich der Reiter/Pferdeeigner zur Prävention von Lahmheiten mit der Anatomie des Skeletts und der Muskulatur auseinander setzen muss, gilt es, sich bei der Verhinderung von inneren Erkrankungen vornehmlich mit der Ernährungsphysiologie und der Psychologie des Pferdes vertraut zu machen. Das Pferd ist Fluchttier, Säugetier, Dauerfresser, Bewegungstier und ehemaliges Steppentier. Der Eigner, Reiter oder Betreuer, der mit diesem – auch konsequent praktisch angewendeten – Wissen die Ansprüche seines Pferdes befriedigt, wird auch lange ein gesundes Pferd besitzen.

Erkrankungen durch Einstreu-Hygienemängel

Auf der Weide sind Pferde sehr wählerisch, was Grünfutter anbelangt. Deshalb macht es von Zeit zu Zeit Sinn, eine Wechselbeweidung mit Rindern durchzuführen, damit diejenigen Grünlandpflanzen, die vom Pferd verschmäht werden, nicht die Überhand gewinnen (siehe hierzu auch die Ausführungen im Kapitel „Weidehaltung und -bewirtschaftung", Seite 129 ff.). Was das Pferd aber in der Box als Raufutter vorgelegt bekommt, kann es nicht großartig (wie auf der Weide) selektieren, das vorgelegte Futter wird aus Mangel an Auswahl und teils auch aus Hunger gefressen. Pferde sind als Tiere der Weite (mit dem Drang nach stetiger Ortsveränderung) sehr „sauber" und meiden solche Grasflächen auf der Weide, an denen sie Exkremente abgesetzt haben. Wenn jedoch morgens frisches Stroh in eine Box gestreut wird, damit es für den Pferdeeigner „schön" sauber und gepflegt aussieht, das Pferd in dieser Box aber 23 Stunden am Tag steht – und den Großteil der Nacht auch noch mit der Nahrungsaufnahme beschäftigt ist, dann sieht die Box am nächsten Morgen um fünf Uhr nicht mehr nach einem „goldgelben Bett", sondern eher nach einem Misthaufen aus! Kein Pferdeeigner würde sein Pferd aber auf dem eigentlichen Außen-Misthaufen unter der Prämisse laufen lassen, dass es dort ja noch etwas Stroh als Raufutter findet! Deshalb ist diese „Zwangsfütterung" mit teils „mistigem" Raufutter auch eine der Hauptursachen für Kolikerkrankungen. Aber nicht nur Erkrankungen des Magen-Darm-Trakts, sondern auch solche der Atmungsorgane werden durch unsaubere Einstreu ausgelöst. Ungepflegte Einstreu mit vielen Exkrementen verschlechtert jedes Stallklima.

Schlundverstopfungen

Der Verdauungstrakt des Pferdes beginnt bereits am Kopf: Nach den Lippen, mit denen Futter ertastet und aufgenommen wird, folgen die Zähne. Das Pferd kaut nicht mit den Backenzähnen, es mahlt. Durch diese Mahlbewegung haben die Backenzähne ständig Kontakt zur Maulschleimhaut. Befinden sich nun scharfkantige Haken an den Zähnen, so verletzen sie mit jeder Bewegung des Kiefers die empfindliche Schleimhaut und fügen dem Pferd Schmerzen zu. Zum Schutz rollt das Pferd Raufutter, meist Heu, im Maul zigarrenförmig zusammen und platziert es zwischen Zähnen und Schleimhaut als Schutz (das sind z. B. sog. Heuwickel, die nach der Futteraufnahme aus dem Maul fallen). Es ist Aufgabe des Eigners oder des Stallpersonals, auf solche Heuwickel zu achten, um daraus Schlüsse auf das Vorhandensein von Zahnhaken zu ziehen. Bei vorhandenen Zahnhaken kaut das Pferd vorsichtiger, das heißt, es zerkleinert die Nahrung nur notdürftig, um als grober Brei über die Speiseröhre in den Magen zu gelangen. Kauen und Einspeicheln sind dabei bereits zwei wesentliche Komponenten der Verdauung. Der Speichel macht den Nahrungsbrei schlüpfrig, er desinfiziert die Nahrung und er schließt schon Teile der Rohfaser auf. Das Kauen zerkleinert die Nahrung nicht nur, durch die Kautätigkeit wird der Magen-Darm-Trakt quasi auf die Nahrung vorbereitet. Über den Schlund und die Speiseröhre gelangt die Nahrung in den für die Größe des Pferdekörpers sehr kleinen Magen. Gras, welches mit einem Rasenmäher kurz gemäht wurde (und deshalb nicht mehr richtig gekaut wird) oder auch Nahrungsmittel, die bei Speichelzusatz stark aufquellen, können leicht zu Verstopfung des Schlunds führen!

Die betroffenen Pferde stehen dann hustend mit gesenktem Kopf, stark speichelnd und mit Schleim, Blut und Futteranteilen in den Nüstern in Box oder Paddock. Eine sofortige Behandlung durch einen Tierarzt, der den Schlund frei spült, ist absolut notwendig, da (auch wenn sich die Verstopfung von alleine löst) Futterpartikel in die Lunge gelangen und dort zu erheblichen Entzündungen führen können. Diesen Lungenerkrankungen, die bis zur Lungenentzündung führen können, gilt es vorzubeugen. Es entstehen Schlundverstopfungen u. U. auch beim Transport eines Pferdes, wenn Futter aufgenommen wird (aus Futterkrippen im Anhänger, aus Heunetzen usw.) und gleichzeitig bei rücksichtslosem, ruckartigem Anfahren ein „Verschlucken“ provoziert wird.

Magengeschwüre

Im Magen werden dem Futter Enzyme zugesetzt, sie erleichtern die nachfolgende Verdauung. Die Schleimhaut des Magens ist in zwei Zonen aufgeteilt – eine Drüsenzone und eine drüsenlose Zone. Am Übergang dieser Zonen siedeln sich bevorzugt Larven der Dasselfliege an (siehe Abschnitt „Entwurmung“, Seite 182 ff.). Weit schwerwiegender als der Befall mit Dassellarven sind die bei sog. Sportpferden (aber auch bei Freizeitpferden in zu beengten Gruppenhaltungen) vermehrt vorkommenden Magengeschwüre und Magenschleimhautentzündungen. Viele Pferde sind teils dauerhafter Stressbelastung ausgesetzt (siehe hierzu auch die Ausführungen im Kapitel „Abwehrsystem und Stress“ auf Seite 28 ff.). Häufiger Stallwechsel, ständige Veränderung der Futterration, zu hohe Kraftfuttermengen je Mahlzeit, lange Futterkarenzzeiten, aber auch längerfristige Behandlung mit „nicht steroidalen Antiphlogistika“ (das sind entzündungshemmende, fiebersenkende und schmerzstillende Medikamente ohne Cortisonanteil) begünstigen die Entstehung von entzündlichen und geschwürigen Prozessen im Magen. Häufige Koliken, Abmagerung und sichtbares Unwohlsein der Pferde sowie eine erkennbare Mattigkeit sind Indizien für Magengeschwüre. Bei entsprechend schonender Fütterung und gleichzeitiger Optimierung der Haltungsbedingungen heilen sie relativ schnell aus (siehe hierzu auch die Ausführungen im Kapitel „Pferdefütterung“ auf Seite 101 ff.).

Darmerkrankungen

An den Magen schließt sich der Darmbereich an. 21 Meter Darm, die sich im Bauchbereich eines Großpferdes befinden, bedeuten 21 Meter Gefährdung durch Koliken (das ist ein Sammelbegriff für „Bauchbeschwerden“). Neben Atemwegserkrankungen und Lahmheiten sind Magen-Darm-Erkrankungen die häufigsten Befunde im tierärztlichen Alltag. Darmkoliken verursachen jedoch immer noch die meisten Verluste bei Pferden. Oft könnten die betroffenen Pferde überleben, wenn sie rechtzeitig genug in spezielle Kliniken eingeliefert würden. Dem erfahrenen Tierarzt ist es durchweg lieber, wenn der Patient „ungeöffnet“ eine Klinik verlässt, als wenn konservativ (das heißt ohne Operation) vor Ort im Stall zunächst alles versucht wird. Nicht selten muss danach ein be-

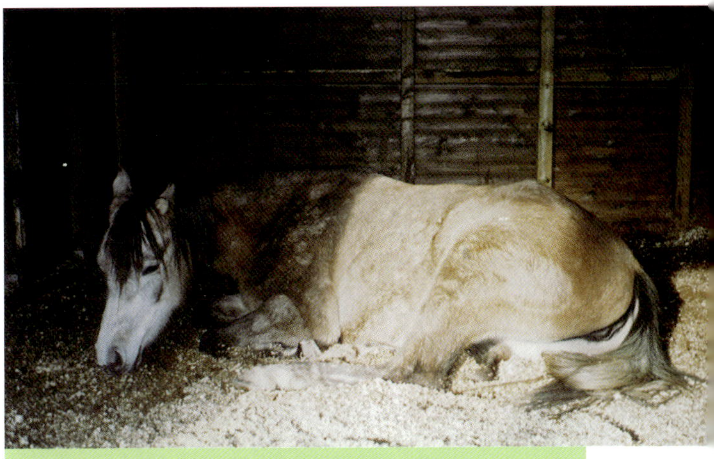

Kolikverdacht besteht bei Pferden z. B., wenn sie vermehrt in Kauerstellung liegen, einen gestressten Gesichtsausdruck zeigen, grundlos schwitzen, sich häufig wälzen und den Kopf ungewöhnlich oft zur Bauchseite wenden.

reits kreislaufschwaches Pferd doch in eine Klinik eingeliefert werden. Nachdem es durch die andauernde Belastung schon geschwächt ist, stellt die dann folgende Narkose vor einem chirurgischen Eingriff ein noch größeres Risiko dar.

Im Gesamtbereich der Koliken können zwei Arten unterschieden werden: Dünndarm- und Dickdarmkoliken. Sie unterscheiden sich nicht nur in anatomischer Hinsicht und in ihrer Ausprägung deutlich voneinander, sondern viel wichtiger (pauschal skizziert) ist, dass die Dickdarm- und zugehörigen Blinddarmkoliken meist durch Haltungs- und Ernährungsmängel entstehen, während die schweren Dünndarmkoliken anatomische oder pathologische (= krankhafte) Ursachen haben. Der Übergang hierbei ist fließend, aber es ist leichter, mit verantwortungsvoller Pferdehaltung eine Kolik im Dickdarm zu verhindern als die im Dünndarm. Auch wieder unter der Prämisse der vorhandenen Ausnahmen entstehen Dickdarmkoliken langsam und sind in ihrer Ausprägung weniger dramatisch. Dünndarmkoliken hingegen treten abrupt auf: Panik im Pferdegesicht, unkoordiniertes Hinwerfen und starke Schweißausbrüche sind meist Anzeichen für eine Dünndarmerkrankung. Weniger große Panik, Fressunlust (aber Vorsicht: Einem Leckerli oder einer Möhre widerstehen auch Kolikpferde nicht immer!), scharren, zum Bauch sehen, hinlegen, wälzen und wieder aufstehen sowie eine ungewohnte Unruhe sind meist Zeichen für eine nicht ganz so dramatische Dickdarmkolik.

Häufigste Form der **Dünndarmkolik** ist eine Verlagerung über das Milz-Nieren-Band, eine anatomische Schwachstelle beim Pferd, bei der sich das Band, welches normalerweise fest an der seitlichen Bauchwand anliegt, durch eine unglückliche Bewegung von seiner Position ablöst und so eine Lücke zwischen Bauchwand und Band entsteht! Nicht nur dadurch, dass sich das Pferd bewegt, sondern auch die Darmmotorik, die wellenförmig den Nahrungsbrei durch die einzelnen Darmabschnitte transportiert, sorgt für andauernde Bewegung (Motilität) im Bauch. Im ungünstigen Fall wird nun eine Dünndarmschlinge in diese Lücke gedrückt. Dieses geschieht in Bruchteilen von Sekunden. Das Band verlagert sich in seine ursprüngliche Position zurück und klemmt die Dünndarmschlinge ab. Durch die Aktivität der Darmflora gast dieser Bereich auf und der Darm kann sich aus eigener Kraft nicht mehr befreien. Dieses verursacht erhebliche Schmerzen beim Pferd und begründet so die dramatischen Anzeichen dieser Kolikform. Pferde mit einer Dünndarmkolik sind notfallmäßig im Eiltempo tierärztlich zu versorgen, denn durch die erheblichen Schmerzen, die Schweißausbrüche und den Kampf des Pferdes ist der Kreislauf stark belastet. Die mögliche Rettung erfolgt über eine Operation (Abk.: OP), wodurch der eingeklemmte Darmabschnitt zurückverlagert wird. Nur das schnelle operative Eingreifen des Tierarztes sichert die günstige Prognose. Je länger in einem solchen Fall mit einer OP gewartet wird, desto stärker wird das Darmgewebe durch die mangelnde Durchblutung und die zu geringe Sauerstoffversorgung in Mitleidenschaft gezogen. Es kann sogar geschehen, dass bei zu langem Warten die eingeklemmten Darmabschnitte absterben und später chirurgisch entfernt werden müssen. Hierdurch sinkt dann die Prognose für einen günstigen Heilungsverlauf rapide ab.

Als **Erste Hilfe** bis zum Eintreffen des Tierarztes muss das Pferd in einem solch dramatischen Fall aus der Box geholt werden und am besten in eine Reithalle oder auf einen großen Paddock geführt werden. Vorsorglich sollten bei unkoordinierten Bewegungen des Pferdes Gamaschen und Sprungglocken angelegt werden. Manchmal hilft die Natur sich auch selbst und durch die Bewegung, das Wälzen oder das Herumlaufen, rutscht der Darmabschnitt aus seiner „Falle" heraus. Auch der Transport in eine Klinik reicht gelegentlich schon aus, um im günstigen Fall eine solche Darmverlagerung zu lösen (zum Komplex „Erste Hilfe" siehe auch die Ausführungen auf Seite 195 ff.).

Während bei den Dünndarmkoliken eine Prophylaxe sehr schwierig ist, können viele der **Dickdarmkoliken** durch ein entsprechendes Haltungsmanagement verhindert werden. In erster Linie werden zwei Formen unterschieden, zum einen Anschoppungskoliken, zum anderen Gaskoliken. Anschoppungskoliken entstehen durch unsachgemäße Fütterung oder Fehler im Flüssigkeitshaushalt. Futtermittel, die stark aufquellen, falsches Fütterungsmanagement, ein Überangebot an gutem Stroh, Fressen von Sägespänen, ungenügende Zerkleinerung des Futters oder übermäßiges Fressen alternativer Einstreuarten können die Überladung/Verstopfung des Darms bewirken. Fehlendes Wasser, starkes Schwitzen oder auch zu viel Salz ergeben Schwankungen im Flüssigkeitshaushalt des Pferdes. Die Nahrung gelangt zu trocken in die Darmpassage und kann nicht weiter transportiert werden. Aus einer **Anschoppungskolik** kann sehr schnell eine Darmverschlingung entstehen!

Der Darm ist im Pferdekörper nicht mit Bändern fixiert. Ist nun eine Stelle verstopft und das Pferd bewegt sich stark, z. B. durch heftiges Wälzen, kann dieser Bereich einfach umkippen. Übertragen sieht das dann aus wie ein großer Bonbon: Vor und hinter der Anschoppung ist der Darm mit den in der Darmwand liegenden Gefäßen abgeschnürt. Die Folgen sind dann die gleichen wie bei der oben besprochenen Dünndarmverlagerung über das Milz-Nieren-Band. Der abgeschnürte Teil stirbt langsam ab und muss in einer OP entfernt werden. Wie auch bei einer Teilresektion (= Teilentfernung) des Dünndarmes sinkt durch einen solchen Eingriff die Prognose zur problemlosen Heilung stark ab.

Wie beim Menschen gibt es bei Pferden auch das „Magengrummeln" und die damit verbundenen **Blähungen**. Gefährlich wird es, wenn diese Aufgasungen im Blinddarm stattfinden. Der Blinddarm ist dank der Darmflora und -fauna die Gärkammer des Pferdes und ist mit seiner Länge von einem Meter und einem Durchmesser von etwa 50 cm der wichtigste Darmbereich für den Aufschluss der pflanzlichen Rohfaser. Etwa dreimal pro Minute wird er nachgefüllt und der aufgegorene Futterbrei in den Dickdarm entlassen. Die Öffnung des großen Darmabschnittes ist jedoch nur ungefähr vier Zentimeter groß. Kommt es zum Verschluss dieser Öffnung, können die beim Gärprozess entstehenden Gase nicht entweichen. Der Blinddarm wird dann immer mehr aufgebläht. An der rechten Bauchwand, ungefähr dort, wo die Hungergrube ist, kann auch der ungeübte Pferdebesitzer dann ein metallisches Geräusch hören. Durch diese Aufgasung hat das Pferd starke Schmerzen. Erste Erleichterung kann ein ruhiges Longieren oder Führen bewirken, da durch die Bewegung mechanisch die Blindöffnung geweitet werden kann und so etwas Gas und der damit verbundene Druck entweichen können. Aufgasungskoliken können aber nicht nur im Blinddarm, sondern im gesamten Darmbereich entstehen. Häufig reicht schon eine Verkrampfung oder eine leichte Anschoppung, um das ständige Entweichen des durch die Verdauung gebildeten Gases zu verhindern. Neben der richtigen Ernährung ist vom Pferdebesitzer auch auf die Minimierung des Parasitenbefalls zu achten, denn viele Koliken sind auf Magen-Darm-Parasiten zurückzuführen. Jede Form der Kolik bedarf grundsätzlich tierärztlicher Behandlung.

Durchfälle sind zwar für das Pferd weniger oder kaum schmerzhaft, aber nicht minder gefährlich. Ein Pferd, welches durch eine Futterumstellung, z. B. von Heu auf Heulage oder durch Aufregung mal leichten Durchfall bekommt, ist nicht ungewöhnlich, sollte dennoch weiter beobachtet werden. Dauerhafte, starke oder ziemlich wässrige Durchfälle bedeuten indes Lebensgefahr für das Pferd. Salmonellenvergiftungen, Entzündungen der Darmzotten oder eine Milieuverschiebung der Darmflora und -fauna können zu lebensgefährlicher Colitis X führen. Durch den erheblichen Wasserverlust trocknen die Pferde sehr schnell aus und sterben später u. U. an Kreislaufversagen. Ständiger leicht breiiger Kot oder wechselnd mal fest, mal weich, deuten ein Ernährungsproblem an. Langsame Futterumstellungen, bestes Raufutter oder Reduzierung des Salzangebotes und Fütterung von probiotischem Joghurt können Abhilfe schaffen.

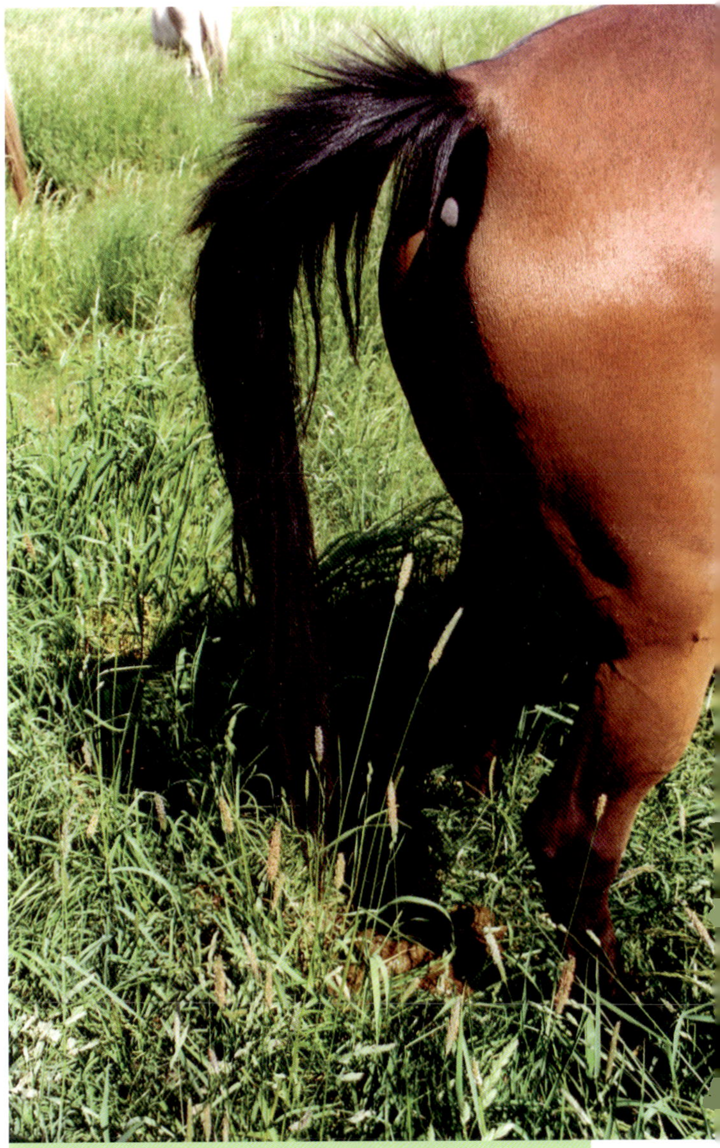

Durchfallerkrankungen werden dann für das Pferd gefährlich, wenn der wässrige Durchfall über mehrere Tage anhält und dadurch mit starkem Flüssigkeitsverlust verbunden ist.

Wallachhygiene

Kolikähnliche Erscheinungen können durch sog. Harnverhaltung in erster Linie bei Wallachen auftreten. Das ist durchweg auf Pflegemängel durch Unwissenheit der Pferdeeigner zurückzuführen. Wallache werden salopp im landwirtschaftlichen Sprachgebrauch als „Hosenpisser" bezeichnet, weil nach der Kastration keine vollständige Erektion des Penis stattfinden kann und damit die Umgebungsschleimhaut auch nie vollständig gespannt wird. Die in kleinen Schleimhautspalten um den Penis, den sog. Schlauch, herum enthaltenen Schleimhautsekrete und Urinreste sowie „Dreck" aus der Umwelt (Weide-, Boxen- oder Hallenstaub) bilden das sog. Smegma. Es ist in der Natur bei Hengsten so nicht zu beobachten und auf Dauer sehr unhygienisch. Nach zunächst mäßi-

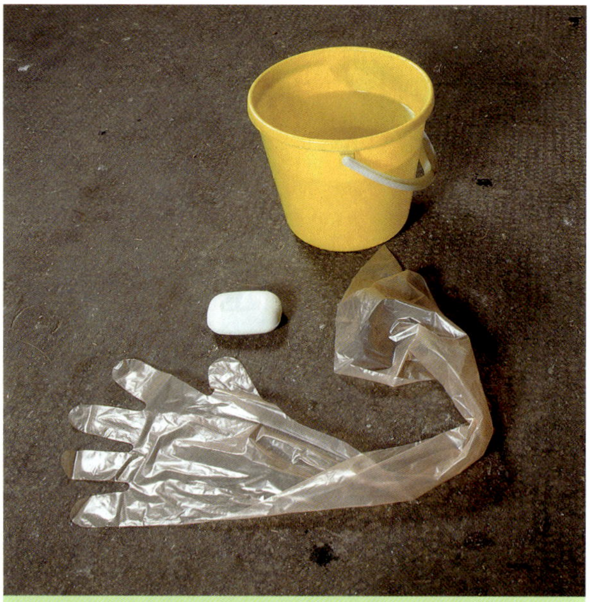

Nützliche Gegenstände zur Schlauchreinigung: Ein langer Einweg-Handschuh, ein Stück milde Seife und lauwarmes Wasser.

gen Ablagerungen bei jungen Wallachen bildet immer mehr Schmutz später einen flockigen, gelblichen Film auf der Penisschleimhaut. Wird der Schlauch nicht regelmäßig manuell durch milde Waschungen gereinigt, bilden sich schwarze, borkige Auflagen, die innerhalb der Vorhaut die Bauchwand und den Penis stark reizen. Durch diese Reizung und das feste Smegma schwillt die Vorhaut an und der Penis kann zum Stallen (= Urin absetzen) nicht „ausgeschachtet" werden. Das sind erhebliche Schmerzen, die ein Wallach durch mangelnde Pflege erleiden muss. Verantwortungsvolle Eigner oder Pferdepfleger nutzen die Zeit, in denen ein Wallach nach dem Stallen ausschachtet, um ganz natürlich den Penis zu reinigen. Nicht immer sind die Wallache dabei aber kooperativ! Nach einer Beruhigungsspritze durch den Tierarzt (allerdings Vorsicht bei Turnierpferden: Doping!) lassen die meisten Wallache den Schlauch heraushängen und er kann dann leicht mit lauwarmem Wasser und neutraler Seife gereinigt werden. Wenn dies regelmäßig gemacht wird, gewöhnen sich Wallache daran und es ist auch für den Pfleger dann weniger unangenehm, weil nur geringe Substanzen abgewaschen werden müssen.

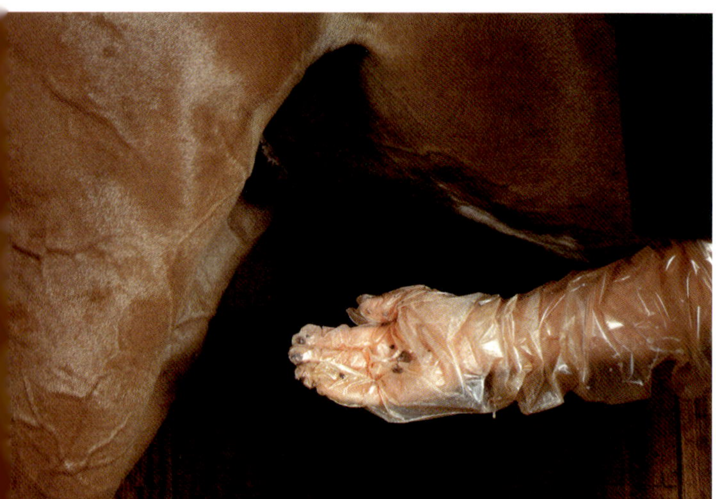

Eine seitliche Position zum Pferd verhindert, getroffen zu werden, falls der Wallach reflexartig ausschlagen sollte.

Atemwegsprobleme

Nicht so plötzlich auftretend, nicht so spektakulär, aber immer wieder zu erheblichen langwierigen Therapien führend, ist die dritte Hauptgruppe der Erkrankungen: Atemwegsprobleme. Neben den Infektionserkrankungen, die auf Seite 174 ff. besprochen werden, sind mangelhafte Haltungsbedingungen die Hauptursache für Husten und Schnupfen (siehe hierzu auch die Ausführungen zu „Erkältungen" im Kapitel „Winterhaltung" auf Seite 100).

Vorweg sei bemerkt: Pferde „räuspern" sich nicht beiläufig „nur so" wie Menschen – deshalb gilt es, schon beim ersten Hustenstoß ein Pferd sehr genau zu beobachten. Hauptelemente in der Pferdehaltung sind Licht und Luft – und wenigstens zeitweise täglich freie Bewegung unter natürlichen Umweltbedingungen. Ein Pferdestall ist dann, zumindest für die Atemwege, gesund, wenn der Stallbesucher beim Betreten des Stalls nicht riechen kann, ob sich Pferde dort befinden! Ein unauffälliges, gesundes Stallklima wird durch mehrere Faktoren erreicht. Hierzu gehört die tägliche Pflege des Liegebereichs in Box und Offenstall, bei der die feuchten, mit Urin angereicherten Einstreustellen und sämtlicher Kot restlos und penibel entfernt werden. Wichtig ist auch das Nachstreuen saugfähiger, einwandfreier Einstreu.

In vielen Ställen wird traditionell als Einstreu Stroh verwendet. Stroh wird gerne gefressen und dient den Pferden zur Kaubeschäftigung, zum Zeitvertreib, was eigentlich auch sehr vorteilhaft ist. Stroh bietet jedoch auch erhebliche Gefahren. Zum einen sind Spritzmittelrückstände aus der modernen Landwirtschaft enthalten, die bei Pferden allergische Reaktionen hervorrufen können, zum anderen gibt es nur ganz selten Stroh, welches ohne Schimmelpilzbefall eingelagert wird. Auch Stroh, welches noch so sauber scheint, weist kleinste Spuren hiervon auf. Normalerweise ist dies nicht weiter tragisch, aber es gibt bei Pferden extrem sensible Tiere, die auch auf den geringsten Anteil von Schimmelpilzsporen allergisch reagieren. Wenn Stroh auch seit Generationen als Einstreu genutzt wurde, so gibt es aktuell Einstreumaterialien, die Ammoniak besser binden. Nicht nur die Einstreu trägt zum Stallklima bei, auch die Belüftung des Stalls spielt eine entscheidende Rolle (siehe hierzu auch die Ausführungen zum Abschnitt „Stallklima" auf Seite 89 ff.). In der Box müssen z. B. Schlitze in der vorderen Boxenwand vorhanden sein, die sich vertikal in Höhe der Einstreu befinden, so dass die schwere, mit Ammoniak belastete Luft auch vom liegenden Pferd wegtransportiert wird. Wenn nicht Offenstallhaltung bevorzugt wird, sind Außenboxen oder mindestens ein aufstellbares Fenster pro Box heutzutage standardisierte Minimalanforderungen. Ammoniak in der Atemluft führt zu ständiger Reizung der Atemwege. Gase stellen – ebenso wie Bakterien, Viren oder Staub – Noxen (= Krankheitserreger) dar, die zur Schwächung der Abwehr des Pferdes führen. Nicht der Ammoniak an sich löst den Husten aus, sondern die Schwächung des Abwehrsystems, welche es Krankheitskeimen ermöglicht, in den Pferdekörper einzudringen. Bakterien und Pilze führen zur Abwehrreaktion des Lungengewebes und zur Bildung von Schleim, den das Pferd durch Abhusten zu entfernen versucht. Bei dem großen Lungenvolumen, welches Pferde zur Verfügung haben, wird nur ein für die jeweilige Belastung angepasster Prozentsatz der Lunge für die Sauerstoffversorgung benutzt (ventiliert). In den nicht ventilierten Bereichen kann sich der Schleim fest absetzen und die Elastizität des Gewebes verändern! Viele Vielseitigkeitsreiter reiten deshalb vor der Geländeprüfung einen „pipe opener", das ist eine kurze, schnelle Galoppstrecke, bei der das Pferd einmal die ganze Lunge benutzen muss, damit später im Gelände nicht durch einen plötzlichen Hustenreiz die wichtige Sauerstoffaufnahme unterbrochen bzw. behindert wird.

Gesunde Pferde atmen aktiv ein und passiv aus. Durch die Muskulatur des Zwerchfells und der Rippen wird der Brustkorb gedehnt und es entsteht im Inneren ein Vakuum. In dieses Vakuum strömt die Außenluft ein. Durch die einfache Entspannung der Muskulatur fällt der Brustkorb wieder zusammen und die Atemluft wird herausgepresst. Bei Verlust dieser Lungengewebselastizität gelingt es dem Pferd nicht mehr, nur durch das Entspannen der Muskulatur die Luft nach draußen zu befördern. Hieraus resultiert dann eine pathologische, aktive Ausatmung: Das Pferd presst mit Muskelkraft die Luft aus dem Körper. Im Moment des angespannten Hinauspressens entsteht parallel zum Rippenbogen eine Rinne – die sog. Dampfrinne. Verschleppte oder unbehandelte Hustenerkrankungen führen zu dieser Erscheinung. Die Diagnose lautet dann: Dämpfigkeit bzw. C.O.P.D (Chronical obstruktiv pulmonal desease = chronisch verstopfte Lungenerkrankung) und dies ist unheilbar.

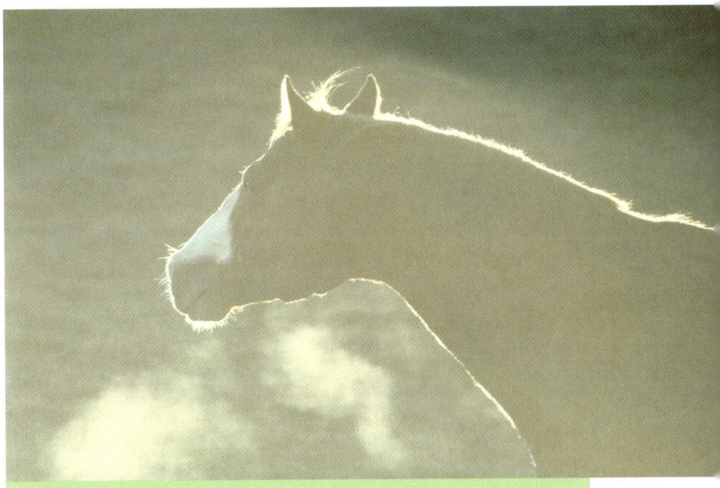

Bei Erregung oder nach Anstrengung ist es normal, dass bei frostigen Temperaturen der Atem des Pferdes zu sehen ist.

Hustenbehandlungen sind meistens sehr langwierig, müssen aber strikt zu Ende geführt werden, da jeder noch so kleine erkrankte Lungenbereich wieder zum Aufkeimen des Hustens führen kann. Im Normalfall wird unter tierärztlicher Aufsicht zunächst mit dopingfreien Hustensäften oder mit ätherischen Ölen (z. B. in Futtermitteln) versucht, das Pferd zum tiefen Durchatmen zu bewegen und es letztlich zu zwingen, abzuhusten. Ein hustendes Pferd (allerdings ohne Fieber!) nicht zu reiten, ist absolut falsch. Leichte Arbeit, z. B. auch ein gleichmäßiger Galopp im Gelände, ventiliert die Lunge und entfernt den Schleim! Besonders der Galopp eignet sich zur Hustentherapie, da durch den Bewegungsablauf das Pferd gezwungen wird, bei jedem Galoppsprung zu atmen. Auch ein Inhalationsgerät, wie es häufig von Tierarztpraxen verliehen wird, eignet sich (angewendet mit Emser Sole) hervorragend zur dopingfreien Hustentherapie. Tritt innerhalb von vierzehn Tagen keine deutliche Besserung ein, muss der Husten mit „härteren" Mitteln bekämpft werden. Auch wenn das Pferd dann für etwa zwei Monate nicht sportlich genutzt werden darf, was in der Saison sicher ärgerlich ist, kann nur durch eine Ausheilung das Leben des Pferdes um Jahre verlängert werden! Als Einleitung der Therapie wird der Tierarzt dem Pferd ein Breitband-Antibiotikum verabreichen und durch entsprechende Hustenmittel die Verbindung von Schleim und Lungenbläschen lösen. Hustet das Pferd dennoch weiter, wird das Antibiotikum spezifiziert. Durch einen Abstrich der Schleimhaut in der Luftröhre und etwas Sekret kann ein Institut für Bakteriologie ein spezielles Antibiotikum entwickeln. Wenn alles versucht wurde – und das Pferd immer noch hustet, ist das in der Regel nicht auf ein Unvermögen des behandelnden Tierarztes zurückzuführen, denn es ist generell schwierig, langwierig und kostenintensiv, eine Hustenbehandlung – zumal unter ungünstigen Haltungsbedingungen – durchzuführen. Dies insbesondere dann, wenn sich nach Behandlung der Sekundärinfektion herausstellt, dass weder Viren, Gase, Bakterien oder sonstige Noxen für den Husten verantwortlich sind, sondern es sich bei der Erkrankung am Ende um ein allergisches Problem handeln muss! Hier hilft dann meist nur noch eine gezielte Desensibilisierung oder eine Therapie mit Cortison. Zum Wohlergehen des Pferdes trägt manchmal auch ein Stallwechsel oder ein totaler Wechsel der Region bei. Schon vor Jahrhunderten wurden aus solchen Erkenntnissen für Menschen Lungenheilbäder im Bereich der Küsten eingerichtet – auch Pferde mit Atemwegsproblemen vertragen häufig Küstenregionen weitaus besser als inländische Haltungsareale. Unabhängig davon, welche konkrete Therapie eingeleitet wird, kann jedes tierärztliche Bemühen immer nur in Verbindung mit dem entsprechend sorgfältigen, therapieunterstützenden Haltungsmanagement Erfolg haben. Luftige, aber nicht zugige, saubere Außenboxen, hygienisch gepflegte Offenstallanlagen mit großzügigen, trockenen Liegebereichen, staubfreie Einstreu, angefeuchtetes Heu oder beste Heulage und vor allem viel Bewegung an der frischen Luft, helfen bei der Krankheitsbekämpfung und Vorbeugung nicht selten besser als die teuerste Medizin.

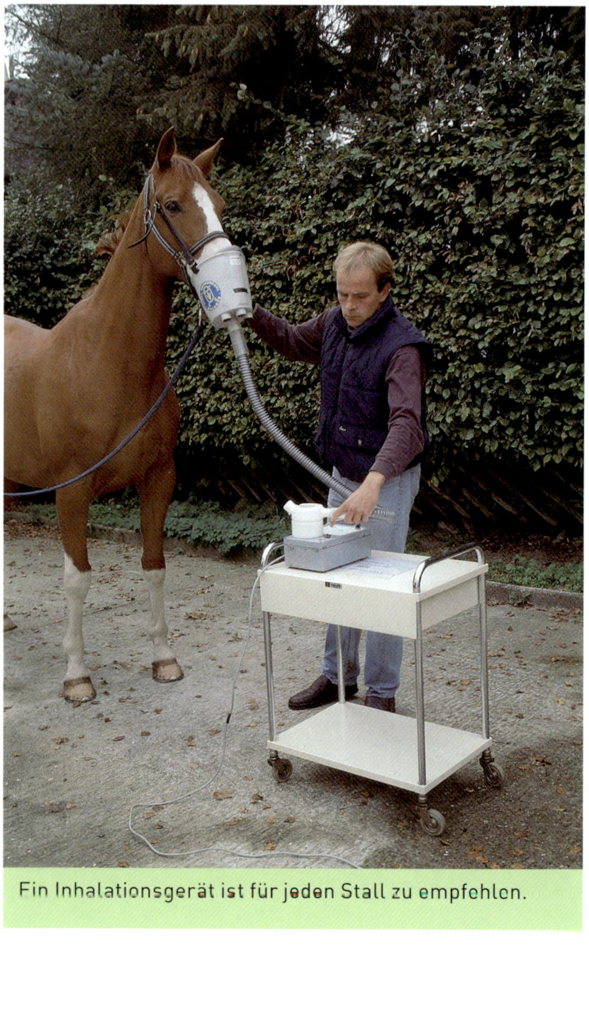

Ein Inhalationsgerät ist für jeden Stall zu empfehlen.

Infektionserkrankungen

Optimale Haltung, überlegte Nutzung der Pferde und Prophylaxe durch Impfungen und Wurmkuren fördern und erhalten im besten Fall die Pferdegesundheit. Diese Maßnahmen verstärken auch den Schutz vor ansteckenden Krankheiten. Dennoch können Bakterien, Viren, ein- und mehrzellige Parasiten, Pilze, Prionen (spezielle Eiweißkörper) bei ungünstig zusammentreffenden Bedingungen und durch nicht immer beeinflussbare Außeneinwirkung (selbst in guten Haltungen) den Organismus schädigen und Krankheiten verursachen und im schlimmsten Fall sogar zum Verlust des Pferdes führen. Im Folgenden werden aus Platzgründen nur die häufigsten Infektionskrankheiten behandelt. Ziel ist, dass auch der Nichtmediziner ein Verständnis für die Zusammenhänge bekommt, was insbesondere vorbeugend im Zusammenwirken mit dem Tierarzt Schäden verhüten hilft sowie im Krankheitsfall die tierärztliche Therapie konsequent unterstützen kann.

Virusinfektion

Am folgenden Beispiel einer Virusinfektion wird deutlich, wie ein Pferdeorganismus reagiert – und was man vorbeugend oder heilend tun sollte oder muss. Viren (aus dem Lateinischen: virus = Schleim/Gift; fachsprachliche Mehrzahl: viri) sind Krankheitserreger (mit einem Durchmesser unter 0,3 µm), die zwar biologische Strukturen aufweisen, aber im biologischen Sinne keine Lebewesen sind. Dies ist anders bei (ebenfalls u. U. krank machenden) Bakterien, sie verfügen über einen eigenen Stoffwechsel. Ein Virus (es heißt „das" Virus, manchmal umgangssprachlich auch „der" Virus) besteht demgegenüber lediglich aus „vermehrungswilliger" Erbsubstanz. Diese Erbsubstanz eines Virus kann sich nur in lebenden Fremdzellen aller Lebewesen (auch in Bakterien oder Pflanzen) vermehren. Hierin liegt die Hauptgefahr: Viren (sie sind unterschiedlich spezialisiert) dringen von außen (z. B. über Einatmung) in gesunde Körperzellen ein und verändern dort die Erbsubstanz der befallenen Wirtszelle. Ihr Ziel ist, dass nun nicht mehr (was normal wäre) die Körpersubstanz des befallenen Organismus, sondern Massen an Viren von dieser befallenen Körperzelle produziert werden. Es bleibt im fortgeschrittenen Stadium des Virenbefalls nur noch die ursprüngliche Hülle der befallenen Körperzelle erhalten – das Innere der Zelle ist gefüllt mit Viren! Anschließend bricht die Zelle auf – und die frei werdenden Viren befallen andere Körperzellen, in denen sie ihre Vermehrung ebenfalls weiter fortsetzen. So können Viren im befallenen Organismus ihre krank machenden Eigenschaften massenhaft „ausleben". Sie sind in der Lage, diesen Körper auch zu verlassen, z. B. durch ausgehustete Tröpfchen, in denen Viren enthalten sind, um einen anderen Organismus anzustecken. Das Grundproblem für jeden befallenen Organismus eines hoch organisierten Lebewesens (wie es jedes Säugetier ist) besteht nun darin, dass die Viren – solange sie sich in der körpereigenen Zellhülle befinden, nicht sofort als körperfremde Substanz von den sog. Killerzellen des Abwehrsystems bekämpft werden, da die Zelle ja zum Körper gehört. Erst wenn die Körperzelle schon erheblich geschädigt ist, kann der Organismus erkennen, dass sich hier körperfremde Eiweißstoffe, nämlich die Viren, „verstecken". Der Körper reagiert dann auf diese sog. Antigene (= Antisomatogene = artfremde Eiweißstoffe), indem das körpereigene Immunsystem damit beginnt, Antikörper (Gammaglobuline/Immunglobuline) zu produzieren, um das Körperfremde (also die nicht arteigenen Eiweißstoffe) auszumerzen. Man nennt diesen Vorgang auch „spezifische Immunantwort". Sie ist umso effektiver, je höher die Widerstandskraft des Pferdes ist – und diese hängt ab vom Alter, der Ernährung, den Haltungsbedingungen und dem Stresszustand. Da die Produktion der Antikörper verspätet und langsamer anläuft als die Vermehrung der Viren direkt nach einer Infektion, erkrankt der Körper zunächst einmal mehr oder weniger stark. Ist nun z. B. ein Pferd in seiner Widerstandskraft durch sonstige Krankheiten und ungünstige Haltungs- und Umweltbedingungen geschwächt, dann gelingt die Abwehr nicht optimal – und es erkrankt u. U. sehr stark (siehe hierzu auch die Ausführungen zum Kapitel „Abwehrsystem/Stress" auf Seite 28 ff.).

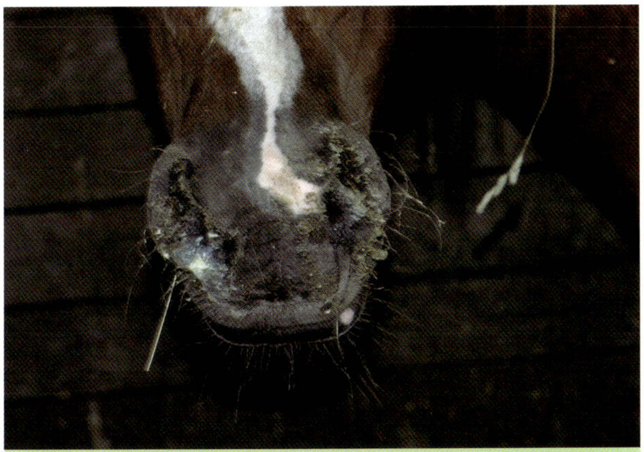

Wenn die Nüstern so verklebt-eitrig aussehen, ist immer der Tierarzt hinzuzuziehen, auch wenn das Pferd nicht hustet.

Hat der Organismus einmal spezielle Antikörper gegen bestimmte Viren (Antigene) produziert, entstehen sog. Memoryzellen. Diese haben ein „Gedächtnis" und sind in der Lage, bei erneutem Eindringen erbgleicher Viren nunmehr sofort eine große Zahl gleicher Antikörper zu produzieren und den Körper dadurch erheblich schneller als bei einer Erstinfektion zu schützen. Die Erinnerungsfähigkeit der Antikörper ist jedoch unterschiedlich begrenzt und auch die jeweils aktuelle Widerstandskraft bestimmt den Grad der erneuten Infektionsanfälligkeit. Aus diesem Grund sind insbesondere suboptimale, unnatürlich-verhätschelnde Stallhaltungen ohne ausreichende Bewegung unter Außenklimabedingungen nachweislich Faktoren, die Schwere und Dauer einer erneuten Erkrankung mitbestimmen.

Influenza

Atemwegserkrankungen sowohl nichtinfektiöser Ursache (allergisch, mechanisch oder durch Blutungen bedingt) als auch mit infektiösem Hintergrund (durch Viren und/oder Bakterien) zählen zu den Hauptursachen für den vorzeitigen Verlust von Pferden. Anders als bei einer chronisch obstruktiven Bronchitis (Dämpfigkeit, Abk.: C.O.P.D.), z. B. mit allergischer Ursache, handelt es sich bei der Influenza („Pferdegrippe") um eine Viruserkrankung der oberen und unteren Atemwege. Das ist eine Tröpfcheninfektion, die sich sehr schnell im gesamten Bestand eines Stalles ausbreitet, wenn nicht sofort mit Separierungsmaßnahmen reagiert wird. Man bedenke: Bei einem Hustenstoß fliegen die Tröpfchen (für das menschliche Auge unsichtbar) mit fast 150 km/h ungefähr 40 m weit! Dies reicht in den meisten Ställen aus, um die Infektion z. B. von der ersten zur letzten Box zu verbreiten. Die Durchseuchung eines kompletten Stalles findet so innerhalb von zwei bis drei Tagen statt. Erhöhte Körpertemperatur (39 bis 41 °C), Nasenschleimhautentzündung, leichte Kehlkopfentzündung, Entzündung der Luftröhre und eine Bronchitis bis zur Lungenentzündung sind die typischen Krankheitsbilder. Die allgemeine Schwächung der Abwehrkräfte durch eine solche virale Infektion kann (vor allem in unhygienischen Haltungsanlagen) als Folge zusätzlich noch durch Bakterien (einzellige Organismen, z. B. Streptokokken) eine bakterielle Sekundärinfektionen (z. B. auch mit Vereiterungen) hervorrufen. Diese Sekundärinfektionen verursachen ein immer wiederkehrendes und unterschiedlich hohes Fieber (sog. intermittierendes Fieber). Mit konsequenter – und vor allem rechtzeitig einsetzender – tierärztlicher Therapie kann eine Influenza geheilt werden, doch sind im Fall des Verschleppens bleibende Atemwegsprobleme mit Verringerung der Lungenkapazität eine für Wohlbefinden und Leistung einschneidende Folge.

Eine ausschließliche Virusinfektion, die sich nicht über den Blutkreislauf ausbreitet (also noch keine sog. Virämie darstellt), ist am ehesten beherrschbar und richtet, da sie häufig „nur" die auskleidenden Membranen der Atemwege befällt, eher weniger Schäden an. Dagegen richten bakterielle Atemwegsinfektionen – nach vorhergehender Virusinfektion oder mechanischer Schädigung der Atemwege durch Reizstoffe oder auch durch Schadgase usw. – oft große Schäden an, weil die antibakteriellen Abwehrmechanismen (z. B. der Sekret-Transport) durch die genannten Vorschädigungen geschwächt und auch die Killerzellen, die sog. Makrophagen, weniger aktiv sind.

Unter den o. a. Bedingungen siedeln sich Bakterien auf der vorgeschädigten Schleimhaut an und es kommt zu einer bakteriellen Infektion der Lunge (= Lungenentzündung = Pneumonie) sowie zur zusätzlichen Gefahr, dass sich Bakterien über den Blutkreislauf systemisch ausbreiten und eine allgemeine Infektion auslösen (= Septikämie). Lungenentzündungen können allerdings auch verursacht werden durch „Verschlucken" von Futterteilchen (die über die Luftröhre in die Lunge gelangen) oder auch durch Wurmlarven, die durch die Lunge wandern. Grundsätzlich sind für eine Genesung – neben der richtigen Medikation, z. B. mit einem Breitspektrum-Antibiotikum – die Haltungsbedingungen (vor allem frische, saubere Luft) mitentscheidend, da sich krankheitsbedingt das Lungenvolumen verringert und der Gasaustausch erschwert ist.

Wegen der hohen Ansteckungsgefahr (das bedeutet, dass sich ein Erreger schnell verbreitet), kann eine Influenza „wie ein Seuchenzug durch das Land ziehen". Deshalb schreibt die Deutsche Reiterliche Vereinigung e. V. (FN) bei allen Turnierpferden die Impfung gegen Influenza vor. Um einen entsprechenden Antikörpertiter (= Menge an Abwehrzellen) und damit den sicheren Impfschutz zu garantieren, müssen alle sechs Wochen Wiederholungsimpfungen durchgeführt und im Equidenpass vom Tierarzt vermerkt werden.

Herpes

Auch Herpesviren verursachen eine Art von Erkältungskrankheit, die der Influenza sehr ähnlich ist. Man nennt dies die „respiratorische Form". Fieber, Appetitlosigkeit, Abgeschlagenheit, wässriger Nasenausfluss (auch hier durch Sekundärinfektionen eventuell später eitrig werdend) und Husten sind die Anzeichen. Bei allen Pferden, bei denen ein Abstrich des Sekretes untersucht wurde, stellte sich heraus, dass zu 46 % Herpesviren für die Hustenerkrankung verantwortlich waren. Nur 15 % der Probanden waren mit Influenza infiziert. Herpesviren sind (wie beim Menschen) sog. latente Viren. Das bedeutet: Einmal mit Herpesviren infiziert, bleibt das Pferd lebenslanger Träger und Ausscheider dieser Viren. Auch Pferde, die klinisch (= nach äußerer Erscheinung, Untersuchung und Verhalten) absolut unauffällig und gesund erscheinen, können dennoch (weil einmal infiziert) als lebenslange Herpesträger Viren übertragen. Anders als bei der Influenza, die durch Tröpfchen übertragen wird, kann Herpes auch durch sog. Vektoren (aus dem Lateinischen „vector" = Überträger, Beförderer) verbreitet werden. Menschen, Tiere, Putzzeug und z. B. Tränkeeimer können solche Vektoren darstellen und Herpes nicht nur von Tier zu Tier, sondern auch von Stall zu Stall verbreiten. Die Durchseuchung eines gesamten Bestands in einem Stall erfolgt etwas langsamer als bei der Influenza. Bei den Herpesviren werden mehrere Subspezies/-typen (= Unterarten) unterschieden. Als Equine Herpesviren (Abk.: EHV) I bis EHV-IV bezeichnet, sind sie für unterschiedliche Krankheitsbilder ursächlich.

Am bekanntesten ist der durch Herpesviren verursachte **Virusabort**: Infizierte Stuten verlieren ihre Fohlen im siebten bis zehnten Trächtigkeitsmonat. Manchmal werden – trotz Infektion – aber auch lebensschwache Fohlen geboren, die nur selten die ersten Lebenswochen überstehen. Nach einem Virusabort sind alle Sekrete und insbesondere das Abortmaterial hoch kontagiös, d. h., dass jeder Kontakt mit Infektionsgefahren verbunden ist. Die Stute muss deshalb sofort isoliert werden und es ist peinlich genau darauf zu achten, dass sämtliches Kontaktmaterial schadlos entfernt (z. B. verbrannt) und/oder desinfiziert wird.

Die dritte, sehr selten auftretende Form von Herpesvirusinfektionen ist die nervale (= die Nerven betreffende) Form, auch „systemische und paralytische Form" genannt. Dabei wird durch Herpesviren u. a. die Durchlässigkeit der Blutgefäßwände verändert: Flüssigkeit und Blut treten durch die Adern in das umgebende Gewebe aus und verursachen Hämatome (= Blutergüsse). Das Rückenmark ist z. B. durch sehr feste Häute geschützt, weshalb sich innerhalb dieser Häute ein entstandenes Hämatom nicht ausdehnen kann. Dann kommt es unweigerlich zum Druck auf das Rückenmark und – ähnlich wie bei einer Querschnittslähmung – verursachen solche Hämatome erhebliche Schädigungen des Rückenmarks. Die betroffenen Pferde können zunächst hinten nicht aufstehen und drehen sich (wie ein sitzender Hund) um ihre Hinterhand. Mit fortschreitender Erkrankung liegen solche nerval erkrankten Pferde vermehrt und müssen vom Tierarzt letztlich durch Euthanasie erlöst werden (siehe hierzu auch die Ausführungen zum Abschnitt „Tod des Pferdes" auf Seite 23 ff.).

Tetanus

Der Begriff „Tetanus" kommt aus dem Griechischen und bedeutet „Krampf". Diese Erkrankung wird nicht durch Viren verursacht, sondern durch ein Gift (Toxin) des Bakteriums *Clostridium tetani* (auch „Tetanusbazillus“ genannt), es verursacht den Wundstarrkrampf. Nirgendwo ist die Umwelt so mit Tetanustoxin belastet wie im Pferdestall, denn Pferdekot enthält z. B. Tetanuserreger. Kleinste, oft tiefe, aber kaum sichtbare Verletzungen wie Nagelstiche durch hervorstehende Nägel, z. B. nach unsachgemäßer Verbretterung einer Stallwand, genügen, damit das Gift in den Körper eindringen kann. Tetanus äußert sich durch krampfartige Anfälle bei allen Reizungen der Sinne: Geräusche, Gerüche, Licht oder plötzliche Berührungen genügen, um beim erkrankten Pferd Krämpfe auszulösen. Kommt das betroffene Pferd nicht unverzüglich in eine versierte Pferdeklinik mit einer entsprechenden Behandlungsbox und den tierärztlich angezeigten Therapiemaßnahmen (z. B. chirurgische Sanierung der Eintrittspforte), stirbt es durch Ersticken.

Tollwut

Glücklicherweise fast ausgerottet, aber sehr gefährlich, ist die Tollwuterkrankung. Tollwut wird primär durch den Speichel infizierter Fleischfresser übertragen (z. B. infektiöser Speichel durch Hundebiss oder Fuchsbiss auf der Weide). Pferde können Tollwut in der Regel selbst nicht übertragen. Schreckhaftigkeit, Nervosität und Gereiztheit, starke Schluckbeschwerden, übermäßiger Speichelfluss, Aggression oder Apathie, Lähmungen der Gesichts-, Rumpf-, Gliedmaßenmuskulatur sowie unausweichlich nach zwei bis acht Tagen der Tod des Pferdes sind Symptome und Folgen der Tollwuterkrankung. Eine tiermedizinische Behandlung ist zwecklos und zudem auch verboten. Die Zeit von der Infektion bis zum Ausbruch der Krankheit ist abhängig von der Eintrittstelle des Erregers und der Entfernung dieser Körperstelle zum Gehirn. So kann der als „Inkubationszeit“ bezeichnete Zeitraum bis zum Ausbruch der Krankheit maximal über 200 Tage betragen.

Bei dieser Krankheit ist in gefährdeten Gebieten vorsorglicher Impfschutz aus zwei Gründen wichtig. Zunächst einmal, um das Pferd selbst vor dem Leiden mit unausweichlichem Tod zu schützen; aber es gibt auch noch einen anderen wichtigen Grund: Tollwut ist eine anzeigepflichtige Erkrankung, was auch bedeutet, dass nicht die behandelnden Tierärzte entscheiden, was mit dem erkrankten Patienten geschieht, sondern der Amtstierarzt als Vollstrecker des Tierseuchengesetzes. Nach diesem Gesetz muss grundsätzlich jedes Pferd, welches ohne Impfschutz an Tollwut erkrankt ist, getötet werden. Ob Olympiapferd oder Freizeitpony – der Gesetzgeber macht hier keine Unterschiede. Schützen kann nur eine rechtzeitig durchgeführte und klar nach Vorschrift im Equidenpass bescheinigte Impfung durch einen Tierarzt.

Equine Virus-Arteriitis

Weniger bekannt als die zuvor beschriebenen Infektionen ist die Equine Virus-Arteriitis (Abk.: EVA), die durch ein Togavirus verursacht wird, das erstmals 1953 in Bucyrus (Ohio/USA) isoliert wurde. Diese Infektion (sie wird auch „Pferdestaupe“ oder „pink eye“ genannt), die insbesondere Zuchtpferde befällt, ist eine Deckinfektion. EVA-positive Hengste können die Infektion (über Nase, Maul und Sperma) auf die besamten Stuten übertragen, die ihrerseits dann wieder den gesamten Pferdebestand im heimischen Stall anstecken können. Auch Abort kann eintreten, wobei der abortierte Fötus hochgradig mit dem Virus verseucht ist. Zum Schutz der Stuten – und auch um den ungestörten Deckeinsatz der Hengste nicht zu gefährden, ist eine Impfung obligatorisch. Doch nicht nur im Deckeinsatz ist EVA gefährlich, sie kann alle Pferde befallen und stellt sich klinisch mit Ödemen an den Beinen, Augenveränderungen, Verstopfungskoliken, Durchfall und Atemwegserkrankungen dar; bei jungen Fohlen wurde von Todesfällen berichtet.

Pilzinfektionen

Pilze kennt man als Großpilze (z. B. Speisepilze wie Champignons) und als Kleinpilze. Besonders verschiedene Fäulnispilze (und Pilzsporen) wie *Aspergillus* sind in staubigem Heu oder Stroh enthalten und rufen lokale Infektionen (z. B. im Luftsack des Pferdes) hervor. Sie führen auch zum allergischen Husten und zu C.O.P.D (Abk. für: chronisch obstruktive pulmorale Bronchitis, die auch als Dämpfigkeit, chronisches Emphysem oder Heuallergie bezeichnet wird). Der Körper eines Pferdes reagiert mit der Bildung von Antikörpern nicht nur auf Antigene in Form von Viren oder Bakterien, sondern auf alle nur denkbaren Mikroorganismen und Parasiten, so auch auf Pilzinfektionen. Hautpilze sind besonders anlässlich von Auktionen, bei denen viele Pferde aus verschiedenen Ställen zusammengezogen werden, bei Stationsprüfungen von Hengsten und Stuten und überall dort, wo durch Stress und eine neue Keimflora das Immunsystem der Pferde geschwächt wird, Auslöser für Krankheiten. Deshalb ist es zur Vorbeugung vernünftig und teils von den Veranstaltern auch vorgeschrieben, eine Pilzimpfung durchzuführen. Besonders bei Auktionen, bei denen die Bereiter mit ihrem Sattelzeug „von Pferd zu Pferd wandern“, kann sich Hautpilz rapide ausbreiten. Der Tierarzt sollte im Einzelfall prüfen, ob eine spezielle Impfung, die vorbeugend ein Jahr lang wirkt, sinnvoll ist.

Impfungen

Als vorbeugende Maßnahmen zur Infektionsverhütung sind Impfungen bereits angesprochen worden. Durch Schutzimpfung (Immunisierung) soll ein Or-

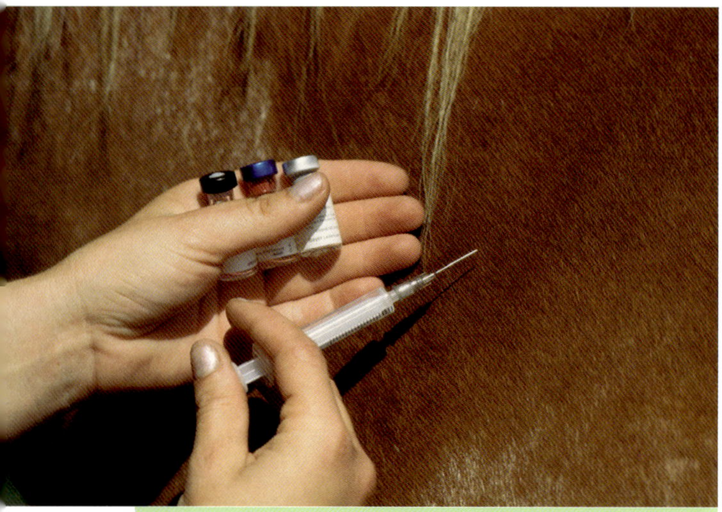

Impfungen (zumindest gegen Tetanus und gebietsweise Tollwut) sind für jedes Pferd obligatorisch.

ganismus „immun" (= unempfänglich) gegenüber einer Infektionskrankheit werden. Impfung bedeutet, dass einem Organismus u.a. bewusst Krankheitserreger (Antigene) eingespritzt werden, die (aufgrund ihrer Struktur als Lebend-, Tot- und Toxoidimpfstoff) zwar keine direkt krank machenden Eigenschaften besitzen, aber dennoch von der Abwehr des Organismus als körperfremd erkannt werden und so zur Produktion eigener Antikörper und Memoryzellen führen. Diese Art der Impfung nennt man „aktive Immunisierung". In Einzelfällen kann die Körperreaktion auch leichte Krankheitssymptome auslösen. Wegen der begrenzten Erinnerungsfähigkeit der Memoryzellen werden nach einmal erfolgten Impfungen auch Wiederholungsimpfungen erforderlich, diese richten sich nach Art des Impfstoffs und nach dem Erregertyp (siehe hierzu Tabelle 27 „Impfschema" auf Seite 179). Immunität kann auch durch Injektion von (in anderen Tieren vorgebildeten) Antikörpern erreicht werden (sog. passive Immunisierung). Geimpft werden kann gegen Influenza, Herpes, Tetanus, Tollwut, Equine Virusarteritis und gegen Hautpilze.

Bei der Vielzahl an Präparaten, die sich auf dem Markt befinden, fällt die Entscheidung schwer, welches nun das beste Präparat ist. Das weiß aber in der Regel aufgrund aktueller Informationen der Haustierarzt. Wichtig bei allen Präparaten ist ihre Weiterentwicklung. Bei der exponentiellen (= stark ansteigenden) Vermehrung, die für Viren typisch ist, findet manchmal allmählich oder auch sehr schnell eine Veränderung der Erbsubstanz der Viren statt. Dieser biologische Vorgang wird als „Antigendrift" bezeichnet, worunter eine allmähliche (meist nur geringe) Veränderung der Struktur eines Antigens verstanden wird. Unter „Antigenshift" wird eine plötzliche, meist erhebliche Veränderung verstanden. Die Folge beider Veränderungen ist, dass Viren dadurch Subtypen bilden und eine Immunität gegen einen bestimmten Impfstoff entwickeln können, weil sie ihre Erbsubstanz verändert haben, eine Evolution hat stattgefunden. Die ursprünglich einmal vorausgegangene Immunisierung eines befallenen Organismus (und die Spezifität für das ursprüngliche, damals noch nicht veränderte Antigen) ist dann wirkungslos; die gebildeten Antikörper erkennen den neuen Virustyp nicht. Nur bei ständiger Forschung mit daraus resultierender Anpassung an den jeweils aktiven Virustyp/-stamm kann also ein Medikament bzw. ein Impfstoff auf Dauer Wirksamkeit erhalten und Schutz bieten.

Die Veränderung der Virusstämme (sie werden nach dem Jahr sowie dem Laborstandort ihrer Entdeckung benannt) bedeutet aber auch noch einen juristischen Schutz. Bricht in einem Stall kurz nach der Neueinstellung eines Pferdes Husten aus, so wird häufig dem entsprechenden Pferdeeigner vorgeworfen, sein Pferd habe den Bestand angesteckt – und man verlangt wegen schuldhaften Unterlassens einer Impfung nun Regress von ihm. Fehlt dann vielleicht obendrein noch die Impfeintragung im Equidenpass, dann kann der Pferdeeigner dennoch über die gutachtliche Bestimmung des genauen Antikörpertiters (Art und Zahl der Antikörper gegen bestimmte Virentypen) seines Pferdes nachweisen, dass er nicht für Schäden verantwortlich sein kann. Das funktioniert wie folgt: Zum Beispiel ist der Virusstamm „Prag 56" seit langer Zeit nicht mehr nachgewiesen worden. Er befindet sich jedoch auch heute noch in einzelnen Impfstoffen, die gezielt zusätzlich noch unterschiedliche (weil aktuell infektiöse) Virusstämme enthalten. So kann bei Gerichtsstreitigkeiten gutachtlich nachgewiesen werden, ob ein Pferd überhaupt geimpft wurde oder nicht, wenn es entsprechende Antikörpertiter auch gegen „Prag 56" aufzuweisen hat, denn in der Natur kann es (um bei diesem Beispiel zu bleiben) mit dem (aktuell nicht infektiösen) Virusstamm „Prag 56" auch nicht in Kontakt gekommen sein. Die ermittelten Antikörpertiter gegen „Prag 56" beweisen dann jedoch, dass das Pferd diese nur durch Impfung (die dann auch die aktuellen Stämme enthielt) gebildet haben kann. Würde man ausschließlich Antikörpertiter gegen aktuell infektöse Virusstämme finden, dann könnte das Pferd diese auch durch eine „normale" Infektion (und nicht nur durch aktive Immunisierung/Impfung) gebildet haben. Deren Nachweis alleine würde also nicht als eindeutiger Beweis für eine Impfung ausreichen. Auch bei Tollwutverdacht kann über einen speziellen Antikörpertiter-Nachweis bewiesen werden, dass ein Pferd gegen Tollwut geimpft wurde – und somit im Tollwutseuchenfall keine behördliche Veranlassung besteht, es nach dem Seuchengesetz zu töten.

Tabelle 27: Impfschema*)

Impfung	Influenza	Herpes	Tetanus	Tollwut
1. Impfung	Grundimmunisierung	Grundimmunisierung	Grundimmunisierung	In durch Tollwut gefährdeten Gebieten impfen.
2. Impfung	Vier bis sechs Wochen nach der Grundimmunisierung erneut impfen.	Vier bis sechs Wochen nach der Grundimmunisierung erneut impfen.	Vier bis sechs Wochen nach der Grundimmunisierung erneut impfen.	
3. Impfung	Nach sechs Monaten Wiederholungsimpfung.	Nach sechs Monaten Wiederholungsimpfung.		
Wiederholungsimpfungen	Nach sechs Monaten stets eine Wiederholungsimpfung.	Nach sechs Monaten stets eine Wiederholungsimpfung.	Alle ein bis zwei Jahre nach der Grundimmunisierung die Impfung wiederholen („auffrischen").	Stets einmal jährlich.

*) Bei gesunden Fohlen kann im fünften bis sechsten Monat normalerweise mit der Grundimmunisierung begonnen werden; danach sollte gegen Influenza und Herpes halbjährlich weitergeimpft werden.

Parasiten

Parasit heißt übersetzt „Tischgenosse", was eher harmlos klingt. Doch es handelt sich bei solchen Schmarotzern um Organismen, die aus dem Zusammenleben mit einem anderen Lebewesen (dem „Wirt") einseitig Nutzen ziehen und auf ihn als Nahrungsquelle angewiesen sind. Parasiten haben demnach nicht das Ziel, ihren Wirt zu töten, doch schädigen sie ihn und verursachen Krankheiten (sog. Parasitosen). Betrachtet man die Parasitenträger global, so kann davon ausgegangen werden, dass nahezu alle Wild- und Nutztiere und auch wenigstens die Hälfte der Weltbevölkerung von Parasiten mehr oder weniger stark befallen ist. Grob betrachtet, verhält es sich grundsätzlich so, dass (von Pflanzenfressern einmal abgesehen) der Kleinere (Schwächere) dem Größeren (Stärkeren) als Beute zur Ernährung dient. Evolutionär lag die Chance für kleine Lebewesen nun darin, sich am Mahl der Stärkeren zu beteiligen (sog. Kommensalismus) oder den Stärkeren Nährstoffe direkt von deren Oberfläche zu entziehen (Ektoparasitismus).

Von dieser Artenentwicklung her kann unterschieden werden zwischen Endoparasiten (die innere Organe befallen) und Ektoparasiten (die außen schmarotzen). Ektoparasiten können stationär (z. B. Läuse, Milben) oder temporär parasitieren (z. B. Kriebelmücken), es finden sich auch Übergänge (z. B. bei Flöhen). Endoparasiten entstanden vermutlich aus Ektoparasiten, die (wie z. B. in der Haut minierende Fliegenlarven) auch in Körperhöhlungen gelangten und sich danach evolutionär spezialisierten. Faktisch werden heute alle Wirbeltierorgane von Endoparasiten befallen.

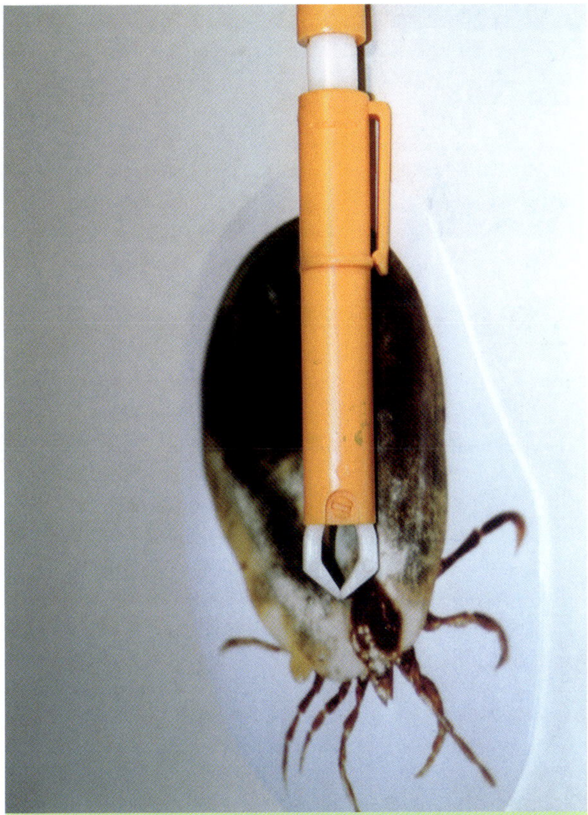

Zecken (hier stark vergrößert) sind Blut saugende Parasiten, die Krankheiten übertragen können; mit einer Zeckenzange sind sie schnell zu entfernen – niemals sollte man sie durch Aufträufeln von Öl oder Klebstoff abtöten, da durch diesen Vorgang vermehrt Zeckenspeichel mit Krankheitserregern ins Blut übertragen wird.

Parasiten befallen einen oder mehrere Wirte, entsprechend bezeichnet man sie als monoxon (einwirtig) oder heteroxon (mehrwirtig). In zahlreichen Fällen haben sich Parasiten für ihre Entwicklung an Wirte so eng angepasst, dass sie als obligat ein- oder mehrwirtig bezeichnet werden. Parasiten mit weniger spezifischem Wirtsspektrum sind fakultativ. So kommt es vor, dass ein Endoparasit während seiner Lebenszeit verschiedene Arten von Wirten aufsucht. Dabei gibt es einen „Endwirt", in dessen Organismus der Parasit zur Geschlechtsreife gelangt (beim Rinderbandwurm ist das z. B. der Mensch). Parasiten schaden ihren Wirten durch mechanische Zerstörung von Zellen und Organen, durch Stimulierung von Wucherungen (z. B. Leberegel), durch Nahrungsentzug, durch ihre toxischen Stoffwechselprodukte, durch bakterielle Sekundärinfektionen (z. B. Lungenentzündung durch Lungenwürmer).

Für Pferde bedeutsame Parasiten sind: Protozoen (Einzeller, z. B. *Tritrichomonas equi*, *Eimeria leuckarti*), Helminthen (Würmer der Stämme Plathelminthes und Nemathelminthes) und Arthropoden (Gliederfüßer, z. B. Zecken).

Während auf großen Flächen mit geringen Besatzdichten der Infektionsdruck für Pferde durch Parasiten relativ gering ist, sind in beengten Haltungen erheblich stärkere Auswirkungen festzustellen. Zwar wird gefordert, dass pro Hektar maximal zwei Pferde gehalten werden sollen, doch lässt sich dies nicht allgemein verwirklichen.

Endoparasiten (hauptsächlich Würmer) schädigen das Pferd als Wirt auf zweierlei Weise: Im Darm (einige auch in anderen Organen) durch Nahrungskonkurrenz (Würmer fressen Nährstoffe, die eigentlich das Pferd braucht), zum anderen durch die mit dem Eindringen verbundenen Verletzungen in allen Bereichen des Körpers. Hierzu einige Beispiele: Die Larve der Magendassel dringt zunächst in die Maulschleimhaut ein, weshalb zur Herbstzeit am Zahnfleisch des Pferdes (bei starkem Befall) viele kleine rote Punkte zu sehen sind. Dieses sind die Eintrittspforten des Parasiten. Durch die Verletzung der Schleimhaut können Keime wie Viren und Bakterien in den Körper eindringen. Andere Parasiten bohren sich in die Haut und wandern auf ihrem Weg zum Darm erst einmal durch den Körper des Pferdes. Dabei verstopfen sie einzelne Blutgefäße und verschlechtern oder verhindern zeitweise die Durchblutung. Das kann zu Lahmheiten (vergleichbar – aber nicht so schnell verschwindend – wie ein „eingeschlafener Arm") oder zu Koliken führen. Bei ihrer Wanderung durch die Gefäßwände hinterlassen sie Narbengewebe, welches nicht die Elastizität von gesundem Gewebe hat und bei starker Belastung (z. B. schneller Galopp) zum Platzen des Gefäßes und so zum tödlichen inneren Verbluten des Pferdes (**Aortenabriss**) führen kann. Auch in den einzelnen Organen, z. B. in der Leber, verursachen sie Gewebsschäden, so dass durch das entstehende Narbengewebe einzelne Areale des Organs funktionslos werden. In der Lunge wirken sie wie eingeatmete Fremdkörper und lösen einen ständigen Hustenreiz aus, zusätzlich bilden die durch Parasiten verursachten Läsionen (Ablösungen) des Lungengewebes den idealen Nährboden für Bakterien, die ihrerseits eine Lungenentzündung verursachen können. Die Vielzahl der Pferdeparasiten kann aus Platzgründen hier nicht erschöpfend erläutert werden, weshalb folgend als Auswahl die wichtigsten und primär vorkommenden Wurm-Parasiten genannt werden. Es sind dies: Kleine Strongyliden *(Cyathostominae)*, große Strongyliden *(Strongylus vulgaris, edentatus, equinus)*, Spulwürmer *(Parascaris equorum)*, Bandwürmer *(Anoplocephala)* und Magendasseln *(Gasterophilus)*.

Wichtig Hygiene

Als Grundsatz gilt: Je kleiner die Flächen, desto penibler müssen Exkremente aus Stall, Paddock und Weiden aufgesammelt werden (für Großbetriebe gibt es dazu inzwischen sehr gute Traktoranbaugeräte). Dank der Pharmaindustrie wurden entsprechende Präparate entwickelt, die Parasitosen bekämpfen. Sie wirken jedoch letztlich nur, wenn Hygiene und entsprechendes Management des Stalls darauf abgestimmt werden.

Strongyliden

Strongyliden werden auch als „Palisadenwürmer" bezeichnet. Folgende klinischen Symptome können ein erster Hinweis für einen starken Befall sein:

Appetitlosigkeit, Apathie (Teilnahmslosigkeit, Abgeschlagenheit), lang anhaltender, nicht zu stoppender Durchfall und dadurch bedingte Austrocknung, intermittierende (unterschiedlich stark wiederkehrende) Koliken, Gewichts- und Konditionsverlust, Muskelschwund, Ödeme (Wasseransammlungen), Blutbildveränderungen. Die Gefahr bei einem Befall mit kleinen Strongyliden liegt darin, dass trotz aller klinischen Anzeichen die Parasitose auch bei einer Untersuchung der Kotprobe unerkannt bleibt. Kleine Strongyliden durchlaufen in ihrer Entwicklung zwei Kreisläufe – einen kurzen Sommerkreislauf und einen längeren Winterkreislauf. Im Sommerkreislauf dauert die Entwicklung etwa fünf bis sechs Wochen. Aus dem Wurmei entwickeln sich die Larvenstadien I und II, beide sind für das Pferd noch ungefährlich, erst wenn das infektionsfähige Larvenstadium III mit dem Futter aufgenommen wird, kommt es zur Parasitose. Die Larve kapselt sich in der Darmwand ein und entwickelt sich dort über das Larvenstadium IV zum erwachsenen (adulten) kleinen Strongyliden. Dieser beginnt sofort mit der Produktion von Eiern, welche mit dem Kot auf die Weide gelangen und den Kreislauf erneut in Gang setzen. Im Winter ist der Zyklus verändert, weil nun (statt des kurzen Sommerzyklus) die Larve zirka vier Monate im Körper des Pferdes bleibt. Das Larvenstadium III kapselt sich in der Darmwand ein und vegetiert dort hypophag. Hypophag bedeutet, dass die Larve nahezu keinen Stoffwechsel aufweist und fast keine Nahrung aufnimmt. Somit schädigt sie den Pferdekörper nicht durch eine Konkurrenz in der Nährstoffaufnahme. Trotzdem ist sie sehr gefährlich. Beim Einkapseln ummantelt sich die Larve nämlich mit einer Kalkkapsel. Diese Kalkeinlagerung behindert die Elastizität des Darms und verursacht so eine Veränderung der Darmmotorik, wodurch Koliken entstehen können. Die Darmoberfläche dient der Resorption von Nährstoffen. Hierzu hat die Natur die Oberfläche des Darms mit Zotten ausgestattet, die etwa wie „Tannenbäume" in das Darminnere ragen und so die Gesamtinnenfläche um ein Vielfaches vergrößern. Dort, wo sich die Kapseln der Larven befinden, funktioniert die Nährstoffaufnahme nicht mehr – und das befallene Pferd magert ab. Zusätzlich können durch die kleinen Verletzungen, die Strongyliden beim Eintritt in die Darmschleimhaut verursachen, auch andere Krankheitserreger in den Körper gelangen. In dieser gehemmten Phase sind die Parasiten in einer Kotprobe nicht nachweisbar. Koliken und Abmagerung sind Indizien, aber kein Beweis für die Parasitose. Zurzeit kann nur eine Entwurmung mit dem Wirkstoff Moxidectin helfen. Dieser Wirkstoff ist in der Lage, sich in das Fettgewebe des Darmes einzulagern und trotz der geringen Nahrungsaufnahme der Strongyliden in diese einzudringen und sie schadlos zu beseitigen. Es ist noch nicht wissenschaftlich geklärt, warum dies so ist, aber zu einem bestimmten Zeitpunkt im Frühjahr brechen alle Kapseln auf und die Larven gelangen in das Darmlumen. Hierbei kommt es durch die Massenauswanderung zu erheblichen Blutungen. Auch bei schnellem Eingreifen des Tierarztes sterben bis zu 50 % der an einer sog. Larvalen Cyathostominose erkrankten Pferde. Studien haben ergeben, dass von diesen Pferden bis zu 100 % mit kleinen Strongyliden befallen waren. Während heute die kleinen Strongyliden verstärkt bekämpft werden müssen, waren es früher die großen Strongyliden. Erst als der Wirkstoff Ivermectin entwickelt wurde, starben die großen Strongyliden ab, sie konnten wirksam bekämpft werden. Sozusagen in diese ökologische Nische sprangen die kleinen Strongyliden, die es ausnutzten, dass sie im hypophagen Ruhezustand von Ivermectin nicht erfasst werden konnten. Heute sind nur noch etwa 8,5 % der Pferde von großen Strongyliden befallen. Trotzdem müssen auch sie nach wie vor bekämpft werden, da ihre

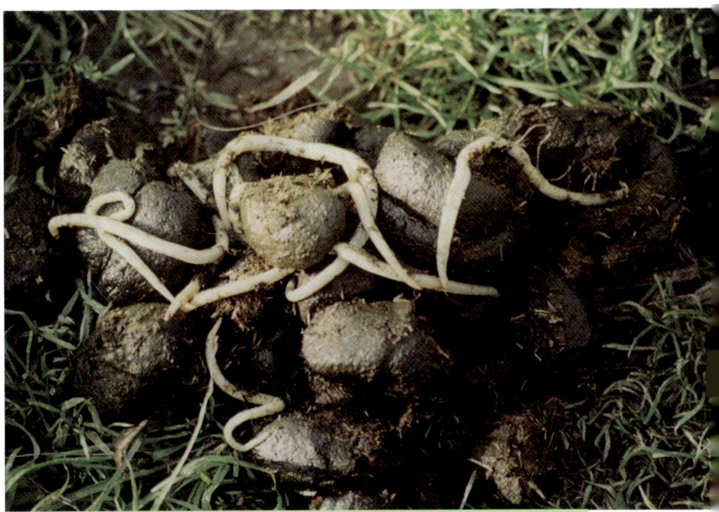

Spulwürmer (finden sich ansteckungsfähig häufig in Matratzenstreu) sind für unhygienisch gehaltene Fohlen extrem gefährlich, sie bilden u. U. große Knäuel im Darm und verstopfen diesen, was zum Verlust des Fohlens führen kann.

Schadwirkung im Gesamtorganismus verheerende Folgen haben kann. Nach der oralen Aufnahme auf der Weide, auf der die Larven bei einer Durchschnittstemperatur von 18 bis 22 °C sowie bei entsprechender Feuchtigkeit und genügend Sauerstoff ideale Lebensbedingungen finden, wandern sie zunächst in die Schichten der Darmschleimhaut, um von dort in die Gefäße zu gelangen. Thromben, also Gefäßverschlüsse sind die Folge, die sich je nach Lokalisation verschieden auswirken. Sind die Arterien des Magen-Darmtraktes betroffen, treten wiederkehrende Koliken auf; sind die Arterien der Gliedmaßen betroffen, wird häufig eine wechselhaft starke Lahmheit diagnostiziert. Durch ihre Wanderung in den Gefäßwänden werden diese dünner und mit weniger elastischem Narbengewebe durchsetzt. In Verbindung mit dem Blutdruck und in Abhängigkeit von der Lage und der Belastung entstehen Aneurismen (Gefäßaussackungen), die dann bei erhöhter Belastung platzen können und das innere Verbluten der Pferde nach sich ziehen.

Spulwürmer

Neben den Strongyliden sind besonders junge Pferde bis zum Alter von zwei Jahren durch Spulwürmer gefährdet. Ein adulter (ausgewachsener) Spulwurm wird 40 bis 45 cm lang und etwa strohhalmdick, das ist ein „Riesenparasit". Spulwürmer leben bevorzugt im Darm. Da sich durchweg nicht nur ein einzelner Spulwurm im Darm eines befallenen Pferdes befindet, kommt es beim Massenbefall mit diesen Würmern zum sog. Ileus, das ist der Verschluss eines betroffenen Darmbereichs. In einem solch dramatischen

Fall kann nur noch eine schnelle Operation das Leben des Pferdes retten, um zu verhindern, dass der betroffene Darmabschnitt platzt. Parasiten vermehren sich teils gigantisch: Ein Spulwurmweibchen produziert täglich bis zu 100.000 Eier, die nach 20 bis 40 Tagen zu infektionsfähigen Larven herangewachsen sind, ausgeschieden werden und so bei unzureichendem Weide- und Stallmanagement sehr schnell zur Durchseuchung des gesamten Betriebs beitragen! Etwas weniger lebensbedrohlich ist die pulmonale Form der Spulwürmer, bei der sich Larven in die Lunge „verirrt" haben und dort durch verursachte Schäden (einhergehend mit einer Minderung der Abwehrkräfte) den idealen Nährboden für Bakterien und Viren schaffen. Sekundär kann so durch Spulwürmer eine Lungenentzündung entstehen. Durch ein Stoffwechselprodukt, das im Pferdekörper toxisch wirkt, oder durch umherwandernde Larven sind durch Spulwurmbefall verursacht auch zentralnervöse Ausfälle beschrieben worden. Ältere Pferde sind teils immun gegen den Spulwurmbefall, zumindest wird bei ihnen der Befall nicht klinisch manifest, dass heißt, eine Erkrankung wird in der Regel nicht sichtbar. Stuten können jedoch durch die in ihrem Körper produzierten Eier und die dadurch verseuchte Umgebung ihre Nachzucht sehr gefährden.

Bandwürmer

Parasiten sind unbestritten Spezialisten. Es gibt u.a. Fisch-, Katzen-, Hunde-, Schweine-, Fuchs-, Rinder- und Pferdebandwürmer, alle sind miteinander verwandt und heißen wissenschaftlich „Cestoden". Bandwürmer sind durchweg artspezifisch, d.h., sie haben es meist nur auf eine spezielle Tierart als Endwirt abgesehen. Dennoch ist z.B. in jüngster Zeit die Infektion bei Menschen (als Zwischenwirt) mit dem Fuchsbandwurm, der bevorzugt an bodennahem Buschwerk oder Früchten im Wald sitzt (er zerfrisst die menschliche Leber), publik geworden. Außer mit dem Pferdebandwurm kann sich ein Pferd auch mit dem Hundebandwurm infizieren, wenn es Eier aus dem Kot infizierter Hunde mitfrisst und als Zwischenwirt herhalten muss (in Lunge und Leber des Pferdes entwickeln sich danach große Zysten mit Wurmlarven).
Der Pferdebandwurm (*Anoplocephala perfoliata*) ist von seiner Entwicklung her besonders interessant, wenngleich er für das betroffene Pferd stark gesundheitsschädlich ist: Die mundlosen Schmarotzer saugen durch ihre Haut Nährstoffe aus dem Pferdedarm und hängen sich mit Kopfsaugnäpfen an die Ileocäcalklappe zwischen Dünn- und Dickdarm des Pferdes, was die Passage zum Blinddarm verstopfen kann (dadurch drohen Koliken).

Die Bandwurmlarve an sich ist für das Pferd zunächst einmal ungefährlich. Erst wenn die nur einen Millimeter große Moosmilbe als Zwischenwirt fungiert, kann der Bandwurm sein infektionsfähiges Larvenstadium entwickeln. Vom Aufbau her sieht er aus wie eine Sprossenleiter, er ähnelt auch grünen Bandnudeln. In den einzelnen Sprossen, den sog. Proglottiden (im Grunde ein Mini-Uterus, in dem sich der Wurm-Zwitter selbst befruchtet hat), werden die Bandwurmeier gelagert. Nach dem Abstoßen der endständigen Proglittiden gelangen die Bandwurmeier so über den Kot des Pferdes auf die Weide. Die mikroskopisch kleinen Bandwurmeier gehören zur bevorzugten Nahrung der Moosmilbe, in der sich aus den Bandwurmeiern das Larvenstadium (Cysticercoid) des Bandwurms entwickelt. Ab einer bestimmten Größe der Larven haftet sich die Moosmilbe an einem Grashalm fest und wird so vom Pferd aufgenommen. Der Bandwurmbefall verläuft meist subklinisch, dass heißt, man kann keine direkt typischen Krankheitserscheinungen erkennen, meist sind Anzeichen unspezifisch. Doch sind Koliken, Durchfälle, Blutarmut und – in extremen Fällen – Abrisse des Zwölffingerdarms beschrieben worden. Es wird vermutet, dass 35 % aller Pferde mit Bandwürmern infiziert sind (in einer 20jährigen Stute wurden mehr als 1.000 Bandwürmer gezählt). Am ehesten äußert sich ein Bandwurmbefall durch eine Leistungsminderung des Pferdes. Die mit bloßem Auge im Kot nachweisbaren Proglottiden bestätigen die Diagnose.

Die einzig wirksame Bekämpfung ist möglich mit dem Wirkstoff Praziquantel, der seit 2002 für Pferde in Präparaten enthalten ist. Studien sagen aus, dass nur 10 % der Bandwurm-Träger bei Kotproben „erwischt" werden. Es gibt Tierärzte, die dafür plädieren, auch gegen Bandwürmer turnusmäßig vorzugehen.

Nach Meinung des Verfassers sollte der Wirkstoff jedoch nur verabreicht werden, wenn auch Bandwürmer und Moosmilben vorhanden sind, sonst ist evtl. die Gefahr der Resistenzentwicklung gegeben. Moosmilben finden sich vorwiegend auf ziemlich sauren Pferdeweiden, die nur ungenügend gekalkt wurden (und das sind 80 %; vgl. die Ausführungen zum Kapitel „Pferdefütterung", Seite 118).

Die Milben kann man mit bloßem Auge nicht erkennen, man muss schon an einigen Stellen Vegetation/Moos als Proben ausstechen und mit einer starken Lupe oder dem Mikroskop untersuchen. Sind allerdings in einem Bestand bei einem einzelnen Pferd bereits Bandwürmer nachgewiesen, dann kommt es auf die Suche nach Moosmilben nicht mehr an, es sollten dann gleich alle Pferde gegen Bandwürmer behandelt werden.

Magendasseln

Magendasseln, auch Dasselfliegen genannt, sind Insekten, die sich im Pferdemagen entwickeln. Die erwachsene (adulte) Form fliegt im Spätsommer und im Frühherbst an die Pferdebeine und legt dort ihre

Eier ab. Die adulte Fliege lebt nur drei Wochen und ist „aphag", das bedeutet, dass sie keine Nahrung aufnimmt – bei ihr sind nicht einmal Mundwerkzeuge zur Wasser- und Nahrungsaufnahme ausgebildet. Den meisten Pferdehaltern sind die kleinen, ovalen und gelblichen Eier im Fell des Pferdes (oft an den Vorderröhren) schon einmal aufgefallen und viele sind dann nahezu verzweifelt, diese angeklebten Eier zu entfernen. Lediglich mit Spiritus oder einem scharfen Messer können diese Eier abgelöst werden. In den abgelegten Eiern entwickelt sich das erste Larvenstadium, welches sich in der Eihaut am Pferdehaar bewegt und so einen Juckreiz auslöst. Das Pferd reagiert (wie von der Larve gewünscht) und stillt den Juckreiz, indem es beginnt, die juckende Haut abzulecken. Temperatur und Zusammensetzung des Pferdespeichels lösen die Larven leicht vom Fell. In der Maulhöhle angekommen, dringen die Larven in die Maulschleimhaut ein. Beim Durchdringen der Schleimhaut können weitere Krankheitserreger in den Körper eindringen und eine Maulschleimhautentzündung auslösen. Nach kurzer Verweildauer verlassen die Larven die Schleimhaut wieder und werden abgeschluckt. Im Magen (am Übergang von der Drüsenzone zur drüsenlosen Zone) angekommen, heften sie sich an die Magenschleimhaut. Das sieht bei massivem Befall aus „wie ein Bienenstock mit gefüllten Waben", wenn die Larven/Puppen, (die bis zu einer Größe von 2 cm heranwachsen) dort massenhaft saugen. Ein starker Befall verursacht Magengeschwüre, Verletzungen der Schleimhaut sowie Sekretionsstörungen (z. B. von Enzymen) mit der Folge ungenügender Futterverwertung. Im Spätsommer lösen sich die Puppen von der Magenschleimhaut und werden mit dem Kot ausgeschieden. Auf der Weide „entpuppt" sich die neue Dasselfliege und schließt so den Kreislauf. Es besteht bei normalem Befall ein relativ geringes Gesundheitsrisiko für das Pferd.

Gefährlich können Magendasseln jedoch durch eine falsch terminierte Entwurmungsmedikation werden. Moxidectin und Ivermectin sind die aktuell gängigen Antiparasitika gegen Magendasseln. Beide Wirkstoffe töten die Magendasseln ab. Antiparasitika wirken aber nicht nur im Magen-Darm-Trakt, sondern im gesamten Organismus (wie jedes Medikament – siehe hierzu auch die Ausführungen im Abschnitt „Doping" auf Seite 193). Prekär wird es, wenn auch Rinderdasseln zufällig in den Pferdekörper gelangen.

Dazu folgendes Beispiel: Es kann vorkommen, dass sich in die Pferdemagendassel-Population eine Rinderdassel verirrt hat, die normalerweise vornehmlich auf Rinder spezialisiert ist. Diese Rinderdassel durchläuft zunächst bis zum Anheften an die Magenschleimhaut den gleichen Zyklus wie die Pferdedassel. Danach wird sie jedoch für das Pferd gefährlicher als die Pferdedassel, weil sie – statt sich zu lösen und mit dem Kot den Weg ins Freie zu finden – sich durch die Magenschleimhaut bohrt und danach durch die Muskulatur in den Bereich der Sattellage wandert! Dort entsteht eine kleine Hautbeule, welche aufbricht und die Rinderdasselfliege ins Freie entlässt. Entstehung und Aufbrechen der Beule führen in der Sattellage für ein Reitpferd zum Ausfall. Besonders unangenehm wird es jedoch, wenn mangels konkreter Beobachtungen nicht erkannt wird, dass sich unter der equinen Magendasselpopulation auch bovine Magendasseln befinden könnten und obendrein dann zu spät und vor allem erstmalig mit Moxidectin oder Ivermectin eine Wurmkur durchgeführt wird. Befindet sich nämlich die Rinderdassel schon auf der Körperwanderung, vielleicht sogar bereits im langen Rückenmuskel, so wird sie dort nun durch den Wirkstoff abgetötet und bleibt im Muskel. Der Körper reagiert dann auf diese Fremdkörper mit deren Einkapselung und folgender sog. Abszessbildung. Dieser Abszess kann aufbrechen und im schlimmsten Fall zu Entzündungen im Bereich der Wirbelsäule und des Rückenmarks führen. Aber auch ein Abszess in der Sattellage kann zu erheblichen (und schwer zu diagnostizierbaren) Problemen führen (Sattelzwang, Bocken und Probleme in der Längsbiegung). Leicht zu merken ist folgender Termin: Werden erstmalig Moxidectin oder Ivermectin eingesetzt, ist der am leichtesten zu behaltende Bekämpfungstermin gegen Magendasseln der 6. Dezember (Nikolaustag). Die gängigen Präparate gegen Magendasseln heißen: Ivomec, Furexel und Equest.

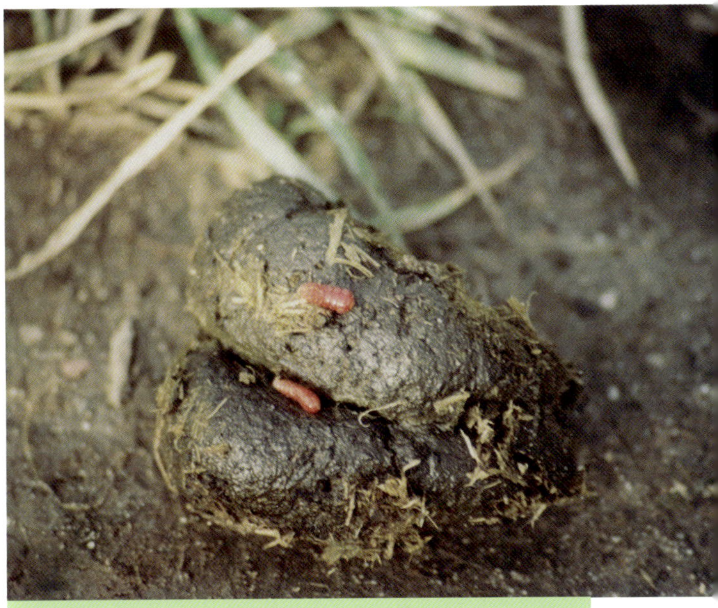

Magendassellarven werden mit dem Kot ausgeschieden und gelangen dann in den Boden, um sich dort zu verpuppen und später als Biesfliege zu schlüpfen und wiederum Eier am Pferdekörper abzulegen.

Wurmbekämpfungsmittel

Wurmkuren (Antiparasitika) sind Medikamente unterschiedlicher Hersteller und müssen entsprechend eingeschätzt werden. Sie sollen Parasiten bekämpfen, das heißt, sie müssen gegen Parasiten gezielt wirken, in diese eindringen und deren Nerven- und Muskelzellen blockieren. Die Wirkungsweise der unterschiedlichen Mittel unterscheidet sich zwar in deren chemischer Zusammensetzung, doch es handelt sich nicht um „Gifte", die toxisch auf das Pferd einwirken könnten. So tötet beispielsweise der Wirkstoff Moxidectin die Parasiten durch eine Lähmung. Diese Lähmung kommt durch eine Potenzierung der Wirkung eines bestimmten Neurotransmitters zustande. Bei Säugetieren befinden sich diese Neurotransmitter hauptsächlich im Gehirn, bei Würmern im peripheren Nervensystem. Durch die sog. Blut-Hirn-Schranke, die alle Säugetiere besitzen, wird verhindert, dass die Wirkstoffe beim Pferd Neurotransmitter beeinflussen und Schaden anrichten. Manche Parasiten wie Magendasseln oder Bandwürmer können nur mit speziellen Wirkstoffen getötet werden, weil ihre Zellen für die üblichen Wirkstoffe keine Rezeptoren haben, sie sind gegen einige Chemikalien resistent.

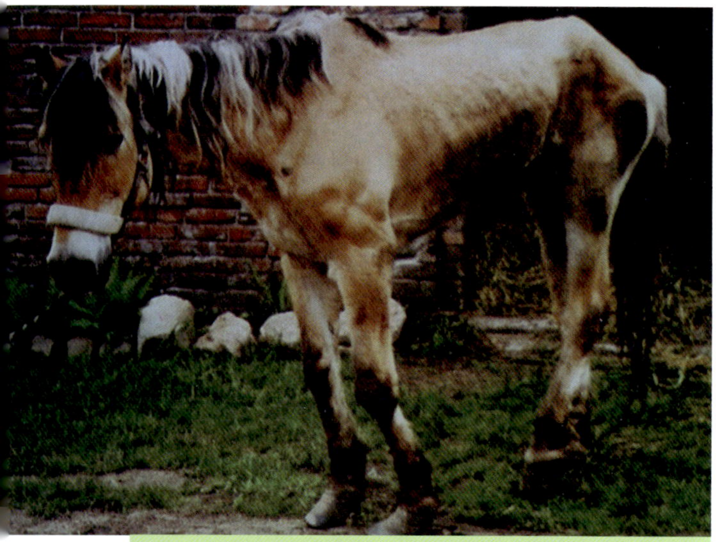

Extrem: Total heruntergekommenes Pferd, das nie entwurmt wurde, als Schlachtpferd „entsorgt" werden sollte, bevor PRO ANIMALE e.V. es in Osteuropa freikaufte und anschließend fachgerecht versorgte.

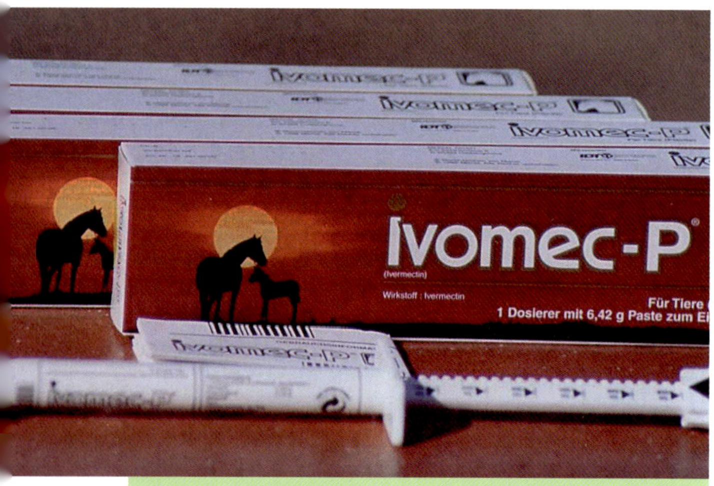

Wurmmittel unterschiedlicher Hersteller (hier ein Mittel mit dem Wirkstoff Ivermectin gegen Magendasseln) werden als Paste verabreicht.

Die Wirkstoffe, die ein Präparat enthält, ergeben sich aus dem Beipackzettel, sie sind nicht identisch mit den Handelsnamen der Präparate (unterschiedliche Handelspräparate können die gleichen Wirkstoffe enthalten, weil diese Wirkstoffe von allen Herstellern verwendet werden). Antiparasitika wirken letztlich auch auf den gesamten Pferdeorganismus, besonders bei Pferden, die längere Zeit nicht entwurmt wurden. Diese können auf ein Antiparasitikum mit Koliksymptomen reagieren. Hierbei ist meist aber nicht das Antiparasitikum mit einem bestimmten Wirkstoff der eigentliche Auslöser, sondern die Vorgehensweise beim Einsatz der unterschiedlichen Wirkstoffe.

Verfehltes Entwurmungs-Management schädigt das Pferd. Wird nämlich ein schon äußerlich sichtbar stark verwurmtes Pferd (z. B. abgemagert oder mit „Hungerfell") gleich sozusagen nach der „Hammermethode" behandelt, so muss es sich mit vielen toten Parasiten auseinandersetzen, die entweder (weil sie gelähmt werden) massenhaft den Darm verstopfen oder durch Stoffwechselprodukte im Pferdekörper Giftstoffe entstehen lassen, die zum Beispiel allergische Reaktionen hervorrufen können. Deshalb sollte man vorbeugend zunächst nur die unten beschriebenen Wirkstoffe Pyrantel, Fenbendazol oder Benzimidazol einsetzen und später erst mit weiteren Wirkstoffen die übrigen Endoparasiten bekämpfen.

Es werden zwei Arten von Medikamenten zur Behandlung von Wurmbefall unterschieden:

1. Medikamente, die Wurmlarven (Entwicklungsstadien) und Adulte (erwachsene Würmer) abtöten, das sind Präparate mit den Wirkstoffen Moxidectin und Ivermectin sowie Bandwurmmittel mit Praziquantel und
2. Medikamente, die den Lebenszyklus bzw. den Entwicklungszyklus der Parasiten unterbrechen, darin sind die Wirkstoffe Pyrantel und Benzimidazol enthalten.

Wenigstens zweimal im Jahr (besser dreimal oder viermal, siehe Tabelle 28 auf der rechten Seite) muss die „chemische Keule" verwendet werden, denn „scho-

Tabelle 28: Entwurmungsplan [1]

Termin	Vorgehensweise [2]
Vor Beginn der Weidesaison.	Entwurmung aller Pferde des Stalles mit einem Präparat, das Wirkstoffe langer Wirksamkeit und mit möglichst spezifischem Wirkspektrum enthält; evtl. gleichzeitig oder separat nochmals auch gegen Bandwürmer entwurmen mit speziellem Wirkstoff, falls es für Befall Anhaltspunkte gibt (z. B. Bandwurmglieder im Kot oder Moosmilben).
Mitte der Weidesaison.	Entwurmung aller Pferde des Stalles mit einem Breitband-Antiparasitikum.
November/Dezember (am besten am 6. Dezember).	Entwurmung gegen Magen-Darm-Parasiten (u. a. gegen Magendasseln Moxidectin oder Ivermectin einsetzen); evtl. auch Bandwürmer mit speziellem Wirkstoff bekämpfen, falls es für Befall Anhaltspunkte gibt (z. B. Bandwurmglieder im Kot oder Moosmilben).
Ende Februar/Anfang März.	Gegen Winter-„Zyklus"-Strongyliden (kleine Palisadenwürmer).

[1] Durchweg sind heute alle Wirkstoffe als Paste mit einfach zu dosierendem und vom Pferdebetreuer selbst zu verabreichendem Pastenschieber beim Tierarzt erhältlich; dieser muss das jeweilige Präparat allerdings vor Abgabe verordnen, weshalb individuelle Details immer mit dem Tierarzt vorweg abzuklären sind. Wurmbefall kann z. B. durch tierärztliche Laboruntersuchung von Kotproben festgestellt werden, doch sind dadurch nie alle Parasitenstadien und -arten feststellbar. Bei Fohlen und tragenden bzw. säugenden Stuten muss jeweils der Tierarzt vorher genau befragt werden, wann und mit welchem Wirkstoff bei welcher Dosierung zweckmäßigerweise zu entwurmen ist, um Schäden zu vermeiden; organische Phosphorverbindungen darf man z. B. in den letzten drei Monaten der Trächtigkeit nicht anwenden; insbesondere gegen spezielle Fohlenwürmer (Strongyloiden = Zwergfadenwürmer), die bei jungen Fohlen Lungenentzündungen oder mindestens starken Husten verursachen, sollte immer mit geeigneten Wirkstoffen frühzeitig in den ersten Wochen vorgegangen werden (diese Parasiten werden u. a. mit der Muttermilch auf das Fohlen übertragen).

[2] Wenn Esel und Pferde zusammen gehalten werden sollen, sind Esel stets vorher vorbeugend mit dem Wirkstoff Ivermectin zu entwurmen; dies ist deshalb ratsam, weil Esel bei Lungenwurmbefall keine Symptome zeigen, Pferde dagegen schnell massiv erkranken, wenn sie mit diesen Parasiten angesteckt werden.

nende" homöopathische Mittel sind als Wurmmittel unwirksam. Als Pasten sind Wurmkuren einfach zu handhaben, sie werden mit einem Pastenschieber (an dem das Gewicht des Pferdes eingestellt wird) über das Maul auf den Zungengrund eingegeben, und zwar so, dass das Pferd die Paste nicht gleich wieder ausspuckt (es darf sich dabei kein Futter im Maul befinden). Man verabreicht Moxidectin im Frühjahr gegen die eingekapselten kleinen Strongyliden und im Herbst Moxidectin oder Ivermectin gegen die Magendasseln.

Niemals mit zu geringen Mengen oder mit wässrigen Präparaten entwurmen (besser etwas höher dosieren!). Bei starkem Befall oder länger zurückliegender letzter Entwurmung ist es sinnvoll, erst Pyrantel, Benzimidazol oder auch Fenbendazol zu verwenden und etwa eine Woche später Moxidectin oder Ivermectin zu verabreichen. Zusätzlich zum Einsatz der Medikamente ist wichtig, flankierend das Management des Betriebs immer auf ein parasitenunfreundliches „Ambiente" abzustimmen. Wurmmittel ersetzen nicht etwa Vorbeuge- und Hygienemaßnahmen!

Oft besteht bei Pferdehaltern Unklarheit darüber, wie gelähmte oder abgetötete Parasiten, die man im Kot findet, zu beurteilen sind, ob von ihnen eine Gefahr ausgeht. Früher gab es z. B. giftig wirkende organische Phosphorsäureester, die als Wurmmittel gegen Magendasseln eingesetzt wurden. Da heutige Wurmmittel keine „Gifte" im eigentlichen Sinne mehr enthalten, sind auch die abgetöteten Würmer nicht „vergiftet". Die Parasiten lösen sich von der Pferdedarmwand innerhalb von 24 bis 48 Stunden, weil sie z. B. durch Hemmung der nervalen Übertragung oder Blockade der Glucoseaufnahme gelähmt sind. Danach werden sie mit dem Kot ausgeschieden, wobei sie unter Außenbedingungen (soweit sie im Kot noch vereinzelt leben) restlos absterben. Pferde können sich an diesen ausgeschiedenen Parasiten nicht mehr anstecken, denn für eine Ansteckung sind spezielle Vor-Entwicklungsstadien (Eier, Larven) erforderlich. Gelähmte oder tote Würmer können sich zwar im Extremfall teils im Magen-Darm-Trakt geringfügig zersetzen, sie werden aber nicht im Pferdedarm verdaut, weil Pferde als Pflanzenfresser das tierische Eiweiß dieser adulten Parasiten nicht verdauen können.

Folgende Maßnahmen müssen stets getroffen werden (auch in größeren Betrieben ist dies zu erledigen, z. B. das „Weideabäppeln" durch moderne Maschinen):

a) Täglich penible Einstreupflege, regelmäßiges „Abäppeln" der Weiden und Paddocks sowie einmal im Jahr Düngung der Koppeln mit Kalkstickstoff.
b) Wechselbeweidung mit Rindern ist in Betrieben, in denen Rinder gehalten werden, sehr sinnvoll, da durch Wechselbeweidung Vegetation („Geilstellen")

abgegrast wird, die Pferde verschmähen; auch pferdespezifische Parasiten werden beim Fressen durch Rinder in deren Magen-Darm-Trakt abgetötet. Vorsicht ist in solchen Betrieben aber insofern geboten, weil durch die Problematik im Zusammenhang z. B. mit Rinderwahnsinn-(BSE-) sowie Maul- und Klauenseuche- (MKS-) Erkrankungen diese Betriebe amtstierärztlich gesperrt werden können. Das bedeutet, dass Pferde aus Betrieben mit Rinderhaltung (z. B. in diesen besonderen Ausnahmefällen) den Hof nicht verlassen und z. B. nicht zu Turnieren oder sonstigen Veranstaltungen transportiert werden dürfen.

c) Neu in einen Bestand hinzukommende Pferde sollten zunächst immer erst entwurmt werden und frühestens nach drei Tagen Weidegang erhalten (man kann ihnen ersatzweise in dieser Zeit Schnittgras füttern).
d) Selten berücksichtigt, aber dennoch notwendig ist auch die Hygiene im Reithallenbereich. Regelmäßiges (und am besten unmittelbares) „Abäppeln" nach dem Reiten erhält nicht nur die Qualität des Hallenbodens für lange Zeit, sondern trägt maßgeblich zu Hygiene und Luftreinheit im gesamten Stall bei.

Diagnoseverfahren

Diagnose heißt nichts anderes als „Erkennung". Eine Krankheit muss erkannt, „diagnostiziert" werden. Pferde können bekanntermaßen nicht sprechen und deshalb auch nicht detailliert mündlich mitteilen, was ihnen fehlt, wo es schmerzt. Das alles kann eine tierärztliche Diagnose zwar schwierig gestalten, aber trotzdem ist es für den Tierarzt manchmal einfacher, beim Pferd eine Diagnose zu stellen, als dies für den Kollegen Humanmediziner bei der Spezies Mensch gelegentlich der Fall ist! Pferde lesen nämlich keine Zeitung, bilden sich also keine angelesenen Krankheiten ein und haben auch noch nichts „von einem gelben Schein" als Arbeitsunfähigkeits-Attest gehört, sie sind keine Schauspieler, können sich nicht verstellen – damit sind ihre Beschwerden „ehrlicher". Für einen Tierarzt stellt sich demnach nicht die Frage, ob das Tier simuliert, sondern nur, welche krankhaften Störungen vorliegen, woher die Erkrankung kommt, wie stark sie ist – und welche Ansätze zur Therapie es gibt. Die Diagnose und die daraus folgenden Therapieansätze richten sich zwar grundsätzlich nach dem Leiden, aber berücksichtigen auch die finanziellen Möglichkeiten des Eigners. Pferde von nicht sehr wohlhabenden Eignern sind deshalb aber nicht etwa „Pferde zweiter Klasse", sondern der Tierarzt wird durchweg bestrebt sein, nach preiswerten Alternativen zu suchen, die dennoch das Pferd von seinem Leidensdruck befreien. Manchmal hilft als Therapie die Verordnung von Ruhe genauso wie der Einsatz eines guten, aber teuren Medikamentes. Zum Beispiel können Pferde aus Küstenregionen im Winter an der See Schritt geritten werden, was nichts kostet, aber einen sonst vielleicht in Nobelställen angeratenen teuren Aquatrainer ersetzen kann.

Diagnosebeispiel

Am besten lässt sich die tierärztliche Tätigkeit am folgenden Fallbeispiel erklären.

a) Vorbericht (Einsatz und Krankheitszeichen). Ein zehnjähriges Pferd, welches nicht „blutgeprägt" ist und in Springprüfungen unter einem Amateur bis zur Klasse M/B auf ländlichen Turnieren eingesetzt wird, zeigt nach Aussage des Reiters am Montag nach einem Turnier eine Lahmheit. Der Tierarzt wird gerufen.
b) Anamnese (Vorgeschichte zur Befunderhebung). Ohne das Pferd gesehen oder untersucht zu haben, informiert sich der Tierarzt zunächst über die Vorgeschichte und den konkreten Einsatz des Pferdes. Dabei sind u. a. folgende Fragen interessant: Hat das Pferd vorher schon einmal auf dem Bein gelahmt? Wann war es zuletzt beim Schmied? Wie lief das Turnier? Ging das Pferd schnelle Springen? Wie waren die Platz- und Bodenverhältnisse? Wie häufig wurde das Pferd eingesetzt? Wann wurde die Lahmheit festgestellt? Dem Untersuchenden geht es in diesem Fall zunächst darum, anhand der Antworten die Lahmheit einzugrenzen. Zum Beispiel beinhaltet die Frage, ob das Pferd schnelle Springen ging, hintergründig auch die Frage, ob es häufig auf dem inneren Vorderbein gedreht wurde. Die Frage nach dem Verlauf des Turniers zielt auf dessen Vorbereitung ab. Wenn zum Beispiel als Antwort kommt, „Ach, Herr Doktor, alles ein Chaos, erst habe ich verschlafen, dann stand ich im Stau – ich hatte gerade mal Zeit, vorher eine Runde zu traben, konnte mir den Parcours nur eben erklären lassen und musste dann auch schon rein", dann beinhaltet dies, dass dieses lahmende Pferd ohne Vorbereitung, ohne Aufwärmung der Muskulatur und ohne Gymnastizierung des Sehnen- und Bänderapparates „kalt" gestartet wurde. Ebenso kann der Reiter im Fachjargon die Antwort geben: „Das wird immer schlimmer mit dem Pferd. Jedes Mal, wenn ich eine schöne Vorwärtsdistanz habe, macht er mir noch einen zu. Und Kombinationen gehen im Moment gar nicht. Entweder parkt er oder er macht einen mehr. Ganz besonders, wenn der Boden so ein bisschen härter ist, mag er gar nicht zuspringen." Jetzt klingeln beim Tierarzt die „Alarmglocken" hinsichtlich der Hufrolle, und so können viele scheinbar oberflächliche Fragen und Antworten die Lahmheitsursache schon etwas näher eingrenzen.

c) Untersuchung. Erst jetzt schaut sich der Tierarzt das lahmende Pferd an. Auch wenn es sich um eine Lahmheitsuntersuchung handelt, wird das Pferd erst in seiner gewohnten Haltungsumgebung, meist der Box, begutachtet. Hat es aufgefressen oder steht es apathisch auf drei Beinen in der Ecke? In der dem Pferde vertrauten Box ist es am einfachsten, die Schmerzen eines Pferdes zu begutachten. Außerhalb der Box kommen viele Eindrücke (Sinnenreize) hinzu, die von Schmerzen ablenken können und die Begutachtung erschweren. Zunächst wird das Pferd im Stand untersucht. Nicht nur die Beine interessieren den Tierarzt, sondern auch die Muskulatur, die Rückschlüsse auf Training und Rittigkeit zulässt. Nach der Adspektion (Betrachten) kommt die Palpation (Abtasten) aller Gliedmaßen. Auch wenn das Pferd nur auf einem Bein lahmt, muss der Ursprung der Lahmheit nicht in diesem Bein begründet liegen. Eine Lahmheit vorne links kann auch aus einer zu starken Belastung des Beines durch eine starke Entlastung des rechten Beines kommen. Dieses Abtasten verrät dem Tierarzt die Schmerzpunkte. Der Ausdruck einer Entzündung stellt sich mit Schwellung, Rötung, Schmerz und Wärme dar. Rötungen sind am Pferdebein selbstverständlich nicht erkennbar, aber Schwellungen sind sicht- und tastbar, auch Wärme ist fühlbar. Auch der Schmerz ist bei der Palpation für den Tierarzt indirekt fühlbar. Im Prinzip stellt er dem Pferd bei jedem Druck auf Fesselträger, Sehnen, Unterstützungsbänder oder Gelenke die Frage: „Tut es hier weh?“ Aus der Reaktion des Pferdes, welches dann vielleicht plötzlich das Bein wegzieht, kann auf den Schmerzpunkt geschlossen werden. Am Fesselkopf fühlt der Tierarzt, ob das Pferd sog. Pulsation hat. An dieser Stelle könnte prinzipiell auch der „Normal“-Puls gemessen werden, jedoch ist der Pulsschlag aussagekräftiger, wenn man an der Ganasche misst. Mit Pulsation wird ein pochender Puls bezeichnet. Vergleichbar ist dieses mit einer heilenden Schnittwunde beim Menschen, z. B. in der Fingerkuppe, auch hier kann man dann eine Pulsation, ein Pochen, feststellen. Verletzungen oder Erkrankungen in der engen Hornkapsel des Hufes rufen eine solche Pulsation hervor und grenzen für den Untersuchenden die Lokalisation der Lahmheit ein. Erst nach diesen Voruntersuchungen wird das Pferd an der Hand außerhalb des Stalles vom Betreuer vorgeführt. Zunächst im Schritt auf hartem Boden und dann im Trab. Nach einem kurzen Blick von der Seite, bei dem der Tierarzt erkennt, ob das Pferd vorne oder hinten lahmt, stellt er sich so hin, dass der Patient sowohl auf ihn zu als auch danach von ihm weg trabt. Bei dieser Betrachtung der Bewegung sind die Augen des Untersuchenden auf die Ohren oder auf die Kruppe gerichtet. Stützbein- oder Hangbeinlahmheit, das ist die Frage, deren Beantwortung die detaillierte Beobachtung und genaue Kenntnis von Anatomie und Bewegungsablauf voraussetzt.

Bei einer Stützbeinlahmheit schmerzt dem Pferd das Auffußen, es „fällt“ auf das gesunde Bein und senkt dabei den Kopf oder die Kruppenhälfte des gesunden Beines. Fällt es auf das rechte Bein, ist die Lahmheit links – und entsprechend umgekehrt. Bei einer Hangbeinlahmheit verursacht hingegen nicht das Auffußen, sondern das Vorschwingen der betroffenen Gliedmaße dem Pferd Schmerzen. Für den Betrachter sieht eine Hangbeinlahmheit, z. B. vorne links, aus wie eine Stützbeinlahmheit vorne rechts. Doch: Bei der Hangbeinlahmheit fällt das Pferd jedoch nicht auf das gesunde Bein, das heißt die Kruppenpartie oder die Ohren bleiben auf gleicher Höhe und lassen keine Taktunreinheit erkennen.

Mit anschließendem Traben auf dem Zirkel und einer Beugeprobe wird nach dem Traben auf der Geraden versucht, die Lahmheit zu verstärken (sog. Provokationsproben). Hierbei ist es selbstverständlich nicht etwa Ziel, dem Pferd unnötige Schmerzen zuzufügen, doch muss der Tierarzt mit Hilfe solcher Provokationsproben differenzieren, ob Bänder, Muskeln, Sehnen oder andere Entzündungen für die Lahmheit verantwortlich sind. Aus Kostenersparnis kann in diesem Stadium u. U. ohne weitere Diagnose schon eine symptomatische Therapie eingeleitet werden. Manchmal hilft die Gabe von entzündungshemmenden Medikamenten und Ruhe, um die Lahmheit zu beseitigen. Auch wenn der verständliche Wissensdurst, was denn nun konkret Lahmheitsursache gewesen ist, dadurch nicht gestillt wird, ist das Hauptziel erreicht: Das Pferd hat im besten Fall keine Schmerzen mehr und ist lahmfrei.

Gerätediagnostik

Bleibt die Lahmheit dennoch bestehen, wird die Diagnostik fortgesetzt. Es gilt nun, genau zu lokalisieren, aus welchem Bereich der Gliedmaße die Lahmheit kommt. Sog. diagnostische Injektionen betäuben – vom Huf an nach oben – einzelne Abschnitte des betroffenen Beins. Nach jeder Injektion wird das Pferd vorgetrabt. Pferde verhalten sich anders als Menschen, die (auch wenn kein Schmerz mehr vorhanden ist) erst einmal noch vorsichtig auftreten würden. Pferde traben im Gegensatz dazu sofort lahmfrei los, wenn sie keinen Schmerz mehr fühlen! Erst in diesem Stadium der Untersuchung ist es sinnvoll, Röntgendiagnostik einzusetzen. Röntgenbilder können Veränderungen zeigen, die nicht unbedingt zu einer Lahmheit führen – erst in Verbindung mit einer Diagnose aufgrund von Symptomen haben sie Aussagekraft.

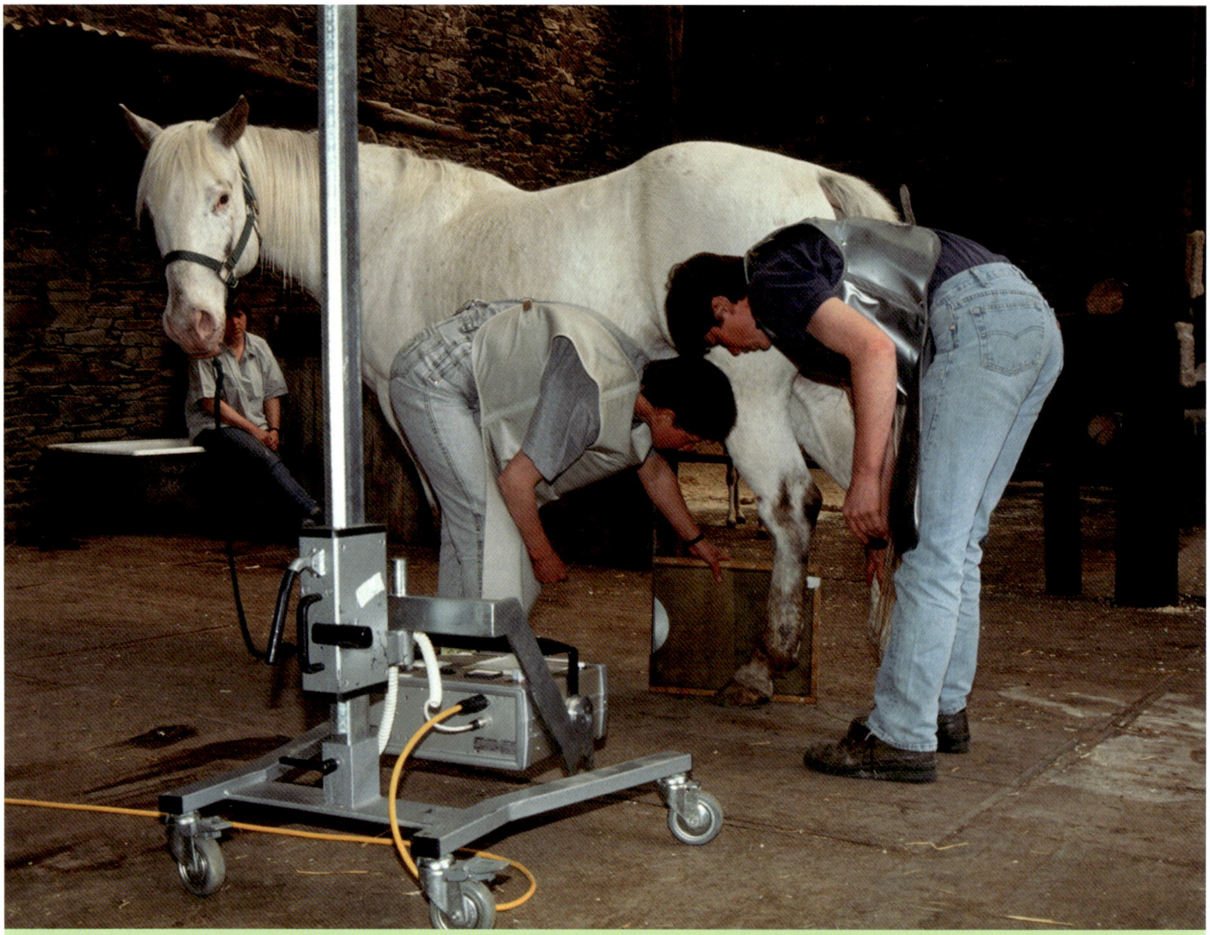

Einsatz von mobilen Röntgengeräten am Stall macht den Transport des verletzten Pferdes meist überflüssig.

Beim Röntgen werden durch eine Spezialkamera Röntgenstrahlen z. B. auf einen Knochen „geschossen". Feste Gewebe wie Knochen lassen diese Strahlen nicht durch und so werden diese Gewebe sowie eventuelle Veränderungen hell auf dem Röntgenbild dargestellt. Sehnen, Bänder und oberflächliche Muskulatur werden demgegenüber mittels Ultraschall untersucht. Bei der Ultraschallaufnahme werden auf den rasierten und mit Gel eingeschmierten zu untersuchenden Bereich Schallwellen gesendet, die – je nach Festigkeit des Gewebes – unterschiedlich stark reflektiert werden und so auf einem Monitor als Bild dargestellt werden. Schwieriger wird es, wenn es durch diese gängigen Verfahren nicht gelingt, eine mit der klinischen Diagnose übereinstimmende Veränderung festzustellen. Um dann eine genaue Diagnose zu stellen, wird die sog. Szintigraphie angewendet. Hierbei wird dem Pferd radioaktiv markierter Phosphor eingespritzt. Findet sich irgendwo im Körper eine Entzündung, so wird dort (aufgrund der entzündungstypischen erhöhten Zellaktivität) vermehrt Phosphor angelagert. Durch eine Spezialkamera können diese „Hotspots" aufgenommen werden, sie zeigen dem Tierarzt den Ursprung der Lahmheit. Um Veränderungen sehr genau nachzuweisen (oder wenn auch bei der Szintigraphie noch kein sicherer Befund erhoben werden konnte), kann als weitere Diagnostik die sog. Computertomographie (Abk.: CT) eingesetzt werden. Beim CT wird der Körper mit hoch auflösenden Röntgenstrahlen schichtweise durchleuchtet. Diese kleinen Schichten werden dann durch den Computer in dreidimensionale Bilder umgewandelt und gestatten dadurch eine noch genauere Befunderhebung. Erst jetzt setzt die – der Diagnose entsprechende – Therapie ein.

Auch einzelne **innere Erkrankungen** können mit bildgebenden Verfahren diagnostiziert werden. Mit dem Laryngo-(= Kehlkopfbereich), Tracheo-(= Luftröhre), Broncho-(= Lunge), oder Gastro-(= Magen)skop kann der Tierarzt über einen Schlauch mit eingebauter Optik in die einzelnen Regionen sehen und Veränderungen wie Blutungen, Sekretablagerungen oder Geschwüre erkennen. Im gynäkologischen Bereich oder bei der Untersuchung des Herzens wird das Ultraschallgerät eingesetzt. Elektrokardiogramm (EKG) und Lungenfunktionstests runden die maschinelle Diagnostik ab.

Blutbild

Vor allem in der Diagnostik unspezifischer innerer Erkrankungen wird zunächst ein Blutbild erstellt, um Diagnosen bestätigen oder verfeinern zu können. Dazu wird dem Pferd aus der Halsvene Blut abgenommen, das gut verschlossen in ein Einwegröhrchen gefüllt und meist an ein Fremdlabor verschickt wird mit dem konkreten Auftrag, wie das Blut untersucht werden soll. Je nach der Zahl von Auswertungen unterscheidet man „kleine" und „große" Blutbilder. Beim kleinen oder einfachen Blutbild erhält der Tierarzt Aufschluss darüber, ob ein Pferd erkrankt ist. Dazu wird eine „**Blutsenkung**" ausgewertet. Das heißt, die schweren Blutteile (Blutkörperchen) trennen sich vom Serum und sinken zum Boden einer Röhre. Normal ist eine Sinkgeschwindigkeit von 15 Minuten. Sinken die Blutkörperchen schneller, dann liegt eine Entzündung im Körper vor. Kosten für diese Untersuchung betragen etwa 10 Euro plus Tierarztkosten (Anfahrt, allgemeine Untersuchung sowie Blutentnahme und Material; zusammen im Durchschnitt etwa 80 Euro). Das große Blutbild, fachsprachlich „Differenzial-Blutbild" genannt, gibt an, wie lange z. B. eine Entzündung ungefähr besteht und ob z. B. Würmer die Ursache sind. Bei diesem Test werden die roten von den weißen Blutkörperchen (sie bekämpfen Infektionen) getrennt. Beispiel: Zeigt die Blutprobe eines gesunden Pferdes vielleicht 10.000 weiße Blutkörperchen, das eines erkrankten aber nur 4.000, was für eine Entzündung spricht, dann ist der Rest „unterwegs" im Körper, um an Entzündungsstellen aktiv zu werden. Daraus ergibt sich auch, dass dieses Pferd noch nicht sehr lange an einer Entzündung leidet, weil sich sonst die Zahl der weißen Blutkörperchen bereits auf 15.000 oder 20.000 erhöht hätte! Alle Einzelteile des Bluts lassen sich im Labor einfärben und unterteilen in Thrombozyten und Lymphozyten sowie jugendliche Formen. Meist ist der Kreislauf gestört, wenn sehr viele Thrombozyten im Blut festzustellen sind und die Fließgeschwindigkeit des Bluts ungewöhnlich ist, was z. B. auf eine Venenentzündung hindeuten kann. Sind vermehrt junge Blutkörperchen feststellbar, dann ist die Entzündung gerade erst entstanden. Unmengen an Lymphozyten lassen wiederum auf eine Entzündung schließen, die vielleicht von Bakterien ausgelöst wurde. Zusätzlich zeigt das Blutbild auch die Zahl der roten Blutkörperchen an. Ist ihre Zahl gering, liegt eine Blutarmut (Anämie) vor, die durch Infektionen oder Eisenmangel verursacht worden sein kann; es müssen sich daran weitere Untersuchungen anschließen. Will der Tierarzt eine konkrete Krankheit oder Dopingmittel nachweisen, sind

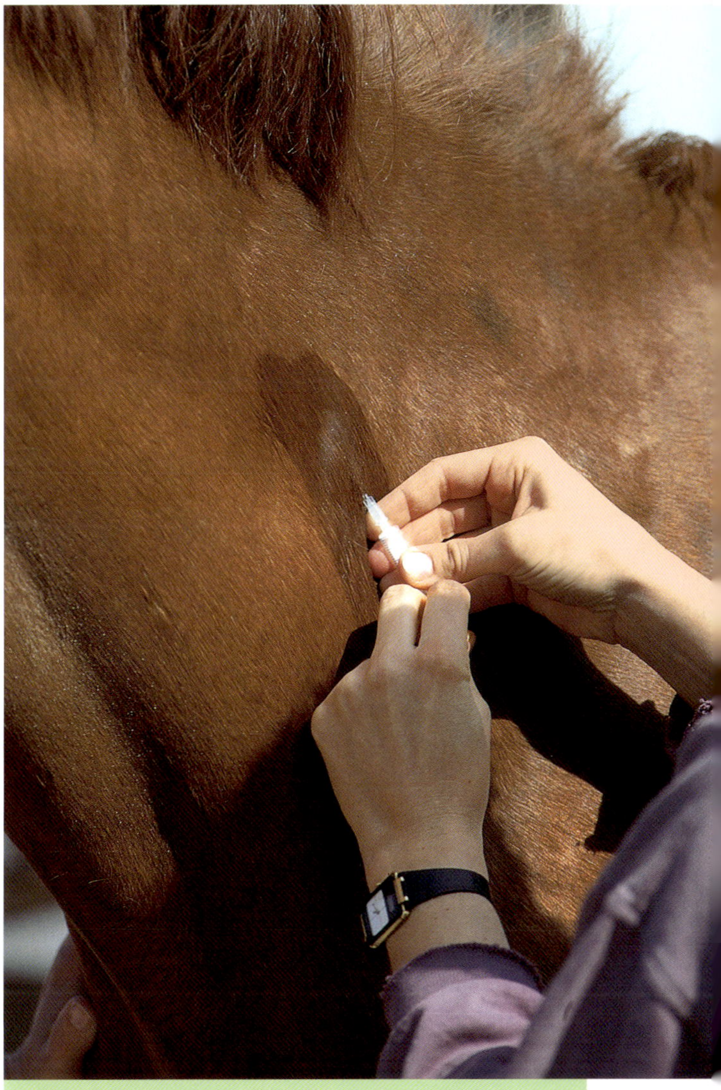

Ein Blutbild gibt Aufschluss über mögliche Entzündungen, aber spiegelt u. a. auch den Versorgungszustand des Pferdes, z. B. mit den lebensnotwendigen Spurenelementen, wider.

Suchprogramme (z. B. für Borreliose, Hauterkrankungen, Doping) heute einsetzbar (Kosten je Suchprogramm um 25 Euro). Sie analysieren, ob (bei Dopingkontrollen) verbotene Substanzen im Blut enthalten sind oder (bei Diagnosen) bestimmte Werte, die typisch sind bei einer Krankheit, in der Blutprobe vom Normalen abweichen. Es lassen sich auch sog. Organprofile (z. B. Leber, Niere, Verdauung) analysieren. Überprüft werden u. a. die typischen Werte, z. B. für die Niere: Harnstoff, Natrium, Kalium und Kalzium. Ist der Harnstoffgehalt zu hoch, kann es sein, dass das Pferd u. a. sehr viel Eiweiß mit seiner Ration bekommt, zusätzlich wenig getrunken hat – und deshalb die Leber in Mitleidenschaft gezogen wird. Durch verschie-

Tabelle 29: Symptomschlüssel für häufig auftretende Erkrankungen/Verletzungen [1]

Symptom/Symptomenkomplex	Verletzung/Krankheit	Vordringliche Maßnahmen [2]
Futterverweigerung, Unruhe/Scharren, Pferd flehmt häufig, vermehrtes Wälzen, stärkeres Schwitzen, zum Bauch sehen, Stöhnen.	Kolik	Futterentzug; Führen des Pferdes; Pferd eindecken; Fieber messen; warmes Wasser bereithalten.
Pferd bewegt sich nicht, Hinterbeine werden nach hinten herausgestellt; Kruppenmuskulatur ist verhärtet; Harn ist dunkel bis schwarz gefärbt; Pferd bricht zusammen, liegt fest, kommt nicht hoch, schwitzt stark.	Kreuzverschlag (Lumbago)	Pferd nicht bewegen; Rotlichtbestrahlung oder das Pferd eindecken; Fieber messen; Kraftfutterentzug.
Pferd steht auf drei Beinen, ist hochgradig lahm.	Nageltritt	Pferd nicht auftreten lassen; wenn unvermeidbar, dann Fremdkörper/Nagel entfernen, dabei die Stelle merken/markieren, wie weit z. B. der Nagel im Huf steckte; merken und markieren, wo z. B. der Nagel im Huf steckte; darauf achten, ob nur Blut oder auch Gelenkflüssigkeit (durchsichtig, Fäden ziehend) austritt.
Vorgestellte Vorderbeine (wie ein „Sägebock") mit Trachtenfußung; hochgradige Lahmheit, Fieber, Pulsation, ungewöhnlich warme Hufe (siehe hierzu auch die Ausführungen zum Kapitel „Hufpraxis", Seite 155).	Hufrehe	In fließendes Wasser stellen (z. B. in einen Bach mit festem Untergrund) oder mit einem Wasserschlauch die Hufe fortwährend kühlen; Fieber messen; Box ausmisten und mit ca. 10 cm hoher Sandschicht füllen, den Sand nass halten; Kraftfutter- und Weidegrasentzug; nur bestes Heu anbieten.
Aus einer Wunde pulsierend austretendes hellrotes Blut.	Verletzung mit starker arterieller Blutung.	Mit einem sauberen Tuch auf die Wunde drücken; mit den Fingern versuchen, das Gefäß zu finden, aus dem das Blut spritzt und dann das Gefäß zudrücken. MERKE: Besser ein infizierter Verletzter als ein steriler Toter!
Kleines Rinnsal oder stärkere Blutung aus einem Nasenloch.	Einseitiges Nasenbluten.	Wasser aus einem Wasserschlauch ohne Düse vom Jochbein in Richtung Nüster laufen lassen; die Blutung wird dadurch nach etwa 15 Minuten zum Stillstand kommen. MERKE: Keine Panik – das Blutgemisch sieht schlimmer aus als es ist.
Starker Husten bei gesenktem Kopf; Blut, Schleim und Futterpartikel werden aus den Nüstern geprustet.	Schlundverstopfung	Sofortiger Futterentzug; nicht mehr trinken lassen; Pferd in den Offenstall oder auf die Stallgasse stellen und ständig beobachten; warmes Wasser bereithalten.
Quaddeln am ganzen Körper; Anschwellen des Maules und des unteren Kopfbereiches; starker Juckreiz am ganzen Körper.	Nesselfieber/Allergische Reaktion auf einen Insektenstich oder einen chemischen Stoff (z. B. Waschmittel/Shampoo, Fliegenschutzlotion).	Abwaschen des gesamten Pferdekörpers mit klarem kalten Wasser; wenn vorhanden; ein Gemisch aus 1/3 Spiritus und 2/3 Wasser zum Abwaschen verwenden (nicht in die Augen oder auf Schleimhäute gelangen lassen); Ursachenforschung betreiben und sofort oder später Erinnerungszettel in den Equidenpass legen mit dem Hinweis: „Pferd reagiert allergisch auf …".

Tabelle 29 (Fortsetzung): Symptomschlüssel für häufig auftretende Erkrankungen/Verletzungen [1]

Symptom/Symptomenkomplex	Verletzung/Krankheit	Vordringliche Maßnahmen [2]
Lahmheit; angeschwollenes Bein; evtl. kleine Verletzungen erkennbar; Fieber.	Einschuss	Das betroffene Bein kühlen, Fieber messen; Körper untersuchen, um eine Verletzung ausfindig zu machen.

[1] Ein krankes Pferd erkennt der Pferdebetreuer am subjektiven Eindruck, der Tierarzt an einer Reihe objektiver Kriterien. Es sind vier Fragen, die bei der Beobachtung zunächst immer zu bewerten sind: a) Verhalten: Nimmt das Pferd normalen, interessiert-lebhaften Anteil an der Umwelt? b) Erscheinung: Ist das Fell glatt und glänzend, sind die Augen klar und wach, sind Beine und Hufe relativ kühl sowie ohne Umfangsvermehrung und Verletzungen? c) Bewegung: Ist der Gang koordiniert-kontrolliert, regelmäßig ohne Steifheiten? d) Stoffwechsel: Sind Appetit, Trinken und Verdauung einschließlich der Qualität von Kot und Harn normal?

[2] Die genannten Symptome bedingen sofortige tierärztliche Diagnose und Behandlung. Es sind deshalb nur Maßnahmen genannt, die vor Eintreffen des Tierarztes vom Betreuer erledigt werden sollten. Bei Verletzungen mit offenen Wunden dürfen von Laien keinerlei Medikamente (z. B. Blauspray) in offene Wunden eingebracht werden, weil dies kontraproduktiv wirkt und die tierärztliche Untersuchung erschweren kann!

dene Parameter (Vergleichswerte) und konkret festgestellte Referenzwerte können die Aktivitäten von Enzymen oder der Gehalt an Spuren- und Mengenelementen Aufschluss über Mangelerscheinungen oder Erkrankungen geben. Einzelne Beispiele: CK (Kreatininkinase), Alkalische Phosphatase und die LDH (Laktatdehydrogenase) sind Enzyme für den Muskelstoffwechsel. Im Zusammenhang mit den Mengenelementen Kalzium, Phosphor und Magnesium geben sie z.B. Aufschluss über das Leistungsprofil des Pferdes. Die Anzahl der Erythrocyten (= rote Blutkörperchen), Leukocyten (= weiße Blutkörperchen), eosinophile und neutrophile Granulocyten sowie der Monocyten (= Abwehrzellen) können auf eine Erkrankung oder eine Parasitose (Verwurmung) hinweisen. In der tierärztlichen Diagnostik helfen solche Laborwerte, um eine Erkrankung von einer anderen abzugrenzen (sog. Differentialdiagnostik). Ein einfaches Blutbild gibt lediglich den Hinweis, dass ein Pferd weitgehend gesund ist. Sobald aber der Verdacht auf eine Krankheit besteht, muss gründlich untersucht werden, einschließlich Bluttest mit Suchprogramm.

Tierarztvergütung

Jede tierärztliche Behandlung ist eine qualifizierte Dienstleistung und jede Abgabe von Medikamenten ist ein Verkaufsgeschäft. Beides muss entweder bar oder nach Rechnungsstellung bezahlt werden. Geht es dem Pferd wieder gut und folgt danach die Rechnung, dann setzt nicht selten beim Eigner „das große Erwachen" ein. Dies normalerweise bei solchen Pferdeeignern, die gewohnt sind, dass bei kleinsten eigenen Beschwerden ihre Krankenkasse jeden Besuch beim Humanmediziner mehr oder weniger anstandslos trägt. Bei Pferden ist das anders, hier zahlt der Eigentümer selbst. Tierärzte sind von ihrem Ethos her gut motiviert, kranken Tieren zu helfen und deren Schmerzen und Leiden maximal zu lindern – sonst hätten sie ihren Beruf verfehlt. Doch nur von Tierliebe und dem Glücksgefühl oder einem Erfolgserlebnis beseelt, dass ein erkranktes Pferd nun wieder gesund über die Weide oder durch den Parcours galoppiert, kann kein Tierarzt existieren (wie mancher säumige Pferdeeigner das zu meinen scheint). Die heutigen Praxisstrukturen verursachen hohe Investitionen und laufende Kosten durch moderne Ausrüstung und guten personellen Service. Reiter und Pferdehalter erwarten zu Recht von ihrem Tierarzt hohe fachliche Qualifikation, gute technische Ausstattung, qualifiziertes Praxispersonal, verlässliche Terminabsprachen und meist auch eine 24-Stunden-Erreichbarkeit, besonders auch am Wochenende und nachts. Eine Tierarztpraxis ist – ebenso wie Apotheken und humanmedizinische Arztpraxen – auch ein auf Gewinn orientiertes Wirtschaftsunternehmen. Anders als z.B. im Handwerkerbereich ist es einem Tierarzt auch nicht möglich (außer bei Routinemaßnahmen wie Impfungen oder Wurmkuren), genaue Kostenvoranschläge für seine Heilmaßnahmen abzugeben, denn es sind immer unvorhergesehene Leistungen denkbar.

Genau wie in der Humanmedizin, bei Zahnärzten, Juristen und für andere freie Berufe wie Architekten, gibt es für Veterinärmediziner eine amtliche „Gebührenordnung für Tierärzte" (Abk.: GOT), das ist eine bundeseinheitliche Rechtsverordnung mit allgemeinen Bestimmungen sowie einem Gebührenverzeichnis mit genauen Betragswerten (Preise) für einzelne Leistungen/Behandlungen (diese Werte werden in längeren Zeiträumen immer mal wieder der wirtschaftlichen Entwicklung angepasst). In anderen EU-Ländern wie Österreich und den Niederlanden, aber auch in der Schweiz gibt es sehr ähnliche Gebührenordnungen. Die Honorare sind flexibel, denn – je nach Aufwand, Schwierigkeitsgrad und der Tageszeit seiner Dienstleistung – kann der Tierarzt diese Betragssätze

Tabelle 30: Durchschnittliche Gebühren für tierärztliche Leistungen [1]

Art der Leistung [2]	Durchschnitts-gebühr (in Euro)	Erläuterungen
Allgemeine Untersuchung mit Beratung.	25	Bei längerer Beratungszeit (etwa über eine Viertelstunde) ist mit Zuschlägen je weitere Viertelstunde von 15 Euro zu rechnen.
Anwesenheit bei Turnieren etc.	500	Pauschale je Tag.
Blut abnehmen.	10	Wenn der Zeitbedarf hoch ist (z. B. bei Pferden, die unerzogen sind), kann die Gebühr z. B. um 15 Euro steigen.
Infusion	30	– wie vor –
Injektion in Haut/Muskel.	10	Plus Medikament bzw. Impfvakzine bei einer Schutzimpfung.
Injektion in Vene/Luftröhre.	15	– wie vor –
Blut chemisch untersuchen.	6	Je Parameter (z. B. Hämoglobin, einzelne Mineralstoffe).
Eilbesuche	20	Dies ist ein Zuschlag zur normalen Gebühr.
Lahmheitsuntersuchung	30	Wenn der Zeitbedarf hoch ist, kann die Gebühr z. B. um 30 Euro steigen.
Mikrochip einsetzen.	10	Separates Lesen eines Mikrochips (z. B. bei Zukauf eines Pferdes): 5 Euro.
Röntgen [3]	40	Wenn der Zeitbedarf hoch ist, kann die Gebühr z. B. um 20 Euro steigen.
Kotprobe entnehmen.	12	Für die Kotuntersuchung sind zusätzlich 10 Euro anzusetzen.
Bronchien/Magen spiegeln.	150	Wenn der Zeitbedarf hoch oder kein Behandlungsstand vorhanden ist und deshalb Sicherheitsmaßnahmen notwendig werden, kann die Gebühr z. B. um 30 Euro steigen.
Trächtigkeitsuntersuchung	50	– wie vor –
Kastration	120	Bei Klinikaufenthalt sind zu dieser Gebühr noch die Klinikkosten mit evtl. Intensivüberwachung in Problemfällen hinzuzurechen (je Tag etwa 60 Euro).
Zähne raspeln	30	Wenn der Zeitbedarf hoch ist, kann die Gebühr z. B. um 30 Euro steigen.
Euthanasie	150	Bei Tötung durch Injektion mit Setzen einer Braunüle ist die Gesamtgebühr abhängig vom Zeitbedarf und vom verwendeten Medikament.
Zerlegen des toten Pferdes.	100	Wenn der Zeitbedarf hoch ist, kann die Gebühr z. B. um 30 Euro steigen; auch muss eine spezielle gutachtliche Bewertung (z. B. für eine Versicherung) gesondert honoriert werden.

[1] Es sind dies nicht die genauen Gebührensätze nach der GOT (die sich turnusmäßig ändern), sondern beispielhafte, pauschale Durchschnittsgebühren, wie sie in der Praxis ungefähr anfallen; darin sind noch keine Fahrtkosten enthalten. Da auch der Zeitfaktor einer Behandlung oder Beratung eine Rolle bei der Bemessung der individuellen Gebühr spielt, können z. B. unterschiedliche Kolikbehandlungen im Stall A mit einer ähnlichen Behandlung in Stall B ohne Kenntnis der jeweiligen Details des Falles nicht verglichen werden!

[2] Wenn die Behandlung nachts erfolgt (19.00 Uhr bis 7.00 Uhr), an Wochenenden (Samstag 13.00 Uhr bis Montag 7.00 Uhr) und feiertags, dann sind Fahrtkosten und Gebühren höher!

[3] Dokumente wie Röntgenaufnahmen bleiben Eigentum des Tierarztes; sie stehen nicht mit Zahlung der Behandlungsgebühr automatisch dem Pferdeeigner zu.

mit unterschiedlichen stufenlosen Gebührenspannen (sog. ein- bis mehrfache Sätze) berechnen (siehe hierzu beispielhaft die Durchschnittsgebühren in Tabelle 30 auf der linken Seite). Die Rechtsvorschrift verbietet dem Tierarzt aber grundsätzlich, Beträge unter dem einfachen Satz und über dem dreifachen Satz zu berechnen. Es gibt Ausnahmen, z. B. kann der Tierarzt in besonderen Fällen bei nicht landwirtschaftlich genutzten Tieren einen höheren als den dreifachen Satz berechnen – aber nur nach vorheriger schriftlicher Vereinbarung mit dem Eigner! Im Durchschnitt liegen die Honorare im unteren Drittel der Gebührenspanne, dreifache Sätze sind seltene Ausnahmen.

Eine Tierarztrechnung kann wie folgt aussehen „Schimmelstute, Kolik behandelt: 150 Euro", aber dies ist eher unüblich, weil undifferenziert und nicht sehr kundenfreundlich. Die Rechnung wird demgegenüber im Normalfall verständlich aufgeschlüsselt. Sie enthält die Daten der Leistungen, die Tierart, evtl. den Namen des Tieres, die Diagnose sowie Einzelpositionen der berechneten Leistungen – damit vom Kunden nachvollzogen werden kann, was im Detail gemacht und berechnet wurde. Außerdem sind die Abgabepreise für Medikamente und Material auszuweisen. Zunächst (falls angefallen) werden vom Tierarzt die Kosten seiner Anfahrt berechnet (je nach Einsatzzeit etwa zwei Euro je Kilometer). Diese werden anteilig verrechnet, wenn sich z. B. in einem Stall, den der Tierarzt aufsucht, mehrere Patienten befinden. Als nächste Position der Rechnung folgt die „Grundleistung", eine Leistung, die bei vielen Pferdeeignern auf Unverständnis stößt. Wenn sie den Tierarzt wegen einer Lahmheit gerufen haben und er zunächst eine „allgemeine Untersuchung Pferd" in Rechnung stellt, fragen sie sich, warum dies so ist. Der Grund: Eine allgemeine Untersuchung ist Voraussetzung, um Schaden von dem Tier (und finanziellen Schaden von dem Eigner) abzuwenden. Denn manchmal ist ursächlich für Beschwerden z. B. nicht nur die Lahmheit, sondern eine innere Erkrankung, die bei einer reinen Lahmheitsuntersuchung (ohne eine vorhergehende allgemeine Untersuchung) unerkannt bliebe. Es ist also Sache des Tierarztes, verantwortlich zu untersuchen – und dazu gehört immer die allgemeine Untersuchung. Um es zu vergleichen: Auch eine Kraftfahrzeugwerkstatt ist verpflichtet, sich ein Fahrzeug anzusehen und den Fahrzeugführer darauf hinzuweisen, wenn die Reifen abgefahren und die Bremsen nicht mehr voll funktionstauglich sind, selbst wenn nur ein Ölwechsel gefordert wurde! Vortraben, Adspektion und Palpation bedeuten sowohl Zeitaufwand als auch Einsatz tierärztlichen Wissens und umfangreicher Erfahrung. Auch jede Injektion oder ein Gutachten (z. B. für eine Versicherung oder um irgendwo Schadenersatz einzuklagen) sind gebührenpflichtig.

Leichter nachzuvollziehen ist für viele der Einsatz von Medikamenten und Material (Spritzen, Verbandszeug etc.), weil man dann ja etwas „Greifbares" sieht. Doch auch ein Röntgengerät muss sich für einen Tierarzt amortisieren und schließlich ist die Auswertung von Röntgenaufnahmen nur möglich durch tierärztliches Wissen, das ein langes Studium voraussetzt. Skeptiker sollten einmal Tierarztgebühren mit Handwerkerleistungen vergleichen, da wird man feststellen, dass manches an tierärztlichen Dienstleistungen sehr wohl recht preisgünstig ist, auch im Hinblick auf den Zeitfaktor. Natürlich sind z. B. Operationen nach Verletzungen immer besonders kostenträchtig, weshalb Vorbeugung im Haltungsalltag und bei der Nutzung sich finanziell für jeden Eigner lukrativ als „Ersparnis" darstellen!

Jeder Eigner hat zudem das Recht, die Gebührenordnung einzusehen und jede Rechnung des Tierarztes zu prüfen. Es gilt aber immer zu bedenken, dass der Tierarzt Dienstleister ist. Auch wenn das Pferd aufgrund gravierender Gesundheitsstörungen vielleicht nicht zu heilen ist, hat er bei Konsultation eine Leistung erbracht, die berechnet werden muss. Die übliche Floskel, die auch der Verfasser als praktizierender Tierarzt nicht selten hört, „Wenn sie schon da sind, können Sie mal eben nach dem Hund gucken", ist eine Beauftragung zur Dienstleistung und dieses „Gucken" und „eben mal untersuchen" erfordert Verantwortung und das Wissen des Arztes, sie muss zusätzlich entsprechend der Rechtslage mit einer Gebühr für Beratung/Untersuchung auch berechnet werden und kann eben nicht kostenfrei erfolgen.

Doping

Das Sportrecht schützt den fairen Wettkampf und nach dem Tierschutzgesetz ist der Einsatz von Medikamenten zur Förderung der Leistungsfähigkeit und Leistungsbereitschaft im Pferdesport verboten, wozu

Wichtig!

Der Tierarzt darf aus rechtlichen Gründen (u. a. zur Sicherung des Standesrechts und aus Gründen der Vermeidung unlauteren Wettbewerbs) keine Leistung unberechnet lassen oder gar einen „Freundschaftspreis" unter dem einfachen Satz vereinbaren. Durch den bestehenden großen Konkurrenzdruck im Veterinärbereich ist dies zwar manchmal schon vorgekommen, doch drohen einem Tierarzt nach Standesrecht bei Verstößen gravierende Sanktionen und Geldbußen durch die Tierärztekammer, wenn er angezeigt wird und Berufskollegen diese Missachtung der Rechtsverordnung zur Kenntnis gelangt.

auch das Verbot der „Maskierung" von Schwächen, Schmerzen oder sonstigen Leiden zählt. Die meisten Dopingfälle (die eigentlich keine im Sinne der Vorschriften sind) entstehen durch Missverständnisse oder durch Unverständnis der Medikamentenapplikation. Medikamente gibt es in verschiedenen Formen: Als Tropfen oder Pulver mit dem Futter, als Salben, in Pasten oder Cremeform, als Suspension mittels Spritze in den Muskel, als Flüssigkeit via Tropf oder Spritze in die Blutbahn, in ein Gelenk oder unter die Haut, als Zäpfchen in die Gebärmutter, als Stäbchen direkt in Wunden oder die Zitzenkanäle, als Aerosole zum Einatmen oder als Sprays. Es sind demnach viele Wege, auf denen ein Medikament in den Körper gelangen kann. Jedoch ist eines bei allen gleich: Medikamente sollen wirken. Wirken können sie aber nur, wenn sich der Körper mit ihnen auseinander setzt. Wie stark er das schon „nur" bei Salbenkontakt tun kann, zeigt sich beim Menschen und natürlich auch beim Tier durch allergische Reaktionen. Wie ein Medikament gegeben wird, hängt einzig und allein mit der Therapie und der Medikamenten-Galenik (Zubereitung) zusammen. Nur wer vor diesem Hintergrund auch eine Salbe als das betrachtet, was sie ist, nämlich als ein Medikament, kann sich vor einer bösen Überraschung bei der Medikationskontrolle schützen. Und hier liegt das Problem des Dopings: Wenn ein Pferd eine kleine Verletzung oder Schürfwunde hat, sollte es zu seinem eigenen Schutz mit einer desinfizierenden Salbe oder einem Spray behandelt werden. Für die Praxis besteht nun die Unsicherheit, ob die Salbenanwendung bereits Doping ist oder nicht, wenn das Pferd z. B. am darauf folgenden Wochenende in einer Turnierprüfung starten soll. Der verantwortungsvolle Pferdeeigner oder Reiter sollte demnach schon beim Kauf der Salbe nachfragen, ob diese mit ihren Inhaltsstoffen auf der Liste verbotener Substanzen steht oder nicht. Besonders problematisch wird es, wenn beispielsweise die Pferdepflegerin ohne Kenntnis des Reiters aus dem Medikamentenschrank eine Salbe in bester Absicht anwendet und unabsichtlich dadurch später den Turnierstart verhindert oder eine Disqualifikation verschuldet.

Manchmal werden in Medikationskontrollen Mini-Werte gemessen, die keinerlei Einfluss mehr auf das Pferd haben, die aber im Rahmen der vorgeschriebenen sog. Nulllösung nicht vorkommen dürfen. Ein anderes Beispiel: Ein Pferd zieht sich auf dem Transport zum Turnier eine Schnittwunde an der Stirn zu, die geklammert werden muss. Um dem Pferd Schmerzen zu ersparen, bekommt es vor dem Klammern ein Oberflächenanästhetikum. Folge: Doping! Obwohl die Betäubung nur zum Schutz des Pferdes eingesetzt wurde und keinerlei Beeinflussung des Wettkampfs daraus folgt, darf das Pferd nicht starten.

Bei extremer Berücksichtigung des Schutzes vor sportlich unfairen und deshalb unerlaubten Maßnahmen besteht bei unangepasster, rein bürokratischer Anwendung der Bestimmungen und Grenzwerte (ohne Vernetzung mit anwendungsspezifischen Sachverhalten) ein Zielkonflikt und die Gefahr, dass Pferde (aus Angst ihrer Reiter vor einer positiven Dopingprobe) nicht mehr die tiermedizinisch notwendige, auch im Interesse des Pferdes schonendste Behandlung und Medikation bekommen, die tierschutzrechtlich und aus klinischer Sicht jeweils angezeigt ist.

Ein weiteres Problem beim Doping besteht, wenn es aus sportlicher Sicht krass unfair und auch kriminell zugeht durch Fremdmanipulationen (was gelegentlich vorkam und aus der Rennszene bekannt ist): Im Vorbeigehen mal eben etwas in die Krippe des Konkurrenten werfen (z. B. eine Tafel Schokolade mit dem Wirkstoff Theobromin = Aufputschmittel) – und schon ist dessen Probe positiv, denn haften tun immer Reiter und Eigner. Insbesondere für Berufsreiter wird so etwas sehr unangenehm, da sie mit einer Sperre von mindestens drei Monaten rechnen müssen und in dieser Zeit ihren Beruf nicht ausüben können. Dabei geraten manche Reiter unverschuldet in die Dopingfalle: Ein Pferd, welches über einen Parcours geritten werden soll, vielleicht zur Korrektur oder zur Probe, wird dem Reiter fertig gesattelt auf dem Vorbereitungsplatz übergeben und direkt nach dem Ritt wieder abgenommen. Er selbst hat nahezu keine Verfügungsgewalt über dieses Pferd vor und nach dem Ritt – und trotzdem ist er der Reiter des Pferdes und kann als solcher im Falle einer positiven Probe in Regress genommen werden. Aus diesen Beispielen ist zu erkennen, wie heikel und wie wenig ausgegoren heute die praktische Bewältigung der Doping-Thematik ist. Eine Dopingkommission beschäftigt sich deshalb damit, Medikationen im Sinne des Sports und der Gesundheit des Pferdes zu überarbeiten.

Sicher vor positiven Tests kann nur sein, wer davon ausgeht, dass im Grunde fast jede Substanz außerhalb von Gras, Heu, Stroh und Kraftfutter zum Doping führen kann (siehe hierzu auch den Hinweis zur peniblen Einstreupflege im Abschnitt „Einstreu" auf Seite 88). Die auf vielen Medikamenten angegebenen Wartezeiten spiegeln keinesfalls den Zeitpunkt wider, in dem das Pferd nach Behandlung dopingfrei wäre, sie besagen nur, wann Milch oder Fleisch des damit behandelten Tieres wieder als Nahrungsmittel verzehrt werden dürfen! Gerade solche Medikamente, die keinerlei Angaben über Wartezeiten aufweisen (also nicht einmal die Beschriftung „Wartezeit: Null Tage"), kommen häufig aus dem Bereich der primär humanmedizinischen Anwendung, weshalb bei diesen Präparaten keine Wartezeit-Angabe erforderlich ist. Häufig sind aber die darin enthaltenen Wirkstoffe, z. B. ACC, ASS oder Cortison, über lange Zeiträume in Dopingtests nachweisbar.

Ingolf Bender:
Erste Hilfe, Pferdepflege

Notfallmaßnahmen

Unter „Erster Hilfe" versteht man alle Notfall-Maßnahmen, die der Pferdebetreuer bis zum Einsatz des Tierarztes ergreifen sollte, um beim Vierbeiner Schmerzen zu begrenzen sowie Folgeerkrankungen und -schäden zu verhindern. Zu den wichtigen Notfallmaßnahmen gehören nicht zuletzt auch Verhaltensmaßregeln.

Erste Hilfe ist nicht zu verwechseln mit der Versorgung von durchweg nicht dramatischen Bagatellfällen, z. B. Einreiben rein oberflächlicher Schürfwunden mit Heilsalbe, Zeckenentfernung mit der Zeckenzange oder die Anwendung von Kühlgel.

Nicht zu den wichtigen „sieben Sachen" der Notfall-Apotheke zählen typische „Sattelkammer-Medikamente", das sind Utensilien wie Blauspray zur Desinfektion, Hautsalben wie Heparin, Augensalben oder -tropfen (diese sind übrigens immer schnell verderblich!). Die Anwendung solcher „Sattelkammer-Medikamente" kann im Notfall gerade bei offenen Wunden u. U. erheblich mehr schaden als nützen. Dies besonders, wenn deren Haltbarkeitsdatum längst überschritten ist oder angebrochene Tuben durch unhygienische Behältnisse verdreckt wurden. Erst der Tierarzt entscheidet sicherheitshalber vor Ort (oder ausnahmsweise telefonisch vorab) über Art und Weise der Anwendung/Eingabe von Medikamenten bzw. medikamentähnlichen Substanzen oder Homöopathika.

Allenfalls können in Ausnahmefällen begleitend zur Beruhigung und zum Abbau psychischer Spannungszustände (Angst/Schockzustände) z. B. Bach-Blüten-Mischungen aus fünf Blüten (Rescue Remedy = Notfalltropfen) eingegeben werden. Wirkungs- und Anwendungskenntnisse sowie Vorrat sollte man sich aber rechtzeitig durch Konsultation des Tierarztes oder eines befähigten Tierheilpraktikers verschaffen.

Wichtig!

Die Notfall-Devise lautet: „Ruhe und Überblick bewahren" – verbunden mit präzisen Beobachtungen des Pferdeverhaltens und der Ausscheidungen (Schweißabsonderungen, Auswürgen von Futter, Urin- und Kotabsatz) sowie Durchführung von PAT-Messungen. Die Abkürzung „PAT" bedeutet: Puls, Atem, Temperatur; Richt-PAT-Ruhewerte beim erwachsenen Pferd sind: Puls 28 bis 40 Schläge/Minute; Atmung 8 bis 16 Atemzüge/Minute; Körpertemperatur 37,0 bis 38,2 °C.

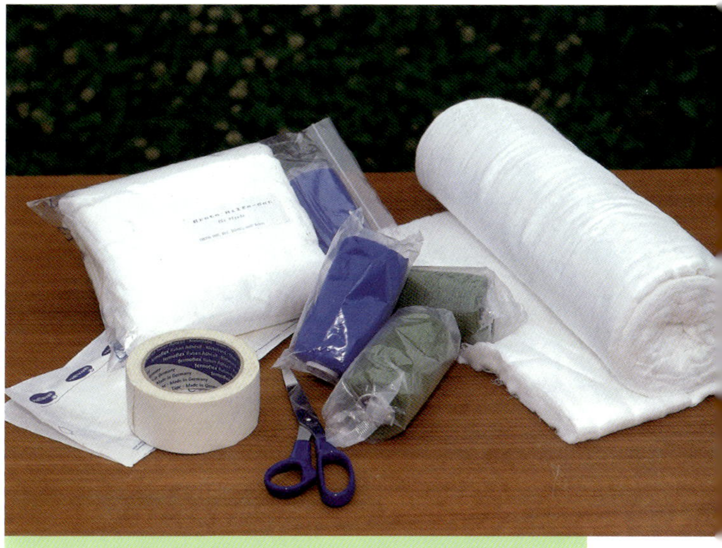

Ein Erste-Hilfe-Verbandszeug (steril verpackt) gehört als Minimalausstattung in jeden Stall..

Wichtig Die Notfall-Apotheke

Die Notfall-Apotheke sollte am Stall in staub- und ungeziefersicherem Behältnis, im Kofferraum des Zugfahrzeugs bei Fahrten mit dem Transporter oder in der Satteltasche bei ausgedehnten Wanderritten aufbewahrt werden. Für den wirklichen Notfall muss sie mindestens „sieben Sachen" enthalten:

1. Digitales Fieberthermometer;
2. Einfach-Stethoskop (Phonendoskop) zur Herzfrequenzmessung (Puls);
3. sterile Verbandsstoffe, z. B. Wundabdeckungen 10 × 20 cm groß, nicht fusselnde Verbandswatte und Mull in Gaze-Umhüllung zur Unterpolsterung eines Verbandes;
4. selbsthaftende Bandagen, die als äußerer Verband auf einer faltenfreien Unterpolsterung aus Verbandsstoffen (z. B. Equimoll) angelegt werden können;
5. Klebeband für Befestigungszwecke;
6. eine Verbandschere;
7. eine Oberlippenbremse („Nasenbremse") mit dickem Strick (gut einen cm dick) und etwa 25 cm langem Griff (siehe auch zum Gebrauch von Sedativa die Ausführungen zum Kapitel „Hufpraxis", S. 151).

Wichtig Notfallmaßnahmen bei Blutungen

1. Bewegung des Pferdes weitgehend verhindern und
2. mit sterilem Tuch Druck auf die Wundfläche ausüben (nicht tupfen oder wischen!),
3. danach erst über dieses Tuch reichlich Polsterwatte legen und eine elastische Bandage anbringen;
4. bei arteriellen Blutungen (= hellrotes Blut pulsiert aus der Wunde) ist ein Druckverband zum Abdrücken der Arterie und zum Zusammenfügen der Wundränder notwendig.

Pferdepflege

Pferde genießen jede Pflege, z. B. das Geputztwerden, als willkommene Ergänzung der sozialen Fellpflege durch Artgenossen. Es bietet sich bei allen Pflegemaßnahmen die Gelegenheit, mit dem Pferd in Ruhe und ohne Leistungsstress zu kommunizieren sowie auch unverkrampft erzieherisch auf das Pferd einzuwirken.

Anbinden

Man bindet Pferde niemals an beweglichen Geräten, Fahrzeugen oder instabilen Zäunen u. Ä. oder auf rutschigem Untergrund an. Immer sind angebundene Pferde zu beaufsichtigen, da Unfälle nie auszuschließen sind. Anbindebalken und -ringe müssen aus genügend stabilem Material bestehen und ausreichend fest verankert sein; sie sollten etwa auf Kinnhöhe des Pferdes angebracht sein. Beim Pferdetransport sind (in ihrer Länge zum Pferd passende) Ketten (evtl. mit Kunststoffummantelung) zum Anbinden zweckmäßiger als „kaufähige“ Stricke. Wer „auf Nummer sicher“ gehen will, benutzt zum Transport zwei stabile Halfter, die mit Karabiner am Anbindering des Transporters und mit Panikhaken oder Bullsnap an den Halfterringen befestigt sind. Halsanbinderiemen alleine sind unzweckmäßig und zudem gefährlich, wenn ein Pferd in Panik gerät und sich dabei den Hals quetscht. Allenfalls als zusätzliche Ergänzung zur Halfteranbindung können Halsanbinderiemen etwas taugen, damit Pferde, die sich gegen das Anbinden wehren, nicht nur den Genickdruck spüren (der Strick des Halsriemens muss dann etwas länger sein als der Halfteranbindestrick).

Bei Pferden, die sich nicht oder nur schwierig anbinden lassen, sollte zunächst vor Korrekturbemühungen die Ursache analysiert werden. Oft hilft es, solche Pferde zunächst nicht fest anzubinden, sondern den Anbindestrick lose durch einen Anbindering zu ziehen und mit einer Hand festzuhalten, um evtl. nachgeben zu können, damit das Pferd merkt, dass kein heftiger Druck im Genick beim Zurücktreten entsteht. Mit der anderen Hand putzt man dann das Pferd. Hierdurch setzt meist allmählich eine Gewöhnung ein.

Viele zur Anbinde-Panik neigende Pferde reagieren sehr gut auf das Anbinden in „Cross Ties“. Dabei wird das Pferd mit zwei Ketten oder Stricken rechts und links mit Halfter (z. B. in der Stallgasse und nicht vor einer Wand!) angebunden, so dass beim Zurück- oder Vortreten der Halfterdruck seitlich auftritt und nicht primär im Genick (das Pferd hat nun keinen Grund mehr, ausschließlich nach hinten auszuweichen). Diese Methode ist bei hochblütigen Pferden im Rennsport gebräuchlich und sehr erfolgreich. Auch hat sich bewährt, das Anbinden stets mit etwas Positivem (Futter) zu verbinden.

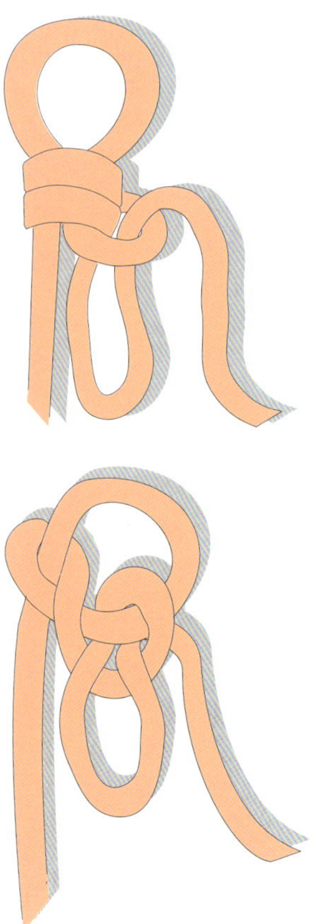

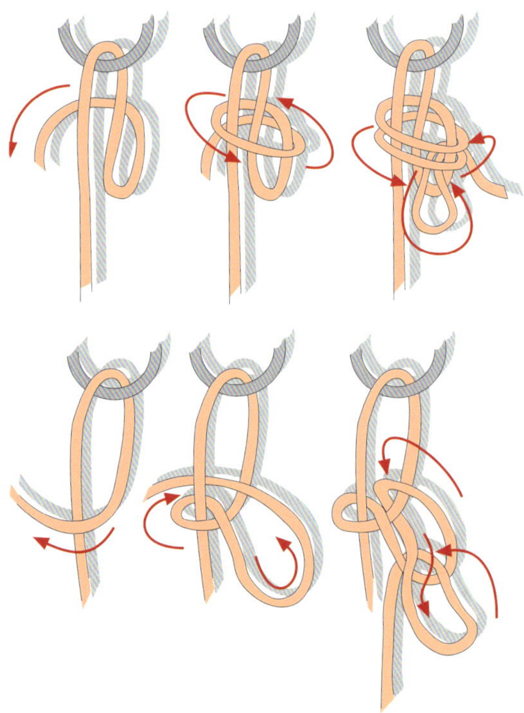

Anbindeknoten, die sich auch bei starkem Zug nicht zu arg festziehen und deshalb mit einem festen Handgriff schnell zu lösen sind.

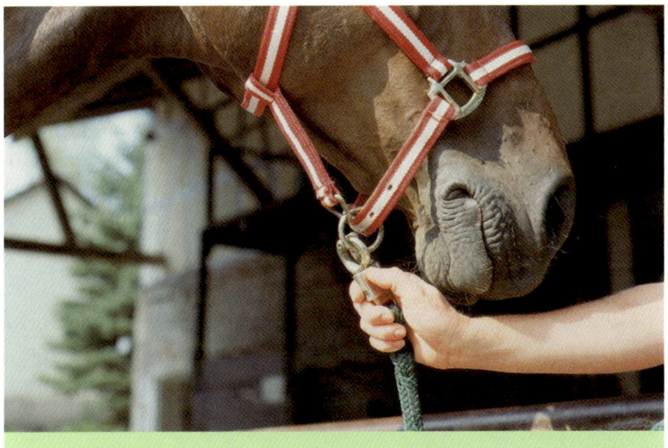

Der Panikhaken zwischen Strick und Halfter lässt sich mit einem Griff öffnen, löst sich aber nicht von selbst.

Der handelsübliche metallene Panikhaken hat sich in Extremsituationen bewährt. Er öffnet sich bei Panik nicht etwa von selbst, sondern dessen Arrettierungsschlitten muss bei Panik des Pferdes (aber nur, wenn es denn wirklich notwendig ist) vom Betreuer durch schnellen Zugriff in Pfeilrichtung gelöst werden. Falsch ist es, ein Pferd bei jedem „Hopser" gleich durch Lösen des Panikhakens „zu befreien"! Denn durch übereifriges Lösen lernt ein Pferd nur, dass es sich lohnt, „herumzuspinnen" – und so erzieht man in kurzer Zeit disziplinlose Pferde, die später auch auf dem Anhänger angebunden Panik auslösen oder ständig scharren usw. Pferde müssen schon als Fohlen konsequent erfahren, dass Angebundensein normal ist und sie unter Aufsicht (zunächst immer in der Nähe von Artgenossen!) angebunden einigermaßen diszipliniert stehen müssen. Andernfalls ergibt sich im Laufe der Haltung stets Unruhe beim Anbinden, die sich auf weitere angebundene Pferde und die betreuenden Menschen überträgt. Erst bei wirklich sehr extremem, nachhaltigem Zurückschnellen wird auch ein gut gepolstertes Lederhalfter denkbare Nackenwirbelbeschädigungen nicht vermeiden können. Das sind aber seltene Ausnahmen.

Fellpflege

Die Pflege des Pferdes, speziell die Fellpflege, wird durch die Haltungsform bestimmt. Pferde, die überwiegend im Freien gehalten werden, sind nur vor dem Satteln oder Anschirren zu putzen, damit Schmutz und Schweißrückstände aus dem Fell entfernt und dadurch Druck- und Scheuerstellen vermieden werden. Insbesondere im Frühjahr und Frühherbst, wenn der Fellwechsel einsetzt, müssen auch „Robuste" täglich kräftig geputzt werden, um dem verstärkten Scheuerdrang zuvorzukommen und den Fellwechsel zu unterstützen. Bei alten Pferden oder solchen mit gravierenden Ernährungsmängeln kann der Fellwechsel im Frühjahr gestört sein, weshalb u. U. (bei Kreislauf-/Thermoregulationsproblemen) sogar eine Schur erforderlich sein kann. Hierzu muss man wissen, dass Pferde im Frühjahr (anders als im Herbst) ihr komplettes Haarkleid abwerfen und die Neubildung des Sommerhaarkleids eine zusätzliche Belastung ist.

Zum Aufbau des neuen Haarkleids benötigen Pferde – neben dem mechanischen Putzen und Enthaaren, das die Durchblutung fördert und den Lymphfluss anregt – Eiweiße, Energienährstoffe sowie Mineralstoffe (Mengen- und Spurenelemente) und Vitamine. Die Vitamine A und B, ungesättigte Fettsäuren sowie Zink, Kupfer und Selen sind unbedingt notwendig. Insbesondere Karotten plus Leinöl (dadurch wird das Provitamin A der Karotten für das Pferd erst nutzbar!) sowie Hirseflocken und Hefe (enthält Vitamin B), aber auch eine Heilkräutermischung sowie Apfelessig sind gute Futterzugaben im Fellwechsel.

Ekzempferde sollten bereits im zeitigen Frühjahr – neben der Beachtung besonderer Fütterungs- und Haltungsmaßnahmen – täglich an befallenen Körperstellen wie Mähnenkamm, Bauchnaht (Unterbauch) oder Schweifrübe mit Ekzemlotion behandelt werden. Soweit erforderlich, können Pferde zur Reinigung auch mit rückfettenden Spezial-Shampoo-Produkten gewaschen werden (insbesondere Mähne und Schweif). Im Sommer ist das kühlende Abspritzen von Hals- und Brustpartie sowie der Beine für Pferde angenehm, wenn dies nicht „überfallartig" erfolgt und die empfindliche Nierenpartie ausgespart wird. Im Winter sollten allenfalls Schweif und Mähne mit warmem Wasser gewaschen werden, wobei eine nachfolgende penible Trocknung obligatorisch ist. Pferde, die zum Trocknen unter ein Solarium gestellt werden, müssen sich – bevor sie nachfolgend feucht-

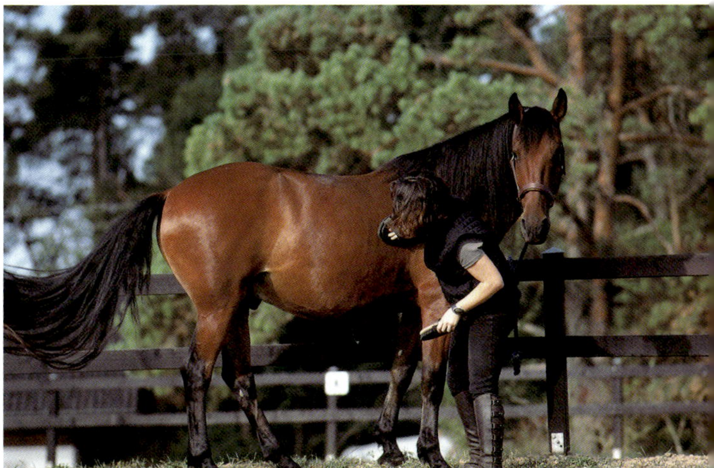

Das Putzen ist nicht nur beziehungsfördernd, sondern regt auch noch Durchblutung und Lymphfluss an.

kaltem Naturklima ausgesetzt werden – ausreichend (wenigstens 1 bis 2 Stunden) bei gemäßigten Stalltemperaturen an niedrigere Temperaturen anpassen können, um einen zu abrupten Übergang zu vermeiden.

Generell empfiehlt es sich bei allen Pferden, besonders aber bei Ekzempferden, diese in Stall, Weide und Auslauf vor witterungs- und saisonabhängigen Insektenattacken zu schützen. Dies kann z. B. durch textilen Augen- und Ohrenschutz („Masken") oder durch tägliches Einsprühen mit speziellen Insektenabwehrmitteln geschehen. Durch Fliegen und Mücken sowie besonders durch Bremsen leiden viele Pferde z. B. unter Juckreiz und Bindehautentzündungen. Vorbeugende Hygiene (u. a. häufige Kotentfernung) und Behandlung (u. a. mit tierärztlich verordneter Augensalbe) sind empfehlenswert.

Show-Outfit

Naturbelassene Haut sowie Körperbehaarung und Tasthaare sind wichtige Organe des Pferdes. Alle fragwürdigen Verschönerungsmaßnahmen („Grooming") wie Abrasieren von Tasthaaren, Ausscheren des Genicks, Schweifansatzrasur, Scheren von Kötenbehang, Ohrbehaarung und Augenpartie oder das „verkleisternde" Einölen der Augen bzw. des Kopfs mit Babyöl aus Showgründen sind – obwohl vornehmlich bei Arabern und Westernpferden anlässlich von Schauen und Turnieren oft zu sehen – durchweg als unzulässige Organmanipulation abzulehnen und größtenteils sogar tierschutzwidrig. Insbesondere Tasthaare am Kopf dienen Pferden zur Orientierung (z. B. bei Dunkelheit). Jedem **Tasthaar** ist eine entsprechende Hirnregion zugeordnet, die eingehende Nervenimpulse verarbeitet. Entfernte Tasthaare aber lassen diese Region verkümmern und nehmen Pferden wichtige Sinneseindrücke!

Scheren

Zwar ist z. B. das Fellscheren von Pferden in Reiterkreisen mit Turnierambition ebenso üblich wie auch das traditionelle Scheren der Mähne hauptsächlich bei Zuchtfjordpferden, doch bedeutet dies nicht, dass es auch pferdegerecht und damit richtig ist. Zwar sind keine Nachteile bekannt, die durch das Mähneschneiden (z. B. bei Fjordpferden, aber auch bei Kaltblütern) verursacht werden, doch muss man sich darüber klar sein, dass eine lange, buschige Mähne grundsätzlich zur Abwehr von Insekten eine sinnvolle „Naturausstattung" jedes Pferdes ist. Häufig sind solche tradierten Scher-Maßnahmen unnötig, sie stammen (wie beim Fjordpferd) aus Gebrauchsgesichtspunkten und befremdlichen Schönheitsidealen des 19. Jahrhunderts. Bei der früheren Fahrverwendung störte z. B. den norwegischen Landmann die lange Mähne des Fjordpferdes, weil sich die Fahrleinen darin verfangen konnten. Auch war es üblich, durch das Mähneschneiden den (zusätzlich durch sorgfältige Schaumast angefütterten) „Speckhals" bei Fjordpferden besonders stark zu betonen. Denn nur solche Pferde imponierten auf Schauen, die (in einem seinerzeit relativ armen Bauernland) durch ihren Mastzustand Hinweise auf den Wohlstand des Eigners gaben!

Generell sollte auch das übliche Mähneverziehen (ein unverständliches Schönheitsideal) und vor allem das Fellscheren von Turnierpferden kritisch beleuchtet werden. Unberücksichtigt (weil vielfach unbekannt) bleiben physiologische Vorgänge, die durch Scheren des Fells gestört und negativ beeinträchtigt werden können. So fließt beispielsweise der Schweiß bei einem geschorenen Pferd unnatürlich schnell ab, denn es fehlen die Haare, die den Schweiß auf der Haut halten sollen. Nur so kann Schweiß vollständig als Wärmeableiter fungieren! Nach Schur kann der Schweiß seine Kühlfunktion durch Verdunstung nicht mehr voll erfüllen, weshalb das Pferd wegen der dann mangelhaften Kühlung seiner Körpertemperatur unnötigerweise immer noch mehr Schweiß produziert – u. a. mit entsprechend hohen Elektrolytverlusten.

Scheren ist durchweg kontraproduktiv, denn durch Scheren soll ja die Schweißproduktion eigentlich vermindert werden, was aber in dem gewünschten Umfang nicht eintritt. Hinzu kommen nach einer Schur zeitweise auftretende Auskühlungseffekte (feststellbar aufgrund von Muskelzittern) und möglicherweise krank machende parziell auftretende (allerdings schwer nachzuweisende) Zugluftprobleme.

Diese Auskühlungseffekte sind u. U. gefährlicher, wenn Pferde nur teilweise geschoren werden und die Thermoregulation des Gesamtkörpers dadurch völlig

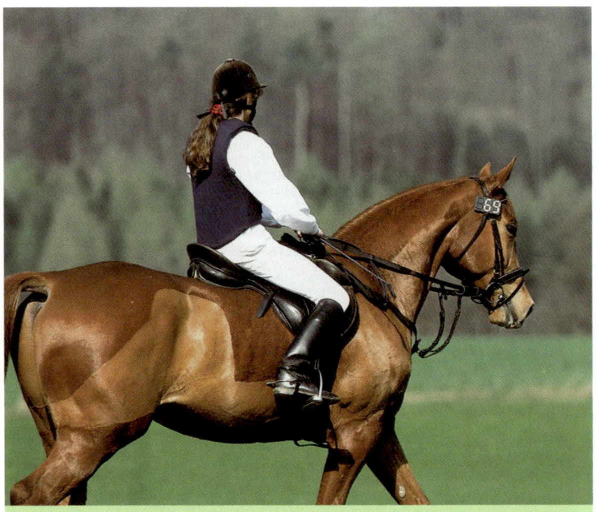

Der Haltungsaufwand für geschorene und teilgeschorene Pferde ist erheblich größer als bei Pferden mit natürlichem Winterfell.

erlahmt oder mindestens erheblich gestört wird. Es versagt die Thermoregulation des gesamten Körpers unter solchen Bedingungen am ehesten bei ausschließlich im Stall gehaltenen Pferden. Sie sind dann besonders empfänglich für typische Erkältungskrankheiten. Eine pferdegerechte Haltung geschorener Pferde ist unter natürlichen Klimaverhältnissen in der feucht-kalten Jahreszeit nicht oder nur mit besonderem Aufwand möglich. Dennoch sollten auch Turnierpferde (dann aber hautatmungsaktiv eingedeckt) täglich wenigstens stundenweise auch im Herbst/Winter Frischluft „schnuppern", damit sie ein Minimum an natürlichen Klimareizen verarbeiten können und die Thermoregulation nicht komplett erlahmt.

Eindecken

Das Eindecken von gesunden Pferden ist grundsätzlich nicht erforderlich. Es kann mit Spezialdecken (z.B. mit der sog. Neuseelanddecke) aber u.a. dann sinnvoll sein, wenn

a) verschwitzte Pferde transportiert werden,
b) im Winter bei Erkrankung oder Mangelernährung ein Pferd übermäßig zittert und vorsorglich aufgewärmt werden soll oder
c) in der feucht-kalten Jahreszeit verschwitzte Pferde nach der Arbeit nicht unter Dach ordnungsgemäß trocken gerieben werden können und deshalb auf einen vorübergehenden künstlichen Schutz zur Nachtrocknung angewiesen sind;
d) schließlich sind sportlich genutzte (und häufig deshalb geschorene) Pferde bei Boxen-Paddockhaltung in der Regel zum Nässeschutz vorsorglich stundenweise einzudecken.

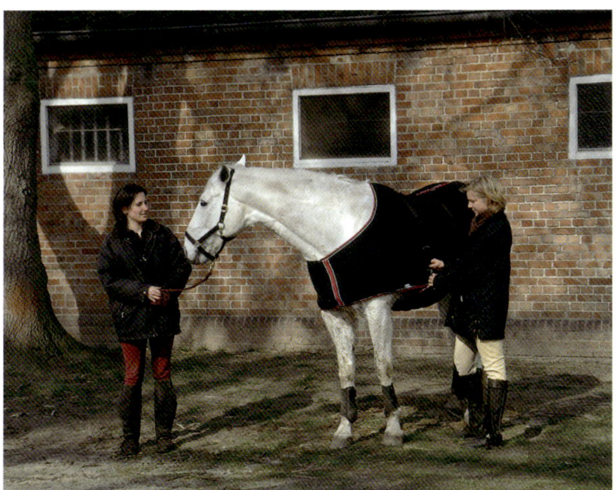

Verschwitzte Pferde müssen im Winter kurzzeitig eingedeckt werden, jedoch nicht zu lange, damit sich kein Schwitzwasser an der Unterseite der Decke bildet.

Jedes Eindecken sollte nie länger als etwa ein bis zwei Stunden andauern, da sonst die wichtige Hautatmung, der Hautstoffwechsel (z.B. Aufnahme von UV-Strahlung mit Vitamin-D-Bildung!) sowie die Funktion der Haarmuskulatur gestört werden können. Eingedeckte Pferde sind laufend zu kontrollieren, da Decken durch Wälzen oder sonstige Bewegung verrutschen und das Pferd mehr oder weniger stark behindern können. Es sind auch Fälle bekannt geworden, wo Pferde mit Decken an Weidepfählen oder Stalleinrichtungen hängen blieben und sich – mangels Kontrolle – schwer verletzten. In der Gruppenhaltung sind Zwischenfälle mit verrutschenden Decken zwar selten, aber am ehesten problematisch, weil bei Spielereien manche Pferde dazu neigen, sich in Decken eines Kumpanen festzubeißen und daran zu zerren. Schließlich müssen Decken aus Hygienegründen regelmäßig gewaschen/gesäubert werden, damit sie einerseits ihre hautatmungsfreundliche offenporige Funktion behalten und andererseits Parasiten und Keime dezimiert werden.

Pflegetechnik

Mit dem Gummi- oder Plastikstriegel wird der grobe Schmutz entfernt, ansonsten bürstet man mit der Kardätsche (= Bürste) das Pferd von Kopf bis Schweif. Empfindliche Körperpartien, die durch Weichteile nicht geschützt sind (Kopf, Beine), werden ausschließlich mit der Kardätsche bzw. einem nassen Schwamm gesäubert.

Augenpartie und Nüstern sowie Geschlechtsteile und After müssen mit getrennten Schwämmen gereinigt werden (fusselfreie Schwämme benutzen, die jeweils vor Reinigung der nächsten Körperpartie aus Hygienegründen auszuwaschen sind). Bei Hengsten oder Wallachen ist die sog. Schlauchhygiene zu beachten (siehe hierzu auch die Ausführungen auf Seite 171 f.).

Vor dem Reiten oder Fahren sind immer (zusätzlich zum Putzen) die Hufe zu reinigen, evtl. der Beschlag zu kontrollieren – dabei ist das Pferd auf Lahmheiten oder Verletzungen, die Ausrüstung wie Sattel und Geschirr ist auf Beschädigungen zu untersuchen.

Nach dem Reiten oder Fahren sollte man die Hufe schonend reinigen, den Beschlag kontrollieren (bei Barhufen muss evtl. nachgeraspelt werden); das Pferd ist auf Verletzungen und Lahmheiten zu untersuchen. Im Sommer sind Beine, Sattel- und Geschirrlage abzuschwammen und abzutrocknen. Danach muss sich jedes Pferd wälzen können und nach Beruhigung des Kreislaufs mit Raufutter versorgt werden. Im Winter reicht kurzes Abbürsten der Sattel- bzw. Geschirrlage. Sinnvoll ist, das Pferd mit Stroh, Holzspänen oder alten Handtüchern bis zur weitgehenden Felltrocknung abzurubbeln. Es sollte sich auch im Winter wälzen können und nach Beruhigung des Kreislaufs zunächst geschützt unter Dach Raufutter fressen. Bei Benutzung eines Solariums oder eines Heißluftumhangs zur Trocknung darf das Pferd anschließend – dies sei nochmals betont – erst nach etwa ein- bis zweistündiger Stallverweilzeit in einen nass-kalten Paddock- oder in den Weide-Außenbereich, um einen zu abrupten Temperaturschock zu vermeiden (hier kann auch ein vorübergehendes Eindecken sinnvoll sein).

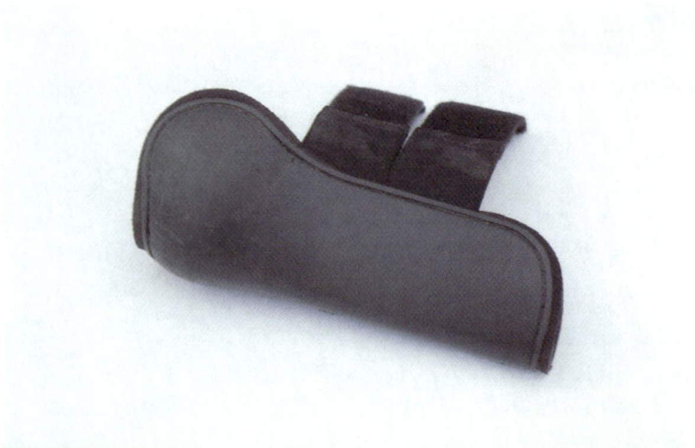

Gamaschen sollen vor mechanischen Verletzungen schützen, sie besitzen keine Stützfunktion.

Bandagen

Im Turniersportbereich sind Bandagen und ähnliches Zubehör heute „in". Nicht nur bei der Farbgebung, sondern auch beim Material gibt es stets Modetrends, die häufig ungeprüft von Reitern und Fahrern übernommen werden. Der folgende Kurzüberblick über anatomisch-physiologische Gegebenheiten beim Pferd erklärt, warum und wann Schutzmaßnahmen an Pferdebeinen nützlich sein können. In traditionellen Reitschulen wird den eifrigen Schülerinnen und Schülern beim Thema Pferdepflege mehr oder weniger sachkundig gezeigt, wie Pferdebeine zu bandagieren sind. Warum man dies aber so praktiziert, bleibt üblicherweise das Geheimnis des jeweiligen Ausbilders. Slogan: Man hat es halt immer so gemacht, jedes Pferd braucht angeblich Bandagen! Dabei zeigen tierärztliche Befunde gar nicht selten, dass oft überflüssiges oder unüberlegtes und zudem schlecht ausgeführtes Anlegen von Bandagen oder die Verwendung von unnützem, anatomisch schlecht sitzendem Schutz-Zubehör die Gesundheit des Vierbeiners beeinträchtigen kann. Blutstau, Überhitzung von Extremitätenbereichen sowie Sehnendruck mit daraus resultierender Lahmheit können in diesen Fällen die unangenehme gegenteilige Folge der Schutzbemühungen sein.

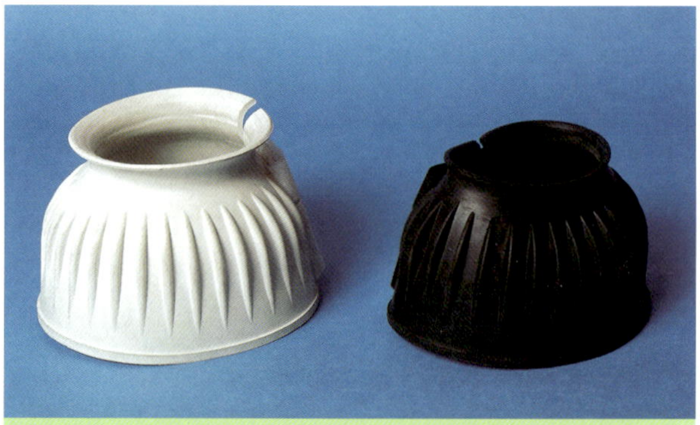

Hufglocken sind unter Gangpferdereitern verbreitet, um die Vorhandaktion zu verbessern.

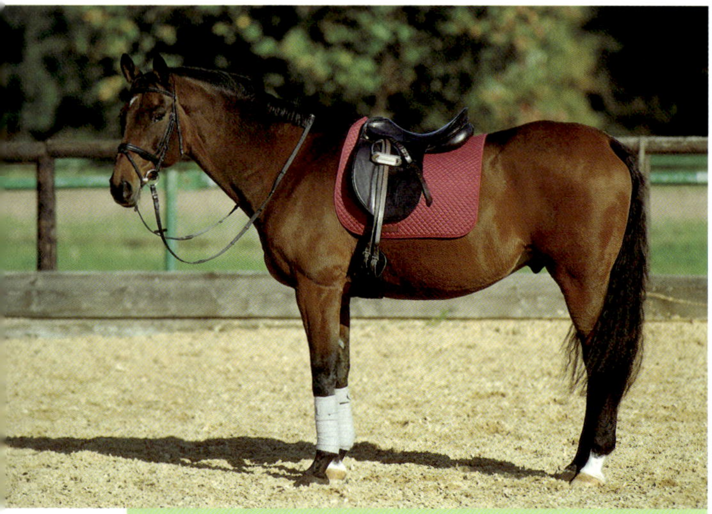

Bandagen müssen sorgfältig angelegt werden, sonst entsteht leicht Blutstau.

Der Zubehörmarkt bietet u. a.:

- Bandagen in verschiedenen Farben und Ausführungen, meist aus Woll-Acrylmaterial, cirka 3,5 bis 4,5 Meter lang. Hier sind vor allem Elastic-Bandagen in selbsthaftender Ausführung mit Klettverschluss empfehlenswert;
- Bandagen aus dreidimensionalen Climatex-Schaumstoffrippen auf speziellem Acryl-Polyamid-Lycra-Gewirk mit doppeltem Sicherheits-Klettverschluss;
- Bandagierunterlagen aus atmungsaktivem Textilmaterial, das für eine wichtige Luftzirkulation sorgt;
- Bandagierkissen (gesteppte, weich-wattierte Baumwollartikel) als Bandagen-Unterlage;
- Hufglocken/Springglocken aus Gummi, Kunstleder oder Neopren mit Klettverschlüssen;
- Gamaschen aus Leder, Ledererersatzmaterial oder Nylon /Neopren-Material für unterschiedliche Einsatzzwecke (Transport, Springen, Therapie).

Wichtig Aufgabe von Schutz-Zubehör für Pferde

a) Schutz vor mechanischen Verletzungen von außen (= Schutzfunktion),
b) Zusammenhalt des gesamten Extremitätengewebes (= Stützfunktion) oder
c) Unterstützung therapeutischer Maßnahmen nach Verletzungen (= Therapiefunktion).

Schutzfunktion

Wann müssen Pferdebeine geschützt werden? Diese Frage richtet sich nach dem Verwendungszweck und auch nach dem Körperbau des Pferdes.

Transport

Durchaus sinnvoll ist es, Pferdebeine mit speziellen Transportgamaschen insbesondere dann zu schützen, wenn ein längerer Transport ansteht. Hierzu eignen sich am besten solche Lang-Gamaschen, die unterhalb des Vorderfußwurzelgelenks bzw. Sprunggelenks ansetzen und über Kronrand und Fesselbeuge des Hufs reichen. Damit kein Hitzestau entsteht, sind solche Gamaschen relativ locker anzulegen und bei Fahrpausen auf korrekten Sitz zu kontrollieren. Zum Schutz des Kronrands und der Ballen können Transportgamaschen zweckmäßig durch Hufglocken ergänzt werden. Akzeptable Transportgamaschen kosten als Vierer-Set etwa 40 bis 50 Euro, Gummi-Glocken sind je Paar für 15 Euro zu erhalten.

Springen

Stets sind bei Springpferden zur Vorbeugung gegen Verletzungen entweder gut sitzende – möglichst glatt unterpolsterte – elastische Bandagen oder spezielle Springgamaschen an Vorder- und Hinterbeinen nützlich. Durch Anschlagen der empfindlichen Extremitäten an Hindernisstangen oder – bei der Vielseitigkeitsreiterei – gar an massiven Geländehindernissen entstehen sonst ohne Schutz sehr schnell zum Beispiel unangenehme Knochenabschürfungen. Aber auch nur oberflächliche, mechanisch verursachte Hautverletzungen im Fessel- oder Röhrbeinbereich können in ungünstigen Fällen z. B. zur sog. Phlegmone führen. Eine solche eitrige Entzündung der Unterhaut und des Bindegewebes entsteht durch Eiterkeime (Streptokokken), die durch kleine Wunden unter die Haut gelangen und danach eine flächige Entzündung unterschiedlichen Ausmaßes bewirken. Je weiter sich eine solche mit Schwellung und Wärmeentwicklung einhergehende Entzündung ausdehnt, desto stärker lahmt das Pferd. Bei ausgedehnten Phlegmonen mit hochgradiger Umfangsvermehrung des betroffenen Beines (sog. Elefantenbein) ist auch bei optimaler Therapie mit bleibenden Beinverdickungen zu rechnen. Tierärztliche Behandlung ist immer erforderlich – auch mit Blick auf eine mögliche Tetanusgefährdung. Nicht zuletzt auch aus Folgekostengründen sollten deshalb keine billigen, schlecht sitzende, wenig elastischen Bandagen oder Gamaschen eingesetzt werden. Die evtl. aufgrund des unzureichenden Schutzes bei Verletzungen aufzuwendenden Tierarztkosten übersteigen bei weitem die vordergründig eingesparten Anschaffungsbeträge! Zur Orientierung: Gute Schaumstoffrippbandagen kosten 40 Euro je Paar, Langform-Springgamaschen je Paar 60 Euro.

Gangpferde

Bei Pferden, die in Spezialgangarten geritten werden (z. B. Rennpass bei Isländern) sind in der Regel die Vorderbeine mit Glocken zu schützen, damit die sehr weit nach vorn ausgreifenden Hinterbeine bei extremem Tempo keine Fesselverletzungen an den Vorderextremitäten verursachen.

Gebäudemängel

Pferde, die aufgrund von Gebäudemängeln oder Stellungsfehlern dazu neigen, sich zu „greifen“ (so wie vorstehend erläutert) oder sich an den Fesselköpfen „streichen“ (z. B. bei zehenenger Stellung), sollten mit Lederglocken bzw. ledernen Streichkappen vor Verletzungen geschützt werden.

Stützfunktion

Grundsätzlich benötigt ein gesundes, richtig trainiertes und ausreichend konditioniertes Pferd keinerlei Bandagen oder Gamaschen zur Stützung seiner Gewebe. Die Natur hat das Lauftier Pferd mit allem ausgerüstet, was es zur natürlichen Fortbewegung braucht. In der Regel kommen deshalb Pferde, die Ausdauerleistungen im Gelände erbringen sollen (Gespannpferde, Distanzpferde), ohne stützende Bandagen aus.

Springen

Bei kurzzeitigen hochsportlichen Leistungen aber, die so in der Natur entweder gar nicht oder nur in Extremfällen vorkommen, also z. B. beim Turnier-Springen, kann (neben der oben bereits angesprochenen Schutzfunktion) eine Stützung der Extremitäten allerdings notwendig werden. Die Gliedmaßen des Lauftieres Pferd sind hochkomplizierte, zudem sehr empfindliche Gebilde, deren Funktion primär durch Nerven, Muskeln, Sehnen, Bänder und Gelenke sowie durch eine ungestörte Durchblutung gesichert wird. Durch unterschiedliche Einflüsse, besonders bei hohen sportlichen Spring-Anforderungen, können primär die Sehnen der Vorderbeine überfordert sein.

Durch äußere Stützung kann die „Spitze des Eisbergs" solcher Überforderungen gekappt werden. Allerdings ersetzen Stützgamaschen oder -bandagen keinesfalls ein ausgewogenes, langzeitiges Konditionstraining, das obligatorisch jeder sportlichen Leistung immer vorauszugehen hat. Überanstrengungen der Pferdebeine durch falsche Belastung oder zu schnelles Training – meist zu junger Pferde – können also niemals durch Hilfsmittel aus dem Reitsportgeschäft verhindert werden!

Schauvorführungen

Oft sind es optische Gründe, die Bahnreiter (z. B. bei Schauvorführungen) zum Bandagieren der Pferdebeine veranlassen. Hier kann allerdings auch zur Pferdeschonung ein Bandagieren vernünftig sein – vor allem bei Pferden, die durch empfindliche Gliedmaßen vordisponiert sind.

Wie die Grafik auf Seite 159 verdeutlicht, verlaufen die oberflächliche und die tiefe Beugesehne (ebenso wie der Fesselträger, der ein Band und keine Sehne ist) deutlich sichtbar hinter dem Röhrbein. Sehnen sind Verbindungsteile zwischen Muskel und Knochen. Kennzeichnend sind extreme Zugfestigkeit, aber eher geringe Elastizität, weshalb nach einer mehr als achtprozentigen Überdehnung oder Zerrung einer Sehne einzelne Sehnenfasern oder ganze Faserbündel zerreißen, ein sog. Gerinnsel entsteht. Auch durch mechanische Einwirkung von außen können Sehnen verletzt werden. Durch eine Entzündung versucht der Körper in diesen Fällen, die Fasern wieder durch neue Kollagenbildung zusammenwachsen zu lassen. Ist das Entzündungsstadium fortgeschritten, greift die Entzündung auf die Sehnenscheide über. Die Sehnenscheiden sind schlauchartige, mit einer Flüssigkeit (Synovia) gefüllte Gleitvorrichtungen jeweils für mehrere Sehnen. Bei solchen Sehnenerkrankungen ist der betroffene Bereich geschwollen und warm, durchweg verbunden mit Lahmheit. Sehnenverletzungen (Diagnose durch den Tierarzt mit Ultraschallscanner) haben häufig ihre Ursache auch in Muskelproblemen (mangelnde Kondition oder Muskelverletzungen) oder nicht selten in einem zu straffen Bandagieren der Beine!

Durch ordnungsgemäßes, nicht zu straffes Bandagieren oder geeignete, anatomisch richtig sitzende, nicht scheuernde Gamaschen, die stützend wirken, kann u. a. die mangelnde Sehnenelastizität etwas aufgefangen werden. Allerdings dürfen solche Hilfsmittel nur kurzzeitig während der jeweiligen Leistungsprüfung oder während des Trainings am Pferd belassen werden, um u. a. die Hautatmung und u. U. (z. B. bei schlecht angepassten oder verrutschten Hilfsmitteln) auch die Blutzirkulation nicht unnatürlich über einen längeren Zeitraum zu behindern mit der Folge krank machender Effekte.

Therapiefunktion

Bei der Therapie eingetretener Sehnenschäden kann – neben physikalischen und medikamentösen Maßnahmen – das stützende Bandagieren in den ersten zwei bis drei Wochen helfen, die Schwellung zu begrenzen. Wichtig ist beim Bandagieren generell, aber gerade auch in solchen Fällen, dass der Bandagendruck sehr gleichmäßig verteilt wird, wobei auch das Fesselgelenk mit einzubeziehen ist. Durch dicke handelsübliche Unterlagen aus Watte oder Zellstoff (sie müssen strikt faltenlos angelegt werden) wird verhindert, dass die Blutversorgung abgeschnürt wird. Empfehlenswert ist, zur Vermeidung einer Überbelastung auch das gesunde Bein gleich mit zu bandagieren. Stetige Kontrolle der Bandagen ist angezeigt. Der Einsatz von Blistern (= reizerzeugende Einreibungen) ist übrigens generell fragwürdig und wenig effektiv sowie als unerlaubtes Hilfsmittel („Doping") bei Turnierpferden in der Prüfung nicht erlaubt (Gleiches gilt u. a. auch für Distanzritte!).

Pflegemängel

Mangelhafte Pflege verursacht auch Krankheiten, die eigentlich längst weitgehend „ausgerottet" sein müssten. Sie können deshalb durch vorsorgende Pflege verhütet werden.

Strahlfäule

Strahlfäule ist eine durch Pflegemängel verursachte Erkrankung des Hufes, genauer gesagt, des Hornstrahls. Die Fäule zerstört das Gewebe. Typisch dafür ist der faulige, oft stark jauchige Geruch der zerfallenen Strahlteile. Auch Hufkrebs kann in den Anfangsstadien vergleichbar aussehen (führt aber später zu teils extremen Sohlen- und Wandveränderungen). Ursache für Strahlfäule sind immer über längere Zeit ungepflegte Hufe sowie eine unhygienische Haltungsanlage mit mangelhafter Stalleinstreupraktik und/oder stark mit Matsch-Fäkalien kontaminierten Auslauftretschichten. Sowohl Vorder- als auch Hinterhufe sind betroffen. Symptome erkennt auch der Laie schnell: Meist sind die seitlichen Strahlfurchen zunächst feucht, sie riechen jauchig. Später setzt sich der Gewebezerfall in den kompletten Strahlbereich fort. Es sind als Folge Strahl-Fetzen zu sehen. Die Fäulnis erreicht innerhalb sehr kurzer Zeit lebende Hufschichten, die sich durch eingedrungene Keime entzünden. Folgen sind Infektionen und Lahmheiten.

Therapien sollte der Tierarzt (evtl. in Zusammenarbeit mit einem kundigen Schmied) nach Untersuchung festlegen. Dabei wird auch geprüft, ob es sich um Hufkrebs handelt. Immer sind alle faulen Strahlteile abzutragen, um für Luftzufuhr zu sorgen und die Fäulnisprozesse einzudämmen. Befallene Hufe sollten in 5%-iger Kupfersulfatlösung gebadet oder durch 10 %-igen Jodoformäther behandelt werden (alles in Absprache mit dem Tierarzt vor Ort!). Bei stark fortgeschrittener Verfaulung muss u. U. eine Drainage gelegt werden; auch kann die Anwendung von Antibiotika und Pilzabwehrmitteln in schweren Fäulnisfällen ratsam sein.

Mauke

Darunter wird ein Hautekzem verstanden, das in der Fesselbeuge (oft nur der Hinterextremitäten) auftritt. Ursache ist die grundsätzliche Empfindlichkeit der Hautpartien in den Gelenkbeugen gegenüber Dauernässe, oft in Verbindung mit „schmiergelndem" Schmutz oder anhaftenden Fäkalien. Auch stechendes, hartes Einstreumaterial (manche Weizenstrohsorten) sowie bakterieller oder parasitärer Befall, besonders auch Pilzbefall, können verstärkende Ursachen sein. Besonders Pferde mit rassetypisch starkem Fesselbehang wie Friesen oder Shirehorses neigen – bei mangelnder Pflege – extrem zu Mauke.

Oft werden Pferde aller Rassen erst durch völlig unsinniges (wenngleich häufig zu beobachtenden) Beschneiden des Kötenbehangs und/oder Ausrasieren der Fesselbeuge für Mauke disponiert. Das ist – drastisch formuliert – ein „abartiger Schönheitstick", der bewirkt, dass durch den abgeschnittenen Kötenbehang nunmehr u. a. Niederschlagswasser ständig direkt in die Fesselbeuge läuft. Nur der vollkommen intakte Kötenbehang verhindert oder mildert diesen Durchweichungsprozess normalerweise. Durch die Rasur der Fesselbeuge wird die Haut ständig stärker als normal gereizt und ist kontaminierenden Außenreizen (Feuchtigkeit, Kot, Urin) mehr oder weniger schutzlos ausgesetzt.

Symptome der Mauke zeigen sich zunächst in einer Rötung der Hautpartien, danach treten Knötchen mit flüssigem Inhalt (oft Eiter) auf. Durch Platzen der Knötchen ergibt sich ein nässendes Ekzem, das Krusten bildet und zudem leicht schuppig werden kann. Durch starken Juckreiz – bei unveränderten ungepflegten Haltungsbedingungen – verschlimmert sich der Zustand bis zur gravierenden, schmerzenden Lahmheit.

Therapien wird der Tierarzt vor Ort nach Inaugenscheinnahme und/oder Hautproben festlegen. Damit das Ekzem abheilt, muss in manchen Fällen die Fesselbeuge jetzt aus therapeutischen Gründen rasiert werden. Es können zur Behandlung Zink-, Lebertran-, Antibiotika-, Sulfonamid- oder auch Cortisonsalben angezeigt sein.

Immer muss während des langwierigen Heilungsprozesses eine Reizung durch ungeeignete Einstreu oder tiefgründige Auslauftretschichten vermieden werden. Es hat sich bewährt, die Liegebereiche/Boxen solcher Pferde mit Holzgranulat (Hersteller: JRS-Rettenmaier) einzustreuen und nicht mit Stroh. Allerdings muss dann darauf geachtet werden, dass nachts (da keine Einstreu zur Kaubeschäftigung zur Verfügung steht) eine zusätzliche Raufutterration bereitgestellt wird, um unphysiologische, überlange Futterkarenzzeiten zu vermeiden.

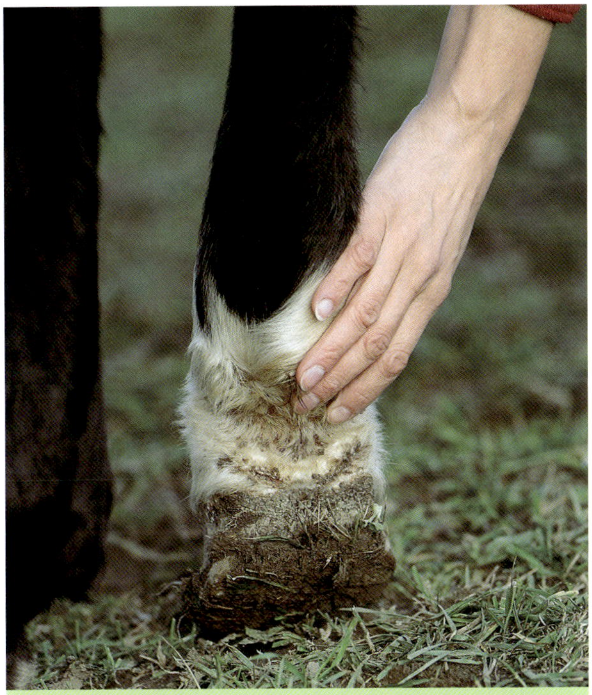

Mauke ist schmerzhaft, führt zur Lahmheit mit langer Behandlungsdauer. Vorbeugung ist der beste Schutz!

Vorbeugung

Gegen Strahlfäule und Mauke, die oft gemeinsam auftreten können, ist Vorbeugung durch Pflege leicht möglich durch weitgehend trockene, von Fäkalien regelmäßig „pingelig" gesäuberte Einstreu im Stallbereich sowie regelmäßige fachgerechte Hufpflege und tägliche Hufsäuberung und Abtrocknung des Kötenbehangs bei disponierten Pferden. Auch die – ganztägig bei Offenstallhaltung oder täglich mehrstündig bei Boxen-Paddock-Haltung – frequentierten Auslaufflächen müssen im Wesentlichen sauber und weitgehend trocken sein (oder jedenfalls durch entsprechend aufbereitete/drainierte Trag- und Tretschichten nach ergiebigen Niederschlägen flott abtrocknen können).

Mauke oder Strahlfäule kommen nicht „über Nacht" angeflogen: Sie sind durchweg haus- bzw. „stall"-gemacht und können in 99 % aller Fälle vermieden werden. Die wirtschaftlichen Schäden durch solche Erkrankungen sind im Übrigen nicht unwesentlich, wenn man bedenkt, dass Tierarztkosten, Ausfall der Reitstunden wegen Lahmheit usw. zu Buche schlagen.

Christian Schacht: Pferdekauf

Vorüberlegungen

Wer ernsthaft an den Kauf bzw. Zukauf eines Pferdes denkt, muss zunächst konkrete Vorstellungen über Beschäftigungsziele bzw. Verwendungsmöglichkeiten entwickeln und nicht etwa kurzerhand ein beliebiges Pferd kaufen, nur weil es gerade vielleicht günstig zu bekommen ist. Die Devise sollte lauten: Welches Pferd für welchen Zweck?

Es ist ein aufregender Moment, wenn sich z. B. ein Reiter erstmals entschlossen hat, ein eigenes Pferd zu kaufen. Eine Menge Geld, viel Verantwortung und eine Entscheidung, die im besten Fall für die nächsten zwanzig Jahre eine Partnerschaft bestimmen sollte, kennzeichnen diese euphorisch geprägte Phase. Wichtige Fragen sind zu klären – und von vielen Seiten prasseln nun erfahrungsgemäß erbetene und unerbetene Ratschläge auf den Kaufwilligen ein. Nachdrückliche „Experten"-Hinweise auf „das einzig passende Pferd" sind ebenso zu hören wie Angebote „neuer Freunde", die zufällig gerade in ihrem Stall den „Kracher" oder „Supertölter" zum Verkauf bereithalten. Aus der verständlichen Euphorie heraus werden in solchen Situationen gerade von Anfängern dann die eklatantesten Fehler gemacht. Emotionen sind gut und wichtig, aber keine allein nützliche Grundlage für einen Pferdekauf. Andererseits ist Pferdekauf auch keine „seelenlose Mathematik" – eine gehörige Portion Gefühl und etwas Glück gehören schon dazu. Das langjährig passende Pferd zu kaufen, ist ähnlich schwer, wie den idealen zweibeinigen Lebenspartner zu finden! In vielen alten „Weisheiten", die sich um den Pferdekauf ranken, steckt im Hinblick darauf ein Funken Wahrheit. Der etwas derbe und in dieser Sprachform sicher nicht mehr zeitgemäße, aber dennoch im Kern zutreffende überlieferte Spruch: „Wer Pferd und Frau sucht ohne Mängel, hat nie ein gutes Pferd im Stall, im Bett nie einen Engel", skizzierte schon um 1900 tiefschürfend den Komplex des Pferdekaufs. Dies trifft auch auf die folgende Binsenweisheit zu: „Nicht immer auf dem Pfad der Tugend wandelt, der Reiter, der mit Pferden handelt". *Abraham Mortgens*, Pferdehändler zu Dessau um 1822, formulierte: „Was ist fehlerfrei und vollkommen in dieser Welt? Am wenigsten wohl Pferde, deren Zucht man jetzt wie ein Fabrikgeschäft betreibt, und die, ehe sie noch zur Reife kommen, schon wieder ruiniert sind. Die Hauptsache dabei ist nur, dass man die Fehler und Mängel der Pferde bei ihrem Einkaufe sieht und die Mittel, sie beim Verkaufe zu verbergen, versteht...". Aus diesen Zitaten geht so ziemlich alles hervor, was den Pferdehandel begleitet: Freude und Skepsis sowie Betrug und reelles Geschäft – alles liegt dicht beieinander und es gibt nur einen Schutz: „Augen auf beim Pferdekauf"!

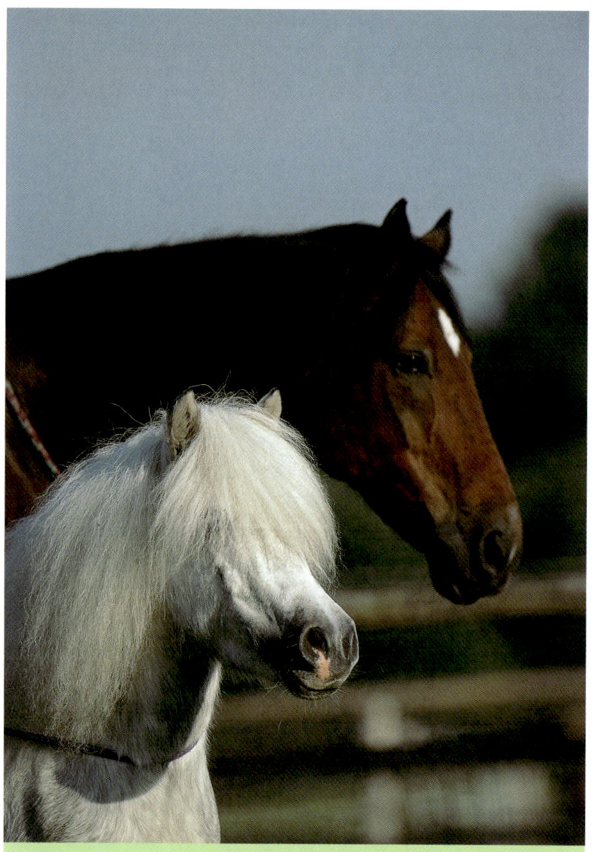

Warmblut oder Pony? Jede Pferderasse besitzt ihren eigenen Reiz, hat Vorzuge und Schwächen.

Wer sich als Kaufinteressent schon Gedanken gemacht hat und um seine Vorlieben weiß, der findet ein passendes Pferd gelegentlich durchaus „aus dem Bauch heraus". So ist „Liebe auf den ersten Ritt" ein Idealfall, um sich ein Pferd zu kaufen. Der beste Leitfaden oder kritische Berater können dieses individuelle „Fühlen" nie ersetzen. Trotzdem gilt es, einige Punkte zu beachten, die im Folgenden noch näher erläutert werden.

Rassenwahl und Nutzungszweck

Welches Pferd man für welchen Zweck benötigt, ist die zu klärende Grundfrage. Reiten, Fahren oder primär Zucht bzw. eine Kombination dieser Nutzungsarten? Dies will ausreichend überlegt werden. Bei sportlichen Zielen hilft zunächst nur genügend Selbstkritik: Was kann man – was muss man – erst noch lernen? Es gilt, die eigenen Ansprüche – vom Freizeitreiten ohne Wettbewerbsambitionen bis zum sportlichen Turnierreiten bzw. Fahren – mit den eigenen Fähigkeiten und den mittelfristig gewünschten Zielperspektiven in Einklang zu bringen. Häufig fällt es schwer, die eigenen Fähigkeiten und Grenzen realistisch zu erkennen und zu akzeptieren. Die Rassenwahl hängt aber eng zusammen mit den eigenen Ansprüchen und den vorhandenen Kenntnissen und Möglichkeiten. Wer züchten will, braucht vor jedem Kauf erst einmal ein entsprechend großzügiges Areal mit genügend Weideland und langfristige Perspektiven für seine Zuchtplanungen. Für Zuchtambitionierte empfiehlt es sich, zunächst immer mit Verantwortlichen der Zuchtverbände oder Rassen-Interessengemeinschaften zu sprechen und sich ausreichend über Zuchtziele und Marktchancen zu informieren, bevor Zuchtpferde gekauft werden.

Wer traditionelle Turniere reiten will oder Gespannpferde für Fahrwettbewerbe anschaffen möchte, wird in der Regel mit Warmblütern oder Vollblütern am besten bedient sein. Doch gibt es (vornehmlich auch im Fahrsport) Prüfungen, die vorzüglich mit Pferden im Ponymaß bestritten werden können. Wer an Western-Turnieren teilnehmen möchte oder Spezialgangarten wie Tölt oder Walk bevorzugt, wird wieder andere Rassen wählen. Derjenige, der allgemein freizeitsportlich ohne regelmäßige Wettbewerbsteilnahme reiten oder fahren möchte, kann sich aus sämtlichen verfügbaren Rassen das zu ihm passende Pferd, ob groß oder klein, heraussuchen.

Das „beste Pferd" im Sinne eines allgemein verbindlichen Rankings existiert nicht! Die erfahrene Autorin *Ursula Bruns*, als Reiterin mit vielen Rassen aus unterschiedlichen Ländern vertraut, sagt dazu: „Das beste Pferd ist immer das, was sich für die jeweilige Situation am besten eignet."

Manche Rassen sind durchaus „allround-geeignet" – sowohl zum Reiten als auch zum Fahren. Selbstverständlich können diese Rassen nicht Spezialisten auf allen Gebieten sein. Als gute Allroundrassen für jung und alt haben sich verschiedene bodenständige Linien mittelgroßer Warmblüter ohne Vollblutanteil sowie ganz besonders Fjordpferde und Haflinger bewährt. Ähnlich geeignet sind manche Exemplare der Rasse Quarter Horse oder (speziell in der Schweiz) die vielseitigen Freiberger. Diese Rassen sind zum freizeitmäßigen Westernreiten ebenso prädestiniert wie für Einsteigerturniere der Disziplinen Reining, Dressur und Springen, für das Wander- und Distanzreiten mittlerer Leistungskategorie oder für den allgemeinen Fahrsport.

Speziell Fjordpferde und Haflinger werden (neben einigen anderen Rassen) zu Recht „Familienpferde" genannt, denn sie eignen sich von ihrer Arbeitsfreude bei ausgeglichenem Temperament sowie größenmäßig und von ihrem Kaliber her sowohl für Kinder und Jugendliche als auch für Erwachsene. Das setzt allerdings immer eine fachlich konsequente Ausbildung und unverdorbene Erziehung voraus.

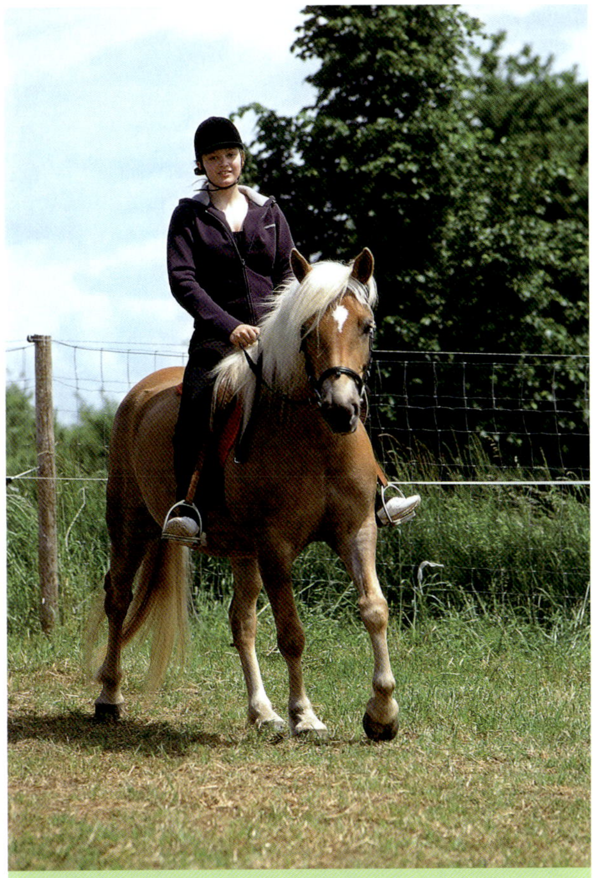

Haflinger, Fjordpferde und Islandpferde sind ideale Familienpferde. Durch richtige Erziehung werden sie zuverlässige Partner für Kinder und Erwachsene.

Diese Pferde sind in der Anschaffung noch einigermaßen erschwinglich und auch im durchschnittlichen Futteraufwand für Normalverdiener erträglich sowie im Haltungsanspruch insgesamt robust-wetterhart, gesundheitlich bei naturnaher Haltung wenig anfällig und langlebig, insgesamt attraktiv-genügsam bei bestem „Preis-Leistungs-Verhältnis"! Man wird mit den genannten handlichen „Allround"-Pferden keine hochklassigen traditionellen Turniere bestreiten können und wollen, dazu sind sie nicht gezüchtet, sie haben aber – ebenso wie ähnliche Rassen, z. B. Islandpferde oder Welsh-Cobs – ihre eigenen Vorzüge und Leistungen.

Die Praxis zeigt, dass viele Reiter (aber auch Fahrer) nach einiger Zeit (oft schon nach zwei Jahren) ein neues Pferd kaufen und das erste Pferd für sie eine Art „Lehrpferd" war. Ob Freizeitpferd oder Turnierpferd, nicht jeder Käufer hat mit dem ersten Pferd auch den dauerhaft idealen Vierbeiner gefunden. Bei Freizeitreitern überwiegen allerdings mentalitätsbedingt jene Pferdeeigner, die langjährig an einem Ersterwerb festhalten. Bei Reitern oder Fahrern, die Leis-

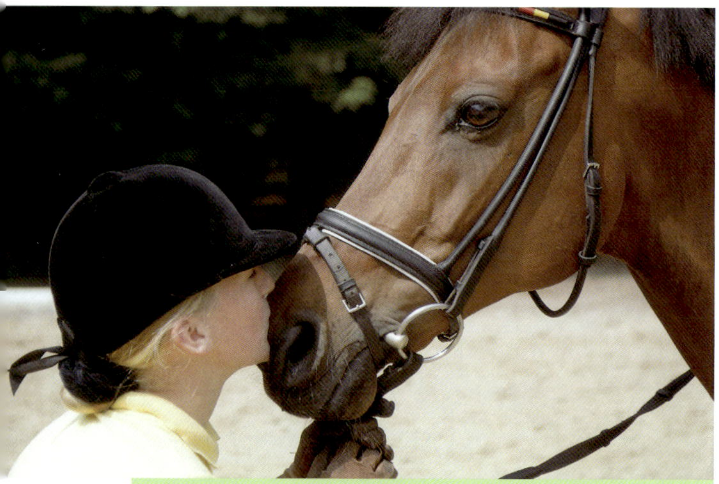

Pferdekauf hat auch viel mit gegenseitiger Sympathie zu tun. Schließlich wünscht man sich einen unkomplizierten Umgang im Reitalltag.

tungssport bevorzugen, sind die Verhältnisse deshalb häufig anders als im Freizeitbereich. Das hat aber nichts mit „gut" auf der einen oder „schlecht" auf der anderen Seite zu tun, denn kein verantwortlicher Pferdemensch „wechselt Pferde wie Hemden" nur so zum Spaß. Maßgebend ist die Unterschiedlichkeit der Ziele – und dazu gehört auch die unbedingte Verantwortung, die man beim Verkauf seines „Erstpferdes" übernehmen muss, um es in geeignete Hände wieder abzugeben. Je höher die sportlichen Ziele und die gestiegenen eigenen Fähigkeiten und Ambitionen sind, desto eher und häufiger stellt sich bei sportlich ausgerichteten Pferdeleuten einmal die Frage nach einem noch besser veranlagten Pferd! Es gibt berühmte Ausnahmen, z. B. die hervorragend veranlagten Pferde *Brilliante* von *Inken Johannsen* oder der unvergessene *Rembrandt* von *Nicole Uphoff*, die mit idealer Unterstützung fördernd aufgebaut und langjährig unter ihren Reitern zu fantastischen Erfolgen geführt wurden. Für alle typischen Sportarten sind die in Tabelle 31 auf der nächsten Seite genannten Rassen primär geeignet.

Haltungs-/Trainingsfaktoren

Wer sein künftiges Pferd in Eigenregie, z. B. auf eigenem Grund, halten will, wird immer berücksichtigen müssen, dass Pferde Herdentiere sind und Einzelhaltung (= ein einziges Pferd ohne Artgenossen in einem Haltungsareal) tierschutzrechtlich abzulehnen ist. Entweder sind bereits weitere Pferde im Haltungsumfeld vorhanden oder aber man muss schon nach einem Partner suchen, der sein(e) Pferde(e) mitbringt zu einer gemeinsamen Haltung (siehe hierzu die Ausführungen im Kapitel „Pferdeverhalten" auf Seite 48 und im Kapitel „Haltung" auf Seite 66). Insbesondere der Zuchtinteressierte muss die räumlich notwendigen Voraussetzungen schaffen, um mehrere Pferde und Fohlen halten zu können, denn Aufzucht ohne Gruppengemeinschaft mit den nötigen Sozialkontakten ist stümperhaftes Stückwerk (siehe hierzu auch die Ausführungen im Kapitel „Absatzfohlen und Jungpferde" auf Seite 256 ff.). Weiter ist es nützlich, sich um eine Vertretung bzw. generell um „Unterstützung" zu kümmern. Diese Voraussetzung gehört auch dann zu den Überlegungen vor Erwerb eines Pferdes, wenn man sein Pferd nicht selbst, sondern in einem Pensionsbetrieb halten will und es verstärkt für den Sport eingesetzt werden soll. Sich ein eigenes Pferd leisten zu können, ist die eine Seite – es zu halten, insbesondere es gesund zu erhalten und regelmäßig zu beschäftigen, steht auf einem anderen Blatt.

Vor dem Pferdekauf empfehlen sich zunächst Überlegungen und anschließende Regelungen, die sicherstellen, dass geeignete Hilfe bei Bedarf zur Verfügung steht. Oftmals sind versierte junge Reiterinnen, die sich finanziell (noch) kein eigenes Pferd

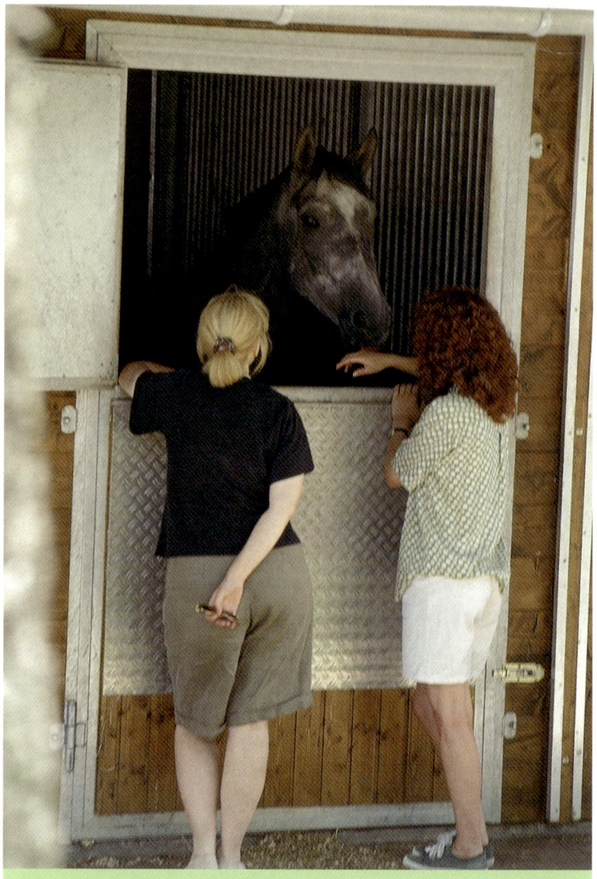

Wer sich ein Pferd wünscht, aber nicht genügend Zeit zur Verfügung hat, ist mit einer zuverlässigen Reitbeteiligung gut beraten.

Tabelle 31: Checkliste zur Rassenwahl

Sportart	Primär geeignete Rassen	Erläuterung
Wanderreiten	Fjordpferde, Haflinger, Isländer, Connemaraponys, Quarter Horses.	Bevorzugt eignen sich dafür alle „handlichen" (= mittelgroßen) Pferde- und Ponyrassen.
Turnier-Springen	Hochblütige Warmblüter mit Springfreude und – für Jugendliche – entsprechend talentierte Kreuzungs-Reitponys; auch gut veranlagte Welsh- oder Connemaraponys.	Nur temperamentvolle, gehfreudig-spurtstarke Rassen mit guter Galoppade sind hierfür geeignet.
Turnier-Dressurreiten	Hochblütige Warmblüter mit nicht zu nervigem Temperament und – für Jugendliche – entsprechend talentierte Kreuzungs-Reitponys; auch gut veranlagte Welsh- oder Connemaraponys.	Alle hochblütigen Rassen mit sehr guten Gängen und zweckmäßigem Exterieur eignen sich für Dressurturniere, was dennoch nicht ausschließt, dass auch andere Rassen in den Einsteigerkategorien erfolgreich starten können.
Turnier-Vielseitigkeit	Vollblüter, Angloaraber, Dreiviertelblüter (Warmblüter mit hohem Vollblutanteil).	Nur temperamentvolle, gehfreudige und ausdauernde Rassen sind hierfür geeignet.
Turnier-Gangartenreiten	Islandpferde, Paso Peruano, Paso Fino, Tennessee Walking Horses, American Saddlebred, Mangalarga Marchador.	Es eignen sich alle Pferderassen mit Spezialgangarten.
Turnier-Westernreiten	Quarter Horses, Paint Horses, Appaloosas, Araber („Vollblut"-/Reinblutaraber).	Mittelgroße Rassen mit guter Galoppade sind hierfür am besten geeignet.
Barockes Dressurreiten	Hochblütige Andalusier, Friesen, Lusitanos, Lippizaner.	Alle „barocken" Rassen mit guten Gängen eignen sich.
Distanzreiten und -fahren	Araber („Vollblut"-/Reinblutaraber) für lange Distanzritte.	Es eignen sich alle Pferderassen (auch Ponys) für kurze bis mittlere Distanzritte.
Distanzrennen	Araber („Vollblut"-/Reinblutaraber), Vollblüter, Achal Tekkiner.	Nur wenige Rassen sind hierfür geeignet.
Turnier-Fahrsport	Warmblüter, Vollblutkreuzungen, Friesen.	Nahezu alle Pferde- und Ponyrassen mit guten Grundgangarten eignen sich zum Fahren; für das Turnierfahren werden heute auch zunehmend (in den dafür geeigneten Kategorien) mittelgroße Rassen wie Fjord und Haflinger mit Erfolg eingesetzt.

leisten können, im Haltungsalltag und beim Reiten behilflich. Wichtig ist, möglichst schriftlich zu regeln, ob es sich um eine Reitbeteiligung (mit Kostenbeteiligung) oder (nur) um eine Hilfe handeln soll (die man auch bezahlen muss). Es sind immer auch versicherungsrechtliche Klärungen und Regelungen für Reitbeteiligungen oder Hilfen vorzusehen, damit die Haftung bei Unfällen rechtlich eindeutig ist. Bei Minderjährigen müssen die Erziehungsberechtigten mit allen Abmachungen einverstanden sein. Für Freizeitreiter ohne Turnierambitionen stellt sich diese Frage viel seltener. Allerdings sind Fahrer – egal ob freizeitmäßig oder an Wettbewerben orientiert – sehr oft ebenfalls auf Hilfskräfte angewiesen.

Wer z. B. durch berufliche oder familiäre Verpflichtungen nur geringe Zeitreserven hat, aber trotzdem sportlich reiten möchte und seinem Pferd insgesamt durch ausreichende Beschäftigung und Abwechslung im Haltungsalltag gerecht werden will, kann am besten mit einer turnierambitionierten Reitbeteiligung seine Ziele verwirklichen. Bei einem Turnierpferd, z. B. für die eigene Tochter, wird diese Konstellation manchmal etwas schwieriger. Dazu ein typisches Beispiel: Angenommen, die Reitbeteiligung mit Leistungsklasse vier befindet sich auf L- oder M-Niveau, die Tochter mit Leistungsklasse sechs auf E- oder A-Niveau – dann beginnen die ersten Schwierigkeiten bereits bei der Turnierplanung. Absolviert das Pferd brav eine E- oder A-Dressur, hat aber ein überdurchschnittliches Springvermögen, dann wird die Reitbeteiligung vielleicht darauf bedacht sein, im Training und auf dem Turnier das Pferd so zu fördern, dass es den entsprechenden Nerv und die Wachsamkeit für einen Springparcours entwickelt. Ob es dann am Turniertag direkt nach einem Springturnier aber wieder gelassen in einer Dressurprüfung zu reiten sein wird, ist zumindest fraglich! Um Frustrationen oder „moralische Abhängigkeit" zu vermeiden, macht es in solchen Fällen mehr Sinn, das Pferd in sog. Beritt zu geben. Für einen entsprechend beauftragten Profi-Bereiter sind eigene Reputation und Geschäftssinn Motiv genug, ein Pferd durch Training für einen Amateur so einzustellen, dass auch der noch nicht so toll erfahrene Reiter in seiner Disziplin zu entsprechenden sportlichen Meriten kommen kann. Viele Bereiter und Trainer bieten obendrein ihren Kunden, soweit sie noch in der Entwicklung stehen, Turnierbetreuung an, was beiden Seiten hilft. Meist findet sich für Transporte zum Turnier ein Platz für das Pferd des Kunden auf dem Lkw-Transporter des Berufsreiters, was den eigenen Hängerkauf erspart, das Budget entlastet. Zusätzlich kann der Trainer beim Parcoursabgehen oder der Dressurvorbereitung in vielerlei Hinsicht Tipps geben und behilflich sein. Im Gegenzug hat auch der Trainer durch den Amateur eine Hilfe bei seinen Prüfungen. Landläufig hört man die ziemlich despektierliche Bezeichnung „TT" (Abkürzung für „Turniertrottel") für von Trainern betreute Amateure. Aber dies ist eher humorvoll gemeint, denn jeder professionelle Reiter weiß, wie wichtig so ein „TT" auch für ihn selbst ist. Für den Turniereinsteiger bietet die „TT-Tätigkeit" den besten Lerneffekt im Hinblick auf alle zu lösenden „Haken und Ösen" des Turnieralltags.

Kaufkriterien

Die Pferdepreise sind „im Keller", das hört man landauf und landab bei Vermarktern, Trainern und Züchtern. Stöhnen gehört auch hier zum Geschäft! Nur – wenn man selbst kaufen will, dann sind die Preise meist hoch, so klagen wiederum Käufer.

Zuchtpferde

Für den Zuchtpferdekauf ist Vorbedingung, dass man sich eingehend mit allen theoretischen und praktischen Voraussetzungen (= spezielle Sachkunde im Sinne des Tierschutzrechts, siehe dazu Seite 64) vertraut macht, die für Pferdezucht und -haltung allgemein und die zu züchtende Rasse speziell gelten. Auch die Grundzüge der Pferdebeurteilung sollte man beherrschen und sich praktisch darin üben (siehe hierzu auch die Ausführungen im Abschnitt „Zuchtpferdebeurteilung", Seite 245 f.). Zuchtpferde jeder Rasse (vom 70 cm kleinen „Mini"-Shetland bis zum 190 cm großen „Riesen"-Shire) müssen dem von betreuenden Zuchtverbänden festgelegten Zuchtziel entsprechen bzw. dem Ideal der Rassebeschreibung sehr nahe kommen. Nur mit rassetypischen Zuchttieren kann man schließlich solche Fohlen erzeugen, die später auch zuchtzielentsprechend „marktgängig" sind. Das heißt, bevor man Zuchtpferde kauft, sollte geklärt sein, wie und wo man sie hält und wie und mit welchen Zielen sie vermarktet werden sollen. Abzuraten ist heute von unsteter „Hobbyzucht", was bedeutet, dass jemand mal versuchsweise ein Fohlen zieht, nur weil er gerade mal eine Stute sein eigen nennt – so nach Lust und Laune. Die Erfahrung zeigt, dass solche Gelegenheits-Zuchtprodukte häufig nicht marktgängig sind, weil Aufzucht und Ausbildung unter beengten Hobbyverhältnissen, die vielleicht für ein Reitpferd durchaus noch ausreichen mögen, für Zuchtpferde immer unzureichend sind. Es empfiehlt sich, Zuchtpferde oder zur Aufzucht geeignete Fohlen nach Konsultation des zuständigen Pferdezuchtverbandes bzw. der entsprechenden Rassen-Interessengemeinschaft (Anschriften siehe „Anhang", Seite 393 ff.) gezielt in erster Linie bei Zuchtveranstaltungen, den sog. Schauen, oder Auktionen (siehe Ausführungen auf Seite 213) auszuwählen. Dort hat man gute Vergleichsmöglichkeiten, denn es finden speziell bei Zucht-/Fohlenschauen Prämierungen nach objektiven Qualitätskriterien statt und man kann dort viele Züchter gleichzeitig befragen, mit ihnen verhandeln, evtl. bereits Kaufverträge schließen bzw. sich Kaufoptionen einräumen lassen. Im Zweifel ist es allerdings immer sinnvoll, sich vor einem Kauf zunächst Haltungsumgebung und weitere Pferde des Züchters, bei dem man kaufen will, anzusehen. Daraus ergeben sich zusätzliche Hinweise auf Qualität und Gesundheit der zum Kauf anstehenden erwachsenen Zuchtpferde oder Fohlen.

Freizeitpferde

Freizeitpferde mittlerer Größe sowie durchschnittlicher Qualität und Eignung sind – rassenunabhängig – manchmal bereits ab 2.000 bis 3.000 Euro zu erstehen. Doch Vorsicht, professionell englisch oder im Westernstil ausgebildete, zuverlässige Freizeitpferde mit guten, bequemen Gängen, die verladefromm und verkehrssicher sein müssen, können andererseits auch leicht 5.000 Euro und mehr kosten. Das ist zusätzlich auch abhängig von der gewählten Rasse, vom Geschlecht des Pferdes, seiner Abstammung sowie letztlich immer vom Angebot und der wechselnden Nachfrage, die besonders im Freizeitreiterbereich auch Modetrends widerspiegelt. Manche Andalusier z. B., die nicht selten auch bei wenig dressurambitionierten Reitern „schick" ankommen (weil sie auch dem nicht so begabten oder durchschnittlichen Reiter wenigstens das Gefühl des „barocken" Touches geben), kosten manchmal (bei nur unterdurchschnittlicher Qualität) mehr, als sie eigentlich vom Gangwerk und vom Exterieur her wert sind. Solche „Modetrends" spielen demnach im Freizeitreiterbereich eine enorm den Preis bestimmende Rolle. Gleiches gilt auch für manche Quarter Horses, die (obwohl in solchen Fällen von unterdurchschnittlicher Qualität) durch geschickte Vorstellung durch Profis dann weit über Wert verkauft werden, weil sich ein unerfahrener Käufer als Western-Laie mit einem solchen Pferd die „Cowboy-Atmosphäre mit angeblich so lässigen Spins und Stopps" in seine Freizeit holt. Ähnliches hat auch den Boom bei Islandpferden bis vor wenigen Jahren noch bestimmt: Während andersrassige Pferde mit Sommerekzem schon immer so gut wie unverkäuflich waren, wurden erkrankte oder entsprechend disponierte Isländer durchaus noch zu akzeptablen Konditionen verkauft, weil sich (angenehm für Züchter und Händler) der (durchaus berechtigte) Nimbus des Alternativen und des Gangartenpferdes übermäßig werbewirksam in die Köpfe der entsprechend motivierten Käufer „eingepflanzt" hatte. Dabei hat dann mancher leider völlig übersehen, dass ein Ekzempferd etliche hundert Euro für Medikamente und Tierarztbetreuung zusätzlich an Folgekosten im Jahr verursachen kann und eine Menge zusätzlicher Pflegearbeit verursacht. Demgegenüber sind oft qualitativ sehr gute und gesunde Pferde der Rassen Fjord, Haflinger oder Connemara, die exzellent als „Allround-Pferde" taugen, aber eben wenig spektakulär beworben wurden, häufig nur unterdurchschnittlich bezahlt worden. Das ist sehr typisch für das Marktgeschehen im Freizeitpferdebereich, wo Emotionen nicht oder kaum qualifizierbar sind. Wer Freizeitpferde sucht, muss also „die bunte Szene" durchleuchten, sollte sich auch in entsprechenden Fachzeitschriften kundig machen und bei Interessengemeinschaften Verkaufslisten ordern, um aktuell zu sein. Er oder sie sollte sich gänzlich von vergänglichen Modetrends frei machen und eigene Ambitionen in erster Linie am eigenen Können, am Geldbeutel und dem verfolgten Entspannungsziel ausrichten.

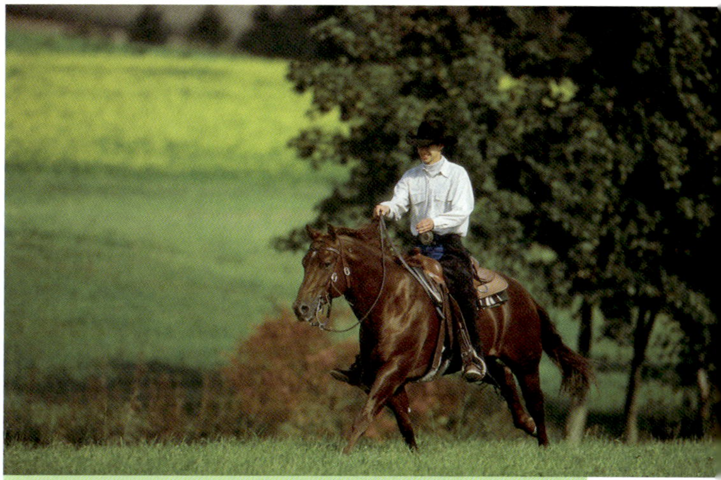

Quarter Horses sind durchweg vielseitige Freizeitpferde mit ausgeglichenem Charakter. Vorsicht ist bei „ausgedienten" Turnierpferden geboten – sie werden oftmals zu überhöhten Preisen angeboten und bringen bereits Verschleißerscheinungen mit.

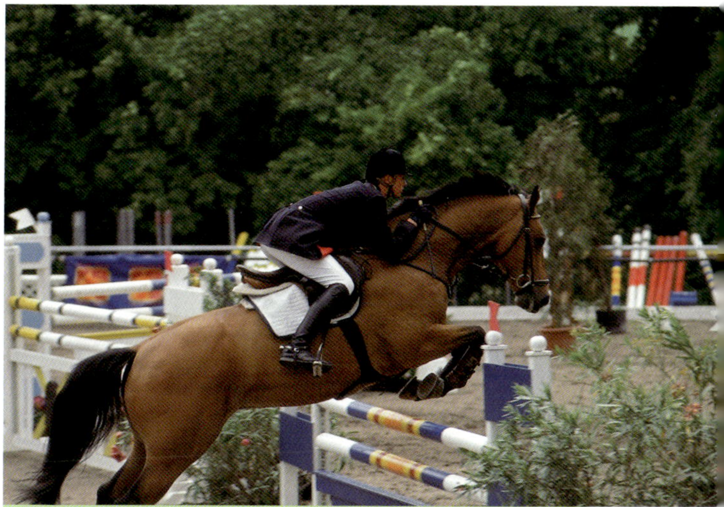

Wer ein akzeptabel talentiertes Springpferd sucht, rechne mit Kaufpreisen um 10.000 bis 30.000 Euro.

Turnierpferde

Bei der Suche nach einem geeigneten Turnierpferd sind noch höhere Summen gefragt (vielfach erheblich über 15.000 Euro). Emotionen sollten beim Sportpferdekauf schon aus finanziellen Gründen noch mehr der nüchternen Realität weichen. Um Preisbeispiele zu nennen, muss man zunächst die Spitzenpferde betrachten. Ein Olympiapferd bewegt sich preislich im Millionen-Euro-Bereich und ist in der Wettbewerbsspitze auch deshalb so erfolgreich, weil es seinen idealen Reiter gefunden hat. Diese Pferde sind von ihren Reitern so speziell „eingestellt", dass es dem Durchschnittsreiter sogar schwer fallen würde, sie in einem ländlichen L-Springen oder durch eine L-Dressur zu steuern. Ein Bundeschampion liegt vom Kaufpreis her im (nach oben hin offenen) 100.000-Euro-Bereich, und auch er ist von entsprechenden Profis perfekt auf den Moment des Championats hin mit großem Aufwand gearbeitet worden. Dies alles sind Pferde, die für den „Normalkäufer" aber unerreichbar sind.

Die Kauf- und Preis-Situation für den typischen Kaufinteressenten für ein Turnierpferd stellt sich wie folgt dar: Ein ungerittener dreijähriger Warmblüter guter Abstammung kostet (bei entsprechender Qualität) zwischen 8.000 und 15.000 Euro. Bei einem rohen Dreijährigen weiß man als Käufer aber nicht, wie er zu reiten sein wird, ob er sein Bewegungspoten-

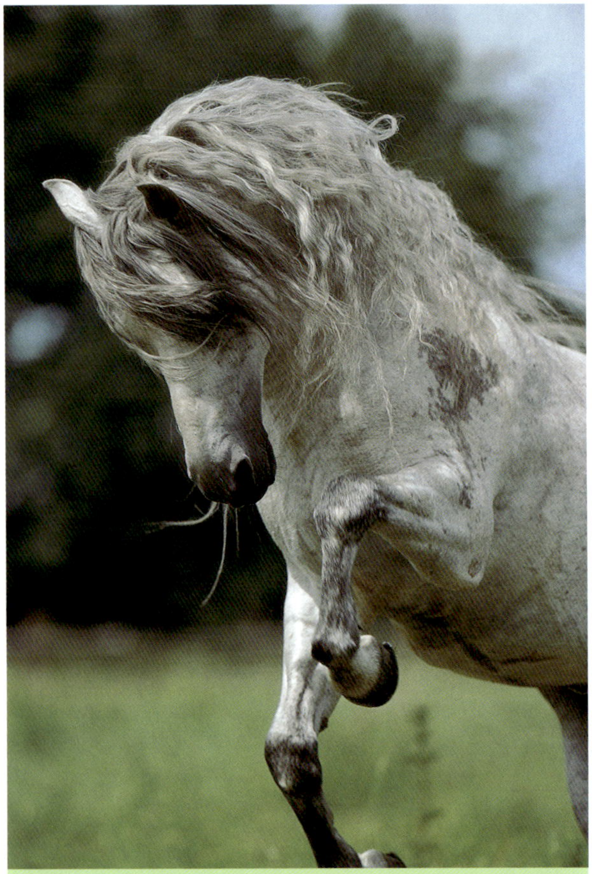

Eindrucksvolle Erscheinung, doch sollte sich jeder Hengst-Begeisterte ernsthaft fragen, ob er mit dem Temperament seines Wunschtraums auf Dauer umgehen und die Haltungsansprüche befriedigen kann.

zial, das man bei Vorführung an der Hand oder beim Freispringen gesehen hat, auch unter dem Sattel zeigen oder ob er erwartungsgemäß mit Blick auf die exzellente Abstammung denn tatsächlich am Ende auch zum beschworenen „Springwunder" wird! Der bewährte Achtjährige dagegen, in Parcours und Viereck ein erfolgreicher „Sport-Allrounder", den man vielleicht anlässlich eines Turniers gesehen hat, steht entweder nicht zum Verkauf oder es existiert bereits eine Warteschlange von Interessenten, die bereit sind, 30.000 Euro „hinzublättern".

Ein großer Fehler, der häufig von sportbegeisterten Kaufinteressenten gemacht wird, ist die wenig variable Festlegung geradezu auf ein Idealpferd, das in Ausdruck, Temperament, Gang und Farbe eigene Entscheidungsmaßstäbe setzt bzw. spätere Entscheidungen blockiert. Zunächst gilt es immer, die Grundüberlegungen der Beschaffenheit des künftigen Pferdes als reines „Anforderungsprofil" zu umreißen. Attribute wie verladefromm, schmiedefromm, artig im Umgang mit Menschen und anderen Tieren und eine gewisse Größe sind zunächst die entscheidenden Beschaffenheitsmerkmale (siehe hierzu auch die Beispiele auf Seite 216). Als Nächstes müssen eine Obergrenze für den Kaufpreis und der gewünschte Verwendungszweck festgelegt werden. Gerade bei jüngeren Reitern ist es sinnvoll, beim ersten Pferd noch keinen Spezialisten auszuwählen. Ein Pferd mit einer soliden Allgemein-Grundausbildung wird sowohl einen Parcours, eine kleine Geländestrecke und eine Dressur erfolgreich absolvieren können. Der junge Reiter, der vom Reitstall-Lehrpferd auf das erste eigene Pferd umsteigt, sollte sich seine reiterliche Zukunft keinesfalls verbauen durch voreilige Investition in einen Spezialisten für eine bestimmte Sportart!

Als Nächstes wird bei den Überlegungen das Geschlecht des Pferdes eine Rolle spielen. Hengste sind für den Durchschnittsreiter – und erst Recht für einen Anfänger – absolut ungeeignet. Hengste benötigen im Umgang erfahrene Pferdemenschen und es ist schwer, für sie einen passenden Stall zu finden, in dem sie einigermaßen pferdegemäß gehalten werden können.

Der „Spleen" vom **Reithengst**, um es drastisch zu formulieren, ist oft Ausdruck mangelnder Pferdekunde, denn nicht das Geschlecht ist im Sport leistungsbestimmend, es sind andere Faktoren wie erbliche Anlagen und Ausbildung sowie Mut und Geschick des Reiters, die Erfolg oder Misserfolg bescheren. „Imponiergehabe" von Hengsten hat auch nichts mit besserer Dressureignung zu tun – selbst wenn es für den Laien so schwungvoll aussieht, wenn ein Hengst vor Erregung piaffiert!

Übrig bleiben Stuten und Wallache. Wer „das Herz und den Kampfeswillen einer Stute" durch sensiblen Umgang und viel Verständnis für Eigenheiten gewinnt, hat ein absolut leistungsstarkes Pferd unter dem Sattel – es kann sich aber auch „eine Zicke" dahinter verbergen, die einen lernenden Reiter arg fordert, einen Fachmann bzw. eine Fachfrau aber nicht überfordert. Auch nicht zu verachten ist der Aspekt, dass beim Kauf einer guten Stute die Option des Züchtens (wenn denn alle sonstigen Voraussetzungen dazu stimmen) zukünftig offen bleibt, was beim kastrierten Hengst, dem Wallach, bekanntermaßen nicht mehr – oder nur durch „Klonen" – möglich ist. Vergleicht man wiederum hinsichtlich des Verhaltens und der Umgangsanforderungen Stuten mit Wallachen, kann man davon ausgehen, dass Wallache „nachsichtiger" sind, sie verzeihen Fehler im Umgang und bei der Arbeit eher, sind ausgeglichener und im gesamten Alltag etwas „kumpelhafter" als Stuten, die schon hormonell gesehen „anders ticken".

Als letzte Überlegung spielt das Alter des zu kaufenden Pferdes eine entscheidende Rolle. Gesundheit, Ausbildung, Routine und nicht zuletzt der darauf basierende Preis spiegeln sich hierin wider. „Alt und gesund" – das hört sich zunächst an wie ein Widerspruch, ist es aber nicht. Natürlich wird bei einem älteren Pferd (ab 10-jährig) z. B. die eine oder andere Knochenveränderung auf dem Röntgenbild sichtbar sein. Hufrollenentzündung und Spat, die gefürchtetsten Erkrankungen hingegen, treten aber meist bereits im Alter von sieben bis neun Jahren auf. Es kann allgemein sehr wohl davon ausgegangen werden, dass ein ordentlich gerittenes und entsprechend sachverständig gehaltenes Turnierpferd, welches nachweislich schon fünf oder sechs Jahre gesund im Sport eingesetzt wurde, auch noch die nächsten Jahre leistungsfähig durchhält.

Ein Pferd, welches nicht zu stark forciert aufgebaut wurde, dann 13-jährig ein S-Springen gegangen ist, vielleicht nicht der schnellste Vierbeiner ist und seine Grenze im „Ein-Sterne-S" gefunden hat, ist für einen Einsteiger in den Turniersport deshalb optimal geeignet. Ob passend oder unpassend, schräg oder gerade, langsam oder schnell galoppiert wird – am Sprung angekommen, springt ein so erfahrenes älteres Pferd immer problemlos über 1,10 m oder 1,20 m hohe Hindernisse. Es vermittelt damit seinem Reiter Vertrauen und beschert ihm den gewünschten Erfolg, festigt letztlich dessen Selbstbewusstsein, den Mut. Der alte Lehrsatz: „Setze einen jungen Reiter auf ein erfahrenes Pferd und umgekehrt", hat seine Gültigkeit nie verloren. Gelegentlich sind es Selbstüberschätzung und das „berühmte Ego", die dazu veranlassen, Reitanfänger mit zu jungen Pferden aufs Turnier zu schicken. Auch wenn die Pferdezucht durch Selektion erfolgreiche junge Pferde bietet, die schnell über viel Rittigkeit verfügen, fehlt ihnen doch das Selbstvertrauen und die wichtige Routine, um den Anforderungen und Platzierungserwartungen jüngerer Reiter voll gerecht zu werden.

Nicht nur die Ausbildung und das Vertrauen sollten in die Entscheidung mit einfließen, auch der Preis selbst spielt eine maßgebliche Rolle sowie die Verlustmöglichkeiten bei einem Fehlkauf. Bei jungen Pferden mit besonders guter Abstammung und dem leistungsversprechenden Körperbau werden immer Zukunftshoffnung und sportliche Perspektive gebührend mitbezahlt. Deshalb sind gut veranlagte junge Pferde stets um ein Vielfaches teurer als ältere Pferde. Je nach Ausbildung und Erfolg, steigt der Wert solcher Pferde dann bis zum achten Lebensjahr. Geht ein solches Pferd als Zwölfjähriger aber immer noch „nur" Prüfungen der Klasse M, dann wird er sehr schnell günstiger im Preis. Solche erfahrenen Pferde sind leicht für 10.000 € und sogar manchmal noch für weniger zu bekommen – eine gute Chance für Einsteiger. Wird jedoch ein jugendlich-potenzieller „Turniercrack" fünfjährig schon für 40.000 € verkauft und erfüllt die Erwartungen siebenjährig nicht, dann sind flott 30.000 € und mehr verloren. Entspricht dagegen der erstandene 12-jährige nach weiteren zwei Jahren nicht mehr den Erwartungen oder ist der Reiter in seinem Können so schnell weiter gekommen, dass das Pferd seinen sportlichen Ansprüchen nicht mehr genügt, wird sich bestimmt der nächste E- und A-Reiter über ein solch erfahrenes, älteres Durchschnittspferd für vielleicht 6.000 € freuen – und der Verlust beträgt dann für den Käufer des ehemals 12-jährigen lediglich 4.000 €.

Zum Komplex des Pferdekaufs für junge Einsteiger sollten auch die folgenden Überlegungen bedacht werden. Meist sind es heute weibliche Jugendliche, die mit dem Reitsport beginnen. Es ist nicht nur der Reitsport, der bei Beschäftigung mit Pferden vermittelt wird. Gerade in der heutigen Zeit kann der Umgang mit dem Pferd bei jungen Leuten Verantwortung und Respekt vor anderen Kreaturen vermitteln und die heute so häufig im Hinblick auf Umgangsdefizite angemahnte „soziale Kompetenz" fördern. Reiten ist ein „Fulltime"-Sport – es genügt nicht, „mal eben" dienstags und donnerstags zum Training zu kommen. Natürlich soll auch der Discobesuch bei jungen Leuten nicht fehlen. Doch auch der neue Freund einer jungen Sportreiterin, der das erste Mal auf einen Discobesuch verzichtet, um mit aufs Turnier zu kommen, hat (auch ohne eigene vertiefte Kenntnisse der Reiterei) ganz schnell begriffen, dass die Kontrahenten seiner Freundin beim Turnier deutlich jünger sind und dass eine Wertnote 8,0 mehr zählt als die 5,2 seiner Freundin. Quintessenz: Die Attraktivität des Sports schwindet, wenn man für Einsteiger „aufs falsche Pferd setzt" und Erfolge auch dadurch ausbleiben. Dann kann es sein, dass die Pferde zusehends vernachlässigt und sehr schnell verkauft werden.

Zusammenfassend kann festgestellt werden: Ein Einsteiger in die Turnierszene benötigt einen zu seiner Größe passenden, turniererfahrenen, rittigen und vor allem umgänglichen vierbeinigen Sportpartner mittleren Alters, der in allen Sparten bis zur Klasse A/L eingesetzt werden kann. Als sinnvoll hat sich erwiesen, wenn Jugendliche im Alter von 13 oder 14 Jahren ihr erstes „Allroundpferd" bekommen, mit dem sie die „erste Turnierluft schnuppern". Haben sie sich dann für eine Sparte entschieden, empfiehlt es sich, zwei oder drei Jahre später den ersten „Spezialisten" zu kaufen. Die Erfahrung hat gezeigt, dass Jugendliche dadurch an den Reitsport gebunden bleiben und der Geldbeutel der Eltern geschont wird.

Kosten

Zwar hat der Pferdesport den elitären Anstrich aus früheren Zeiten verloren, manche bezeichnen das Reiten heute sogar als „Volkssport", doch Pferdesport zählt immer noch zu den teuersten (und leider auch

Tabelle 32: Laufende Kosten bei Pensionshaltung eines auszubildenden Turnierpferdes *)

Kostenart	Erläuterungen	Monatskosten in Euro
Boxenmiete	Die Pensionskosten sind abhängig von der örtlichen Nachfragesituation, der Region und dem individuell vorhandenen Haltungs- und Infrastrukturangebot wie Weidegang, Hallenbenutzung, Nutzung einer Führmaschine, Umfang der Fütterung und Boxenpflege, Art der Box (z. B. eine Außenbox mit Paddock ist teurer als eine Innenbox) sowie nicht zuletzt der Qualifikation des Stallbetreibers.	250 bis 400
Hufschmied	Alle sechs Wochen ist ein Beschlag erforderlich (der Durchschnittsbeschlag kostet 100 Euro); für Spezialbeschläge sind Zuschläge hinzuzurechnen.	75
Tierarztkosten	Impfungen, Wurmkuren sowie Rückstellungen für Medikationen und Tierarztkosten bei Hustenerkrankungen, Lahmheiten, leichten Koliken oder Verletzungen; anteilmäßige Kosten für denkbare größere Operationen.	100
Versicherungen	Tierhalterhaftpflicht	10
Zwischensumme	**Pos. 1: Durchschnitt laufende Unterhaltungsfestkosten je Monat.**	**510**
Privatunterricht	Einmal pro Woche Dressur-Einzelunterricht, je Std. 30 €.	120
Spring-Unterricht	Einmal pro Woche Gruppenunterricht, je Std. 10 €.	40
Beritt des Pferdes	Beritt durch Pferdewirtschaftsmeister Reiten.	200
Turnierkosten	Zwei Turniere im Monat inkl. Fremdtransport, Nenngeld, Verpflegung.	150
Zwischensumme	**Pos. 2: Durchschnitt flexible Unterhaltungsfestkosten je Monat.**	**510**
Zwischensumme	**Pos. 1 + 2: Laufende Festkosten plus flexible Kosten je Monat.**	**1.020**
Beschaffung	Qualitativ gutes Zubehör gehört zum Turniersport und zur Pferdepflege.	
Sattel	VS-Sattel in vollwertigem, gebrauchtem Zustand mit Satteldecke usw.	1.500
Trense	Kompletter Ledertrensenzaum mit Gebiss.	100
Gamaschen/Decke	Ledergamaschen und Bandagen, Decke.	350
Putz-/Pflegemittel	Shampoo und Lederpflegemittel.	50
Sonstiger Bedarf	Longe, Gerten, Stiefel, Sporen, Bekleidung, Kleinutensilien etc.	1.600
Zwischensumme	**Pos. 3: Beschaffung von Zubehör (Nutzungsdauer fünf Jahre = 60 Monate).**	**3.600**
	Pos. 4: Je Monat Abschreibung (3.600 geteilt durch 60 Monate Nutzung).	**60**
Gesamtsumme	**Monatlicher Durchschnittsaufwand für Unterhaltung und Zubehör.**	**1.080**

*) Es sind hier die **maximalen** Kosten für einen jungen Reiter ohne eigenes Fahrzeug im Leistungsbereich der Klasse M angegeben, wie sie sich regelmäßig **in stadtnahen Pensionsställen für ein Turnierpferd**, das sich in der Ausbildung befindet, mit **optimaler Betreuung und professionellem Beritt** darstellen. Die Kosten im ländlichen Bereich oder mit semiprofessionellem bzw. amateurhaftem Ausbildungs- und Infrastrukturumfeld sind erfahrungsgemäß viel geringer, aber es kann auch unter ungünstigen Verhältnissen (langwierige Verletzungen) teurer sein. Insofern sind die angegebenen Kosten Durchschnittswerte, die der realistischen Kalkulation dienen sollen.

gefährlichsten) Sportarten. Es ist dabei gar nicht so sehr der Kaufpreis des Pferdes und des Zubehörs ausschlaggebend, sondern es sind die hohen laufenden Kosten, die jeden Monat fällig werdenden Aufwendungen für das Pferd und seine Versorgung sowie Reitunterrichtshonorare usw., die den Pferdesport kostenmäßig von anderen Sportarten unterscheidet (siehe hierzu die Tabelle oben). So macht es wenig Sinn, beim Pferdekauf zu arg Geld einsparen zu wollen und vielleicht auf das „Traumpferd“, welches nur zwei- bis dreitausend Euro teurer ist, zu verzichten. Denn – egal ob Freizeit- oder Sportpferd, ob alt oder jung, ob rittig oder unrittig – es sind die auf Dauer fällig werdenden und sich summierenden Unterhaltungskosten, die – ganz unabhängig von der Kaufpreishöhe – gleich hoch sind.

Pferdeerwerb

Verkaufspferde gibt es „wie Sand am Meer“, aber das richtige Pferd zu finden, ist für viele Pferdekäufer mit großem Reiseaufwand und auch mit unangenehmen Erfahrungen und Enttäuschungen verbunden. Ganz ideal und einfach ist es, wenn z. B. im örtlichen Pensions-Reitstall ein Pferd zum Verkauf angeboten wird, welches man bereits einige Zeit kennt und vielleicht sogar schon als Reitbeteiligung geritten hat, man es deshalb temperaments- und leistungsmäßig gut einschätzen kann.

Annoncen

Käufer finden in jeder Tageszeitung unter der Rubrik „Tiermarkt“ sowie in Pferdefachzeitschriften und im Internet eine Vielzahl von Pferdeangeboten. Vornehmlich im Bereich der Freizeitpferde sind Anzeigen häufig die einzige Möglichkeit für einen Verkäufer, sein Pferd anzubieten, da persönliche Kontakte zu potenziellen Kaufinteressenten, wie sie Sportreiter im Reitstall oder bei Turnieren knüpfen, meist fehlen. In den führenden Fachzeitschriften und im Internet hat der Verkäufer die Möglichkeit, sein Verkaufspferd mit Bild anzupreisen. Dadurch erhält der Käufer einen ersten Eindruck, er kann sich „ein erstes Bild“ machen. Inzwischen senden Verkäufer ernsthaft interessierten Käufern auch Videoaufnahmen zu, was für den Käufer zur Vorauswahl sehr nützlich ist.

Ländliche Pferdemärkte

In vielen ländlichen Regionen finden noch traditionelle Pferdemärkte statt. Dort werden meist Ponys und Kleinpferde angeboten, gelegentlich auch Warmblüter. Was früher als Hauptumschlagplatz für Zucht- und Reitpferde galt, ist heute mehr Volksfest. Selten sind dort die Möglichkeiten zum Ausprobieren gegeben, und durch den gesamten jahrmarktähnlichen Trubel wird sich ein Pferd nicht entsprechend zur Beurteilung durch einen Käufer präsentieren können. Wer auf einem Pferdemarkt ein Pferd findet, welches ihm gefällt, sollte in den folgenden Tagen einen separaten Probetermin beim Verkäufer vereinbaren. Das dient auch dazu, dessen Status (Unternehmer oder privater Verkäufer) zu recherchieren, denn die Rechtspositionen sind unterschiedlich (siehe hierzu die Ausführungen im Kapitel „Pferdekaufrecht“ auf Seite 219 ff.). Nur wirklich erfahrene Pferdekenner sind in der Lage, spontan auf einem solchen Markt ein taugliches Pferd von diffusen Angeboten zu unterscheiden.

Reitpferdemärkte und Verkaufswochen/-tage

Verbände und auch private Vermarkter veranstalten sog. Reitpferdemärkte. Diese unterscheiden sich ganz erheblich von den ländlichen Pferdemärkten. Auf einer professionellen Verkaufsveranstaltung werden Verkaufspferde eines Zuchtverbandes oder einer Region zusammengezogen und fachlich bestens vorgestellt. Reitpferdemärkte bieten dem Kunden eine große Palette ausgesuchter Pferde in verschiedenen Preiskategorien. Freilaufen, Freispringen und Präsentation unter dem Reiter vermitteln dem Interessenten

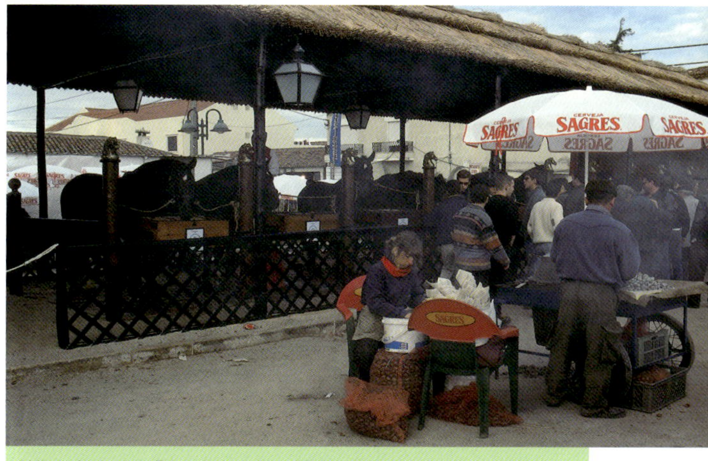

Wichtig beim Pferdekauf auf Pferdemärkten ist, sich nicht vom ersten (Mitleids-)Eindruck leiten zu lassen, sondern mit dem Verkäufer einen separaten Termin zum Ausprobieren des Pferdes zu vereinbaren.

einen ersten Eindruck. In den sog. Verkaufswochen besteht die Möglichkeit, sich per Internet oder Katalog über Abstammung und Erfolge des Pferdes zu informieren und die Pferde im Training zu beobachten. Bis zum Verkaufstag kann mehrmals zur Probe geritten werden, auch eine tierärztliche Untersuchung kann veranlasst werden. Durch Kataloge und Internetpräsenz haben die ausstellenden Züchter eine kostengünstige und werbewirksame Vermarktungsvariante erhalten, um ihre Nachzucht anzubieten. Dem Käufer ersparen die Veranstaltungen viele Fahrtkilometer und bieten ihm den direkten Vergleich zwischen mehreren Pferden, die er in die engere Wahl genommen hat.

Auktionen

Zuchtverbände führen jährlich Auktionen durch. Zu den Auktionen sind nur (durch eine Kommission von Fachleuten) ausgesuchte und vorab tierärztlich untersuchte Pferde zugelassen („tierärztlich untersucht“ heißt aber z. B. nicht unbedingt auch „ohne röntgenologische Befunde“!). Diese Pferde befinden sich zirka sechs Wochen in der Vorbereitung, sie können vom Kaufinteressenten beobachtet und selbst ausprobiert werden. Gerade Auktionsreiter sind Künstler im Sattel. Zwar etwas weit hergeholt, aber prinzipiell läuft es ähnlich wie im Bekleidungs-Modesektor: Dort suggerieren z. B. weibliche Models mit Konfektionsgröße 36 auch den Zuschauerinnen mit Maxigröße 52, diese würden in dem gerade so sexy vorgestellten Bikini ähnlich attraktiv aussehen wie die Catwalk-Damen. Ebenso schaffen es auch fähige Auktionsreiter, Ausstrahlung, Bewegungsqualität sowie Rittigkeit eines Pferdes genial verführerisch darzustellen und so die Käuferschar für ein bestimmtes Pferd zu interessieren! Aber auch durch die Beschreibung im Katalog und gemeinsam mit den Verkaufsberatern des Verbands findet sich in jeder Kollektion sehr zügig das passende Pferd, wenn denn das nötige „Kleingeld" vorhanden ist.

Am Auktionstag steigt dann bei allen Beteiligten der Adrenalinpegel. In den Auktionsbedingungen ist der Versteigerungs-Einstiegspreis für jedes Pferd angegeben. Das gewünschte Pferd kommt in die Halle und das Bieter-„Duell" beginnt. Ein vorheriges Gespräch mit der Auktionsleitung über den maximalen Kaufpreis, den man zu bieten bereit ist, macht durchaus Sinn und ist auch zulässig. Manchmal schießt das Gebot für ein Pferd so schnell in die Höhe, dass der Auktionator den Geboten kaum folgen kann. Derjenige Bieter, auf den der Auktionator zuletzt zeigt, „hat das Pferd an der Hand" (wie es im Auktionsjargon heißt). Für unerfahrene Kaufwillige ist es sinnvoll, beim Bieten immer erst einmal abzuwarten, wer sich sonst noch für das Pferd interessiert und dann erst zu bieten. Besondere Handzeichen erlauben auch während der Auktion die Kommunikation mit dem Auktionator. Immer aber sollte man sich genau über die Gepflogenheiten informieren, um nicht ungewollt durch versehentliche Handzeichen plötzlich „ein Pferd an der Hand zu haben"! Insofern empfiehlt es sich, einen versierten Pferde- und Auktionskenner dabei zu haben, der beim Bieten hilft. Auf den Auktionspreis werden im Nachhinein noch Gebühren aufgeschlagen (diese ergeben sich aus den im Katalog abgedruckten Auktionsbedingungen). In jeder Auktionshalle herrscht eine prickelnde Atmosphäre, bei der das verbale Können des Auktionators gegen die Standfestigkeit der Käufer steht. Aufmunterndes Klatschen des Publikums, vielleicht tausend Augenpaare der Anwesenden, die den noch grübelnden potenziellen Bieter fixieren und der aufmunternde Spruch des geschickten Auktionators an die Adresse des Zögerlichen, „Meine Herrschaften – Ruhe bitte, wir haben Zeit, na, kommen Sie, denken Sie an die Tochter – ein Gebot geht doch sicher noch", haben schon manchen Käufer dazu gebracht, mehr zu bieten, als ursprünglich eingeplant war!

Händler

Der Begriff „Pferdehändler" ist traditionell mit negativem Beigeschmack behaftet. Aus diesem Grund ist der gefällige Begriff des „Vermarkters" für die Kategorie der etwas feineren Händler entstanden. Ähnlich wie in der Branche des Auto-An- und -verkaufs, bei der es Händler mit Wohnwagenbüros auf einer Maschendrahtzaunparzelle gibt, andererseits aber auch Markenvertragshändler mit schmucken Autohäusern, unterscheiden sich auch Pferdehändler. Wer glaubt, gut beraten zu sein, sofort zu kaufen, wenn ihm ein S-Pferd, topgesund und leichtrittig, selbstredend zum sofortigen Turniereinsatz, für 3.000 Euro als einmaliges Schnäppchen angeboten wird, dem ist eigentlich nicht zu helfen. Nichtssagende Händlersprüche (im einschlägigen Jargon meist sofort per „Du"), z. B. „Mutti, auf dem reitet Deine Tochter nächstes Jahr gleich im Grand Prix mit" oder „den habe ich schon *Schockemöhle* angeboten, aber weil ihr so nett seid, sollt ihr ihn haben", sind kauzig bis amüsant, haben aber mit Seriosität nichts zu tun und sind im Hinblick auf die seit 2002 geltende Schuldrechtsreform u. U. für den Händler rechtlich als Anpreisung einer Beschaffenheit sogar garantiepflichtig. Manche Pferdeleute fallen darauf rein. Auch die verbreitete Masche eines großzügig eingeräumten Umtauschrechtes geht (trotz des seit 2002 geänderten Schuldrechts mit verbessertem Verbraucherschutz) in der Praxis vielfach voll zu Lasten des Käufers, weil er später zunächst aus Kostengründen den Rechtsweg scheut. Vorsicht ist auch geboten bei der Inzahlungnahme von Pferden. Zwar nehmen auch seriöse Pferdevermarkter ein akzeptables Pony, ein Fohlen oder ein Pferd in Zahlung. Dies tun sie aber nur nach genauester Untersuchung mit Vertrag, denn sie wollen den Vierbeiner in der Regel seriös weiter vermarkten. Nimmt jedoch ein Händler – ohne seriös und kenntnisreich nachzufragen – jedes beliebige Pferd gleich in Zahlung, so kann ein potenzieller Kunde davon ausgehen, dass auch sein neues Pferd auf diesem sorglosen Weg in den Stall des betreffenden Händlers gekommen ist.

Wenn man schon in einem dubiosen Händlerumfeld ein Pferd kaufen möchte, dann ist auch für „Schnäppchen" der schriftlich exakt formulierte Kaufvertrag, die tierärztliche Ankaufsuntersuchung, die genaue Beschaffenheitsvereinbarung und evtl. eine kompetente Beratung durch einen Fachmann (oder eine Fachfrau) obligatorisch.

Unseriöse Händler mögen diesen Aufwand allerdings nicht, was sich sehr schnell beim Verkaufsgespräch herausstellt, z. B.: „Wozu ein Tierarzt, habt ihr Geld zu viel, ich gebe euch doch ein Umtauschrecht!" Wenn aber ein Umtausch später vollzogen werden soll, nehmen solche Händler zwar Pferde bereitwillig zurück, doch wird erwartet, dass der Käufer dann ein anderes, meist viel teureres Pferd als Ersatz mitnimmt. Eine sofort wirksame „Geld-zurück-Garantie" ist dieses Umtauschrecht nicht. Meist muss ein Gericht später streitige Fälle dieser Art entscheiden – mit entsprechendem Prozesskostenrisiko auch für den Käufer.

Vermarkter

Manche Reitstall- und Pensionsbetreiber, aber auch Turnierrichter oder Pferdeausbilder nutzen ihre Kontakte, um Pferde zu vermarkten. Auf Turnieren werden sie häufig angesprochen, ob sie nicht vielleicht einen Käufer für dieses oder jene Pferd wüssten. Da

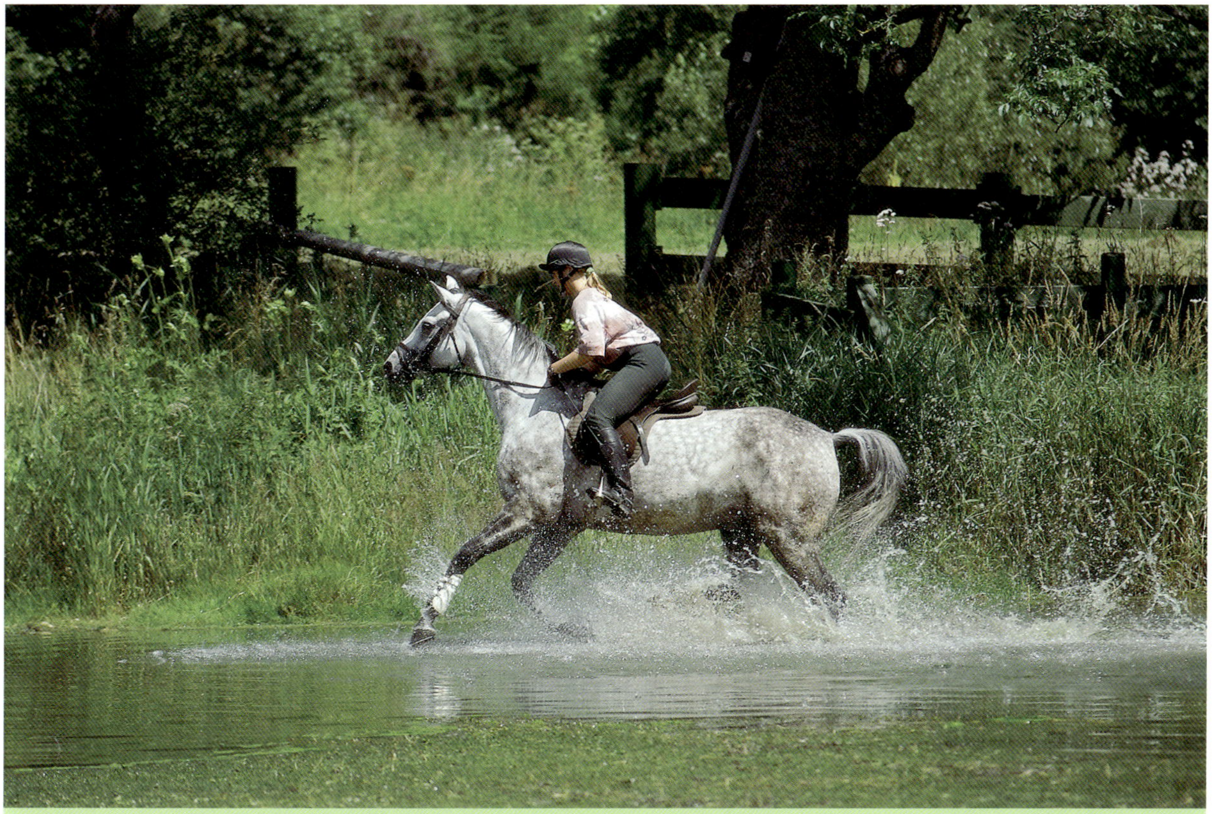

Die Verkaufsbezeichnung „Vielseitigkeitspferd" beinhaltet z. B. das Vertrautsein mit Wasserdurchquerungen.

sich Vermarkter an rund 40 Wochenenden des Jahres auf Turnierplätzen aufhalten, wissen sie auch im besten Fall, welches Pferd zu wem passen könnte. Ernsthafte, seriös arbeitende Vermarkter sind bemüht, korrekte Geschäfte abzuwickeln, sie haben einen Ruf zu verlieren, denn in der Turnierszene gilt der Satz: „Über zehn gut und seriös vermarktete Pferde spricht kaum jemand, aber nur ein einziges unseriöses Geschäft – und alle wissen darüber sofort Bescheid!" Gleiches wie für diese Einzelvermarkter oder Vermittler gilt für Vermarktungsställe, die teils auch mit Zuchtverbänden zusammenarbeiten. Wer hier als Interessent ein Pferd nachfragt und ausprobiert, wird als das behandelt, was er ist – als Kunde, der Beratung und Respekt verdient. In diesen Vermarktungsställen ist es wichtiger, sich (auch für die Zukunft!) einen zufriedenen Kunden zu erhalten, als das schnelle Geld in der Kasse gleich klingeln zu hören. Videoaufnahmen von Turnierteilnahmen der Verkaufspferde liegen in den meisten Fällen ebenso vor wie tierärztliche Atteste und aussagekräftige Abstammungsnachweise. Die dort angebotenen Pferde sind durchgeimpft und altersentsprechend dann auch bei der FN e. V. eingetragen. Mehrmaliges Ausprobieren wird (anders als in dubiosen Ställen) nicht als Zumutung oder Betriebshemmnis, sondern durchaus als verantwortungsvolles Nachdenken des Käufers über den Erwerb eines Lebewesens gewertet. Auch wenn in solchen Ställen die Pferde bestimmt zunächst einmal teurer sind, machen sich Beratung und Qualität auf Dauer immer bezahlt.

Provisionen

Provisionen sind Aufwendungen, die mit der Dienstleistung des Vermittelns (ähnlich wie bei einem Immobilienmakler) anfallen. Häufig werden Provisionen als unseriös eingeordnet (teilweise sind sie es auch). Hierbei ist Folgendes zu bedenken: Wenn ein Vermittler sich die Zeit nimmt und mit Kaufinteressenten von einem Stall zum anderen fährt, wenn im großen Stil Kunden aus dem Ausland vom Flughafen geholt, in Hotels einquartiert und bei der Pferdeprobe vom Vermittler beraten werden sollen, dann will der Vermittler seine Tätigkeit auch zu Recht angemessen und vereinbarungsentsprechend vergütet bekommen. Viele Wege des Vermittlers sind dabei aber auch umsonst, er hat u. U. einen großen Zeit- und Kostenaufwand, ohne jedes Mal gleich ein Geschäft zu vermitteln. Manchmal funktioniert die Vermittlung eines Pferdes schon durch ein einmaliges Telefonat und wiegt die übrigen vergeblichen Mühen dadurch wieder auf. Der Käufer eines Pferdes ärgert sich u. U. darüber, dass er für das Pferd „mehr“ bezahlen muss als nur den Kaufpreis. Die Provisionen betragen im Regelfall 10 % des Kaufpreises. Darüber hinausgehende Provisionsansprüche sind unseriös und rechtlich regelmäßig nicht durchsetzbar. Um sicher zu gehen, dass ein Pferdekaufbetreuer (ausgenommen Sachverständige – diesen ist die Annahme von Provisionen untersagt) wirklich das passende Pferd für den Käufer sucht und es nicht primär auf die Provision anlegt, sollte der Käufer mit ihm (statt einer Provision) einen pauschalen Betrag für die Vergütung seines Zeitaufwandes und seiner Dienstleistung festlegen. Sollte er dann obendrein noch eine Provision kassieren wollen, wäre das nicht statthaft.

Beschaffenheit

Der Begriff „Beschaffenheit“ stammt aus dem Vertragsrecht (siehe hierzu auch das Kapitel „Pferdekaufrecht“, Seite 219 ff.). Konkrete Leistungsmerkmale oder Eigenschaften des Pferdes werden vielfach vom Verkäufer zugesichert und bestimmen letztlich den Wert eines Pferdes. Ein Pferd, das leicht erregbar ist und aggressiv beißt und schlägt – aber sicher einen schweren Parcours mit 1,60 m hohen Hindernissen absolviert, ist als Familien- und Freizeitpferd gänzlich ungeeignet, es wäre für diesen Gebrauchszweck mit eklatanten Gebrauchsmängeln behaftet. Aber für einen Profi-Turnierreiter wäre ein solches Pferd (bezogen auf den völlig anderen Gebrauchszweck!) im saloppen Fachjargon „die absolute Granate“ im Stall, weil es – im Hinblick auf den speziellen Gebrauchszweck in Profihänden – die erforderliche Beschaffenheit aufweisen würde, es wäre aus dieser Sicht jedenfalls mangelfrei.

Die Bezeichnung „Dressurpferd“ oder „Springpferd“ enthält summarisch solche definitiv zugesicherten Eigenschaften, für die der Verkäufer haftet. Es ist wichtig, die Definition für solche Eigenschaften zu kennen. Nach den Kriterien des Verfassers ist „ein Dressurpferd oder ein Springpferd ein Pferd, welches mit der niedrigsten in der Prüfung zugelassenen Leistungsklasse eine Prüfung auf einem Turnierplatz, der von einem Landeskommissionsbeauftragten als uneingeschränkt bereitbar erklärt wurde, platzierungswürdig beenden kann“.

Für typische Freizeitpferde gibt es Beschaffenheitsergänzungen hinsichtlich der Straßenverkehrssicherheit, der Rittigkeit und des Umgangs. Für Vielseitigkeitspferde wird als Beschaffenheit das Vertrautsein mit typischen Geländehindernissen (u. a. Wasser, Gräben) ergänzt. Beschaffenheiten können veränderlich und unveränderlich sein. Unveränderliche Beschaffenheiten sind Größe (ausgewachsen ab siebenjährig), Abstammung, Signalement (Fellzeichnung, Abzeichen) und Geschlecht. Rittigkeit, Sozialverhalten, Verhalten beim Schmied oder Transportfrömmigkeit usw. sind veränderliche Kriterien. Drei Beispiele sollen die Sachverhalte verdeutlichen:

Beispiel A: Ein Unternehmer verkauft (laut tierärztlicher Untersuchung, die im normalen Rahmen ohne blutchemische Diagnostik stattfand) ein gesundes, lahmfreies Pferd. Bereits kurze Zeit nach Übergabe an den Käufer tritt aber bei diesem Pferd eine Lahmheit auf. Auch nach gründlicher und umfassender Therapie bleibt das Pferd lahm. Das ist Pech für den Käufer, demnach normales „Lebensrisiko“, denn da es sich beim Pferd um ein Lebewesen handelt – und das tierärztliche Gutachten nur den Istzustand am Verkaufstag beschreiben konnte – kann zunächst niemand zur Rechenschaft gezogen werden. Das Pferd hatte nämlich offensichtlich beim Verkauf noch die zugesicherte Beschaffenheit „lahmfrei“. Aber: Stellen sich durch irgendwelche Recherchen beweisbare Fakten heraus, die belegen, dass das Pferd bei der Kaufverhandlung und bei der tierärztlichen Untersuchung vorsätzlich vom Verkäufer (oder auf dessen Veranlassung hin von einem Dritten) gedopt war, dann handelt es sich um arglistige Täuschung mit den entsprechenden Rechtsfolgen zu Lasten des Verkäufers – die Beweislastfristen (siehe hierzu auch das Kapitel „Pferdekaufrecht“, Seite 219) gelten dann nicht.

Beispiel B: Ein Unternehmer verkauft explizit ein Pferd als „M-Springpferd“ mit diversen Platzierungen. Nach einigen erfolgreichen Hallenturnieren im E- und A-Bereich lässt sich der neue Eigner in der Leistungsklasse hoch stufen und startet in der „grünen Saison“ in Springen der Klasse L. Aber stets, wenn ein Wassergraben unter dem Sprung liegt, scheidet das Pferd nach drei Verweigerungen aus. Von anderen Reitern erfährt nun der neue Eigner, dass das Pferd nachweislich auch bei seinem Voreigentümer nicht über Wasser sprang und deshalb verkauft wurde. Da hier die für ein Springpferd wichtigen Beschaffenheitsfaktoren nicht zutreffen, kann das Pferd zurückgegeben werden, der Vertrag wird rückgängig gemacht und der Verkäufer ist zum Ersatz des entstandenen Schadens verpflichtet.

Beispiel C: Ein Springpferd wird von einem Unternehmer an einen Verbraucher verkauft. Aus Kostengründen verzichtet aber der private Käufer später auf den für dieses Pferd gewohnten Hufbeschlag. Bei Turnieren auf harten Plätzen scheidet das Pferd mehrfach aus. Der Käufer begehrt daraufhin Wandlung. Da jedoch der Beschlag mit zur Beschaffenheit des Pferdes gehört und sowohl im beim Kaufabschluss vorliegenden Equitax® als auch im tierärztlichen Gutachten festgehalten wurde, kann die Wandlung des Vertrags aufgrund der Beschaffenheitsveränderung (= keine Hufeisen), die der Käufer zu vertreten hat, nicht erfolgen.

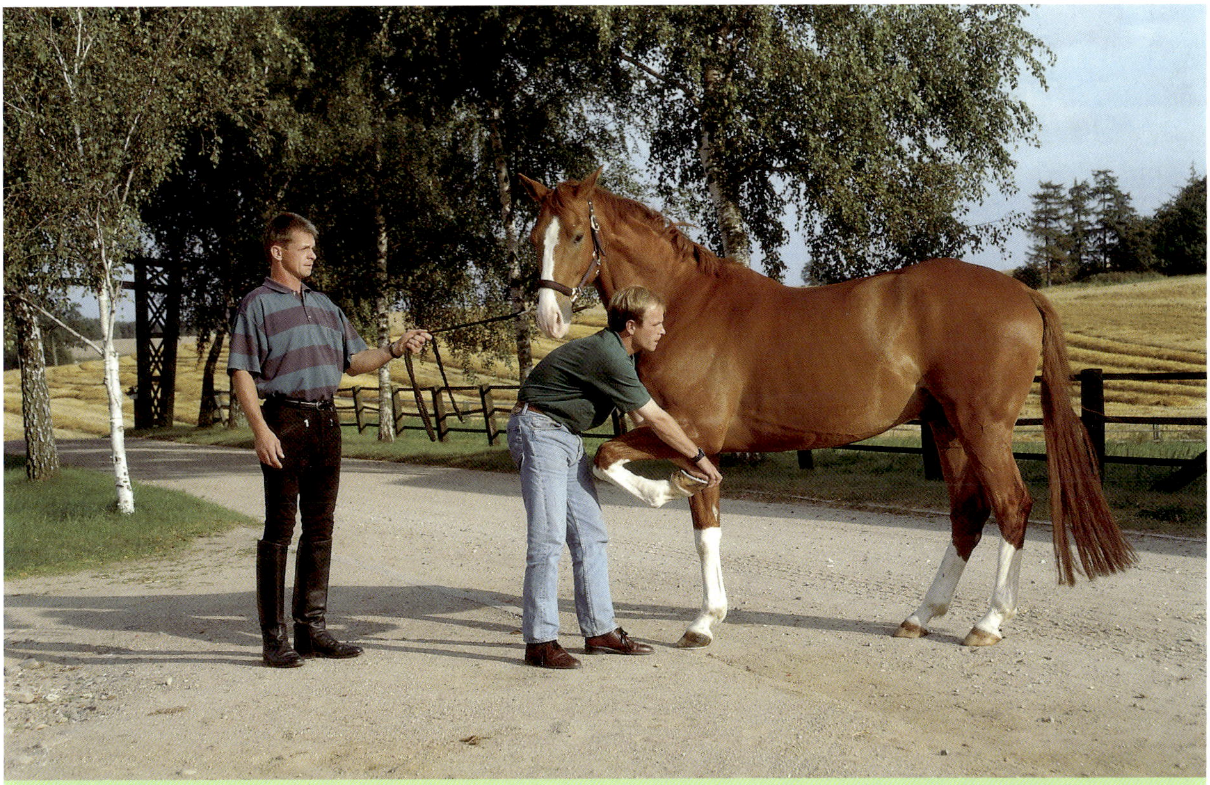

Bei der Ankaufs- bzw. Verkaufsuntersuchung kann eine Beugeprobe erste Hinweise auf Lahmheiten geben.

Tierärztliche Untersuchungsgutachten

Bei Untersuchungsgutachten im Hinblick auf An-/ Verkaufsgeschäfte wird die „Ankaufsuntersuchung" von der „Verkaufsuntersuchung" unterschieden. Zusätzlich gibt es noch eine „Gewährleistungsuntersuchung". Inhaltlich sind alle Untersuchungen nahezu gleich.

- Eine **Ankaufsuntersuchung** wird normalerweise vom Käufer in Auftrag gegeben und auch bezahlt – eine Verkaufsuntersuchung ist Sache des Verkäufers. Ein Pferd ohne Ankaufsuntersuchung zu kaufen, ist nahezu „sträflicher Leichtsinn", denn diese Begutachtung hat sowohl für den Käufer als auch für den Verkäufer im Grunde nur rechtliche Beweisvorteile. Eine standardisierte und für Deutschland einheitliche tierärztliche Untersuchung verhilft dazu, verdeckte Erkrankungen zu erkennen, die dem Laien beim Kauf eines Pferdes sonst verborgen bleiben würden (in Österreich und der Schweiz gibt es ähnliche Standards).
- Dagegen wird eine **Verkaufsuntersuchung** in vielen Fällen bereits vor Beginn einer Jungpferdeausbildung (im Hinblick auf einen späteren Verkauf) bzw. bei Auktionspferden durchgeführt. Der Grund für eine Verkaufsuntersuchung bei Jungpferden ist, vorab festzustellen, ob sich eine aufwändige Sportausbildung des jeweiligen Pferdes lohnt. Denn solche Pferde, die z. B. aufgrund entsprechender Untersuchungsbefunde erhebliche Probleme an den Knochen oder z. B. am Herzen aufweisen, würden – selbst bei bester Ausbildung – nie den kalkulierten Verkaufspreis erzielen, der durch eine umfangreiche Ausbildung kostenmäßig abzudecken wäre. Jede professionelle Pferdezucht und -ausbildung muss in einem richtigen Kosten-Nutzen-Verhältnis stehen, da macht es wirtschaftlich gesehen wenig Sinn, körperlich nicht 100 %ige Pferde besonders aufwändig für den großen Sport auszubilden. Deshalb die sog. Verkaufsuntersuchung.
- Die **Gewährleistungsuntersuchung** dient dem Käufer als Beweissicherung (wenn z. B. keine An- oder Verkaufsuntersuchung durchgeführt wurde) und findet nach Abschluss des Kaufvertrags und nach dem sog. Gefahrübergang, also der Übergabe des Pferdes an den Käufer, statt. Diese Untersuchung muss unmittelbar nach Übergabe erfolgen, sonst kann sie teils rechtlich als Beweis wertlos sein (z. B. könnte sich ein Pferd bereits beim Übernahmetransport verletzt haben, was dann aber kein Beschaffenheitsmangel ist). Der beauftragte Tierarzt überprüft bei einer solchen Untersuchung in genauer Kenntnis der ihm vorzulegenden Vertragsunterlagen, ob das Pferd den Ver-

tragsvereinbarungen im Hinblick auf die Faktoren Gesundheit, Beschaffenheit und vertraglicher Gebrauchszweck entspricht.

Die typische Ankaufsuntersuchung ist meist als „auflösende Bedingung" Bestandteil des Kaufvertrages. Das bedeutet: Stellt sich heraus, dass das Pferd krank ist, kommt der Vertrag nicht zustande. Die Untersuchung wird nach Einigung über alle Details sowie Vereinbarung des Kaufpreises zeitlich sofort nach Abschluss der Kaufverhandlung durchgeführt. Üblich ist eine sog. klinische Untersuchung (das ist keine stationäre Untersuchung in einer „Klinik", sondern die „normale" tierärztliche Untersuchung durch Augenschein, Betasten, Abhorchen usw.). Dabei wird nach einem vorgegebenen Untersuchungsgang das jeweilige Pferd untersucht. Ergänzt wird der „normale TÜV" (das ist der umgangssprachliche Jargon-Begriff für die Untersuchung) durch Röntgenbilder (das wäre dann ein „großer TÜV"). Auch bei den Röntgenbildern gibt es standardisierte Verfahren, so dass im Falle von Streitigkeiten die Ergebnisse der Ankaufsuntersuchungen nebst Röntgenbildern auch vor Gericht als Gutachten Beweiskraft haben. Der Käufer legt – in Absprache mit dem Verkäufer – den Rahmen und den Umfang fest (z. B. weitere Untersuchungen wie Dopingnachweise oder besondere Röntgenaufnahmen, die im standardisierten Verfahren nicht vorgesehen sind).

Wichtig für jeden Vertragsbeteiligten ist, dass eine tierärztliche Untersuchung Diagnosen erstellt, die zwar einen Status als „Istzustand" darstellen, aber keine sichere Zukunftsprognosen über das Pferd und seine künftige individuelle Leistungsfähigkeit beinhalten können. Mit anderen Worten ausgedrückt: Der Tierarzt ist Naturwissenschaftler, aber kein Hellseher! Entscheidend ist z. B. der folgende Schlusssatz eines Untersuchungsgutachtens: „Zum Zeitpunkt der Untersuchung liegen keine Erkrankungen vor, die einen sportlichen Einsatz des Pferdes ausschließen". Ob aber der spätere sportliche Einsatz gesund überstanden wird, ob er erfolgreich ist oder nicht, kann gutachtlich nie prognostiziert werden, dies wäre eine Überforderung des tierärztlichen Gutachters.

Häufig stellt sich die Frage nach der besten Tierarztwahl – eigener Tierarzt oder Tierarzt des Verkäufers? Diese Frage ist einfach zu beantworten: Jeder Tierarzt erstellt ein Gutachten, für das er persönlich sowohl zivilrechtlich als auch nach Standesrecht und im Zweifel auch nach dem Strafrecht haftet. Kein seriös arbeitender approbierter Tierarzt wird sich zu einer strafrechtlich relevanten vorsätzlichen Täuschungshandlung oder zu einem arglistigen Verschweigen von Fakten im Hinblick auf ein Geschäftsinteresse des Verkäufers verleiten lassen. Eine so zu interpretierende Befangenheit (die gelegentlich unterschwellig mit dem Begriff „Gefälligkeitsgutachten" vermutet wird) ist – nach den Erfahrungen des Verfassers als tierärztlicher Gutachter – bisher nach Inkrafttreten der Schuldrechtsreform auch so nirgends belegt worden.

Wichtig Die Röntgenklassen

Klasse I = Röntgenologisch ohne besonderen Befund sowie Befunde, die als anatomische Formvarianten eingestuft werden.
Klasse II = Befunde, die gering von der Norm abweichen, bei denen klinische Erscheinungen unwahrscheinlich sind.
Klasse III = Befunde, die deutlich von der Norm abweichen, bei denen klinische Erscheinungen aber wenig wahrscheinlich sind.
Klasse IV = Befunde, die erheblich von der Norm abweichen, bei denen klinische Erscheinungen wahrscheinlich sind.

Sehr wohl gibt es gelegentlich unter Tiermedizinern bei unklaren Strukturen gewisse Interpretationsunterschiede in der Bewertung von Röntgenaufnahmen, was aber nichts mit Täuschungshandlungen gemein hat. Röntgenbefunde werden häufig in Kategorien eingeteilt, über deren Nutzwert unter Fachleuten heute durchaus streitig diskutiert wird. Eine Unterteilung in Zwischengrößen (z. B. Klasse I–II) ist möglich.

Im Rahmen des klinischen Untersuchungsganges ist stets der Passus „Vorherige Erkrankungen" enthalten. Der Tierarzt des Käufers, der das Pferd im Normalfall am Tag der Untersuchung zum ersten Mal sieht und untersucht, kann darüber keinerlei Auskünfte geben, weshalb die Eintragung im Gutachten lautet: „Nicht bekannt". Der Tierarzt des Verkäufers allerdings ist verpflichtet, alle ihm bekannten vorherigen Erkrankungen des zu begutachtenden Pferdes mitzuteilen, wenn er denn (allerdings nur mit Genehmigung des Verkäufers) vom Käufer mit der Ankaufsuntersuchung beauftragt und damit vom Verkäufer von seiner tierärztlichen Schweigepflicht entbunden wurde.

Der Haustierarzt des Verkäufers ist zwar nicht verpflichtet, Banalitäten wie Schrammen oder jedes Hufgeschwür anzugeben, aber er muss z. B. ihm bekannte bzw. von ihm behandelte längerfristige Hustenerkrankungen, häufige Koliken oder Sehnenerkrankungen des Pferdes als Vorerkrankungen eintragen. Insofern kann die Beauftragung des Haustierarztes, der den Bestand des Verkäufers betreut, gerade für den Käufer durchaus mehr Informationen liefern – die Gefahr von sog. Gefälligkeitsgutachten ist u. a. aus diesen Gründen praxisfern.

Ingolf Bender: Pferdekaufrecht

Rechtsänderung seit 2002

Das Vertragsrecht des Bürgerlichen Gesetzbuches (Abk.: BGB) enthält seit 2002 neue Regelungen, die auch für den Pferdekauf gelten. Es wurde die Verbrauchsgüterkaufrichtlinie 1999/44/EG vom 25.05. 1999 in deutsches Recht umgesetzt – was die Streichung des speziellen Viehkaufrechts, das vor 2002 auch für Pferde galt, bewirkte. Beim alten Viehkaufrecht handelte es sich um die „Kaiserliche Verordnung von 1899", die Bestandteil der alten BGB-Fassung war. Aufgrund der Rechtsänderung wurden die Gewährsmängel (sog. Hauptmängel: Dummkoller, Dämpfigkeit, Koppen, Kehlkopfpfeifen, Rotz und periodische Augenentzündung) durch Neuregelungen abgelöst. Zwar war das bis 2002 geltende Pferde-(Vieh-)kaufrecht (soweit es nicht im Einzelfall vertraglich durch andere Abmachungen ersetzt wurde) relativ einfach zu handhaben, doch wirkte es für den Käufer zumindest tendenziell ungerecht. Denn die Haftung eines Pferdeverkäufers beschränkte sich nach altem Recht nur auf sehr kurze Fristen, sog. Gewährsfristen. Entdeckte der Käufer einen Mangel später, hatte er keine Rechte mehr – und bereits sechs Wochen nach dem Ende der Gewährsfrist verjährten die Ansprüche, wenn vom Käufer nicht vorher Klage bei Gericht eingereicht wurde. Nach altem Recht standen dem Käufer Schadenersatzansprüche nur zu a) bei Zusicherung einer Eigenschaft, b) im Falle der Arglist und c) bei der sog. positiven Vertragsverletzung. Für den Verkäufer hatte das alte Recht den Vorteil, ziemlich schnell Rechtssicherheit zu haben.

Mit der nun geltenden Neuregelung sind vom Gesetzgeber nicht etwa spezielle Verbesserungen nur für den Pferdekauf eingeführt worden, sondern bewusst (gegen den Widerstand vieler Fachleute sowie der Pferdeverbände) wurden rechtlich die gleichen Regelungen, wie sie im übrigen Schuldrecht/Verbrauchsgüterrecht (z. B. beim Kaufvertrag über eine bewegliche Sache) gelten, auch für den Pferdekauf eingeführt. Dadurch ergeben sich auf weitere Sicht noch viele ungeklärte Fragen, weil Pferde Lebewesen sind und eben nicht – wie es das BGB festlegt – Verbrauchsgüter wie Autos oder Waschmaschinen! Insofern sind die nachfolgenden allgemeinen juristischen Erläuterungen im konkreten Einzelfall immer um evtl. aktuelle Rechtsänderungen bzw. spezielle Auslegungen zu ergänzen, die sich z. B. aus weiteren Gerichtsentscheidungen ergeben können. Es ist z. B. üblich, Pferde generell als „gebrauchte Sachen" zu bezeichnen (und deshalb die Gewährleistungsfrist von zwei auf ein Jahr zu reduzieren; siehe Seite 222). Noch nicht entschieden ist aber, wann ein Pferd als „neu hergestellte Sache" gilt!

Status „Verbraucher oder Unternehmer"

Wichtig sind für Geltung und Anwendung der BGB-Vorschriften zunächst sog. Statusfragen. Zu klären ist immer bei einem Pferdekauf bzw. -verkauf vor jedem Vertragsabschluss, ob jemand als (gewerblicher Händler) „Unternehmer" oder (privater) „Verbraucher" einen Kaufvertrag abschließt. Danach richtet sich nämlich, ob und wie die gesetzlichen Regelungen durch vertragliche Vereinbarungen abgeändert werden können oder nicht. Zwischen gleichgeordneten Vertragspartnern (= entweder zwei private Verbraucher, die miteinander einen Vertrag schließen oder zwei gewerbliche Unternehmer, die einen Vertrag schließen) kann nach wie vor allerdings alles vertraglich frei geregelt werden. Die BGB-Vorschriften sind unter gleichgeordneten Vertragspartnern „abdingbar" – das Gesetz greift dann nur mit seinen Regelungen, wenn Sachverhalte zwischen den Partnern nicht eindeutig vereinbart wurden und Streitigkeiten zu klären sind. Schriftform ist für den Kaufvertrag zwar nicht vorgeschrieben, aber immer anzuraten.

: Die BGB-Vorschriften regeln also letztlich in erster Linie den Vertragsabschluss (einschließlich Haftung und Verjährung) zwischen ungleichen Parteien beim Verbrauchsgüterkauf, bei dem auf der einen Seite ein (privater) Verbraucher und auf der anderen Seite ein Unternehmer/Gewerbetreibender (z. B. Pferdehändler) steht. Dann sind die gesetzlichen Regelungen (anders als unter nur privaten Vertragspartnern, wo jeder „Verbraucher" ist!) deshalb nahezu unabdingbar (= nicht änderbar).

Das bedeutet auch, dass die Regelungen wiederum „abdingbar" sind durch individuelle Vereinbarungen, wenn Verträge zwischen (gleichgeordneten) gewerblichen Unternehmern (z. B. Pferdehändler verkauft einem Reitstallbetreiber ein Pferd) geschlossen werden. Es kann andererseits selbstverständlich auch ein Unternehmer/Gewerbetreibender aus einer „Nicht-Pferde-Branche" (z. B. ein Gastwirt) als Privatmensch ein Pferd für seine privaten Zwecke kaufen oder es aus seinem privaten Besitz verkaufen, dann wäre er privater Käufer bzw. privater Verkäufer und die Verträge könnten (wenn der andere Vertragspartner auch ein Verbraucher ist) frei vereinbart werden! Unsicherheiten über den Status ergeben sich z. B. bei Landwirten oder auch nichtlandwirtschaftlich tätigen Hobbyzüchtern, die Pferde halten und mehr oder weniger regelmäßig verkaufen! Hier sind noch viele Fragen offen und häufig sind es Details, die rechtlich bei der Statusdefinition strittig sein können. Bei Unsicherheiten empfiehlt es sich, stets einen mit dieser Materie erfahrenen Rechtsanwalt zu befragen (vorher sollte über dessen Honorar gesprochen werden, es richtet sich in der Regel entsprechend der Gebührenordnung nach dem Wert des beabsichtigten Geschäftes!). Auch die Justizabteilung der Deutschen Reiterlichen Vereinigung e.V. (FN) kann zu Statusfragen an Mitglieder Auskunft geben.

Fehlerbegriff

Durch die Rechtsänderung ist auch der subjektive Fehlerbegriff in den Vordergrund gerückt. Zur Beantwortung der Frage, wann ein verkauftes Pferd fehlerfrei ist, muss zunächst (soweit im Detail vertraglich festgelegt) die Beschaffenheitsvereinbarung der Vertragsparteien geprüft werden.

Wurde nichts Konkretes zur Beschaffenheit vertraglich vereinbart, dann ist ein Pferd fehlerfrei (= keine Mängel), wenn es sich für die nach dem Vertrag vorausgesetzte Verwendung eignet und eine Beschaffenheit aufweist, die bei Tieren gleicher Art üblich ist und die der Käufer nach der Art des Tieres erwarten kann. Auch Werbeaussagen (z. B. in Verkaufsanzeigen) sind u. U. verbindliche Beschaffenheitsbeschreibungen mit entsprechender Rechtswirkung.

Bei Prozessen kommt nunmehr seit der Neuregelung hippologischen Sachverständigen noch stärker entscheidende Bedeutung zu, denn nach altem Recht waren nur gesundheitliche Mängel (soweit nichts anderes in einem Vertrag vereinbart wurde) maßgebend. Nun können auch andere Mängel bedeutsam sein, z. B. der Ausbildungsstand eines Gespannpferdes, das Springvermögen eines Turnierpferdes, die Töltveranlagung eines Turnier-Islandpferdes, die Scheufreiheit und Anfängertauglichkeit eines Freizeitpferdes oder die Ausgeglichenheit eines Pferdes für Voltigierzwecke. Wer konkrete Beschaffenheiten als Verkäufer zusichert, der haftet dafür. Der starke Schutz des Käufers als Verbraucher gegenüber Unternehmern, die als gewerbliche Verkäufer mit Pferden handeln, der durch diese Gesetzesänderung verankert worden ist, kann (so sehr eine Verbesserung der Rechtsstellung eines Verbrauchers auch sinnvoll ist) beim Pferdekauf bzw. -verkauf nicht immer für beide Seiten fair praktiziert werden. Er geht u. U. zu Lasten derer, die Pferde züchten, ausbilden und reell verkaufen wollen. Denn das BGB regelt, dass ein Pferd, welches ein Profi an einen Privatkunden verkauft, auch maximal noch nach zwei Jahren wegen nicht vorhandener, wohl aber beim Kauf zugesicherter Eigenschaften/Beschaffenheiten zurückgegeben werden kann. Obendrein wird vom Verkäufer eines mangelhaften Pferdes dann nicht nur die Rücknahme erwartet, sondern auch die Erstattung sämtlicher Auslagen wie Boxenmiete, Hufbeschlag, Wurmkuren etc. Im Extremfall, z. B. bei unseriöser Anpreisung des Pferdes, macht diese Regelung sehr wohl Sinn, um den „schwarzen Schafen" im Pferdegeschäft das Handwerk zu legen. In praxi wird jedoch heute durchaus schon mal von „windigen" Käufern versucht, ein Pferd zwei Jahre zu nutzen und es dann unter einem „an den Haaren herbeigezogenen", aber schwierig zu widerlegenden Vorwand zurückzugeben. Leidtragende bei und nach den dann folgenden kostenträchtigen gerichtlichen Auseinandersetzungen sind am Ende oft die Pferde.

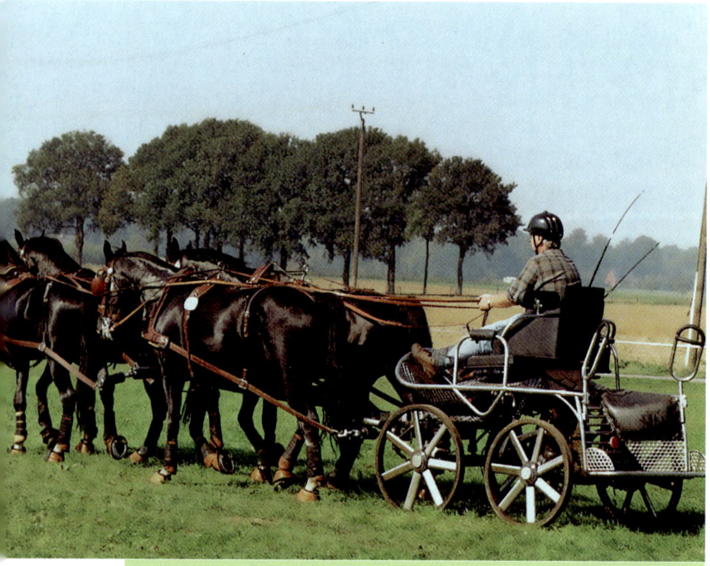

Gespannpferde sind vor Kauf immer ausreichend zu testen.

Sachmängelhaftung

Wie oben schon erwähnt, ist ein Pferd im Rechtssinne eine Sache. Beim Kauf einer Sache ist Rechtsfolge eines Mangels in der Beschaffenheit, dass der Käufer zunächst einmal einen Nachlieferungs- oder Nachbesserungsanspruch hat, wobei dem Käufer das Wahlrecht zwischen diesen beiden Ansprüchen zusteht. Im Gegensatz zum Werkrecht, wo der Werkunternehmer (z. B. Handwerker) die Wahl zwischen Nachlieferung und Nachbesserung hat. Erst wenn die „Nachlieferung oder Nachbesserung" scheitert (was bei Pferden, deren Beschaffenheit nicht stimmt, in der Regel immer der Fall ist), kann der Pferdekäufer vom Vertrag zurücktreten und, sofern der Verkäufer den Mangel zu vertreten hat (§ 276 BGB), Schadenersatzansprüche nach §§ 280, 281 ff. BGB geltend machen. Wichtig: Es hat nun der Käufer das Recht zur Minderung des Kaufpreises, wenn er das Pferd (weil er sich daran gewöhnt hat) – trotz mangelnder Beschaffenheit – behalten möchte. Das war nach dem alten Recht ohne besondere Vereinbarung nicht möglich, der Käufer musste, um sein Geld zu bekommen, das Pferd immer zurückgeben.

Handelt es sich beim Verkäufer um einen Unternehmer im Sinne von § 14 BGB, so kann er gemäß § 475 BGB die Sachmängelhaftung (mit Ausnahme des

Schadenersatzes) nicht ausschließen. Dies würde eine unzulässige Umgehung des § 437 BGB darstellen. Es ist ihm als Unternehmer auch nicht erlaubt, die Klausel „gekauft wie gesehen" wirksam zu vereinbaren (das kann wohl unter allen gleichgeordneten Vertragspartnern so vereinbart werden!). Ein Gewährleistungsausschluss ist durch einen Unternehmer weder durch eine individuelle Vereinbarung noch durch den Gebrauch von „Allgemeinen Geschäftsbedingungen" möglich. Lediglich die Haftung für Schadenersatzansprüche, die auf einfacher oder grober Fahrlässigkeit nach §§ 276, 278 BGB beruhen, können unter Umständen durch den Unternehmer individuell ausgeschlossen werden. In „Allgemeinen Geschäftsbedingungen" kann lediglich die Haftung für einfache Fahrlässigkeit ausgeschlossen werden, solange nicht das Leben, der Körper oder die Gesundheit betroffen sind. Im Übrigen gelten §§ 307–309 BGB. Auf einen wirksamen Haftungsausschluss kann sich der Verkäufer gemäß § 444 BGB allerdings nicht mehr berufen, wenn er arglistig einen Mangel verschwiegen oder eine (falsche) Beschaffenheitsgarantie abgegeben hat!

Handelt es sich z. B. um zwei private Verbraucher, die untereinander einen Kaufvertrag schließen, dann kann vertraglich die Sachmängelhaftung eingeschränkt oder auch ganz ausgeschlossen werden. Wird beispielsweise unter Verbrauchern vereinbart, „gekauft wie gesehen", stellt dies einen vollständigen Ausschluss der Gewährleistungsrechte des Käufers dar. Tritt innerhalb der maximal zweijährigen Verjährungszeit nun ein Mangel auf, so haftet der private Verkäufer nur, wenn ihm dieser Mangel bekannt war und er ihn arglistig gegenüber dem Käufer verschwiegen hat.

Beschaffenheit

Unter der Beschaffenheit eines Pferdes werden im Wesentlichen sowohl gesundheitliche als auch alle Interieur- und Exterieurkriterien, die als bestimmende Eigenschaften/Faktoren für Umgang und Nutzung maßgeblich sind, verstanden. Zum Verständnis der sehr differenziert zu beurteilenden Beschaffenheit im Rechtssinne sei verwiesen auf die im Kapitel „Pferdekauf" erläuterten Beispiele (Seite 216). Für den Käufer wie für den Verkäufer gilt es festzustellen und möglichst auch schriftlich festzuhalten, welche Beschaffenheiten das Pferd zum Zeitpunkt des Kaufs aufweist. Nur hierdurch weiß der Verkäufer genau, was er verkauft (und wofür er zu haften hat!) und der Käufer kann belegen, was er gekauft hat (und was ihm nicht zugesichert wurde!). Um dieses alles abzusichern, sind Zeugen alleine wenig beweiskräftig, denn denen wird es schwer fallen, sich auch noch nach einiger Zeit bei einem möglichen Rechtsstreit genau an

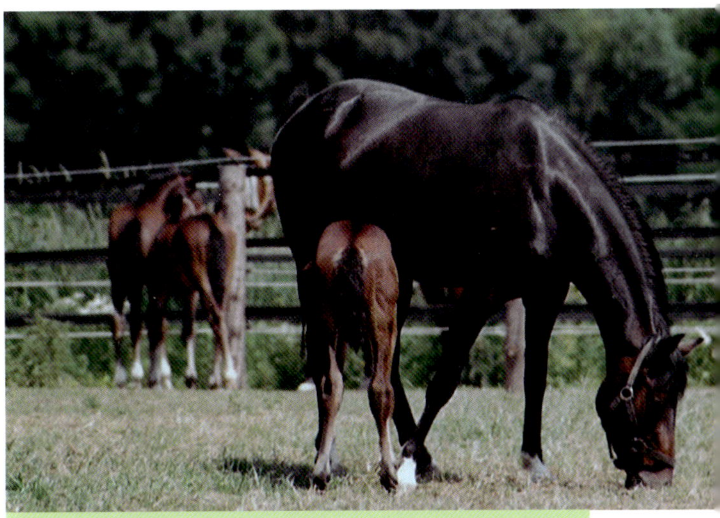

Zuchtpferde/Fohlen kauft man am besten erst nach den jährlichen Verbands-Prämierungen, bei denen sie objektiv bewertet werden.

konkrete mündlich abgesprochene Details zu erinnern. Die Beschaffenheit der Rittigkeit kann z. B. ein Video von Proberitten belegen, aber alle zugesicherten Eigenschaften zu filmen, dürfte schwierig bis unmöglich sein.

Ein sicherer Weg der Beschaffenheitsbeschreibung von Pferden ist das sog. Equitax®. Geprüfte hippologische Sachverständige erfassen hierbei standardisiert und bundesweit einheitlich über 60 Parameter des Pferdes. Vom Verhalten auf der Stallgasse über die Ausrüstung, den Hufbeschlag bis hin zur Rittigkeit ist nahezu alles enthalten, um das jeweilige Pferd exakt zu beschreiben. Entscheidend bei der Beschreibung des Verhaltens unter dem Sattel ist dabei immer der Verwendungszweck des Pferdes.

Das Zertifikat Equitax® wird im Einvernehmen mit beiden Vertragspartnern gestaltet; beide Parteien (Käufer und Verkäufer) erhalten je eine Expertise – ein tierärztliches Gutachten wird dadurch aber nicht ersetzt. Sinnvoll ist ein solches Equitax® allein schon vor dem Hintergrund, dass der unparteiische Sachverständige emotionslos das Pferd begutachtet und für seine Feststellungen auch haftet. Genau wie der Tierarzt die gesundheitliche Beschaffenheit dokumentiert und in einem Gutachten festhält (siehe hierzu die Ausführungen auf Seite 217), geschieht dies bei den übrigen Beschaffenheiten des Pferdes über das Equitax® (Anschrift siehe „Anhang", Seite 393).

Auch ohne spezielle Gutachtenerstellung wie Equitax® empfiehlt es sich für jeden nur unzureichend erfahrenen Pferdekäufer, die allgemeinen Beratungsdienste von hippologischen Sachverständigen in Anspruch zu nehmen. Diese Dienstleister sind unparteiisch, verschwiegen und zur Beratung nach bestem

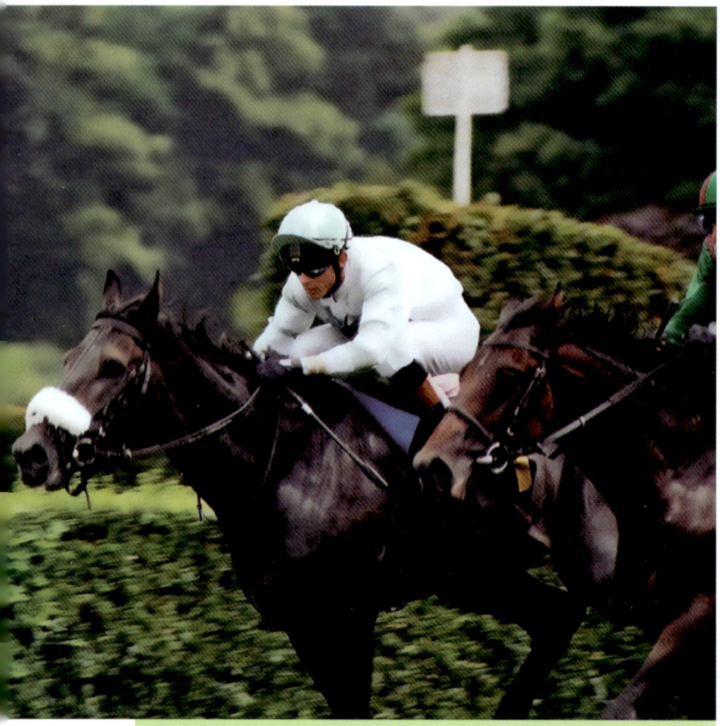

Rennpferdehandel ist Profisache, mit aufwändigen Gutachten.

Wissen und Gewissen verpflichtet. Informationen über ein Turnierpferd sind auch bei der FN e.V. in Warendorf zu erhalten. Häufige Besitzerwechsel sowie viele Nennungen bei geringen Erfolgen, die Orte und damit die Qualität der Erfolge sowie die Leistungsklasse des Reiters, der die Erfolge errungen hat, sind ebenso interessante wie wichtige Anhaltspunkte für den Wert des Pferdes.

Haftungsfristen

Für die Haftung hat der Gesetzgeber Fristen eingeräumt. Nur bei gebrauchten Sachen – und als solche werden Pferde rechtlich behandelt – kann der unternehmerisch tätige Verkäufer die Sachmängelhaftung jedoch von den gesetzlichen zwei Jahren auf ein Jahr beschränken.

Tritt eine Beschaffenheitsabweichung innerhalb der ersten sechs Monate nach dem Kauf auf, so gilt (beim Kauf vom Unternehmer!) die Beweislastumkehr. Während beim Vertrag zwischen privaten Verbrauchern der Käufer beweisen muss, dass der aufgetretene Mangel bereits beim Kauf vorlag, wird beim Kauf vom Unternehmer per Gesetz davon ausgegangen, dass der Mangel, der innerhalb der ersten sechs Monate aufgetreten ist, bereits beim Kauf vorhanden gewesen ist. Diese Regelung ist jedoch nur anwendbar, soweit sie mit dem Mangel vereinbar ist. Erst nach Ablauf der sechs Monate muss der Käufer (beim Kauf vom Unternehmer!) beweisen, dass die Abweichung auch schon vor dem Kauf bestanden hat. Nicht davon betroffen ist die „arglistige Täuschung“ (die z. B. vorliegt, wenn jemand als Verkäufer vorsätzlich einen gravierenden Mangel verschweigt oder das Pferd dopt, um den Käufer zu täuschen), hierbei gilt gesetzlich eine Verjährungsfrist von zehn Jahren.

Kaufvertragsform

Aus juristischer Sicht und aus Gründen besserer Beweislage empfiehlt es sich, stets einen schriftlichen Vertrag zu schließen oder ansonsten per Handschlag (dann aber mit Zeugen) ein Pferd zu kaufen bzw. zu verkaufen. Ein Unternehmer als gewerblicher Verkäufer hingegen ist gut beraten, (auch wenn Zeugen vorhanden sind) immer eine umfassende Beschaffenheitsbeschreibung in einen schriftlichen Vertrag aufzunehmen. Im Zweifel konsultiere man einen Rechtsanwalt.

Kann ein Verkäufer weder den amtlich für alle Equiden vorgeschriebenen Pferdepass noch die separate Eigentumsurkunde vorweisen oder sind diese Dokumente angeblich spurlos verschwunden, gar verdächtig dubios ausgefüllt oder stimmt das vorgestellte Pferd nicht einwandfrei mit der Beschreibung im Pass überein, dann sollte vor Klärung aller Zweifel bzw. Ausstellung von Ersatzdokumenten durch den zuständigen Verband kein Kaufvertrag abgeschlossen werden. Das Pferd könnte gestohlen sein, rechtmäßiger Eigentumserwerb ist dann nicht möglich. Ein Vertrag wäre nach bürgerlichem Recht nichtig oder zunächst schwebend unwirksam.

Damit ein schriftlicher Kaufvertrag Beweiskraft hat, sind wenigstens folgende Angaben wichtig:

Name und Adresse des Verkäufers und des Käufers; Status = Angabe, wer von den Vertragspartnern gewerblich oder privat den Vertrag schließt; Name des Pferdes und Lebensnummer; Kaufpreis und Zahlungsmodalitäten; Zeitpunkt des Gefahrenüberganges sowie Übergabe der Originale des Equidenpasses und der separaten Eigentumsurkunde; Nummer des tierärztlichen Gutachtens; Nummer des Equitax®; Beschaffenheitsbeschreibung sowie der ausdrückliche Ausschluss von über die Beschaffenheitsbeschreibung hinausgehenden Zusicherungen; Ausschluss von Erkrankungen als Wandlungsgrund, auf die in der vom Käufer an Umfang bestimmten Ankaufsuntersuchung nicht untersucht wurde; Festlegung der Fristen (ein oder zwei Jahre) sowie Datum und Unterschriften der Vertragspartner.

Peter Kreinberg: Umgang

Grundsätze

In der Kulturgeschichte der Menschheit hat die Mensch-Pferd-Beziehung besondere Bedeutung erlangt. Pferde wurden – neben den viel früher schon gezähmten Hunden und Rindern – die wichtigsten Haus- und Nutztiere. Schon sehr früh erkannte man die Notwendigkeit „geregelter Umgangsformen“, um die Fähigkeiten von Pferden optimal nutzbar zu machen. Der Mensch musste Wege finden, um Pferden seinen Willen zu vermitteln, er suchte eine Verständigungsebene. Da Pferde sozial lebende Tiere sind, verfügen sie (wie der Mensch) über gut ausgeprägte Fähigkeiten zur Kommunikation. Untereinander dienen vorwiegend „Körpersprache“ (Körperhaltung, Gestik, Positionierung), aber auch einige Laute und das Absetzen von Exkrementen dazu, mit den Mitgliedern der Gruppe zu kommunizieren (siehe hierzu auch die Ausführungen im Kapitel „Verhalten“ auf Seite 45 ff.). Durch Signale und Reize werden grundsätzliche Verhaltensmuster („Normalverhalten“) ausgelöst, z. B. Flucht- und Selbstschutzmechanismen, Erkundungstrieb, soziale Kontaktaufnahme, Sexualverhalten, Territorialverhalten und Nahrungsaufnahme. Dabei stellen sich Pferde zwar im Rahmen ihrer natürlichen Verhaltensmuster stets aktuell auf ihre Umgebung ein, doch haben einmal gemachte Erfahrungen eine über den Moment hinaus gehende, lang anhaltende Wirkung, das Pferd behält sie in seinem sehr guten Gedächtnis. Solche Erfahrungen, teils traumatisch (= schockartig), können zu nicht immer vorhersehbaren Reaktionen führen. Insofern sind Pferde nie absolut berechenbar.

Es hat sich für ein Fluchttier in der Evolution als sehr sinnvoll erwiesen, schnell im Zusammenhang mit Gefahren zu lernen und Derartiges nicht schnell wieder zu verlernen. Flucht bei Gefahr (sei sie objektiv oder subjektiv) ist sehr rational! Um sich wohl zu fühlen und Sicherheit zu finden sowie letztlich ohne chronischen Stress leben zu können (siehe hierzu auch die Ausführungen zum Kapitel „Abwehrsystem und Stress“ auf Seite 28 ff.), braucht jedes Pferd ein intaktes Sozialgefüge und eine verständlich geordnete Kommunikation.

Wirksame Kommunikationsmethoden, die der Mensch anwendet, um sich Pferden gegenüber zu artikulieren, müssen das Normalverhalten des Pferdes berücksichtigen, die Ausdrucksformen der Kommunikation müssen denen ähneln, die von Pferden untereinander im natürlichen Umfeld praktiziert werden. Pferdegemäße Kommunikationsmethoden unterscheiden sich aber in einigen wesentlichen Punkten von denen, die unter modernen Menschen im urbanisierten Umfeld gebräuchlich sind. Die notwendige Verständigung geschieht durch Signale. Dies ist zwischen Mensch und Tier zunächst einmal ziemlich gleich. Art und Bedeutung der Signale aber sind unterschiedlich. Verständigungssignale zum Zwecke der Willensübermittlung setzen beim Menschen und beim Pferd überwiegend Lernprozesse voraus. Eine eindeutige, unmissverständliche Kommunikation ist aber nur eine der Voraussetzungen für ein kontrolliertes und harmonisches Miteinander. Oft kommt es bereits zu Missverständnissen zwischen Mensch und Pferd, weil das Tier instinktiv (= gefühlsmäßig-unwillkürlich) reagiert und dabei artgemäße Verhaltensmuster („Normalverhalten“) zeigt und der (uninformierte) Mensch dessen Handlungen völlig falsch interpretiert!

Verhaltensbeispiele

Abgesehen von den Momenten, wo ein Pferd auf Signal auftrainiertes Verhalten bzw. vom Menschen anderweitig beeinflusstes Verhalten zeigt, handelt es immer im Rahmen der zu seiner Art gehörenden Verhaltensmuster. Über Körpersprache verständigen Pferde sich in allen Belangen des sozialen Zusammenlebens und der Gefahrenabwehr. Durch eindeutige Signale, z. B. durch Anlegen der Ohren oder unruhiges Schlagen mit dem Schweif, vermitteln sie ihre Gefühle oder ihren Willen. Doch auch Körperhaltung und Positionierung sind Mittel der Verständigung. Abhängig von den „Rahmenbedingungen“, unter denen Pferde aufwachsen oder leben, sind die fundamentalen Verhaltensmuster individuell mehr oder weniger stark ausgeprägt beobachtbar. Alle ererbten Verhaltensmuster können aber jederzeit von jedem Pferd voll aus dem natürlichen Verhaltensrepertoire aktiviert werden. Wer Pferde hält oder mit ihnen umgeht, sollte sich deshalb realistisch mit der Gesamtheit des natürlichen Grundverhaltens von Pferden vertraut machen und seine eigenen Handlungen stets darauf abstimmen, um unliebsame Überraschungen mit schlimmen Folgen zu vermeiden! Drei besonders ausgeprägte Verhaltensbereiche stehen im Vordergrund und müssen im Umgang besondere Beachtung finden. Das sind der Herdentrieb, das Selbstschutz- und Fluchtverhalten und der Sexualtrieb. Beim täglichen Umgang können sich primär daraus Umgangsprobleme ergeben, die nachfolgend beispielhaft erläutert werden.

Herdentrieb

Pferde haben eine instinktive Hemmschwelle, einen Sozialverband oder ein bestimmtes Areal (Gruppe, Stall, Weide) zu verlassen, da vorwiegend die Gemeinschaft oder die vertraute Örtlichkeit Sicherheit und Geborgenheit bieten.

Beispiel: Ein Reiter möchte ein junges Pferd, das während des Sommers mit einer Artgenossengruppe auf einer großen Koppel lief, von dort wegbringen. Es lässt sich nur zögerlich fortführen, wird öfter stehen bleiben, wiehernd zu seinen Artgenossen Kontakt aufnehmen und vielleicht sogar versuchen, sich umzuwenden und eventuell sogar loszureißen oder zu steigen. Obwohl das Pferd vorher entsprechend auf ein Folgekommando zum Führen trainiert wurde, verweigert es das Vorwärtsgehen. Sein Herdentrieb ist zu stark. Kurzfristig ist dieses Verhalten ohne starke Gewaltanwendung (die aber keine Verhaltensänderung garantiert) nicht zu verändern. Nur durch ein sinnvolles Lernprogramm kann das „Weltbild" des Pferdes verändert werden. Es muss erst konsequent erfahren, dass auch das Wegführen ihm Sicherheit und Vorteile bietet.

Rangordnung

Pferde leben in sozialen Gemeinschaften mit einer durchweg gefestigten Rangordnung. Rangordnung regelt vor allen Dingen den Zugang zu Ressourcen – hier spielt gerade die soziale Kompetenz und die Erfahrung die größte Rolle. Unter den Verhaltenskundlern geht die Meinung dahin, dass hierarchische Strukturen unter Pferden nicht so ohne weiteres 1:1 auf das Verhältnis Pferd-Mensch übertragbar sind. Eine Dominanz-Subdominanz-Beziehung entsteht nicht ganz so einfach, sondern es sind beide Partner beteiligt. Einer der Partner sagt (in einer Sprache, die der andere versteht!): „Ich bin im Status über dir" – und der andere kann dann ja oder nein sagen. Zudem gibt es im Zusammenspiel Mensch-Pferd wenig tatsächlich mögliche Ressourcenkonflikte – außer dem der Individualdistanz. **Rangordnung wird also nicht nur rein körperlich durch „Hackrecht" aufgrund von „Kraft" bestimmt, sondern auch „Erfahrung" zählt.**

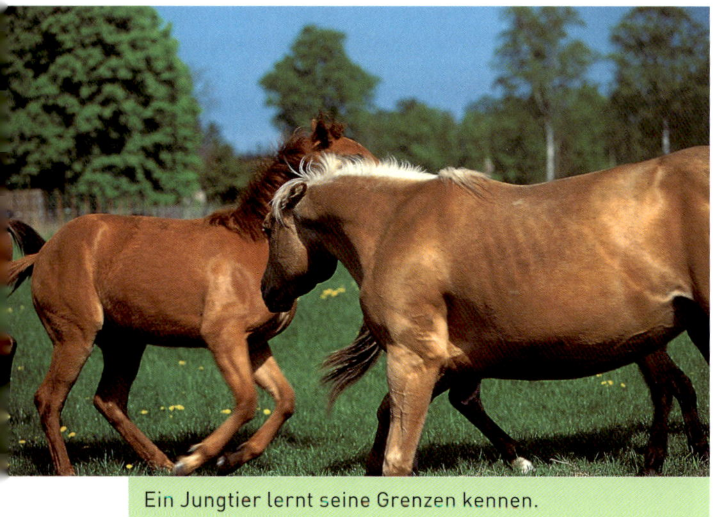

Ein Jungtier lernt seine Grenzen kennen.

Ranghöhere Tiere können rangniedere antreiben, rangniedere Tiere folgen Ranghöheren (oder eben anerkannt Erfahreneren!) meist vertrauensvoll.

Beispiel: Ein Reiter möchte ein Pferd vom Hof wegführen, um mit ihm spazieren zu gehen. Es bleibt öfter stehen, will sich umdrehen oder versteift sich, zieht am Halfter rückwärts oder steigt sogar. Der Drang, in vertrauter, sicherer Umgebung zu bleiben, veranlasst es zu diesen Handlungen. Wenn es dem Führenden trotz eindeutig verständlicher Aufforderung weiterhin nicht folgen will, so respektiert es ihn nicht als erfahrenen Führer in der konkreten Leitfunktion, es fühlt sich unsicher, vertraut nur seiner bekannten Umgebung mit den dort als vorteilhaft erkannten Ressourcen (hier vor allem „Sicherheit" sowie „vertraute Kumpane seiner Gruppe"), weil es eben nur darin „Vorteile für sich" erkennt. Gleiches gilt, wenn besagter Reiter versucht, ein Pferd vom Stall oder Hof wegzureiten. Es geht zögerlich, im Zick-Zack, bleibt öfter stehen, geht rückwärts oder steigt. Es respektiert den Reiter nicht in der Führungsrolle als ranghöher, lässt sich nicht „treiben". Nur durch ein überlegtes Lernprogramm mit der Zielsetzung, Respekt und Vertrauen zu fördern bzw. „Erfahrenheit" rüberzubringen und damit Unsicherheit zu nehmen, kann das Verhalten geändert und verbessert werden.

Individualbereich

Jedes Pferd hat einen mehr oder weniger großen Individualbereich. Es bestimmt den Abstand, den es zu anderen hält oder den es behauptet, wenn andere sich in seiner Nähe aufhalten.

: Beispiel: Der Reiter führt das Pferd am Halfter. Er muss an einer Wand (sie befindet sich auf der linken Seite) entlang gehen, das Pferd geht rechts. Es hat geregnet und vor dem Pferd ist eine Wasserpfütze, durch die es gehen soll. Es mag aber nicht hineintreten. Prompt drängt es den führenden Reiter stattdessen nach links, um selbst im Trockenen laufen zu können – und quetscht ihn dabei gegen die Wand. Dies zeigt: Das Pferd hat den Führenden in der Rolle des ranghöheren Sozialpartners (noch) nicht akzeptiert. Es hat den Individualbereich des Führenden verletzt, weil es erwartete, dass der Führende ausweicht – so wie es ein rangniederer Artgenosse auch hätte machen müssen. Kurzfristig ist keine Abhilfe möglich. Dies muss der Reiter dem Pferd erst durch systematische Erziehungsarbeit vermitteln.

Ortsgedächtnis

Pferde entwickeln ein präzises Territorial-Bewusstsein (vgl. hierzu auch die Ausführungen zum Abschnitt „Territorium und Raumbedarf" auf Seite 44 ff.). Unabhängig davon können bestimmte Orte gegenständlich-sichtbar oder unsichtbar sein. Besonders, wenn

Pferde mit einem bestimmten Ort unangenehme Erfahrungen verknüpfen, werden solche Bereiche oder auch „Grenzlinien“ von Pferden absolut respektiert. Dieses Verhalten hat nichts mit dem Territorialverhalten zu tun, sondern mit sog. kontextspezifischem Lernen, welches gerade beim Fluchttier Pferd ausgeprägt ist. Pferde verknüpfen also einmal oder wiederholt gemachte Erfahrungen häufig mit dem Ort, an dem diese gemacht wurden. Selbst wenn die Ursache für die Erfahrung (positiv oder negativ) nicht mehr vorhanden ist, agieren sie ortsbezogen so, als sei die Ursache noch gegenwärtig!

Beispiel A: Auf einer größeren Weide wurde ein unterteilender Elektro-Koppelzaun, der dort über Jahre stand, abgebaut. Nichts behindert jetzt mehr den freien Durchgang. Ein Pferd weigert sich trotzdem, über die Linie zu gehen, auf der lange Zeit der Zaun gestanden hat. Hier muss dem Pferd erst Gelegenheit geben werden, zu erkunden, dass der Zaun (= Stromimpuls) nicht mehr wirkt!

Beispiel B: Ein Pferd wird longiert, der Longenführer lässt es einige Male an der gleichen Stelle verharren und Pause machen. Schon bald will es von sich aus dort stehen bleiben! Oder: Ein Pferd wird an der Hofeinfahrt eines Nachbarn vorbei geführt. Plötzlich kommt ein bellender Hund angestürmt und erschreckt das Pferd. Auch beim nächsten Mal wird das Pferd aufgeregt und schreckhaft sein, selbst wenn dann gar kein Hund angestürmt kommt.

Selbstschutzmechanismen

Pferde handeln hauptsächlich intuitiv, also situationsbedingt aus dem Gefühl oder Empfinden heraus. Sie können nur begrenzt kognitiv (= durch überlegte Erkenntnisse) Zusammenhänge herstellen und ihr Handeln danach ausrichten. Simpel gesprochen: Sie streben stets dem aus ihrer Wahrnehmung Angenehmen zu und meiden das Unangenehme. In ihrer Erinnerung verankern sich ihre angenehmen und unangenehmen Erfahrungen; sie stellen Verknüpfungen zwischen entsprechenden Reizen, Situationen und Orten her.

Beispiel: Ein Pferd musste eine wiederholte, schmerzhafte Behandlung durch einen Tierarzt (z. B. mit typischem grünen Kittel) erfahren. Danach wird es stets nervös und zeigt Anzeichen von Abwehr – wann immer sich ihm jemand in einem grünen Kittel nähert oder wenn es den spezifischen Tierarztgeruch in die Nase bekommt. Das Verhalten ist kurzfristig nicht zu ändern, es bedarf einer systematischen vertrauensbildenden Arbeit speziell im Zusammenhang mit diesen Reizen.

Fluchtverhalten

Pferde sind Beutetiere. Sie haben ein „Erbgedächtnis“, das in ihnen die Furchtsamkeit als wichtige Überlebensstrategie stets wach hält.

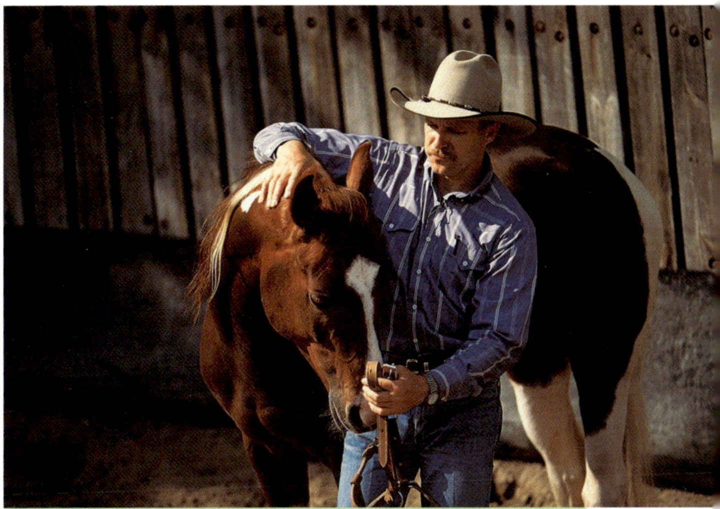

Das Vertrauen des Pferdes wächst mit der Regelmäßigkeit des angewandten Verständigungssystems.

Beispiel: Ein Reiter führt sein Pferd über die vertraute heimische Hofanlage. Durch einen Windstoß flattert ein Stück „knisternder“ Plastikfolie über den Hof. Diese plötzliche Bewegung veranlasst das Pferd, zusammenzuzucken und vorwärts zu springen. Dabei reißt es den Führenden um und verletzt sich selbst an einem im Fluchtweg stehenden Gerät. Auch bei nächster Gelegenheit wird es auf diese Ursache wieder so reagieren, obwohl es noch niemals etwas Unangenehmes direkt von einem kleinen Stück flatterndem Plastik erfahren hat.

Vorstoß und Rückzug

Pferde sind grundsätzlich ziemlich neugierig. Um sich in ihrer Umwelt zu orientieren, wollen sie unbekannte und Furcht einflößende Situationen durchaus ergründen (manchmal erst nach zunächst erfolgter Flucht). Sie nähern sich bei Neugierde vorsichtig, springen beim kleinsten Anflug von Unsicherheit herum und fliehen ein Stück, wagen sich oft wieder vor, um sogleich wieder den Rückzug anzutreten. Nach und nach verkürzen sie den Abstand zum Objekt. Nun scharren sie mit einem Huf, um das fremde Objekt zu „erfühlen“, zucken zurück und setzen den Huf wiederum vorsichtig darauf. Sie berühren es dann sehr zaghaft mit der Nase und beschnuppern es, zucken wieder zurück, fliehen ein Stück und versuchen es erneut. So prüfen sie in Etappen die Ungefährlichkeit einer Situation.

Beispiel: Ein Reiter führt sein Pferd zur Koppel. Jemand hat an dem gewohnten Weg einen ungewohnten Gegenstand platziert. Das Pferd will nicht weitergehen. Der Reiter führt es hin, um ihm den Gegenstand zu „zeigen“. Es folgt auch zunächst mit lang vorgestrecktem Hals und unsicherem Schnauben. Plötzlich – in einigem Abstand zum Gegenstand – springt es (im schlimmsten Fall in Richtung zum Führenden) zur Seite. Nur durch einen schnellen Sprung kann der führende Reiter u. U. ausweichen. Der Reiter führt es wieder heran. Diesmal geht das Pferd etwas näher auf den ungewohnten Gegenstand zu, bevor es wieder zur Seite springt. Nach einigen Wiederholungen geht es dann – immer noch „skeptisch" – an dem Objekt vorbei. Platziert nun jemand den ungewohnten Gegenstand an anderer Stelle, hat er jetzt vielleicht eine andere Farbe, wirft der Gegenstand nun evtl. Schatten – oder aber der Reiter kommt mit geführtem Pferd auf dem Rückweg am gleichen Gegenstand (nur aus anderer Richtung) vorbei, so wird sich das „Ritual" – stets u. U. mit Gefahr für die Gesundheit des Führenden oder die des Pferdes – wiederholen, da es immer wieder unkontrolliert zur Seite springen wird. Das Verhalten ist prinzipiell nicht zu ändern; es bedarf einer systematischen vertrauensbildenden und die Bewegungsmuster kontrollierenden Arbeit – speziell im Zusammenhang mit solchen Reizen, um das Verhalten beherrschbar abzumildern.

Sexualverhalten

Hengste, spät kastrierte Wallache und Stuten zeigen mehr oder weniger ausgeprägt sexuell motivierte Verhaltensmuster.

Beispiel: Ein Pferdehalter führt eine Stute in der Phase der Hochrosse (siehe hierzu die Ausführungen zum Abschnitt „Zucht" auf Seite 247 ff.) an anderen Pferden vorbei von der Weide zum Stall. Die Stute geht träge und zögerlich, will öfter stehen bleiben. Die spezielle Hormonsituation hat in diesem Fall Auswirkungen auf das allgemeine Bewegungsverhalten und führt zu diesen Verhaltensänderungen. Das lässt sich zunächst auf natürliche Art und Weise nicht ändern.

Diese beispielhaft genannten natürlichen Verhaltensmuster sind für das Überleben in der Natur und für das soziale Zusammenleben sehr sinnvoll. Doch – wie die Bespiele zeigen, können sie im Zusammenleben mit dem Menschen Probleme verursachen. Menschen, die mit Pferden umgehen, müssen deshalb rechtzeitig lernen, sich solche Verhaltensmuster immer bewusst zu machen, sich darauf einzustellen, sie für sich auch entsprechend zu nutzen. Für ein harmonisches Zusammenwirken zwischen Mensch und Pferd ist es auch unerlässlich, einige der natürlichen Verhaltensmuster durch sinnvolle Lernprogramme abzuändern bzw. umzuwandeln.

Lernbeispiele

Pferde lernen hauptsächlich über die Verknüpfung von Einzelereignissen, aber es kommt bei ihnen auch zu Gewöhnungsprozessen bzw. deren Gegenteil (siehe hierzu auch die Ausführungen zum Abschnitt „Lernverhalten" auf Seite 50 ff.). Es liegt in der Natur des Pferdes, unbekannte und ungewohnte Situationen oder auch Veränderungen bekannter Situationen zu ergründen bzw. zu untersuchen. Doch haben Pferde dazu ganz andere Motive als der Mensch; auch die „Rituale" unterscheiden sich. Wer mit Pferden arbeiten möchte, der sollte sich diesen Umstand stets vor Augen führen. Das ständig vorhandene Sicherheitsbedürfnis motiviert Pferde, herauszufinden, welches Gefährdungspotenzial mit einer Situation verbunden ist, genauer gesagt, ob diese Situation Vor- oder Nachteile beinhaltet. Dieses Lernen unterscheidet sich von dem des Menschen – neben einigen anderen Aspekten – in einem wesentlichen Punkt: Das Pferd verknüpft Erfahrungen nicht nur mit den entsprechenden Wahrnehmungen des Tastsinns, des Gehörs, des Sehens oder Riechens oder Schmeckens, sondern zunächst auch stets sehr stark mit dem Ort, an dem es diese Erfahrungen machte!

> **Wichtig** Ordnungs-Grundsatz
>
> Jedes Pferd hat ein stark ausgeprägtes, angeborenes Bedürfnis, selbst aktiv Ordnung in sein Lebensumfeld zu bringen bzw. eine klar vorgegebene (ihm angemessene) Ordnung zu erkennen und zu respektieren. Nur aus einer Ordnung (bzw. einer klaren Regelmäßigkeit) erwächst auch innere Ruhe und Zufriedenheit = Sicherheit für das Pferd! Wird einem Pferd keine eindeutige Funktion, Position oder Stellung im Zusammenleben und Zusammenwirken mit Menschen zugewiesen, so wird es selbst aktiv den Menschen Positionen zuweisen, die ihm als Pferd nützlich sind im Hinblick auf den Zugang zu Ressourcen – ob vom Menschen gewünscht oder nicht.

Kontextspezifisches Lernen

Im Abschnitt „Ortsgedächtnis" wurde schon auf dieses kontextspezifische Lernen verwiesen. Pferde lernen im Rahmen ihres ausgeprägten Ortsgedächtnisses, woraus häufig Missverständnisse zwischen Menschen und Pferden entstehen.

Beispiel: Ein fremder Gegenstand, z. B. eine gelbe Mülltonne, wurde erstmalig an den Rand eines Weges gestellt, auf dem ein Pferd immer geritten wird. Das Pferd sieht die Tonne und scheut, will nicht weitergehen, dreht vielleicht spontan um oder flüchtet gar. Doch der Reiter leitet es immer wieder heran, lässt es schnuppern, spricht mit beruhigenden Worten und versucht auf diese Weise, dem Pferd zu vermitteln, dass es keine Angst haben sollte. Nach einiger Zeit beruhigt es sich und geht vorbei, ohne sich weiter übermäßig aufzuregen. Einige Tage später wird die Tonne 20 Meter weiter auf die andere Seite des Weges gestellt – und das Pferd scheut erneut. Nun muss das ganze Ritual erneut vollzogen werden. Der Reiter ist verunsichert, enttäuscht oder gar aufgebracht, glaubte er doch, das Pferd habe beim ersten Mal begriffen, dass eine gelbe Mülltonne grundsätzlich nicht gefährlich ist. Er hat die Situation völlig anders analysiert als das Pferd. Er leitete ab: Eine gelbe Mülltonne ist (generell) ein bestimmter, ungefährlicher Gegenstand. Das Pferd leitete eine andere Erkenntnis ab: Es hat eine Veränderung (die Tonne als „den gelben Fremdkörper") in vertrauter Umgebung (dem bekannten Weg) wahrgenommen. „Veränderungen" aber müssen nach dem Verhaltensmuster des Pferdes auf Gefahrenpotenzial hin untersucht werden. Der spezielle Bereich der Veränderung, der genaue Aufstellungsort der Tonne, wurde nach der Untersuchung durch Beschnuppern usw. vom Pferd als sicher eingestuft. Es hat aus dieser Lernsituation aber nicht etwa abgeleitet: Dies ist eine Mülltonne und eine gelbe Mülltonne ist generell ungefährlich, unabhängig davon, wo sie steht! Eine Veränderung, d. h., die gleiche gelbe Tonne, aber an einem anderen Ort, bedeutet grundsätzlich wieder eine komplett neu zu prüfende Situation für ein Pferd.

Will man diesem Pferd vermitteln, dass Gegenstände von der Beschaffenheit einer gelben Mülltonne generell ungefährlich sind, so muss man es in einzelnen Lernschritten mit diesen Reizen in unterschiedlicher Intensität an unterschiedlichen Orten und wiederholt konfrontieren (sog. generalisierte universelle Desensibilisierung). Es wird dazu angeleitet, wie es sich grundsätzlich bei solchen Wahrnehmungen unter Wahrung des eigenen Sicherheitsbedürfnisses verhalten kann. Es wird ein Verhaltens-Ritual antrainiert.

Individuelles Personengedächtnis

Pferde entwickeln im sozialen Kontakt zu lebenden Wesen, Menschen und Tieren, eine individuelle Beziehung. Sie können zwischen den einzelnen Individuen genau unterscheiden und lernen, sich auf deren (individuelle) Verhaltensmuster einzustellen. Sie verschaffen sich durch bestimmte Handlungen Aufmerksamkeit bzw. Vorteile wie Futter, Liebkosungen oder Ruhepausen und lernen, das Verhaltens- und Duldungspotenzial von Menschen zu ihrem Vorteil auszuschöpfen.

Beispiele: Pferde kommen auf der Koppel zu einer bestimmten Person, deren Aufmerksamkeit sie erregen wollen, um Vorteile zu erlangen, während sie bei anderen weggehen oder diese Personen ignorieren. Sie scharren bei bestimmten Personen mit den Hufen – bis sie angesprochen werden, Zuwendung erhalten und Futter bekommen usw., aber bei anderen Personen unterlassen sie dies, weil sie nichts erwarten. Ebenso lernen sie besonders schnell, Nachteile, die von bestimmten Personen ausgehen, mit diesen zu verknüpfen. Pferde unterscheiden also individuell. Sie passen ihr Verhalten auch veränderten Verhaltensweisen einzelner Menschen an. Dies ist wiederum auch ein typisches Beispiel für das sog. kontextspezifische Lernen, hier bezogen auf Personen.

Positive und negative Reizverstärkungen

Erfahrungen sind erlernte Verknüpfungen von Reizen mit positiven oder negativen Empfindungen. Pferde streben Komfortzonen oder -situationen zu und meiden Zonen oder Situationen, die mit Mangelkomfort („Diskomfort") verbunden sind, also unangenehm sind. In der Erziehungsarbeit wird deshalb oft vom Belohnen und Bestrafen gesprochen, wenn ein Tier gezielt positiv oder negativ verstärkten Reizen ausgesetzt wird, um es neu zu konditionieren. Diese menschliche Wortwahl führt nicht selten zu Fehldeutungen des Lernverhaltens bei Pferden und veranlasst Menschen, Strafmaßnahmen zu praktizieren, die beim Pferd aber nicht zu den gewünschten Reaktionen führen, sondern häufig das Lernverhalten sogar negativ beeinflussen.

Ermahnungen und Verweise sind nichts anderes als auftrainierte Signale mit aversivem Informationsgehalt – sie können beim Pferd genauso auftrainiert werden wie z. B. beim Hund. Aber sie funktionieren eben nur dann, wenn sie auch auftrainiert wurden.

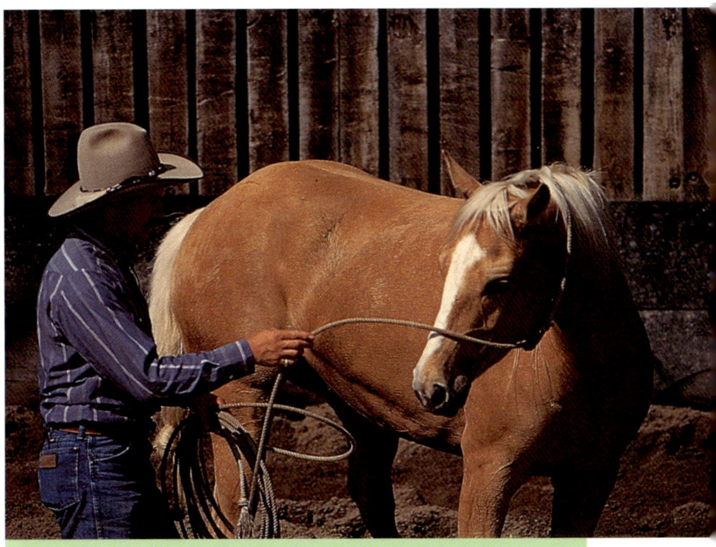

Bei der Berührung mit dem Seil am Kopf soll das Pferd weich und sensibel nachgeben. Es lernt so, dem Druck, der später von der Zäumung übertragen wird, automatisch nachzugeben.

Zu berücksichtigen ist, dass jedes Säugetiergehirn grundsätzlich nach den gleichen Prinzipien lernt; Unterschiede bei der Anwendung positiver und negativer Verstärker ergeben sich allerdings aus dem arttypischen Sozialverhalten. Es stellt sich andererseits die Frage, ob es generell nötig ist (insbesondere aus tierschutzrechtlicher Sicht!), derartige „Straf"-Signale mit stark aversiven Maßnahmen überhaupt aufzutrainieren. So sind Stoßen, Touchieren, gar das Schlagen mit der Hand oder mit Gegenständen durchweg ungeeignet, um einem Pferd beim normalen Umgang und bei der Ausbildung das Unerwünschte seines Verhaltens zu vermitteln. Solche Korrekturversuche führen häufig nur zu Abwehr- und Schutzverhalten – und Angst. Statt also eine unerwünschte Handlung zu unterlassen, wird ein Pferd durch Strafmaßnahmen unsicher und wird sich vor den Einwirkungen schützen wollen, z. B. durch einen Fluchtversuch. Körperliche Zurechtweisungen als Strafe sind von ihrer Wirkung her daher grundsätzlich ungeeignet. Aber: Dies schließt nicht aus, eine Reizverstärkung von Berührungsreizen als Mittel der Erziehung einzusetzen! Nur sollte sich der verstärkte Berührungsreiz als direkte Auswirkung auf eine Handlung des Pferdes selbst einstellen – und nicht als Handlung/Strafe durch den Erzieher/Ausbilder. Im Idealfall geschieht das in einer Weise, bei der das Pferd den verstärkten Reiz nicht ursächlich mit einer Handlung, die vom Menschen ausgeht, verknüpfen kann. Lediglich in Fällen, in denen ein Pferd den Individualbereich eines Menschen missachtet (Beispiel: Pferd beißt beim Führen oder steigt und fuchtelt mit der Vorhand), kann eine gezielt vom Menschen ausgehende Abwehraktion mit physischer Reizverstärkung auf den Pferdekörper (z. B. Gertentouch auf das Pferdemaul) sinnvoll sein und sehr wohl auch vom Pferd entsprechend richtig zugeordnet werden. In Pferdegruppen ist es allerdings meist so, dass die Ranghohen ziemlich souverän nur gelegentlich überhaupt Aggressionen zeigen (meist reicht hier ein Anlegen der Ohren schon aus). Häufiger sind indes Aggressionen (direkte physische Abwehr, z. B. Beißen) bei Rangniederen (eher unsicheren Pferden!) zu sehen, um entweder ihre Position klar zu machen oder sich vor direkten Angriffen zu schützen.

Nach den Erfahrungen des Verfassers empfiehlt es sich, den Begriff der Strafe bei der Pferdeerziehung und -ausbildung komplett aus dem Denken und aus dem Sprachschatz zu verbannen. Stattdessen sind Fantasie und Erfahrung des Ausbilders gefragt. Er sollte versuchen, Lernsituationen vorausschauend so zu gestalten, dass ein Pferd die notwendige negative Reizverstärkung bei unerwünschtem „falschen" Verhalten als direkte Auswirkung seines eigenen Handelns erfährt – ohne den Menschen als Verursacher der negativen Reizverstärkung wahrzunehmen!

Sicherheit

Der Umgang mit Pferden und ihre Nutzung ist für Menschen nur noch selten eine existenzielle Notwendigkeit des Broterwerbs. Entsprechend gering sind deshalb häufig die tradierten oder eigenen Erfahrungen der Pferdeliebhaber mit Pferden. Das Hauptmotiv liegt heute in der Freizeitgestaltung. Nun soll das Pferd in diesem Freizeitbereich verschiedene Rollen ausfüllen: Es soll einerseits oft Familienmitglied, Sozialpartner, Sportpartner, aber andererseits auch manchmal „Sportgerät", Prestigeobjekt oder auch Handelsgut sein. Daraus leitet sich ab, dass unterschiedlich starke Emotionen und Erwartungshaltungen in die Beziehung zwischen Mensch und Pferd vom Menschen hineinprojiziert werden. Diese Gefühle veranlassen Menschen nicht selten zu unbedachtem, unangemessenem oder unsicherem Verhalten. Es ist deshalb zunächst einmal sehr wichtig, sich der eigenen Gefühle im Umgang mit Pferden bewusst zu werden – und diese laufend auch selbstkritisch zu kontrollieren. Denn nur in einer ihm weitgehend gemäßen Atmosphäre ausgleichender Ruhe und Gelassenheit kann ein Pferd optimal lernen! Als „Atmosphäre" brauchen Pferde Regelmäßigkeit, Beständigkeit und Eindeutigkeit in ihrem Umfeld, um Zusammenhänge erkennen und daraus lernen zu können. Solche Rahmenbedingungen geben ihnen erst das wichtige Gefühl der Sicherheit. Als Beutetiere „sehnen" sie sich stets nach Sicherheit – fühlen sie sich sicher, dann werden sie ausgeglichen, gelassen und sind lernbereit. Einmal Erlerntes wird von Pferden „dauerhaft verinnerlicht" und kann auch nach langer Zeit wieder aktiviert werden. Erlerntes wird primär dann sehr fest im Langzeitgedächtnis „verwahrt", wenn es sehr wichtig für die Optimierung des eigenen Zustands ist. Ansonsten wird verlernt, was nicht regelmäßig benutzt wird – wie beim Menschen auch.

Um dieses Grundbedürfnis von Pferden nach Sicherheit zu befriedigen, ihnen das Erlernen von notwendigen neuen Verhaltensweisen zu ermöglichen, müssen Menschen, die mit Pferden umgehen, diszipliniert handeln. Das geht nur, wenn klare, konsequente und regelmäßige Verhaltensmuster verständlich angeboten werden. Durch ein ständiges „Hin und Her" oder gar „cholerische Brüllaktionen" mit Angst einflößenden Kommandos können keine Verhaltensmuster transportiert werden.

Verständliche „Angebote an das Pferd" müssen Menschen zunächst selbst erlernen, denn viele Erzieher/Ausbilder verwirren Pferde durch ihr nicht pferdegemäßes Verhalten, das meist der mehr oder weniger „kultivierten" menschlichen Kommunikation entlehnt ist. Die Reaktionen von Pferden, mit denen undiszipliniert umgegangen wird, sind gekennzeichnet durch Nervosität, Unsicherheit, Ängstlichkeit oder

Aggressivität. Wer mit Pferden umgeht, sollte die eigene Handlungsweise immer wieder überprüfen, sich auch praktische Anleitung von erfahrenen Pferdeleuten holen und die Grundmuster zum harmonischen Umgang mit Pferden erst einmal sachverständig einüben. Manche Pferdeleute, denen bewusst ist, dass sie noch Defizite im Umgang mit dem Pferd haben, werden zögerlich, zweifelnd und passiv. Häufig hört man dann: „Bevor ich etwas falsch mache, tue ich lieber gar nichts!" Dies ist aber keine Lösung, denn Pferde werden durch eine solch passive Einstellung (die sie instinktiv wahrnehmen oder z. B. an der Körperhaltung erkennen) gezwungen, selbst Entscheidungen zu treffen – das führt dann häufig (aus Menschensicht) zu falschen oder unerwünschten Konstellationen und nicht zu einer vertrauensvollen Partnerschaft. Die Probleme, die Pferde haben und die problematischen Verhaltensmuster, die sie annehmen, rühren deshalb stets von solchen Menschen her, die es versäumten, den Vierbeinern die nötigen Lernsituationen pferdegemäß (= verständlich) in ausreichender Weise anzubieten! Selbstkontrolle und Vorausdenken müssen deshalb täglich bewusst immer wieder neu praktiziert werden. Es gilt der Grundsatz: Erst denken, dann lenken!

Lernmethoden, „Dominanztraining"

Nach der Lernbiologie gibt es zwei Arten sog. Konditionierung: Die klassische Konditionierung (nach dem Beispiel von *Pawlow*) und die instrumentelle Konditionierung (siehe hierzu Seite 51 im Kapitel „Verhalten"). Habituation (Gewöhnung) gilt nicht als assoziatives Lernen – damit ist auch keine Konditionierung im eigentlichen Sinne möglich. Zwei grundsätzliche Methoden des „Lern-Trainings" werden traditionell in der Pferdeerziehung angewendet. Beide Methoden unterscheiden sich in der Nachhaltigkeit ihrer Ergebnisse. Man unterscheidet

- die mehr oder weniger planvolle **Gewöhnung** (sie führt zur **unterbewussten** Tolerierung bestimmter Situationen) und
- die systematische und „**erkenntnisorientierte**" Methode zur Gestaltung von Lernsituationen und das methodische Erarbeiten von Schlüsselerfahrungen (sie hat „erkenntnisorientiertes" Lernen zur **bewussten** Akzeptanz bestimmter Situationen zum Ziel).

Die **Gewöhnungsmethode** gehört traditionell zum Standartrepertoire der Pferdeausbildung, z. B. in Deutschland, Österreich und der Schweiz. Häufig – im Umfeld oder unter Anleitung älterer, erfahrener Pferde – lernen junge oder unausgebildete Artgenossen, mit ungewohnten und Furcht einflößenden Reizen vertraut zu werden. Die „**erkenntnisorientierte**"

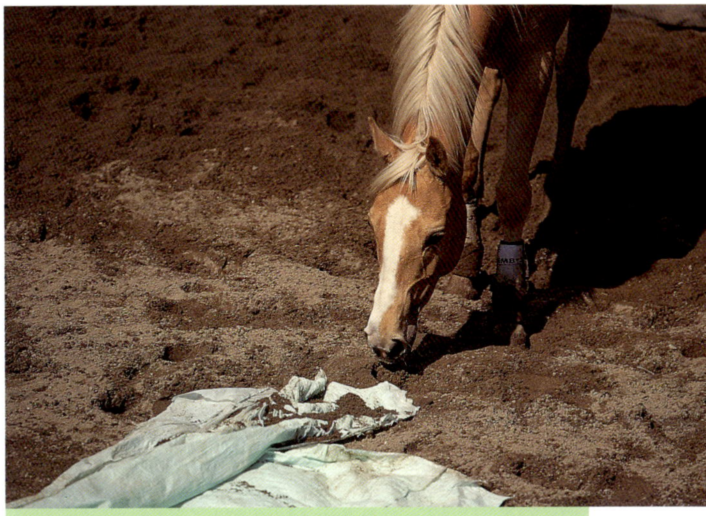

Dieses Pferd hat gelernt, dass es in der Nähe der Folie bleiben soll. Neugierig, aber vorsichtig will es herausfinden, was es von dem fremden Gegenstand zu halten hat.

Methode wurde erst seit etwa 1990 in Mitteleuropa stärker bekannt. „Erkenntnisorientiert" bedeutet, dass man mit Pferden am besten in einer Sprache kommuniziert, die das Pferd einfacher verstehen kann, weil viele „pferdetypische" Signale benutzt werden. Die in den USA entstandene „Natural-Horsemanship-Bewegung" löste vielfach eine Neuorientierung vieler Reiter und Pferdehalter im Bereich des Umgangs mit Pferden aus. Seit dieser Zeit wurde immer häufiger über „neue Kommunikationsmethoden" geschrieben und gesprochen und der Begriff „Dominanztraining" machte die Runde. Einzelne Akteure lenkten die Aufmerksamkeit interessierter Pferdeleute durch praktische Vorführungen in der Öffentlichkeit besonders auf diese Dominanz-Thematik. Mittels verschiedener Techniken wurde dargestellt, wie mit Pferden auf der Basis natürlicher Verhaltensmuster eine Verständigungsebene aufgebaut werden kann oder Verhaltensmuster reflexiv ausgelöst werden. Besonders im Zusammenhang mit der Korrektur sog. Problempferde in relativ kurzer Zeit gelangten solche Demonstrationen ins Bewusstsein der Pferdeleute und die Fachmedien griffen die Thematik gern als „spektakulär" (im Gegensatz zu herkömmlichen Umgangsmethoden) auf. Denn die „Natural-Horsemanship"-Praktiker beschränkten sich nicht auf die traditionelle Gewöhnungsmethode, sie stellten vielmehr ein „erkenntnisorientiertes" Arbeiten mit Pferden in den Vordergrund. Dabei werden Desensibilisierungspraktiken, Lockerungs- und Nachgiebigkeitsübungen (sog. Flexionieren), Geduldsübungen und Verständnisübungen methodisch sinnvoll durchgearbeitet. Ohne physischen Zwang lernen Pferde systematisch, durch solche zweckdienlichen Übungen mit ungewohnten,

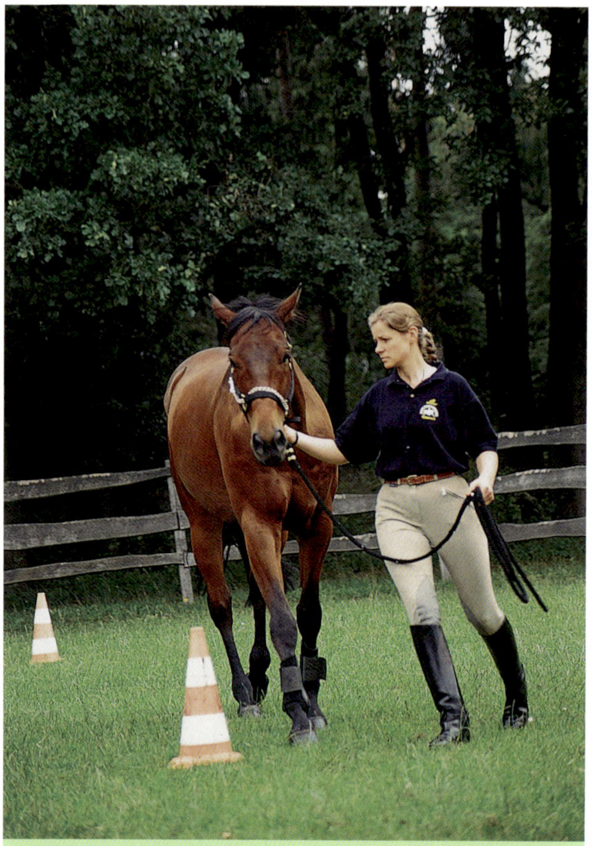

Hier soll das Pferd lernen, auf Impulse am Kopf mit Schulter und Vorderbein sofort zu reagieren.

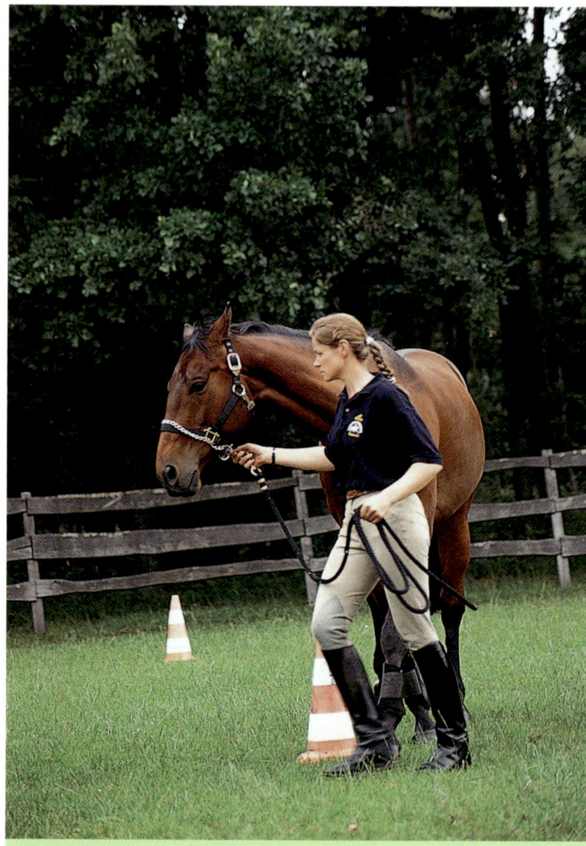

Auch steife Pferde werden dadurch sehr viel beweglicher und sensibler.

Furcht auslösenden oder irritierenden Situationen bewusst gelassen umzugehen und ihr Instinktverhalten durch Lernen weitgehend zu verändern. Kritisch anzumerken ist, dass gerade im Bereich „Natural-Horsemanship“ oft mit relativ starkem psychischem Druck gearbeitet wird. Das kann zum Teil deutlich tierschutzwidrig sein und geschieht nicht selten ohne großes Wissen über den Bereich der Pferdeverhaltenskunde.

Die verschiedenen Methoden (Gewöhnungsmethode und „erkenntnisorientierte“ Methode) sind aber keine neue „Erfindung“, sie sind schon seit Jahrhunderten mit unterschiedlichen Nuancen gebräuchlich gewesen, um Pferde zum Gehorsam zu erziehen und ihr Normalverhalten besser kontrollieren zu können. Doch während die Verfeinerung der Reittechnik und die schriftliche Dokumentation dieser Sachverhalte eine lange Tradition hat, ist die Verfeinerung der Erziehungsarbeit als Vorbereitung des Reit- und Nutzpferdes systematisch erst in jüngerer Zeit stärker strukturiert, umfassender übermittelt und publikumswirksamer durch unterschiedliche Medien (u. a. Bücher, Filme, Messepräsentationen) verbreitet worden.

In Deutschland wird die primär „erkenntnisorientierte“ Methode häufig als „Dominanztraining“ mit Pferden bezeichnet, sie fand unter diesem schlagwortartigen Begriff den Weg ins Bewusstsein vieler Pferdeleute. Nicht nur in den Fachmedien wird diese Methode und die sie begleitenden Techniken in ihren unterschiedlichen Varianten vorgestellt, auch auf Messen, Veranstaltungen und Seminaren wurde die Methode von verschiedenen Trainern in komprimierter Form einem breiten Publikum dargeboten. Dabei setzen die einzelnen Trainerpersönlichkeiten unterschiedliche Schwerpunkte und geben ihrer Arbeit entsprechende werbewirksame Individual-Bezeichnungen. Im grundsätzlich legitimen Interesse, aus der eigenen Lehrmethode wirtschaftlichen Nutzen zu ziehen, perfektionierten einzelne Trainer die öffentliche Inszenierung ihrer Arbeit zu einem bis ins Detail mit großem Aufwand umgesetzten Medienspektakel. Dies hatte nun zur Folge, dass in den Köpfen vieler Pferdeleute die Vorstellung entstand, als handele es sich hauptsächlich oder ausschließlich um Methoden, bei denen über Bewegungsrituale die Rangordnung zugunsten des Menschen entschieden würde – und dass sich als Folge daraus eine zukünftige, gelas sene und gehorsame Mitarbeit eines Pferdes ganz selbstverständlich ableiten ließe.

Dieser Eindruck wurde dadurch noch verstärkt, dass in den Vorführungen dieser erfahrenen und routinierten Pferdekenner bei den Pferden oft in kurzer Zeit deutliche Verhaltensänderungen festzustellen waren. Einige dieser Trainer ließen sich durch ein Bestsellerbuch und einen populären Kinofilm, die beide weit über die Pferdeszene hinaus unter dem Titel „Der Pferdeflüsterer" ein breites Interesse erzielt hatten, inspirieren. Sie machten sich den Begriff „Pferdeflüsterer" zu Eigen oder wurden von den Medien mit diesem Image belegt. „Pferdeflüsterei" und „Dominanztraining" wurden durch diesen Trend begünstigt, es entwickelte sich zusehends auch eine Modewelle und ein „Spezialmarkt". Besonders viele unerfahrene Pferdeleute übernahmen häufig kritiklos und realitätsfremd Inhalte und Praktiken. Da es ihnen aber an der umfassenden Erfahrung und den Fertigkeiten fehlte, um mit diesen Methoden sicher und erfolgreich arbeiten zu können, stellten sich bei ihnen häufig unerwünschte Resultate ein. Nachdem in den vergangenen Jahren das breite Medieninteresse etwas abflachte, setzt sich eine Phase sachlicher und zweckmäßiger Beschäftigung mit diesem Themenkomplex durch.

Verständigungsmittel

Im Umgang mit Pferden hat die Art und Weise, wie ein Mensch mit dem Ziel der Verständigung seinen Körper bewegt, welche Haltung er dabei einnimmt und welche Gestik er praktiziert, in welcher Weise er Körperkontakte anwendet oder mit dem Pferd spricht, direkte Auswirkungen auf das Verhalten von Pferden. Pferde wollen den eigenen Zustand stets optimieren (z. B. sich in der Gruppe sicher fühlen). Das funktioniert bei einem sozialen Tier nur dann, wenn es mit seinem Sozialpartner erfolgreich kommuniziert. Ignorieren wird es eventuell die Signale, die für die Optimierung nicht nötig oder gar kontraproduktiv sind. Ein „Grundbedürfnis nach Verständnis" für die vom Sozialpartner (und auch vom Menschen) ausgehenden Botschaften haben Pferde nicht. Hat ein Mensch kein überlegtes, für Pferde verständliches Konzept für seine Körpersprache oder seine sonstigen Kommunikationsmittel, gibt er dem Pferd demnach verwirrend-diffuse oder widersprüchliche Signale, so werden Pferde verunsichert und reagieren nervös und ängstlich. Andere wiederum ignorieren u. U. einfach solche undifferenzierten, nicht pferdegemäßen menschlichen Willensäußerungen.

Körperhaltung/Gestik

Die grundsätzliche Gefühlssituation eines Menschen spiegelt sich in seiner Körperhaltung wider. Unsicherheit, Angst, Zorn und Ungeduld, Hektik, aber auch Gelassenheit und Selbstvertrauen können vom Pferd aus der Körperhaltung geschlossen werden. Eine aufrechte und selbstbewusste Haltung strahlt Autorität und eine offensive Grundeinstellung des Menschen aus. Das motiviert ein Pferd, Abstand zu halten, sich antreiben zu lassen oder auszuweichen. Eine leicht zusammengesunkene Körperhaltung des Menschen, z. B. mit gerundetem Rücken und hängenden Schultern, signalisiert Passivität, Defensivität sowie Unsicherheit, aber auch den Wunsch nach Kontaktaufnahme. Dies nimmt ein Pferd wahr. Die Positionierung des Ausbilders in Relation zur Bewegungsrichtung und zu eventuellen Begrenzungen löst wiederum Bewegungsreflexe beim Pferd aus. Damit können Richtung, Tempo und Position des Pferdes vom Trainer beeinflusst werden! Auch Blickrichtung und Focus des Menschen werden vom aufmerksamen Pferd wahrgenommen. Es orientiert seine eigenen Handlungen und Bewegungen an diesen Wahrnehmungen. Dabei sind langsame Bewegungen aus der Körpermitte des Menschen für das Pferd am einfachsten wahrzunehmen und auch eindeutiger zu interpretieren.

Körperkontakt

Auch durch Nutzung des Tastsinnes bzw. des „Hautsinnes" von Pferden, durch direkten Körperkontakt also, kann eine Verständigung zwischen Pferd und Mensch zustande kommen. Beim Reiten werden diese Signale „Hilfen" genannt. Bei der Anwendung solcher Druckkontakte ist es wichtig, systematisch vorzugehen. Zunächst sollte eine weiche Berührung dem Pferd ankündigen, dass Kommunikation über den Kontakt zustande kommen soll. Dann sollte in abgestufter, dosierter Form – mit leichten Drucksteigerungen beginnend, ein Signal gegeben werden. Findet dieses aus verschiedenen Gründen keine Beachtung, so kann es gesteigert werden, bis eine positive Reaktion eintritt. Hierbei ist darauf zu achten, dass stets eine sofortige Druckentlastung angeboten wird, wenn eine positive Reaktion des Pferdes zu erkennen ist! Dauerdruck ist zu vermeiden, es empfiehlt sich, stets mit Impulsen zu arbeiten. Allerdings sollte mit Kraft keine Reaktion eines Pferdes erzwungen werden.

Lautäußerungen

Lautäußerungen des Ausbilders werden vom Pferd wahrgenommen. Die Tonlage ist dabei wichtiger als die Worte in ihrer Bedeutung. Ruhige, gedehnte Laute beruhigen Pferde und werden von ihnen am besten einem bestimmten Verhalten zugeordnet. In der Stimmlage schwingt auch stets die Gefühlslage des Sprechers mit, ein Pferd kann deshalb am Ton der Stimme die Stimmung des Menschen genau ableiten. Wer aufgeregt ist oder unter Stress steht, sich vielleicht gerade geärgert hat, der ist gut beraten, sich zunächst zu entspannen, um gelassener zu werden, bevor er mit einem Pferd kommuniziert. Denn die Stimmung kann sich nachteilig auf das Pferdeverhalten übertragen und Unsicherheit erzeugen.

Methoden

Die systematisch aufgebauten „neuen" Methoden zur Erziehung und Verhaltensänderung bieten eine sehr gute Alternative und auch einige Vorteile gegenüber dem traditionellen System der reinen Gewöhnung. Sie können auf unterschiedliche Weise angewendet werden. Beide Methoden lassen sich auch ergänzen und miteinander verknüpfen. Im normalen Haltungs- und Nutzungsumfeld sind die Rahmenbedingungen für eine gezielte Arbeit jedoch nicht immer optimal. Sicherheitsaspekte und der Grundsatz, dem Pferd das Lernen möglichst zu erleichtern, machen es notwendig, besondere Voraussetzungen für die grundlegenden Lernschritte der Bodenarbeit zu nutzen.

Round-Pen

Eine der gängigen Methoden ist das freie Arbeiten mit dem Pferd im Round-Pen, einem runden und recht hoch (meist massiv mit Holz) eingezäunten idealen Arbeitsplatz von etwa 15 bis 20 m Durchmesser mit weichem Bodenbelag. Auch ein entsprechend sicher eingezäunter Longierzirkel von 15 bis 20 m Durchmesser ist ein Areal, in dem alle Varianten der Bodenarbeit umgesetzt werden können. Als Ersatz dafür werden gelegentlich rechteckige Reithallen oder Außenreitplätze benutzt, doch sind bei diesen nur drei nutzbare Abgrenzungen vorhanden. Wegen fehlender Abgrenzungen in der Längsrichtung (zur Mitte hin) sind sie deshalb für „Round-Pen-Arbeit" nicht geeignet. Denn in der Längsrichtung, also zur Mitte des Rechtecks hin, weichen Pferde gerne aus und lernen auf diese Weise sehr schnell, wie sie sich dem Ausbilder durch Einsatz ihrer größeren Körperkraft entziehen können! Wer also unter solchen Bedingungen arbeiten will, sollte sein Training schon sehr sorgfältig planen und besser auf solche Übungen verzichten, die unter nicht optimalen Bedingungen nicht gelingen könnten! Hat ein Pferd dagegen in den Grundlagen die gewünschten Verhaltensmuster schon angenommen, so kann man auch ausnahmsweise einmal „improvisieren" und unter nicht optimalen Bedingungen im Rechteck arbeiten. Zu berücksichtigen ist aber dennoch, dass in einer Reithalle oder auf einem Rechteck-Reitplatz man selten allein ist, andere Reiter lenken Ausbilder und Pferd ab. Auch können diese bei noch unkontrollierbaren Reaktionen des auszubildenden Pferdes behindert oder gar gefährdet werden. Die runde, massiv und hoch eingezäunte Round-Pen-Form hat deshalb für Ausbildungszwecke die besten Vorzüge:

- Vorteilhaft ist, dass der Abstand zwischen Ausbilder/Erzieher in der Mitte und dem Pferd außen an der Bande immer gleich groß bleibt, das Pferd von sich aus also niemals die Distanz vergrößern, sich nicht dem Einfluss des Ausbilders „entziehen" oder „davonlaufen" kann. Es muss den größten Teil seiner Aufmerksamkeit stets auf den Ausbilder richten, wenn der Zaun (wie beim klassischen Round-Pen) hoch genug ist und auch Sichtschutz nach außen gibt. Da das Pferd den Ausbilder stets mit einem Auge sieht, wird es auch jedes seiner Körpersignale wahrnehmen.
- Während der Ausbilder nur sehr kurze Wege zu gehen hat, muss das Pferd sehr lange Wege laufen. Durch die runde Form wird das Pferd motiviert, sich selbst in der Längsrichtung zu biegen. Der Ausbilder kann mit wenigen Schritten dem Pferd den Weg „abschneiden" und es so zum Wenden veranlassen.
- Das Pferd macht auf den Endlos-Kreisen des Round-Pens die Erfahrung, dass es sich – trotz dauernden Laufens – nicht entfernen kann: Den ursprünglichen und natürlichen Zweck seines Laufens („Flüchten") erreicht es nicht. Auf dem begrenzten Radius kann es auch nicht in voller Geschwindigkeit galoppieren.
- Der Ausbilder kann das Pferd völlig frei ohne jede Ausrüstung, d. h. ohne Longe, Halfter oder ähnliche Utensilien arbeiten und trotzdem auf Tempo, Richtung und Haltung des Pferdes Einfluss ausüben. Das Pferd macht die Erfahrung des

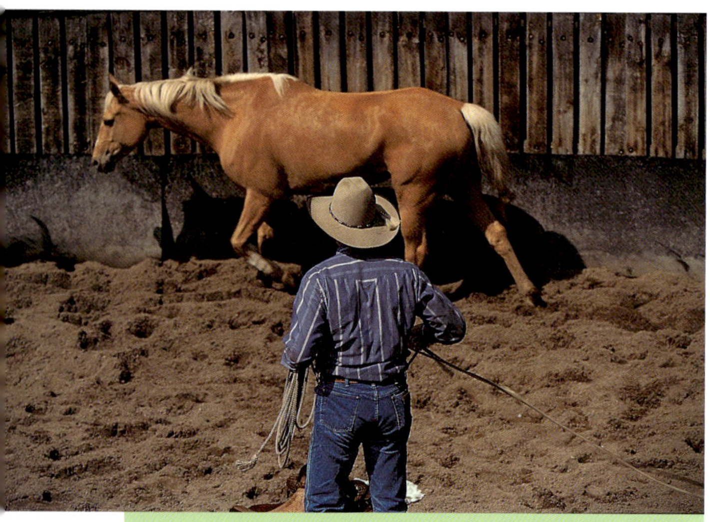

Im Round-Pen legt der Ausbilder die Regeln für die Beziehung zwischen sich und dem Pferd fest. Er erhebt territorialen Anspruch auf die gesamte Innenfläche und überlässt dem Pferd nur die Zone am Rand. Ziel ist es, durch Positionierung und Körperhaltung Richtung und Tempo des Pferdes zu beeinflussen und zu bestimmen.

Wichtig: Nicht zu viel Druck!

Die Grenze zu übermäßigem „psychischem Druck" ist relativ schnell erreicht bzw. fließend. Denn: Im normalen „Pferdeleben" ist Statusunterschied und auch „das Wann/Wie/Wo" von Aggressionen klar zweckgebunden. Die Situation im Round-Pen ist aber zunächst für die wenigsten Pferde nachvollziehbar und der Zweck, warum der Sozialpartner nun gerade hier Druck macht oder aggressiv reagiert, ist für ein Pferd überhaupt nicht erkennbar. Aus diesem Grund besteht auch durchaus ein hohes Risiko, dass ein Pferd aggressiv reagieren kann. Es kann massiver Stress ausgelöst werden – und **Stress ist ein Lernkiller**! Der mit Pferden im Round-Pen arbeitende Mensch muss z. B. **Demutsgesten bei Pferden** (z. B. Leckbewegungen oder Kauen, siehe auch Seite 50) erkennen und darauf korrekt reagieren können durch Abbruch der einwirkenden „Aggression". Wer ungeübt und unerfahren ist, sollte sich erst einmal fortbilden. Nur durch vorausschauendes, umsichtiges Verhalten, das Erfahrung und eigenes Lernen bei Menschen voraussetzt, kann in solchen Situationen ein negatives Training mit unerwünschten Folgen vermieden werden.

fremdbestimmten Handelns durch den Ausbilder, ohne dass es zu einer körperlichen Berührung kommen muss. Die Verständigung geschieht durch Körpersprache und Positionierung des Menschen. Diese Situation gleicht der von Pferden im Umgang miteinander unter natürlichen Bedingungen am besten.

Für eine erfolgreiche Erziehungsarbeit im Round-Pen ist sehr viel Erfahrung, Geschick und Einfühlungsvermögen notwendig. Ungeübte Pferdeleute können bei der Arbeit im Round-Pen einige Überraschungen erleben: Da es zu einem „Rollenspiel" zwischen Mensch und Pferd kommt, bei dem man in die wesentlichen Verhaltensrituale eingreift, können leicht die unterschiedlichsten Grundstimmungen im Pferd ausgelöst werden. Es kann sich verfolgt, belästigt, bedrängt oder angegriffen fühlen. Provoziert werden u. U. überraschende Reaktionen, von panischem Fluchtverhalten bis zu aggressiven Abwehrreaktionen oder gar Attacken.

Knotenhalfter und Leitseil

Bei der „Knotenhalfter-Leitseil-Arbeit" wird das Pferd auf einem Reitplatz – besser noch in einem Round-Pen – an einem etwa viereinhalb bis sieben Meter langen Leitseil mit speziellem Halfter gearbeitet. Dabei verhindert die Begrenzung des Arbeitsplatzes (Bande/Zaun) das Ausweichen eines Pferdes. Entsprechend positioniert sich der Trainer mit dem Pferd jeweils in einer günstigen Position. Optimal für diese Arbeit ist ein sog. Knotenhalfter geeignet. Es besteht aus einem relativ dünnen Nylonseil, das nicht mit Metallschnallen, sondern mit Knoten zusammengehalten wird. Ein Pferd sollte mit einem solchen Halfter aber nicht angebunden werden! Wenn das Knotenhalfter richtig geknotet und angelegt ist, bildet es mit dem Leitseil zusammen eine „Balanceeinheit". Die reduzierte Auflagefläche des dünnen Nylonseilmaterials und das leichte Eigengewicht bewirken, dass das Pferd – je nach Kopf- oder Körperhaltung – mal mehr oder weniger Auflagekontakt auf der Nase, dem Genick, an den Kopfseiten oder am Unterkiefer spürt. Bei gezielter Anwendung steht so ein breit gefächertes und differenziertes Spektrum für Signaldruck und Impulsgebung zur Verfügung. Es sollte niemals mit Dauerzug oder -druck an dem Halfter gezogen werden, denn das würde zu einem Abstumpfen des Pferdes (dem Kontakt gegenüber) führen und es würde zudem mit seiner ganzen Körperkraft gegen das Leitseil

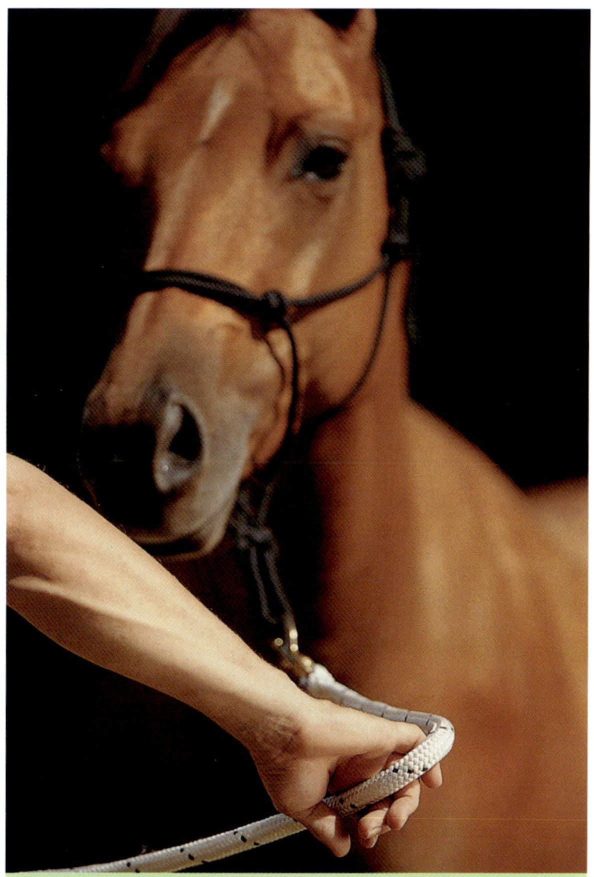

Die gefühlvolle Einwirkung der Hand wird durch das Leitseil und das Knotenhalfter auf den Kopf übertragen und bildet die Grundlage der Verständigung.

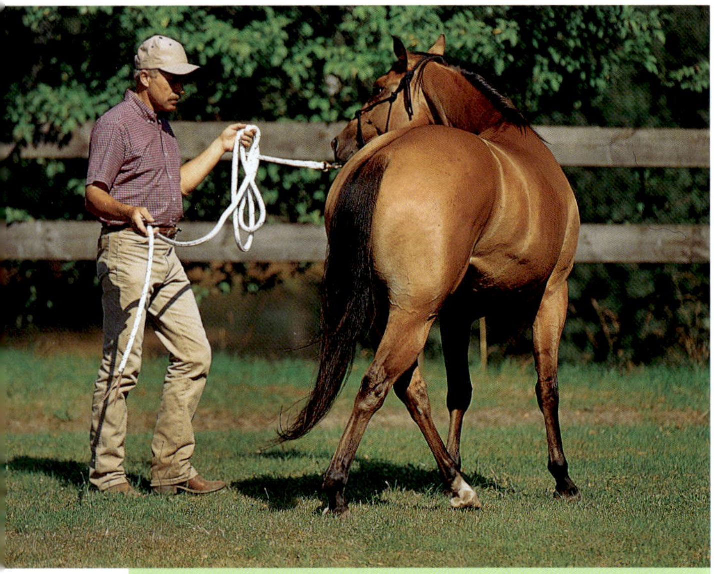

Bei der „Knotenhalfter-Leitseil-Arbeit“ wird das Pferd an einem dicken Leitseil (bis sieben Meter lang) mit speziellem Halfter gearbeitet. Ziel der Arbeit: Das Pferd soll lernen, auf feine Signale des Ausbilders zu reagieren.

agieren. Der Erfolg der Arbeit mit Knotenhalfter und Leitseil basiert darauf, dass das Pferd lernt, Signale in kontrollierte Bewegungsabläufe umzusetzen. Es soll sowohl auf die differenzierten, nicht schmerzhaften Kontaktsignale des Halfters am Kopf, die Körperpositionierung und -haltung des Ausbilders sowie die Schwingungen des Leitseilendes reagieren und so auf immer feinere Signale hin die Anleitung durch den Ausbilder reflektieren. Oft kann man im Zusammenhang mit dem Knotenhalfter lesen oder hören, dass die Knoten auf streng definierbare, besonders empfindliche Sensor- oder Akupressur- oder Reflexpunkte des Kopfs drücken und als Folge angeblich einen verstärkten Nervenreiz ausüben. Nach den Erfahrungen des Verfassers ist diese Interpretation allenfalls ein theoretischer Denkansatz, der praktisch so nicht differenziert beobachtbar und von daher für die Arbeit unbedeutend ist, zumal die Lage des Halfters bei der praktischen Arbeit öfter variiert. Der gesamte Tast- und Hautsinn des Pferdes wird andererseits sehr wohl angesprochen und es wird dadurch motiviert, sich sehr bewusst mit der Wahrnehmung und Interpretation der Kontaktsignale zu befassen. Seine Aufmerksamkeit wird für die Kommunikation zwischen Mensch und Tier aktiviert und seine Grundeinstellung ändert sich. Nicht kraftbetont-körperliche Interaktion, sondern feinmotorisches Agieren rückt mehr und mehr in den Vordergrund bei dieser Methode. In diesem Sinne ist die Arbeit am Leitseil besonders gut auch zur Vorbereitung zum besseren Verständnis des Pferdes für die spätere Hilfengebung unter dem Reiter geeignet. Für die erfolgreiche Arbeit am Leitseil ist ebenfalls Geschick, Übung und viel Erfahrung notwendig.

Halfter mit Führkette

Mit einem normalen Stallhalfter und einer über den Nasenrücken gelegten Führkette kann man ohne sehr viel Übung bei unaufmerksamen, ignoranten oder noch unerzogenen Pferden eine Verbesserung der Aufmerksamkeit erreichen. Auch die Bedeutung von Drucksignalen am Kopf mit der Absicht, körperliche Nachgiebigkeit und Bewegungsveränderung zu bewirken, ist dem Pferd damit relativ einfach zu vermitteln. Wer als Pferdehalter die oben erläuterten schwierigeren Methoden im Round-Pen und am Führseil nicht beherrscht oder noch Probleme damit hat, für den bietet diese „Halfter-Führketten-Arbeit“ recht gute Lösungen. Auch hierbei zielt die Arbeit darauf ab, dem Pferd über Signale am Kopf zu vermitteln, dass es bestimmte (vom Führenden gewünschte) Bewegungen und Körperreaktionen ausführen soll. Die Führkette dient dabei lediglich zur dosierten Reizverstärkung, niemals dürfen damit einem Pferd Schmerzen oder gar Verletzungen zugefügt werden. Ebenso wie ein Anbinden eines Pferdes mit Reittrense und Zügeln wegen der Verletzungsgefahren abzulehnen ist, versteht sich eigentlich von selbst, dass man ein Pferd auch niemals mit einem Halfter und fest eingeschnallter Führkette anbindet!

Zäumung und Gerte

Eine aus der klassischen Pferdeausbildung abgeleitete Form der Bodenarbeit ist die Arbeit an der Hand, bei der das Pferd mit Kappzaum oder Wassertrense gezäumt ist und der Ausbilder durch leicht touchierende Berührungen mit der Gerte und leichte Druckimpulse auf Nase oder Maul Bewegungsreflexe auslöst und diese nach und nach systematisch zu Signalen verknüpft. Zwar schränkt der Ausbilder das Pferd hier deutlich mehr in seiner individuellen Bewegungsfreiheit ein als bei der Round-Pen- oder Leitseilarbeit, doch sind die Prinzipien und Zielsetzungen ähnlich. Diese Form der Bodenarbeit kann als letzte Stufe und mentale Schulung sehr gut mit den o. a. Techniken der „Natural-Horsemanship-Methode“ verknüpft werden. Sie ist zudem ideal geeignet, das Pferd auf die spätere Bedeutung feiner reiterlicher Hilfengebung mit Signaldeutung vorzubereiten und ergänzt den Komplex der Erziehungsarbeit am Boden somit hervorragend.

Mit Hilfe dieser vorstehend erläuterten verschiedenen Techniken und Methoden der **Bodenarbeit** kann ein präzises Kommunikationssystem durch Signale erarbeitet werden. Auf dieser Grundlage kann der Ausbilder dem Pferd seine eigenen Vorstellungen von Aufenthaltsort, Bewegungsform und Haltung ver-

Tabelle 33: Lerninhalte für die Bodenarbeit [1] (Tabellenfortsetzung S. 236 und S. 237)

Kategorie/ Themenkomplex	Lerninhalte („Das Pferd soll lernen …“)	Erläuterungen
Respekt und Vertrauen (im Round-Pen).	– wie die Rollenverteilung zwischen Pferd und Mensch aussehen soll und dass – „territoriale Ansprüche“ (Individualabstände) des Menschen zu akzeptieren sind; – dass auszuweichen ist, wenn die Situation es ergibt; – dem Menschen Interesse, Aufmerksamkeit und Vertrauen entgegenzubringen; – dass der Trainer mit seinem Körper die „Sprache der Pferde“ spricht, – dass es sich nicht seinem Einfluss entziehen kann; – dass Davonlaufen nicht alle Probleme löst; – dass eigenständiges Loslaufen in „mehr Arbeit“ umgesetzt wird; – dass Anhalten und ruhiges Stehen Entspannung bedeutet; – dass der Trainer ihm freundliche Zuwendung gibt, wenn es sich ihm zuwendet; – dass er es antreibt, wenn es sich unaufgefordert von ihm abwendet, – dass er es jedoch langsamer werden lässt, wenn es sich ihm zuwendet. [2]	Die Leitfunktion wird grundsätzlich im indirekten Kontakt (ohne direkten Körperkontakt) erarbeitet.
Von der Selbstbestimmung zur Fremdbestimmung.	– dass der Mensch bestimmt, wo es sich aufhalten darf; – systematisch nach einer bestimmten Komfortzone zu suchen; – sich vom Ausbilder auf Distanz an einen bestimmten Ort (Ziel) leiten oder dirigieren zu lassen; – dass er bestimmt, wohin es gehen soll und wann das der Fall ist; – Situationen zu akzeptieren, sie zu erdulden oder Räume/Plätze zu betreten, auch wenn diese Bereitschaft zunächst nicht vorhanden ist; – in Situationen, die ihm eigentlich fremd sind, zu entspannen.	Die Leitfunktion wird im indirekten Kontakt gefestigt.
Nachgiebigkeit und Entspannung.	– den direkten Kontaktdruck am Körper zu akzeptieren, ohne sich zu entziehen, ihn abzuschütteln oder dagegen zu drücken oder zu ziehen; – dass körperliche Nachgiebigkeit mit Muskelentspannung einhergeht; – mit einzelnen Körperteilen nachzugeben und zu entspannen; – Nachgiebigkeit auch in Beinbewegung umzusetzen, – dem Menschen dabei zu vertrauen und sich zu entspannen.	Vorhandene Gegenreflexe auf Körperdruck werden in selbstverständliche, gewohnheitsmäßige Nachgiebigkeit umgewandelt (indirekter Kontakt).

mitteln. Er kann die Bewegungen des Pferdes mehr und mehr kontrollieren, ohne Zwang ausüben zu müssen und damit auch die Empfindungen und „Gedanken“ des Pferdes beeinflussen. Mit diesen Mitteln der Fremdbestimmung kann er das Pferd gezielt und kontrolliert in Lernsituationen führen und dessen jeweilige Reaktionen beeinflussen. Er kann dem Pferd Erkenntnisse im gewünschten Umgang mit Situationen vermitteln. Das aus seiner natürlichen Veranlagung schreckhafte und ängstliche Tier gelangt dadurch zu einer klaren Akzeptanz ungewohnter Situationen und entwickelt ein verbessertes Selbstvertrauen und eine zuverlässige Kontrollierbarkeit. Durch stete Wiederholung wird das Pferd in den neu erwor-

Tabelle 33 (Fortsetzung): Lerninhalte für die Bodenarbeit[1]

Kategorie/ Themenkomplex	Lerninhalte („Das Pferd soll lernen …")	Erläuterungen
Verständigung durch Druckimpulse.	– dass Körperdruck und vor allem Druckimpulse der Verständigung dienen; – dass mittels Druck oder Druckimpulsen Grenzen aufgezeigt und diverse Bewegungsreaktionen gefordert werden; – dem Druckimpuls generell mit dem Körper auszuweichen; – dass mittels Druckimpulsen die Forderung für vorwärts, rückwärts und seitwärts ausweichen übermittelt wird; – differenzierten Druckimpulsen mit dem Kopf nachzugeben, – dass Druck (und vor allem Druckimpulse am Kopf) der Verständigung dienen; – dass mittels Druckimpulsen auf das Halfter die Bewegungsabläufe beeinflusst werden; – dass der Bewegungsradius eingegrenzt wird; – dass es bei direktem Kontakt oder bei Einwirkung auf Distanz (Leitseil) reagieren soll.	Differenzierung von Körpersignalen durch direkten Kontakt.
Desensibilisierung und Druckakzeptanz.	– Berührungen oder Kontakt mit unbekannten Gegenständen zu akzeptieren (z. B. Plastikfolie, Satteldecke); – einengende Körpereinflüsse zu tolerieren und zu akzeptieren, (einengende Seilschlinge um den Rumpf, Longiergurt, Sattelgurt und Sattel); – Berührung mit verschiedenen Gegenständen und Einschränkung der Bewegungsfreiheit an den Beinen zu dulden.	Akzeptanz gegenüber Körperreizen, denen es sich entziehen möchte. Druckkontakte sollen nicht nur zum Nachgeben auffordern, sondern diese müssen unter Umständen ohne Widerstand erduldet und akzeptiert werden.
Immobilisieren und Geduld.	– dass es zeitweilig nicht nur kurzfristig in seiner Bewegungsfähigkeit eingeschränkt ist, sondern auch für längere Zeiträume; – dass die Bewegungsfreiheit der Vorderbeine eingeschränkt wird, – dass es komfortabler ist, still zu stehen, anstatt gegen solche Einschränkungen zu agieren; – angebunden zu stehen und geduldig zu entspannen.	Kontrollieren des natürlichen Bewegungsdranges. Vorübergehendes Anbinden an verschiedenen Orten als Geduldsübungen mit der Zielsetzung, ein Pferd damit vertraut zu machen, dass es zeitweilig von seinen gewohnten Lebensbereichen, die ihm Geborgenheit vermitteln, abgetrennt wird. Auch die Einschränkung der Bewegungsfreiheit mit den Beinen fördert die Bereitschaft, sich ruhig zu verhalten und Selbstvertrauen und Gelassenheit zu verbessern.

benen Verhaltensmustern und Ritualen gefestigt und bietet sie alsbald als Standardverhalten an. Auf diese Weise können Pferde systematisch und zuverlässig vom intuitiv-reflexiven Instinktverhalten zum situationsbezogenen Zweckverhalten erzogen werden. Von verschiedenen Horsemanship-Trainern sind eigene Programme oder Methoden erarbeitet worden, nach denen sie vorgehen. Manche haben sich auf Teilbereiche der Bodenarbeit spezialisiert, andere arbeiten nur im Round-Pen, wieder andere hauptsächlich am Leitseil. Tabelle 33 auf den Seiten 235–237 gibt einen generellen Überblick über Lerninhalte der Bodenarbeit.

Tabelle 33 (Fortsetzung): Lerninhalte für die Bodenarbeit[1]

Kategorie/ Themenkomplex	Lerninhalte („Das Pferd soll lernen ...")	Erläuterungen
Zäumungsakzeptanz und Zäumungsverständnis.	– dass durch die Drucksignale, die von der Zäumung ausgehen, Haltung, Bewegungsrichtung und Tempo beeinflusst werden; – sich zu entspannen, obwohl es einen Fremdkörper im Maul trägt, es eine ungewohnte Haltung einnimmt und es Muskelgruppen in ungewohnter Weise im Körper an- und abspannt; – seine Beinbewegungen anders zu koordinieren, als es das gewohnt ist; – kontinuierlich und flüssig vorwärts zu gehen und sich dabei von den Druckimpulsen der Zäumung leiten und begrenzen zu lassen; – Druckimpulse, die durch die Zäumung auf den Kopf übertragen werden, als Verständigungssignale für Richtungsänderung, Tempoänderung, Anhalten und Rückwärtsgehen zu verstehen; – sich durch solche Signale kontrollieren zu lassen.	Vertrautmachen mit einer Zäumung und ihrer Wirkungsweise, sie zu akzeptieren und zu verstehen lernen (gebisslos oder mit Wassertrense). Diese Phase ist von besonderer Bedeutung, wird doch die zukünftige Grundeinstellung des Pferdes der Zäumungseinwirkung gegenüber jetzt geprägt. Alle Maßnahmen dieser Lektion müssen immer unter dem Aspekt praktiziert werden, das Vertrauen in die Zäumungseinwirkungen zu entwickeln und nicht etwa zu erschüttern. Besonders große Sorgfalt bei der praktischen Durchführung ist deshalb in den ersten Trainingssequenzen notwendig.

[1] Haben Pferde eine systematische Erziehung auf der Basis solcher oder ähnlicher methodischer Ausbildung erfahren und die daraus resultierenden Verhaltensmuster automatisiert, so sind sie in ihrem Verhalten sehr viel kontrollierbarer und gelassener. Dennoch werden sie neuen Situationen oder neuen Sozialpartnern gegenüber wieder ihre Verhaltensweisen neu anpassen. Im Umgang mit Pferden sollte deshalb auch nach einer grundsätzlichen Erziehung im täglichen Zusammenwirken ein geregeltes und mit den Inhalten einer zweckmäßigen Grunderziehung übereinstimmendes Verhaltenskonzept befolgt werden.

[2] Im Round-Pen soll ein Pferd in der Regel nicht vom Trainer zum Zaun hin wenden, weder um in die andere Richtung zu wenden noch aus einem anderen Grund; das Abwenden ist also hier **kein** antrainiertes „Wendemanöver". Wendet es aus eigenem Antrieb (= ohne Aufforderung) erfolgreich, so macht es die Erfahrung, sich dem Trainer-Einfluss kurzfristig entziehen zu können, es hat kurzfristig „Fluchtgedanken" realisiert und das Erfolgserlebnis, flüchten zu können; es kann den Trainer aus seinen Hauptwahrnehmungen kurzfristig „ausblenden", es kann ihm sein abwehrbereites Hinterteil zuwenden usw. Wann immer ein Pferd sich unaufgefordert abwendet, entzieht es sich dem Einfluss des „menschlichen Leitanspruchs". Das kann geduldet werden oder nicht. Die Tatsache, dass der Trainer in der Lage ist, Rahmenbedingungen zu gestalten (z. B. antreiben, wenn es sich unaufgefordert von ihm abwendet), fördert generell bei richtiger Dosierung den Respekt vor der offensichtlichen Überlegenheit des Menschen. Der Trainer sollte dazu „Lösungsvarianten" mit deutlich komfortablen Empfindungen beim Pferd verknüpfen (z. B. das Pferd langsamer werden lassen, wenn es sich ihm zuwendet), dann ist dieses stärker motiviert, sich daran zu orientieren, weil es stets seinen Vorteil sucht und dann auch findet. Das ist im Ergebnis wiederum eine Stärkung des Leitanspruchs des Menschen. In diesem Falle wird ein Pferd in Folge sogar diese Führungsrolle respektieren und sich „unterordnen".

Erziehung zu Grundfertigkeiten

Die praktische Erziehung eines Pferdes kann man in zwei Bereiche unterteilen: das **mentale** (= geistige) Training und **physische** (= körperliche) Training. Diese beiden Bereiche sind allerdings während der praktischen Trainingsarbeit nicht strikt voneinander getrennt. Jede mentale Übung bezieht durchweg auch physische Bewegung und damit Muskelaktivitäten mit ein. Umgekehrt muss die „mentale" Bereitschaft des Pferdes zur Mitarbeit und die damit einhergehende Entspanntheit vorhanden sein, um die Übungen zur körperlichen Bewegungskoordinierung und Gymnastizierung korrekt und sinnvoll durchführen zu können. Das Verständnis des Pferdes für die gestellten Forderungen, die Reaktionsfähigkeit auf die Einwirkungen (Signale/Hilfen) und seine komplette Entspannungsfähigkeit sind dafür die Voraussetzungen.

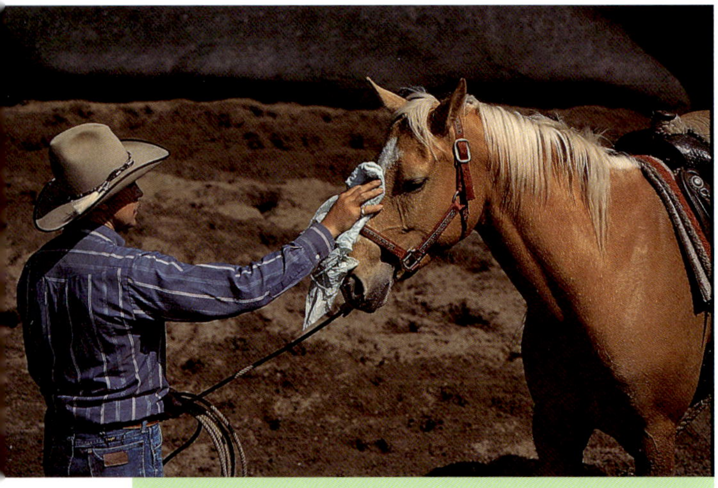

Es ist wichtig, dass ein Pferd lernt, fremdartige Gegenstände und Berührungen am Körper zu erdulden. Dazu gehört auch, es mit ungewöhnlichen Situationen rechtzeitig vertraut zu machen. Hierzu muss regelmäßig zum Lernen sowohl mental als auch physisch „Reizvolles" durch den Ausbilder angeboten werden.

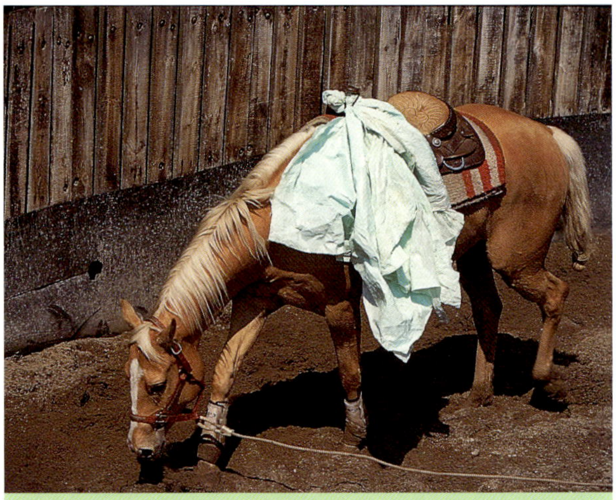

Nachdem das Pferd die Berührung mit Plastik aus der Hand des Ausbilders akzeptiert, bekommt es ein Stück Plastik an den Sattel gehängt. Es muss unter allen Umständen vermieden werden, dass das Pferd in Angst oder Panik versetzt wird und wild davon stürmt, wenn es diesen Fremdkörper am Sattel wahrnimmt.

Kontrolle über ein Pferd, seine Emotionen, „Gedanken" und seine Bewegungen zu erlangen, das ist das wichtigste Ziel der Erziehung im Spektrum der gesamten Ausbildung. Erst auf dieser Grundlage wird es möglich, systematisch Balance, Ausdauer, Tragkräfte und Elastizität eines Pferdes zu verbessern. Während der Ausbildung gilt folgendes Prinzip: Zuerst die Verständigung, dann Verständnis, dann Respekt und dann die kontrollierbare, körperliche Funktionsübung.

Um Ziele erreichen zu können, muss mit einem Pferd über einen angemessenen Zeitraum regelmäßig und methodisch gearbeitet werden. Ein Arbeiten „nach Lust und Laune" mit vielen Unterbrechungen, vielleicht nur einmal pro Woche eine halbe Übungsstunde, reichen dazu nicht aus. Hier liegen die Probleme mancher – an sich gutwilliger – Freizeitpferdemenschen, denn sie vermögen aus den unterschiedlichsten Gründen heraus weder zeitlich noch methodisch konsequent vorzugehen, um zum Nutzungsziel zu gelangen.

Doch nicht nur für die spezielle Nutzung im Leistungsbereich sollte eine systematische Erziehungsarbeit die Grundlage schaffen, auch im täglichen Umgang mit dem Pferd muss es grundsätzliche Verhaltensmuster erlernen, die einen sicheren, stressfreien und harmonischen Umgang bewirken. Wichtige Grundfertigkeiten sollten dabei angestrebt werden, die in Tabelle 34 (unten) in Form einer vereinfachten Übersicht über die einzelnen Stationen eines Erziehungsprogramms dargestellt sind.

Tabelle 34: „Zehn-Punkte-Erziehungsprogramm"

Station	Was macht der Ausbilder?
1	Ausbilder macht sich ein konkretes, individuelles Bild von jedem Pferd, das er ausbilden möchte. Nach Bewertung der körperlichen und mentalen Voraussetzungen beim Pferd wird überlegt und bestimmt, wie die Ausbildung in Einzelschritten aufgebaut werden muss.
2	Ausbilder-Schüler-Beziehung wird geschaffen. Vertrauen und Respekt werden dem Pferd individuell vermittelt, z. B. durch häufiges Zusammensein in ruhiger Atmosphäre.
3	Verständigungsgrundlage über territoriales Agieren und Körpersprache wird geschaffen.
4	Leit- und Führungsrolle des Ausbilders wird gestärkt.
5	Akzeptanz und Anpassung werden in simplen Desensibilisierungs-Übungen gefestigt.
6	Geduldsübungen werden durchgeführt, u. a. werden Angebundensein, Stillstehen geübt.
7	Kontrolle über Richtung (auch rückwärts) und Tempo wird erarbeitet.
8	Kontrolle über Gangarten und verschiedene Tempi.
9	Nachgiebigkeits- und Lockerungsübungen.
10	Verladen und Entladen (Training am und im Pferdeanhänger).

Ingolf Bender: Pferderassen

Einteilung

Entsprechend biologischer Einteilung werden genau abgegrenzte Gruppen nichtdomestizierter (wilder) Tiere – und die von ihnen abstammenden (domestizierten) Haustiere – generell als „Art" bezeichnet, z. B. zählen alle Pferde zu einer biologischen Art (siehe hierzu auch die Ausführungen zum Kapitel „Evolution, Abstammung und Domestikation", Seite 11 ff.). Weitergehende (auf bestimmten zusätzlichen Merkmalen beruhende) Gruppenunterteilungen der Wildform sind sog. Unterarten. Innerhalb der **Hauspferde** wird in **Rassen** unterteilt – nicht in Arten oder Unterarten. Bestimmende Kriterien für die Zuordnung zu einer Rasse sowie insbesondere die Benennung dieser Rassen sind nicht immer einheitlich, sie ergeben sich teils aus willkürlichen Abgrenzungen eines Verbandes, oft auch aus langer Tradition heraus oder entspringen „Schöpfungs-Ideen" einer Züchtergemeinschaft. Zum Beispiel werden gescheckte Pferde als „Pinto" oder „Paint" bezeichnet. Dabei wird die spanische Bezeichnung „Pinto" rasseähnlich verwendet. Doch eine solche „Rasse" gibt es nicht, es handelt sich vielmehr um Pferde unterschiedlicher Rassen, die allerdings alle gescheckt sind. Anders dagegen die Bezeichnung „Paint Horse", hier handelt es sich um gescheckte Pferde mit eigenem Paint-Stammbuch („Stutbuch"), die aber abstammungsmäßig der weltweit zahlenmäßig größten Rasse „Quarter Horse" angehören (in deren Stammbuch sie aber wegen der Scheckung nicht eingetragen werden).

Im Allgemeinen sind Rassen aus solchen Einzeltieren zusammengefasst, die gemeinsam über bestimmte rassespezifische Eigenschaften (= Erbanlagen) verfügen und deshalb sowohl optisch als auch von ihren inneren Eigenschaften her sich sehr „ähnlich" sind.

Pferdetypen

Wesentliche Ursachen für abweichende Leistungen, aber auch unterschiedliche Haltungsansprüche zwischen einzelnen Rassen sind Körper- und graduelle Verhaltensunterschiede. Um solche Besonderheiten deutlich machen zu können und eine – für Beschreibungen allgemeiner Merkmale und Ansprüche verständliche – Abgrenzung zu erhalten, ist es zweckmäßig, alle Rassen in grob zu beschreibende Gruppen einzuteilen. Generell hat es sich bewährt, alle Pferde in die Gruppen **Nordpferde** und **Südpferde** nach gebietlicher Abstammungsherkunft einzuordnen. Diese Typ-Einteilung ist allerdings keine strenge biologische Gliederung (was gelegentlich missverstanden wird),

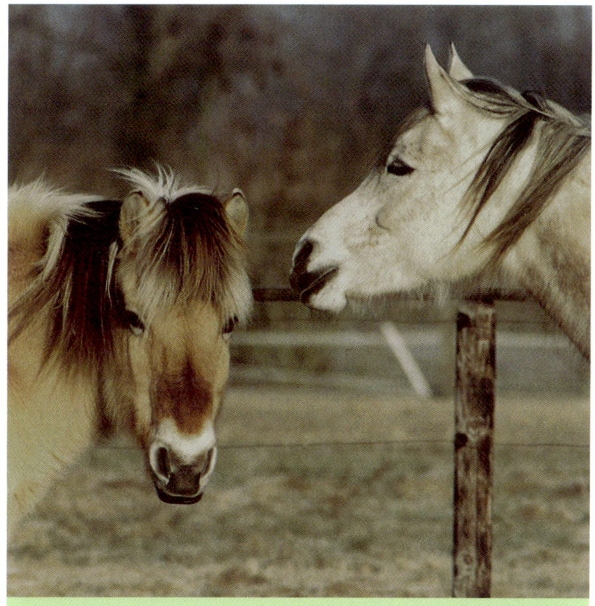

Alle Pferde legen sich bei naturnaher Haltung ein Winterfell zu, doch die Isolationswirkung ist – je nach Typ – unterschiedlich; links Fjordstute (Nordtyp), rechts Vollblutaraberstute (Südtyp).

sondern dient allein der schematisch groben Orientierung und der besseren Veranschaulichung von Unterschieden (siehe Abbildung S. 20).

Nordpferde der Kaltklimazone stammen ursprünglich aus regenreichen Hügelländern und Inseln sowie kalten, schneereichen Flachlandgebieten und Hochgebirgstälern Eurasiens (z. B. Shetlandponys, Fjordpferde, Isländer, Haflinger, Tinker, Kaltblüter). Nordpferde sind zwar generell nicht unsensibel oder temperamentlos, aber doch tendenziell eher phlegmatischer als Pferde des Südtyps. Sie sind häufig etwas bedächtig, deshalb relativ nervenstark und mutig, weniger leicht erregbar und weniger schnell im Galopp, dafür meist gut in der Schrittleistung, oft sehr gute Traber oder Tölter und durchweg auch zugkräftig als Gespannpferde, sie neigen selten zu dramatischer Panik, fressen dafür aber durchweg „panisch" alles Verwertbare, da sie als Pferde der Kaltklimazone u. a. aufgrund ihres kräftigen Gebisses bessere Futterverwerter und damit „Ansatztypen" sind. Die Haltungseignung ist für jedes Klima gut, sie sind witterungshart und vertragen, wenn sie nicht z. B. nach dem Reiten nass geschwitzt sind, Regen, Schnee und Sturm recht gut. Für sie ist ganzjährige Offenstallhaltung als gesündeste Haltung vorzuziehen, wenn in der Stallanlage gleichzeitig auch (zur Versorgung kranker Pferde und zur sonstigen Separierung) eine sog. Notbox zur Verfügung steht.

Südpferde der Warmklimazone sind alle „hochblütigen" Pferde sowie Kreuzungen zwischen Nord- und

Südpferderassen. Sie stammen ursprünglich aus warmen Ländern und Trockensteppen Eurasiens, Nordafrikas und der arabischen Halbinsel (z. B. Araber, Vollblüter, Andalusier, Quarter Horses, Warmblüter). Südpferde sind im Körperbau feingliedriger und im Haarkleid weniger derb als Pferde des Nordtyps, sie sind psychisch durchweg sensibler, insgesamt temperamentvoller und vermindert nervenstark, sie reagieren oft blitzschnell, geraten gelegentlich aufgrund von Ängstlichkeit eher in Panik, besitzen enormen Bewegungsdrang und bevorzugen schnelle Gangarten wie den Galopp, es sind „Atmungstypen", die Futter stärker in Bewegung als in Fettansatz umsetzen und deshalb gemeinhin „schlechtere Futterverwerter" als Nordpferde sind. Die Haltungseignung ist für trocken-warmes, aber auch trocken-kaltes Klima sehr gut, für dauernde Feuchte und Sturm, also typisches April- oder Novemberwetter, eher schlecht; Südpferde können durchaus ganzjährig in Offenställen gehalten werden, wenn stets freier Zugang bei Regen und Sturm besteht, die Liegebereiche großflächig und im Winter dick eingestreut sind und insbesondere die vorgelegten Raufuttermengen üppig bemessen werden. Für sportlich stark genutzte Südpferde wird sich allerdings in der nass-kalten Jahreszeit nächtliche Boxenhaltung empfehlen.

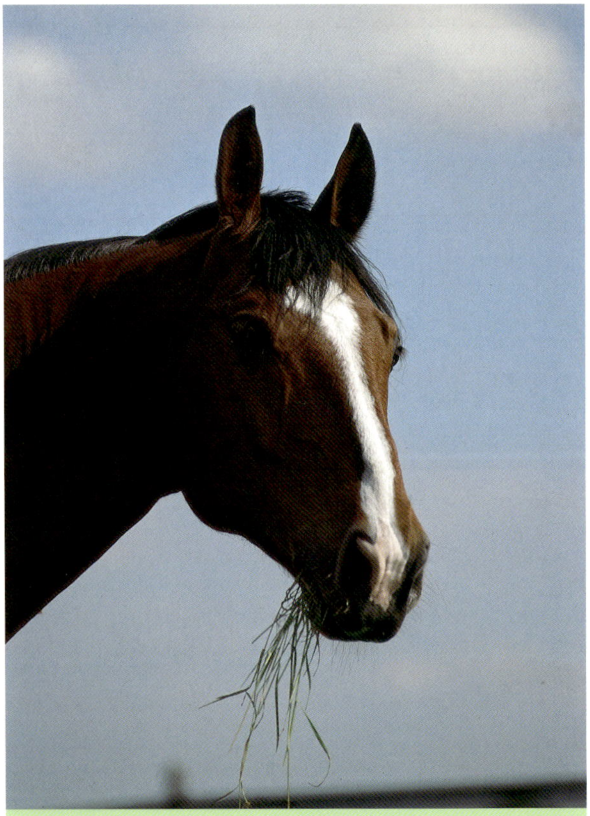

„Thoroughbred" (Vollblut = „Atmungstyp").

Traditionelle Bezeichnungen

Die in Deutschland, Österreich und der Schweiz gängigen Pferdegruppen-Bezeichnungen sind international nicht gebräuchlich. Mit diesen traditionellen Bezeichnungen „Kalt- und Warmblut" soll nicht die Bluttemperatur, sondern – ebenso wie bei „Vollblut" – ein Temperamentsgefälle von eher phlegmatisch (= kalt) über temperamentvoll (= warm) bis hochsensibel (= heiß, „voll des Blutes") ausgedrückt werden. Die Bluttemperatur ist bei allen gesunden Pferden ziemlich gleich, sie liegt bei etwa 38 °C; ab 38,7 °C hat jedes Pferd – egal welcher Rasse – Fieber! Mit der Bezeichnung „Vollblut" ist auch ein Hinweis auf die richtige englische Rennpferde-Rassenbezeichnung „Thoroughbred" (= durchgezüchtet) verbunden. Zur Gruppe der „Robustpferde" könnte man – sprachlich streng genommen – alle Pferde zählen, die „robust" (= naturkonform) gehalten werden. Gemeint sind bei dieser Gruppenzuordnung allerdings sog. Robustpferde im engeren Sinne. Das sind vorwiegend nordische Primitivrassen (im Sinne von „urtümlich"), die von ihrer Abstammung und Zuchtgeschichte her auf stark bis extrem rigoros unnachsichtig durchgeführte züchterische und natürliche Auslese in den Ursprungsländern zurückgehen. Auch innerhalb der Robustpferdegruppe kann noch weiter nach Temperament, Konstitution und Futteransprüchen unterteilt werden.

Ponybegriff

Die Bezeichnung „Pony" wird auch für die zuvor angesprochenen sog. Robustpferde verwendet, ist aber nicht einheitlich, teils auch – wie unten noch erläutert wird – mehrdeutig. Das Wort „Pony" heißt übersetzt „Pferdchen" und stammt aus dem englisch-irischen Sprachraum (englisch heißt es „the pony, he" = männlich, im Gegensatz zu „the horse, it" = sächlich). Man findet in der Fachliteratur deshalb schon mal die Bezeichnung „der Pony". „Pony" bezeichnet im englischen Sprachraum schon immer bodenständige, kleinere, meist kompakt gebaute Pferde, die durchweg weniger als 148 cm Widerristhöhe (Abk.: Wh) aufweisen. Da auf dem mitteleuropäischen Festland nur wenige bodenständige Rassen unter 148 cm Wh ursprünglich beheimatet waren (z. B. Dülmener), gab es bis vor 40 Jahren hier – im Gegensatz zu Großbritannien und Irland mit über zehn Ponyrassen – keine eigentliche „Ponytradition". Vornehmlich im Zirkus wurden zwar Shetlandponys schon vor 100 Jahren verwendet, doch darauf beschränkte sich die Wahrnehmung und Einschätzung als Spiel- und Kinderpferdchen. Erst mit Einfuhr zahlreicher (auch größerer) Ponyrassen aus Großbritannien, Irland und Island ab 1960 und mit Entwicklung des Freizeitreitens änderten sich Verständnis und Sprachgebrauch

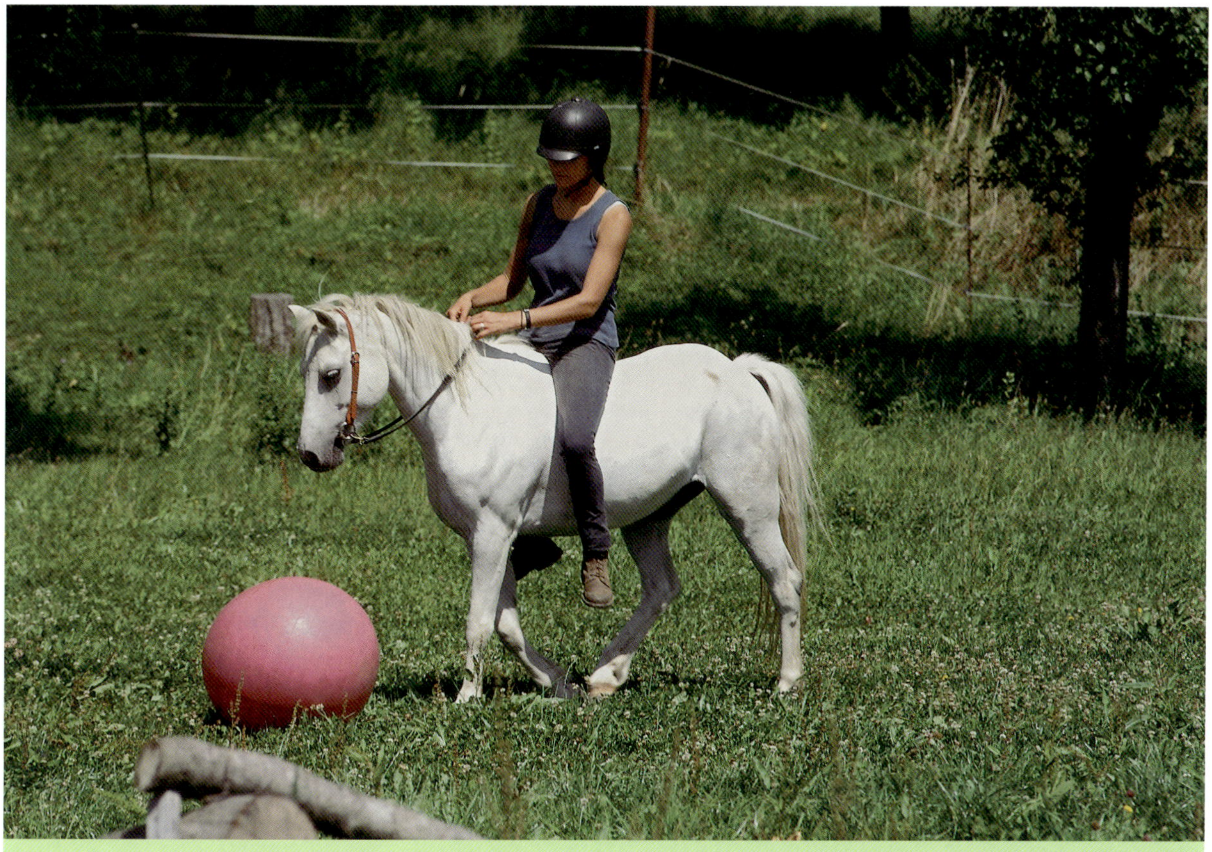

Ponys zeichnen sich in der Regel durch Nervenstärke und gute Futterverwertung aus, sie sind „Ansatztypen".

Generell werden heute alle kleinen und mittelgroßen Pferderassen (vornehmlich – aber nicht ausschließlich) nordischen Ursprungs als „echte Ponys" bezeichnet. Bei diesem Ponybegriff wird – neben der kompakten Wuchsform und bestimmten Leistungs- und Charaktereigenschaften – im Kern der Charakterisierung „die Robustheit" hervorgehoben. Dabei ist die Widerristhöhe völlig ohne Belang, denn nur Typ und Abstammung sind entscheidend. Beispiel: Ein Connemaraponywallach bleibt rassemäßig ein Connemarapony, obwohl er vielleicht 150 cm Stockmaß misst. Gleiches gilt z. B. für Welsh-Cob, Sektion D. Daneben gibt es die Bezeichnung „Reitpony" (z. B. die Rasse „Deutsches Reitpony"), womit nicht in erster Linie Robustheit (wie bei den „echten Ponys") ausgedrückt werden soll, sondern hier steht die Bezeichnung „Pony" in erster Linie für die verminderte Größe im Vergleich zu großen Reitpferden. Ein „Deutsches Reitpony" ist demnach ein kleines Reitpferd, das in hohem Maße „Reitpferdepoints" aufweist und sich im Wesentlichen von der Warmblutrasse „Deutsches Reitpferd" nur durch ein auf 148 cm Wh begrenztes Stockmaß unterscheidet (und durch Vorfahren, die tatsächlich noch „echte Ponys" waren, z. B. Welshponys). Bei Pony-Turnieren der FN e. V. ist eine maximal zulässige Wh von 148 cm vorgeschrieben. Durchaus kann aber z. B. auch ein Connemarapony oder Fjordpony als „Reitpony" qualifiziert werden (es kann aber nicht „Deutsches Reitpony" genannt werden, denn dies ist eine Rassebezeichnung). Durch die Bezeichnung „Reitpony" soll dann bei anderen Rassen besonders auf die „Rittigkeit" und ein reitpferdgemäßes Gebäude des jeweiligen Individuums hingewiesen werden.

Ersichtlich ist, dass der allgemeine Begriff „Pony" zunächst immer unklar bleibt, wenn man nicht Details über das so bezeichnete Pferd ergänzend berücksichtigt, um es richtig einordnen zu können. Die veraltete traditionelle Auffassung, wonach nur Kinder „Ponys" reiten, ist damit längst überholt, denn es gibt unter den größeren Rassen hervorragende „Erwachsenenponys". Entscheidend sind Verwendungszweck und passende Gewichtsverhältnisse, die alle größeren Ponyrassen auch für reitende Erwachsene sehr wohl prädestinieren.

Rassen

In der nachfolgenden Tabelle 35 sind nur jene Rassen kurz beschrieben, soweit sie im Sport- und Freizeit-

Tabelle 35: Die verbreitetsten Pferderassen in Deutschland, Österreich und der Schweiz

Rasse	Herkunft/Geschichte	Kurzbeschreibung
Achal-Tekkiner	Bereits in der Antike gezüchtet; vornehmlich in Russland, Turkmenien und Kirgisien beheimatet.	Hoch im Blut stehende, temperamentvolle Reitpferde mit großem Galoppiervermögen; häufig Isabellen und Falben.
Andalusier	Alte spanische Rasse (Abk.: PRE = Pura Raza Español) aus dem 16. Jahrhundert; Einkreuzung von Berbern und Arabern.	Edles Reitpferd mit feurigem Temperament; rundlich, aber trotzdem elegant; häufig Schimmel.
Anglo-Araber	Kreuzungsrasse, die im 19. Jahrhundert aus Arabern und Vollblütern entstand; gute Zuchten heute in Südfrankreich, Ungarn, Polen.	Edles Pferd, das Schönheit und Harmonie widerspiegelt; raumgreifender Galopp und gutes Springvermögen.
Arabisches Vollblut (= „Arabisches Reinblut")	Edelste Kulturrasse der Welt (älteste Südpferderasse); seit dem 8. Jahrhundert v. Chr. auf der arabischen Halbinsel gezüchtet; hervorragende Zuchten heute weltweit, darunter sind traditionell besonders die polnischen und russischen Zuchten mit guten Reit- und Rennpferden vertreten, aber auch die US-amerikanische und die deutsche Zucht bieten gute Pferde.	Intelligentes, temperamentvolles Allroundpferd von großer Schönheit, Harmonie und Ausdauer; elastische Bewegungen. Die Bezeichnung „Arabisches Vollblut" ist zwar gebräuchlich, aber ungenau, denn gemeint ist eigentlich „Arabisches Reinblut" (wie *Jasper Nissen* es konsequent vorschlug); bei den Vollblutarabern sind selbstverständlich keine Vollblüter eingekreuzt – wie die (falsche) Namensgebung vermuten ließe; innerhalb der Rasse werden „Asil-Araber" noch besonders beim Asil-Club registriert und als die reinsten Rassevertreter bezeichnet.
Ardenner	Zuchtbeginn in der Römerzeit zur Zeit Cäsars etwa 50 v. Chr. in den französischen und belgischen Ardennen.	Mittelschweres, zugfestes Kaltblutpferd mit energischen Bewegungen in Schritt und Trab; meist Schimmel.
Berber	Im 8. Jahrhundert n. Chr. zunächst in Mauretanien (Nordwestafrika) durch Einkreuzung orientalischer Pferde in bodenständige numidische Pferde entstanden.	Mittelgroßes, elegantes Reitpferd, temperamentvoll und zuverlässig; relativ genügsam; für viele Verwendungszwecke geeignet.
Camarguepferd	Ponyrasse aus dem Rhône-Delta, die mit Berbern und Arabischem Blut veredelt wurde.	Großer, robuster Ponytyp mit feurigem Temperament und guten Gebrauchseigenschaften; meist Schimmel.
Connemarapony	Bodenständige große Ponyrasse Irlands, in die orientalisches, spanisches und Vollblut eingekreuzt wurde.	Anspruchsloses Reitpony mit angenehmem Charakter, das über gutes Galoppiervermögen und Springtalent verfügt.
Dartmoor Pony	Bodenständige englische Ponyrasse, mittelgroß.	Edles, meist braunes Pony mit guten Gängen und Springtalent; sehr gutes Kinderreitpferd.
Deutsches Reitpferd	Hierbei handelt es sich um einen Sammelbegriff für alle typischen deutschen Warmblutrassen von Holstein über Oldenburg und Mecklenburg bis Bayern, die alle „ähnlich" wie die unten unter „Hannoveraner" erläuterte Rasse einzuschätzen sind.	Zuchtzielproklamation vom 22.4.1975: „Gezüchtet wird ein edles, großliniges und korrektes Reitpferd mit schwungvollen, raumgreifenden, elastischen Bewegungen, das aufgrund seines Temperamentes, seines Charakters und seiner Rittigkeit für Reitzwecke jeder Art geeignet ist." Zu unterscheiden sind davon die Spezialzuchten „Schweres Warmblut" (siehe Seite 244).
Deutsches Reitpony	Hierbei handelt es sich zwar formal um eine Rassebezeichnung, nicht aber um einen einheitlichen Ponytyp; es sind kleine Reitpferde bis 148 cm Wh.	Meist aus der Kreuzung verschiedener Ponyrassen sowie der Kreuzung von Ponys mit Arabern oder Vollblütern entstanden; schwerpunktmäßig für das Turnierreiten Jugendlicher gezüchtet.

Tabelle 35 (Fortsetzung): Die verbreitetsten Pferderassen in Deutschland, Österreich und der Schweiz

Rasse	Herkunft/Geschichte	Kurzbeschreibung
Dülmener	Westfälischer, mittelgroßer „Wild"-Ponytyp aus der Wildbahn im Merfelder Bruch bei Dülmen; die frühere Einkreuzung von Hauspferden ist heute weitgehend eliminiert.	Im Typ englischer Moorponys stehend, meist braun- oder graufalb, sehr robust mit guten Grundgangarten. Beschäler sind u. a. polnische Koniks. Jährlich werden die Junghengste (etwa 30) aus der Herde (insges. 350 Pferde) herausgefangen und im Frühjahr an Interessenten versteigert.
Fjordpferd	Großes Pony, sog. Vestlandpferd aus Norwegen, das im Typ des ursprünglichen Germanen-/Wikingerpferdes um 1.000 n. Chr. steht (= älteste Nordpferderasse); Nachzuchten in aller Welt; dabei Unterteilung in Reit- und Zugtypen; ausschließliche Reinzucht hat heute vor allem in Deutschland und Dänemark den trockenen Leistungstyp, der auch sportliche Leistungen bewältigt, hervorgebracht.	Das Allroundpferd schlechthin, sowohl zum Reiten und Fahren als auch für Jugendliche und Erwachsene gleichermaßen gut geeignet. Rechteckformat; sehr trittsicher und fleißig mit guten Gängen, dabei im Temperament gutmütig, aber nicht phlegmatisch; robuste Konstitution, sehr genügsam; kann harte Ausdauerleistungen verkraften; nur Falben aller Schattierungen sind vertreten, wobei besonders die Graufalben beliebt sind.
Haflinger	Großes Pony, ursprünglich aus Südtirol, das auf der Grundlage des Norikers mit Einkreuzung arabischen Blutes im 14. Jahrhundert entstand. Starke Verbreitung als Reit- und Zugpferd. Haflinger mit hohem „Blutanteil" zählen zur neuen Rasse „Edelbluthaflinger".	Allroundpferd, muskelbepackt, durchweg Füchse mit hellem Langhaar, zum Reiten und Fahren gut geeignet. Moderne Typen, die durch scharfe Selektion in den vergangenen 20 Jahren entstanden, sind relativ schlank und hochwüchsig, sie entsprechen dem leichteren Reitponytyp und sind sportlich sehr gut einzusetzen.
Hannoveraner	Edles, kräftiges Warmblutpferd, das bereits seit 1735 im Landgestüt Celle gezüchtet wurde und heute zu den weltweit beliebtesten und verbreitetsten Warmblutpferden gehört; zahlreiche Nachzuchtgebiete im In- und Ausland. „Mustertyp" für das „Deutsche Reitpferd" (siehe Seite 242).	Moderner Reit- und Sportpferdetyp, für alle Verwendungen geeignet. Nobles Pferd mit großem Rahmen und schöner Linienführung, sehr gängig mit langem Schritt, energischem Trab und bodendeckendem, elastischen Galopp; kalkulierbares Temperament. Häufig Einkreuzung von Trakehnern und Vollblut; Farben vorwiegend Füchse, Braune, Schimmel, Rappen.
Isländer	Mittelgroßes Pony aus Island; die Rasse entstand aus Kreuzungen von Pferden im Keltentyp mit germanischen Pferden; die sog. 1000-jährige Reinzucht ist zwar widerlegt, doch ist die Rasse durch Inselisolation seit dem Mittelalter nahezu unverändert geblieben. Nachzuchten heute weltweit. Man kann auch heute noch auf Island drei Typen unterscheiden, a) den relativ kleinen, kurzbeinigen Typ, b) den etwas massigen, eher groben Typ und c) den Reittyp mit eifrigem Gehwillen und anspruchsvollem Temperament.	Handliches Allroundpferd für Freizeit und Gangpferdeturniere; für Jugendliche und Erwachsene gleichermaßen gut geeignet; genügsame Ponyrasse mit überragender Härte und großer Robustheit; im Temperament unterschiedlich – von relativ „feurig" bis phlegmatisch; ganz überwiegend sehr zuverlässig und bemerkenswert gehfreudig. Schritt sehr gut, Trab fleißig, Galopp nicht sehr raumgreifend; zwei „Zusatzgangarten" sind typisch: Tölt und Pass. Pferde aus moderner Selektion „im Sporttyp" sind sehr anspruchsvolle Reitponys „für Kenner und Könner".
Kaltblüter	Pferderassen, die einst primär für Landwirtschaft und Transportgewerbe gezüchtet wurden und heute ein schützenswertes Kulturgut sowie eine wichtige Gen-Reserve darstellen.	Kräftige Schrittpferdetypen mit hohem Körpergewicht; heute sind Süddeutsches Kaltblut (Noriker), Rheinisches Kaltblut und Schwarzwälder Füchse die beliebtesten Rassen.

Tabelle 35 (Fortsetzung): Die verbreitetsten Pferderassen in Deutschland, Österreich und der Schweiz

Rasse	Herkunft/Geschichte	Kurzbeschreibung
Lipizzaner	Alte Warmblutrasse aus dem 1580 gegründeten Gestüt Lipizza bei Triest; Kreuzung bodenständiger Pferde mit spanischen und arabischen Pferden. Seit Gründung der spanischen Hofreitschule in Wien 1735 ständige Prüfung der Hengste; bedeutende Nachzucht im Gestüt Piber in der Steiermark (Österreich).	Gelehriges, intelligentes Pferd mit etwas gedrungenem Körper; nicht sehr langer Hals, oft etwas steile Schulter; Kopf mit mehr oder weniger stark gebogener Ramsnase und häufig mit Krötenmaul; Gliedmaßen kurz und trocken, elastischer Trab mit hoher Aktion; sehr begabt für Dressur und Lektionen der hohen Schule.
Quarter Horse	Amerikanische Zuchtrasse; stellt weltweit die größte Hauspferdepopulation mit drei Mio Pferden; der Name stammt von der Renndistanz „quarter mile" (= ¼ Meile), die für spezielle Pferderennen in Nordamerika festgelegt wurde.	Intelligentes, mittelgroßes Reitpferd mit kräftig bemuskelter Hinterhand; als Allroundpferd und Western-Turnierpferd auch in Europa sehr beliebt; wendig und schnell bei kalkulierbarem Temperament und besten Alltagsgebrauchseigenschaften; trittsicheres Geländepferd.
Trakehner	Seit etwa 1750 in Ostpreußen gezüchtet; neben typischen Landpferden wurden zu Beginn persische Pferde und Vollblüter als Beschäler eingesetzt.	Hochnobles, elegantes Reitpferd im angloarabischen Typ mit eifrigem Temperament; hart und zäh mit Gehlust; gutes Vielseitigkeits- und Dressurpferd.
Schweres Warmblut (OL/OF)	Die Pferdezucht in Ostfriesland und Oldenburg hat eine lange, wechselhafte Geschichte. Pferdezucht richtete sich hier immer nach den Bedürfnissen. Es wurden über Jahrhunderte erfolgreich Pferde als Reit-, Ritter-, Zug- und elegante Kutschpferde gezüchtet. Durch Bevorzugung des eleganten „Deutschen Reitpferdes" für den Sport wurde der schwere Warmblutschlag nahezu ausgemerzt.	Die Rasse „Schweres Warmblut (OF/OL)" ist eine Zusammenlegung der Rassen Ostfriese (OF) und Oldenburger (OL) im schweren Warmblutschlag. Restbestände der Ursprungstypen wurden zusammengefasst. Hauptzentrum der „Schweren Warmblutzucht" ist heute das Landgestüt Moritzburg bei Dresden, aber auch Züchter in den Ursprungsgebieten sowie andere Nachzuchten, z. B. in Westfalen, erhalten diese sehr leistungsfähige, temperamentvolle „Allround"-Rasse.
Vollblut	Entstand vor 300 Jahren aus englischen Landpferden und Orientalen. Als „Vollblut" gilt jedes Pferd, dessen Abstammung sich in den letzten acht Generationen lückenlos auf Pferde des englischen „General Stud Book" zurückführen lässt. Zuchten in fast allen Ländern. Die gelegentlich gebrauchte Bezeichnung „Englisches Vollblut" ist unzutreffend, es gibt nur eine Rasse „Vollblut".	Das Rennpferd schlechthin, aber auch elegantes Reitpferd für alle Sportzwecke (besonders für die Vielseitigkeit); lebhaftes Temperament mit enormer Gehfreude; langer Schritt, flacher Trab, großes Galoppiervermögen; vorzügliches Exterieur: Trockener, leichter Kopf; schön angesetzter langer Hals; kräftig bemuskelter Rücken; lange, schräge Kruppe; schräge Schulter; trockene Gliedmaßen.

bereich zahlenmäßig von Bedeutung sind. Zu einigen Rassen mit besonderer Verwendung enthalten andere Kapitel ergänzende Erläuterungen: Gangpferde siehe Seite 331 ff., Traber siehe Seite 378 ff., Vollblüter siehe Seite 340 ff. Umfangreichere Informationen mit sehr detaillierten Beschreibungen und zahlreichen Abbildungen sowie historischen Dokumenten zu allen europäischen Rassen sind in der im Kosmos Verlag erschienenen dreibändigen „Enzyklopädie der Pferderassen" von *Jasper Nissen* enthalten.

Pferdebeurteilung

Fundierte Pferdebeurteilung setzt Wissen, Erfahrung und Sehen können voraus. Vieles ist für wirklich Interessierte durch fachkundige Anleitung und fleißige Übung des Blicks erlernbar, aber es dauert! Grob definiert bedeutet Pferdebeurteilung – sowohl bei der Besichtigung eines verkäuflichen Pferdes als auch anlässlich von Schauen: Erkennen und Abwägen der Vorzüge und Fehler des Individuums anhand eines vorgegebenen Maßstabs.

Bei der Beurteilung sollten folgende Grundregeln beachtet werden:

: Dem Beurteiler muss der Maßstab (Gebrauchs- und Zuchtzielkriterien) detailliert bekannt sein; er sollte sich schon speziell und intensiv mit der jeweiligen Rasse befasst haben. Zu einem ernsthaften Urteil – insbesondere bei Material- und Zuchtschauen sowie Gangartenturnieren – gehört, dass der Beurteiler (Materialrichter) eine gehörige Portion an eigenen praktischen Erfahrungen im Umgang und in der Verwendung der zu beurteilenden Rasse gesammelt hat (Theoretiker sind fehl am Platz, sie verdienen selten Respekt).
: Das zu beurteilende Pferd muss in seiner Gesamtheit beurteilt werden.
: Die rein anatomischen Merkmale sollten nicht ausschließlich für sich isoliert beurteilt, sondern miteinander in Beziehung gebracht werden.
: Es gilt, Vorzüge und Fehler des Exterieurs und Interieurs gegeneinander abzuwägen, um ein richtiges Urteil abgeben und begründen zu können.
: Dabei ist es erheblich, dass Pferden mit leichten Gebäudefehlern, aber einwandfreiem Charakter, gegenüber anderen mit makelloserem Gebäude, aber erkennbaren Charaktermängeln, der Vorzug zu geben ist.
: Zu unterscheiden ist zwischen Pferden, die als Zuchttiere in möglichst vollkommener Weise dem Zuchtziel entsprechen sollen, und Gebrauchstieren, die primär im Hinblick auf den Gebrauchszweck zu beurteilen sind, bei denen es aber nützlich ist, wenn auch sie die Vorzüge des Zuchtmodells verkörpern.
: Nicht allzu gravierende Unkorrektheiten im Gebäude, gering ausgeprägte Stellungsfehler oder auch Typabweichungen werden bei Gebrauchstieren eher durch eine ansonsten durchaus harmonische Gesamterscheinung, einwandfreien Charakter und eine den Anforderungen entsprechende fachlich einwandfreie Ausbildung kompensiert.
: Eine Beurteilungstechnik, die ausschließlich aus dem Suchen nach Fehlern besteht, ist einseitig und höchst unqualifiziert, sie offenbart allenfalls laienhaftes Beurteilungsverständnis und ein unzulängliches Kenntnisniveau. Man sollte vor allem bei Schauen am Vorführring als Zuschauer keine lauten Kommentare abgeben, das wirkt meist unhöflich und „klugschwätzerisch".

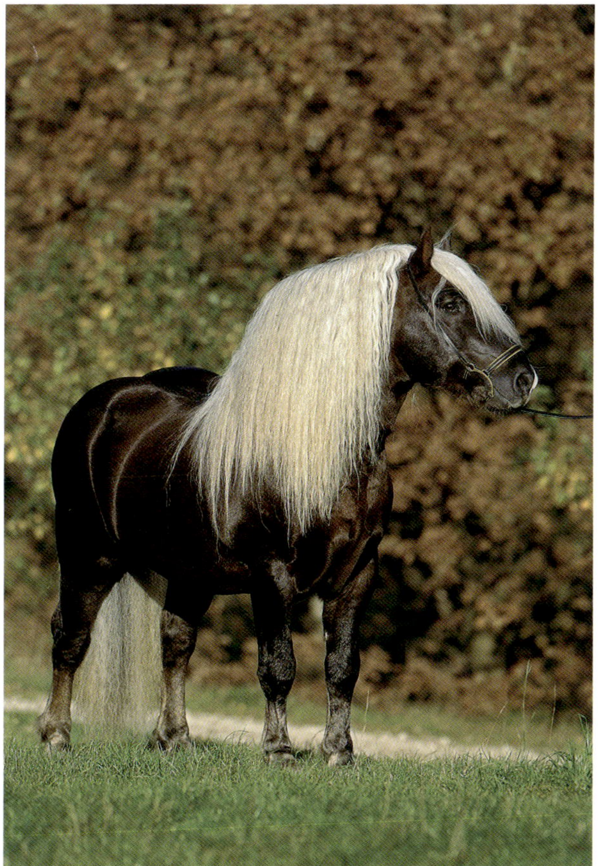

Zuchtpferde (hier ein Kaltbluthengst der Rasse Schwarzwälder Füchse) sind sowohl im Exterieur als auch im Interieur bei Zuchtschauen kritisch „unter die Lupe" zu nehmen.

Zuchtpferdebeurteilung

Grundlage der Zuchtpferdebeurteilung – und damit Maßstab – ist das Idealbild einer Rasse, das in der Regel in einer Rassebeschreibung mit Definition des Zuchtziels zu finden ist. Dieses Zuchtziel wird in den Zuchtbuchordnungen der einzelnen Zuchtverbände für jede Rasse verankert.

Zur umfassenden Beurteilung von Pferden, die als Zuchttiere verwendet werden sollen, gehören folgende Bewertungskriterien:

: Alle Merkmale der äußeren Erscheinung, die Abstammung (Vorfahren und Geschwister) sowie die Ergebnisse von Leistungsprüfungen und die Qualität von Nachkommen.

Bei der Bewertung der äußeren Erscheinung werden berücksichtigt:

: Rassetyp, Geschlechtstyp,
: Körperbau (Rahmen, Bemuskelung, Skelettmechanik, Hufe, Zähne),
: Gang (Bewegungsmechanik),
: Gesamteindruck (unter Berücksichtigung der Umgänglichkeit und Entwicklung).

Prüfungen, Turniererfolge oder Distanzrittergebnisse geben Hinweise auf das körperliche Leistungsvermögen (Rittigkeit, Schnelligkeit, Zugleistung oder

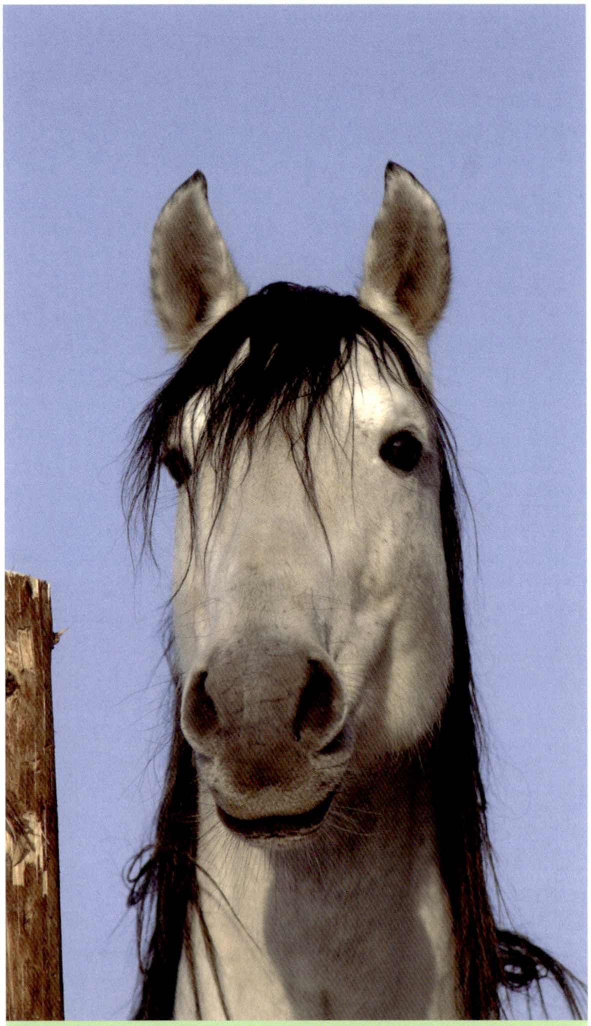

Je mehr Rasseausdruck und trockene Textur ein Pferd hat, desto mehr Adel wird ihm zugesprochen.

Fahreignung) sowie das innere Leistungsvermögen (Leistungsbereitschaft, Charakter, Umgänglichkeit und Temperament). Abstammungs- und Nachkommenbewertungen sind nützlich, um ererbte und vererbte Anlagen erkennen zu können. Die Beurteilung des Rassetyps ist nicht von minderer Bedeutung und kann keinesfalls zurückstehen hinter ebenso wichtigen Kriterien wie Skelett- und Bewegungsmechanik. Der rassetypische Ausdruck sagt vieles über die inneren Eigenschaften des zu beurteilenden Pferdes aus.

Was für eine Rasse typisch ist, wird eigentlich erst klar, wenn der Beurteiler eine möglichst große Zahl von Rassevertretern (im besten Fall unter fachkundiger Anleitung) gesehen, kennen gelernt und miteinander verglichen hat. Denn nur in Kenntnis einer größeren Zahl der Population kann im Beurteiler „ein eigenes Bild" über die typischen Rassevertreter entstehen. Ernst zu nehmende Urteile, insbesondere bei Zuchtschauen, sind deshalb überhaupt nur dort zu erwarten, wo bereits die eingesetzten Richter nachgewiesenermaßen Fachleute für die zu beurteilende Rasse sind.

Prägend für eine Rasse sind Pferde mit durchschnittlicher Erbanlagenzusammensetzung. Sie sind die für die Rasse typischen Vertreter, denn die große Masse der Pferde einer Rasse gehört den Gruppen von Genotypen an, welche nach den Gesetzen der Kombination und der Wahrscheinlichkeit am häufigsten gebildet werden. Das sind die Genotypen mit durchschnittlicher Zusammensetzung.

In der Pferdebeurteilung wird das Prädikat „Adel" (= edel) fälschlicherweise häufig allein warm- bzw. vollblütigen Pferden zugestanden. Gelegentlich in der Weise, dass große, leichtkalibrige Rassen generell als „edel" und solche, die kalibriger, gedrungener, urwüchsiger sind (weil bei ihnen das Verhältnis der Größe zu Rumpfumfang und -länge sowie Fundamentstärke anders, nämlich komprimierter ist), als „unedel" eingestuft werden. In jeder Rasse, selbstverständlich auch in allen Kaltblutrassen, gibt es edle und unedle Exemplare – gemessen am Maßstab der Rassebeschreibung. Gemeinhin wird solchen Pferden, die in ausgeprägter Weise die Anforderungen des Rassetyps erfüllen und bei denen die sog. Trockenheit des Kopfs, erkennbare Beaderung und deutliche Konturen der Gelenke besonders augenfällig sind, das Prädikat „Adel" zugesprochen. Im Gegensatz dazu steht bei allen Rassen eine stets unerwünschte schwammige Quelligkeit der Gesamtform und insbesondere des Kopfs. Je mehr Adel („Trockenheit") ein zu beurteilendes Zuchttier ausstrahlt, desto stärker wird dieses Prädikat das Urteil, den Gesamteindruck, abrunden.

Die Beurteilung, ob Körperbau und Gänge den Rasseanforderungen genügen, ist nur demjenigen möglich, der sich mit dem Skelett (Lage, Länge, Stärke, Form, Winkelung und Beziehung der Teile zueinander), dem Sehnen- und Bandapparat sowie der Muskulatur des Pferdes beschäftigt hat. Gleiches gilt für den Komplex Bewegungsmechanik, zu dem die Gangartenbeurteilung nach Korrektheit, Takt, Raumgriff und Elastizität gehört. Bei allen Pferderassen, die Spezialgangarten wie Walk, Tölt, Pass usw. anbieten, gehört hierzu neben eigener Reiterfahrung in diesen Gangarten eine besondere Schulung des Blicks, um eine korrekte Beurteilung abgeben zu können.

So wie der fortgeschrittene Beurteiler eigentlich nie auslernt, so muss der Anfänger erst einmal beginnen zu lernen. „Das Pferd ist kein Mechanismus, sondern ein Organismus", diesen Satz von *Alfred Knopfhart* sollte man sich einprägen und damit das Pferd als Wesen aus Fleisch und Blut mit Willensäußerungen in seiner Gesamtheit betrachten – und nicht als mechanisierte Sache.

Dr. Lutz Ahlswede: Zucht

Ursprung

Bereits in früher historischer Zeit „vermehrte" der Mensch alle Tiere, die er als Haustiere hielt. Dies geschah zu Beginn wenig planvoll. Pferde brauchte man für Transport, Landwirtschaft und Krieg, insofern waren die Motive zur Vermehrung klar. Eine „Zuchtwahl", wie sie heute üblich ist, entwickelte sich erst im Laufe der Jahrhunderte. Ohne naturwissenschaftliche Kenntnisse, u.a. aus den Gebieten Tiermedizin und moderne Populationsgenetik, war deshalb der Pferdezüchter in historischer Zeit auf überlieferte Erfahrung und eigene Experimente angewiesen. Erste Zuchtwahlkriterien waren im Altertum die Faktoren Leistung und Verhalten der Pferde. Im alten Ägypten standen z.B. Streitwagen-Hengste, die sich im Kriegseinsatz bewährt hatten, als Vatertiere in hohem Ansehen.

Mit Fortschreiten der Motorisierung litt die in Deutschland stets hervorragend strukturierte Pferdezucht. Erst ab etwa 1970 griffen neue Tendenzen über einen aufstrebenden Pferdesport und weil positive wirtschaftliche Verhältnisse es zuließen, das Pferd als Freizeitbeschäftigung zu nutzen. Besonders dieser Bereich hat sich mit unendlich vielen Aktivitäten entwickelt. Inzwischen stehen nahezu alle Pferderassen dieser Welt hier zur Nutzung und Zucht zur Verfügung – eine ungemein rasante Entwicklung in nur drei Jahrzehnten.

Immer sind für eine Pferdezucht – neben wichtigen räumlichen Kriterien – Passion, Fachkenntnisse und Verantwortungsbewusstsein die Voraussetzungen schlechthin. Denn Pferdezucht bedeutet nicht „Vermehren nach Lust und Laune", sondern hierunter ist die überlegte Auswahl von Paarungspartnern (auch in Kombination mit der Anwendung moderner Besamungsmethoden) sowie auch die Auslese unter den Nachkommen zu verstehen, wobei ein definiertes Zuchtziel als Maßstab gelten sollte (grundlegende Ausführungen zum Komplex „ Pferdebeurteilung" siehe Seite 244 ff.).

Züchter aller Rassen müssen sich besonders in der heutigen Zeit ihrer Verantwortung bewusst sein. Züchten sollte nur, wer vorher schon ausgelotet hat, ob später auch tatsächlich ein Markt bzw. eine Verwendung für die Nachzucht zu finden sein wird. Nutzungseigenschaften von Hengst und Stute, aber auch Kriterien wie Typ, Gebäude, Fundament, Bewegungsleistung sowie die gesundheitlichen Kriterien der Eltern müssen bei Anpaarungen berücksichtigt werden. Wenn dies in der Praxis so berücksichtigt wird, dann kann der Züchter zu Recht als „kreativ" gelten. Er ist das erste Glied in der Kette eines Pferdelebens und trägt die „schöpferische Verantwortung".

In diesem Kapitel können nur die wesentlichen Zuchtgrundlagen und vor allem die tiermedizinischen Aspekte als Überblick dargestellt werden. Hinweise auf Zuchtverbände finden sich im Serviceteil, siehe Seite 391 ff., Erläuterungen zu den verbreitetsten Rassen enthalten die Kapitel „Pferderassen" (Seite 239 ff.) und „Gangpferde" (Seite 331 ff.); Ausführungen zur Fütterung sind enthalten in den Kapiteln „Pferdefütterung" (Seite 101 ff.) und im Kapitel „Absatzfohlen und Jungpferde" (Seite 256 ff.).

Fortpflanzungsphysiologie

Wer „bewusst" züchtet, seine Stuten decken oder besamen lässt, möchte keine Misserfolge, sondern „lebende Fohlen" haben. Um dieses Ziel zu erreichen und Rückschläge sowie wirtschaftliche Einbußen zu begrenzen, sind Kenntnisse der Fortpflanzungsphysiologie und des Stuten- und Hengstmanagements notwendig. Daher ist für jeden Züchter – neben der wichtigen Kommunikation mit dem Zuchtverband – eine enge Zusammenarbeit mit seinem Tierarzt und den Hengsthaltern der von ihm ausgewählten Hengste ratsam.

In den vergangenen Jahrzehnten konnte sowohl durch intensivere tierärztliche Tätigkeit, vor allem durch prophylaktische Maßnahmen und Beratung, sowie durch ein verbessertes Management in den Zuchtbetrieben im Durchschnitt mehrerer Jahre eine Trächtigkeitsquote von über 80% erreicht werden. Doch Trächtigkeit heißt noch nicht „Lebendgeburt": Leider reduziert sich dieses Trächtigkeitsergebnis bis zur Registrierung lebender Fohlen durch die Verbände erheblich! Die Bandbreite der Reduzierung der Trächtigkeitsquote kann rassespezifisch und von Jahr zu Jahr sehr unterschiedlich sein und muss mit etwa

Tabelle 36: Bedeckungen und registrierte Fohlen (Quelle: FN-Jahresberichte)

Jahr/Zahl der Bedeckungen		Jahr/Zahl registrierter Fohlen im Folgejahr		Quote (in %)
2000	48.465	2001	31.340	64,7
2001	50.070	2002	31.463	62,8
2002	49.428	2003	32.053	64,8
2003	50.416	2004	31.712	62,9

12 bis 20 % eingeschätzt werden. Ursächlich dafür sind Fruchtresorptionen, Aborte und Fohlenverluste bei der Geburt sowie in den ersten Lebenswochen, aber auch der Totalverlust tragender Stuten durch unterschiedliche Faktoren.

Über die der Deutschen Reiterlichen Vereinigung e. V. (FN) angeschlossenen Zuchtverbände werden im Durchschnitt knapp 65 % lebende Fohlen registriert, so dass man als Züchter – statistisch gesehen – in drei Zuchtjahren zwei registrierte Fohlen erwarten kann. Tabelle 36 auf der Vorseite enthält entsprechende Vergleichszahlen.

Zuchtnutzung der Stute

Stuten und Hengste werden erst nach dem wesentlichen Abschluss der körperlichen Entwicklung zur Zucht genutzt. Dies geschieht in der Regel im Alter von drei Jahren, ab dem allgemein eine Geschlechtsreife erwartet werden kann. Überwiegend sind Stuten „saisonal reproduktionsaktiv", d. h., es besteht kein ganzjähriger, sondern ein zeitlich begrenzter Sexualzyklus. Gesteuert wird dieser Zyklus über Faktoren wie Licht, Wärme und Futter (hier ist vor allem das Energieangebot entscheidend), so dass der Zyklus vorwiegend in den kalten Wintermonaten von Januar bis März ruht. Individuell kann in der warmen Jahreszeit eine große Zyklus-Bandbreite beobachtet werden, so z. B. mit einem Optimum der Ausprägung des Sexualzyklus jährlich im April/Mai und wieder ab September. Kernzeiten der Zuchtsaison sind jedoch die Monate Februar bis Juli, um die Fohlengeburten vor oder zu Beginn der Weidesaison zu haben.

Um die Fohlengesundheit zu fördern, sollte das Abfohlen – unter Berücksichtigung regionaler und bestandsbezogener Besonderheiten sowie der elfmonatigen Tragezeit – zu einem Frühjahrstermin angestrebt werden, damit sich die Fohlen möglichst nach der Geburt ausreichend und kontinuierlich auch im Freien bewegen können.

Wird im Mai gedeckt, kommt das Fohlen in gemäßigten Klimazonen (z. B. im Flachland) im April „ins erste Gras"; in Bergregionen wünscht man sich das Abfohlen wegen der dort verzögerten Vegetationsentwicklung etwas später. Manche Züchter entscheiden sich allerdings für jahreszeitlich sehr frühe Abfohlungen. Motiv dafür ist, solche früh geborenen Fohlen bei sommerlichen Zuchtschauen insgesamt größer und teils besser entwickelt vorstellen zu können, was aber nicht immer gelingt. Jeder Wintermonat bei Stallhaltung ist häufig für die Entwicklung sehr früh im Jahr geborener Fohlen nachteilig. Im Übrigen erkennt jeder fachlich geschulte und mit den Besonderheiten der vorgestellten Rasse vertraute Beurteiler bei Fohlenschauen sehr wohl, ob ein Fohlen – egal ob früh oder spät im Jahr geboren – altersgerecht entwickelt ist oder nicht.

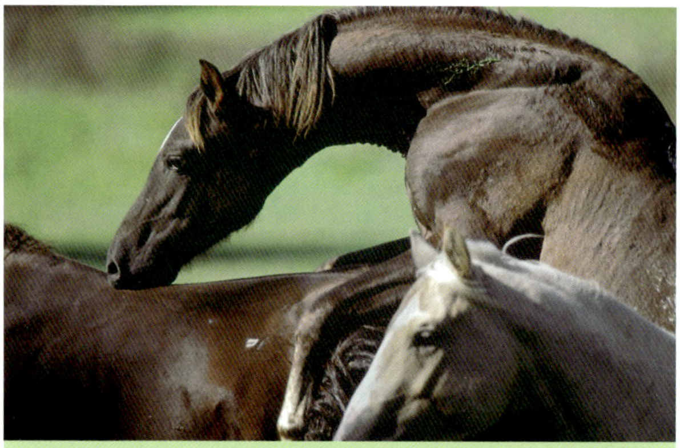

Der natürliche Decksprung innerhalb der Herde gehört leider nicht zur alltäglichen Zuchtpraxis, ist allerdings die pferdegerechteste Art der Nachwuchs-Erzeugung.

Die Regulation des Sexualzyklus der Stute erfolgt über Hormone aus dem Hypothalamus, der Hirnanhangdrüse (Hypophyse), den Eierstöcken und der Gebärmutter. Unterteilt wird der Zyklus in die Abschnitte Rosse (Östrus) und Zwischenrosse (Diöstrus). Die Zykluslänge dauert meist 21 Tage, kann aber aufgrund unterschiedlicher Dauer der jeweiligen Rosse sehr variieren. So können Rossen nach der winterlichen Zyklusruhe deutlich länger als eine Woche andauern, in der Hauptzuchtsaison hingegen nur fünf bis sieben Tage. Individuell können auch deutlich kürzere Rossen auftreten. Die Länge des Diöstrus beträgt etwa 14 bis 16 Tage. Der Eisprung, sog. Follikelsprung oder Ovulation, erfolgt gegen Ende der Rosse.

Das Rosseverhalten einer Stute kann im Herdenverband oder am Partner (beim sog. Abprobieren an einem „Probierhengst") beobachtet bzw. provoziert werden. Stuten, die rossig sind, ändern nämlich hormonbedingt ihr Verhalten. Sie dulden bei Rossigkeit den Hengst in ihrem Individualbereich bzw. suchen die Nähe anderer Pferde, drängen sich sogar manchmal auf. Dabei heben sie den Schweif, „blinken" (= zeigen die Genitalregion) und setzen Harn und Schleim ab – und zeigen einen typischen Gesichtsausdruck, das sog. Rossegesicht. Wird dieses Verhalten z. B. beim sog. Abprobieren am Hengst nicht gezeigt oder schlägt die Stute den Hengst gar ab, dann ist die Stute in der Regel nicht paarungsbereit oder bereits tragend. Die Intensität einer Rosse kann allerdings auch sehr unterschiedlich ausgeprägt sein. Grundsätzlich können Beginn und Ende einer Rosse mit gemäßigtem Verhalten (ruhigere Bewegung, etwas „schläfriger" Ausdruck) einhergehen. Es gibt aber auch Stuten, die erst durch Stimulation am Hengst typische Rossesymptome zeigen und bei denen – ohne diesen wichtigen Akt des Abprobierens – eine Rosse sonst nicht beobachtbar wäre. Die Stimulation durch den Hengst gilt als positiver Faktor zum Erkennen der

Rosse, deren Fortgang und erhöht somit die Trächtigkeitschancen.

Während der Zwischenrosse und bei Trächtigkeit zeigen Stuten keine Rossesymptomatik, weshalb beim Abprobieren „abgeschlagen" wird. In Ausnahmefällen zeigt sich allerdings ein unklares Bild, was dann eine tierärztliche Untersuchung erfordert. Züchter sollten ihre Beobachtungen der Zyklussymptomatik immer schriftlich festhalten, um zusammen mit dem Tierarzt entsprechende Schlüsse ziehen zu können. Bei größeren Stutenbeständen sind entsprechende Aufzeichnungen unerlässlich.

Zuchtpraktiken

Es werden verschiedene Zuchtpraktiken genutzt (siehe Tabelle 37 unten), die zum Teil rassespezifische Schwerpunkte haben, andererseits aber auch einen steten Fortschritt von Zootechnologie und Tiermedizin darstellen.

Als fortschrittlichste Praktik gilt die „künstliche" Samenübertragung. Früher wurde sie primär im Bereich landwirtschaftlicher Nutztiere angewendet. Sie entwickelte sich zwischenzeitlich aber in Pferdezuchten, wie z. B. der Zucht des Deutschen Reitpferdes, zur zentralen Fortpflanzungsmethode. Die gesammelten Erfahrungen sind inzwischen recht groß. Hinsichtlich des Ablageortes des Spermas bei Samenübertragung sind folgende Tendenzen festzustellen: Die notwendige Spermadosis reduziert sich deutlich, je näher das Sperma am Ort der Befruchtung, dem Eileiter, abgelegt wird. Am höchsten bleibt die Dosierung nach Ablage des Spermas im Gebärmutterkörper. Sie reduziert sich bei Ablage in der Spitze des Gebärmutterhornes, wo auch der Follikel heranreift. Besonders bei Samenübertragung im Eileiter des Eierstockes mit dem entsprechenden Follikel kann mit der geringsten Spermadosis Samen übertragen werden.

Zuchtmanagement

Nicht nur unter wirtschaftlichen Aspekten erwartet der Züchter von seinen Stuten folgende Leistungen – ganz unabhängig von der selbstverständlich erstrebten Qualität jedes Fohlens:

- Pro Zuchtjahr ein lebendes Fohlen;
- geringer tierärztlicher Aufwand zum Trächtigkeitserfolg;
- keine Verluste durch Resorption und Verfohlen;
- keine Geburts- und nachgeburtlichen Probleme
- hohe Lebensfruchtbarkeit, ausreichende Milchleistung und guter Umgang mit dem Fohlen.

Ohne ein einwandfreies, immer auch konkret bestandsbezogenes Zuchtmanagement – unter Einbeziehung einer tierärztlichen zuchthygienischen Betreuung und eines optimierten Sperma-Managements – bleiben derartige Erwartungen allerdings Utopie. Die Fruchtbarkeit der Stute und damit sowohl die Befruchtungsrate als auch die Geburt eines lebenden und lebensfähigen Fohlens erfordern optimale betriebliche Voraussetzungen – nicht nur über 365 Tage, sondern über Jahre hinweg. Tabelle 38 auf Seite 250 enthält alle wichtigen Kriterien, die als Einflussfaktoren auf Zyklustätigkeit und Fruchtbarkeit zu beachten sind.

Tierarzt

Der Tierarzt gilt als wichtiger „Dienstleistungspartner" des Züchters. Die tierärztliche Tätigkeit im Zuchtgeschehen hat aus guten Gründen eine unumstritten hohe Bedeutung erlangt. Sie differenziert sich über diagnostische, therapeutische und biotechnische Maßnahmen:

1. Diagnostische Maßnahmen:
   a. Feststellung der Zuchtreife;

Tabelle 37: Zuchtpraktiken

Praktik	Erläuterung
Hengst deckt frei im Herdenverband.	Üblich z. B. bei Isländern oder Fjordpferden sowie auch z. B. in der Wildbahn Dülmen. Diese Zuchtpraktik hat durchweg sehr gute Ergebnisse im Hinblick auf den Trächtigkeitserfolg.
Sprung aus der Hand.	Nach sorgfältigem Abprobieren: Hengst deckt hierbei nicht frei, sondern unter Führung (mit Trense/Halfter und Leine); es werden in der Regel Sicherheitsvorkehrungen getroffen (z. B. Hinterhandfesselung der Stute, um ein Ausschlagen und eine Verletzung des Hengstes zu verhindern).
Samenübertragung	a) Frischsamen unverdünnt, Übertragung unmittelbar nach Gewinnung. b) Frischsamen verdünnt, Besamung am Tage der Samengewinnung. c) Frischsamen verdünnt, Besamung am Tag nach der Samengewinnung (sog. Transportsamen). d) Tiefgefriersperma
Embryotransfer	Übertragung von Embryonen aus Spenderstuten auf Empfängerstuten (sog. Trägerstuten).

Tabelle 38: Einflussfaktoren für Zyklustätigkeit und Fruchtbarkeit*)

Faktor	Erläuterung
Klima – Haltung	Lichtprogramm: ab Dezember im Stall neun Stunden nach Sonnenuntergang genügend Licht (Richtwert: 7,5 Watt je qm); die Stalltemperatur sollte dem Außenklima angepasst sein, auch einige Grad darüber liegen; täglich muss genügend Bewegung – möglichst in der Gruppe – gewährleistet sein; die Stallhygiene (z. B. Einstreupflege) muss optimiert werden.
Ernährung	Bedarfsbezogene Ernährung sicherstellen; auf hygienisch einwandfreie Futtermittel achten; Stuten, die nicht tragend wurden (sog. güste Stuten), sollten zunächst abspecken, danach muss erhöhte Energieversorgung gewährleistet sein. Zum Energiehaushalt: Zuchtstuten nicht scheren.
Infektionsschutz	Rechtzeitig Impfungen veranlassen (Influenza, Herpes); Parasiten wirkungsvoll bekämpfen; Kontakt zu Jungpferden und ungeimpften Pferden vermeiden.
Stressfaktoren	Siehe hierzu auch das Kapitel „Abwehrsystem und Stress" auf Seite 28 ff.; Stress vermeiden, der durch Stallwechsel, Transporte, zu große Gruppen ohne Individualentfaltung, durch chronische Schmerzen etc. entsteht.
Alter	Zu berücksichtigen ist, dass mit zunehmendem Alter die Fruchtbarkeit sinkt (Chancenreduktion um etwa 1,5 % je Jahr).
Genetik	Fruchtbarkeitsprobleme im Stutenstamm sind zu berücksichtigen.
Status	Zu berücksichtigen ist, dass bei dreijährigen Stuten u. U. durch verzögerte Zuchtreife ungünstige Voraussetzungen vorliegen, dagegen bei Vierjährigen durchweg optimale Voraussetzungen gegeben sind. Aber auch bei güsten Stuten (Sportstuten, Problemstuten, Stuten nach Abort) oder Fohlenstuten (jahreszeitlich frühe oder späte Abfohlungen) müssen unterschiedliche Voraussetzungen Berücksichtigung finden.

*) Diese Faktoren sollte man berücksichtigen, und zwar auch zu Zeiten, in denen noch keine Zuchtnutzung vorgesehen ist. Dabei gilt es, die bereits angesprochenen Organe und deren Hormonproduktion hiermit zu unterstützen. Eine hieraus resultierende Zyklustätigkeit kann zu Beobachtungs- und Behandlungszwecken (z. B. Gebärmutter) genutzt werden.

   b. Einschätzung des Zyklusstandes;
   c. Verfolgung von Follikelreifung, Einschätzung des Follikelsprunges;
   d. Untersuchung – falls notwendig einschließlich der Entnahme von Tupferproben – zur Diagnostik fruchtbarkeitsmindernder Befunde;
   e. Diagnostik von Trächtigkeiten.
2. Therapeutische Maßnahmen:
   a. Chirurgische, z. B. Dammrisse, Perforationen im Scheidengewölbe, Eierstockstumoren;
   b. Förderung von Zyklus, Follikelreifung, Follikelsprung; Einflussnahme auf Eierstockszysten;
   c. Maßnahmen bei Erkrankung von Gebärmutter, Muttermund und Scheide einschließlich der Abnahme von Nachgeburten.
3. Biotechnische Maßnahmen:
   a. Samenübertragungen;
   b. Rossesynchronisation;
   c. Embryotransfer.

Bei der Untersuchung einer Zuchtstute erfragt der Tierarzt wichtige Fakten über die Stute, z. B. Haltungsdetails, Alter, Beobachtung von Rosse, letzte Geburt, Nachgeburtsabgang, Schwierigkeiten mit dem Zyklus, Ausfluss. Im Rahmen der Untersuchung wird auch auf auffällige Befunde der allgemeinen Gesundheit geachtet (z. B. starke Lahmheit, Dämpfigkeit, Einschuss). Die spezielle **klinische Untersuchung** umfasst das äußere Genitale, die rektale Untersuchung durch Abtasten von Gebärmutter und Eierstöcken und die vaginale Untersuchung zur Betrachtung von Scheidengewölbe und Muttermund.

Der Tierarzt ertastet über den Mastdarm („rektal") die Gebärmutter und kann deren Größe, die Symmetrie der beiden Hörner und die Kontraktionsbereitschaft bestimmen. Ebenso ergeben sich Hinweise auf den Inhalt der Gebärmutter (z. B. Trächtigkeit und/oder Flüssigkeit). Das Abtasten der Eierstöcke bezieht sich auf deren Größe und auf die Anzahl sowie auf Größe und Konsistenz der Follikel. Bei der vaginalen Untersuchung mittels eines sog. Spekulums werden Form und Öffnung des Muttermundes beurteilt sowie auch Farbe und Feuchtigkeit von Muttermund und Scheidengewölbe. Die Summe der aus rektaler und vaginaler Untersuchung erhobenen Befunde gibt dem Tierarzt wichtige Hinweise. So kann er den Zyklusstand, eine bestehende Trächtigkeit oder auch krankhafte Veränderungen erkennen und bewerten.

Wichtig ist, dass bei Untersuchungen keine Kompromisse gemacht werden, indem z. B. nur eine Teil-Befunderhebung erfolgt oder nicht genügend auf Übereinstimmung geachtet wird. Alle Untersuchungs- und Beobachtungsbefunde (rektale Untersuchung, vaginale Untersuchung, Verhalten der Stute am Hengst) sollten geprüft werden und im Idealfall müssen deren Ergebnisse zueinander passen.

Zur Unterstützung der Diagnostik können noch weitere Untersuchungen durchgeführt werden, z. B. sonographische Untersuchungen mittels Ultraschall, mikrobiologische Untersuchungen von Tupferproben, feingewebliche Untersuchungen von Biopsieproben, Abstriche zur Zelluntersuchung, Blut- oder Milchproben zur Hormonbestimmung (insbesondere bei Ponystuten üblich).

Hygieneempfehlungen

In der Praxis ist festzustellen, dass seit einigen Jahren manche uninformierten Züchter versuchen, bei Stuten, die „künstlich" besamt werden sollen, sich die Tupferprobenentnahme und -untersuchung zu sparen. Die Tupferprobe (= Genitalsekretprobe) hat grundsätzlich den Sinn, infizierte Stuten ausfindig zu machen, bevor sie von einem Hengst gedeckt werden, der sich u. U. beim Deckakt anstecken könnte. Durch die „künstliche" Besamung ist zwar kein Infektionsrisiko für den Hengst mehr gegeben, doch kann es fachlich auch nicht akzeptiert werden, dass evtl. infizierte Stuten „künstlich" besamt werden. Vielfach ist nicht bekannt, dass verdünntes Sperma – trotz des Zusatzes von Antibiotika – als Nährboden für evtl. vorhandene Krankheitskeime dienen kann. Auch evtl. erfolgte Behandlungen nach der letzten Besamung machen in derartigen Fällen einen nur zweifelhaften Sinn. Deshalb sind die Hygieneempfehlungen für die Zulassung von Stuten zur Zucht stets zu beachten. Zur Bedeckung oder Besamung sind demnach nur „unverdächtige" Stuten zuzulassen. Als „unverdächtig" im Hinblick auf Genitalinfektionen gelten solche Stuten mit Fohlen bei Fuß (nach normal verlaufener Geburts- und Nachgeburtsphase), die nicht später als acht Wochen nach dem Abfohlen vorgestellt werden – sofern nicht aktuelle klinische Erscheinungen dagegen sprechen. Alle anderen Stuten dürfen erst nach tierärztlicher Unbedenklichkeitsbescheinigung zum Natursprung oder zur Samenübertragung zugelassen werden. Der Bescheinigungsinhalt muss sich aus der Befundung einer klinisch-gynäkologischen Untersuchung unter Einbeziehung der mikrobiellen Untersuchung einer Genitalsekretprobe (Tupferprobe aus dem Bereich Muttermund/Gebärmutter) ergeben. Maidenstuten (das sind solche, die noch nie gedeckt wurden) sollten dieser Untersuchung ebenfalls unterzogen werden. Die Summe tierärztlicher Befunderhebungen – einschließlich der Ergebnisse von Tupferproben und Ultraschalluntersuchungen – ergibt Hinweise, ob oder mit welcher Erfolgschance und wann die Stute gedeckt/besamt werden kann.

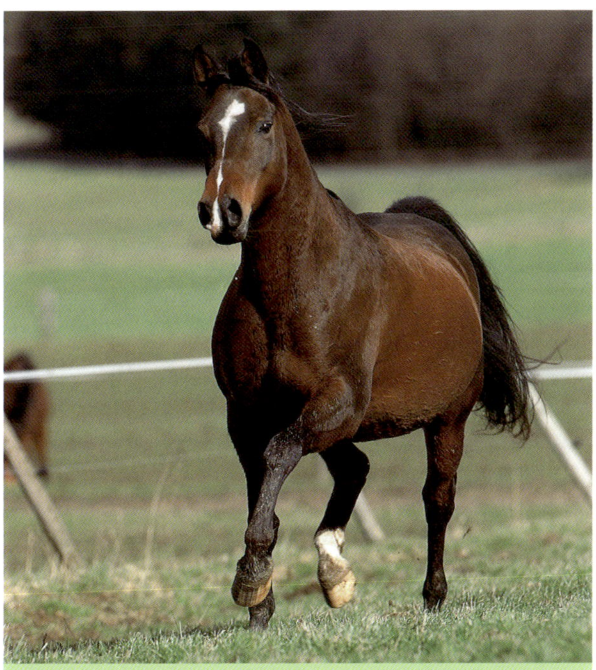

Die Haltungsbedingungen für tragende Stuten müssen optimal sein, um den Zuchterfolg zu sichern.

Trächtigkeitsuntersuchung

Ob Bedeckung durch einen Zuchthengst oder die Samenübertragung erfolgreich waren, wird überprüft, indem die Stute ab 18 Tage nach der letzten Bedeckung/Besamung „am Hengst abprobiert" wird. Schlägt die Stute am „Probierhengst" deutlich ab, erfolgt nach einigen Tagen ein weiteres Abprobieren. Zeigen sich dann Anzeichen einer Rosse, wird eine erneute Bedeckung/Besamung überlegt und anschließend umgesetzt. Die tierärztliche Trächtigkeitsuntersuchung zeigt, ob eine Trächtigkeit vorliegt. Falls das Ergebnis positiv ist, wird zusätzlich untersucht, ob vielleicht eine (immer unerwünschte) Zwillingsträchtigkeit besteht oder evtl. die Größe der Frucht nicht der Trächtigkeitsdauer entspricht. Trächtigkeitsuntersuchungen (rektal/vaginal) werden in der Regel 18 bis 21 Tage nach der letzten Bedeckung/Besamung und dann nochmals nach sechs bis acht Wochen (nach der letzten Bedeckung/Besamung) durchgeführt. Wenn Ultraschall in diese Untersuchung einbezogen wird, kann die Erstuntersuchung bereits nach 16 bis 18 Tagen erfolgen. Besonders bei Problemstuten und Stuten mit Verdacht auf Zwillingsträchtigkeiten sollte (bei Ultraschallanwendung) dann eine weitere Untersuchung 23 Tage nach der letzten Bedeckung/Besamung vorgenommen werden. Im Normalfall, d. h.

Achtung Ursachen für Trächtigkeitsverluste

Störungen der Trächtigkeit werden differenziert über den embryonalen Fruchttod (sog. Fruchtresorption) und die Aborte.

Ursächlich für einen embryonalen Fruchttod können folgende Faktoren sein:

- Mängel bei der Stute: Genitale, Hormone, Alter;
- Belastungen der Stute: Stress, Krankheit, Infektion, Energiedefizite;
- genetische Defekte des Embryos;
- Schäden der Spermien bzw. deren Überalterung.

Aborte haben überwiegend folgende Ursachen:

- Viren: Herpes (größter Anteil!), Equines Arteritis Virus (EAV);
- Bakterien, Schimmelpilze, Protozoen;
- Mängel bei der Stute: Trauma, Krankheit, Probleme im Genitale oder der Hormone, Eihautwassersucht;
- Zwillingsträchtigkeit.

wenn weder Verdacht auf Zwillingsträchtigkeit noch sonstige Probleme bestehen, wird die Stute erst ein weiteres Mal (bei Ultraschallanwendung) mit sechs bis acht Wochen Trächtigkeit nachkontrolliert.

Trächtigkeit und Geburt

Die Trächtigkeitsdauer der Stute beträgt im Durchschnitt etwa 335 Tage. Dieser Zeitrahmen kann unterschritten werden um zirka zehn Tage oder auch überschritten werden um bis zu fünf bis sechs Wochen, ohne dass es für die Stute oder das zu erwartende Fohlen Probleme geben muss. Allerdings weisen deutlich verlängerte Trächtigkeiten auf Versorgungsprobleme für das Fohlen hin. Fohlen, die aus solchen verlängerten Trächtigkeiten stammen, sind oft sehr zart und klein. Ihnen kann man über Wochen und Monate noch ansehen, dass sie im Mutterleib „nicht verwöhnt" wurden. Das sog. Aufeutern (darunter ist die Entwicklung des Gesäuges der Stute zu verstehen) nimmt einen Zeitraum von vier bis acht Wochen, manchmal sogar länger, in Anspruch. Die meisten Stuten fohlen in den Abendstunden oder nachts. Eine bevorstehende Geburt kündigt sich häufig durch Bildung von „Harztropfen" an den Euterzitzen oder schon leichtes Milchtröpfeln bis zum relativ ergiebigen Milchfluss an. Auch Unruhe und Niederlegen sind Verhaltenskennzeichen, die der Geburt vorangehen. Für jeden Züchter oder auch für das betreuende Personal in Gestüten ist keine Geburt wie die andere. Oft geht alles reibungslos, manchmal ergeben sich aber Probleme. Der Züchter sollte deshalb aus Vorsorgegründen die Geburt beobachten, um notfalls Hilfe leisten oder holen zu können. Zudem müssen Fohlen nicht selten von den Eihäuten an den Nüstern befreit werden, um nicht zu ersticken. Die betreuende Person darf die Stute aber keinesfalls durch ungewohnte Aktionen, Hektik oder gar „den Aufbau von Kameras mit Scheinwerfern" u.Ä. beunruhigen (was alles schon vorkam!), denn Stuten können – wenn sie sich unsicher fühlen – die Geburt über Stunden und Tage zurückhalten. Es gibt Geburtsüberwachungssysteme, über deren Vor- und Nachteile sich der Züchter aktuell informieren sollte. Um nicht ständig in den Stall laufen zu müssen, empfehlen sich für Abfohlboxen in jedem Fall lichtempfindliche, aber unauffällig installierte Überwachungskameras, die Videobilder aus der Abfohlbox auf einen oder mehrere Monitore, die sich z.B. in der Wohnung aufstellen lassen, zur Kontrolle übertragen. Weiterhin gibt es sog. Geburtsmelder mit verschiedenen technisch ausgeklügelten Wirkungsweisen. Bei zwei der üblichen Systeme müssen Gurte an der Stute angebracht werden. Diese Gurte muss die Stute selbstverständlich zuvor über mehrere Tage kennen lernen und akzeptieren – sonst ist dies zwecklos! Eines dieser Systeme reagiert auf den Schweißausbruch vor der Geburt, das andere auf das Wälzen/Niederlegen. Ein weiteres Meldesystem besteht aus einem Sender, der an den Schamlippen angebracht wird und auf die Erweiterung beim Austritt der Fruchtblase reagiert. Der Übergang von praktikabler Vorsorgetechnik zu diskussionswürdigen „exotisch-technischen" Raffinessen ist hier fließend. Selbstverständlich sollte sein, dass besonders in den letzten Tagen vor der Geburt bei sensiblen hochtragenden Stuten jede Irritation von Körper und Psyche durch ungewohnte Technik strikt vermieden wird! Es ist Sache des Züchters zu entscheiden, was er seinen Stuten zumuten möchte und wie er es zeitlich einrichten kann, sinnvolle persönliche Kontrolle zu organisieren. Ein paar mehr oder weniger schlaflose Nächte muss der engagierte Züchter sicherheitshalber immer mit einkalkulieren.

Unmittelbar nach der Geburt setzt die Rückbildung der Gebärmutter ein. Ein Vorgang, der bei Stuten rasch und konsequent zu erfolgen hat, da bereits ab neuntem Tag nach der Geburt eine Rosse (die sog. Fohlenrosse) einsetzt oder bereits abläuft. Die Fohlenrosse kann durchaus schon fruchtbar sein. Zunächst muss aber die Nachgeburt abgegangen sein. Diese hängt z. T. bis zum Boden herab mit der sog. Wasserblase. Damit Stuten die Wasserblase nicht abtreten, kann man sie – unter hygienischen Bedingungen – nach oben verknoten. Die Nachgeburt sollte bis zwei Stunden nach der Geburt vollständig abgegangen sein. Vor dem Abgang der Nachgeburt bekommen Stuten mehr oder minder starke Nachwehen, wobei sie sich manchmal – auch ohne Rücksicht auf das Fohlen – hinwerfen und wälzen. Jede Nachgeburt sollte nach Abgang an einer gut ausgeleuchteten, übersichtlichen Stelle ausgebreitet und auf Vollständigkeit überprüft werden. Es kann nämlich durchaus vorkommen, dass besonders in der Hornspitze der Gebärmutter ein etwa handtellergroßes Stück der Nachgeburt in der Stute verblieben ist, das vom Tierarzt zur Vermeidung einer sog. Geburtsrehe (die durch toxische Stoffe der nicht abgegangenen Nachgeburt ausgelöst wird) unbedingt entfernt werden muss! Bei etwa 5 % der Stuten ist diese sog. Nachgeburtsverhaltung zu erwarten, d. h., es ist zwei Stunden nach der Geburt kein bzw. kein vollständiger Abgang der Nachgeburt erfolgt. Nach Schwergeburten oder Kaiserschnitten ist diese Quote noch deutlich höher. In einem solchen Fall gilt es, nach spätestens einer weiteren Stunde durch tierärztliche Hilfe die Nachgeburt abnehmen zu lassen. Erfolgt dies nicht, erhöht sich die Gefahr der gefürchteten Geburtsrehe für die Stute. Weiterhin wird die Gebärmutterrückbildung dadurch beeinträchtigt – verbunden mit einem hohen Infektionsrisiko und negativen Fruchtbarkeitschancen.

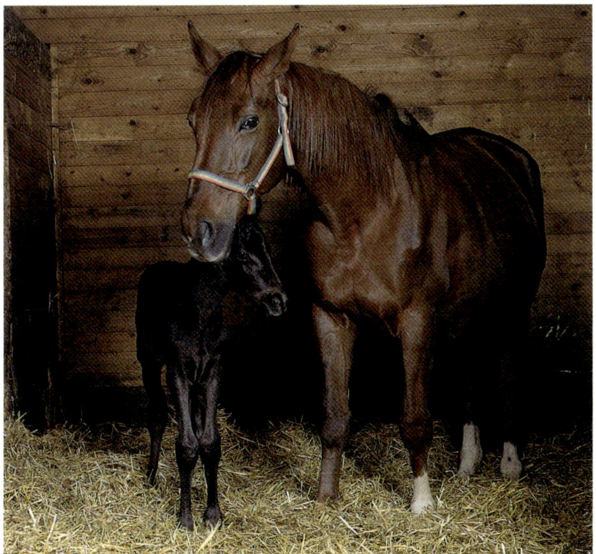

Das neugeborene Fohlen kann meist schon wenige Minuten nach der Geburt relativ sicher stehen.

Fohlenaufzucht

Untersuchungen und Aufzeichnungen belegen, dass die Geburtsgewichte von Fohlen schon etwa 10 % des Endgewichtes, die Widerristhöhe etwa 60 % des Endmaßes betragen. Wird ein Fohlen geboren, ist der Züchter schon in den ersten Stunden und auch in den nachfolgenden Tagen verstärkt bemüht, durch genaue Beobachtung erste Hinweise auf mögliche Erkrankungen zu erhalten. Dieses setzt Erfahrung voraus, um die Verhaltens- und Entwicklungsmuster einschätzen zu können. Bei Abweichungen von der Norm gilt es, rasch und konsequent zu reagieren und nicht erst „in der letzten Minute" tierärztliche Hilfe in Anspruch zu nehmen. Die Voraussetzungen für einen positiven Start ins Pferdeleben sind besonders gut, wenn die Trächtigkeit mindestens 320 Tage dauerte, die Geburt normal ablief und es auch keine Zwillingsgeburt war. Günstige Faktoren sind zusätzlich immer penible Geburtshygiene, vollständiger Abgang der Nachgeburt innerhalb von zwei Stunden und eine gute Euterentwicklung, die den Gehalt der Milch an Abwehrstoffen (sog. Immunglobuline) gewährleistet. Auch das „Normalverhalten" im sozialen Kontakt zwischen Stute und Fohlen ist für eine gesunde Entwicklung bedeutsam.

Nach der Geburt laufen bei Fohlen verschiedene Vorgänge in einer Anpassungsphase ab. Diese Vorgänge müssen unbedingt beobachtet und entsprechend bewertet werden. Normal sind folgende Abläufe:

1. Fohlen liegt nach der Geburt ein bis zwei Minuten in Kopf-Brust-Lage und atmet regelmäßig bei geschlossenem Mundspalt.
2. Fohlen macht innerhalb von wenigen Minuten (oder bis max. 30 Minuten) nach der Geburt Aufstehversuche.
3. Fohlen kann spätestens 60 Minuten nach der Geburt sicher stehen und hat Euterkontakt.
4. Abgang von Darmpech beginnt bis acht Stunden nach der Geburt, dann Milchkot.
5. Harnabsatz mehrfach nach Geburt im Strahl (nicht nur Harntröpfeln).
6. Atmung regelmäßig und gleichmäßig.
7. Fohlen findet einen Rhythmus: schläft, steht auf, reckt sich, setzt Harn ab; sucht Kontakt zur Stute und trinkt.

Neben der Nabelversorgung der Fohlen kommt es in den ersten Stunden darauf an, dass das Fohlen genügend **Kolostralmilch** zur Aufnahme von Immunglobulinen und Energie bekommt. In vielen Zuchtbetrieben hat sich etabliert, hier nachzuhelfen, da langbeinige und schwere Fohlen oftmals verzögert an das Euter kommen. Hier hat sich z. B. bei Großpferden der Warmblutrassen die Gabe von 2 × 150 ml körperwarmer Stutenmilch über eine Saugflasche in den ersten vier Le-

Wichtig Entwurmung von Fohlen

Die Parasitenbekämpfung bei Fohlen muss konsequent erfolgen (= exakte Gewichtseinschätzung plus exakte Dosierung).

1. Zwergfadenwürmer
   : Bildung einer Immunität notwendig.
   : Vermeidung von starken, länger andauernden Durchfällen.
2. Spulwürmer
   : Erstbehandlung der Fohlen mit acht Wochen; danach alle acht Wochen.
   : Wirkstoff muss in den Dünndarm gelangen!
3. Palisadenwürmer
   : Behandlung konform mit Bekämpfung der Spulwürmer.
   : Achtung: Resistenz der kleinen Palisadenwürmer gegenüber Wirkstoff Benzimidazol ist zu erwarten.
4. Magendassel
   : Behandlung ab Mitte November.
5. Bandwurm
   : Zunächst erst klären, ob Infektion im Betrieb.
   : Behandlung nach acht Wochen Weidegang.

bensstunden bewährt. Die Milch muss abgemolken werden, sobald die Stute aufgestanden ist. In eine vorgewärmte sterilisierte Babyflasche gefüllt, kann sie dem Fohlen sofort angeboten werden. Nach kurzem Angewöhnen gelingt dies durchweg auch und wird, sofern das Fohlen nicht inzwischen selbst getrunken hat, nach zirka zwei Stunden wiederholt. Übrigens: Stuten, die Tage vor der offensichtlichen Abfohlung bereits wertvolle Milch verlieren, sollten – bei gleichzeitigem Abzug von Kraftfutter – mehr Bewegung haben. In Fällen von länger anhaltenden Milchverlusten, aber auch z. B. bei Totalverlust der Stute, wird man auf eine Kolostrum-Reserve aus der Kühltruhe zurückgreifen müssen. Abgemolkenes Kolostrum muss natürlich rechtzeitig vorher bevorratet werden. Die Lagerdauer ist auf etwa ein Jahr reduziert.

Vorzugsweise bei schon sehr großen, schweren Fohlen und bei Fohlen von Rassen mit ausgeprägter Muskulatur (z. B. schweres Warmblut, Kaltblut, aber auch Quarter Horse bzw. Paint Horse) wird am Tag der Geburt Vitamin E und Selen gegeben. In der Praxis bewährt hat sich weiterhin die orale Gabe von Spurenelementen wie Eisen und Kupfer sowie Gaben des Vitamin-B-Komplexes zur Förderung von Blutbildung, Skelettentwicklung und als Roborans (= Stärkungsmittel). Große, schwere Fohlen, vorwiegend auch Hengstfohlen, reagieren nach Erfahrungen des Verfassers darauf sehr gut mit einer – auch zur Deckung des Energiehaushaltes notwendigen – häufigen und konsequenten Milchaufnahme.

Nachfolgende Maßnahmen sind demnach unter gesundheitlichen Aspekten bei Saugfohlen durchzuführen: Nabeldesinfektion; Beobachtung des selbstständigen Saugens bzw. Milchgaben über Saugflasche zweimal in den ersten vier Lebensstunden (jeweils 150 ml); Entscheidung über Supplementierung (= Ergänzung) von Vitaminen und Spurenelementen, z. B. von Vitamin E/Selen (Muskulatur), Vitamin-B-Komplex (Roborans), Eisen und Kupfer (Blutbildung, Skelett) und bei Unterentwicklung/Unreife: zusätzliche Gaben von Mengen- und Spurenelementen. Beobachtung des Abgangs von Darmpech und Harn.

Spätestens am Tag nach der Geburt werden Stute und Fohlen aus der Abfohlbox geholt, denn das Fohlen benötigt zum Wachstum und besonders für die Gelenkknorpel regelmäßige „biomechanische Reize“, also Bewegung. Als galoppierfähige Flächen eignen sich in erster Linie ebene Weiden mit gut sichtbaren, verletzungsverhütend ausgeführten Zäunen. Besonders für die Knorpelschichten der Gelenke junger Fohlen können Paddocks als Auslauffläche problematisch werden. Dies ist natürlicherweise bedingt durch stete Abbremsungen und Bewegungsabläufe über Winkel und Kurven. Auch durch die Einzäunung besteht ein hohes Verletzungsrisiko.

Die Beifütterung von Fohlen wird in der Praxis sehr unterschiedlich gehandhabt. Bedingt durch die starke Gewichtsentwicklung bis zum Absetzen mit etwa einem halben Jahr können Milch und Weidegras zwar zunächst noch den Energiebedarf des sehr jungen Fohlens decken, meist aber nicht den Bedarf an Mengen- und Spurenelementen. Je nach Qualität des Grünlandes kann es ab drittem Lebensmonat auch zu Defiziten bei der Energieversorgung kommen, was eine Zufütterung erforderlich macht. Eine Ergänzung mit Energie- und Eiweißträgern sollte jedoch in jedem Fall von der Beurteilung des Nährzustands der Fohlen abhängig gemacht werden, um einen mastigen Zustand nicht zu provozieren. Ganz besonders bei Fohlen mit Stelzfüßen, Bockhufbildungen, erheblichen Fehlstellungen, steifem Gang, Knochenauftreibungen an den Gelenken (insbesondere an den Fesselgelenken) sowie vor Wachstumsschüben wird eine gezielte Ergänzung mit bestimmen Mengen- und Spurenelementen notwendig.

Infektionsschutz

Der Schutz des Fohlens vor allen möglichen Infektionen ist wichtig. Maßnahmen sind stets aber im Rahmen des gesamten Zuchtbetriebs zu berücksichtigen. Mit der Bekämpfung von Magen- und Darmparasiten soll erreicht werden, die Belastung durch Infektionen mit Zwergfadenwürmern, Palisadenwürmern, Bandwürmern und Magendasseln möglichst niedrig zu halten (siehe hierzu auch die Ausführungen im Abschnitt „Parasiten“ auf Seite 179 ff.). Die recht großen, bis zu 40 cm langen Spulwürmer gilt es strikt zu bekämpfen.

Wird die Mutterstute bis zum dritten Tag nach der Geburt mit dem Wirkstoff Ivermectin behandelt, reichen Behandlungsrhythmen von Stute und Fohlen im Abstand von acht Wochen, beim Fohlen beginnend mit der achten Lebenswoche. Dabei ist auf die unterschiedlichen Wirkstoffe (das ist nicht der Handelsname des Präparates!), die Darreichungsform sowie eine exakte Gewichtseinschätzung und Dosierung zu achten.

Der Schutz vor Infektionskrankheiten kann durch Hygienemaßnahmen, begrenzten Pferdeverkehr und ein sorgfältig umzusetzendes Impfsystem gewährleistet werden. Die rechtzeitige und ausreichende Aufnahme von Kolostralmilch wird als die grundlegende Form der „Schutzimpfung" gegenüber den Umwelteinwirkungen bezeichnet. Ziel jeder Pferdezucht sollte aber vernünftigerweise sein, dass nur mit geimpften Stuten gezüchtet wird. Denn nur gut geimpfte Stuten schützen ihre Nachzucht über Monate. Allerdings muss für die geimpfte Stute (Impfungen im ersten Drittel der Trächtigkeit wichtig!) im Bestand auch ein entsprechendes Umfeld an ebenso geschützten Pferden vorhanden sein. Hier muss immer „betriebsbezogen" (wie bei der Entwurmung) gedacht und vorgegangen werden. Gegenüber Herpes besteht ein optimaler Impfschutz bei einer Impfdecke (bestandsbezogener Schutz, wenn alle Pferde des Betriebs geimpft sind) von 100 %, bei Influenza von 70 bis 80 %. Der Tetanusschutz über eine entsprechende Impfung ist individualbezogen. Fohlen aus geimpften Müttern werden nach den Empfehlungen von *Prof. Dr. Peter Thein* gegen Tetanus ab 5. Lebensmonat geimpft, gegen Influenza und Herpes ab abgeschlossenem 6./7. Lebensmonat, also der Zeit nach dem Absetzen. In jedem Fall wird vor einer Impfung die Überprüfung auf Impffähigkeit des Impflings notwendig. Sehr wichtig ist, vor jeder Art von Impfung auch sicherzustellen, dass kein Infektionsdruck durch die Gruppe oder den Restbestand besteht!

Absetzen

Normalerweise werden Fohlen im Alter von sechs bis sieben Monaten von der Mutter „abgesetzt", d. h. sie werden von der Stute separiert. Das ist für ein Fohlen ein gravierender Einschnitt, denn in der Natur saugen Fohlen oft noch weit über ein Jahr. Immer muss rechtzeitig vor dem Absetztermin das Fohlen an spezielles Fohlenaufzuchtfutter gewöhnt werden. Mit dem Absetzen werden Fohlen/Jungpferde in einer Gruppe gehalten und gefüttert. Eine Einzelhaltung ohne gleichaltrige, spielbereite Artgenossen ist widernatürlich, hemmt die körperliche und psychische Entwicklung und ist deshalb abzulehnen.

Wichtig Fohlen richtig absetzen

Folgendes „10-Punkte-Programm" sollte berücksichtigt werden:

1. Vorgang des Absetzens schonend vorbereiten und durchführen.
2. Regelmäßige, ausgiebige Auslaufmöglichkeit sicherstellen.
3. Sozialkontakte mindestens zu Gleichaltrigen, sonst auch zu älteren Pferden täglich mehrstündig bieten.
4. Hufpflege von Beginn an sorgfältig ausführen (lassen), dabei Hufegeben trainieren und vor allem Unregelmäßigkeiten (wie Bockhufe) richtig beheben.
5. Schadstofffreies Stallklima gewährleisten, u. a. durch gepflegte Einstreu und stets ergiebigen Luftaustausch im Stall.
6. Bedarfsgerechte Rationsgestaltung mit quantitativ und qualitativ hochwertigem Futter sicherstellen. Fehler, die bei der Fütterung im ersten Winter gemacht werden, sind später nicht mehr aufzuholen. In der Regel sollten handelsübliches Fohlenstarterfutter plus Wiesenheu oder sehr gute Anwelksilage „ad libitum" (zur freien Verfügung) gefüttert werden.
7. Bei Offenstallhaltung im Winter – besonders bei Frost und starkem Wind – sind „Kältezulagen" über erhöhte Kraftfuttergaben zusätzlich zu berücksichtigen. Stets ist zu kontrollieren, ob jedes Jungpferd genügend Futter aufnimmt, wobei ausreichend Futterplätze vorhanden sein müssen, damit Individualabstände eingehalten werden können.
8. Ausgleich von Imbalancen (= Ungleichgewichte) bei Mengen- und Spurenelementen im Hinblick auf Weidequalität beachten.
9. Penible Futtermittelhygiene berücksichtigen: Sauberes Stroh, einwandfreies Raufutter in Form von Heu und evtl. zusätzlich bester Anwelksilage mit hoher Trockensubstanz ausreichend anbieten. Grundsätzlich, besonders aber in großen Gruppen, hat sich die tägliche Gabe schonend getrockneter Bierhefe (150 bis 200 g täglich) bewährt.
10. Sorgfältige, möglichst tägliche Gesundheitskontrollen (u. a. Haut: Verletzungen, Pilzinfektionen; Atemwege: Husten, Schleimausfluss; Beine/Hufe: Schwellungen, Nageltritte).

Ingolf Bender: Absatzfohlen und Jungpferde

Die Aufzucht von Absatzfohlen und Jungpferden stellt hohe Anforderungen sowohl an den Betreuer als auch an das Haltungsareal. Während die Sommerhaltung von Saugfohlen und Jungpferden auf der Weide noch relativ problemlos abläuft, ist insbesondere die Haltung im ersten Winter als Fundament jeder „Pferdezukunft" viel schwieriger und auch finanziell aufwändiger: Fehler im ersten Winter sind später nicht mehr zu korrigieren.

Bedacht werden muss zusätzlich, dass **Pferde aller Rassen erst mit fünf bis sechs Jahren vollständig ausgewachsen sind**, wenn Skelett und Muskulatur voll entwickelt sind und am Ende des Wachstums alle bleibenden Zähne sich in Reibung befinden. Das schließt einen frühzeitigen Ausbildungsbeginn mit drei bis dreieinhalb Jahren und eine anschließende (der Entwicklung angepasste) Nutzung vor diesem komplettem Wachstumsabschluss allerdings nicht aus.

Neben dem im Kapitel „Zucht" erläuterten „10-Punkte-Programm" (siehe Seite 255) sind weitere wichtige praktische Haltungs- und Fütterungszusammenhänge zu berücksichtigen, ohne die keine erfolgreiche Fohlen- und Jungpferdeaufzucht betrieben werden kann.

Haltung

Wenn Jungpferde (meist solche in zu kleinräumlichen Haltungsanlagen) weitgehend unter Bewegungseinschränkungen im Stall „verpäppelt und vollgestopft" gehalten werden, nehmen die Aufzuchtrisiken ganz enorm zu. Körpergewicht und -größe steigen zwar zunächst, was optisch für den Laien beeindruckend sein mag, aber Durchblutung, Organtraining, Vitamin-D- und Vitamin-A-Versorgung sowie die funktionelle Entwicklung des Skelettsystems sind unter Bedingungen der Stallhaltung unausgegoren – trotz vielleicht akzeptabler Fütterungsqualität. Beste Haltungsform für Jungpferde ist die Gruppenauslaufhaltung mit großzügigem Offenstall. Auch sehr große Laufställe (= geschlossene Scheunen als Gemeinschaftsstall) eignen sich zur Haltung, wenn Hygiene und Platzangebot sowie die Fütterung pferdegerecht gestaltet werden. Immer müssen Jungpferde sich aber – gerade auch bei winterlich-windig-frostigem oder nass-kaltem Wetter – täglich wenigstens drei bis vier Stunden im Freien bewegen können, um Frischluft, Sonneneinstrahlung und Außenreize aufzunehmen. Hierbei trainieren sie laufend ihr angeborenes Thermoregulationsvermögen, das ihr Abwehrsystem unterstützt und z. B. Erkältungskrankheiten vorbeugt. Kontraproduktiv ist das Eindecken von Jungpferden, die man wohlmeinend vor Witterungsunbilden dadurch schützen will. Das Jungpferd braucht keine schützende Decke, sondern für sein natürliches Wohlbefinden Außenklimareize, es muss auch einmal regennass werden, den Schnee auf der Kruppe „spazieren tragen" und ihn nach eigenem Belieben durch Wälzen im gut eingestreuten, stets zugänglichen Offenstall-Liegebereich abschütteln können. Klimareize regen Durchblutung, Haarwuchs, Hautstoffwechsel und die „Lebensgeister" an, d. h. Spiel- und Lauffreude werden gefördert, damit Organe und Muskulatur „richtig in Betrieb kommen".

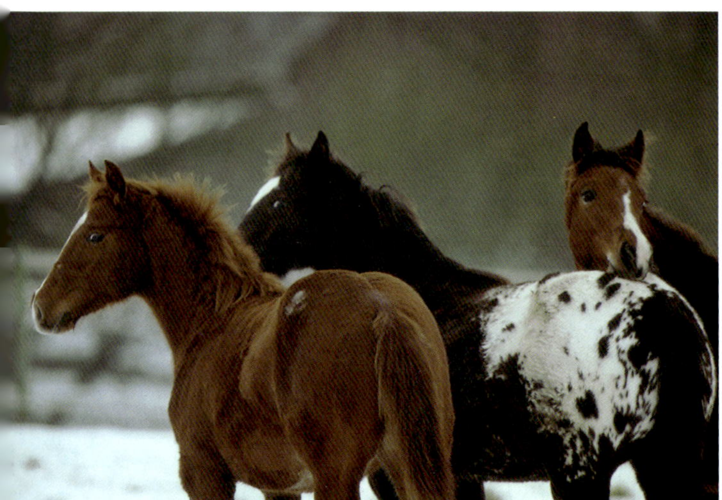

Absatzfohlen wachsen am besten in einer Gruppe Gleichaltriger auf und profitieren von großzügigen Freilaufflächen auch bei eisigen Temperaturen.

Es sind vorwiegend drei Kategorien, die als **Haltungsmängel** bereits im Fohlenalter ursächlich sind für später auftretende Mängel im weitesten Sinne, insbesondere auch für Gelenkerkrankungen.

1. Räumliche Unzulänglichkeiten. Hierbei dominieren oft anzutreffende nicht pferdegerechte Stallanlagen (harte Betonböden mit Kältestrahlung ohne genügend Einstreu, dunkle „Höhlen") und mangelndes Auslaufangebot (zu kleine Weideflächen bzw. keine oder ausschließlich matschige Ausläufe ohne Bewegungsanreiz).
2. Unausgewogene, qualitativ und mengenmäßig nicht angepasste Fütterung. Hier sieht man in der Praxis Extreme: Entweder Fehlernährung durch Mästung, weil man es als Tierliebhaber ja „so gut meint", was gewichtsmäßig zu Skelettdeformationen führt, oder Mangelernährung, die insbesondere das Skelettwachstum hemmt. Mangelernährung liegt z. B. vor bei unzureichender Beifütterung der noch jungen Fohlen im Falle zu geringer Milchleistung der Mutterstute. Bei Milchmangel können kurzzeitig nach der Geburt tierärztlich ver-

abreichte Hormongaben (Oxytocin) helfen oder besser die vorbeugende Verfütterung (zirka 14 Tage vor der Geburt beginnen) von täglich etwa 10 bis 20 g gemahlene Anissamen an die Stute. Auch Stoffwechselstörungen und Mineralisierungsmängel beim Fohlen sind Folgen von Fehl- oder Mangelernährung, z. B. bei unausgeglichenem Ca:P-Verhältnis durch Phosphorüberschuss, der ausgelöst wird durch starke Haferfütterung ohne den notwendigen Mineralstoffausgleich (= erforderlich wäre Ca-Zufütterung = Kalk). Daneben sind fütterungs- und haltungsbedingte Vitaminmangelsymptome – u. a. durch unzureichendes Auslaufangebot (= zu wenig Klimareize an frischer Luft und unzureichende natürliche Sonneneinstrahlung = Vitamin-D-Mangel), zu beachten.

3. Geringes Kenntnisniveau mit übertriebener Sparsamkeit. Es werden wichtige Impfungen (z. B. gegen Fohlenlähme) versäumt, wodurch Krankheiten und Folgeprozesse mit Gelenkproblemen entstehen können; auch die Hufpflege wird vernachlässigt, Lahmheiten oder Kniegelenksprobleme werden übersehen.

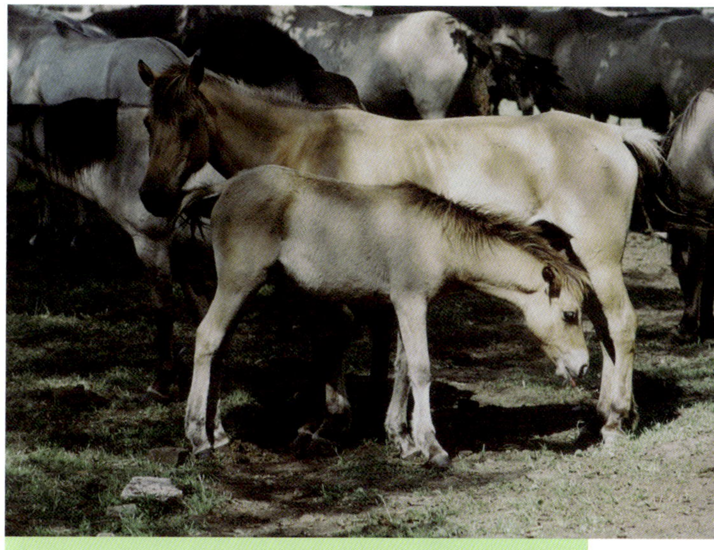

Bei frei lebenden Pferden der Dülmener Wildbahn gibt es kein Absetzen, sondern nur langsame Entwöhnung der Fohlen von der Mutter; abgebildet ist eine etwa zweijährige Stute, die schon ein Saugfohlen führt und erst zu diesem Zeitpunkt die enge Bindung an ihre Mutter aufgegeben hat.

Eigenaufzucht vs. Fremdaufzucht

Mit sechs Monaten werden Saugfohlen üblicherweise von der Mutter „abgesetzt". Frühes Absetzen, z. B. bereits mit vier Monaten, wie es manchmal von Hardlinern allein aus nachrangigen arbeitswirtschaftlichen Gründen empfohlen wird, ist für die Entwicklung sehr ungünstig und deshalb auf Notfälle (z. B. Krankheit der Stute) zu beschränken. Bereits im Mittelalter empfiehlt *Marcus Fugger* in seiner Abhandlung „Von der Gestüterey" (Frankfurt am Main 1584) ein Absetzalter von „wenigstens sechs Monaten" und zur Versorgung der Absatzfohlen, „dass die Raufen immer voll mit bestem Heu gefüllt sind, damit sie bey Tage sowohl als in der Nacht genug zu fressen haben." Der Trakehner Gestütsinspektor *A. J. Bachmann* (zitiert nach *J. E. Flade*) gibt 1822 den Hinweis zu möglichst später Trennung von Stute und Fohlen, indem er schreibt: „Kann man sie aber sechs bis sieben Monate saugen lassen, so werden sie umso besser wachsen. Bei solchen, die schwächlich sind, ist dieses besonders nötig."

Unter Naturbedingungen – ohne menschliche Beeinflussung – verläuft die Trennung von der Mutter über einen längeren Zeitraum, das ergibt sich u. a. aus Beobachtungen des Verfassers in der Dülmener Wildbahn. Nach dem Versiegen der Milch, meist nach einer erneuten Trächtigkeit, etwa zwischen neun und elf Monaten, bahnt sich bei Reservatpferden die Trennung langsam an. Es gibt aber auch Fälle, in denen die Stute zwei (jeweils unterschiedlich alte) Fohlen führt. Im Extremfall löst sich die Tochter erst von der Mutter, wenn sie selbst mit etwa zwei bis drei Jahren gedeckt wird und ein Fohlen bekommt (dies wurde beispielsweise in der Dülmener Herde beobachtet). Auch an diesem Beispiel sieht man den „Grundsatz der Allmählichkeit", wie er für die gesamte Pferdehaltung und Nutzung gilt: Die Auflösung der engen biologischen Bindung geschieht zeitlich gedehnt und fließend sowie auch psychisch völlig schmerzlos.

Noch während der Säugezeit sollten heranwachsende Fohlen bereits gelernt haben, regelmäßig für kurze oder auch längere Zeit von der Mutter separiert und auch angebunden zu werden, um dabei schon Zusatzfutter (spezielles Fohlenstarterfutter mit der Bezeichnung „FS 16" und Heu) aufzunehmen. Bei älteren Saugfohlen, die bereits selbstständig gut fressen, kann bereits mehrstündige Separierung geübt werden. Im Endstadium dieses Trainings – vor dem eigentlichen Absetzen – werden Stute und Fohlen nachts ganz getrennt und kommen erst morgens wieder zusammen. Das setzt eine entsprechende Haltungsanlage und jeweils auch Gruppenkumpane für Stute und Fohlen voraus. Diese wichtige erzieherische Prozedur erleichtert nach dem Absetzen ganz enorm die weitere Aufzucht und Versorgung, denn das Fohlen lernt, dass es auch ohne die Mutter auskommt, findet dabei zunehmend seine Sicherheit durch Zusammensein mit Kumpanen und dem Betreuer, es kennt vor allem nun „sein" Aufzuchtfutter bereits. Dieses Futter muss dann die nach dem Absetzen nicht mehr zur Verfügung stehende Stutenmilch voll ersetzen. Der Eiweißbedarf (vor allem Lysin) der jungen Fohlen ist am höchsten und sinkt mit zunehmendem

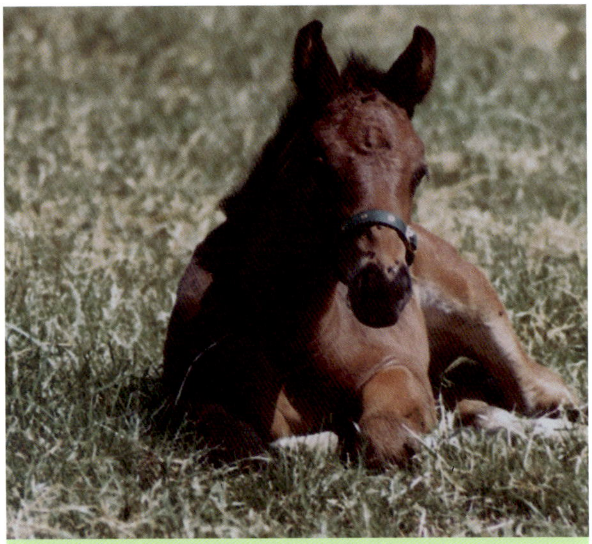

Bereits junge Fohlen sollten stundenweise an ein Halfter gewöhnt werden; es muss relativ eng sitzen, damit sich das Fohlen nicht irgendwo verhaken kann (z. B. an Weidezaunisolatoren u. Ä.).

Alter ab. Die meisten Fohlen werden von April bis Juni geboren, was bedeutet, dass die Absetzzeit nach rund sechs Monaten in den Herbst bzw. den Winter fällt.

: Genau zum Zeitpunkt des typischen Absetzens wirken Stressoren auf das Fohlen ein, ausgelöst durch a) die Trennung von der Mutter, b) meist eine neue Gruppenintegration sowie c) insbesondere Umstellungen auf nass-kaltes Klima und evtl. d) auch eine ganz andere Haltungsumgebung mit vielen neuen Umweltreizen. Das alles sind hohe Anforderungen, die der Fohlen-Organismus nur dann bewältigt und schadlos übersteht, wenn Haltungsgrundlagen, langsame Futterumstellung und Fütterungsqualität stimmen. Das bedeutet: Ständiger Zugang zum geschützten, sauber eingestreuten Offenstall-Liegebereich muss gewährleistet sein, ausreichende Raufutter-Rationen (über 24 Stunden verteilt) und sauberes Tränkwasser sollten zur Verfügung stehen.

Kraftfutter ist individuell zuzufüttern, wobei man zunächst **Fohlenstarter FS 16** füttert, später im Winter bei älteren Fohlen auch zusätzlich als Anteil an der Gesamtkraftfutterration bevorzugt Hafer bester Qualität anbietet, niemals aber Roggen und Weizen oder Triticale (das ist ein Kreuzungsprodukt aus Roggen und Weizen mit ungünstigem Ca:P-Verhältnis und Klebereiweißen, die zu „Verpappungen" im Magen führen können). In kleinen Tagesmengen kann auch handwerklich einwandfrei geerntete, frisch duftende Maissilage und hygienisch optimal abgelagerte, exkrementfreie Braugerste an ältere Fohlen verfüttert werden (da Gerste sehr hart ist, sollte man sie möglichst quetschen bzw. schroten = mahlen und etwas anfeuchten).

Jungpferdeaufzucht ist zwar kein „Brief mit sieben Siegeln", sondern für jeden gutwilligen Pferdemenschen machbar, dabei interessant und letztlich lohnenswert. Doch nur mit genügend Fachkunde und konsequenter Tierliebe lässt sich das alles bewerkstelligen. Und: Man muss ein „Auge" für jedes Jungpferd haben und ganz individuell füttern. Jede übertriebene Sparsamkeit ist fehl am Platz, denn auf tierärztliche Versorgung, regelmäßige und fachgerechte Hufpflege sowie qualitativ gute Einstreu und genügend gehaltvolles, schmackhaftes Raufutter kann nicht verzichtet werden – und das kostet Geld. Die Finanzen müssen also stimmen. Sich ein Absatzfohlen zu kaufen, um es aufzuziehen und „zu formen", ist sicher eine vernünftige Vorstellung. Ob man dabei aber tatsächlich Geld spart (im Vergleich zum alternativen Kauf eines voll ausgewachsenen Vierbeiners), wie es häufig bei solchen Käufen angedacht wird, ist sehr zweifelhaft. Drei Jahre Aufzucht sind mit Risiken und Kosten verbunden. Für die Aufzucht (Eigenhaltung unterstellt), rechnet man bei einem mittelgroßen Pferd mit wenigstens 800 bis 1.000 Euro jährlich. Das ist nur eine grobe Faustzahl mit vielen Unwägbarkeiten. Betriebswirtschaftlich ist diese Faustzahl nicht exakt, denn Abschreibungen auf Gebäude, Kapitalverzinsung usw. sind hier nicht enthalten. Für 1.000 Euro im Jahr kann auch kein Profiaufzüchter seine Leistungen anbieten.

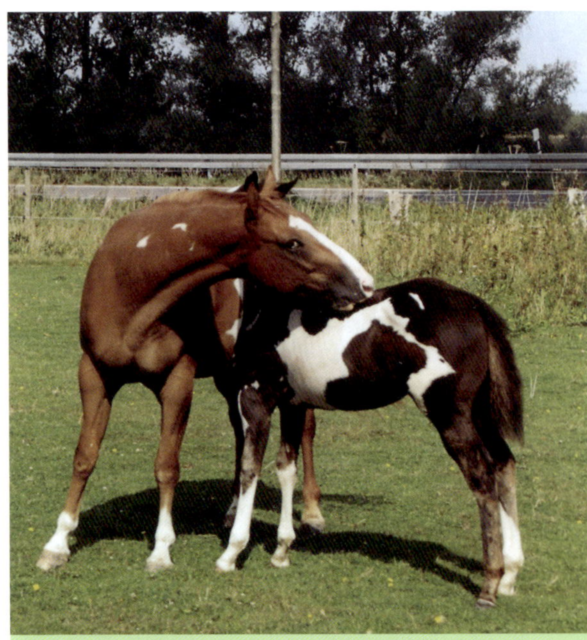

Da das Paint-Horse-Saugfohlen ohne gleichaltrige Spielkumpane in der Gruppe gehalten wird, „übt" es soziale Fellpflege mit seiner Mutter.

Man rechne für eine Pension in einer Aufzuchtgruppe mit etwa 150 Euro monatlich. Es sind auch bei Eigenhaltung möglichst großräumige Haltungsgrundlagen zur Gruppenhaltung ebenso empfehlenswert wie persönlicher Fleiß – oder eine optimal geführte professionelle Aufzuchtstätte. Hat man selbst nur ein einziges eigenes Fohlen und will dieses im heimischen Areal aufziehen, empfiehlt es sich unbedingt, ihm ein zweites als Gruppenkumpanen beizugesellen, denn nichts ist für ein junges, spielbereites Herdentier schlimmer als Einzelhaltung ohne Artgenossen! Aber nicht nur gleichaltrige Spielgefährten sind nützlich, auch ältere Pferde (z. B. Wallache) sind bei Jungpferde-Gruppenhaltung als artgemäße Erzieher empfehlenswert. Ist die eigene Haltungsanlage arg klein und will man seine Fohlen – aus verständlichen emotionalen Gründen – nicht in eine (an sich in solchen Fällen angeratene) Aufzuchtgruppe in Pension geben, so sollte dennoch den Fohlen (sozusagen als pragmatische „Güterabwägung") ein Teil der vielleicht kleinflächigen Weiden zum Toben zur Verfügung stehen. Ein Offenstall mit kleinem Paddock reicht für die Winterhaltung alleine nicht aus, es müssen zeitweise auch lange Laufstrecken angeboten werden. Im Frühjahr sollte dann die „zertrampelte" Weidefläche durch Nachsaat mit einer Fräsdrillmaschine saniert werden, um Bodenerosion zu verhindern.

Neben großflächigen Haltungsvoraussetzungen dürfen ausgewogene Fütterung und Erziehung („Respekt und Vertrauen fördern") sowie pferdegerechter Umgang nicht zu kurz kommen. In diesem Punkt muss individuell und altersangepasst genügend Zeit beim Betreuer vorhanden sein, um den heranwachsenden Pferden wirklich gerecht zu werden und die spätere Ausbildung durch konsequente Früherziehung zu erleichtern. Fehlen sachgerechte Fütterung, täglicher Auslauf und erziehende Grunddisziplin (Hufe heben, Anbinden, Führen ohne zu stürmen) oder werden sie gar ersetzt durch vermenschlichende „Verpäppelung" oder völlig verfrühte Zirkusstückchen (Hengstfohlen steigen zunächst spielerisch auf die Schulter des Menschen!), dann legt man den sicheren Grundstein für spätere Problempferde. Der erste Aufzuchtwinter bestimmt also den Lebenslauf nachhaltig. Hat man den ersten Winter gut geschafft, ist das Fundament der Jungpferde-Zukunft gesichert.

Gelenkerkrankungen

Nicht selten sind Gelenkerkrankungen und teils dafür verantwortliche Extremitäten-Fehlstellungen die vermeidbare Folge nicht optimaler Haltung und Fütterung bereits im Fohlenalter. Wesentliche Faktoren müssen deshalb vorbeugend bei der Aufzucht von Jungpferden beachtet werden.

Bei Fohlenschauen sieht man es: Fehlstellungen, unbehandelte Bockhufe sowie andere Wachstumsstörungen bei Fohlen und Jungpferden aller Rassen mit entsprechenden Gangmängeln. Oft sind die Züchter zwar sehr wohlmeinend gesinnt, sie „lieben" ihr Fohlen, aber es fehlen einige wichtige Kenntnisse. Bei Nachfragen ergeben sich deshalb teils kuriose Gespräche mit Pferdehaltern. Da ist von knapper Fütterung und „Robusthaltung" die Rede, die man schließlich „artgerecht", aber auch kostensparend praktizieren wolle. Auch „altkluge" Sprüche wie „Das gibt sich alles mit der Zeit, das wächst sich doch aus, das hatten wir alles schon mal, halb so wild!", sind zu hören. Festzuhalten ist dazu, dass jede – an sich vom Grundsatz her durchaus pferdegemäße – Robusthaltung nur dann tatsächlich auch wirklich „pferdegerecht" ist, wenn Hufpflege, ausreichende und ausgewogene Fütterung sowie sorgsame tägliche Beobachtung durch einen kenntnisreichen Betreuer verantwortlich miteinander kombiniert werden. Das beinhaltet auch: Konsultation von Schmied und/oder Tierarzt bei Anzeichen von Fehlstellungen oder auch sonstigen Deformationen bzw. Funktionsstörungen des gesamten Bewegungs- und Skelettapparats. Andernfalls ist die Grenze zur Vernachlässigung mit Dauerschäden für betroffene Vierbeiner schnell erreicht.

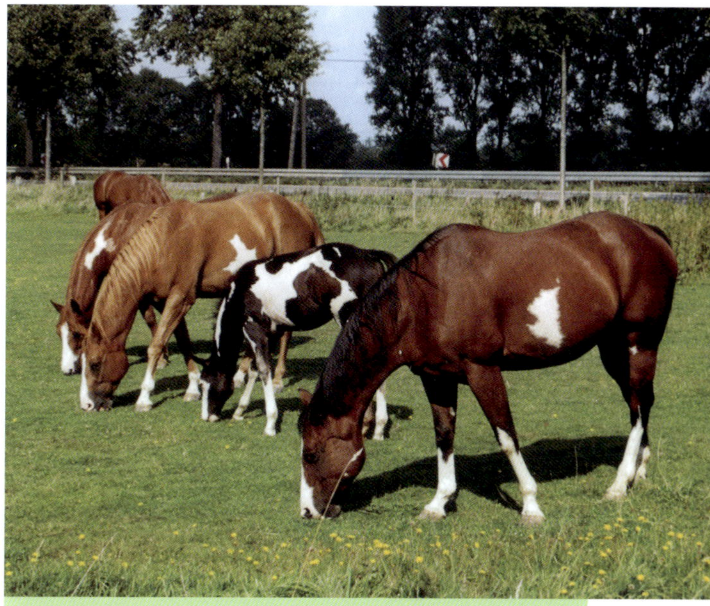

Paint-Horse-Zuchtgruppe mit einem Fohlen; der Hengst grast mit Abstand im Hintergrund.

Fortgeschrittene Gelenkerkrankungen führen häufig zu vermeidbaren Leiden für das Tier, zu verminderter Nutzung bis zur Unbrauchbarkeit und damit nicht zuletzt auch zu erheblichen wirtschaftlichen Einbußen und Haftungsrisiken beim Verkauf solcher Pferde. Zur Vorbeugung können die folgenden Beispiele sowohl für Züchter als auch für Jungpferdekäufer wichtige Hinweise geben.

Zu beobachten ist bei manchen Jungpferden eine **Umfangsvermehrung der Epiphysenfugen**, worunter in erster Linie der krankhaft vergrößerte Wachstumsspalt zwischen den großen Röhrenknochen verstanden wird. Üblicherweise schließen sich bei ungestörtem Wachstumsverlauf z. B. alle Epiphysenfugen der langen Knochen der Beine, angefangen vom Kron- und Fessel- bis zum Röhrbein sowie Unter- und Oberarm in zeitlich etwa gleicher Folge. Mit etwa 12 Monaten verknöchern die Fugen der Röhrbeine, mit 2½ Jahren sind z. B. beide Epiphysenfugen von Schienbein und Speiche, auch die von Ellenbogen, Ferse und Oberschenkel geschlossen, mit drei Jahren ist das Wachstum des Oberarms abgeschlossen. Anatomisch ist zu berücksichtigen, dass sich diese genannten Knochen aus drei Einzelteilen zusammensetzen. Einem oberen Teil, dessen Gelenk sich beispielsweise beim Röhrbein mit dem des Unterarms in Funktion befindet, einem feststehend starren mittleren Schaft (= „Röhre") und dem unteren Teil, der auch in einem Gelenk endet, das wiederum mit dem Fesselgelenk zusammenhängt. Zwischen Schaft und seinen Gelenkenden, den Epiphysen, befinden sich bei Jungpferden bis zu einen Zentimeter breite Spalten (= Epiphysenfugen), die als Wachstumszonen zunächst angefüllt sind mit Knorpelgewebe und später im Laufe des normalen Wachstums verknöchern (dann sind die drei Teile miteinander verwachsen).

Hechtkopf

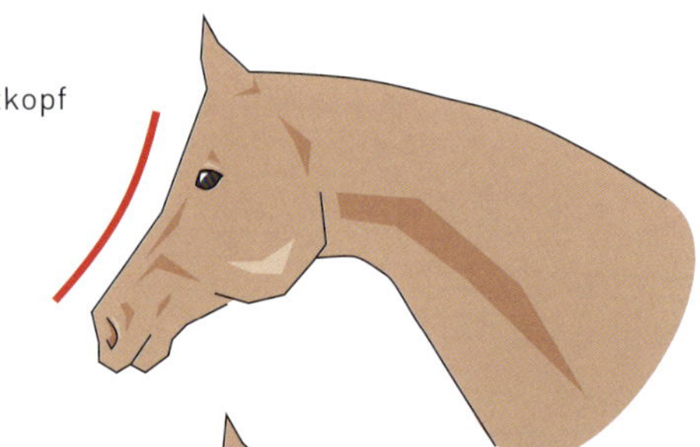

Ramskopf

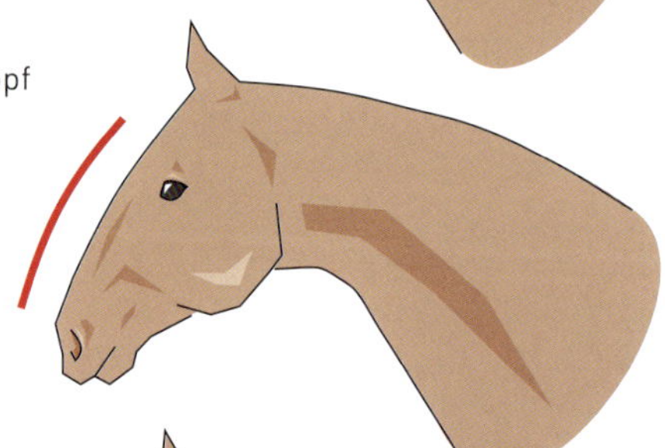

Keilkopf

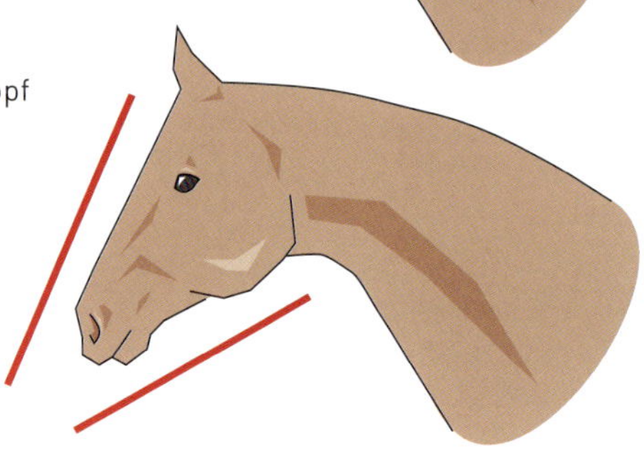

Unbehandelt führt krankhafte Umfangsvermehrung der Epiphysenfugen zu bleibenden Knochenveränderungen und zur späteren Gebrauchsbeeinträchtigung. Die Ursachen sind nicht abschließend geklärt. Neben genetischer Anlage scheinen insbesondere sehr schnell gewachsene, reichlich ernährte Fohlen von sehr großen Rassen, oft mit steiler Fesselung und anderen Gliedmaßenfehlstellungen, betroffen zu sein. Zu hohe Kraftfutterrationen ohne ausreichende Raufuttergaben sowie mangelhafte Mineralstoffversorgung begünstigen diesen Gelenkmangel. Wird der Mangel rechtzeitig erkannt (oft zu beobachten: Lahmheit ohne Schwellungen, vermehrtes Liegen), tierärztlich genau untersucht, anschließend konsequent behandelt (Röntgen ist unbedingt wichtig!) und wird dabei vor allem die Fütterung genauestens dem Bedarf angepasst, kann sich der Zustand gelegentlich durch normalen Schluss der Epiphysenfugen ohne weitere gravierende Folgeschäden bessern. Anzumerken ist, dass die Diagnose „Epiphysitis" in den meisten dieser Fällen nicht ganz korrekt ist, denn es handelt sich durchweg nicht um eine Entzündung!

Auch **Kniegelenkserkrankungen** sind gar nicht selten. Darunter werden Erkrankungen des Kniescheibengelenkes und des eigentlichen Kniegelenkes verstanden. Dazu sei angemerkt, dass manchmal von Laien das Vorderfußwurzelgelenk als „Kniegelenk" des Pferdes bezeichnet wird. Pferden mit hoher Vorhandaktion (z. B. Friesen, Hackneys) wird dann „hohe Knieaktion" bescheinigt, was anatomisch falsch ist. Das Kniegelenk befindet sich naturgemäß nicht an den Vorder-, sondern immer an den Hinterbeinen, und zwar etwa eine Handbreit vor Ende der Unterbauchlinie. Vornehmlich bei älteren Fohlen sind Erkrankungen des Kniescheibengelenkes zu beobachten, die nach Fohlenlähme-Erkrankungen mit Gelenkschwellungen und chronisch deformierenden Prozessen auftreten. Die Gliedmaßen werden nur an der Zehe belastet, die Trachten schont das betroffene Pferd. Beim Vorführen (z. B. zum Verkauf) wird die betroffene Gliedmaße mehr oder weniger nachgeschleppt. Auch eine deutliche Füllung des Kniegelenks ist zu sehen. Eine völlige Wiederherstellung ist kaum zu erwarten. Anders dagegen bei einer Kniescheibenluxation (= Verlagerung der Kniescheibe nach oben: Knie- und Sprunggelenk können nicht gebeugt werden), die z. B. durch traumatische Einwirkung (Schlag oder ähnliche mechanische Wirkung) ausgelöst wurde. Hier hilft in der Regel eine Operation. Häufige Ursache solcher Kniescheiben-Verlagerungen sind beengte Stallverhältnisse in geschlossenen Laufställen und daraus resultierende Rangordnungsschlägereien. Zur Vorbeuge sind großzügige Raumverhältnisse mit satt-sauberer Einstreu und genügend Ausweichmöglichkeiten bei Gruppenhaltung unbedingt angeraten.

Aufzuchtintensität und Bedarfsbeispiele aus der Praxis

Die Jugendentwicklung bei Pferden ist vergleichsweise gewaltig: Bereits mit sechs Monaten wird bei mittlerer Aufzuchtintensität ein Gewicht von über 40 % des Endgewichts (sog. Lebendmasse, Abk.: LM-adult) erreicht, mit einem Jahr ist der Zuwachs noch 20 % höher, wenn fast 60 % des Endgewichts und 90 % der Endwiderristhöhe manchmal schon erreicht sind. Bei Extensivfütterung (= knapper Kraftfutterfütterung) werden allerdings nach einem Jahr erst 40 bis 50 % des Endgewichts erreicht.

Jungpferde-Bedarfsnormen für Energie (DE in MJ) und Eiweiß (DP in g) sind nicht – wie z. B. bei Reitpferden – konkret leistungsbezogen zu bewerten. Über die Fütterung kann aber das Wachstum (insbesondere die Gewichtsentwicklung) gesteuert werden. Intensive Fütterung von Jungpferden bis zur Trockensubstanz-Aufnahmekapazität forciert das Wachstum, während knappe = „extensive" Fütterung das Wachstum verlangsamt. Dabei ist interessant, dass durch knappe Fütterung die Entwicklung von Organen und Skelett nicht etwa negativ beeinflusst wird. Dabei ist „knappe" Fütterung nicht gleichzusetzen mit extremer Mangelfütterung, die sich aus halbwegs verdorbener oder sonst wie qualitativ minderwertiger Nahrung zusammensetzt. Lediglich der Kraftfuttereinsatz ist bei Extensivfütterung verringert, an Raufutter wird nicht gespart. Wenn man sich die Verhältnisse im Wildzustand einmal ansieht, wird klar, was pferdegemäß ist. Wild lebende Pferde kennen keinen dauernden Überfluss, sie sind (wie oben bereits erwähnt) eher „Meister der Askese" und auf Knappheit erheblich besser eingestellt als auf Überversorgung. Letztere quittieren sie mit Fettsucht und Hufrehe, weil für sie Überversorgung unnatürlich ist. So ist eine starke Forcierung des Wachstums, um z. B. eine frühe Nutzung zu erreichen, abzulehnen. Auch langsam wachsende, eher knapp gefütterte Fohlen erreichen schließlich das genetisch vorgegebene Endmaß, sie bleiben nicht etwa klein (wenn nicht gerade eine extreme Mangelversorgung eintritt).

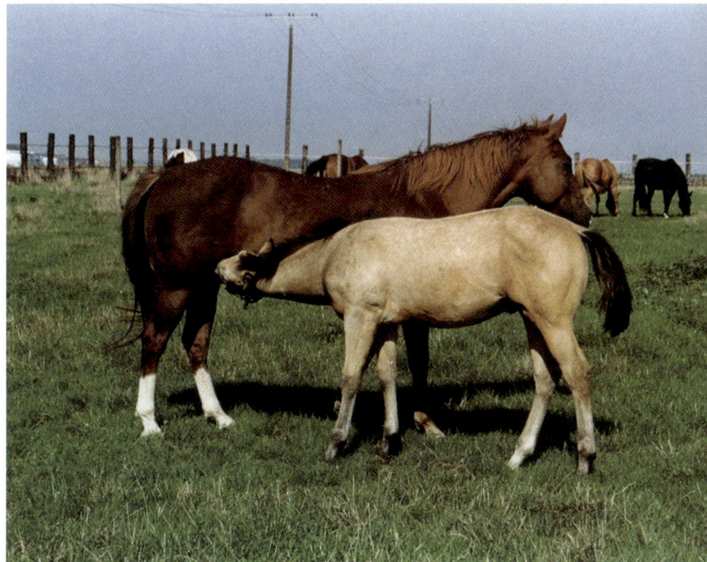

Quarter-Horse-Stute mit halbjährigem Saugfohlen, das bereits im Vergleich zur Mutter eine stattliche Größe erreicht hat und etwa 200 kg wiegt (siehe hierzu das Fütterungsbeispiel in Tabelle 39, unten).

Durch zu starke Fütterung sind Weichgewebe und Muskulatur bei Fohlen und Jungpferden zunächst enorm entwickelt, aber die Entwicklung des gesamten Stützgerüstes, der Knochenbau und die Knorpel, halten nicht mit. Denn sie sind durch die starke Fütterung nicht in gleichem Maße zu beeinflussen. Daraus resultieren Schäden an Gelenk- und Epiphysenknorpel, diffuse Entzündungen oder auch gravierende Sehnenprobleme. Schließlich führen solche Mängel früher oder später zur Unbrauchbarkeit als Reit- und Fahrpferd.

Fütterung und Fütterungstechnik bei Fohlen und Jungpferden

Für die Praxis kommt es darauf an, dass jedes Fohlen/Jungpferd in der Gruppe „nicht zu kurz kommt". Gerade bei Offenstallhaltung ist die Fütterungstechnik,

Tabelle 39: Beispieltagesbedarf für ein Quarter Horse-Fohlen (ausgewachsen 500 kg LM) *)

Alter	Fohlengewicht	Bedarf an verdaulicher Energie (Abk.: v. E./DE)	Bedarf an verdaulichem Rohprotein (Abk.: v. Rp. /DP)
sechs Monate	200 kg	50 bis 60 Megajoule (MJ)	500 bis 580 g
zwölf Monate	300 kg	58 bis 68 Megajoule (MJ)	470 bis 550 g

*) Die Zahlen sind Durchschnittsergebnisse aus Beispielfütterungen des Verfassers; sie gelten für Gruppenaufzucht unter Außenklimabedingungen im Offenstall; die notwendige Eiweißversorgung (DP) sollte primär durch hochwertiges Fohlenstarterfutter FS 16 erreicht werden (siehe auch Tabelle 40, S. 262); bei starkem Dauerfrost und eisigem Wind sowie damit verbundener forcierter Bewegungsaktivität sind immer Rations-Energiezuschläge von 20 bis 30 % als „Kältezulage" einzurechnen (das sind täglich für die genannten Beispiele wenigstens rund 1,5 bis 2 kg mehr Heu).

Tabelle 40: Rationsbeispiele für ein Quarter Horse-Fohlen (ausgewachsen 500 kg LM)[1]

Alter	Fohlen-gewicht	Rau-futter	Nähr-stoffe	Kraft-futter	Nähr-stoffe	Gesamt-nährstoffe der Bei-spielration	Sollwerte entspre-chend Tabelle 39	Bewertung der Ration[2]
sechs Monate	200 kg	3 kg Heu 1 kg Heulage	162 g DP, 24,0 MJ DE 44 g DP, 4,2 MJ DE	2,5 kg FS 16	300 g DP, 32,5 MJ DE	506 g DP, 60,7 MJ DE	500 bis 580 g DP, 50 bis 60 MJ DE	Eiweißversorgung an der unteren Grenze, Energie-angebot beim Maximum.
zwölf Monate	280 kg	4 kg Heu	216 g DP, 32 MJ DE	2,0 kg FS 16 0,5 kg Hafer	240 g DP, 26,0 MJ DE 42,5 g DP, 5,76 MJ DE	498,5 g DP, 63,76 MJ DE	470 bis 550 g DP, 58 bis 68 MJ DE	Eiweißversorgung und Energieange-bot im mittleren Bereich.

[1] Durchschnittsergebnisse mit Mindest-Raufutter-Rationen aus Beispielfütterungen des Verfassers, wobei die Fohlen im Herbst/Winter täglich noch gut fünf Stunden zur Beschäftigung/Bewegung auf knappen Weiden verbrachten.
[2] Nach Möglichkeit sind (zur Kaubeschäftigung) die täglichen Raufuttermengen durch Heu oder gutes Futterstroh noch zu erhöhen; in jedem Fall sollten, wenn (jahreszeitlich bedingt) kein mehrstündiger Weidegang geboten wird, ein bis zwei kg sauberes Futterstroh zusätzlich vorgelegt werden. Fütterung von hochwertiger Heulage (nur mit hohem Trockensubstanzgehalt ab 50 %) kann als Teilraufutter (1/3 der Tagesration anstelle von Heu) für Jungpferde gewählt werden; besonders junge Fohlen reagieren häufig verstärkt mit Durchfall, was sofortigen Verzicht auf Heulage bewirken muss! Landwirtschaftstypische Nasssilage (= Rinderfutter) ist für Pferde generell, aber für Fohlen besonders strikt abzulehnen, da u. a. mangelhafte Rohfaser und sonstige Inhaltsstoffe erhebliche Magen-Darm-Störungen sowie eine Entgleisung des Säurehaushalts (mit folgenden Entwicklungsmängeln) und evtl. Hufrehe auslösen können.

Tabelle 41: Gewichtszunahme von Vollblutaraberfohlen in den ersten beiden Aufzuchtjahren [*]

LM-adult (kg)	Alter	Gewichtszunahme tägl. in g bei Wachstumsintensität: hoch	mittel	gering	Fohlengewicht (LM) bei mittlerer Wachstumsintensität (kg)
460	Geburt	–	–	–	41
	1. Monat	1.400	1.100	800	74 mit 1 Monat
	3. Monat	1.200	900	600	128 mit 3 Monaten
	6.–12. Monat	700	500	300	224 mit 6 Monaten
	2. Jahre	500	350	200	380 mit 24 Monaten

[*] Quelle: BENDER, I.: Praxishandbuch Pferdefütterung, Kosmos Verlag, 2. Auflage, Stuttgart 2005

das gesamte Handling und Management deshalb weit anspruchsvoller als bei relativ einfach zu versorgenden Pferden in geschlossener Stallhaltung. Niemals sollten Automaten in verschlossenen Fress-Ständen für die Jungpferdefütterung eingesetzt werden, da – neben anderen Problemen – die Verletzungsgefahren bei Panik oder Attacken aus der Jungpferdegruppe in solchen verschlossenen Systemen nicht gering sind.

Raufutter legt man Jungpferden grundsätzlich ad libitum (= zur beliebigen Aufnahme) vor, sie sollten es zeitlich stets zur freien Verfügung haben. Das funktioniert sehr gut durch Aufstellen großer, überdachter Raufen auf einer befestigten Außenfläche oder in einem großen Offen- oder Laufstall. Raufen müssen konstruktiv stabil, statisch sicher und verletzungsverhütend aufgestellt und befüllt werden. Nirgendwo dürfen scharfe Kanten, Grate, Kettenverschlüsse oder zum Einklemmen von Hufen „taugliche" Gitterstäbe u. Ä. angebracht sein. Um bei unterschiedlichen Kraftfutteransprüchen auch die Rangniederen ausreichend zu versorgen, müssen Fohlen/Jungpferde grundsätzlich ihr Kraftfutter separat, aber dennoch in Gemeinschaft bekommen (denn Pferde sind Gruppenfresser). Hierzu bindet man alle Jungpferde regelmäßig unter Aufsicht vor ihren Trögen (z. B. Einhängetröge im Offenstall) für die Zeit des Kraftfutterfressens an. So lernen sie gleichzeitig Disziplin und können ihr Futter ohne Hektik zu sich nehmen. Auch Fressstände, in denen die Jungpferde allerdings nicht angebunden werden, sind als Futterstation für Rau- und Kraftfutter gut geeignet, wenn der Futterbedarf der Jungpferde einer Gruppe annähernd gleich ist. Sonder-Rationen für einzelne Pferde müssen dann allerdings separat noch zugefüttert werden. Das zeigt: Jungpferdeaufzucht (zumal unterschiedlicher Rassen) kann in der Regel nicht einfach „en bloc" erfolgen, wie man es gelegentlich hört. Sprüche wie „Ich habe jetzt zehn Absetzer auf der Winterweide, die versorgen sich selbst!", sind (salopp gesagt) dummes Geschwätz Unkundiger, die sich mit ihren Nachlässigkeiten pseudoprofessionell brüsten. Man muss die individuellen Bedürfnisse der anvertrauten Vierbeiner (gerade auch als Aufzüchter, der Absetzer in Pension nimmt) genau berücksichtigen. Dazu gehört ebenfalls die ständige Kontrolle des Parasitenspiegels. Je nach Einstreupraxis und Entmistungsaufwand sollte vorsichtshalber nach Absprache mit dem Tierarzt alle sechs Wochen entwurmt werden (z. B. bei Matratzenstreu oder landwirtschaftstypischer Tiefstalleinstreu), damit die beabsichtigte Aufzucht-Futterwirkung auch eintritt und nicht Parasiten (oft riesige Spulwurmknäuel!) einen Teil der Nähr- und Wirkstoffe fressen oder durch Körperwanderung von Entwicklungsstadien (Wurmlarven) Magen-Darm-Funktion und Resorption der Nähr- und Wirkstoffe im Darm teils blockiert werden.

Fohlen und Jungpferde besitzen noch kein bleibendes, vollständiges Gebiss. Vor allem, wenn sich neue Zähne durchschieben – oder später mit 2½ Jahren im endgültigen Zahnwechsel – neigen sie dazu, „Mini"-Futtermittel, z. B. Press-Pellets oder kurzes Häckselstroh aus der Einstreu, nicht ausreichend zu kauen und nur ungenügend einzuspeicheln. Das kann u. a. zu dramatischen Schlundverstopfungen führen. Hier hilft nur vorbeugende Beobachtung der Vierbeiner und Verzicht auf Pellets oder (vorübergehendes) Einweichen von Pellet-Futtermitteln und genügend langes Stroh als Einstreu (bei Häcksel: mindestens fünf bis sechs Zentimeter lange kaufähige Halme).

Zur Fohlen- und Jungpferdefütterung eignet sich nur beste Futterqualität. Stark staubende, verdreckte Futtermittel oder mit Krankheitskeimen angereicherte Futtermittel (sehr gefährlich ist Pilzbefall) sind generell für alle Pferde ungeeignet, für Fohlen und Jungpferde geradezu lebensgefährlich. Wenn schon für Heu hohe Qualitäts-Maßstäbe gelten, sind diese für Heulage (als Teil-Raufutter-Ration geeignet) nochmals zu unterstreichen. Heulage mit Gärmängeln, übermäßig starken weißlichen Hefefilmen oder

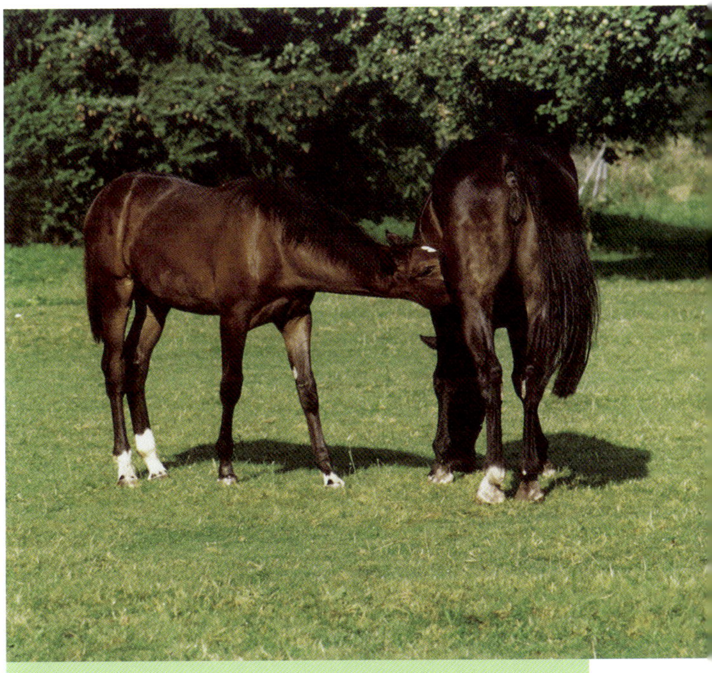

Relativ kleine Trakehner-Stute mit halbjährigem, wüchsigem Saugfohlen, das bereits gut Zweidrittel der Größe seiner Mutter erreicht hat.

gar „pelzigen" Schimmelpilznestern darf Fohlen/Jungpferden niemals vorgelegt werden. Neben Allergien mit Hustensymptomen sind bei Fohlen heftige Magen-Darm-Störungen, u. a. Durchfälle, durch solcherart verdorbenes Futter zu erwarten. Häufig wiederkehrende Durchfälle behindern Stoffwechsel und Wachstum ganz erheblich, senken zeitweise den Elektrolytgehalt des Körpers und mindern schließlich auch die Bewegungsaktivität des betroffenen Jungpferdes. Wenn solche Qualitätsmängel (die es in der Natur so nicht gibt) zusammen mit anderen Haltungsproblemen und Parasiteninfektionen zusammen kommen, sind Jungpferde meist gegen Ende des ersten Winters „klapperdürr", ausgelaugt und für ihr weiteres Leben geschädigt. Das wird zwar durch sommerlichen Weidegang teils wieder überdeckt, bleibt aber als Aufwuchsmangel unterschiedlicher Ausprägung (Skelettmängel, Organschäden) immer bestehen.

Mineral- und Vitaminergänzung

Als allgemeiner Grundsatz zur Mineral- und Vitaminergänzung gilt:

- Nur wenn größere Mengen von Mischfutter mit Vitamin- und Mineralstoffzusätzen (= handelsübliche Industrie-Kraftfuttermittel) gefüttert werden, kann auf spezielle Mineralstoff- und Vitaminergänzungsfuttermittel weitgehend verzichtet werden (z. B. bei FS 16-Fütterung).

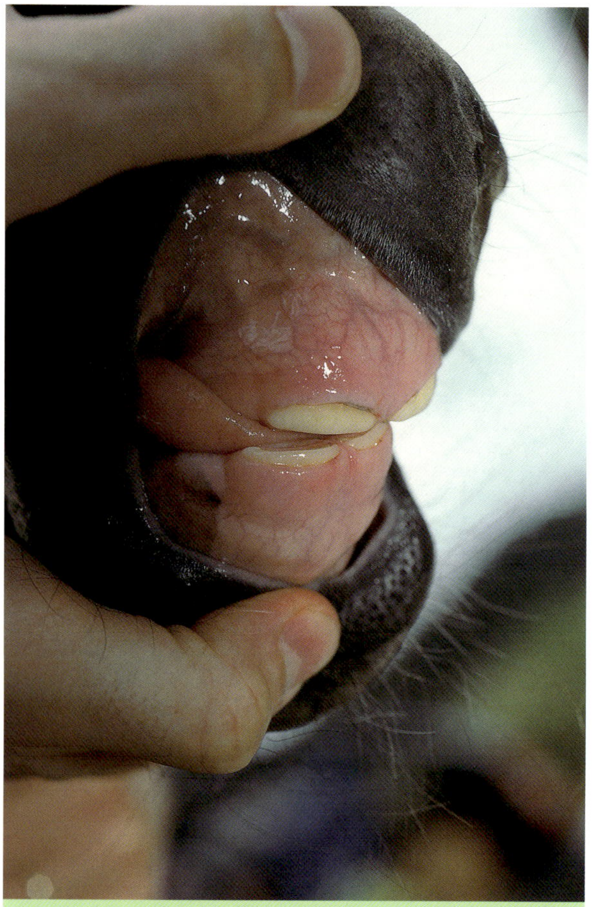

Durchbruch der ersten Milchzähne („Zangen").

: Insbesondere bei traditionellen Heu-/Haferrationen, wie sie z. B. im landwirtschaftlichen Betrieb häufig verfüttert werden, ist handelsübliches Mineral- und Vitamin-Ergänzungsfutter immer zusätzlich erforderlich.

Ist die Hauptration bereits sehr kalziumhaltig, wie z. B. Heu von Extensivflächen mit hohen Kräuteranteilen, dann sollte ein kalziumarmes Mineral- und Vitamin-Mischfutter ausgewählt werden. Das trifft z. B. bei Schwarzwaldheu zu, denn da liegt der Ca-Gehalt bei rund 6 bis 8 g/kg Frischsubstanz (FS) im Gegensatz zu Grasheu mit einem Ca-Gehalt von 4 bis 5 g/kg FS. Verfüttert man andererseits täglich mehr als ein Kilo kalziumarmes Getreide wie Hafer, dann empfiehlt sich ein entsprechend kalziumhaltiges Präparat als Zusatzfutter (oder spezieller kohlensaurer Futterkalk, ersatzweise auch Korallalgenkalk „Algomin"). Bei altem Heu aus dem Vorjahr (sog. überlagertes Heu) ist auf Vitamin-A-Ergänzung allergrößter Wert zu legen. Dies wegen der lagerzeitabhängigen Verflüchtigung von β-Carotin (= „Beta-Carotin" = Vitamin-A-Vorstufe) im alten Heu. In einem solchen Fall würde ein spezielles Mineral- und Vitamin-Mischfutter mit 640.000 IE (Abk. für „Internationale Einheiten") Vitamin A vorzuziehen sein. Eine Ergänzung mit einem Produkt, das beispielsweise nur 90.000 IE Vitamin A enthält, wäre nicht bedarfsgerecht. Ähnliches gilt für die Versorgung mit den Vitaminen D und E. Anwelksilage und Heu aus Unterdachtrocknung oder auch Heucobs enthalten weniger Vitamin D und E als sonnengetrocknetes Heu. Dies muss bei der Auswahl des Mineral- und Vitamin-Ergänzungsfutters entsprechend berücksichtigt werden.

Pilzgifte und Selenmangel

Insbesondere aus Nordamerika ist bekannt, dass dort manche Züchter ihre Fohlen und Jungpferde mit **Sojasprossen** oder auch Gersten- und Maiskeimen versorgen, weil gekeimtes Getreide u. a. mehr Mineralstoffe, Rohprotein und Linolsäure liefert. Diese Keimlinge werden über das Kraftfutter verteilt. Grundsätzlich vertragen Pferde Keimlinge zwar, dennoch ist davor zu warnen, weil das Risiko des Pilzbefalls nicht unterschätzt werden darf (vor allem bei einer Keimdauer von mehr als zwei Tagen). Häufig sind Getreidekörner mit Pilzen besiedelt, die sich unter den Bedingungen des Getreide-Auskeimens (Wasserbad bei 26 °C Temperatur) rasant vermehren. Das kann zwar durch vorherige Körnerwaschung eingedämmt werden, doch bleiben Risiken bestehen: Pilzsporen und Pilzgifte (Mykotoxine) verursachen Fehlgärungen/Koliken im Magen-Darm-Trakt und schädigen zusätzlich die Atmungsorgane (das gilt auch für sonstiges verpilztes Futter und kommt vornehmlich auch bei mangelhafter Heulage vor).

Wird **Heu von Geest- oder Moorböden** (z. B. in Norddeutschland) gefüttert und kein ausreichend mineralisiertes Aufzuchtfutter verwendet, sondern nur Hafer (der ebenfalls von diesen Flächen stammt), dann kann bei Fohlen (und auch Zuchtstuten) Selenmangel vorliegen. Dieser führt bei Fohlen zu Muskeldegenerationen. Die Versorgungslage lässt sich durch einen fachkundigen Tierarzt über eine preiswerte Blutanalyse durch direkte Quantifizierung des Selens im Blutplasma relativ sicher bestimmen (die untere Grenze der Fohlen-Versorgung liegt etwa bei 50 Mikrogramm je Liter Plasma). Selen kann in Kombination mit Vitamin E vom Tierarzt bei Bedarf injiziert werden, darf allerdings nie überdosiert werden (Vergiftungsgefahr). Wird kein Fohlenstarter FS 16 oder werden nur (mineralstoffmäßig nicht ausreichende) kleine Mengen des bereits mineralisierten FS 16 zugefüttert und wird als Haupt-Kraftfutter nur Hafer gefüttert, dann sollte man an Fohlen mittelgroßer Rassen zu Heu und Hafer täglich noch etwa 50 g eines handelsüblichen Mineralfutters zufüttern.

Ingolf Bender:
Pferdetransport

Wer möchte es nicht: Ein Pferd, das ohne Probleme den Transporter aufsucht, sich festmachen lässt und genüsslich sein Futter aus dem Heunetz zieht und zufrieden kaut. Mit einem solchen Pferd kann man alle Touren machen. Wirklich? Mindestens gehört dazu noch ein ausreichend dimensioniertes Zugfahrzeug und ein geeigneter Transportanhänger. Im Folgenden werden dazu wichtige technische, rechtliche und praktische Tipps zusammengestellt. So bietet sich ein Überblick zu Fragen des sicheren Transports und zur Auswahl eines zuverlässigen Transporters.

Zum auswärtigen Reiten, Turnier-Gespannfahren, ja zur gesamten Pferdehaltung und -zucht gehört der Pferdetransport einfach dazu. Da ist es nicht verwunderlich, wenn Technik und Ausstattung, Für und Wider von Zugfahrzeugen und Transportanhängern, aber auch von modernen Selbstfahrern (= Transport-Lastkraftwagen), häufig unter Pferdehaltern kontrovers diskutiert werden. Die Skala der Transporter reicht vom Selbstfahrer (meist für Profi-Turnierpferde) über Vollpoly-Transportanhänger mit eingebauter Sattelkammer bis zum „nur" zweckmäßigen Planenanhänger in Leichtbauweise. Für jeden Geldbeutel und für spezielle Verwendungszwecke lässt sich also etwas finden. Den idealen Transporter für alle möglichen Einsatzzwecke kann es allerdings nicht geben. Dem Ideal wohl ziemlich nahe kommen kompakte Selbstfahrer-LKWs mit Platz für zwei Pferde und einem zusätzlichen kleinen Aufenthaltsraum für Zweibeiner. Da die Kosten leicht bei 50.000 Euro liegen, scheiden solche Transporter für den sporadischen Gebrauch des Amateurs durchweg aus. Deshalb wird der Schwerpunkt des folgenden Überblicks nur auf Transportanhänger sowie dazu passende Technik-, Fahr- und Verladetipps gelegt.

Fahr-, Sicherheits- und Verlade-Tipps

Wer noch keinen Transportanhänger mit Zugfahrzeug gefahren oder auch noch nie ein Pferd transportiert hat oder aber bereits schlechte Erfahrungen damit gemacht hat, sollte selbstkritisch sein und unbedingt zunächst genügend Übung im Anhängerfahren (bei Bekannten oder mit Leihanhänger eines Händlers) vor jedem (weiteren) Verladen eines Vierbeiners sammeln. Kurvenfahren, sachtes Bremsen und überlegtes Rangieren müssen trainiert werden, denn besonders auch bei beengten Verkehrsverhältnissen ist eine souveräne Fahr- und Rangierweise unerlässlich. Das alles lernt man selten in der Fahrschule. Eigene Fortbildung ist deshalb unerlässlich. Generell ratsam ist für Gespannfahrer, einen Sicherheits-Trainingskurs (Veranstalter sind z. B. Automobilverbände wie der ADAC e. V.) zu belegen.

> **Merke**
>
> Als **Grundsätze**, die man sich merken sollte, gelten:
> 1. Ein Pferd ist „wie ein rohes Ei" zu transportieren.
> 2. Nur Geduld und überlegte Ruhe führen zum Ziel.
> 3. Dem Drängeln (z. B. Hupen oder Drohgebärden) anderer Verkehrsteilnehmer darf niemals zu Lasten des Pferdes nachgegeben werden.

Aus diesen Grundsätzen ergeben sich vorausschauende Verhaltensweisen des Transporteurs, die Schaden vermeiden helfen und insbesondere die enorm wichtige Verladefrömmigkeit des Pferdes nicht gefährden. Dazu gehört in erster Linie eine angepasste Transportgeschwindigkeit, die so moderat gewählt werden muss, dass das Transportgespann immer rechtzeitig vor einem Hindernis, einem Fußgängerüberweg oder einer roten Ampel ohne Vollbremsung zum Stehen kommt.

Hängerphobie

Bei unsicheren Pferden reicht schon ein einziges negatives Transporterlebnis (z. B. sehr scharfes Bremsen oder ein erheblich zu schnelles Kurvenfahren) aus, um für die Folgezeit panisches Unwohlsein in Form einer sog. Hängerphobie (das ist eine anfallsartige

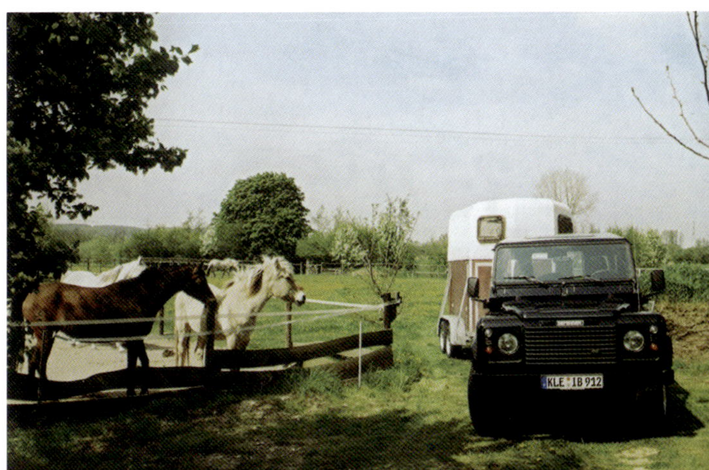

Ideal geeignet für den Pferdetransport sind Allradzugfahrzeuge, entweder „echte Off-Roader" wie der hier abgebildete Land Rover Defender oder sog. SUV's vieler Autohersteller, die sowohl im Gelände als auch besonders auf der Straße beste Zugeignung und Fahreigenschaften besitzen; zum Transport sind Kraftfahrzeuge mit Getriebeautomatik am besten geeignet.

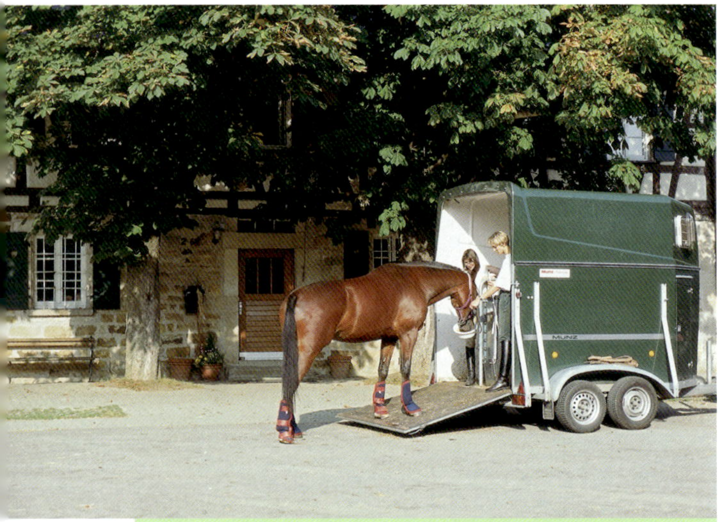

Verladeprobleme lassen sich nur mit Geduld, positiver Verstärkung und wiederholter Übung lösen.

Angst vor dem Hänger) zu begründen. Um diese Ängste abzubauen, müssen in der Regel erst langwierig, zeit raubende (und teils nicht ganz ungefährliche) Übungen zur Phobie-Bewältigung durch besonnene, pferdeerfahrene, weitgehend angstfreie Fachleute einsetzen, die das Verhalten und die Psyche des Pferdes einschätzen können. Oft sind die betroffenen Pferdeigner wegen der sie ängstigenden Erlebnisse (und damit einhergehender unterschwelliger Angst, die sich unbewusst in der Körpersprache widerspiegelt und negative Auswirkungen auf das Pferd hat) mit dem speziellen Pferd dazu selbst nicht in der Lage – sie vertiefen durch ihr Verhalten bei weiteren Verladeversuchen die Phobie des eigenen Pferdes.

Man lasse sich nicht durch schlichte Vorführungen mancher „Verlade-Gurus" beeindrucken. Diese suggerieren dem Laien, dass schwerwiegende Verladeprobleme bei Pferden allein durch Join-up-ähnliche Prozeduren schnell und dauerhaft zu lösen seien. In nachgewiesenen wirklichen Problemfällen versagen diese allzu einfachen Rezepte völlig, sobald „normale" Bedingungen gegeben sind. Wohlmeinende zehnminütige „Flüstereien" oder sonstige kurzfristige Problemlösungsansätze wie Eingabe von Bach-Blüten oder die Anwendung von Leinenhilfen alleine sind in solchen Fällen von Phobie ohne dauerhaften Erfolg und können sehr wohl zu einer Verschlimmerung beitragen.

Bremsweg

Wichtig ist, dass der (im Vergleich zum Zugfahrzeug ohne Anhänger) längere Bremsweg (plus 15 bis 25 % – je nach Zugfahrzeug und Last) eines Transportgespanns berücksichtigt wird, man also – nicht nur im Interesse des Vierbeiners – immer betont geschwindigkeitsreduziert und sehr vorausschauend fahren sollte.

Hinzu kommt, dass man auch das (eher selten vorkommende) Schlingern des Anhängers beherrschen sollte. Denn auch bei „normaler" Geschwindigkeit kann evtl. durch ruckartiges Einlenken, Seitenwind, Spurrillen oder starkes Gefälle ein Pendeln des Anhängers einsetzen. Als Gegenmaßnahme hilft zunächst immer die Devise „runter vom Gas und bremsen", damit die Auflaufbremse des Anhängers aktiviert wird und sich das Gefährt stabilisiert.

Schlingerdämpfer

Manche Hersteller bieten sog. Schlingerdämpfer an, die als Zubehör am Kupplungspunkt der Anhängerdeichsel angebaut werden. Auch eine elektronische Stabilisierungshilfe am Anhänger, die als Bremsautomatik eingreift, wenn der Hänger bereits schlingert, ist für rund 700 Euro lieferbar (LEAS-System, BL-Trading, 50996 Köln, Tel.: 0221/391980).

Wichtig Eigenschaften des Pferdehängers

Aus Sicht des zuverlässigen Transports sollte jeder Pferdetransportanhänger

a) als Sicherheitsreserve ein um 5 bis 10 % höheres zulässiges Gesamtgewicht aufweisen, als es tatsächlich regelmäßig gebraucht wird;
b) entweder serienmäßig oder durch Zurüstung über Stoßdämpfer verfügen;
c) eine technisch hochwertige Auflaufbremse mit Rückfahrautomatik aufweisen;
d) Positionslampen und Innenbeleuchtung besitzen;
e) mit schnell lösbaren Brust- und Heckstützen (verstellbar für die jeweilige Pferdegröße!) ausgerüstet sein und
f) gut profilierte, maximal sechs Jahre alte Reifen besitzen.

Insbesondere bei Gebrauchtanhängern muss darauf geachtet werden, dass die Reifen noch tauglich sind. Das Profil wird selten abgefahren sein, meist sind alte Reifen brüchig, denn das Gummi altert, weshalb die Verwendungsgrenze sechs Jahre beträgt. Das Alter eines Reifens lässt sich anhand der **DOT-Kennziffer** auf der Reifenseitenwand bestimmen. Die Zahl 1204 steht z. B. für die 12. Kalenderwoche 2004. Vor 2000 war die DOT-Kennziffer dreistellig: z. B. 279 = 27. Woche 1999.

Wichtig Fahrstil anpassen!

Wichtig: Pferde sind zwar in der Lage, sich mit dem Verladen „anzufreunden", aber sie können sich nicht – wie ein Mensch – genau auf Verkehrssituationen vorbereiten. Jede Kurve ist für ein Pferd immer wieder eine neue Situation – selbst wenn es aus dem Hängerfenster die kommende Straßenkurve sieht, kann es sich nicht vorausschauend darauf einstellen! Manche Pferde neigen deshalb offenbar aus diesen Erfahrungen heraus dazu, ständig während der Fahrt abwechselnd das Gewicht von einem auf das andere Hinterbein zu verlagern, um in Kurven nicht überrascht zu werden und dabei wegen zu schneller Fahrweise aus dem Gleichgewicht zu geraten. Pferde, die sich dieses sog. Treteln angewöhnt haben, geben dadurch eher „unrühmliche" Hinweise auf den nicht gerade pferdegerechten Fahrstil ihres Transporteurs!

Anhänger

Allgemeine Anforderungen an einen Transportanhänger lassen sich in nur wenigen Punkten generalisieren. Viele spezielle Anforderungen erwachsen dagegen erst aus individuellen Bedürfnissen, z.B. eingebaute Sattelkammer oder Ersatzrad.

Anhängermarkt

Grob eingeteilt bietet der Markt – nach Wertigkeit und Ausstattung gestaffelt – drei Anhänger-Klassen, die sich für den Pferdetransport eignen:

- **Standardklasse**: Anhänger (oft nur Einachser), meist mit Planenabdeckung;
- **Mittelklasse**: Anhänger mit Tandemachse und Polyhaube;
- **Oberklasse**: Vollpoly- oder Alu-Anhänger mit Tandemachse.

Transportrecht und Fahrerlaubnis

Im Rahmen der Richtlinien der Europäischen Union gilt seit 1999 für Deutschland ein neues, komplizierteres Fahrerlaubnisrecht. Wie unten noch erläutert wird, muss man im Hinblick auf den Pferdetransport einige Fahrzeugdaten aus den Papieren ermitteln und berechnen, um im Einzelfall zu wissen, **was** man **womit** transportieren darf oder nicht. Das können durchaus in der Praxis schnell „Fallstricke" sein, weshalb es nützlich ist, sich die maßgeblichen Daten einzuprägen. Führerscheininhabern, die vor 1999 ihre Fahrprüfung abgelegt haben, sind diese Neuregelungen für den Pferdetransport oft gar nicht geläufig. Besonders die Befugnisse der ehemaligen Führerscheinklasse drei (= Pkw und Lkw bis 7,5 Tonnen zu-

Tabelle 42: Verwendung und Eignung von Transportanhängern

Kategorie	Verwendungskriterien	Eignung
Standardklasse	„Allround"-Viehanhänger, meist mit sog. Spriegel und Planenabdeckung; solche Anhänger werden auch als Gebrauchtanhänger von Neueinsteigern im Pferdebereich für „kleines Geld" gerne erstanden; bei Einachsern (sie sind nicht empfehlenswert) reicht das zulässige Gesamtgewicht (= Gesamtmasse) nur für den Transport eines Pferdes; Anschaffungskosten ab 3.500 Euro.	Für Rinder, Schweine und Schafe geeignet; für Pferde nur bedingt geeignet, denn bei Planenabdeckung sind störende Geräusche und oft mangelhafte Witterungsdichte für empfindliche Pferde extrem ungünstig. Bauartbedingt neigen Einachser beim Bremsen und bei höheren Geschwindigkeiten erheblich schneller als Tandemanhänger zum Schleudern. Das ist besonders für Transport-Anfänger sehr heikel!
Mittelklasse	Typische, für den Normalfall empfehlenswerte Pferdeanhänger in Mischbauweise (Holzwände plus Polyhaube); Werks-Serienlieferung für ein bis drei Pferde; Anschaffungskosten als Zweipferdeanhänger mit „100 km/h-Ausstattung" ab 5.500 Euro.	Gute Eignung für alle Zwecke; Polyhaube nahezu unverwüstlich; Holzwände müssen auf Dauer gepflegt werden mit Spezialwachs. Der Handel bietet in dieser Kategorie auch spezielle Anhänger für kleinere Pferderassen an.
Oberklasse	Anhänger für den häufigen Einsatz bzw. professionellen Transport; Werks-Serienlieferung für ein bis zwei Pferde (drei Pferde als Sonderanfertigung); Anschaffungskosten als Zweipferdeanhänger mit „100 km/h-Ausstattung" ab 6.500 Euro.	Sehr gute Eignung für alle Zwecke; geringster Pflegeaufwand; beste Optik und höchster Wiederverkaufswert. Meist sind solche Vollpolyanhänger (ähnlich wie vergleichbare aus Alu) serienmäßig mit einer empfehlenswerten Sattelkammer ausgestattet.

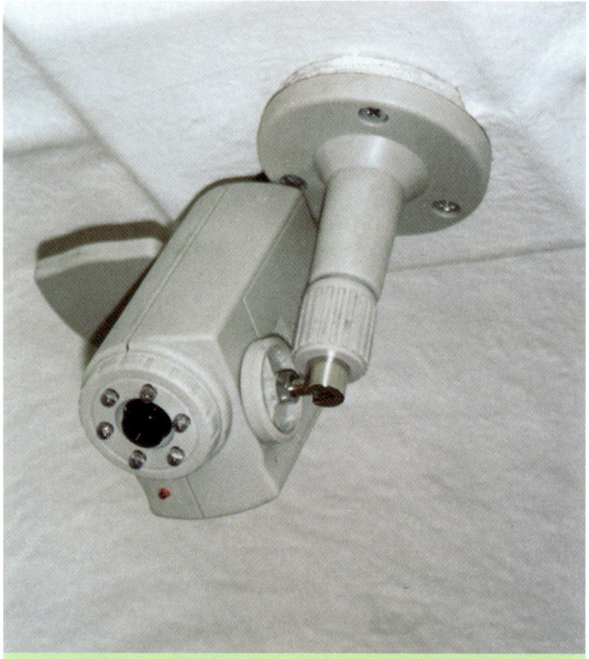

Mit einer Kamera im Anhänger und einem Monitor im Zugfahrzeug hat man die Vierbeiner beim Transport optisch unter Kontrolle; solche Kameras sind auch zur Überwachung von Ställen sehr nützlich.

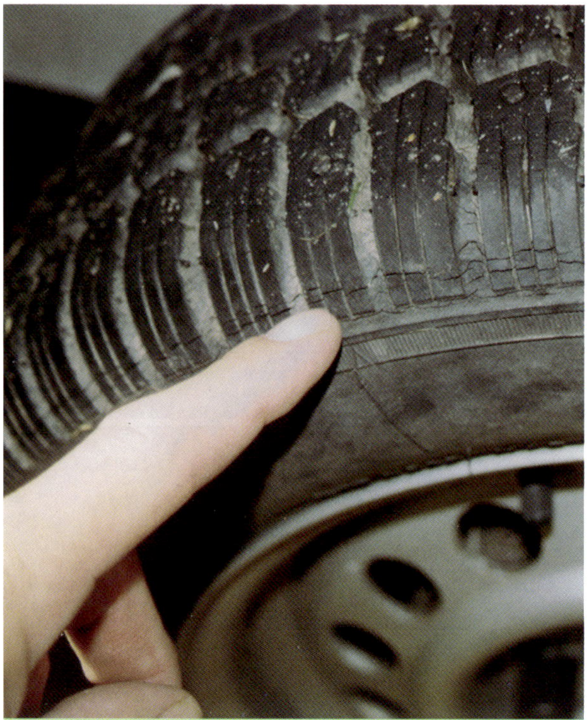

Bei Gebrauchtanhängern sind die Reifen durch langes Stehen häufig (kaum sichtbar) rissig und müssen ersetzt werden.

lässiges Gesamtgewicht plus Anhänger mit einer einzigen Achse bzw. einer Tandemachse, wenn die Radmittelpunkte nicht mehr als einen Meter voneinander entfernt sind) sind von diesen Neuregelungen betroffen. Wer die alte Fahrerlaubnis nach Klasse drei allerdings besitzt, für den gilt ein sog. Besitzstandsrecht für das Fahren mit Anhänger.

Führerschein-Klasse B: Nur das Ziehen kleiner Anhänger ist damit erlaubt!

Wer einen Fahrerlaubnisantrag aktuell stellt, erhält mit der „neuen" Führerschein-Klasse B die Erlaubnis, Kraftfahrzeuge – ausgenommen Krafträder – mit einer zulässigen Gesamtmasse (= Leermasse plus Zuladung) von nicht mehr als 3,5 Tonnen und mit nicht mehr als acht Sitzplätzen (außer dem Fahrersitz) zu fahren. Ob es sich dabei um Pkw oder Lkw handelt, ist gleichgültig. Wichtig ist nur die in den Fahrzeugpapieren eingetragene Gesamtmasse (frühere Bezeichnung: Gesamtgewicht). Mit dem Zugfahrzeug darf man als Inhaber der Führerschein-Klasse B (im Unterschied zu einem Inhaber der alten Klasse drei) lediglich kleine Anhänger ziehen mit zulässiger Gesamtmasse von maximal 750 Kilogramm oder mit einer zulässigen Gesamtmasse bis zur Höhe der Leermasse des Zugfahrzeugs, sofern die zulässige Gesamtmasse des Transportgespanns dann 3,5 Tonnen nicht übersteigt. Ohne einen genauen Blick in die Papiere des jeweiligen Fahrzeugs und zusätzlich noch etwas Kopfrechnen ist das nicht zu ermitteln. Wer ein Transportgespann fahren will, das nicht in die Führerschein-Klasse B fällt, muss den Anhängerführerschein der Klasse E zusätzlich erwerben (es sei denn, wie oben bereits erwähnt, er besitzt die frühere Führerschein-Klasse drei).

Anhänger-Führerschein Klasse E

Wer ein Kraftfahrzeug mit einer zulässigen Gesamtmasse von nicht mehr als 3,5 Tonnen mit dem Führerschein der Klasse B fahren darf, benötigt in den weitaus meisten Fällen für den Pferdetransport aufgrund der zwangsläufig recht hohen Anhängelasten zusätzlich noch die Fahrerlaubnis der Klasse E. Jetzt muss man wieder rechnen:

Nur wenn die Leermasse des Zugfahrzeugs größer als die zugelassene Gesamtmasse des Anhängers ist oder die zugelassene Gesamtmasse des gesamten Transportgespannes kleiner oder gleich 3,5 Tonnen ist, reicht der Führerschein der Klasse B alleine aus. Diese „EU-Vereinfachungen" muss man dreimal oder viermal lesen und kurz oder meist doch etwas länger durchrechnen! Fährt man ein schweres Transportgespann, ohne im Besitz der dann erforderlichen zusätzlichen Fahrerlaubnis E zu sein, so gilt dies strafrechtlich als Fahren ohne Fahrerlaubnis. Das zieht bei einem Unfall auch versicherungsrechtliche Konsequenzen nach sich.

Tabelle 43: Hersteller-Liste [*)]

Name	Ort	Internet/Tel.
ALF Fahrzeugbau	D-59368 Werne	www.alf-fahrzeugbau.de
Böckmann	D-49688 Lastrup	www.boeckmann.com
Camp-Let	DK-6510 Gram	www.camp-let.com
Fautras	D-79206 Breisach	07667/940399
Hotra	NL-5527 AE Hapert	www.eduard.nl
Humbauer	D-86368 Gersthofen	www.anhaengercenter.de
Ifor Williams	D-23744 Mönchneversdorf	www.ifor-williams.de
Pferdesport Krämer	D-68764 Hockenheim-Talhaus	www.kraemer-pferdesport.de
Jan Siemsglüss	D-29683 Dorfmark	www.pferdeanhaenger.de
Sluis Groep BV	NL-7602 KD Almelos	www.sluis-groep.com
Thiel	D-88630 Pfullendorf	www.thiel-anhaenger.de
Star Trailer	D-25548 Rack	04877/1051
Westfalia Group	D-33378 Rheda-Wiedenbrück	www.westfalia-trailer.de

[*)] Die Liste enthält wichtige Hersteller, erhebt aber keinen Anspruch auf Vollständigkeit, denn es gibt eine Reihe weiterer, auch kleinerer Hersteller, die ebenfalls durchweg handwerklich qualitätsvolle Pferdeanhänger herstellen. Nützliche Quellen sind Branchenverzeichnisse und das Internet, um zu örtlichen Händlern zu finden.

Transportrecht

Unabhängig vom Besitz einer gültigen und vollständigen Fahrerlaubnis muss bei allen Berechnungen stets auch geprüft werden, ob der zum Transport ausgewählte Anhänger überhaupt vom betreffenden Zugfahrzeug gezogen werden darf. Ist beispielsweise im Kraftfahrzeugschein eine zulässige Anhängelast von 1.200 kg eingetragen, darf diese eingetragene Maximallast tatsächlich nicht überschritten werden. Gleiches gilt für die zulässige Stützlast. Zu berücksichtigen ist außerdem, dass private Pferdetransportanhänger, wenn sie als sogenannte „Anhänger für Sportzwecke" von der Kraftfahrzeugsteuer befreit sind, nicht etwa für andere Transportaufgaben eingesetzt werden dürfen. Denn: Das wäre wiederum Steuerhinterziehung.

Haftungsrisiko

Wer einen Pferdeanhänger verleiht, haftet nach dem Gesetz bei einem Unfall noch vor dem Halter des Zugfahrzeugs! Wer sicher gehen will, sollte seinen Anhänger grundsätzlich nicht verleihen, um Probleme zu vermeiden. Versicherungstechnisch empfiehlt es sich immer, auch für Sportanhänger (die also nicht als Anhänger mit Brief zugelassen sind, sondern nur eine Betriebserlaubnis für Sportzwecke besitzen) trotzdem eine Anhängerversicherung abzuschließen, die auch die Gefährdungshaftung nach § 7 Straßenverkehrsgesetz umfasst.

Neukauf oder Gebrauchtkauf

Neukauf ist immer vorzuziehen, denn so erhält man stets die neueste Technik mit entsprechender Garantie. Sowohl beim Neukauf als auch besonders beim Erwerb eines gebrauchten Anhängers muss eine Mindestqualität gegeben sein (siehe Tabelle 44 „Checklisten" auf Seite 270). Tauchen technische Zweifel auf, empfiehlt es sich, generell bei Gebrauchtanhängern aktuell eine amtlich zugelassene technische Gutachterstelle (z. B. TÜV, DEKRA u. Ä.) vor dem Kaufabschluss einzuschalten, um spätere unangenehme Überraschungen auszuschließen. Die sog. „TÜV-Plakette" auf dem Kennzeichen ist keine Garantie für Mängelfreiheit, zumal wenn seit der letzten Untersuchung bereits einige Zeit verstrichen ist.

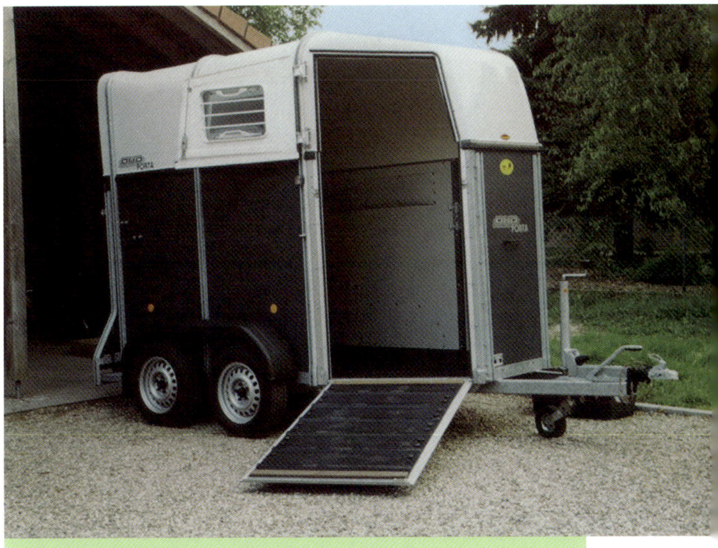

Eine vordere Ausstiegsklappe kann nützlich sein, ist aber im Normalfall entbehrlich.

Tabelle 44: Checklisten für Neukauf/Gebrauchtkauf eines Transportanhängers

Empfehlenswerte Ausstattung Neuanhänger	Mängel-Check Gebrauchtanhänger
Qualitativ hochwertige Feuerverzinkung aller Metallteile.	Auf den ersten Blick mögen ältere Pferdeanhänger optisch durchaus attraktiv hergerichtet sein – sie stecken dennoch häufig voller verdeckter Mängel, die zur Verkehrsuntauglichkeit führen und schwere Unfälle begünstigen können. Oft sind (rostige) Metallteile mit Zinkfarbe überstrichen und wirken zunächst neuwertig.
V-Deichsel möglichst mit Diebstahlsperrschloss an der Zugvorrichtung.	Ausgeschlagene Zugvorrichtung der Anhängerdeichsel, die nicht mehr zuverlässig auf dem Kugelkopf der Anhängerkupplung des Zugfahrzeugs haftet. Defekte der Bremsvorrichtung (oft durch Rostansatz oder Verschleiß).
Gute Siebdruckplatten, die üblicherweise für den Hängerboden verwendet werden, sind bis zu 16-mal verleimt, minderwertige nur neunmal – haltbarer als Holzböden sind stets Aluböden. Gummimatten sind zweckmäßigerweise verklebt und versiegelt, da sonst in Zwischenräumen Fäulnisbildung nach Jahren zur Materialzerstörung führen kann.	Brüchiger, angefaulter Holzboden unter der Gummibodenfläche oder in Ecken – besonders bei nicht ordentlich verklebten und wenig fachgerecht versiegelten Gummiböden.
Achsen sollten am Stahlrahmen aufgehängt und nicht unter dem Holzboden verschraubt sein.	Schadhafte Achsaufhängung mit Rostansatz oder defekter Verschraubung am Holzboden.
Sicher verlegte und zuverlässige elektrische Ausstattung mit Positionslampen.	Mangelhafte Elektrik und defekte Beleuchtung (u. a. Wasser in den Lampen; Kabelbrüche; Steckverbindung zum Zugfahrzeug „ausgeleiert" und deshalb "Wackelkontakte").
Möglichst vollwertige und keine „runderneuerten" Reifen; Stoßdämpfer als Zubehör bieten besseren Fahrkomfort.	Abgefahrene und/oder vom langen Stehen brüchige Reifen und manchmal auch unzulässige Reifengröße, wodurch die Betriebserlaubnis erlischt; Stoßdämpfer sind oft „ausgeleiert".
Polyhauben oder Vollpolyanhänger müssen durch umlaufende Polyestersäulen bzw. Verstrebungen maximal stabil sein.	Durch Ein- und Anbauten verändertes Leergewicht (z. B. Sattelkammer, Reserveradhalterung), das nicht mehr mit den Angaben in der Betriebserlaubnis übereinstimmt und diese u. U. ungültig macht, weshalb für solche veränderten Anhänger neue Sachverständigen-Gutachten einzuholen sind, um eine neue Betriebserlaubnis zu bekommen (die Kosten dafür belaufen sich meist auf mehr als 200 Euro).
Sicherheitsboxenstangen-Systeme erlauben, die Arretierung der vorderen Begrenzungsstangen von außen zu lösen, um Pferde, die über die Frontstangen gestiegen sind, ohne Gefahr zu befreien.	Oft sind Boxenstangen verbogen und lassen sich nur mühsam in die Arretierungslöcher einsetzen.
Trennwände aus Kunststoff statt aus Holz bieten den Pferden mehr Bewegungsfreiheit, weil sie körperfreundlich nachgiebig sind (vor allem im Hufbereich).	Holztrennwände haben „ausgeleierte" Arretierungen oder beschädigte Einfassungsprofile, die zu Verletzungen führen können.

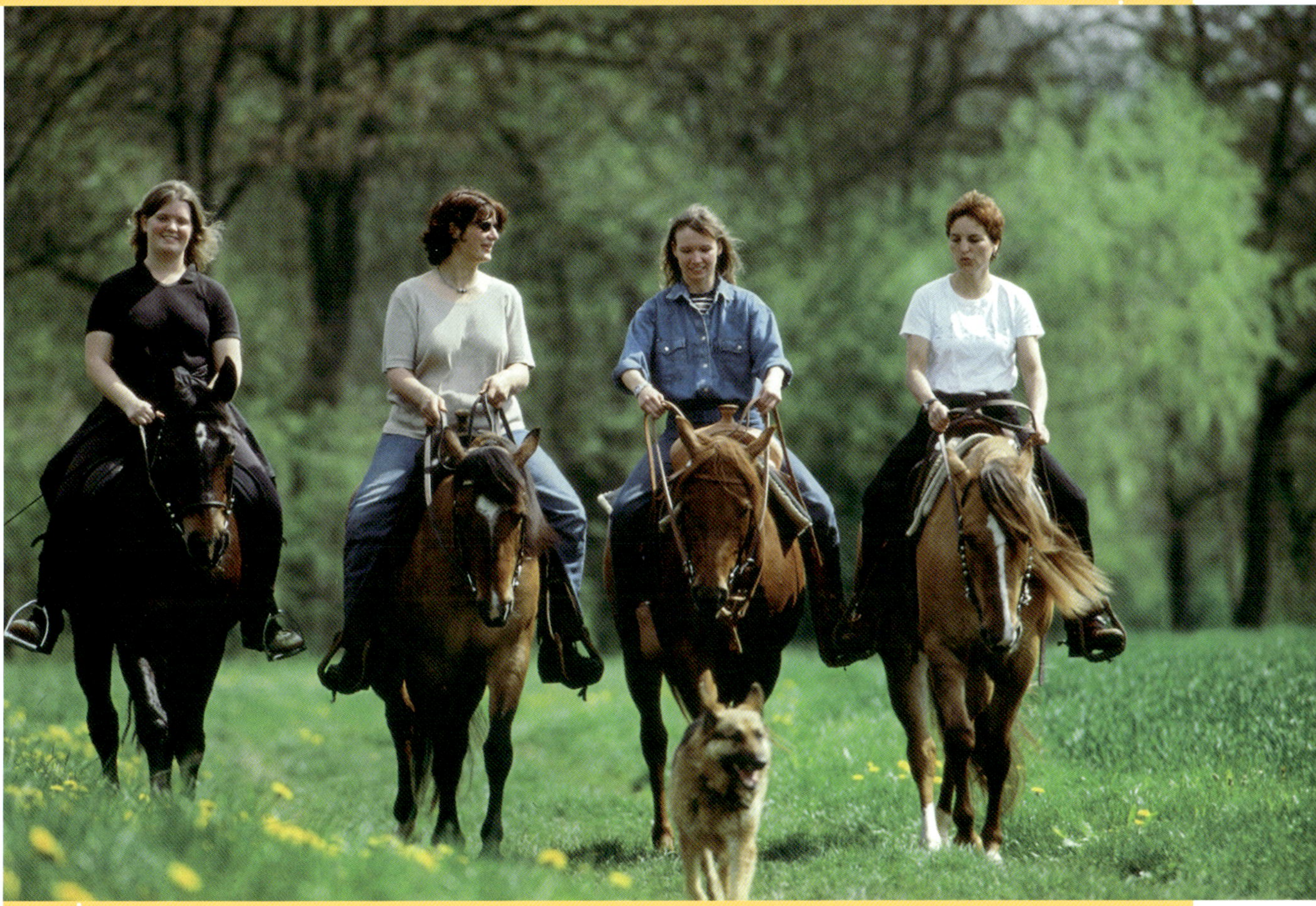

Reitsport, Voltigier- und Fahrsport – Die Turnier- und Freizeitpraxis

Ingolf Bender: Geschichte: Zug- und Reitnutzung

Zugnutzung

Neben dem Reitsport gewinnt heute das Fahren wieder zunehmend an Bedeutung. Immer sind Gespannfahrer dennoch im Vergleich zur Reiterschaft eine Minderheit – egal, ob nun familienfreundlicher Freizeitfahrsport oder Wettbewerbsfahrsport im Vordergrund stehen. Das war aber nicht immer so, denn lange vor der Reitnutzung des Pferdes stand in früher historischer Zeit bereits das Pferd als Zugtier im Mittelpunkt: Armeen, Handels- und Reiseunternehmen, Industrie, Bergbau, Landwirtschaft, Treidelschifffahrt usw. waren bis vor 100 Jahren noch weitgehend auf Zugpferde angewiesen, die maßgeblich die wirtschaftliche Entwicklung vom Altertum bis ins Maschinenzeitalter bestimmten. In der Geschichte von Wagen und Zugpferden spiegelt sich – neben der technischen Entwicklung – auch die kulturelle und soziale Umwelt wider: Gespanne sind ein wichtiges historisches Kulturgut.

Deshalb ist es interessant, kurz zu beleuchten, wie denn z. B. der Wagen entstand. Man mag es kaum glauben, aber ein simpler Ast, von einem Baum abgebrochen, ist der eigentliche Vorläufer! Denn auf einem Ast schleiften Steinzeitmenschen das erlegte Wild hinter sich her in ihr Lager. Äste werden von Archäologen und Völkerkundlern als die Urform des Schlittens angesehen – und der Schlitten schließlich ist der Vorläufer des einfachen Platten- oder Kastenwagens

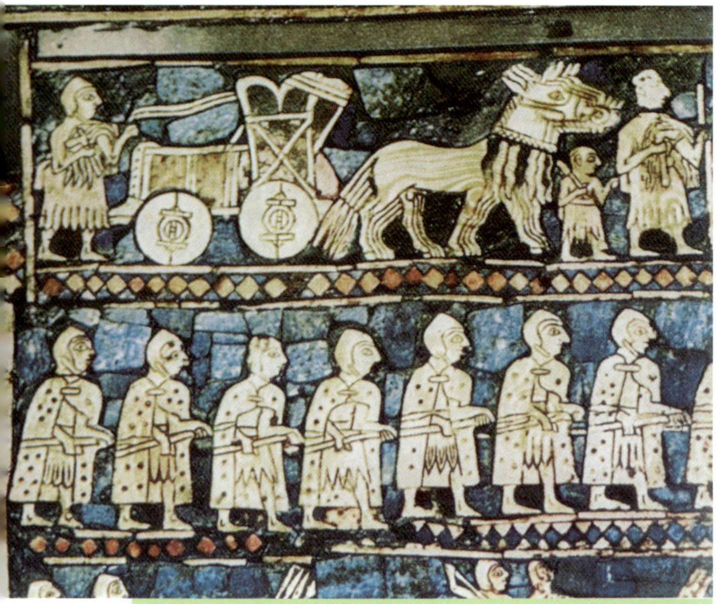

Die Mosaikstandarte von Ur zeigt Sumerer (um 2.500 v.Chr.) mit vierrädrigem Wagen.

(dieser ist nichts weiter als ein auf Räder gestellter Schlitten). Kufenschlitten waren bereits um 3.000 v.Chr. in Mesopotamien (sog. Zweistromland zwischen den Flüssen Euphrat und Tigris im Gebiet von Syrien/Irak) als Transportmittel bekannt (obwohl es dort keinen Schnee gab). Später „erfand" man dort auch vierrädrige Wagen, was sumerische Bilderschriften um 2.800 v.Chr. und die sog. Mosaikstandarte von Ur (im heutigen Irak) um 2.500 v.Chr. zeigen (siehe Abbildung der Mosaik-Standarte von Ur, oben).

Wagen und Rad gehören zusammen. Als moderner Mensch neigt man dazu, Wagen sowie Rad und Achse als Selbstverständlichkeiten anzusehen. Doch es gehörte zunächst eine gehörige Portion Erfindungsgeist und letztlich auch ein „Innovationsdruck" dazu, Rad und Wagen zu konstruieren. Das alles entwickelte sich aus dem Sesshaftwerden des Menschen in der Jungsteinzeit und dem Bedürfnis, auch schwere Lasten über größere Entfernungen relativ mühelos transportieren zu können. Zunächst war ein kreisrundes Rad immer kultisches Symbol – und Abbild der Wärme spendenden Sonnenscheibe. Das erste „echte" Rad wird vermutlich als Scheibenrad aus einem Baumstammabschnitt hergestellt worden sein (solche durch Belastung nur kurzlebigen Räder wurden noch bis ins 20. Jahrhundert im Kaukasus verwendet). In den ältesten Darstellungen sieht man aber auch mehrteilige Wagenräder, bei denen drei aus Brettern – in Faserrichtung – geschnittene Stücke parallel aneinandergefügt sind, wodurch sich die Haltbarkeit bei Belastung verbesserte. Die Radachse drehte sich zunächst mit den damit starr verbundenen Rädern. Später wurden die Räder frei drehend auf eine feste Achse gesetzt, deren Enden über die Radnabe hinausragten, wobei Stifte in den Achsenüberstand gesteckt wurden und dadurch das Rad am Herausgleiten hinderten.

Um 2.000 v.Chr. sind es die Babylonier und Assyrer, denen die Entwicklung des Speichenrades gelingt, womit die zunehmende Verbreitung der Metalle (zunächst Bronze) im Wagenbau einen technischen Aufschwung bringt. Die babylonischen Eroberer brauchten bewegliche Truppen und wendige Fahrzeuge, denn Schnelligkeit war damals wie heute beim Militär vordringlich. So wurden unter dem Herrscher *Hammurabi* erstmals Wagen gebaut, deren Metallspeichen das Radgewicht verringerten. Statt schwerfällige Ochsen, langsame Esel oder störrische Halbesel (Onager) oder Equidenkreuzungen spannte man zu dieser Zeit erstmals in größerer Zahl schnelle Pferde an. So wurden leichte Streitwagen als schlagkräftiges Kriegsgerät, aber auch als fürstliches Repräsentationsmittel einsetzbar. Pferde wurden zunächst (wie Ochsen, Esel bzw. Esel-Onager-Hybriden) ins Joch gespannt. Da die Schulter bei allen Equiden nicht so breit wie bei Ochsen ist, saß das Joch nicht fest genug auf dem Widerrist. Man befestigte deshalb das Widerrist-Joch mit Lederriemen um den Pferdehals (nicht um die Brust). Pferde zogen durch diese Schirrweise mit dem Hals (ähnlich wie z.B. ein schlecht erzogener Hund mit der Führleine), womit die Zugkraft nur unvollkommen ausgenutzt wurde. In sumerischen Wagendarstellungen sieht man häufig die sog. Quadriga (= vier Zugtiere nebeneinander). Die Zugkraftnutzung war aber nicht optimal: Allein die beiden inneren Tiere kamen (weil sie ins Joch gespannt wurden) zum direkten Zug, während die außen laufenden Tiere (mit ihrem Halsband nur an den Jochriemen der inneren Tiere gebunden) nur über diese inneren Tiere indirekt zogen. Diese sog. Antikanspannung mit Widerristjoch gestattete deshalb nur das Ziehen von sehr leichten

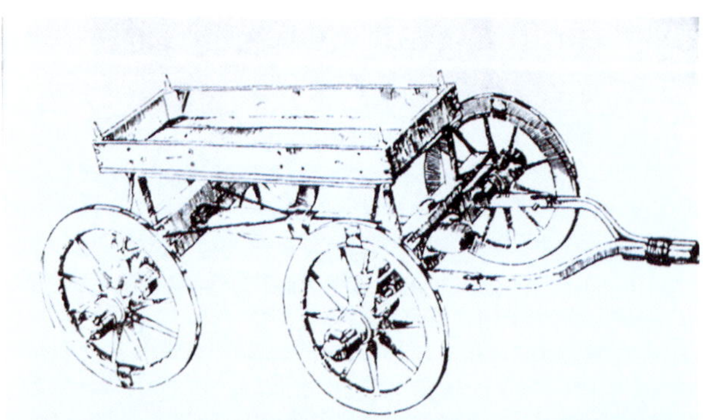

Rekonstruktion eines Wagens der Kelten (um 500 v.Chr.) nach *Walter Rest*.

Streitwagen, wurde aber bis etwa zum 16. Jahrhundert v. Chr. beibehalten. Später ersetzte man die Antikanspannung durch Jochgabel sowie Hals- und Brustgurt, womit die Zugkraft des Pferdes schon stärker genutzt wurde. Auch das Kopfgeschirr der Equiden war zunächst ähnlich der Rinderlenkung: Mit einem Nüsternring (heute noch als Bullenring bekannt und in der Landwirtschaft gebräuchlich) wurden bei den Sumerern die beiden inneren Equiden einer Quadriga durch zwei Leitseile gelenkt. Später verwendete man ersatzweise einen Leder-Kappzaum, der mit den Leinen verbunden war. Erste Trensenzäumungen bei Pferden vor dem Streitwagen sind im Alten Orient durch Bodenfunde von Metalltrensen aus dem 2. Jahrtausend v. Chr. belegt. Diese Bronzetrensen bestanden aus Stangen mit seitlichen „Trensenknebeln", die ein Herausziehen des Mundstückes bei einseitigem Anziehen der Zügel verhindern sollten.

Schon in der Urgeschichte des Wagens gab es zwei Arten von Deichseln: Wagen mit mittlerer Deichsel und einem Querbalken als Doppeljoch für zwei Zugtiere und Wagen mit einer Scherendeichsel für ein einzelnes Zugtier. Schon ab 1.000 v. Chr. bis in die jüngste Vergangenheit kann man eine eindeutige gebietliche Trennungslinie im Gebrauch dieser Deichseltypen feststellen: Während in Europa sehr oft der zweispännige Wagen mit mittlerer Deichsel verwendet wurde, fuhr und fährt man auch heute noch in den mittelasiatischen Gebieten vorwiegend mit einspännigen Scherendeichselkarren.

In Europa waren es die Kelten der eisenzeitlichen La-Téne-Periode, die um 500 v. Chr. Streitwagen für kriegerische Zwecke einsetzten und im Zuge ihrer Wanderungen nach Gallien, Britannien, Oberitalien, Süd- und Mitteldeutschland und zur Pyrenäenhalbinsel ihre kulturellen und zivilisatorischen Errungenschaften verbreiteten. Auch die gesamte Wagentechnik der Antike hat keltischen Ursprung. So übernahmen die Römer z. B. keltische Wagentypen einschließlich der Bezeichnungen, u. a. das „Carpentum", den zweirädrigen Prunkwagen, und die „Raeda", den typischen Reisewagen. Erhaltene Überreste eines keltischen Wagens von Bell lassen erkennen, dass sich das Vordergestell des Wagens bereits drehen ließ (siehe Abbildung einer Rekonstruktion nach *Walter Rest* aus „Das Grabhügelfeld von Bell am Hunsrück", Bonner Jahrbücher von 1948, linke Seite).

Schon sehr früh wurden von den Griechen der Antike sportliche Wagenrennen veranstaltet (was später auch bei den Römern ab etwa 50 v. Chr. als besonderer Nervenkitzel für alle Bevölkerungsschichten in Zirkusspielen gipfelte). Bei den ab 776 v. Chr. alle vier Jahre abgehaltenen olympischen Spielen der Griechen mussten Rennstrecken von 4.400 m und 8.800 m bewältigt werden. Üblich war, dass die Vornehmen sich eigene Rennställe hielten. Wie groß die Leidenschaft

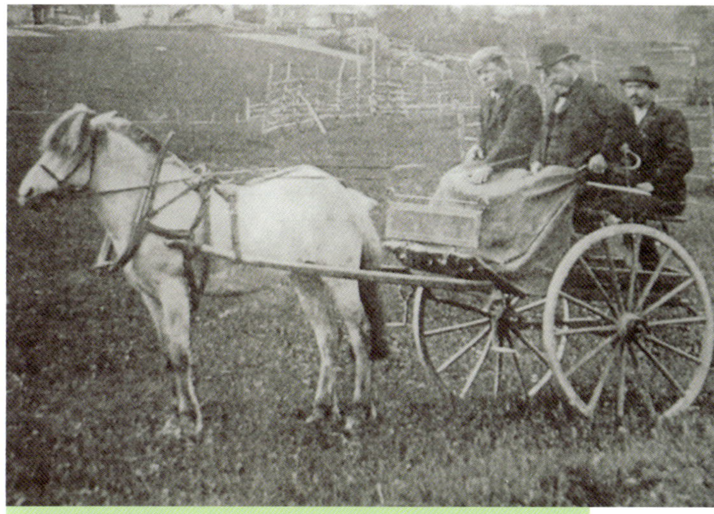

Typische norwegische Anspannung mit „Einspänner-Skiss" um 1880 (Handbok för hästvänner, Bergen 1880 – ex libris *I. Bender*).

für solche Rennen war, beschreibt der Geschichtsschreiber *Aristophanes* in seinen Schriften. Er berichtet darin u. a. über den Athener *Strepsiades*, der sich über seinen Sohn beklagt, weil dieser „auf Pferde und Wagen wie versessen sei und nur noch von Pferden träume." Über den Kaufpreis von Pferd und Wagen wird von *Aristophanes* berichtet, dass für ein Rennpferd zwölf Unzen verlangt würden und für einen zweirädrigen Rennwagen drei Unzen zu zahlen seien, somit ein Rennpferd viermal mehr koste als der Wagen. Die griechische Kultur und Mythologie verbreitete sich in viele Länder und somit auch der Wagen und die künstlerischen Wagendarstellungen (vielfach auf uralten Vasen zu finden). Die Griechen glaubten an eine übernatürliche Herkunft des Wagens. Der Sage nach war es *Erichthonios*, der erstmals Pferde vor einen Wagen gespannt hatte. Als Lohn dafür wurde er von *Zeus* zum funkelnden Stern am Himmel erhoben. Auch *Phaeton*, der Sohn des Sonnengottes *Helios*, ist eng mit dem Wagen verbunden: Er besteigt der

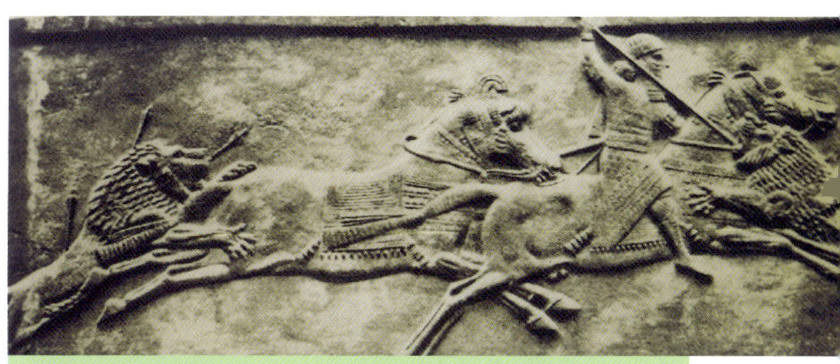

Assyrische Reiter bei der Löwenjagd (7. Jh. v. Chr., Relief aus dem British Museum, London).

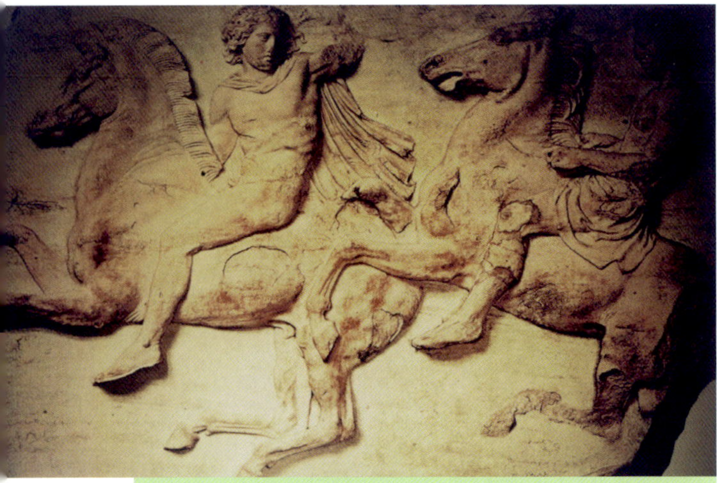

Griechische Reiter der Antike (5. Jh. v. Chr.); Freskenrelief des griechischen Parthenon.

Sage nach den geflügelten Sonnenwagen und wird vom Blitz getroffen! Später wurde in Anlehnung an die griechische Sagengestalt ein schneller Kutschwagentyp „Phaeton" genannt (in neuerer Zeit ist dieser Name gleichfalls Bezeichnung für einen komfortablen Pkw der Oberklasse).

Bis zum frühen Mittelalter kam danach die technische Weiterentwicklung des Wagens und des Anschirrens zum Stillstand. Im 1. Jahrtausend n. Chr. wurde (vermutlich zunächst in China) als Ersatz für die antike Joch-Schirrweise das „Sielengeschirr" entwickelt, bei dem Pferde mit der Brust ziehen und somit ihre Zugkraft voll genutzt werden konnte. Etwas später kam dann auch das „Schultergeschirr" oder „Kummet" bzw. „Kumtgeschirr" als Neuentwicklung hinzu, so konnten sich die Zugpferde nun wirklich „ins Zeug legen" (die älteste Darstellung stammt aus der Trierer Apokalypse, die um 800 n. Chr. datiert wird). Die Zugstränge führten zu dieser Zeit noch direkt zur Wagenachse, ein Zugholz („Ortscheit"), wie es heute (vor allem auch zur Pferdeschonung) benutzt wird, war zu dieser frühen Zeit noch unbekannt.

Im Laufe des Mittelalters, insbesondere nach der Entdeckung Amerikas 1.492 n. Chr., bekam das gesamte Transportwesen gewaltige Impulse. Die Entwicklung und Verbesserung neuer Wagentypen – vom Reisewagen über die Postkutsche bis zur Droschke – kam voran. Gleichzeitig verbesserten sich Anspannungssysteme, Federungskomfort und der Ausbau befestigter Straßen. Die letzte Blütezeit erlebten Kutschengespanne zu Beginn des 20. Jahrhunderts. Die Wagen wurden eleganter, durch Gummibereifung der Räder und weiter verbesserte Federung und Bremsen erhöhten sich Komfort und Sicherheit. Heute sind (meist außerhalb Europas) vorwiegend noch landwirtschaftliche Gespanne von wirtschaftlicher Bedeutung, ansonsten dienen Pferd und Wagen vorwiegend der Freizeitbeschäftigung (und gelegentlich der Repräsentation „bei Hofe" oder als „Hochzeitskutsche").

Reitnutzung

Erst die Verwendung von Pferden zum Reiten hat die schnelle und ausdauernde Beweglichkeit des Menschen sowie die Übermittlung von Nachrichten über lange Distanzen entscheidend beeinflusst. Während die Zugnutzung von Pferden relativ gut für die frühe historische Zeit belegt ist, sind die (erst später zu datierenden) Anfänge der Reitnutzung von Equiden nicht eindeutig. Es ist anzunehmen, dass bei Steppenvölkern, die bereits früh Pferdezucht betrieben, erstmals Menschen als berittene Hirten das Pferd einsetzten. Leider sind gerade aus diesen Gebieten nur wenige bildliche Darstellungen überliefert. Angenommen wird, dass etwa im 4. Jahrtausend v. Chr. in der eurasischen Steppenregion Pferde erstmals geritten wurden. Das älteste Reittier des Menschen dürfte aber das Rind gewesen sein, denn auf Felsbildern Südalgeriens, die in das 6. bis 5. Jahrtausend v. Chr. datiert werden, finden sich entsprechende Darstellungen. Auch Esel wurden ab dem 4. Jahrtausend v. Chr. geritten. Diese Tiere erleichterten zwar die Fortbewegung, hatten aber nicht die Schnelligkeit des Pferdes zu bieten. Vermutlich wurden Pferde zunächst ohne Zäumung geritten, wie es z. B. für die Numidier in Nordafrika belegt ist. Sobald sich die Trensenzäumung durchsetzte, war eine effektivere Kontrolle der Pferde möglich, weil der Mensch erkannt hatte, dass die Lenkung des Pferdes über die Sensibilität der Laden in der zahnlosen Unterkieferlücke besser möglich war. Bedeutsam für die stärkere Reitnutzung von Pferden war auch die Erfindung des Steigbügels, denn vornehmlich der Reiterkrieger hatte durch die Steigbügel einen besseren Halt beim Bogenschießen und im Nahkampf mit Hieb- und Stichwaffen. Aus dem 2. bis 1. Jahrhundert v. Chr. sind aus Indien erste Entwicklungsansätze auf Reliefs erkennbar, man benutzte beidseits am Sattel herabhängende Schlaufen. Erst aus dem 5. Jahrhundert n. Chr. stammt eine „moderne" Form chinesischer Steigbügel, die auch später ab dem 7. Jahrhundert n. Chr. in Europa zunehmend verwendet wurden. Schließlich war die Erfindung des Hufeisens eine weitere Voraussetzung zur stärkeren Nutzung von Pferden. Die ältesten Funde stammen aus dem 1. Jahrtausend v. Chr., es sind keltische Hufeisen vom Rainberg in Salzburg. Bei den Römern wurden zwar auch Hufeisen benutzt, doch finden sich viel häufiger in Ausgrabungen eiserne Hufschuhe (sog. Hipposandalen, lateinisch „soleae ferreae" genannt). Erst im Mittelalter setzte sich der Hufbeschlag endgültig für Reit- und Wagenpferde durch.

Jochen Schumacher: Freizeitreiten

Begriff und Ursprünge

Diejenigen, die sich heute im Technikzeitalter mit Pferden beschäftigen, machen das überwiegend hobbymäßig, also in der Freizeit. Folgerichtig könnte man jeden, der in seiner Freizeit reitet, deshalb als „Freizeitreiter" (oder analog dazu als „Freizeitfahrer") bezeichnen. Doch so einfach ist das nicht, denn „Freizeitreiten" ist inzwischen mehr als lediglich eine statistische Abgrenzung zwischen professioneller und berufsmäßiger Beschäftigung mit Pferden. Der Begriff ist streng genommen undefinierbar, denn die Übergänge zwischen Freizeitbeschäftigung, Wettkampfreiten und Berufsbeschäftigung mit Pferden sind heute fließend. So ist es nicht ungewöhnlich, dass auch ambitionierte Turnierreiter, manche von ihnen Profis (sog. Berufsreiter und -ausbilder), auch gerne mal in der Freizeit nur zur Entspannung ohne Leistungsdruck im Gelände ausreiten, während die typischen Freizeitreiter, die noch vor gut fünfzehn Jahren nahezu jede Turnierambition und jeden Verein negierten, zunehmend u. a. an Geschicklichkeitsturnieren und Leistungsprüfungen wie Distanzritten teilnehmen oder in Zusammenschlüssen wie der „Vereinigung der Freizeitreiter und -fahrer Deutschlands" (VfD e. V.) organisiert und an Veranstaltungen beteiligt sind.

Freizeitreiten (bzw. -fahren) im engeren Sinne hat sich indes als Bezeichnung für eine „bunte" Szene von Pferdehaltern, Reitern und Fahrern etabliert: Es sind eher die Nonkonformisten unter den Pferdeleuten, eine „Mischung aus Freaks und Normalos", aus allen Bildungs- und Berufsschichten kommend, manchmal auch (aus traditioneller Sicht) ein bisschen schräg. Von der Entwicklung ist Freizeitreiten bis heute durchaus ein latenter Unruheherd mit kreativem Potenzial geblieben – das gebührendes Pferdewissen, Können und Fachkompetenz einschließt. Ohne Engagement aus dieser Szene heraus wären die Wälder in Deutschland vermutlich längst weitgehend für Reiter gesperrt worden und es gäbe keine – oder nur selten überhaupt – offizielle Reitwege im Wald oder in der freien Landschaft.

In der Freizeitreiterszene wurden und werden immer wieder Trends geboren. So sind sämtliche alternativen Haltungspraktiken und -modelle für eine „moderne" artgerechte Pferdehaltung aus der Freizeitreiterszene seit 1960 hervorgegangen, dort auf ihre Tauglichkeit zunächst getestet und schwerpunktmäßig seit 1975 insbesondere von *Ursula Bruns, Marlit Hoffmann* und *Ingolf Bender* durch praxisbetonte Sachbücher propagiert worden. Diese Erkenntnisse wurden später noch weiter im Detail wissenschaftlich

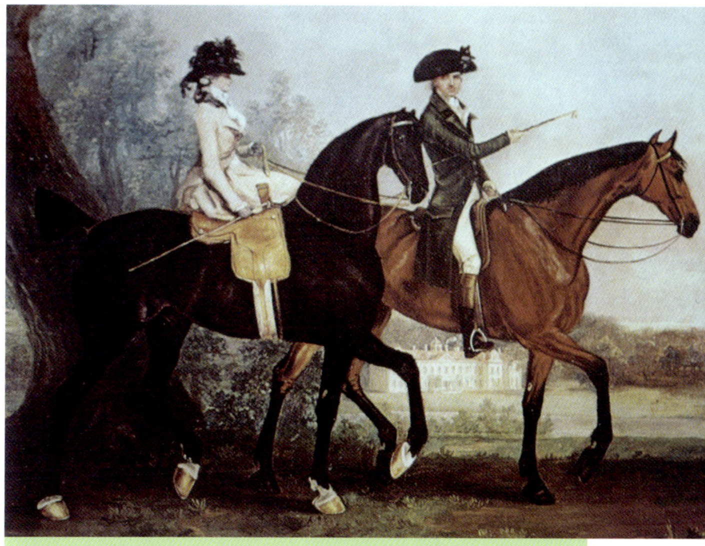

Die Freizeitreiterei bürgerlicher Kreise begann im 18. Jahrhundert; hier abgebildet „Ausritt in Hamshire" (1782); Gemälde von *James Ward* (aus „Le cheval dans l'art"/Editions Seghers, 1980 – ex libris *I. Bender*).

untermauert und sind heute ganz selbstverständlich zunehmend auch „Allgemeingut" im Bereich der sog. Sportpferdenutzung.

Auch die überfällige „Reformation des Reitunterrichts" (Ziel: Kein Kasernenhofton, dafür beträchtliches Know-how in punkto „modernes Bewegungslernen") wurde primär von Freizeitreitern konzipiert und schon früh im FS Reit-Zentrum Reken (www.fs-reitzentrum.de) von *Ursula Bruns* und später dort vom Verfasser in die Praxis umgesetzt. Als Aushängeschild eines attraktiven Freizeitsports hat dies insbesondere erwachsenen Pferdeliebhabern, auch älteren Jahrgängen, den Zugang zum Reiten und häufig auch die Verwirklichung „erträumter" Eigenpferdehaltung erheblich erleichtert.

Als Folge gelten heute auch in Reitställen des konventionellen Breiten- und Turniersports sowohl artgemäße Haltung – z. B. in Paddock-Außenboxen – als auch moderner, lebhafter Unterricht inzwischen „als die Messlatte schlechthin".

Inhalt des Freizeitreitens

Etwa ab 1960 breitete sich die Freizeitreiterszene rapide aus. Marktanalysten prognostizieren für die nächsten Jahrzehnte Zuwächse, weil diese pferdesportliche Szenerie auf die Bedürfnisse des heutigen Lebens zugeschnitten ist. Denn während sich der Hochleistungssport – wie in jeder Disziplin – zunehmend professionalisiert und die Luft ganz oben bekanntlich dünn ist, gibt es immer mehr Pferdesportler und erwachsene Quereinsteiger, die dem Reiten einen deutlich höheren Freizeitwert beimessen und damit nicht nur hartes Training verbinden: Sie träumen von der Erholung zu Pferd im Einklang mit der Natur oder von schnellen Ritten über Stoppelfelder und endlose Sandstrände. Träume, mit denen sie sich in dieser Szene sofort zuhause fühlen. Dazu kommt das meist ausgeprägte kritische Tierschutzbewusstsein, das – sensibilisiert beispielsweise durch abartige Schlachttiertransporte – zusammen mit artgerechter Haltung heute mehr denn je im Trend liegt. Viele Freizeitreiter halten ihre Pferde in Eigenregie am Haus, andere schließen sich zu Haltergemeinschaften zusammen, wenn kein Pensionsstall in der Nähe ihren Ansprüchen genügt. Sein Pferd bis zu 23 Stunden pro Tag in einer ringsum vergitterten Box wegzusperren, ist ähnlich verpönt wie die Akzeptanz von Legehennenbatterien oder Anbindehaltungen im Zirkus oder im Zoo. Regelmäßiger Weidegang und Auslaufhaltung, vorwiegend in der Gruppe, gehören zum Standard bei Freizeitreitern. Dies aus der Erkenntnis heraus, dass ein rundum ausgeglichenes Pferd gesünder und leistungsfähiger ist und Reiten oder Fahren dann „mit zufriedenen Pferden" noch mehr Spaß macht. Außerdem erlaubt die Auslaufhaltung beruflich oder familiär stark engagierten Menschen, ihre Pferde auch einen Tag mal nicht zu bewegen, weil es durch Eigenbewegung in der Gruppe weder unter Langeweile noch Isolation leidet oder sich „die Beine in den Bauch steht". Ein weiterer Pluspunkt der Szene ist die durchweg enge Tierbindung: Das Pferd hat, wie Hund oder Katze, einen hohen Status als vierbeiniges Familienmitglied, um das man sich auch im Alter sorgt,

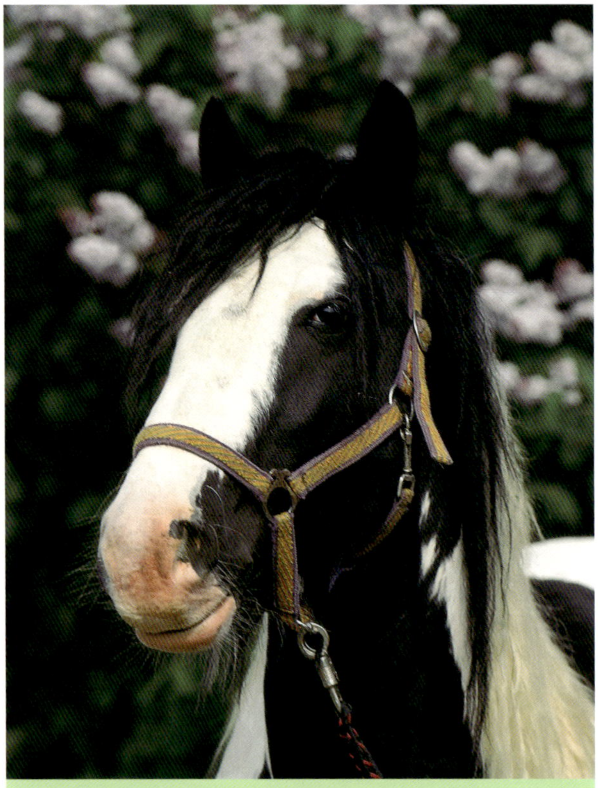
Der Irish Tinker, eine „buntscheckige" Rasse, die vor allem unter Freizeitreitern beliebt ist.

statt es unter kommerziellen Gesichtspunkten abzuschieben und flott zu ersetzen. Wer unter Freizeitreitern abfällig von „Böcken" oder „Zossen" spricht, sein Pferd gar als Sportgerät missbraucht und ruppig schikaniert, disqualifiziert sich.

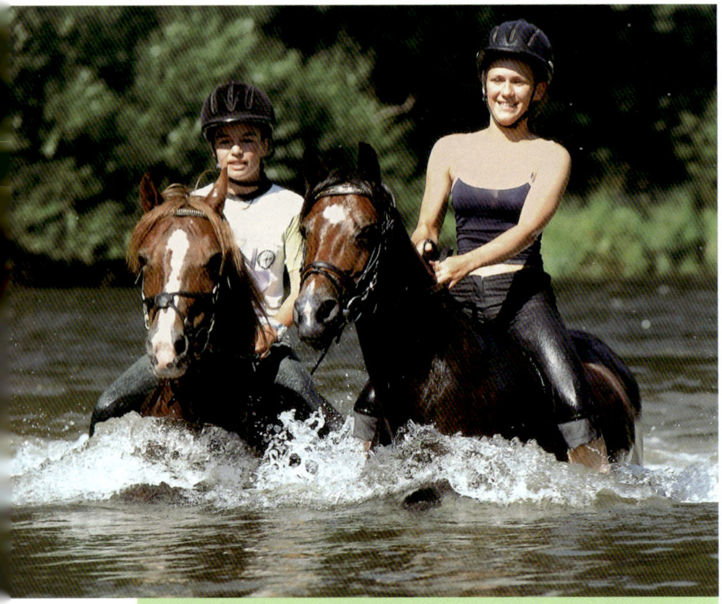
Typisches Freizeitreiten soll Mensch und Tier Spaß machen – ohne Wettbewerbsstress!

In den Anfängen war die reiterliche Qualifikation vieler neuer Freizeitreiter eher mäßig und manchmal geprägt von zumindest fragwürdigem autodidaktischem Freistil. Heute muss sich der typische Freizeitreiter reiterlich nicht verstecken. Könner im Sattel aus dieser Szene „stehen oft mit einem Bein auch im halbprofessionellen Lager" und berufen sich auf die „klassische" Reitlehre. Auch reiterlicher Perfektionismus ist individuell und dann selbstbewusst zu beobachten – wie das klassisch-barocke Reiten beweist, der jüngste Anschlussverband unter dem Dachverband der Deutschen Reiterlichen Vereinigung e. V. (FN). Es trifft sicher zu, dass die meisten Freizeitreiter hauptsächlich zu ihrer Entspannung reiten, Vereinsmeierei ablehnen und von reglementiertem Leistungsdruck nicht begeistert sind. Aber Freizeitreiten generell mit Dilettantismus gleichzusetzen oder als Sekundärsport (mangels Lust der meisten Freizeitreiter zur Turnierteilnahme) einzustufen, ist ein unberechtigtes, auf Unkenntnis beruhendes Pauschalurteil, das gelegentlich noch durch die Köpfe mancher Turniersportler geistert. Es gibt auch in der Freizeitreiterszene sehr wohl ein lebhaftes Turniergeschehen eigener Art, doch fallen diese „Events" durch ihren kleineren Rahmen aufgrund geringerer Mitgliederzahlen in den einzelnen Veranstaltervereinigungen weitgehend aus der allgemeinen Medienberichterstattung heraus. Ursache für relativ geringe Medienpräsenz ist einerseits der Mangel an Pressearbeit bei Freizeitreitern (sie wollen reiten und keine „Berichte" tippen!) sowie der irrige Glaube bei manchen Redakteuren, dass kein öffentliches Interesse an Informationen über solche Veranstaltungen bestünde. Doch belegen Marktanalysen das genaue Gegenteil: Freizeitreiten fasziniert nicht zuletzt durch die breite Palette an Reitweisen und exotischen Pferderassen aus aller Welt. Hier liegen auch die Wurzeln für unkomplizierten Umgang, Offenheit und Toleranz in der Szene.

Vielfalt

Den Freizeitreiterbereich kennzeichnet eine „bunte Vielfalt". Angefangen bei der quirligen Gangpferdeszene (siehe Kapitel „Gangpferdereiten", Seite 331 ff.) mit bekannten und weniger bekannten Rassen. Noch rasanter verlief der Aufstieg des Westernreitens innerhalb der Freizeitreiterszene. Zuerst als „Möchtegern-Cowboys" belächelt, genießen die Westernreiter heute in ganz Europa längst Kultstatus. Und es waren Freizeitreiter, die nach dem Zweiten Weltkrieg wieder die ersten Distanz- und Wanderritte organisierten. Dazu kommen Trekkingreiten, Chiron Springreiten, die Doma Vaquera, die kalifornisch-iberische Reitweise, klassisch-barockes Reiten, Voltigieren, Mutter-und-Kind-Reiten, Reiten im Damensattel, zirzensische Lektionen und noch einiges mehr. Je nach Einstellung und Ehrgeiz wird ohne sportliche Ambitionen im Kreise Gleichgesinnter geritten – oder auch zeitweise im traditionellen turniersportlichen Rahmen. Das können verschiedene Leistungsklassen sein, aber auch Showreiten, Reiterrallyes oder Geschicklichkeitsprüfungen. Nur, und das ist der augenfälligste Unterschied: Wer sich zum Leistungssport berufen fühlt, findet Möglichkeiten satt – aber weil die Freizeitreiter-Ausbildung primär eben nicht auf Leistungssport ausgerichtet ist, steht dahinter sehr viel weniger Druck, sich entsprechend in Wettbewerben zu vergleichen.

Einer der Schwerpunkte der Freizeitreiter-Szene ist auch das Fahren. Während es um 1970 in den meisten Reitvereinen nahezu ausstarb und kaum noch Unterricht angeboten wurde, spannten Freizeitreiter weiterhin unverdrossen an und wurden auch „Freizeitfahrer" – allerdings seltener mit Turnierambition oder geschniegeltem Viererzug „im Hinterkopf", sondern mit praktischen Zielen. Die Vorstellung, dass so die ganze Familie das Hobby „Pferd" teilen kann, war

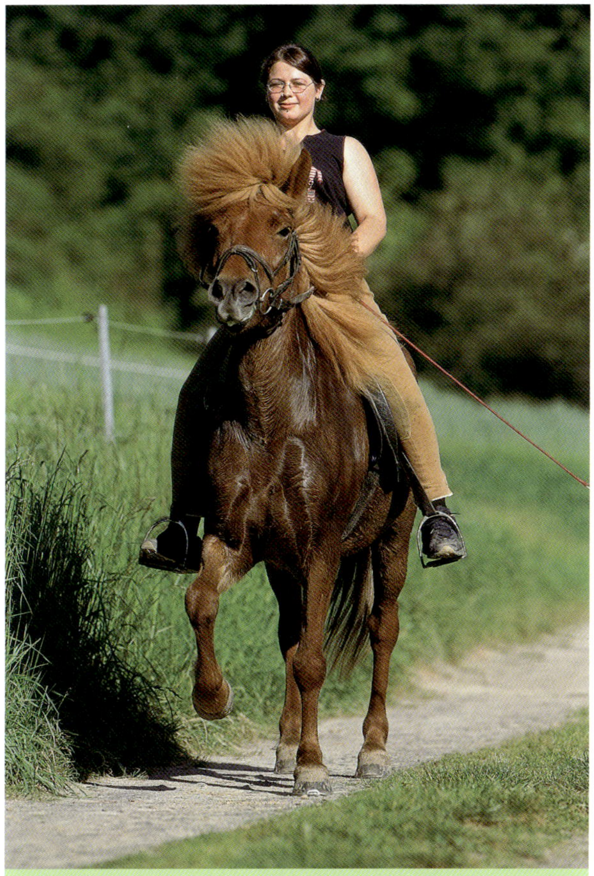

Islandpferde-Reiter haben sich inzwischen zu einer eigenen Szene, häufig auch mit „Spezialgang"-Turnierambition, entwickelt.

und ist für viele Ansporn zum Fahren. Als Ein- oder Mehrspänner – je nach Können und Möglichkeiten – ziehen Freizeitpferde restaurierte Kutschen, Sulkys, Marathonwagen, Planwagen oder auch Schlitten. Und weil sich Enthusiasten damit nicht begnügten und den ursprünglichen Einsatz des Arbeitspferdes in Privatinitiative pflegten, reformierte sich in diesem Kreis auch die Renaissance solcher Veranstaltungen wie Schaupflügen, Schleppen oder Holzrücken. Die Szene ist bunt, und bunt will sie bleiben. Denn zusammen mit den Reit- und Fahrweisen wurden nicht nur Ausrüstung und Outfit aus aller Welt importiert, sondern auch die Pferde selbst.

Freizeitpferde

Im Freizeitreiterbereich ist an Rassen so ziemlich alles vertreten, was Liebhaber findet. Nicht wenige alte Landschläge und Rassen, die sonst unweigerlich ausgestorben wären, weil sie nicht dem Typ des modernen Sportpferdes entsprachen, fanden hier eine Nische, die ihr Überleben sicherte. Das gilt für alle

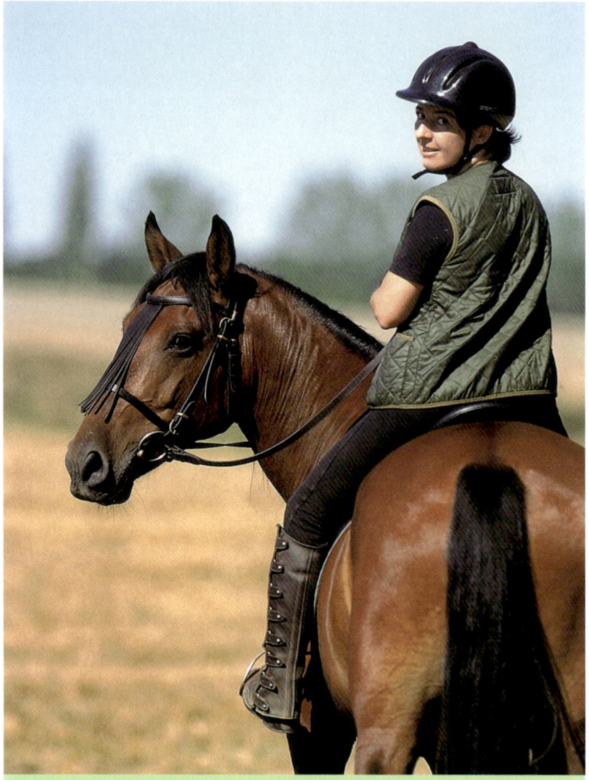

Die Rasse spielt selten eine Rolle. Entscheidend sind Vielseitigkeit und Nervenstärke eines Freizeitpferdes.

Equiden, wozu nicht nur kleine und große Pferde zählen, sondern auch Esel und Mulis. Auffällig ist der hohe Anteil an „exotischen" Rassen, die man sonst bestenfalls aus der Literatur kennt. Je seltener eine Rasse, je schwieriger der Import ist, und je besser ausgebildet die Pferde sind, desto teurer sind sie natürlich auch. Erstklassige Zuchttiere besonders beliebter Rassen erzielten über viele Jahre teilweise astronomische Preise. Seit es eigene Zuchtverbände für iberische Pferde, Western- und sog. Gangpferde, Berber und etliche andere Rassen gibt, und ein kostspieliger Import nicht zwangsläufig notwendig ist, hat sich der Markt weiter normalisiert. Aber trotzdem sind die Preise für solche Exemplare meist deutlich höher als z. B. für durchschnittlich gute heimische Warmblüter. Weniger, weil Warmblüter generell als Freizeitpferde ungeeignet wären (ein altes Vorurteil, das die Praxis widerlegt hat), sondern weil viele professionelle Züchter auf den Hochleistungs-Turniersport (mit Aussicht auf hohe Auktionspreise!) selektieren und dafür bei „Bewegungswundern" notfalls auch Interieurmängel in Kauf nehmen. Mit dieser Zuchtpraktik sind für Durchschnittsreiter gravierende Mängel verbunden, denn „Bewegungswunder" lassen sich nicht so ohne weiteres nachreiten. Kommen obendrein charakterliche Mängel und Temperamentschwierigkeiten hinzu, ist erst recht Vorsicht geboten. Die damit verbundene Überforderung lässt sich schon im Breitensport beim Reiten in der Halle, in eingezäunten Reitplätzen oder im Springparcours beobachten. Doch für Freizeitreiter, die sich außerdem regelmäßig im Gelände und im öffentlichen Straßenverkehr aufhalten, potenzieren sich die Schwierigkeiten im täglichen Gebrauch solcher Pferde.

Freizeitpferde – egal welcher Rasse, sind keinesfalls „Abfallprodukte", so wie manche das glauben. Nicht selten hört man nämlich, dass dieses oder jene Pferd für den „großen Sport ungeeignet" sei, aber zum Freizeitreiten noch allemal tauge! Diese Feststellung gilt nicht nur für Warmblüter, sondern für alle Rassen, z. B. auch für Vollblüter und Traber, die ausschließlich für den Hochleistungssport oder bestimmte Disziplinen gezüchtet werden. Pferde mit Stellungsfehlern oder Temperamentsproblemen, die im Turnier- und Rennsport „ausrangiert" wurden, entsprechen den Anforderungskriterien für Freizeitpferde ebenfalls nicht. Sie können allenfalls in Ausnahmefällen von besonders begabten Pferdeleuten mit viel Zeit an eine neue Verwendung schonend herangeführt werden, was aber grundsätzlich nicht Ziel eines typischen Freizeitreiters sein kann.

An ein gutes Freizeitpferd werden recht hohe „Allround"-Anforderungen gestellt. Es überwiegen in der Freizeitreiterszene handliche, mittelgroße Pferde aller Rassen mit durchschnittlich guten Veranlagungen. Sie brauchen eine robuste Konstitution, sollten unverdorben erzogen und ausgebildet sowie zuverlässig und nervenstark sein, sich ausbalanciert bewegen und einigermaßen weiche Gänge anbieten. Wie bequem ein Pferd den Reiter sitzen lässt, hängt nicht zuletzt von seinem zweckmäßigen, die Gleichgewichtshaltung fördernden Gebäude und einem korrekten Fundament sowie von elastischen Gängen ab. Vielfach wird zu Recht gefordert, ein Freizeitpferd „dürfe kein unkalkulierbares Temperamentsbündel" sein. Das stimmt, aber temperamentlos sollte es auch nicht sein. Denn temperamentlose Pferde mit starkem Phlegma sind für den Freizeitreiter ebenso ungeeignet, er will schließlich nicht auf einem „abgeklärten" Pferd mühselig und laienhaft „herumhopsen", sondern das Pferd muss insbesondere im Gelände, aber auch in der Bahn ohne ständiges „Schenkelklopfen" genügend gehfreudig, elastisch und trittsicher vorwärts gehen. Bezeichnend ist, dass im Freizeitreiterbereich deshalb auch verstärkt hochblütige Pferde, und zwar häufig Vollblutaraber, anzutreffen sind. Diese Pferde gehören vom Temperament, ihrer Wachheit und den Umgangsanforderungen her mit zum Anspruchsvollsten, was man landläufig finden kann. Oft sind es gerade die mentale Einstellung und das „Sich-Hineindenken-Können" in die Erlebniswelt des Pferdes, die begabte Freizeitreiter prädestiniert, solche gehfreudigen Pferde mit Geschick und Vertrauen bei hohem Zeitaufwand volltauglich auszubilden, zur Nervenstärke zu erziehen und sicher einzusetzen.

Pferdeausbildung

Sachverständige Aufzucht im Gruppenverband und pferdegerechte Grunderziehung, auf die in der Freizeitreiter-Szene üblicherweise viel Wert gelegt wird, sind die Basis jeder Pferdeausbildung. Hier zeigen sich Parallelen zum einfachen Handling der Gebrauchsreiterei, wie sie in einigen wenigen Ländern (z. B. USA, Kanada, Argentinien) noch zu finden ist, wo das Pferd professionell zur Arbeit (meist beim Rinderhüten) eingesetzt und nicht nur zum Vergnügen geritten wird. Ein gut erzogenes Pferd muss den Menschen als Ranghöheren respektieren, darf nicht drängeln oder „herumhampeln" (geschweige denn beißen oder schlagen) und sollte genau dort stehen bleiben, wo es stehen bleiben soll.

Bei Freizeitreitern verbreitet und beliebt ist die Bodenarbeit mit unterschiedlich strukturierten Methoden – angefangen von Linda Tellington-Jones bis zu Pat Parelli (siehe hierzu die Kapitel „Verhalten" auf Seite 42 ff. und „Umgang" 223 ff.). Dazu gehört weiterhin, dass das ausgewachsene Pferd auch fachgerecht und schonend eingeritten und später weiter gefördert wird. Bei allem reiterlichen Ehrgeiz muss der Tenor auf einer langjährigen Partnerschaft und einem gesunden, bis ins hohe Alter vitalen Vierbeiner liegen.

Ein breites Schulungsangebot hat in den vergangenen Jahren und auch heute noch viele gutwillige, lernbegierige Freizeitreiter dazu „verführt", Reitstile und Reitlehrer, manchmal auch sog. Gurus mit ihren teils spektakulären Methoden, „wie die Hemden zu wechseln". Bei manchen Pferdeleuten war das Ergebnis kein Fortbildungserfolg, denn häufig wurde von allem etwas, aber nichts richtig gelernt. Hier sind in der Freizeitreiterszene vor allem zwei Extreme zu beobachten und zu kritisieren: Es werden Pferde aus falsch verstandener „Tierliebe" verhätschelt. Das gipfelt darin, dass man (statt unerzogene Pferde richtig zu erziehen und ihnen beizubringen, was verlangt wird) nach Ausreden und Entschuldigungen für das unerwünschte Verhalten des Pferdes sucht – ohne es fachgerecht zu korrigieren. Oder die Pferde werden überfüttert, wenig geritten, nicht richtig trainiert und dann auf anstrengenden Wochenendritten „verpulvert". Auch in der „Freizeit"-Turnierszene und bei entsprechenden Messe-Vorführungen machte und macht sich noch immer zunehmend Kommerz statt Qualität breit. Mit dem unkritischen Import hochkarätiger Spezialisten aus aller Welt fanden nicht nur „Pferdeflüsterer" unterschiedlicher Couleur ihre Anhängerschar, sondern durch diese Hintertür schlichen sich auch längst als abgehakt geglaubte, alles andere

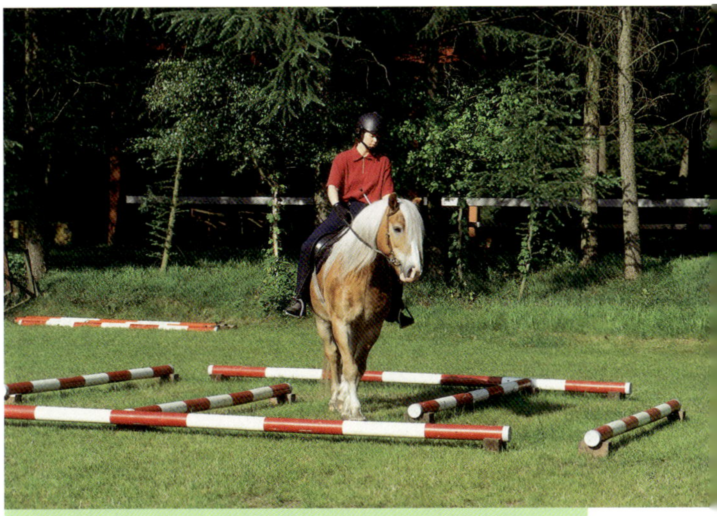

Bei der Ausbildung der Pferde werden vielfältige Methoden angewandt – oftmals quer durch alle Reitweisen.

als pferdefreundliche Praktiken ein: Ruppig eingesetzte Hilfszügel, zusammengeschnürte, mit scharfen Gebissen malträtierte Pferdemäuler, aufgerollte Hälse oder wahlweise abgestumpft auf der Vorhand latschende und vor Nervosität schweißnasse, hektisch trampelnde Pferde. Ein Zerrbild der angestrebten, tänzerischen Leichtigkeit, die weder durch Brokat, hübsch geflochtene Mähnen oder dekorative Fransen zu entschuldigen ist. Sie bringen ansatzweise „die Freizeitreiter" in Verruf. Hier gilt es, die Qualität von Neuem und Gutem zu finden und nicht allein die Exotik dominieren und auf sich einwirken zu lassen.

Reiterausbildung

Für Freizeitreiter gilt: Individualismus ist kein Ersatz für Ausbildung! Gerade wer „nur" zu seinem Privatvergnügen auf dem Pferd sitzt, muss sich bewusst sein, dass mangelnde Körperkontrolle und fehlendes Fachwissen nicht nur in höchst gefährlichen Gefahrensituationen eskalieren können, sondern auch die Gesundheit des Pferdes auf Dauer ruinieren. Selbst Gleichgewichtspferde, die aufgrund eines zweckmäßigen Exterieurs und fördernder Ausbildung leicht die „Selbsthaltung" finden, bekommen auf Dauer unter nicht im Gleichgewicht sitzenden Reitern unweigerlich Rücken- und (vor allem) Beinprobleme (sie „latschen" dann – durch ungeschickt sitzende und diffus agierende Reiter bedingt – meist auf der Vorhand). Eine leichte, unkomplizierte Reitweise, die jeder Laie schon nach zwei oder drei Reitstunden voll beherrschen könnte, ist und bleibt ein Märchen! Das trifft auch für das „so lässig aussehende" Impuls- oder Signalreiten zu – wie man es beim Western- oder Gangpferdereiten beobachten kann. Wer auf för-

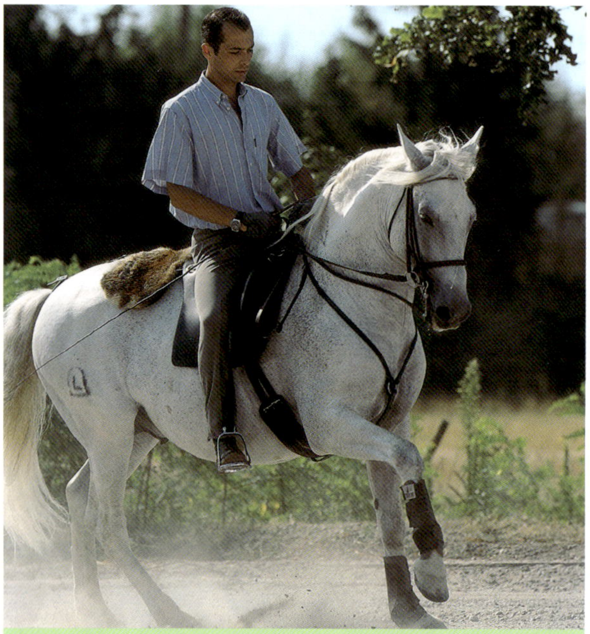

Der Traum vieler ambitionierter Freizeitreiter: Richtig „Doma Vaquera" reiten können!

dernden Unterricht durch Reitlehrer oder Anleitung durch kundige Reiter völlig verzichtet, handelt letztlich verantwortungslos gegenüber seinem Pferd. Die Tabelle 45 (siehe unten) enthält die Mindestanforderungen, die jeder Reiter erfüllen sollte.

Für den Reitanfänger haben sich besonders Kompaktkurse bewährt, die konzentriertes Lernen ermöglichen und sämtliche Randbereiche beinhalten, die in nur ein oder zwei Reitstunden pro Woche zwangsläufig zu kurz kommen würden. Der erste „Freizeitreiter-Reitkurs" unter Berücksichtigung biologischer Lernprozesse wurde übrigens von *Ursula Bruns* und *Dr. Inge Behr* bereits 1975 im FS Reit-Zentrum Reken (Westfalen) entwickelt. Die sog. Bruns-Behr-Methode hat sich so erfolgreich durchgesetzt, dass heute nahezu alle modernen Basis- und Fortbildungskurse nach einem ähnlichen Muster aufbereitet sind. Auch Fortbildung muss sein – und nur unter diesen Voraussetzungen bleibt die Freizeitreiterbewegung „modern" und wird der Verantwortung für das anvertraute Lebewesen Pferd gerecht. In der Tabelle 15 auf Seite 85 sind im Kapitel „Haltung" Kriterien zur Beurteilung von Reitställen enthalten, die auch zur Auswahl einer Reitschule nützlich sind.

Tabelle 45: Mindestanforderungen für die Freizeitreiterausbildung *)

Ziel	Lerninhalt/Erläuterungen
Basiswissen zum Umgang mit dem Pferd am Boden.	Wie man sich dem Pferd pferdegerecht nähert, es aus einer Herde herausführt, richtig aufhalftert, führt und sicher anbindet.
Basiswissen zur Anatomie und Pflege.	Wie richtige Körperpflege abläuft oder vernachlässigte Hufe gepflegt werden, um langwierigen Erkrankungen vorzubeugen.
Basiswissen zur Gesundheit des Pferdes.	Woran man ein krankes Pferd erkennt und auf welche Anzeichen der Reiter achten muss, um sein Pferd nicht zu überfordern.
Grundlagen zur artgerechten Pferdehaltung.	Wie man Pferde artgerecht hält, welche Umwelt-, Bewegungs- und Futteransprüche bestehen.
Grundlagen zur Ausrüstung.	Woran man einen gut passenden Sattel erkennt, wie ein korrekt sitzendes Zaumzeug verschnallt werden muss oder welche Gebisse in Frage kommen.
Grundlagen im Dressurreiten.	Wie ein gefestigter, vielseitig geschulter Sitz in allen Gangarten und eine feinfühlige Hilfengebung erreicht wird.
Grundlagen im Geländereiten.	Dazu zählt die Bewältigung verschiedener Geländeformationen, pferdeschonendes Bergauf- und Bergabreiten oder das Überwinden von Baumstämmen und das risikoarme Bewegen im Straßenverkehr.
Grundlagen zur Gymnastizierung des Reitpferdes.	Dahinter steht kein stupides Rundendrehen, es dient dem notwendigen Training des Reitpferdes, um es vor gesundheitlichen Schäden zu schützen und zur Verbesserung von Kondition und Kommunikation.

*) In der Freizeitreiter-Szene besitzt der Basisunterricht einen sehr hohen Stellenwert mit überproportional vielen darauf spezialisierten Reitlehrern, die auch Erwachsenen oder ängstlichen Reitern (samt dem dazugehörigen Ambiente) gerecht werden. Bei der Auswahl von geeigneten Ausbildern sollte man nach der Vorbildung fragen. Viele Basis-Reitlehrer verfügen über eine mehrgleisige Ausbildung; z. B. nach *Sally Swift*, *Linda Tellington-Jones* oder nach *Bruns-Behr*; auch die Beherrschung der Alexandertechnik durch Reitlehrer gibt Eignungshinweise.

Robert Claus: Wanderreiten

Grundlagen

Die Nase im Wind, Sonne und Regen auf der Haut, romantische Lagerfeuer und der allgegenwärtige Pferdegeruch: das ist Wanderreiten! Motive für das Wanderreiten sind Sehnsucht nach Natur, aber auch nach kultureller Abwechslung, nach netten Menschen, die man unterwegs trifft und die Neugier zur Erkundung anderer Regionen. Touren können durch unberührte Landschaften, tiefe, dunkle Wälder, über sanfte Hügel, bergige Passagen, aber auch durch Ortschaften und über viel befahrene Land- oder Bundesstraßen führen. Wanderreiter erleben ständig wechselnde Eindrücke, neue Situationen müssen von Pferd und Reiter gemeinsam gemeistert werden. Es gilt, Hindernisse wie Bäche, Holzbrücken und Baumstämme zu überwinden – und der vierbeinige Freizeitpartner muss gesund über die Strecke gebracht werden. Manchmal wird das Wanderreiten – in Unkenntnis der Anforderungen – noch als eine nachrangige Sportart eingestuft, sozusagen als ein launiges „Herumbummeln" im Gelände. Nun entzieht sich Wanderreiten in der Tat spektakulären Szenarien, es ist kein traditioneller, publikumswirksamer Turniersport. Das aber kann ein solcher, primär auf individuelle Erlebnis- und Leistungsziele gerichteter Sport auch nicht sein, wenngleich inzwischen auch sog. Wanderritt-Wettbewerbe von Vereinen ausgetragen werden.

Um diese Sparte des Reitsports richtig anzugehen und Schwierigkeiten zu meistern, sind folgende Faktoren grundlegend wichtig:

- Partnerschaftliche Einstellung zum Lebewesen Pferd, mit dem man bei dieser Sportart „auf Gedeih und Verderb" zusammenarbeiten muss. Partnerschaft beginnt bei der täglichen Pferdehaltung und pferdegerechten Kommunikation. Eine naturnahe Gruppenauslaufhaltung (siehe Ausführungen dazu im Kapitel „Haltung" auf Seite 75 ff.) kommt den Bedürfnissen des Wanderreitpferdes, seiner Abhärtung und Reizgewöhnung am besten entgegen.
- Training durch regelmäßige Ausritte sowie das häufige Heranführen des Pferdes an solche Anforderungen, die in fremder Umgebung den Weiterritt nachhaltig stören könnten (u. a. Vertrautmachen mit Geländehindernissen und Straßenverkehr).
- Angepasste Fütterung, die dem Training und der erhöhten Leistung entsprechen muss.
- Beschaffung zweckmäßiger Ausrüstung und Gewöhnung des Pferdes an diese Utensilien.

Anforderungen

Pferd

Der Weg zum erfolgreichen Wanderreiten mit entsprechendem Erlebnischarakter führt über ein intensives, fast tägliches Reittraining, das Ausdauer, Gymnastizierung, aber auch Gehorsam beinhaltet. Das Pferd ist (Pausen eingerechnet) bei einem Wanderritt täglich bis zu acht Stunden unterwegs! Das ist eine völlig neue Anstrengung für ein „Normalpferd", das sonst vielleicht täglich unter typischen Bedingungen nur eine Stunde in der Bahn oder im Gelände geritten wird. Diese Anforderung des „Acht-Stunden-Tages" kann nur nach entsprechend langer Ausbildung und einem gezielten Training vom Pferd erfüllt werden.

Nach den Erfahrungen des Verfassers ist ein Pferd im Hinblick auf die Ausdauerleistung dann genügend vorbereitet, wenn es in der Lage ist, 30 Minuten lang in „Tempo 5" (= ein Kilometer in fünf Minuten) unun-

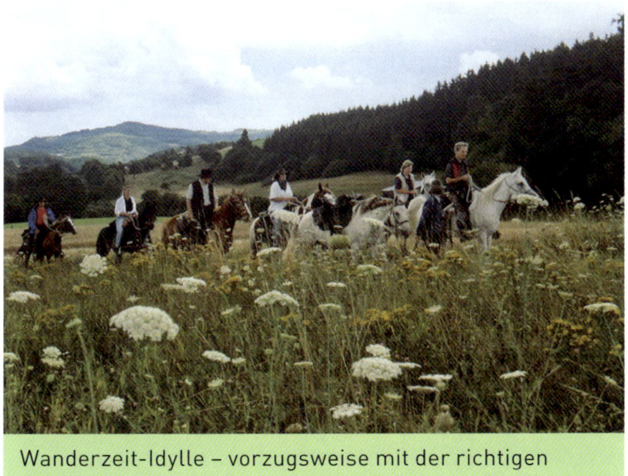

Wanderzeit-Idylle – vorzugsweise mit der richtigen Vorbereitung und Ausrüstung für Reiter und Pferd.

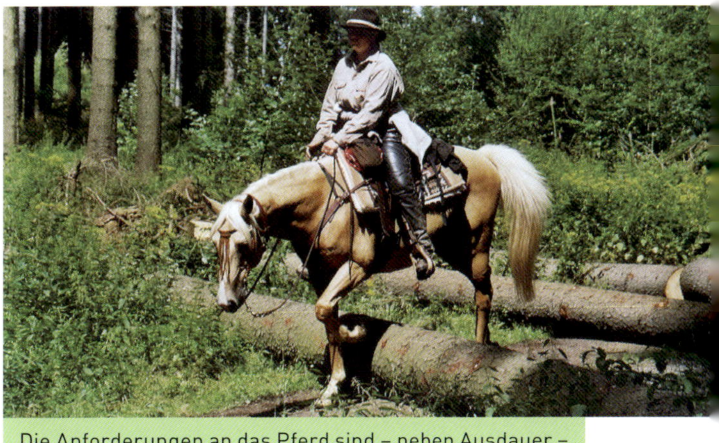

Die Anforderungen an das Pferd sind – neben Ausdauer – auch Nervenstärke und besonders Trittsicherheit.

terbrochen zu traben und anschließend nach dieser absolvierten Strecke von sechs Kilometern einen Pulswert von 72 (je Minute) oder niedriger hat. Den Puls fühlt man am einfachsten, indem die Hand auf die unbehaarte Schweifrübenunterseite gelegt wird und die Pulsation dort eine Minute lang kontrolliert wird.

Neben dem Ausdauertraining gehören zur Ausbildung des Pferdes auch:
- Bewältigung von Geländeschwierigkeiten wie die Durchquerung von Bachläufen,
- sicheres bergauf und bergab Reiten und kleinere Sprünge,
- gehorsames Sich-Führen-Lassen (z. B. über verkehrsreiche Straßenkreuzungen) sowie
- ruhiges Stehen und „Abwartenkönnen" – sowohl angebunden als auch unter dem Reiter.

Reiter

Ein Wanderritt stellt auch erhöhte Anforderungen an Kondition und Ausdauer des(r) Reiters(in), was nicht selten unterschätzt wird! Mit einem persönlichen Ausdauer- oder Fitnesstraining sowie der richtigen mentalen Einstellung und einer gehörigen Portion „Robustheit" werden kleine und große körperliche und nervliche Strapazen wie lange Führstrecken, Witterungsunbilden, unruhige Nächte in unbequemen Betten oder auf knarrenden Heuböden besser „weggesteckt". Regelmäßiges Schwimmen, Radfahren oder Laufen (bei jeder Witterung!) sind Sportarten, die (neben dem Reiten) den potenziellen Wanderreiter nach ein bis zwei Monaten des Trainings auch für längere Ritte fit machen. Es genügt für den Reiter meist eine durchschnittliche Ausdauer-Laufleistung, mit der er fünf Kilometer in zirka 30 Minuten schafft (entspricht „Tempo 6"). Reiter benötigen zusätzlich ein Minimum an handwerklichen Fähigkeiten. Es gilt, unterwegs z. B. ein loses Hufeisen festzuziehen, einen zerrissenen Zügel zu reparieren oder Verbände anzulegen. Zum Erlernen dieser Fähigkeiten sind Kurse nützlich (u. a. Erste-Hilfe-Kurs Mensch/Pferd, Hufkurs, Lederreparaturkurs). Da Wanderritte eine erhöhte Anforderung an die Leistungsfähigkeit des Pferdes stellen, empfiehlt sich auch eine Vertiefung der Kenntnisse in Sachen Pferdehaltung (u. a. Fütterung).

Auch das Vertrautmachen mit dem Straßenverkehrsrecht und dem jeweiligen Reitrecht der Bundesländer, die man auf seinem Ritt berührt oder durchquert, ist notwendig, um nicht unnötig Bußgelder, z. B. wegen Verstoßes gegen die Reitgesetzgebung, zu riskieren.

Die Gesetzgebung ist in den 16 deutschen Bundesländern sehr unterschiedlich und fast undurchschaubar, so muss z. B. in Nordrhein-Westfalen grundsätzlich jedes Pferd ein amtlich zugeteiltes Kennzeichen tragen, jeder Reiter eine Reitabgabe zahlen. Nicht in jedem Gebiet darf auf Waldwegen geritten werden, oft ist es nur gestattet, im Wald auf gekennzeichneten Reitwegen (blaues Gebotsschild mit weißem Reiter) oder auf öffentlichen Straßen und Wegen in der freien Landschaft zu reiten, soweit diese nicht durch ein Verbotsschild gesperrt sind. Schließlich sollte man sich auch gegen Schadenersatzansprüche unterschiedlicher Art und Ursache richtig versichern, insbesondere sowohl eine Privathaftpflicht- als auch eine Pferdehaftpflichtversicherung abgeschlossen haben.

Ein Ausbildungsprogramm kann man sich individuell zusammenstellen und die eigenen Kenntnisse in Seminaren der Deutschen Reiterlichen Vereinigung (FN), der Vereinigung der Freizeitreiter und -fahrer Deutschlands (VFD), dem Ersten Trekking Club Deutschlands (ETCD) sowie bei einigen kommerziellen Anbietern vertiefen.

Ausrüstung

Wichtigster Teil der Ausrüstung ist der **Sattel** (siehe hierzu auch die Ausführungen zum Kapitel „Reitausrüstung" auf Seite 345 ff.). Der Reitsportmarkt bietet eine Vielzahl von Produkten, die für Wanderritte folgende Ausstattungsmerkmale und Eigenschaften haben sollten:
- Große Auflagefläche auf dem Pferderücken (zirka 45 bis 55 cm in der Länge und 8 bis 14 cm in der Breite), wenig Verzierungen; bequeme, tiefe Sitzfläche; Gewicht von 8 bis 12 kg;
- Dreipunktgurtung und möglichst viele Anbindungsmöglichkeiten (Ringe etc.);
- Steigbügel mit einer breiten Trittfläche (10 bis 15 cm).

Sättel sollten von Fachleuten dem Pferd angepasst werden. Gute Fachgeschäfte erlauben eine mehrtägige Probezeit zum Kennenlernen des Produktes. Wenn der Sattel dem Pferd passt, ist die erste Voraussetzung erfüllt, aber es sollte sich auch der Reiter auf langen Ritten darin wohl fühlen und keine Probleme bekommen. Unter jeden Sattel gehört eine **Sattelunterlage**. Wenn diese etwa 80 cm × 80 cm groß ist, passen fast alle Arten von Satteltaschen dazu. Die Taschen liegen dann noch auf der Sattelunterlage und scheuern nicht auf dem Fell des Pferdes. Anschaffungskosten für Sattel, Packtaschen und Sattelunterlage durchschnittlicher Qualität liegen bei 2.000 Euro.

Was die **Ausrüstung für Reiter** betrifft, ist es ganz schwierig, konkrete Ratschläge oder Tipps zu geben, die für alle Fälle und für jeden zu jeder Jahreszeit praktikabel sind. Persönliche Reitbekleidung wie Unterwäsche, Hose, Hemd, Pullover, Weste, Jacke, Mantel, Hut, Reithelm, Handschuhe und Stiefel oder Reitschuhe müssen nach den eigenen Bedürfnissen ausgewählt werden. Wichtig ist strapazierfähiges Mate-

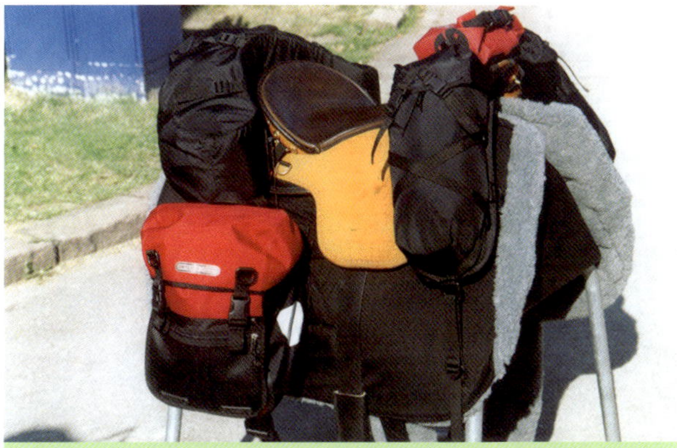

Ein „aufgerüsteter" Wanderreitsattel mit optimalen Verpackungs- und Befestigungsmöglichkeiten.

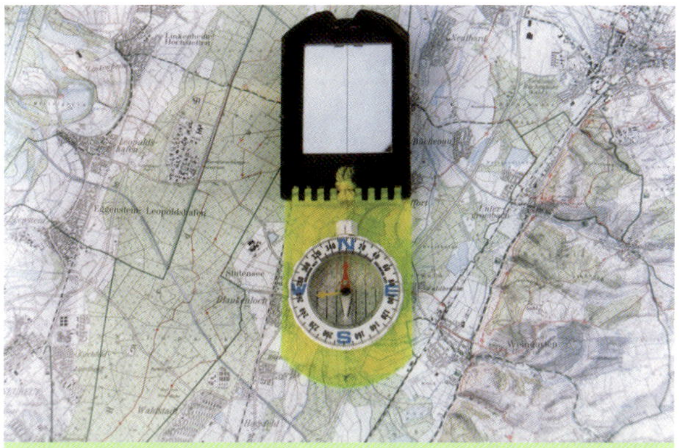

Die wichtigsten Hilfsmittel zur Orientierung im Gelände sind Karte und Kompass und evtl. ein „GPS-Gerät".

rial, das einerseits Nässe abhält und andererseits durch textile Membranen die Körperausdünstungen „atmungsaktiv" durchlässt, damit unter allen Witterungsbedingungen ein weitgehend angenehmes Körpergefühl erhalten bleibt. Für eine zweckmäßige Ausrüstung des Reiters, von den Stiefeln über taugliche Unterwäsche bis zum Reithelm, wird man etwa 800 Euro einkalkulieren müssen.

Geländeorientierung

Die beste Orientierung im Gelände hat man mit Karte und Kompass. Mit sog. topografischen **Karten** der Maßstäbe 1:25.000 (das heißt: einem Zentimeter auf der Karte entsprechen 250 Meter in der Natur) oder 1:50.000 (einem Zentimeter entsprechen 500 Meter) haben auch ungeübte Reiter in kurzer Zeit einen guten Einblick. Besonders geeignet sind mehrfarbige Freizeitkarten, in denen Sehenswürdigkeiten, Hütten, Gasthöfe oder Natur- und Kulturdenkmäler besonders hervorgehoben werden. In einigen Regionen sind sogar Reiterhöfe in die Karten eingetragen.

Als weiteres Hilfsmittel der Orientierung in der freien Natur dient dem Reiter der **Kompass**. Mit ihm wird die Reitrichtung festgelegt. Hat man die Karte vor Rittbeginn „eingenordet", bietet der Kompass mit Hilfe der sog. Marschzahl eine ungefähre Richtung, in der das Ziel liegt. Dies ist vor allem in waldreichen Gebieten, die keinen weiten Blick zulassen, sehr wichtig.

Das „Einnorden" der Karte und das „Festlegen der Marschzahl" hört sich kompliziert an, wird aber (wenn man die Utensilien vor sich liegen hat) keine Probleme bescheren. Es geschieht wie folgt in drei Schritten:

1. Zunächst die Karte auf einer glatten Fläche (z. B. Tisch) ausbreiten, den Kompass mit seiner Anlegekante an den rechten oder linken Kartenrand legen.
2. Nun wird die Karte mit dem darauf festliegenden Kompass komplett so lange gedreht, bis die Nordseite der Kompassnadel mit dem fest installierten Deklinationspunkt des Kompasses übereinstimmt. Die Karte liegt jetzt so vor dem Reiter, wie er das Gelände tatsächlich vor sich sieht.
3. Man verbindet nun mit einem Lineal oder einem geraden Stab den Startpunkt mit dem Zielpunkt. Der Kompass hat eine Einteilung von 360°. Die Gradzahl auf der Kompasseinteilung, die zum Ziel zeigt, ist die „Marschzahl". Hat man sich verritten, dreht man den Kompass so lange, bis die Nadel nach Norden zeigt, also mit dem Nordpunkt auf dem Kompass übereinstimmt. Die vorher ermittelte Marschzahl zeigt jetzt in die Richtung, in die weitergeritten werden muss!

Praxis

Jedem ist zu empfehlen, mit einem ein- bis zweitägigen Ritt unter der Führung eines erfahrenen Wanderreitführers zu beginnen. Langsam können dann mit Hilfe der erworbenen Kartenkenntnisse neue Strecken erschlossen werden. Nach diesen Unternehmungen sieht man sehr schnell, wie der eigene Ausbildungsstand ist und welche Ausbildungslücken bestehen. Jetzt entscheidet sich auch, ob man nur noch geführte Ritte bucht oder sich selbst weiterbilden will, um längere Ritte selbst zu organisieren und durchzuführen.

Touristikbüros, Reitbetriebe, Pensionen, staatliche Institutionen auf Landes-, Kreis- sowie Stadt-/Gemeindeebene haben den Reittourismus entdeckt und fördern Projekte in allen Regionen Deutschlands. Das Angebot erstreckt sich auf Tourenplanungen, gezielte Unterstützung bei der Streckensuche und Veranstaltung geführter Ritte (Kontaktadressen siehe Anhang, Seite 390).

Ingolf Bender: Jagdreiten

Der historische Begriff für das Jagdreiten heißt „Parforcejagd", worin die französischen Worte „par force" enthalten sind. Sprachlich beinhaltet das „eine unter Aufbietung aller Kräfte bewältigte Leistung". Jagdreiter wissen, dass auch heute diese besondere Sparte des Freizeitreitens sowohl von Pferden als auch von Reitern ein hohes Maß an Können, Disziplin und Kondition abverlangt. Genau deshalb hat die Parforcejagd ihre Attraktivität als sportliches Kulturgut in vielen Ländern auch unter veränderten Zielrichtungen und Umweltbedingungen behalten. Jagen hinter Hunden war in der Frühzeit zunächst Ernährungs-Notwendigkeit, später Zeitvertreib für Adelige. So lud u. a. Kaiser *Karl der Große* um 800 n. Chr. zu großen Parforcejagden/Überlandjagden ein. Während noch bis 2004 in Großbritannien lebende Füchse im Rahmen von Parforcejagden dort mit Hundemeuten verfolgt wurden, ist in Deutschland bereits seit 1934 die „blutige" Parforcejagd untersagt.

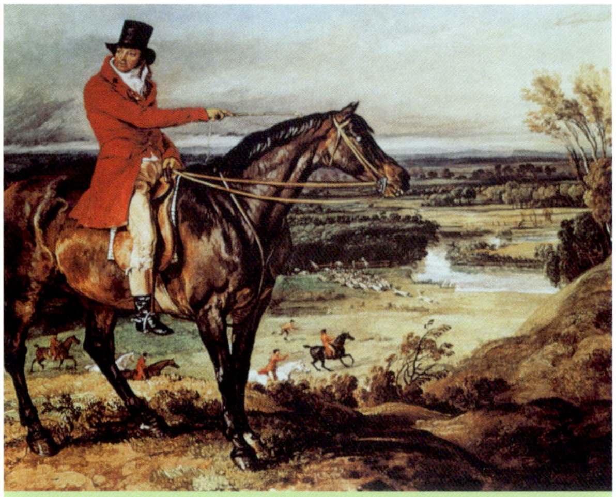

Jagdreiten war bereits zu Beginn des 19. Jahrhundert in Frankreich, Großbritannien und Amerika gesellschaftlich von hohem Stellenwert; abgebildet ist eine Jagdszene in Wynor (1817), Gemälde von *James Ward* aus „Le cheval dans l'art"/Editions Seghers, 1980 – ex libris *I. Bender.*

Aktuelle Jagdformen

Unblutiges, kultiviertes Jagdreiten als harmonisches Zusammenspiel von Mensch, Tier und Umwelt über Strecken von oft 20 km findet vornehmlich zur Herbstzeit in zwei Formen statt:

- Als sog. Reit- oder Fuchsjagd (ohne Hundemeute), wobei ein geschickter Reiter mit an der Schulter befestigter „Fuchslunte" als Fuchs-Ersatz fungiert und von der Jagdreitergruppe auf der vorher vom Veranstalter genau festgelegten Jagdstrecke im Gelände verfolgt wird. Dabei werden unterschiedliche natürliche oder natur-gestaltete Hindernisse übersprungen. In manchen Regionen findet im Anschluss an solche Reitjagden ein separates sog. Fuchsschwanzgreifen auf einem dafür geeigneten Reitareal statt. Teilnehmer versuchen in diesem Wettbewerb, im Galopp die „Fuchslunte" als Trophäe zu greifen. Diese Wettbewerbe sind reitsportlich fragwürdig und zu Recht auch umstritten – insbesondere, wenn sie (ohne ausreichende Regenerierung der Pferde) direkt im Anschluss an den Geländeritt folgen.
- Die sog. Schleppjagden (jeweils mit Hundemeute) kommen den historischen Parforcejagden nahe, sie sind deshalb besonders reizvoll. Bei dieser Form des Jagdreitens wird durch einen voraus reitenden sog. Schlepper auf der präzise vorbereiteten Hindernis-Jagdstrecke eine Duftspur („Scent") gelegt. Häufig dient dazu ein Gemisch aus Heringslake, das kontinuierlich aus einem am Sattel des Schleppers festgeschnallten Kanister tropft. Diese Geruchsmarkierung wird von der Hundemeute aufgenommen, sie verfolgen diese Spur mit sog. Spurlaut (= lautes Bellen der Meutehunde). Die Jagdreiter folgen der – zusätzlich vom Huntsman zu Pferd dirigierten – Meute gruppenweise (in „Feldern") jeweils mit genügendem Abstand. Je naturnäher das alles gelingt, desto authentischer ist das Jagderlebnis. Am Ende der Strecke werden die Hunde mit einem Stück Pansen bei der feierlichen „Curée" (vom frz. „la curée"), nach dem Erklingen des Jagdsignals „Halali", belohnt. Die „Curée" ist keine eigentliche Fütterung, sondern symbolisiert lediglich den Anteil, den die Hunde früher als Belohnung bei der Jagd auf lebendes Wild bekamen.

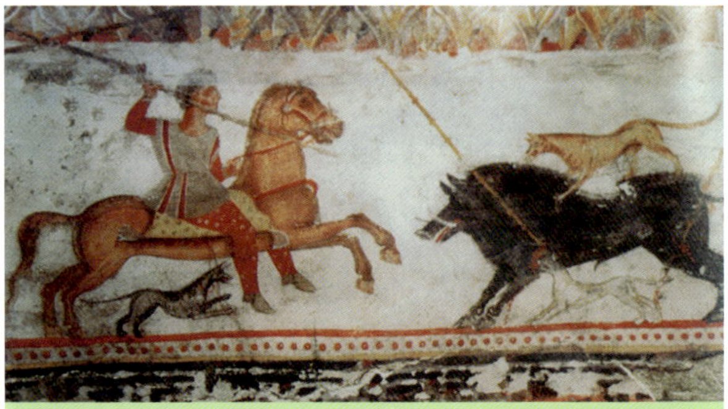

Bereits im frühen Mittelalter war die Wildschweinjagd zu Pferde bei europäischen Adligen sehr beliebt. Die Pferde jener Zeit maßen selten mehr als 140 cm Stm.; Jagd- und Meutehunde stammten häufig aus südlichen Ländern, es waren frühe Vorläufer des spätmittelalterlichen spanischen Pointers.

Umweltschutz

Von wenig informierten Zeitgenossen werden beide Formen des Jagdreitens gelegentlich zu Unrecht kritisiert. Man meint, dass diese Formen des Reitens „nicht mehr zeitgemäß" oder aber generell „umweltschädlich" seien. Solche Vorurteile sind ungerechtfertigt, denn alle Veranstalter und Teilnehmer sind bedacht, ein Höchstmaß an Rücksichtnahme zu üben. Vor diesem Hintergrund ist die „Schwarzensteiner Erklärung" von großer Bedeutung. Am 10. Juli 2002 formulierten Vertreter aus den Bereichen „Grüne Jagd", Tierschutz, Naturschutz und öffentliche Verwaltung auf Haus Schwarzenstein bei Wesel/Niederrhein folgende Maximen:

I. Das Jagdreiten als traditioneller Ausdruck des kultivierten Geländereitens bedeutet kein besonderes Störungspotenzial für Flora und Fauna.
II. Schleppjagden sind eine geordnete Art der Naturnutzung durch Reiter, Pferde und Hunde unter Berücksichtigung des Tierschutzgedankens.
III. Die Veranstaltung von Schleppjagden erfordert den Dialog zwischen allen Beteiligten und Betroffenen, wie zum Beispiel Grundeigentümern, Jagdausübungsberechtigten, öffentliche Verwaltung sowie aus den Bereichen Naturschutz und Tierschutz. Dabei gilt besonderes Augenmerk den Belangen des Naturschutzes, wie zum Beispiel: -eine Lebensraum angepasste Strecke; -Beachtung spezifischer Jahreszeiten; -Beachtung von Störempfindlichkeit der vor Ort frei lebenden Tierwelt.

Sofern diese Anforderungen erfüllt sind, stellt die in Deutschland traditionell ausgeübte Schleppjagd einen Gewinn für das Gemeinwohl dar.

Bräuche

Reit- und Schleppjagden sind immer noch „Festlichkeiten"; sie folgen teils britischen Traditionen und französischen Zeremonien und Musik-Signalen, die aus der Hirsch- und der Parforcejagd des Mittelalters stammen. Ein Teil des Brauchtums ist auch aus der „Grünen Jagd" entlehnt. So erhalten die Teilnehmer einer Jagd am Ende der Veranstaltung (nach der Belohnung der Hunde) vom Jagdherrn oder der Jagdherrin einen „Bruch" als Andenken überreicht. Vor dem Hubertustag (3. November) besteht dieser aus einem Eichenzweig, danach aus Fichte. Selbst manches heute überflüssig erscheinende Detail lässt sich aus der Geschichte der Jagd erklären. Der rote Rock männlicher Reiter ist beispielsweise nicht Zeichen von Angeberei, sondern diente dazu, die Jagdteilnehmer im Wald oder im Nebel besser sichtbar zu machen. Das aufwändig gebundene Plastron (ein Seidenkrawattenschal) war früher als Erste-Hilfe-Bandage für Verletzungen bei Reiter oder Pferd zu benutzen. Neben den Bräuchen gehört auch die Fachsprache zum Jagdreiten (s. Glossar in der Tabelle 46, Seite 287).

Hunde

In Deutschland gibt es 23 Meuten (Meutenstärke: 50 bis 140 Jagdhunde); in Großbritannien und Irland zählt man sogar über 400 Meuten! Die deutschen Meuten, auch „Packs" genannt, werden kostenintensiv mit viel Passion und großem Idealismus privat bzw. von Schleppjagdvereinen gehalten und gehören der Fachgruppe Jagdreiten im Deutschen Reiter- und Fahrerverband (DRFV) an. Die Meutehunde finden in den „Meute-Kennels" (= großzügige Zwingerareale) ein verhaltensgerechtes, natürliches Umfeld, das dem ursprünglichen Rudeldasein sehr nahe kommt. Die Meutegröße wird in „Koppeln" beziffert, z.B. besitzt die Warendorfer Meute 70 Koppeln, das sind 140 Hunde (Foxhounds).

Elf deutsche Meuten bestehen aus Foxhounds, acht aus Beagles, drei aus französischen Tricolores, außerdem gibt es eine Meute aus Bloodhounds. Jede dieser Rassen hat typische Eigenheiten. Sie alle gehören zu den 59 Rassen, die der Jagdgebrauchshundeverband (JGHV) zusammenschließt. Alle Meutehalter unterliegen einem Ehrenkodex, der das Selbstverständnis der Meuten und die Verantwortung für Natur, Kreatur und Umwelt beschreibt. Eine spurtreu jagende Bracken-Meute verkörpert die „hohe Schule" der Hundeabrichtung durch fähige Betreuer und Ausbilder. Sie stellt ein beeindruckendes verhaltensgerechtes Zusammenwirken dar, das nur als Ergebnis konsequenter züchterischer Auswahl, optimaler Hal-

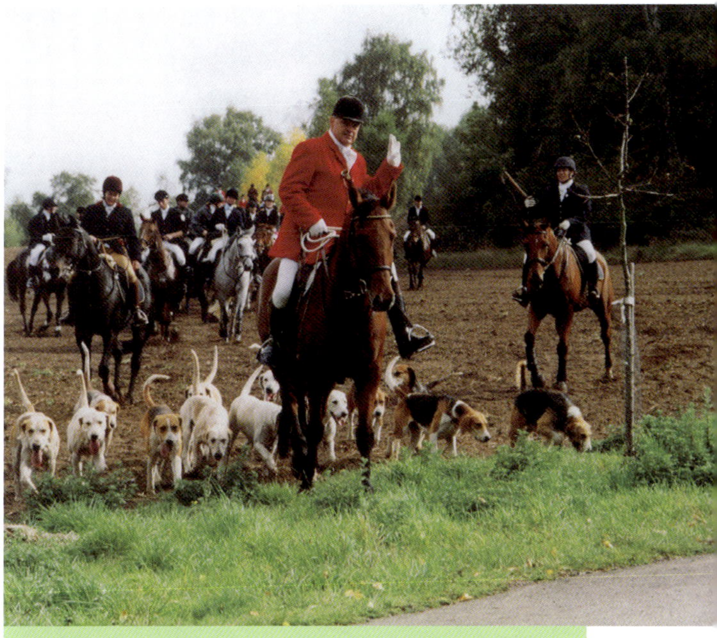

Eine Schleppjagd mit Hundemeute ist die „Krone" des traditionellen Jagdreitens. Die Abbildung zeigt im Vordergrund den „Huntsman", er ist der berittene Führer der Meute.

tung und Fütterung sowie eines kenntnisreichen, systematischen Ganzjahrestrainings zustande kommt. Nur so stehen die Hunde im sicheren Appell von Huntsman, Whipper sowie Master (siehe Glossar rechts) und sind konditionell in der Lage, lange Strecken zu galoppieren. Hinzu kommt, dass „Wild- und Fremdhunde-Sauberkeit" für jeden Schleppjagdhund gefordert wird, um hohe „Betriebssicherheit" zu gewährleisten.

Pferde

Grundsätzlich sind alle Pferderassen geeignet, um an Jagden teilzunehmen. Im ersten Feld (= in der Regel die Gruppe der Pflichtspringer) werden nur solche Pferde mit fähigen Reitern zugelassen, die über sehr gutes Langstrecken-Galoppier- und Springvermögen verfügen. Das können nicht nur Pferde der Warmblutrassen sein, sondern auch z. B. Vollblutaraber oder Vertreter größerer Ponyrassen, z. B. Connemara oder Fjord, mit entsprechendem Leistungsvermögen. Beim Jagdreiten gilt der britische Leitsatz „They jump in all sizes". Dabei sollten selbstverständlich Gesamteindruck und Harmonie stimmen. Schwergewichtige 120-Kilo-Reiter auf zierlichen Pferden entsprechen diesen Anforderungen nicht. Oberster Grundsatz lautet: Je besser ein Pferd an den Hilfen steht, desto sicherer ist es als Jagdpferd. Im Rahmen von Vorbereitungslehrgängen und sog. Arbeitsschleppen mit Hunden lernt jedes gut veranlagte Pferd, sich auf schnelle Galopps in der Gruppe einzustellen – ohne dabei übertriebenen Ehrgeiz mit „Durchgeherneigung" zu entwickeln. Ohne gesunde, weitgehend natürliche Haltung sowie konditionelle Vorbereitung im Gelände und in der Gruppe sind Jagden nicht pferdegerecht zu meistern. Anhaltspunkt: Täglich vier Wochen lang nach einstündiger Bewegung und Aufwärmung in Schritt und Trab danach wenigstens eine halbe Stunde Galopp bei Tempo 250 m/Minute. Boxenpferde, die 23 Stunden am Tag eingesperrt sind, verfügen nicht über die erforderliche Kondition, denn die Anforderungen an die Vierbeiner sind groß: Hohes Tempo für die „Run"-Strecken, das sind Galopp-Teilstrecken jeweils über drei Kilometer an einem Stück bis zum nächsten Stop (Gesamtjagdstrecken einschließlich der Schrittpassagen betragen meist 12 bis 20 Kilometer). Dazu unterschiedlich anspruchsvolle Sprünge, u. U. herbstliche Witterungsunbilden und stellenweise tiefe Bodenverhältnisse mit Wasserstellen usw.

Reiter

Einen guten Jagdreiter zeichnen Sattelfestigkeit, Naturverbundenheit mit Wetterfestigkeit sowie unbedingte Pferdepassion aus, dazu Mut und Nervenstärke, die man schließlich auch von seinem Vierbeiner erwartet. Hinzu kommen Eigenschaften, die

Wichtig!

Jungen, gerade erst eingerittenen Pferden sowie Reitanfängern fehlt Erfahrung, oft auch die nötige Kondition – sie sind deshalb für das erste Feld einer Reitjagd generell ungeeignet. Für sie ist das dritte Feld durchweg die geeignete Rittformation.

im „normalen" Leben heute nicht immer selbstverständlich sind: Höflichkeit, Pünktlichkeit, Umsicht sowie Toleranz und Rücksichtnahme. In den Einladungen zu Jagden werden Anforderungen erläutert, Geländeverhältnisse und Hinderniskategorien beschrieben. Die Formulierung „Boden wie gewachsen" bedeutet beispielsweise, dass auf der Strecke keine künstlichen Hindernisse aufgebaut sind. Wer unsicher ist, sollte sich nicht für das erste Feld anmelden, sondern selbstkritisch zurückhaltend besser im letzten Feld, durchweg dem „nicht springenden" dritten Feld reiten. Auch für dieses Feld gelten überdurchschnittliche Anforderungen. Bei manchen Jagden werden allerdings auch langsam reitende Sonderformationen gebildet, in denen selbst Kinder mit trainierten Shetlandponys den Einstieg finden. Schließlich dokumentiert sich Tradition des Jagdreitens in Bräuchen und auch in der Kleidung. Durchweg sind hierzu in den Einladungen Hinweise enthalten. Vorsichtshalber frage man im Zweifel vorher immer beim Veranstalter (oft identisch mit dem Master) nach. Als Kleidung sind in der Regel helle Hose und schwarzes, grünes oder blaues Jackett mit Plastron richtig; auch Reitkappe bzw. Reithelm gehören zum Outfit. Der allgemein mit dem Jagdreiten verbundene „Rote Rock" wird nur innerhalb der offiziellen Saison und auch traditionsgemäß nur von männlichen Reitern getragen. Ansonsten und speziell außerhalb der Jagdsaison reiten Damen und Herren mit Jacketts in gedeckten Farben. Die Mitglieder der verschiedenen deutschen Meuten dokumentieren ihre Zugehörigkeit durch besondere Merkmale ihres Outfits oder durch die Farbgebung des Anzugs (z. B. roter Rock mit blauem Kragen). Daran und an entsprechenden Armbinden erkennt man auch eine offizielle Funktion (Zugehörigkeit zur Equipage, Master/Feldführer).

Durch die Deutsche Reiterliche Vereinigung e. V. (FN) werden nach theoretischer und praktischer Ausbildung sowie Prüfung „Abzeichen im Jagdreiten" (Stufe 1 und 2) verliehen.

Praxis

Schätzungsweise 5.000 Reiter sind in der Saison durchweg wöchentlich einmal als „bekennende Jagdreiter" unterwegs. Zur Teilnahme an einer Reit- oder Schleppjagd ist absolute Pünktlichkeit wichtig, weshalb zeitiges Füttern und Verladen sowie gute Pla-

Tabelle 46: Glossar „Jagdreiten" [*]

Annehmen	Das Finden der Fährte durch den Kopfhund („Leithund") der Meute.
Bracken	Laufhunderassen; „Nasenjäger", die nicht (wie z. B. Windhunde) auf Sicht hetzen, sondern eine Geruchsspur verfolgen („arbeiten").
Canter	Freier Galopp in ruhigem Tempo (etwa 230 m/Minute), den das Pferd (ohne getrieben zu werden) anbietet.
Cap	Jagdbeitrag, der in einer Reitkappe eingesammelt wird.
Check	Kurze Unterbrechung der Jagd, z. B. zum Tränken der Hunde.
Equipage	Sammelbegriff für Master, Huntsman, Schlepper, Piköre (und Meute).
Feld	Gruppe/Formation bei der Reitjagd (z. B. erstes Feld, springendes Feld).
Full pace	Schärfstes Galopptempo (max. 500 m/Minute; vom Master angesagt).
Geländesprünge	Naturhindernisse wie Bäche und Hecken oder dem Gelände angepasste künstliche Hindernisse (oft aus Baumstämmen).
Hunter	Britische und irische Pferde, die für Jagdzwecke gezüchtet werden; Mutter ist meist eine schwere Landstute, Vater ein Vollblüter.
Huntsman	Berittener Führer einer Meute (auch „Rüdemann" genannt).
Irish bank	Wallhindernis mit Auf- und Absprung (in Irland Standardhindernis).
„Jagd frei!"	Kommando des Masters, wenn er selbst stürzt – weil sonst das Feld nicht an ihm vorbei reiten dürfte (womit die Jagd unterbrochen wäre).
Jagdgalopp	Raumgreifender, schneller Galopp (etwa 340 m/Minute).
Jagdherr(in)	Veranstalter/Gastgeber(in)
Jagdsignale	Unterschiedliche Leitsignale, die von Bläsergruppen oft mit „Fürst-Pless-Horn" oder dem „Parforcehorn in Es", der „Trompe des Chasse in D" oder (vom Huntsman) mit dem sog. Huntinghorn intoniert werden.
Master	Führer der Jagd bzw. eines Jagdfeldes (dort auch „Fieldmaster" genannt; er darf im Normalfall nicht überholt werden).
Piköre	Gehilfen des Masters oder des Huntsman.
Pullen	„Auf-die-Hand-gehen" = Pferd legt sich mit unerwünscht starkem Vorwärtsdrang auf den Zügel, läuft auf der Vorhand (durchweg ein gravierender Ausbildungsfehler, der im „Durchgehen/Pullen" gipfelt).
Stop	Längere Pause bei der Jagd zu Pferde.
Trakehner Sprung	Beliebtes Hindernis aus trockenem Graben mit Rick in der Mitte.
Wassergraben	Natürliches Hindernis ohne Absprungerleichterung (= offener Graben).
Wegbrechen	Verweigerung eines Sprunges durch Ausbrechen/Vorbeilaufen.
Whipper	Gehilfe des Huntsman (gleiche Bedeutung wie „Pikör").

[*] Funktionsbezeichnungen sind traditionell „männliche" Wortformen; selbstverständlich gibt es heutzutage aber auch etliche Damen in der Funktion als „Huntsman", „Master" usw.

nung des Anfahrtsweges unerlässlich sind. Selbstverständlich müssen Pferd und Reiter korrekt und sauber antreten; Handschuhe und Plastron sind Pflicht; Sattelzeug und Beschlag müssen in Ordnung sein. Beim Eintreffen am Stelldichein ist es üblich, Master und Equipage unaufgefordert (ohne Händeschütteln!) zu begrüßen; auch die „Cap" (= Beitrag) ist sofort zu bezahlen – evtl. muss man sich in das Jagdbuch eintragen. Beim Ritt selbst wird vornehmlich auf Lücke geritten; Puller („Durchgänger") reiten an den Flügeln; bei allen auftretenden Fragen und Problemen spricht man die – mit entsprechender Armbinde gekennzeichneten – Piköre an.

Nach einem Sturz empfiehlt es sich, liegen zu bleiben – bis das Feld vorbei ist. Sein Pferd sollte man wohl oder übel laufen lassen, da jedes Einfangen oder Festhalten vor bzw. nach dem Hindernis erhebliche Unfallgefahren für das gesamte Feld heraufbeschwören würde!

Auch für Zuschauer sind Reit- und Schleppjagden immer wieder ein abwechslungsreiches Erlebnis bei Wind und Wetter, weshalb viele Veranstalter häufig die nicht reitenden Reit- oder Schleppjagdfans mit geländegängigen Fahrzeugen/Traktorgespannen zu ergiebigen Aussichtspunkten entlang der Jagdstrecke fahren.

Dr. Britta Schöffmann: Dressurreiten

Ursprünge

Dressur kommt von „dressieren". Sprachlich gesehen mag das stimmen, pferdesportlich nicht. Mit dem Einüben und Abfragen von Kunststückchen, wie es z. B. bei der Zirkusdressur von Pferden, Elefanten oder Hunden verlangt wird, hat die Reitsportdisziplin Dressur nämlich nichts zu tun.

Dressur steht hier vielmehr für ein gesundheitsförderndes ganzkörperliches Training des Pferdes unter dem (tief sitzenden) Reiter, eine Art Mischung aus Bodybuilding, Ausdauertraining und Gymnastik, das die natürlichen Anlagen des Pferdes fördert und kultiviert.

Allerdings – so ganz falsch ist der Begriff „Dressur" nicht. Er ist mit dem französischen „dresser" verwandt, was nicht nur „dressieren", sondern unter anderem auch „reiten und abreiten" sowie „aufrichten" bedeutet. Überhaupt nehmen die Franzosen in der Geschichte der Dressur eine wichtige Rolle ein, viele Fachbegriffe (z. B. „Grand Prix", „Piaffe") sind auch heute noch gebräuchlich. Zwar hatte sich bereits rund 400 Jahre v. Chr. der griechische Philosoph, Heerführer und Historiker *Xenophon* (430–355 v. Chr.) systematische Gedanken über die Reiterei und das Wesen der Pferde gemacht und sie in seinem berühmten Werk „Peri Hippikes" niedergeschrieben, doch gerieten diese Ansätze später für Jahrhunderte in Vergessenheit. Stattdessen wurden Pferde überwiegend ausgenutzt, beherrscht – und nicht selten gequält. Erst mit Männern wie *Antoine de Pluvinel* (1555–1620; Zitat: „Wir wollen dafür Sorge tragen, dass wir das junge Pferd nicht verdrießen und ihm seine freundliche Anmut nicht verleiden. Denn diese gleicht dem Blütenduft, welcher niemals wiederkehrt, wenn er einmal verflogen ist.") oder *Francois Rubichon de la Guérinière* (1688–1751, Begründer des modernen, tiefen Reitsitzes) entwickelte sich eine Reitkultur, die im Reiten eine Kunst sah, die es zu verfeinern galt. Es entstand die anspruchsvolle „Schulreiterei", die vor allem bei Hofe in Adelskreisen als Kunstform („hohe Schule") gepflegt wurde.

Mit der französischen Revolution (1789–1794), die alles Höfische als dekadent („abartig") und überflüssig ablehnte, erlitt die Reitkunst einen erneuten Rückschlag. Es sollte Jahrzehnte dauern, bis über die Kavallerieschulen Saumur und Hannover im 19. Jahrhundert die Reiterei wieder verfeinert wurde und sich Ausbildungsprinzipien herausbildeten, die im Großen und Ganzen noch heute aktuell sind. Allerdings war damals die Reitkunst nur sekundäres Ziel. Hauptanliegen der Arbeit mit dem Pferd war die Kriegsreiterei. Pferde mussten in jeder Situation kontrollierbar sein, auf geringste Reiterhilfen reagieren. Kurz: Sie mussten „funktionieren". Um dieses Funktionieren jederzeit abrufbar und auch für alle Pferde und Reiter wiederholbar zu machen, galt es, eine Ausbildungs-Systematik niederzuschreiben, was für Deutschland – als inzwischen in Dressurfragen richtungsweisendes Land – mit der HDv12, der „Heeresdienstvorschrift Nr. 12", geschah. Dieses Werk, seit 1912 für die Kavallerie bindend, ist Grundlage der „FN-Richtlinien für Reiten und Fahren", dem aktuellen Ausbildungsleitfaden der Deutschen Reiterlichen Vereinigung e. V. (Abk.: FN = Féderation National).

Sinn und Zweck

Die Prinzipien der Pferde-Dressurausbildung sind – da sie von der Anatomie und dem Wesen des Pferdes vorgegeben werden – zwar ziemlich gleich geblieben, ihre Bedeutung hat sich jedoch grundlegend geändert. Wo einst Pirouetten oder Piaffen zur Erbauung des Adels geritten wurden, wo später Rückwärtsrichten, Seitengänge oder schnelle Tempiwechsel im Kriegsgetümmel über Tod und Leben entscheiden konnten, steht heute in erster Linie der Reitsport. Dabei gilt die Dressur als die Grundlage jeglicher Reiterei überhaupt. Sie ist zum einen eigenständige Disziplin, zum anderen aber auch Voraussetzung für fast alle übrigen Disziplinen und Reitweisen.

Ein dressurmäßig gut und korrekt gearbeitetes Pferd lässt sich einfacher reiten, ist körperlich und mental belastbarer und bleibt auf lange Sicht gesehen meist länger gesund, da es der Beanspruchung durch das Reiten besser gewachsen ist.

Mit dem Begriff „Dressur" verbindet man heute im Allgemeinen die Disziplin, die auf den „englischen" Reitturnieren durchgeführt wird und in den traditionellen Reit- und Ausbildungsställen gelehrt wird. Dabei ist „englisch" allerdings ein eher irreführender Begriff, da er glauben macht, dass die Dressur aus England stammt. Zwar hatte sich einst auch mit dem *Herzog von Newcastle* (1592–1676), dem „Erfinder" vieler heutiger Lektionen, ein Engländer um die Entwicklung der Dressur verdient gemacht. Trotzdem ist Dressur als Disziplin, als reiterliche Kunstform aus dem Wissen und der Erfahrung von Pferdeleuten verschiedenster Länder entstanden. Da diese allerdings fast alle aus Europa kamen, bürgerte sich in den USA der Begriff der „englischen Reiterei" ein. Damit sollte aber lediglich die europäische Sportreiterei von dem jenseits des großen Teichs entstandenen Westernreiten, das sich in Amerika aus der Gebrauchsreiterei der Cowboys entwickelte, abgrenzt werden. Und auch bei diesem Reitstil gibt es eine Dressur, das sog. Reining (siehe hierzu auch die Ausführungen zum Kapitel „Westernreiten" auf Seite 323 ff.).

Daneben ist oft noch von der „klassischen Dressur", der „klassischen Reitkunst", dem „barocken Reiten" oder der „iberischen Reitweise" die Rede, die nicht selten als eigenständige Dressuren hingestellt werden, die besonders mit sog. barocken Pferderassen wie Andalusiern, Lipizzanern oder auch Friesen praktiziert werden. Dabei ist, im Kern betrachtet, die eine Dressur nicht anders als die andere! Lediglich das Erscheinungsbild kann am Ende variieren. Während der Sportreiter eine schwungvolle, bewegungsstarke und möglichst präzise Vorstellung anstrebt, arbeitet der Westernreiter vornehmlich an der geschmeidigen Wendigkeit seines Pferdes, der Klassiker strebt primär in einzelnen Lektionen die Perfektionierung der barocken Vorbilder an. Sie alle aber verbindet das Ziel, dies in höchstmöglicher Harmonie zwischen Reiter und Pferd bei elegantem, ausbalanciertem Sitz zu erreichen!

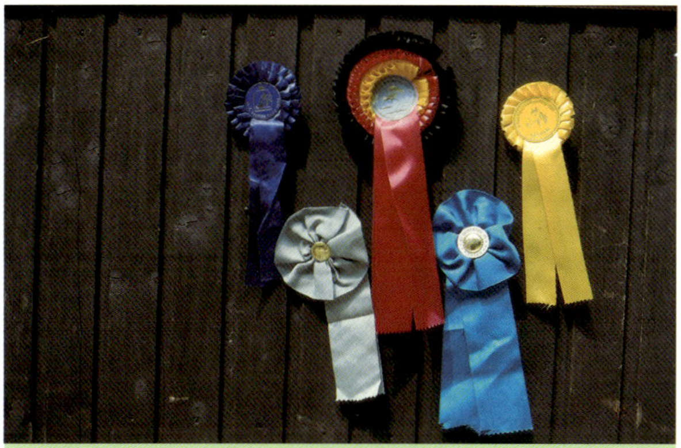

Wer bei einem Turnier platziert wird, erhält eine Schleife. Die Farbe der Schleife bezeichnet die Platzierung (gold-gelbe Schleife = Platz 1).

Sport-System

Basierend auf den jahrhundertealten Erfahrungen und Erkenntnissen, die inzwischen hinsichtlich Muskelaufbau, Ausdauerschulung und Beweglichmachung auch wissenschaftlich erklärt sind, geschieht die Dressur-Arbeit mit dem Pferd immer nach den gleichen Prinzipien (oder sollte zumindest danach geschehen). Ganz obenan steht dabei die „Skala der Ausbildung", eine Art systematische Trainings- und Bewegungslehre für Pferde unter dem Sattel. Das Vorgehen nach dieser Skala – bestehend aus den Punkten Takt, Losgelassenheit, Anlehnung, Schwung, Geraderichtung, Versammlung – führt, richtig verstanden und konsequent eingehalten, zu einer besseren Durchlässigkeit, einem besseren „Funktionieren" des Pferdes bei größtmöglicher Schonung seiner Gesundheit – ganz egal, welche Dressur-Variante, ob „klassisch", „barock" oder „iberisch", man vorzieht (siehe Tabelle 47, unten). Ebenso systematisch wie die Dressurausbildung ist inzwischen auch das dressursportliche Angebot aufgebaut. Auf „englischen" Reitturnieren gibt es Dressurprüfungen (geritten auf Dressurplätzen von 20 × 40 m oder von 20 × 60 m) für jede Ausbildungsstufe – sowohl des Reiters als auch des Pferdes. Dressuren gibt es auf unterschiedlichem Niveau: E (= Eingangsprüfung), A (= Anfänger), L (= leicht), M (= mittel), S (= schwer). Hinzu kommen „Dressur*pferde*prüfungen" im Niveau von A bis M, die sich ausschließlich an junge Pferde (bis höchstens siebenjährig) richten, oder aber „Dressur*reiter*prüfungen" von A bis M, bei der ein vermehrtes Augenmerk auf die reiterliche Einwirkung gelegt wird. Diese Einteilung gilt nur für Deutschland, in anderen Ländern ist sie jeweils ein wenig anders geregelt. Um trotzdem auch auf internationaler Ebene Vergleichbarkeit zu erhalten, wurden vom internationalen Reiterverband (Fédération Equestre International; Abk.: FEI) – in Zusammenarbeit mit den nationalen Verbänden und Dressurausschüssen – spezielle Dressuraufgaben entwickelt, die auf der ganzen Welt geritten werden. Es

Tabelle 47: Skala der Ausbildung

Begriff/Bezeichnung	Erläuterung
Takt	Das räumliche und zeitliche Gleichmaß aller Schritte, Tritte und Sprünge.
Losgelassenheit	Die physische und psychische Gelöstheit des Pferdes.
Anlehnung	Die stete und weiche Verbindung zwischen Reiterhand und Pferdemaul.
Schwung	Die Übertragung des energischen Impulses aus der Hinterhand auf die Gesamtvorwärtsbewegung des Pferdes (ein Pferd geht schwungvoll, wenn es energisch abfußt und in der Schwebephase seine Gliedmaßen gut nach vorne durchschwingen).
Geraderichtung	Das aufeinander Einspuren von Hinterhand und Vorhand (ein Pferd ist gerade gerichtet, wenn auf gerader und gebogener Linie seine Längsachse der Hufschlaglinie angepasst ist).
Versammlung	Die gleichmäßige Verteilung des Gewichts – inklusive des Reitergewichts – möglichst gleichmäßig auf alle vier Beine.

Tabelle 48: FN-Reitabzeichen *)

Bezeichnung	Erläuterung/Abkürzung
Kleines Abzeichen	DRA IV
Bronzenes Abzeichen	DRA III
Silbernes Abzeichen	DRA II, auch disziplinspezifisch möglich.
Silbernes Abzeichen mit Lorbeer	DRA I, auch disziplinspezifisch möglich.
Deutsches Reitabzeichen in Gold	DRA GOLD, wird nur verliehen aufgrund von Erfolgen.

*) Es handelt sich hier um einen groben Überblick; mit den regelmäßigen Aktualisierungen der Ausbildungs- und Prüfungsordnung (APO) werden auch die Abzeichen immer mal wieder überarbeitet und den Erfordernissen angepasst. Wer Genaueres wissen möchte, sollte sich bei seinem jeweiligen Landesverband oder bei der Deutschen Reiterlichen Vereinigung in Warendorf – Anschrift siehe Anhang auf Seite 389 – aktuell informieren.

sind dies: Prix St. Georg, Intermediaire I und II, Grand Prix und Grand Prix Special, außerdem internationale Prüfungen für junge Pferde und für junge Reiter.

Der unterschiedliche Schweregrad der einzelnen Niveaus erlaubt es auch schwächeren Reitern oder noch nicht weit ausgebildeten bzw. begrenzt talentierten Pferden, sich auf Turnieren zu messen oder aber auch beim Training zu Hause zu überprüfen, ob man die in den einzelnen Dressuraufgaben gestellten Anforderungen bereits erfüllt.

Voraussetzung für die Zulassung zu FN-Turnieren ist in Deutschland das Reitabzeichen. Zur Erlangung ist eine Prüfung abzulegen, bestehend aus Dressurreiten, Springreiten und Theorie, durch die der Reiter seine grundsätzliche „Turniertauglichkeit" beweisen muss.

Über ein weit verzweigtes, bereits an der Basis beginnendes Ausbildungssystem ermöglicht die Deutsche Reiterliche Vereinigung (FN) systematische und zielgerichtete Vorbereitungen auch auf diese unterschiedlichen Abzeichen (siehe Tabelle 48, oben). Geregelt sind sie neben Prüfungen wie „Kleines Hufeisen" oder „Basispass" für Reit-Einsteiger oder FN-Bodenschule (eine Prüfung, die den Umgang mit dem Pferd in den Mittelpunkt stellt) in der APO, der Ausbildungs- und Prüfungsordnung der FN.

Ausbildung und Haltung

Die Ausbildung eines Pferdes, aber auch eines Reiters, zieht sich über einen langen Zeitraum hin. Reiten – vor allem Dressurreiten – ist kein Sport für Ungeduldige! Es dauert Jahre, bis man in der Lage ist, ein Pferd auch selbstständig weiter zu bringen. Und es dauert ebenfalls Jahre, bis ein junges Pferd so ausgebildet ist, dass es vielleicht auch einmal die schweren Lektionen einer S-Dressur oder gar eines Grand Prix´ beherrscht. Manche Pferde lernen diese Dinge nie. Die einen, weil ihnen das Talent bzw. die körperlichen Voraussetzungen fehlen, die anderen, weil sie nicht den richtigen – sprich erfahrenen – Reiter haben. Reiterliches Können hängt dabei einerseits von Talent ab, andererseits aber auch von viel Erfahrung, Wissen und unendlichem, Jahrzehnte dauerndem Fleiß. Mit jedem Pferd, mit jedem Ritt lernt der Mensch dazu. Der Reiter als denkender Teil der „Sport-Partnerschaft Mensch-Pferd" ist also quasi verpflichtet, sich selbst

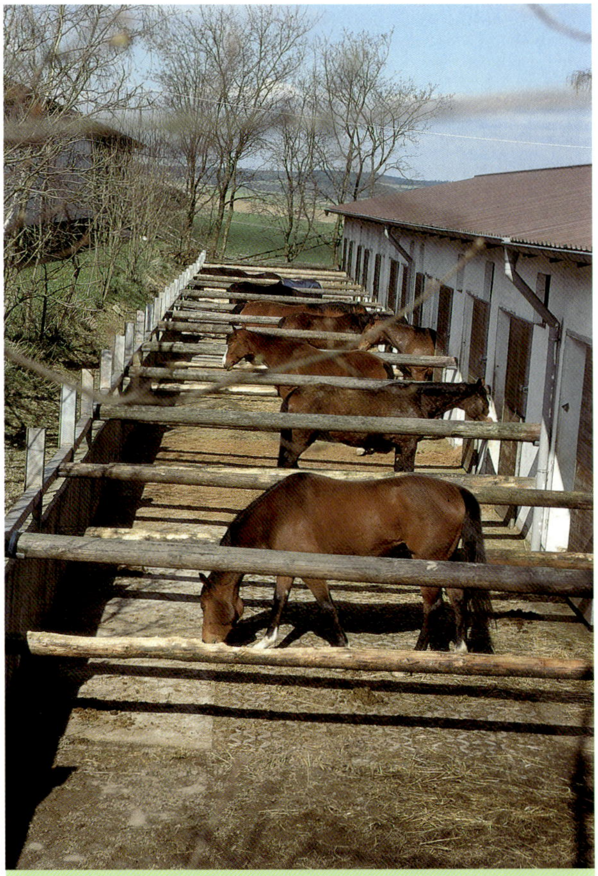

Auch für Dressurpferde ist eine Haltung mit Außenreizen und viel freier Bewegung unerlässlich (hier eine zweckmäßige Boxen-Paddock-Anlage mit „zufriedenen" Pferden).

in Ausbildung zu begeben und sich stetig weiterzubilden – immerhin trägt er die Verantwortung für ein anderes Lebewesen!

Diese Verantwortung gilt natürlich nicht nur für die Zeit im Sattel, sondern auch darüber hinaus. Pferde sind gesellige, sehr soziale Herdentiere, die viel Bewegung brauchen. Die Nutzung als sog. Sportpferd – egal ob englisch, western, klassisch, iberisch oder sonstwie geritten – bringt es aus räumlichen und zeitlichen Gegebenheiten oft mit sich, dass die Pferde im Stall gehalten werden, meist in Einzel-Boxen. Eine Offenstall-Haltung, bei der Pferde im Idealfall in der Gruppe leben und freien Zugang zu Weide oder Paddock haben, wäre vorzuziehen, ist aber vor allem in städtisch gelegenen Reitställen oder Ausbildungsställen kaum möglich (siehe hierzu auch die Ausführungen zum Kapitel „Haltung", Seite 56 ff.). Der verantwortungsvolle Reiter sollte seinem Dressurpferd – primär bei ungünstigen Haltungsverhältnissen – so viel Abwechslung wie möglich bieten, es täglich arbeiten und bewegen, es täglich in der Halle oder auf dem Reitplatz frei laufen und sich wälzen lassen und – am besten mit Artgenossen – in der Vegetationszeit stundenweise auch grasen lassen. Leider scheuen sich gerade viele Dressurreiter, ihren Pferden Weidegang anzubieten – aus Angst, das herumtollende Pferd könne sich verletzen. Klar, das kann passieren. Aber erstens kann sich ein Pferd auch im Stall eine Verletzung (z. B. beim Festliegen in engen Boxen) zuziehen, und zweitens erhält auf Dauer eine möglichst artgerechte Haltung jedes Tier gesünder und leistungsfähiger als eine 23-Stunden-Einzelhaft. Ein zufriedenes und „glückliches" Dressurpferd wird immer auch ein besseres Dressurpferd sein!

Das Dressurpferd

Für die Sparte Dressur eignet sich nicht jedes x-beliebige Pferd. Zwar sollte jedes Pferd eine dressurmäßige Grundausbildung erhalten, um geschmeidiger und durchlässiger zu werden und ihm damit die Voraussetzung für jede weitere Nutzung zu geben (sei es als Spring-, Gelände-, Vielseitigkeits-, Voltigier- oder Fahrpferd). Was aber macht ein Dressurpferd aus? Und woran erkennt man es? Die erste Frage ist relativ leicht zu beantworten, die zweite dagegen schon schwieriger.

Ein Dressurpferd muss zunächst ein geeignetes Gebäude haben (siehe Abbildung oben). Geeignet ist das, was zweckmäßig für die Aufgabenstellung ist, das heißt: Es sollte nicht zu kurz sein, da dies die seitliche Beweglichkeit beeinträchtigt. Es darf aber auch nicht zu lang sein, da ein zu langer Rücken wiederum über weniger Tragkraft verfügt und zudem das erforderliche „Unter-den-Schwerpunkt-Treten" der Hinterbeine erschwert. Der Hals sollte sich zum

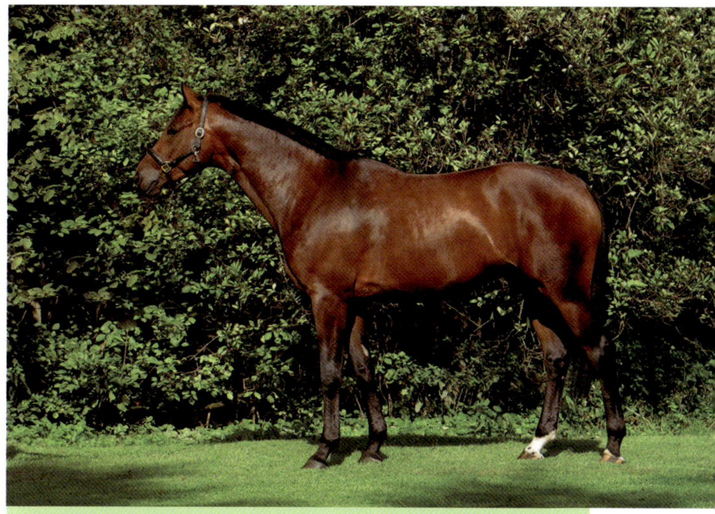

Ein im modernen Sportpferdetyp stehender vierjähriger Wallach: hochbeinig, bereits gut bemuskelt mit harmonischen Linien.

Genick hin verjüngen, auch gut bemuskelt sein, was das bei Dressurprüfungen geforderte erhabene Tragen des Kopfes erleichtert. Die Schulter des Dressurpferdes wünscht man sich möglichst schräg, damit ein weites Vorfußen der Vorderbeine möglich ist. Seine Hinterhand soll breit, aber nicht zu lang oder zu kurz sein und genügend Fläche für die wichtige Hinterhandmuskulatur bieten, die schließlich das Hauptgewicht tragen muss (siehe hierzu auch die Ausführungen im Kapitel „Spezielle Anatomie", Seite 32). Für die Gelenke der Hinterhand ist es vorteilhaft, wenn sie zueinander in einem günstigen Winkelverhältnis (siehe Abbildung auf Seite 292) stehen, damit die spätere Lastaufnahme (= Voraussetzung für Versammlung und Erhabenheit) leichter fällt.

Neben dem Gebäude sind vor allem die natürlichen Grundgangarten des Dressurpferdes wichtig. Es soll verfügen über einen taktsicheren (= Viertakt), fleißigen und raumgreifenden Schritt, über einen taktsicheren (= Zweitakt), schwungvollen und ausdrucksvollen Trab sowie über einen taktsicheren (= Dreitakt), erhabenen und über möglichst viel Boden springenden Galopp. All dies hat mit dem „Exterieur", dem äußeren Erscheinungsbild eines Pferdes, zu tun. Wichtig ist aber auch sein „Interieur", sein Inneres. Ein Pferd kann noch so gut gebaut sein und über noch so gute Bewegungen verfügen, doch wenn es mental nicht mitspielt, kann jede Mühe vergebens sein! Ein Dressurpferd muss also auch einen guten „Nerv" haben. Das heißt: Es sollte sensibel genug sein, um auf leichteste Reiterhilfen zu reagieren, aber auch so gelassen, um sich von Umgebungsreizen oder hohen Lernanforderungen nervlich nicht aus der Fassung

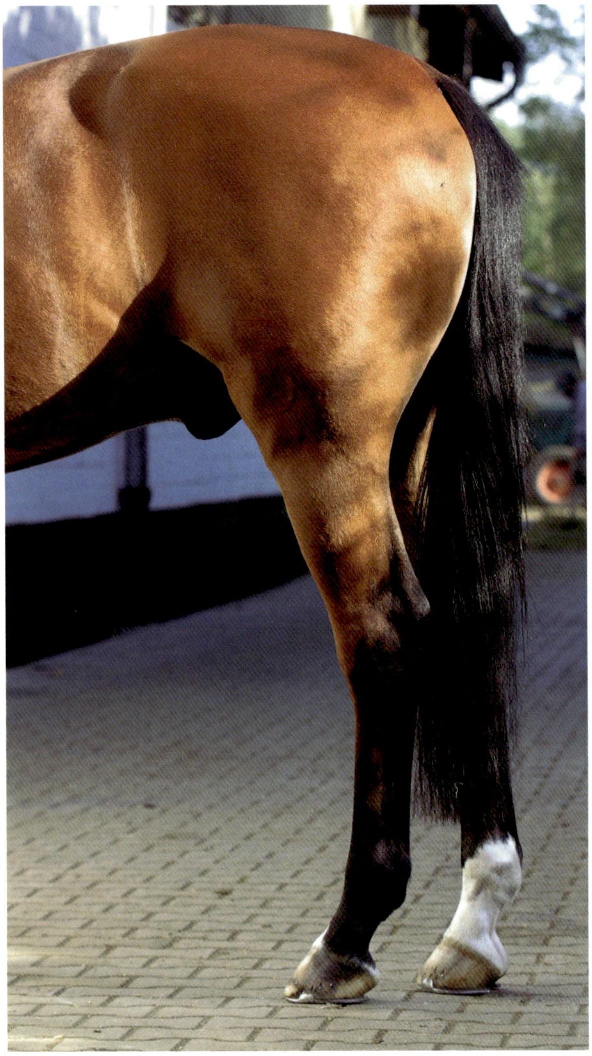

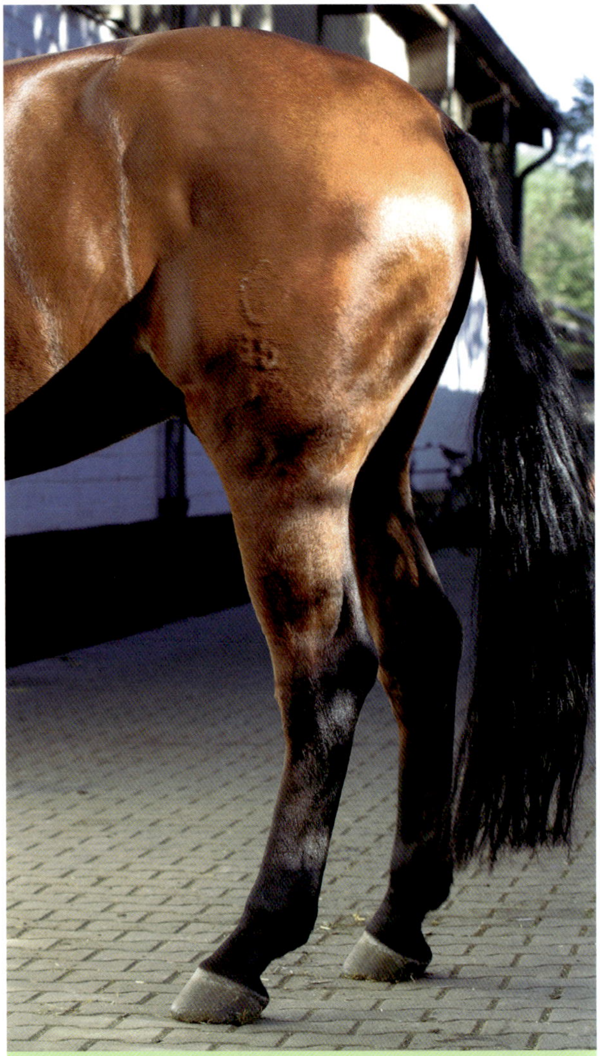

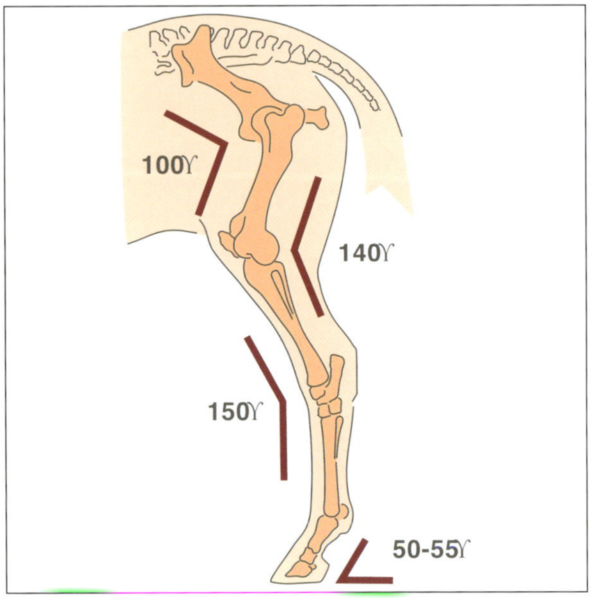

Die optimalen Gelenkwinkelungen der Hinterhand zeigt die Grafik links. Zum Vergleich: Die Abbildung links (oben) zeigt eine eher steile Hinterhand, die rechts abgebildete Hinterhand ist gut gewinkelt.

bringen zu lassen. Gebäude, Gänge, Interieur – eine nicht ganz einfache Mischung als Anforderungsprofil für ein Dressurpferd!

Selten bringt ein Pferd von Natur aus dies alles mit, oft müssen Kompromisse eingegangen werden. Und gerade dies macht es so schwierig, ein gutes Dressurpferd zielsicher zu erkennen, vor allem, wenn es jung ist. Manchmal wird aus dem unauffälligen, aber korrekten und lernwilligen Pferd durch systemische Arbeit ein besseres Pferd als aus dem spektakulären „Strahlemann", der die spätere Arbeit vielleicht nervlich nicht durchhält. Manchmal, aber eben nicht immer. Ein talentiertes, gut gebautes Pferd kann es seinem Reiter auch sehr viel einfacher machen als ein Pferd mit Gebäudeschwächen. In allen Fällen ist große reiterliche Erfahrung gefragt. Ohne die entsprechende individuelle Förderung wird weder aus dem reellen Durchschnittstyp noch aus dem außergewöhnlichen „Kracher“ ein erfolgreiches Dressurpferd.

Grundsätzlich eignen sich für die Sport-Dressur am ehesten Pferde der „herkömmlichen“ Warmblutrassen (z.B. aus deutscher, niederländischer, schwedischer oder dänischer Zucht), da sie eigens auch zu diesem Sportzweck gezüchtet werden (siehe Abbildung unten). Das heißt aber nicht, dass grundsätzlich alle anderen Rassen ungeeignet sind! Teils „exotische“ Rassen wie Friesen, Andalusier (Abk.: PRE = Pura Raza Español) oder Lusitanos können dressurmäßig gearbeitet oder natürlich auch auf Turnieren vorgestellt werden. Allerdings sollte man sich darüber im Klaren sein, dass sich nur wenige Vertreter dieser Rassen wirklich für die fortgeschrittene turniersportliche Karriere eignen. Nicht etwa, weil sie generell schlechtere Pferde sind, sondern weil sie einst für andere Aufgaben gezüchtet wurden: Der Friese beispielsweise als Kutsch- und Paradepferd mit hoch aufgerichtetem Hals und beeindruckender, etwas stampfender, hoher „Knie“-Aktion – bei oft tiefem Rücken. Oder der Andalusier, der in seiner Heimat früher vor allem stolze spanische Adlige trug, heute noch auf Fiestas durch hohe Versammlung und stakkatoartige Trabaktion für Aufsehen sorgt und auf seinem kurzen, tragfähigen Rücken problemlos südliche Schönheiten auch noch hinterm Sattel trägt. Viele Pferde dieser Rassen bringen einfach aufgrund ihrer langen Zuchtgeschichte (mit Zielrichtung für andere Nutzungen) nicht die körperlichen Voraussetzungen für die speziellen Anforderungen der fortgeschrittenen turniersportlichen Dressur mit. Doch Ausnahmen bestätigen auch hier die Regel! So gibt es Friesen, die – im etwas

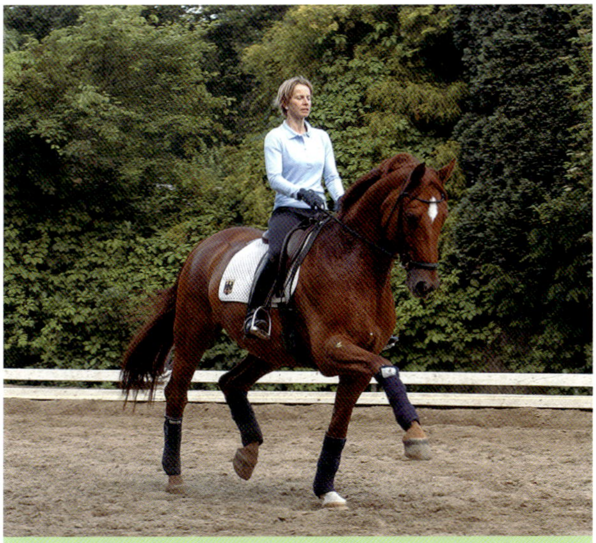

Mitteltrab mit aktiv unterschwingendem Hinterbein.

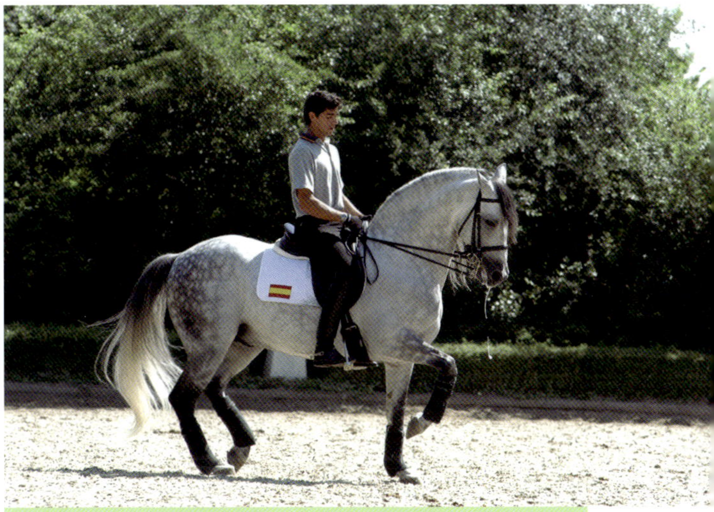

Das Zusammenspiel von Hand, Kreuz und Schenkel.

leichteren und moderneren Typ gezüchtet – durchaus über einen guten Schwung verfügen und sich für die weitere Dressurförderung anbieten. Das gleiche gilt für Andalusier und Lusitanos, die – inzwischen etwas mehr auf bodengewinnendes Gangwerk gezüchtet – durch ihr Talent für die hohe Versammlung heute vor allem im internationalen Grand Prix-Sport auf sich aufmerksam machen (siehe Abbildung oben).

Lektionen

Unabhängig von Rasse und mehr oder weniger intensiver Sportverwendung sollte jedes Pferd eine dressurmäßige Grundausbildung erhalten, da es dadurch im Stande ist

- ohne körperlichen Schaden das Reitergewicht zu tragen sowie
- durchlässiger und damit kontrollierbarer zu werden.

Dabei hat Kontrolle nichts mit „Kadavergehorsam“ zu tun, sondern soll vielmehr eine „harmonische Beherrschbarkeit“ des Pferdes garantieren, die schließlich Voraussetzung für gefahrlosen Spaß am Reiten in allen Sparten ist! Die Arbeit mit dem Pferd vollzieht sich dabei vom Sattel aus über sog. Lektionen, das sind spezielle Übungen, deren Wirksamkeit im Laufe der Jahrhunderte bewiesen wurde. Je nach Lektion lassen sich unterschiedliche Ziele erreichen: Mit einigen lässt sich das Pferd aufwärmen, sprich „lösen“, mit anderen „arbeiten“ und mit wieder anderen „entspannen“. Dabei gilt immer der Satz: „Vom Leichten zum Schweren“.

Zu den eher **leichten Lektionen** gehören die meisten Hufschlagfiguren, quasi die Linienführungen innerhalb eines Dressurvierecks.

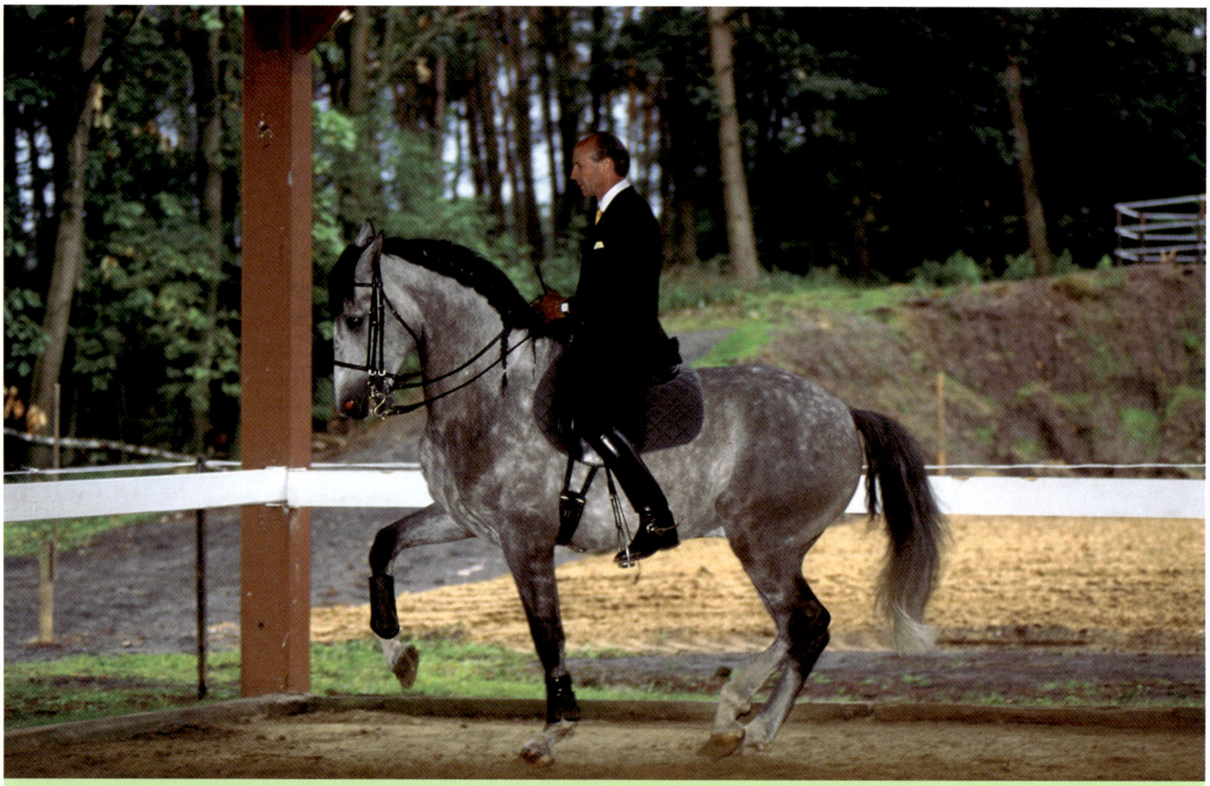

Philippe Karl zeigt mit seinem Schimmel eine ausdrucksvolle Piaffe, die das Höchstmaß an Versammlung darstellt.

Die gängigsten Hufschlagfiguren sind: a) ganze Bahn, b) durch die ganze Bahn oder die Länge der Bahn wechseln, c) Zirkel, d) aus dem oder durch den Zirkel wechseln, e) Schlangenlinien (einfache, doppelte oder ganze), f) größere Volten und Achten. Hinzu kommen Übergänge zwischen den einzelnen Gangarten und Tempo-Unterschiede innerhalb der Gangarten. Ein erfahrener Reiter kann, folgt er der Skala der Ausbildung, mit Hilfe dieser Lektionen ein Pferd zur Versammlung, also zu größerer Erhabenheit hin arbeiten.

Je besser, kraftvoller und ausdauernder die Erhabenheit gelingt, desto eher kann man sich auch an **schwierigere Lektionen** wagen. Darunter fallen Seitengänge (Travers, Renvers, Schulter herein, Zick-Zack-Traversalen), fliegende Galoppwechsel, Serienwechsel und Pirouetten.

Zur hohen Schule gehören schließlich die Lektionen Piaffe (trabartige Bewegung auf der Stelle; siehe Abbildung oben) und Passage (höchster Versammlungsgrad im Trab mit verlängerter Schwebephase). Letztere sind nur ganz wenigen Pferden (und Reitern) vorbehalten, da sie neben außergewöhnlichem Talent und Können vor allem auch Kraft, Ausdauer, Koordination und eine über Jahre gehende korrekte Ausbildung voraussetzen.

Ausbildungspraxis

Wer als Anfänger reiten lernen möchte oder sich vielleicht nach einer ersten Grundausbildung weiter ausbilden lassen möchte, braucht eine solide Ausbildungsstätte. Woran erkennt man aber bereits im Vorfeld einen guten Ausbilder und eine gute Reitschule, die den eigenen Ansprüchen gerecht wird? Das zu beantworten ist nicht ganz einfach. Zwar gibt es über die Deutsche Reiterliche Vereinigung (FN) eine Zertifizierung, nach der sich nur bestimmte Reitschulen als „FN-geprüft" bezeichnen dürfen (erkennbar an entsprechenden Stall-Plaketten). Dieses „geprüft" heißt aber lediglich, dass der Stall gewisse Voraussetzungen erfüllt, u. a. über geprüfte Ausbilder verfügt, eine bestimmte Anzahl Schulpferde bereitstellt, entsprechende Gebäude und Außenanlagen hat sowie in Sachen Pferdehaltung nicht gegen Tierschutzbestimmungen verstößt. Wie gut, individuell und kundenorientiert aber die Reitschule wirklich ist, wird dadurch noch nicht unbedingt beantwortet. Darüber hinaus gibt es auch (meist kleinere) Reitställe, die vielleicht nicht FN-geprüft sind, aber trotzdem eine gute, weil fundierte und individuelle Ausbildung anbieten. Letztlich kann man nur nach dem Motto „Versuch und Irrtum" vorgehen und für sich persönlich entscheiden, ob man sich gut und fachkundig betreut fühlt. Allerdings gibt es ein paar Dinge, auf die bei der Suche nach einer passenden Reitschule geachtet werden sollte. Eine Checkliste kann dabei helfen (siehe hierzu Tabelle 15 „Pensionsstall/Reitschule“ im Kapitel „Haltung“ auf Seite 85).

Aus Platzgründen können hier nicht alle Details einer guten Ausbildung erörtert werden. Hier soll deshalb nur ein wichtiges Beispiel zum Komplex „Hilfszügel“ erläutert werden. Zu einer korrekten Ausbildung gehört auch – wenn möglich – das Vermeiden von aufwändigen Hilfszügeln und hier besonders der Verzicht auf Schlaufzügel (siehe Abbildungen auf dieser Seite). Während Dreieckszügel, Ausbinder oder Martingal, richtig verschnallt, vor allem in der Anfänger-Ausbildung zur Schonung des Pferdes und Unterstützung des Reiters durchaus ihre Berechtigung haben, ist der Schlaufzügel ein Hilfs-Instrument, das im Allgemeinen mehr schadet als nützt. Er wirkt wie ein Hebel und zieht den Kopf des Pferdes nach unten (siehe Abbildung rechts). Statt dabei aber den Rücken entspannt aufzuwölben, verkrampft sich das Pferd in Hals- und Rückenmuskulatur und wird auf Dauer immer widersetzlicher und am Ende gar unreitbar. Ein alter Satz besagt, „dass der Schlaufzügel in der Hand eines Anfängers so wirkt wie ein Rasiermesser in der Hand eines Affen“. Nur echte Könner sollten den Schlaufzügel benutzen – und auch dann nur vorübergehend zur Korrektur, niemals als Dauerlösung. Reitlehrer und Ausbilder, die ihren vier- und zweibeinigen Schülern unreflektiert Schlaufzügel verpassen oder andere Hilfszügel unsachgemäß verschnallen, sollten deshalb mehr als kritisch hinterfragt werden. Ein guter Ausbilder weiß um die Folge-Probleme solch fataler Schnellhilfen und sucht nach anderen Lösungen.

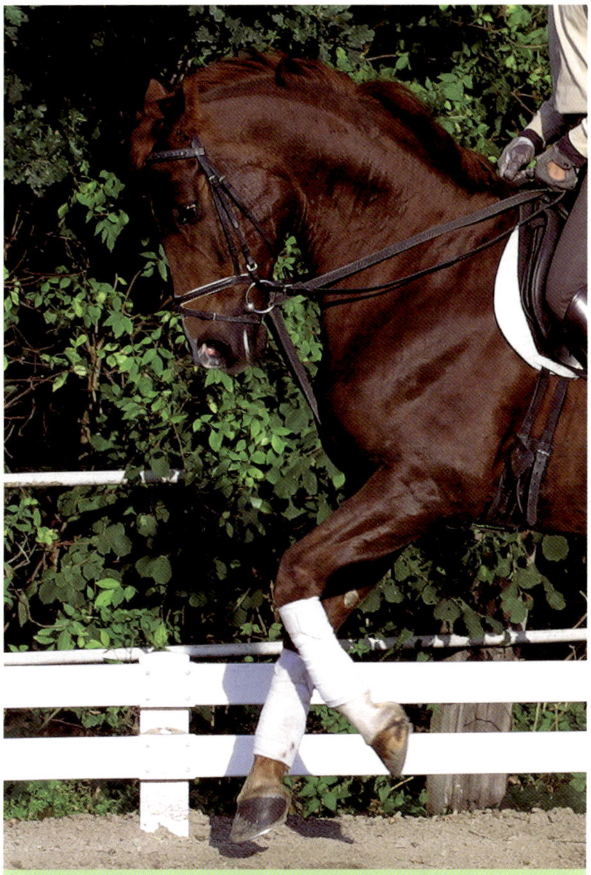

Fürs Foto gestellt: Ein mit Schlaufzügeln zusammengezogenes Pferd (die Ohrenstellung verrät Unmut!).

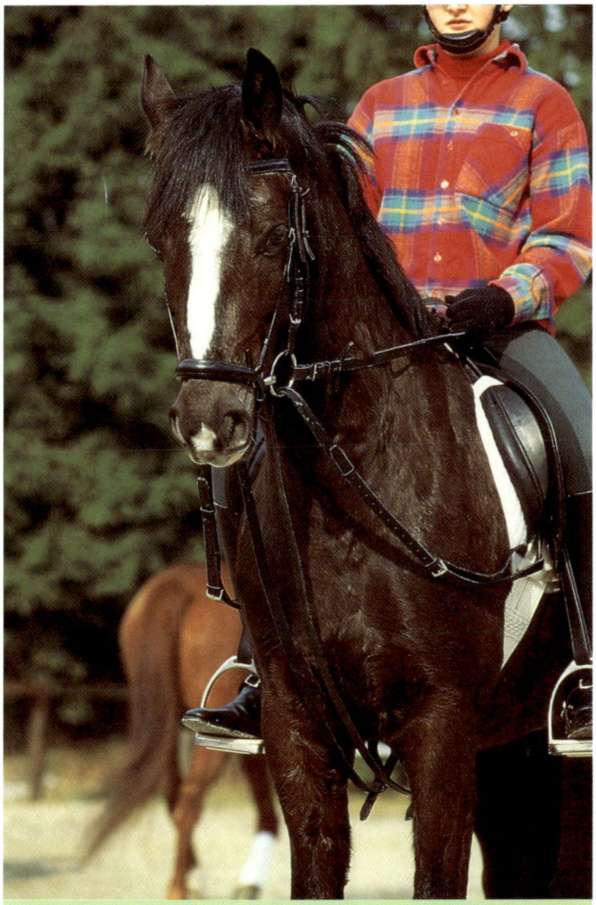

Hilfszügel müssen fachgerecht verschnallt und eingesetzt werden; sie sind keine Dauerlösung.

Ist man insgesamt unsicher in der Einschätzung der Ausbildungsqualität eines Betriebs, empfiehlt es sich, auch mit anderen Reitschülern bzw. Einstallern eines Pensions-, Reit- und Ausbildungsstalles zu sprechen, konkrete Fragen zu stellen und die Antworten für die eigenen Ansprüche genau zu bewerten. Der schlechte Ruf eines Ausbilders oder eines Reitstalls macht schnell die Runde. In einem solchen Fall ist Vorsicht geboten. Richtig erlernt dagegen, gibt gerade die Dressur dem Reiter das notwendige Rüstzeug für beinahe alle Reitdisziplinen!

Elmar Pollmann-Schweckhorst: Springreiten

Entwicklung

Der Springsport ist zwar erst etwa 150 Jahre alt, doch seitdem der Mensch das Pferd zum Reiten verwendet, wird vermutlich auch gesprungen. Bereits *Xenophon* (430 bis 355 v. Chr.), der Schüler des *Sokrates* und bekannte griechische Geschichtsschreiber, schrieb in seiner Reitvorschrift über das Springen „von natürlichen Hindernissen wie Hecken, Wällen und Gräben". Auch frühe Schilderungen aus der Zeit *Karls des Großen* um 800 n. Chr. und aus dem folgenden Mittelalter lassen erkennen, dass z. B. anlässlich von Jagden natürlich nicht jedem Hindernis ausgewichen wurde.

Die Art der springreiterlichen Ausbildung und Praxis ist geschichtlich bedingt von Land zu Land unterschiedlich. In England entwickelte sich der Springsport z. B. aus der Tradition des Jagdreitens. Selbst in Nordamerika, das wiederum unter dem starken Einfluss Englands stand, prägten und prägen immer noch Hunter- und Equitation Classes (ursprünglich Eignungsprüfungen für Jagdpferde) den Springstil. Der deutsche Springsport entstand dagegen aus dressurbetontem Milieu. Deutsche Reiter hatten zeitweise den Hang, Dressur gelegentlich „ins Dressieren" abgleiten zu lassen.

Stilblüten trieb die deutsche Art des Springreitens im Klima des wilhelminischen Zeitgeistes um 1900. Zu dieser Zeit propagierten die Lehranstalten der berittenen Truppen das aufrechte Aussitzen auch über dem Sprung, damit das Pferd zur „Entlastung der Vorhand" mit den Hinterbeinen zuerst landen sollte. Die Konkurrenz mit anderen Nationen und anderen Anschauungen zwang die Deutschen hingegen, umzudenken und den – die natürliche Sprungbewegung ignorierenden – Irrweg zu verlassen. Das gelang ihnen glücklicherweise, ohne die positiven Seiten ihres Systems aufzugeben. So bleibt die Verknüpfung gründlicher dressurmäßiger Arbeit mit dem Springtraining ein Markenzeichen deutschen Stils. Und bis heute trägt dieses Konzept Früchte. Dabei wird die Entwicklung des Springreitens bis zum heutigen Tage vom internationalen Wettkampf befruchtet. Dazu der international renommierte Olympia-Springreiter *Ludger Beerbaum* (in L'eperon 214, 2002): „*Gerd Wiltfang* und *Franke Sloothaak* hatten das Deutsche System schon weiterentwickelt. Und *John Whitaker* ist mit einer solchen Leichtigkeit derartig flüssig geritten, dass es eine Offenbarung war. Denn die wachsenden Aufgaben erfordern vermehrte **Durchlässigkeit**. Durchlässigkeit nach heutigem Maßstab heißt: Das willige, sofortige und dennoch zwanglose Annehmen aller Hilfen in der Balance. Doch wir wollen kein Unterjochen, keine Unterwürfigkeit des Pferdes. Es soll seinen Charakter, seine Ausstrahlung behalten".

Springreiten ist ein bisher stetig voranschreitender sport-evolutionärer Prozess. Durch den internationalen Turniersport des vergangenen Jahrhunderts und durch weltweite Exporte der verschiedenen Springpferdezuchten sind national gefärbte Stilrichtungen stetig angeglichen worden. Wenn noch heute augenfällige Differenzen festzustellen sind, so liegen sie immer seltener in den unterschiedlichen geschichtlichen Wurzeln des Springsports begründet als viel-

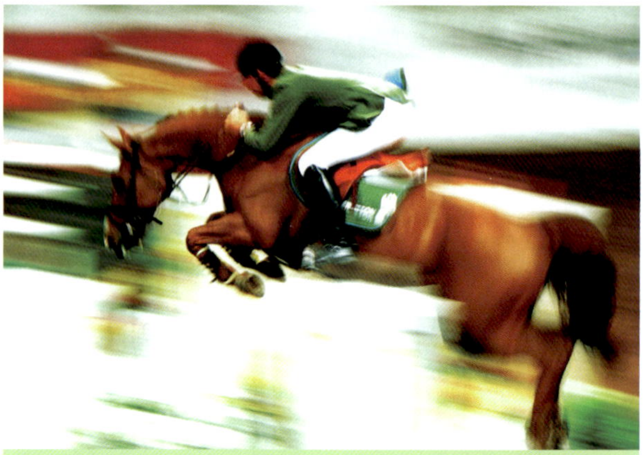

Franke Sloothaak verkörperte das Ideal einer neuen Springreitergeneration. Wie ein Zentaur schien er mit dem Pferd verwachsen zu sein. *Nick Skelton* sagte einmal voller Bewunderung über ihn: „Ich kann meine Pferde nur passend zum Absprung führen, doch dann muss ich sie machen lassen. Doch *Franke* scheint selbst über dem Sprung noch jedes Pferdebein einzeln bewegen zu können."

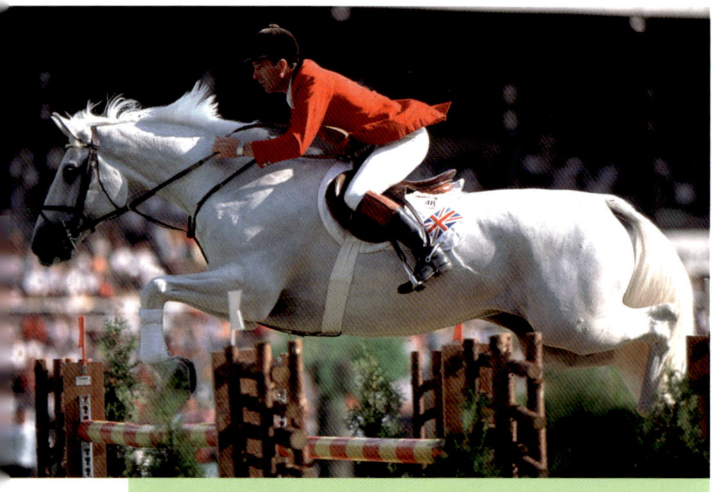

„*John Whitaker* ist mit einer solchen Leichtigkeit derartig flüssig geritten, dass es eine Offenbarung war." Er hatte zahlreiche Pferde zu Stars gemacht. Mit *Milton* war er jedoch zu einer „Gottheit" verschmolzen.

mehr in der individuellen Note eines jeden Springreiters: Denn Springreiten in Perfektion ist immer auch Spiegelbild der Seele!

Sprungablauf

Wenn das Springreiten geschildert werden soll, so tangiert dies grundsätzliche Fragestellungen: Wie springt das Pferd? Was passiert überhaupt am Sprung? Der Sprungablauf ist komplexer als in den bisherigen Theorien vermutet. Aufnahmen mit Hochgeschwindigkeitskameras der Sporthochschule Köln haben gezeigt: Der Sprungablauf beginnt nicht erst mit dem Absprung. Den gesamten letzten Galoppsprung vor dem Hindernis benötigt das Pferd, um die Absprungbewegung durchzuführen. Hier „taucht" das Pferd, es lässt sich auf die Vorhand fallen, um dann die Sehnen und Muskeln der Vorhand wie eine Stahlfeder anzuspannen. Die Vorhand stemmt sich kurz gegen die Bewegungsrichtung – so wie ein Hochspringer sich mit seinem Sprungbein abstemmt. Das Springpferd entwickelt dabei die sog. Reaktivkraft. Dadurch wird der Körper des Pferdes aus dem Vorwärts des Galopps in eine Vorwärts-Aufwärts-Bewegung geleitet. Die Vorhand hebt sich vom Boden, noch bevor die Hinterhand überhaupt den Boden zum Abdrücken berührt. Damit diese Reaktivkraft der Vorderbeine möglichst effektiv auf die gesamte Körpermasse übertragen werden kann, müssen sich kurzzeitig auch Hals- und Rückenmuskulatur des Pferdes anspannen. Nicht nur im Absprung, auch in der Flugphase über dem Sprung kann der Reiter sich im Wesentlichen nur noch darauf beschränken, sein Pferd möglichst nicht zu stören. Er versucht, durch einen kontrollierten, mittigen Sitz die Balance des Pferdes nicht zu beeinträchtigen und gibt dem Pferd die Freiheit, den Hals als Balancestange einzusetzen.

Auch im Landen wirkt der Hals als Steuerungselement: Zuerst setzt das äußere Vorderbein auf, doch das kurz darauf aufsetzende innere Bein hat die meiste Last abzufangen. Um das durch die Fallgesetze potenzierte Körpergewicht schonend abfangen zu können, senkt das Pferd im Moment der größten Belastung seinen Hals und den Kopf. Anschließend geht die Bewegung wieder in den normalen Dreitakt des Galopps über. Das Abfangen der Körpermasse wird also durch die Nickbewegung geschmeidig zeitlich gestreckt. Und deshalb sollte im ersten Galoppsprung nach dem Landen in der Regel auch nicht pariert werden, um diese Ausgleichsbewegung nicht zu stören.

Springpferd

Wen das Springen des Pferdes fasziniert und wer mit Erfolg Springsport betreiben will, benötigt den passenden Partner für seine jeweilige Ausbildungsstufe. Ältere, erfahrene Lehr- und Schulpferde suchen den Absprung gerne selbst. Sie fühlen sich eher gestört, wenn plötzlich der Reiter das Taxieren übernehmen will. Ein geschicktes Pferd erkennt den Absprung in der Regel zwei bis drei Galoppsprünge vor dem Hindernis – ein guter Reiter sechs Galoppsprünge davor. Ist der Reiter also geübt, so vertraut ihm das Pferd durch regelmäßiges Training mehr und mehr. Er kann den Absprung unauffällig vorgeben, indem er so zum Sprung reitet, dass sein Pferd nur den einen möglichen Absprungpunkt erkennt. Und wenn es einmal nicht passt, so kann er im Pferd vermehrte Körperspannung aufbauen und es auch mal „auf groß" springen lassen, was bedeutet, dass der Absprungpunkt weiter als normal (ca. zwei Meter) vom Hindernis entfernt liegt.

Am Anfang muss das Pferd also viel Eigeninitiative zeigen: Das Taxiervermögen des Pferdes ist durchweg Veranlagung und nur zum kleineren Teil erlernbar. Es gibt eine besonders tückische unter den unpassenden Absprungsituationen, die genau in der Mitte zwischen einem „Auf-groß-gehen" und einem „Drunterstehen" (also einem Absprungspunkt, der näher am Hindernis liegt, als es ideal wäre) liegt. Das sind Situationen, in denen sich nur noch wenige Pferde helfen können. Selbst wenn sie von ihrem Körperbau, ihrer Koordination und Beintechnik in der Lage wären, einen kleinen Galoppsprung ohne Schwungverlust einzufügen und Vermögen genug hätten, um früher abzuspringen, so sind die meisten damit überfordert, überhaupt eine Entscheidung zu treffen. Jüngere Pferde springen aus einer gewissen Unbedarftheit vielleicht noch „auf groß" ab. Doch nachdem sie ein paar Mal durch einen hinter der Bewegung gebliebenen Reiter gestört worden sind, verweigern auch sie.

Wenn der Reiter besser geworden ist und die Hindernisse höher werden, ist vermehrt Sprungkraft gefragt. Das „Vermögen", also die Höhe und Weite, die ein Pferd aufgrund seiner Veranlagung springen kann, ist im Springsport ein relativer Begriff. Dieses „Vermögen" ist an die Übersetzung, den Raumgriff, gekoppelt. Pferde mit kurzer Galoppade haben in der Regel weniger Springvermögen als räumendere Galoppierer. Spätestens in Hindernisfolgen und Kombinationen trennt sich „die Spreu vom Weizen". Nur wirkliche Könner im Sattel verstehen es, selbst mit Pferden „ohne letztem Vermögen" noch internationale große Preise zu gewinnen. Mit höchster Präzision bringen sie ihren Partner über Jahre hinweg ideal zum Absprung, bauen ihn über leichte Vorbereitungsspringen und mit gezieltem Management zu Spitzenleistungen auf. Damit ist ein Amateur in der Regel überfordert. Deshalb ist es beruhigend für ihn – und weniger strapaziös für sein Pferd, wenn es mit gutem Vermögen ausgestattet ist und sich in den Prüfungen seiner Wahl nicht am Limit bewegt.

Mit der Veranlagung zur Vorsicht ist es ähnlich: *Franke Sloothaak* sagte einmal, dass es für ihn kein Pferd gibt, „was zu vorsichtig ist". Auch *Helena Weinberg* meint zum Thema „Vorsicht" lapidar: „Runter kommen sie alle!" Dies drückt aus, dass Pferde, die anfangs noch übervorsichtig springen und die Sprünge allzu sehr respektieren, mit der Routine und durch viele gute Erfahrungen gelassener werden. Doch das ist Aufgabe der Profis. So schön ein äußerst vorsichtig springendes Pferd für den Könner ist – der Amateur würde dem Pferd schon bald die Lust am Springen nehmen, da er nicht so präzise passend reiten kann.

Springreiter

Der Modus des Springsports bietet viel Raum für Individualismus, doch gewisse gemeinsame Nenner haben sich herausgeschält – meist aus pragmatischen, seltener aus ästhetischen Gründen. Dennoch bietet der Springsport (manchen Kritikern zum Trotz) durchaus ästhetische Komponenten: Die Dynamik von Energie und Schnelligkeit, der Einklang des Kampfgeistes von Reiter und Pferd – letztlich die kultivierte Kraft der Natur! Angetrieben wird ein begeisterter Springreiter „von der Liebe zum Leben schlechthin" oder – einfacher ausgedrückt – von der Sehnsucht nach Entwicklung und Entfaltung. Das ist keine Egozentrik, sondern betrifft das Entwicklungspotenzial des Pferdes wie das des Reiters. In diesem gemeinsamen Ziel treffen sich auch Pragmatismus und Ästhetik. Dabei gibt es eine Reihe von Voraussetzungen, die Reiter erfüllen müssen, um auf Dauer erfolgreich Springreiten zu betreiben.

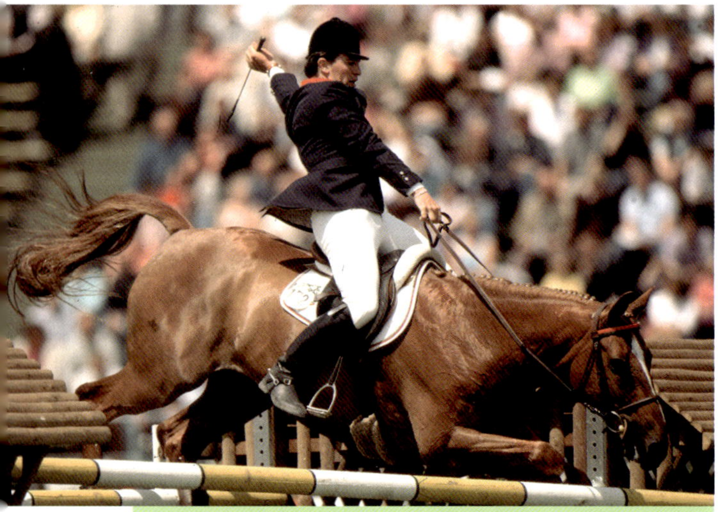

Auch die besten Springreiter der Welt sind nicht vor Stürzen gefeit. Der Springsport ist nicht ungefährlich und deshalb ist den Springreitern auch eine gewisse Härte gegenüber sich selbst zu eigen.

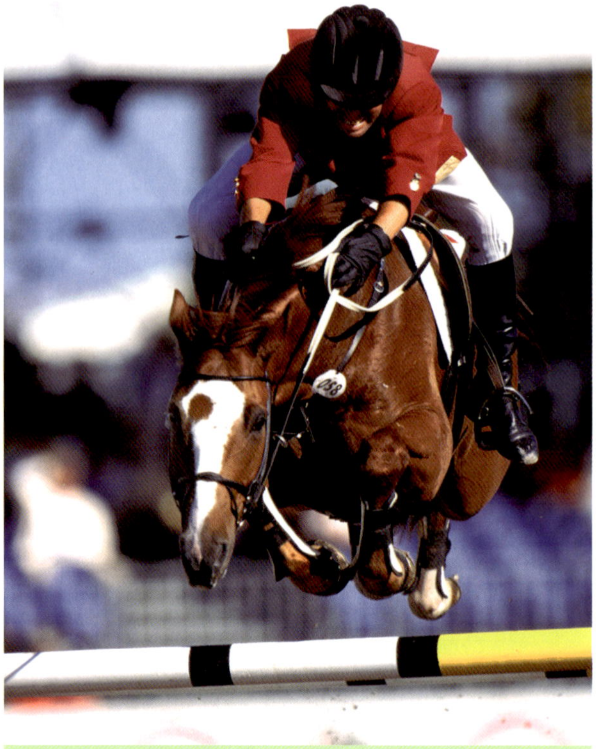

Hugo Simon – ein Mann der Extreme! Er schaffte oft das Unmögliche, dabei hätte das Mögliche meist auch schon zum Sieg gereicht. Sein Hannoveraner *E.T.* wirkte zeitweise so überlegen wie ein Pferd von einem anderen Stern.

Konstitution

Eine ideale Konstitution gibt es eigentlich nicht. Zarte, schmächtige Reiter haben zwar häufig mehr Gefühl als muskulöse Typen („Bodybuilder"), letztere dagegen oft stärkeres Durchsetzungsvermögen, sie reiten mehr mit Kraft. Die Körpergröße sollte einigermaßen zum Pferd passen. Doch *Ludger Beerbaum* mit über 1,90 m „Länge" konnte auch aus so einem kleinen Pferd wie *Figaro's Boy* das Letzte herausholen und *Hugo Simon* so große Pferde wie *Magnum* zum Erfolg führen. Ähnlich verhält es sich mit dem Körpergewicht des Reiters. Der eigentliche Athlet ist das Pferd – für die Qualitäten eines Springreiters waren in der Vergangenheit Faktoren wie Gefühl, Erfahrung, mentale Stärke stets bedeutender als das Alter, die optimale körperliche Fitness bzw. das Idealgewicht. *Thomas Frühmann* gewann das Weltcup-Finale auf *Genius* mit einem Gewicht von 106 kg.

Kondition

Wichtig sind Gymnastik, Kraft-, Schnelligkeits- und Ausdauertraining zum Ausgleich der persönlichen Schwächen, aber auch zur Verbesserung der allgemeinen Fitness und als Verletzungsvorbeugung.

Charakter/Temperament

Ganz ohne die Gabe des sensiblen Einfühlungsvermögens erlernt keiner das Springreiten. Ohne großartige theoretische Modelle schon eher (das beweist schon alleine der Blick nach England, Irland, Australien usw.)! Dennoch wurde auch dort Wissen vermittelt – aus der Praxis für die Praxis – von Generation zu Generation. Die Stärke der Reiter in diesen Ursprungsländern des „horsemanship" lag in der Entwicklung der Fähigkeit, das jeweilige Pferd in seinen einzigartigen Möglichkeiten und Grenzen richtig einzuschätzen – und die Arbeit mit ihm darauf gezielt auszurichten. Das Einschätzungsvermögen des Reiters ist und bleibt überall auf der Welt das höchste Gut. *Antoine de Pluvinel* (1601 bis 1643) forderte bereits in historischer Zeit von einem guten Reiter: „Er soll auch der Pferde Stärke und Vermögen, Neigung, Beschaffenheit, Tugenden und Mängel, ja ihre ganze Natur erkennen können ... damit man wissen möge, wozu das Pferd geschickt sei, damit man nicht etwas anfängt, dass nicht auszuführen ist. Wer nun diese Kunst und Wissenschaft erlangt, es recht anzufangen, zu mitten und zu enden – der Geduld, Resolution, Geleidigkeit oder Ernstes sich zu gebrauchen weiß, der mag mit Fug und Recht ein guter Reiter gepriesen sein."

Der Springsport scheint auch mehr oder weniger „exzentrische Gestalten" (im wohl verstandenen positiven Sinne!) wenn nicht anzuziehen, dann doch zumindest sehr gut eingliedern zu können. *Hartwig Steenken, John und Michael Whitaker, Thomas Frühmann, Gerd Wiltfang* sind u. a. Beispiele für solche Individualisten unter den erfolgreichen Springreitern. Vielleicht liegt es daran, dass nur objektive Maßstäbe wie Abwürfe und Zeit über Sieg und Niederlage entscheiden und kein bewertendes Richterurteil – wie z. B. im Dressursport. Vorbilder im Springsport sind – wie in anderen Lebensbereichen auch – manchmal im herkömmlichen Sinne weniger vorbildhaft, was ihre Lebensführung betrifft. Alkoholkonsum, Spielsucht, ein zerrüttetes Familienleben u. Ä. sind oft der Preis eines Lebens, das sich dem „Turnierzirkus" verschrieben hat. Doch wie man sieht, auch solche Reiter können erfolgreich sein – doch nicht wegen, sondern trotz menschlicher Schwächen.

Zu Eigen ist den Erfolgreichsten jedoch stets ein fester sportlicher Wille, ein stark ausgeprägtes Persönlichkeitsbild – gepaart mit unbedingtem Einfühlungsvermögen für den Sportpartner Pferd!

Die Psyche bzw. die mentale Stärke sind also wesentlich entscheidender als die äußerlichen körperlichen Merkmale, wenn es um die Eignung zum Springreiter geht. Also: Kein äußeres Kriterium kann jemanden daran hindern, im Springsport Erfolg zu haben. Wenn es etwas Einschränkendes gibt, dann ist es unter den psychischen – nicht unter den physischen –Bedingungen zu suchen. Dauerhaft ängstliche Reiter werden z. B. nie große Springreiter. Damit ist nicht die Angst eines Anfängers gemeint, denn wer sich von Unbekanntem beeindrucken lässt und mit Vorsicht reagiert, beweist damit lediglich Intelligenz und Phantasie.

Doch wer nach Jahren überwiegend guter Erfahrungen noch immer zaghaft und zaudernd zum Sprung reitet, wem das richtige „Quäntchen Mut" zur richtigen Zeit fehlt, wird seltener ein passendes Pferd finden als die berühmte Nadel im Heuhaufen! Zögern in kritischen Situationen irritiert Pferde nachhaltig – sie werden im entscheidenden Moment verunsichert. Unsicherheit und Irritationen, die sich dem Pferd durch (unbewusste) feine Körpersignale des Reiters vermitteln, sind für den Vierbeiner „Lern- und Leistungskiller" (siehe hierzu auch die Ausführungen zum Kapitel „Verhalten" auf Seite 50 ff.). Der Reiter muss mit aller Konsequenz „auf die andere Seite" wollen. Das ist vielleicht die elementarste Tugend des Springsportlers. Reflexartige Unterstützung kommt aus dem Unterbewusstsein und das spürt, davon lebt das Springpferd geradezu in schwierigen Momenten!

Ausbildungsskala

Am Anfang steht nicht die Technik, die Disziplin oder sonst etwas im Vordergrund, sondern der Spaß an der Bewegung und das Erfühlen in die Bewegung. Erst nachdem viele kleine Erfolgserlebnisse den Grundstock gelegt haben und ein besonderes Ereignis einen „flash", eine Vision erzeugt hat, ist der Reiter bereit, für ein größeres Ziel verstärkt Schmerzen und Leiden (z. B. durch Entbehrungen, Stürze oder Misserfolgsserien) zu ertragen.

Reiterliche Entwicklungsstufen:

1. Spiel- und Spaßphase;
2. „Visionärer flash" mit Aufkeimen des Leistungsgedankens;
3. Entwicklung von Entbehrungsbereitschaft und Frustrationstoleranz (experimentelle Phase);
4. Entwicklung des persönlichen Stils;
5. Formfestigung und Professionalisierung;
6. Abnahme von körperlicher Beweglichkeit, geistiger Flexibilität, Motivation und Frustrationstoleranz.

In den ersten drei Entwicklungsstufen wird der angehende Springreiter Lehrpferde brauchen. Je weiter seine/ihre reiterliche Entwicklung voranschreitet, desto mehr wird er/sie Lehrmeister der Pferde sein.

: Nachreiten eines Pferdes:

1. Wissen über Sitz und Bewegung;
2. Gefühl für Sitz und Bewegung;
3. Wissen über Hilfen und Techniken;
4. Gefühl für Anwendung der Hilfen bzw. Techniken.

5. Ergebnis: Einwirkung.
: Ausbilden eines Pferdes:
1. Wissen über Physiologie, Psychologie und Entwicklungsgeschichte;
2. Gefühl für Verfassung, Entwicklungsstand und -potenzial eines Pferdes.
3. Ergebnis: Pferdeverstand/Horsemanship.

Hilfengebung

Wer nicht gerade Berufsfußballer ist, verrichtet bzw. unterstützt alle täglich anfallenden Arbeiten überwiegend mit seinen Händen. Das ist mehr als nur Gewohnheit, es ist Veranlagung. Denn mit unseren Händen nehmen wir Nahrung auf, pflegen uns, schreiben, heben Dinge auf, kurz: Wir führen feine und feinste Bewegungen aus. Mit Hilfe unserer Hände lassen wir Dinge, die bisher vielleicht nur in unserer Phantasie existierten, zur Wirklichkeit werden.

Nur beim Reiten dürfen unsere Hände nicht die wichtigste Hilfe sein: Pferde verstehen uns besser, wenn wir sie überwiegend mit Gewichts- und Schenkelhilfen leiten und formen. Das heißt, wir müssen umdenken, umlernen – wie jemand, der mit seinen Füßen schreiben und malen lernen will! Das Zusammenspiel der Hilfen sollte zumindest in der dressurmäßigen Arbeit, wie es *Willi Schultheiß* vorgab, in folgendem Verhältnis zueinander stehen: 5 % Zügelhilfen, 15 % Schenkelhilfen und 80 % Gewichtshilfen. Das ist sicher der nicht oft zu sehende Idealfall, denn es braucht je nach Pferdetyp Jahre kontinuierlicher Arbeit, um ein Pferd derart auf die treibenden Hilfen zu sensibilisieren. Doch erkennt man an diesen Prioritäten die Bedeutung der Gewichts- und Schenkelhilfen.

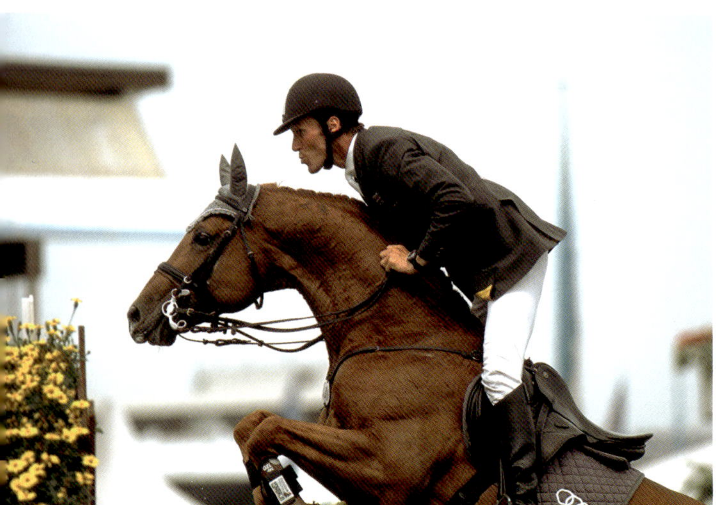

Ludger Beerbaum auf *Goldfever*. „Über dem Sprung braucht das Pferd die Freiheit, seinen Hals als Balancestange einsetzen und den Rücken aufwölben zu können (*Bascule*)".

: Gewichtshilfen sind: Einseitig belastende, beidseitig belastende, beidseitig entlastende Gewichtshilfe, einseitiger Bügeltritt (Gewichtsverlagerung im leichten Sitz).
: Schenkelhilfen sind: Treibender Schenkel, verwahrender Schenkel, strafender Schenkel.
: Zügelhilfen werden eingeteilt in verwahrende, durchhaltende, annehmende, nachgebende und seitwärts weisende. Außerdem werden
: Stimmhilfen eingesetzt, z. B. beruhigende (langgedehnt, abfallend, z. B. „hoooh" oder „brrrr"), aufmunternde (z. B. ein Schnalzen oder ein kurzes „Ho!" im Absprung), drohende (kurz und energisch, z. B. „He!").
: Gertenhilfen zählen wie die Stimmhilfen nicht zu den Basishilfen und werden nur im Ausnahmefall eingesetzt. Sie sind im Wesentlichen aufmunternd (z. B. Klaps aus dem Handgelenk) oder strafend (Zügel in einer Hand, Gerte in der anderen). Ob eine Gertenhilfe strafend oder nur aufmunternd wirkt, hängt auch vom Erlernten, der konkreten Situation bzw. von der Sensibilität des Pferdes ab.

Passendreiten

Bereits beim Komplex Taxiervermögen wurde das sog. Passendreiten gestreift. Dieser Begriff bedeutet, sein Pferd an den optimalen Absprungsbereich (etwa zwei Meter vor dem Sprung) zu führen. Doch das Optimum ist unterschiedlich, je nach
1. Tempo (je höher das Tempo, desto weiter liegt der optimale Absprungspunkt vom Sprung entfernt);
2. Rhythmus (ohne Rhythmus keine Übersicht, ohne Übersicht kein Mitdenken des Pferdes, ohne Mitdenken kein Mittaxieren und keine optimale Flugkurve);
3. Linie (die gewünschte Linie ist Voraussetzung für den passenden Absprungpunkt).

Diese Begriffe sollen wie folgt näher erläutert werden.

Tempo

Der Begriff Grundtempo meint die durchschnittliche Geschwindigkeit während des Springens. Das Tempo ist auch eine Frage der Regulierbarkeit, der Reaktion auf treibende, verhaltende und verwahrende Hilfen. In den unteren Klassen werden die Pferde im Verlauf des Parcours gerne schneller, da es für einen schwachen Reiter mit einem leistungsbereiten Pferd leichter ist, nach vorne auszugleichen. Das Springen erfolgt in der Regel aus mittlerer Geschwindigkeit, da das Pferd hoch und weit springen muss. So ähnelt der Galopp des Anreitens eher dem federnden Anlauf des

Hochspringers als dem hochfrequenten, möglichst schnellen Anlauf des Weitspringers. Gewisse Toleranzen und Abweichungen gibt es natürlich je nach Pferdetyp und Hindernisart. Für den Reiter gilt: Durch ein mittleres, also weder eiliges noch schleppendes Grundtempo erhält sich der Reiter die Möglichkeit, eine unpassende Distanz durch Verkürzen oder Verlängern auszugleichen. Sehr frühe Absprungbereiche erhöhen das Tempo, sehr dichte drosseln den Schwung. Der Einsatz des inneren Zügels lässt das Pferd nicht nur im Hals abknicken, wodurch ein „Über-die-Schulter-Drängen" begünstigt wird, er behindert auch den Bewegungsfluss, wirkt wie eine Parade. Das Grundtempo muss jedoch der Übersetzung des Pferdes und den Abständen des Parcours angepasst sein. Flüssiges Grundtempo erhöht grundsätzlich die Springfreude und die Entfaltung des Vermögens. Doch ein Könner im Sattel sowie ein dosierter Einsatz tun das noch viel mehr! Ein „kompletter Reiter" muss jedenfalls in der Lage sein, aus jedem Tempo springen zu können.

Rhythmus

Der Wortstamm kommt aus dem Griechischen und bedeutet „fließen", also übertragen auf das Springen: Harmonie, Bewegungsgleichklang, Verkürzen und Verlängern – ohne Taktverlust und ohne Verspannung – unauffällige Absprungvorgabe.

Rhythmus ist auch eine Frage der Durchlässigkeit des Pferdes, des Tempogefühls und des Auges des jeweiligen Reiters. Durchlässigkeit meint aber nicht die schematische Vorstellung des Dressursports, sondern heißt hier, z. B. lieber zufrieden „in Anlehnung" als unzufrieden „am Zügel". Mangelnde Losgelassenheit stört den Rhythmus genauso wie diktatorisches, hektisches Einwirken des Reiters – oder wenn der Reiter die Parade mit einem „Ziehkampf" verwechselt! Balanceverlust, Schwungverlust bzw. Schwungverstärkung durch unpassende Absprungpunkte stören den Rhythmus gleichermaßen. Für ein Pferd ist es weiter störend, wenn der Reiter z. B. in der Wendung zum Sprung zureitet, weil er eine große Absprungdistanz erkennt, dann aber – vor dem Sprung – wieder pariert, weil es plötzlich doch „dicht wird": Ein solches „Hin und Her" lenkt die Aufmerksamkeit des Pferdes vom Sprung ab. Oder er versammelt sein Pferd, bis er eine Distanz erkennt und reitet dann zu, was manche salopp als sog. „Sechziger-Jahre-Stil von *Hans-Günter Winkler* und Co." bezeichnen. Nur Pferde mit großer Veranlagung für Übersicht und mit deutlicher Irritationsresistenz können das überhaupt kompensieren.

Der Rhythmus ist stark vom Auge des Reiters, also von seinem Vermögen, die Anzahl der Galoppsprünge bis zum optimalen Absprungpunkt frühzeitig einschätzen zu können, abhängig: Je früher der Reiter die

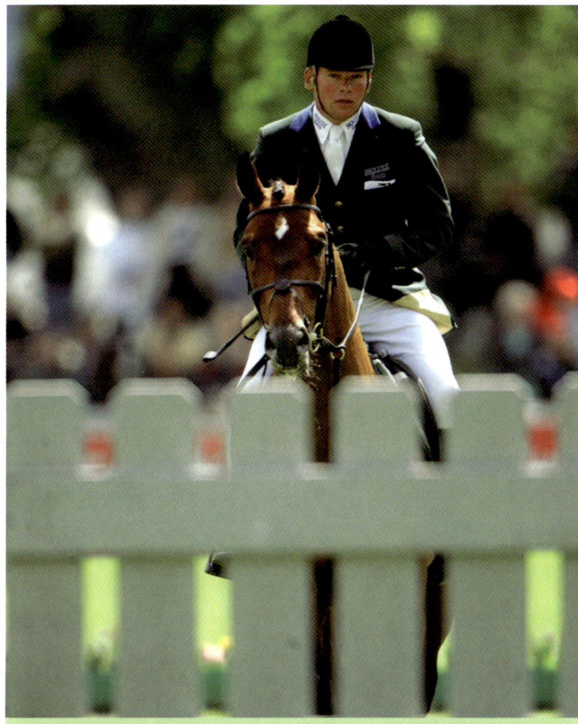

Geübte Springreiter können bereits in einer Entfernung von mehr als sechs Galoppsprüngen abschätzen, ob's passt. Mit solch gutem „Auge" braucht die Galoppade nur um einige Zentimeter verkürzt oder verlängert zu werden, um den optimalen Absprungbereich zu treffen.

Absprungdistanz erkennt, desto unaufwändiger kann er die Galoppsprünge verlängern oder verkürzen. Aber der Parcourschef ist ebenfalls dafür verantwortlich, die Entwicklung des Rhythmus durch die Art seines Parcoursdesigns, durch die Abstände der Hindernisse zueinander und durch die Linienführung zu fördern.

Linie/Absprungpunkt

Denn wenn die Ideallinie nicht getroffen wird, dann ist das Passendreiten Glückssache. Springausbilder sagen auch: „In der Wendung liegt der Segen". Nur wer die äußere Schulter seines Pferdes im Griff hat, kann einen Sprung präzise anreiten. Aber auch nach dem Sprung darf das Pferd nicht selbstständig in die Wendung hineinlaufen, denn „nach dem Sprung ist vor dem Sprung". Auch das Geradeausreiten nach dem Landen hilft nicht nur zur Vorbereitung des kommenden Hindernisses, es lässt auch kein Schrägspringen des Pferdes einschleißen. Doch nicht nur das Geradeausreiten, auch die Wendigkeit ist eine Frage der geraderichtenden Längsbiegearbeit, deshalb sind die dressurmäßigen Grundlagen so wichtig. Das Überwinden schmaler Sprünge überprüft ebenfalls das Geraderichten und die Linieneinteilung.

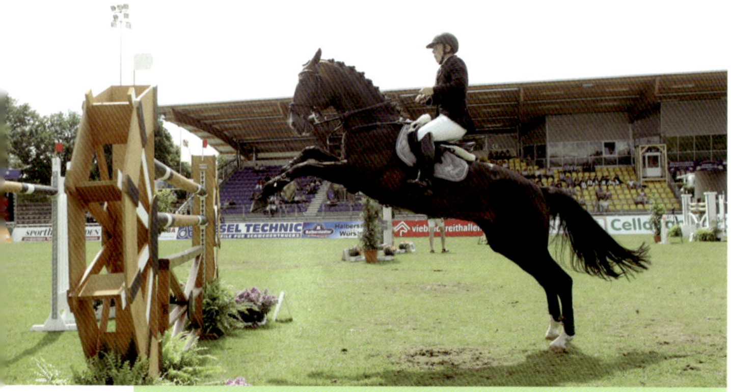

Der Absprungpunkt liegt zu weit vom Sprung entfernt. Der Reiter befürchtet einen Sturz und geht bereits in den „Sicherheitssitz".

Der passende Absprungsbereich ist auch abhängig

a) vom Pferd (manche brauchen – je nach Veranlagung – eine dichtere, manche eine weitere Absprungdistanz, um ihre Möglichkeiten entfalten zu können);
b) von der Hindernisart (Hoch-Weitsprung wird dichter geritten als Steilsprung oder sogar Weitsprung);
c) vom Prüfungsniveau (je höher der Sprung, desto weiter ist der Absprungpunkt entfernt; Toleranzbereich ist in unteren Klassen höher);

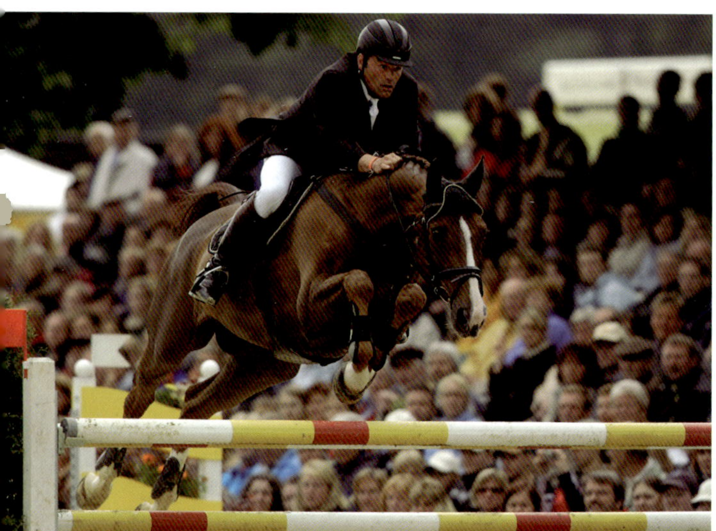

Alois Pollmann-Schweckhorst auf *Diamonds Daylight* aus voller Pace. Dieses Pferd tat für seinen Reiter alles. Es sprang jede Höhe aus jedem Tempo, weil es sich stets darauf verlassen konnte, passend zum Sprung geführt zu werden. Doch für den Amateursport war dieses Pferd nicht geeignet, denn bereits eine kleine Unsicherheit des Reiters konnte ihn nachhaltig verstören.

d) vom Gesamtkontext (auch im Top-Niveau stets in Relation zum Gesamtkontext der Aufgabe/des Parcours).

Da die Hinterhand im Absprung seitlich an die Vorhand vorbei greift und überdies inneres und äußeres Vorderbein leicht versetzt auf- und abfußen, kann korrekterweise nicht von einem Absprungpunkt, sondern nur vom Absprungbereich gesprochen werden. Der optimale Absprungbereich lässt sich nicht alleine an der Faustregel: „Höhe des Sprungs = Entfernung des Absprungpunktes zum Hindernis" messen. Wie Untersuchungen gezeigt haben, liegt in der Praxis der ideale Absprung weiter vom Hindernis entfernt. Doch die Länge der letzten Galoppsprünge und deren Rhythmus und Balance gehören genauso zu einer richtigen Absprungdistanz. Denn manche Pferde behalten immer Platz zur vorderen Stange, auch wenn sie den letzten Galoppsprung so verkürzen müssen, dass sie ihn kaum noch „zu Ende" galoppieren können.

Vorteile eines frühen Absprungbereiches:

1. Zeitersparnis (auf gerader Strecke) durch weite Flugkurve;
2. Schwungentfaltung;
3. bequemes Springen;
4. Zeit zum Anwinkeln der Vorderbeine.

Nachteile eines frühen Absprungbereiches:

1. „Nach-vorne-Greifen" der Vorhand im Absprung;
2. verfrühtes Ausfahren der Vorderbeine zur Landung;
3. Verflachen der Flugkurve.

Vorteile eines dichten Absprungbereiches:

1. Engere Wendemöglichkeit nach dem Sprung;
2. Erhöhen der Flugkurve;
3. erhöhte Vorsicht, schnelleres Abfußen;
4. besseres Aufwölben des Rückens.

Nachteile einer zu dichten Absprungdistanz:

1. Zeitverlust
2. Schwungverlust, „Aufhängen" (In-der-Luft-stehenbleiben);
3. Verkrampfung;
4. seitliches Ausweichen, Schrägspringen;
5. geringeres Anheben des Unterarms.

Distanzen und Hindernisfolgen

Als Distanz bezeichnet man im Springsport korrekterweise den Abstand der Sprünge in zweifachen und dreifachen Kombinationen, also bis maximal zwei Galoppsprünge Zwischenraum. Sprünge, die drei bis acht Galoppsprünge entfernt zueinander stehen, nennt man Hindernisfolge. Durch die veränderten

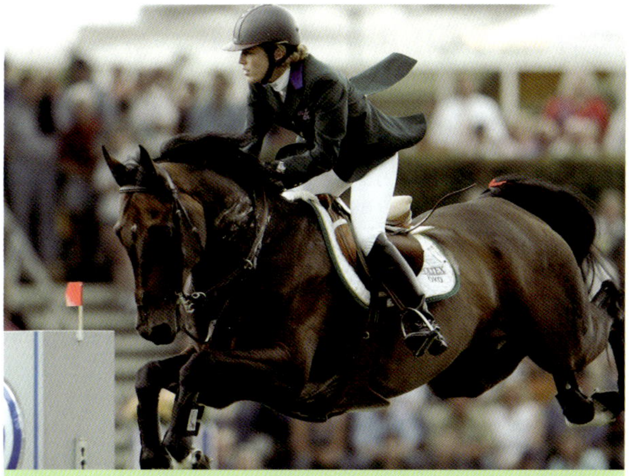

Meredith Michaels-Beerbaum ist leichter und zierlicher als alle ihre Konkurrenten. Sie bewies mit ihrer stilistischen Essenz aus amerikanischem und deutschem Stil, dass man keine Kraft braucht, um auch mit Energiebündeln wie *Checkmate* die Weltspitze zu erobern.

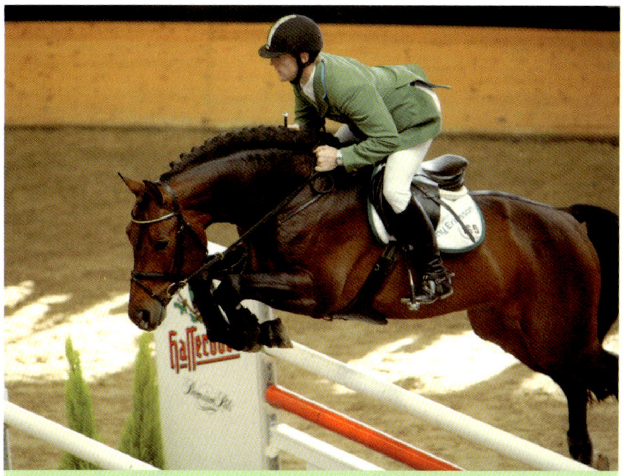

Marcus Ehning verkörpert einen international angesehenen Stil, der sich nicht mehr alleine durch die nationale Prägung erklären lässt. Einfühlungs- und Durchsetzungsvermögen vereinen sich in seiner Reitweise mit einem genialen Bewegungs- und Balancegefühl.

Rahmenbedingungen des Springsports (besserer Boden, bessere Zucht, besseres Reiten, leichtere Bauweise usw.) haben sich die Idealabstände etwas erweitert. Der durchschnittliche Galoppsprung eines Großpferdes kann (zumindest ab Klasse M) nach *Olaf Petersen* mit 3,70 m angesetzt werden. Zu einer gedachten Kombination von 10,80 m Zwischenraum werden jeweils diese 3,70 m pro Galoppsprung hinzu addiert, um die Anzahl der Galoppsprünge in einer Distanz errechnen zu können. Zudem muss berücksichtigt werden, dass kleinere Sprünge eine kürzere Flugkurve benötigen als größere.

Wie stark die Rahmenbedingungen und nicht das Zentimetermaß bestimmen, ob eine Distanz passt, zeigt sich alljährlich auf großen Turnierplätzen wie Aachen, Spruce Meadows oder Calgary: Hier werden selbst Kombinationen oft mehr als einen Meter weiter gestellt – ohne wirklich weit zu wirken. Denn durch den großen Platz und den guten Boden galoppieren die Pferde großzügiger und freier als auf gewöhnlichen Turnierplätzen. Außerdem treffen sich die begabtesten Pferde und Reiter, sie lassen selbst schwierige Zwischenräume „einfach" aussehen.

Tabelle 49: Hindernisse in Springprüfungen unterschiedlicher Kategorien *)

Angaben zu Hindernissen	E	A	L	M(B)	M(A)	S
Höhe (in m)	0,80 bis 1,00	1,00 bis 1,20	1,10 bis 1,20	1,20 bis 1,30	1,30 bis 1,40	1,40 bis 1,60
Weite (in m)	1,00 bis 1,30	1,30 bis 1,50	1,30 bis 1,50	1,40 bis 1,60	1,40 bis 1,60	1,50 bis 2,00
Anzahl der Sprünge (in der Halle)	6 bis 10	6 bis 12	8 bis 14	8 bis 14	10 bis 16	10 bis 18
Anzahl der Sprünge (im Freien)	8 bis 12	8 bis 14	10 bis 16	12 bis 18	12 bis 20	13 bis 20
Kombinationen (Zahl)	1	2	2	2	frei	frei
Drei- u-/o. mehrfache Kombinationen	keine	keine	1	1	frei	frei
Maximale Wassergrabenbreite (in m)	2,50	3,00	3,50	4,00	4,50	4,75

*) Unter den Spezialspringprüfungen gibt es noch sog. Mächtigkeitspringen. Bei diesen Prüfungen wird eine kleine Anzahl einzeln stehender Hindernisse von Umlauf zu Umlauf erhöht und nach K.-o.-System gewertet. Den Weltrekord im Sprung über die obligatorische Mauer hält *Franke Sloothaak* mit *Leonardo* über 2,47 m. Eine weitere Variante dieser Hochsprungkonkurrenz ist das sog. Barrierenspringen. Hier wird eine ansteigende sechsfache Kombination aus Steilsprüngen bis zur Entscheidung erhöht. Auch hier sind Endresultate von 2 m keine Seltenheit im internationalen Turniergeschehen.

Ingrid Klimke: Vielseitigkeitsreiten

Ursprünge

Vor gut 100 Jahren entwickelten die Franzosen erstmals Wettbewerbsprüfungen, in denen die unterschiedlichen Anforderungen an ein vielseitig verwendbares Pferd (primär für das Militär) „gecheckt" wurden. Diese Prüfungen waren schon kurz nach Erprobung bei den meisten Kavallerieeinheiten der europäischen Armeen verbreitet. Bis vor einigen Jahren nannte man diese Reitsportdisziplin deshalb auch noch „Military" (heute ist der Kurzbegriff „Vielseitigkeit" gebräuchlich). Im Vordergrund stand ursprünglich, dass ein Armeepferd während des Dienstes im Gelände sowie bei allen Paraden gehorsam an den Hilfen zu stehen hatte. Denn nur solche Pferde waren auch für eine militärische Verwendung im Kriegsfall zu gebrauchen. Insbesondere sog. Meldereiter, die (mangels verlässlicher technischer Kommunikationsmittel) schriftliche oder mündliche Meldungen zuverlässig und schnell über längere Distanzen durch wechselndes Gelände zu überbringen hatten, brauchten solche „vielseitig" ausgebildeten Pferde. Aber nicht nur Rittigkeit und genügend Mut, sondern auch Fitness waren im Anforderungsprofil enthalten, denn solche Pferde mussten auch nach schweren Strapazen noch „dienstbereit" und damit voll einsatzfähig sein.

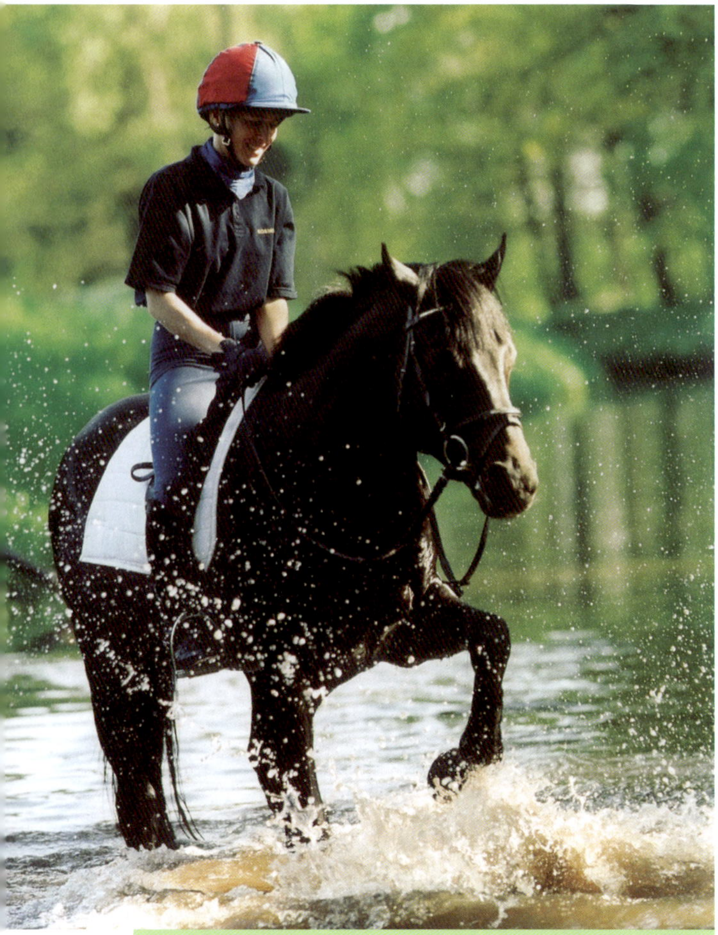

Ein Pferd sollte in der Ausbildung spielerisch an Wasser (den „feuchten Schreck") herangeführt werden.

Eingeleitet wurde diese Wettbewerbsentwicklung zunächst durch Veranstaltung sehr harter Ausdauerritte (sog. Chausseeritte, Kaiserpreisritte u. Ä.), die für Reiter und Pferd strapaziös und – nicht selten – verlustreich waren. Erst zu Beginn des 20. Jahrhunderts reduzierten sich die Anforderungen an diese sog. Distanzritte. Neue Prüfungsbestandteile und auch die Beobachtung des Gesundheitszustandes der Pferde kamen hinzu. Über die Anforderungen der Vielseitigkeitswettbewerbe anlässlich der 1912 in Stockholm veranstalteten Olympiade schrieb der legendäre *Gustav Rau* damals: „In der Geländekonkurrenz in Stockholm wurde alles, was von einem Soldatenpferd verlangt werden kann, geprüft: ... bei einem langen Ritt in jedem Terrain und über jede Art von Hindernis zu gehen (Dauerritt und Reiten im Gelände); ... im schnellen Tempo rennmäßige Sprünge zu nehmen und das schnelle Tempo über einige tausend Meter durchzuhalten (Steeple-Chase-Kurs). ... jede Art von hohen und breiten Hindernissen sehr rasch und sicher zu bewältigen (Preisspringen). Schließlich eine Prüfung auf die Dressur der Pferde in Form eines Preisreitens."

Moderne Vielseitigkeit

In der „modernen Vielseitigkeit", die sich als Kombinationswettbewerb aus Dressur-, Gelände- und Springreiten darstellt, sind heute alle Leistungsanforderungen enthalten, die den natürlichen Fähigkeiten des Pferdes entsprechen bzw. sich daraus durch sportliches Training entwickeln lassen (zum Ablauf einer Vielseitigkeitsprüfung siehe die Ausführungen auf Seite 313). Das ist durchaus vergleichbar mit dem Triathlon in der Leichtathletik. Da Vielseitigkeitsreiten alle traditionell klassischen Reitsportdisziplinen umfasst, wird sie auch als die „Krone der Reiterei" bezeichnet. Die Gegensätzlichkeit der drei Prüfungsabschnitte – Eleganz und Disziplin in der Dressur, in der Geländeprüfung Ausdauer, Willensstärke, Mut und Springvermögen sowie im Springen Geschicklichkeit und Aufmerksamkeit, machen die Reitsportdisziplin Vielseitigkeit so anspruchsvoll und schwierig. Neben grundlegenden körperlichen und mentalen Anforderungen an Reiter und Pferd spielt hier auch das Zeitgefühl des Reiters eine ganz entscheidende Rolle. Das „Paar" darf eine bestimmte Zeit nicht überschreiten – aber es gibt auch keine Vorteile für zu schnelles Reiten, dies würde nur unnötig Energie von Pferd und Reiter verschwenden.

Pferdesport – vom Freizeitreiten bis zur hohen Schule – bedeutet idealerweise immer Partnerschaft zwischen zwei Lebewesen. Hervorzuheben ist, dass wohl in keiner anderen Wettbewerbsdisziplin der Reiterei Pferd und Reiter so eng miteinander verbunden sind (bzw. sein müssen) wie bei der Vielseitigkeit. Im täglichen Training werden Pferd und Reiter über Jahre hinweg „zusammengeschweißt", sie werden geradezu ein „Paar", ein echtes Team, weil jeder die Stärken und Schwächen des anderen ganz genau kennen lernt. Wie in einer idealen Freundschaft, wo einer ohne den anderen nicht auskommt – und wo Vertrauen das Wichtigste ist: Das ist die Voraussetzung für den Erfolg in diesem starken Sport!

In der Öffentlichkeit, in unterschiedlichen Medien, steht die Vielseitigkeit leider häufig noch im Schatten der beiden anderen prominenteren Reitsportdisziplinen. Dressurwettbewerbe und vor allem das Springreiten geben aufgrund ihrer Popularität primär „den Ton an". Die Ursachen für geringere Medienpräsenz und verminderte Öffentlichkeitswirkung der Vielseitigkeit sind sicherlich nicht mangelnde Spannung des Wettbewerbs, sondern Informationsmängel sowohl im Medienbereich als auch beim Reitsportpublikum. Das Wesen der Vielseitigkeit, die Anforderungen, die sie stellt – auch das aufwändige Training – diese Fakten sind allgemein zu wenig bekannt. Allzu leicht werden deshalb aus Kenntnismangel auch vorschnell falsche Urteile abgegeben oder einzelne Unfälle bei internationalen Wettbewerben spektakulär und pauschal „der Vielseitigkeit" als Ganzes negativ angekreidet. Die Vielseitigkeit ist ein anspruchsvoller Leistungssport, der zwangsläufig auch mit Gefahren verbunden ist, weil u. a. die Geländehindernisse fest gebaut sind. Nirgendwo ist schon aus diesem Grund die Verantwortung des Reiters gegenüber seinem Pferd so groß wie in dieser Reitsportdisziplin. In Vielseitigkeitswettbewerben sollten nur solche Reiter und Pferde starten, die aufgrund von Veranlagung sowie fachlich einwandfreier und sorgfältiger Vorbereitung den Anforderungen auch wirklich gewachsen sind. Dieses erfordert von Anfang an eine selbstkritische Einstellung und Bewertung eigener Fähigkeiten sowie des Leistungsvermögens der Pferde. Eine breit angelegte und abwechslungsreiche Grundausbildung unter Beteiligung von Fachleuten ist obligatorisch.

Vielseitigkeitsreiter sind Idealisten, denn bei Wettbewerben warten auf sie keine hohen Geldpreise. Dieser Sport erfordert enormes Einfühlungsvermögen, geradezu Leidenschaft, Passion – und natürlich viel Freizeit, denn die Pferde müssen abwechslungsreich und zeitaufwändig unter natürlichen Bedingungen bei unterschiedlichsten Geländeanforderungen und

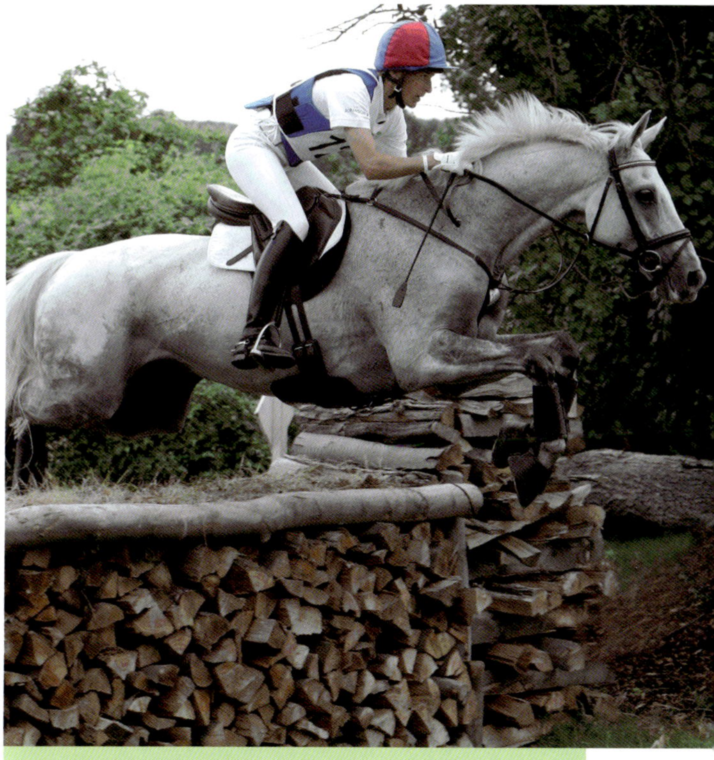

Sleep Late und *Ingrid Klimke* im Gleichgewicht, als Einheit in stilistisch perfekter Harmonie.

Hindernisformen zu jeder Jahreszeit trainiert werden. Bei der Vielseitigkeit steht – ganz unabhängig vom Wettbewerbserfolg – am Ende ein Erlebnis, das jede Platzierung in den Schatten stellt: Allein das fast „berauschende" Gefühl nach einer Geländeprüfung, die man mit seinem Pferd als Team gemeistert hat, ist ein Erlebnis, welches schwer zu vermitteln ist – man muss es schon als Reiter selbst erlebt haben!

Anforderungen an den Reiter

Wer sich mit seinem Pferd der Vielseitigkeitsreiterei nähern möchte, muss in der Lage sein, sowohl eine A-Dressur als auch ein A-Springen zu reiten. In der Halle, auf dem Platz und im Gelände sollte das Pferd in allen Grundgangarten sicher an den Hilfen stehen. Die Kontrolle über das Pferd ist in allen Situationen unbedingt erforderlich, damit die Erlebnisse im Gelände nicht zum Stress und zur Gefahr für Pferd und Reiter werden. Keinesfalls ratsam ist, Probleme in punkto Kontrolle des Tempos im Gelände mit schärferen Gebissen auszugleichen! Es kommt vor, dass ein noch unerfahrener Reiter bei Sprüngen im Gelände hinter der Bewegung bleibt oder vor die Bewegung kommt – und sich dadurch reflexartig am Gebiss festhält. Bei schärferen Gebissen sind dadurch u. U. Maulverletzungen und künftige „Hartmäuligkeit" mit

Tabelle 50: „Reiten mit Verstand" *)

Anforderung	Erläuterung
Viele „gute" Erfahrungen sammeln!	Besonders am Anfang der Ausbildung ist es entscheidend, dass das Pferd möglichst viele „gute" Erfahrungen sammelt. Am besten sogar nur „gute" Erfahrungen.
Kein „Kampf" mit dem Pferd!	Wenn das Pferd sich verspannt, kann es sich nicht mehr auf das konzentrieren, was man von ihm verlangt. Wenn man kurz davor steht, die Geduld zu verlieren, gibt es nur zwei sinnvolle Möglichkeiten dem auszuweichen: Drei Runden Schritt am hingegebenen Zügel mit tiefem Durchatmen oder aber gleich absteigen.
Das Positive belohnen und das Negative ignorieren!	Pferde haben ein hervorragendes Erinnerungsvermögen. Kaum ein Reiter lobt sein Pferd zu viel. Gerade in der Anfangsphase muss man dem jungen Pferd verständlich klar machen, was richtig und was falsch ist.
Konsequent sein!	Konsequentes Handeln ist sowohl im Umgang als auch vom Sattel aus wichtig. Jedes Pferd braucht seine Grenzen und muss wissen, „wo es hingehört".
Vom Leichten zum Schweren nach dem Prinzip der „Kleinen Schritte" vorgehen!	Das Pferd soll in der Grundausbildung körperlich gekräftigt und eine selbstbewusste, leistungsbereite Pferdepersönlichkeit werden: Baut man ein Pferd schrittweise so auf, dass es nicht überfordert und dadurch verunsichert wird, entwickelt es sich zu einem „stolzen" Charakter.
Das Pferd nicht überfordern!	Springt das Pferd ein Hindernis gut, lobt man es und geht zu einer anderen Übung über. Dabei spielen der Ausbildungsstand und die körperliche Verfassung des Pferdes eine wichtige Rolle. Wiederholt man eine Übung so lange, bis es ermüdet und abschaltet, hat man den rechtzeitigen Schluss verpasst. Tipp: Rechtzeitiges Aufhören ist entscheidend.
Hilfen mit „Gefühl" geben!	Wenn ein Reiter das Vertrauensverhältnis zu seinem Pferd festigen möchte, muss er sensibel mit seinen Hilfen umgehen; er muss sich gefühlvoll mit seinem Pferd „unterhalten" können. Je weniger sichtbar sowohl Gewichts-, Schenkel- als auch Zügelhilfen für den Betrachter sind, desto feiner und wirksamer ist die Abstimmung zwischen Reiter und Pferd.

*) Hier sind die wichtigsten Anforderungen und Ausbildungsgrundsätze in Kurzform aufgeführt, die sich aus der langjährigen Trainings- und Turnierpraxis der Verfasserin ergeben.

entsprechenden negativen Folgen für die Rittigkeit vorprogrammiert. Durchlässigkeit kann in erster Linie mit dressurmäßiger Arbeit im Gelände trainiert werden, z. B. durch Reiten von häufigen Übergängen zwischen den Gangarten und durch abwechslungsreiche Tempowechsel innerhalb einer Gangart. Bevor sich ein Reiter der Vielseitigkeitsreiterei im Gelände widmet, sollte er selbst genügend trainiert sein, um im Gleichgewicht zu sitzen – sowohl im Dressursitz, im leichten Sitz als auch über dem Sprung. Hinzu kommen als persönliche Anforderungen an den Reiter – neben der unbedingt wichtigen partnerschaftlichen Einstellung zum Pferd als Lebewesen – Eigenschaften, die man mit Leistungswillen, Mut, Ausgeglichenheit, einer Portion Naturverbundenheit und körperlicher Robustheit beschreiben kann. Wichtige Anforderungen, die der Reiter schon bei der Ausbildung eines Jungpferdes und beim fortlaufenden Training zu berücksichtigen hat, enthält die Tabelle 50, siehe oben.

Anforderungen an das Pferd

Das Vielseitigkeitspferd sollte von seinem zweckmäßigen Gebäude her, aber auch durch sorgfältiges Training ein gewisses Maß an „Balancegefühl" entwickelt haben, denn Pferd und Reiter müssen eine ausbalancierte Einheit bilden, bevor sich das Paar an die ersten Sprünge im Gelände herantastet. Sehr hochbeinige Pferde mit mangelhafter Rückenlinie und Halsaufsatzmängeln sind beispielsweise selten vom Gebäude her für diesen Sport voll tauglich. Die zweite wichtige Voraussetzung für ein Reiter-Pferd-Paar liegt im mentalen Bereich. Maßgeblich sind primär Vertrauen und Respekt. Das Pferd muss auch über „bunte" Sprünge springfreudig sein, es sollte unbedingt aufmerksam mitarbeiten, regelrecht aufpassen bzw. „mitdenken". Richtig ausgewählte, konsequent und verständnisvoll trainierte Pferde bedeutet: Zwischen Reiter und Pferd entwickelt sich der enorm wichtige vertrauensvolle „Draht" als Grundlage der bereits oben angesprochenen „Paarbeziehung". Insbesondere körperlich gut geeignete, sehr gehfreudige, aber dennoch etwas ängstliche Pferde (meist solche mit hohem Vollblutanteil) brauchen viel Vertrauen zu ihrem Reiter, damit sie in einer ungewohnten Situation nicht einfach die Flucht ergreifen! Gerade solche Pferde müssen durch geduldiges Training lernen, ihre natürlichen Reflexe abzubauen und sich vom Reiter beruhigen zu lassen. Ein zunächst ängstliches Pferd sollte sich ohne übertriebene Hektik die „bedenklich" wirkende Situation ansehen können und schließlich überall mit dem Reiter hingehen. Zum richtigen Vertrauen im hier genannten Kontext gehört allerdings auch eine Portion Respekt und Gehorsam gegenüber dem Reiter. Wer als Reiter genügend erfahren und feinfühlig ist, wird schon beim Training erkennen, ob tatsächlich Angst bei auftretenden Problemen oder etwa Ungehorsam und mangelnde Arbeitsfreude ursächlich sind. Daraus resultieren jeweils unterschiedliche Konsequenzen (siehe hierzu auch die Kapitel „Verhalten", Seite 42 ff., und „Umgang", Seite 223 ff.). Das Pferd muss grundsätzlich gehorsam auf Schenkel und Gerte reagieren und Respekt vor den reiterlichen Hilfen haben – Respekt, aber keine Angst! Nur so kann sich der Reiter mit Konsequenz – und gefahrlos für sich und sein Pferd – in allen Situationen durchsetzen. In der Tabelle 51 auf Seite 308 sind die wichtigsten Eigenschaften eines Vielseitigkeitspferdes als Überblick zusammengefasst.

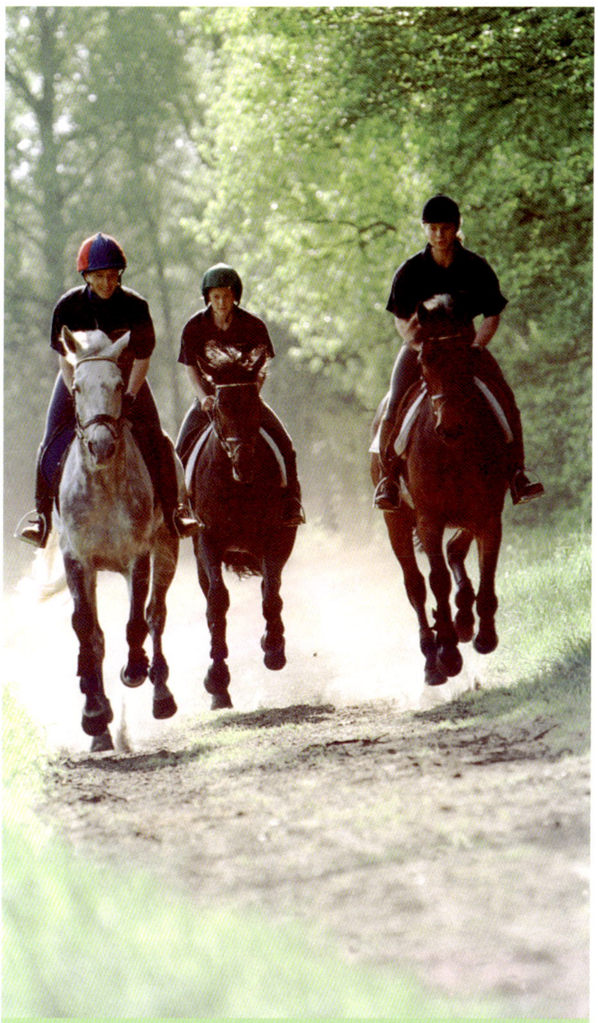

Ausreiten macht Spaß!

Ausrüstung

Erst die richtige Ausrüstung von Pferd und Reiter gewährleistet ein Höchstmaß an Schutz und bietet Sicherheit. Für den **Reiter** gilt: Zu der üblichen Ausrüstung, bestehend aus Reithose, Reitstiefeln, Reithandschuhen (sehr empfehlenswert, aber kein Muss) und einem obligaten Reithelm („Sicherheitskappe"), gehört im Gelände unbedingt auch eine gut sitzende, hochwertige Schutzweste. Sie kann bei Stürzen schlimme Verletzungen vermeiden oder wenigstens verringern. Als reiterliche Hilfsmittel sind kurze, stumpfe Sporen und eine Gerte (maximal 75 cm lang – inklusive Schlag) ratsam. Macht das Pferd z. B. einen unerwarteten Satz zur Seite oder einen unvorhersehbar größeren Sprung über ein Hindernis, ist die Gefahr der ungewollten Verletzung des Pferdes mit stumpfen, kurzen Sporen verringert. Eine Springgerte kann in vielen Fällen – an der Pferdeschulter oder kurz hinter dem Schenkel touchierend eingesetzt – die Hilfengebung pferdeschonend unterstützen und somit zur nachdrücklichen „Aufforderung" dienen.

Für das **Pferd** sind – neben der für den Wettbewerb geeigneten und zulässigen Zäumung und dem passenden Sattel – Geländegamaschen wichtig. Diese sind rundherum geschlossen – im Gegensatz zu den Springgamaschen, die vorne offen sind. Empfehlenswert für die Vorderbeine sind Gamaschen mit einer Hartschale im Bereich der Sehnen; bei den Hinterbeinen sollte jeweils der vordere Bereich der Beine (das sind die Röhren) stabil abgedeckt sein. Berührt das Pferd z. B. einmal einen Baumstamm, ist es durch die Abdeckung gut gegen Abschürfungen und andere Verletzungen geschützt. Zum Schutz der Vorderhufe/Ballen sind Sprungglocken ratsam, um Ballentritte und das gefürchtete „Eisen-Abtreten" vorausschauend zu verhindern. Als einziger Hilfszügel ist im Gelände das Martingal erlaubt. Kritikern sei erklärt, dass dieser Hilfszügel, richtig eingesetzt und verschnallt, bei heftigen Pferden (unter Reitern mit genügend sensiblen Händen) eine schonende Hilfe ist, um das Gebiss richtig zu platzieren. Schließlich kann mit diesem Hilfszügel dem Pferd durchaus noch genügend Freiraum gegeben werden, damit es die Umgebung ungestört wahrnehmen und ungehindert auf einen Sprung schauen kann.

Tabelle 51: Checkliste „Eigenschaften des Vielseitigkeitspferdes"

Kriterium	Was ist zu prüfen?	Erläuterung
Interieur	Temperament, Charakter, Leistungswille	Gefragt ist ein einwandfreier Charakter – ohne (meist haltungsbedingte) sog. Untugenden oder „Blockaden", die störende Umgangsmängel bewirken (z. B. Verladeprobleme); das Temperament wünscht man sich mittelgradig, d. h. hellwach, aber keinesfalls hypernervös, dennoch ehrgeizig und gehfreudig; übermäßig temperamentvolle, hektisch-nervöse Pferde sind den Anforderungen ebenso wenig gewachsen wie zu phlegmatische Pferde; gut sozialisierte, unverdorbene Pferde, die als Jungpferde naturnah in Gruppen aufgezogen und vollwertig ernährt wurden, bringen die durchweg beste Leistungs- und Umgangseignung mit sich.
Exterieur	Typ, Fundament, Rahmen	Prädestiniert sind Pferde im modernen Warmblut- oder Vollbluttyp mit genügend Muskelansatzfläche; das Fundament darf nicht zu fein sein; als Rahmen ist ein Pferd im „Rechteckmodell" den Anforderungen am besten gewachsen.
Bewegungsveranlagung	Gleichgewichtsverhalten, Leichtfüßigkeit, Elastizität, „Ökonomie"	Vielseitigkeitspferde müssen eine gute Selbsthaltung (sowohl in punkto Gleichgewicht als auch im Hinblick auf die seitliche Balance) entwickeln können, weshalb schwere, kurze Hälse ebenso leistungsmindernd wirken wie z. B. extreme Hochbeinigkeit; leichtfüßig sind Pferde mit energischen, raumgreifenden, flachen Bewegungen bei schnellem Auf- und Abfußen; Elastizitätsmängel sind u. a. zu erwarten bei Pferden mit überlangem Rücken oder solchen mit sehr kurzem Rücken; erwünschte Bewegungs-„Ökonomie" kennzeichnet ein Pferd, das sich nicht vorschnell durch übertriebenen Vorwärtsdrang verausgabt, sondern überlegt mitarbeitet und die Gangarten-Tempi nach Anforderung – trotz Ehrgeiz – dosiert.
Verhalten am Sprung	Geschicklichkeit, Springfreude, Springvermögen	Es scheiden Pferde aus, die einerseits, z. B. aus übergroßer Ängstlichkeit, mangelnde Springfreude zeigen, andererseits aber durch mehr oder weniger „plumpe" Springmanier mangelnde Geschicklichkeit zeigen sowie durch ungünstige Extremitäten- bzw. Muskulaturentwicklung über kein besonderes Springvermögen verfügen.
Abstammung	Vollblutanteil	Relativ viele Leistungspferde der Vielseitigkeit gehören zur Rasse „Vollblut"; immer ist genügend Vollblutanteil auch bei Warmblütern in dieser Reitsportdisziplin wünschenswert, weil sich das vom Vollblut ererbte Galoppiervermögen und die Ausdauerbereitschaft sehr positiv auswirken; es sind selbstverständlich auch andere Rassen einsetzbar, wenn sie den jeweiligen Wettbewerbsanforderungen gewachsen sind.

Geländeausbildung

Zu Trainingsbeginn stellt sich häufig die Frage: „Wie oft sollen wir ausreiten und was sollen wir denn draußen mit dem jungen Pferd üben?" Sobald die Phase des ersten Anreitens (meist in der Halle) überstanden ist, das junge Pferd sich also an das Reitergewicht und die Hilfen gewöhnt hat, sollte man die Phasen des Lösens oder Trockenreitens im Schritt und Leichttraben neben oder hinter einem Führpferd stets nach draußen verlegen. Im Trab und Galopp gewöhnt man das Pferd an Unterschiede in der Bodenbeschaffenheit, z. B. an Sand-, Gras- oder Waldböden. Nun ist es an der Zeit, das Pferd mit bisher ungewohnten Situationen vertraut zu machen, dazu zählen u. a. flatternde (Silo-) Planen, Traktoren, große Holzlager im Wald usw. Zur Sicherheit und unter Ausnutzung des Herdentriebs empfiehlt es sich, immer ein Führpferd mitzunehmen, falls das zu trainierende Pferd, z. B. aus Angst oder aber aus „Sturheit", an unbekannten Gegenständen alleine nur sehr zögerlich oder gar nicht vorbeigeht. Nur durch vorausschauende, überlegte Praktiken werden unnötige „Kämpfe" vermieden und ungewohnte Objekte vom Pferd durch Lernen als eher ungefährlich eingeordnet (weil das sichere Führpferd es vormacht). Damit werden die Grundlagen für Vertrauen und Gehorsam gefestigt, auf die man von Beginn an unbedingten Wert legen muss. Im weiteren Verlauf der Ausbildung/des Trainings sollten auch unterschiedliche Geländeformationen bei Ausritten bevorzugt werden. Es empfiehlt sich, in Schritt, Trab und Galopp auf verschiedenen Böden (Gras, Sand, Waldboden) zu reiten, kurze Strecken abwechselnd auf tieferem und auf härterem Boden (auch über Hügel) zu absolvieren. Das Bergauf- und Bergabreiten (nicht zu steil!) fördert die gesamte Kraftentwicklung, das „Körpergefühl" des Pferdes und verbessert hierbei insbesondere Gleichgewichtsfindung und Balancegefühl, die Geschmeidigkeit und Geschicklichkeit. Das Reiten einer „Wellenbahn" ist übrigens die beste Möglichkeit, um die Rücken- und Hinterhandmuskulatur des Pferdes zu kräftigen. Durch dieses fortdauernde, stetige Training mit viel Abwechslung schult man bei Pferd und Reiter das Gleichgewicht, gymnastiziert sein Pferd und verbessert die Trittsicherheit. Durch unterschiedliche Umgebungsreize des Geländes bleibt die Gehfreude und das so wichtige freudige „Mitmachen" jedes Pferdes erhalten.

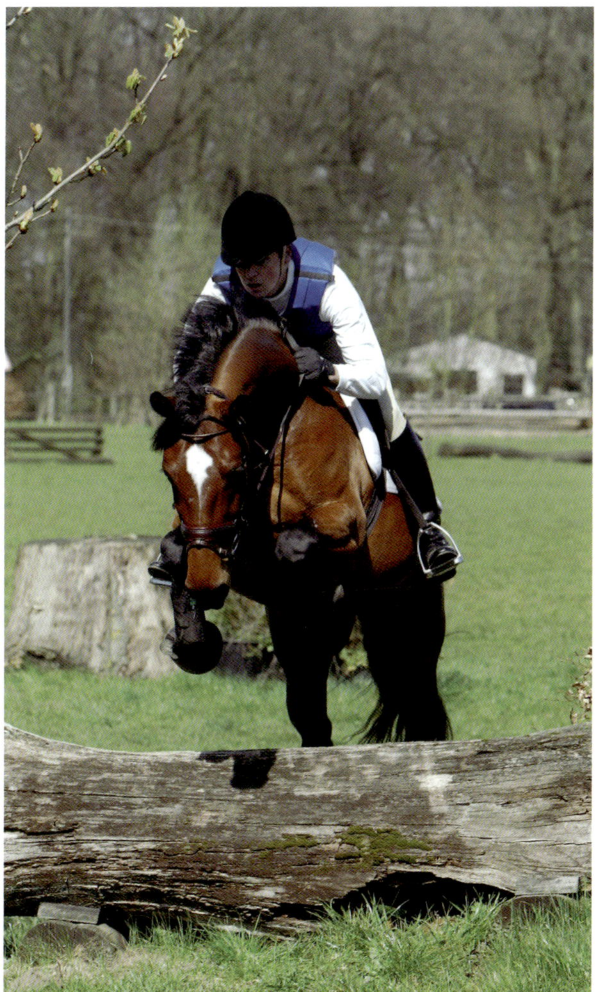

Anfangs überspringt sich das Pferd noch über die neuen Hindernisse.

Erste Geländehindernisse

Erst wenn der Reiter sich mit dem antrainierten Pferd im Gelände recht sicher fühlt, werden die ersten festen Hindernisse angegangen. Damit diese ersten „Natursprünge" gut gelingen, muss der Reiter sich einen geeigneten Platz mit „freundlichen" Anfangshindernissen, etwa einen nicht zu dicken Baumstamm oder einen niedrigen Holzstoß, aussuchen. Anfangs kann ein Hindernis gar nicht zu niedrig sein, damit das Pferd notfalls auch aus dem Stand springen kann! Das Hindernis sollte genügend breit und idealerweise ein- oder beidseitig (z. B. durch angelegte Baumstämme als „Fänge") begrenzt werden, um ein Ausbrechen von Beginn an abzuwenden. Als Höhe des Anfangshindernisses sind maximal 50 bis 60 cm ausreichend, die Breite sollte mindestens vier Meter betragen. Bevor nun der Reiter mit den ersten Geländesprüngen beginnt, muss er sein Pferd ausgiebig auf dem Geländeplatz gelöst haben. Danach zeigt er seinem Pferd im Schritt den Baumstamm und lässt es am langen Zügel schnuppern. Dann folgt das unerfahrene Paar dem Führpferd im Arbeitstrab (leicht traben) mit zwei bis drei Pferdelängen Abstand. Das Hindernis sollte mit beiden Pferden auf gerader Linie angeritten werden. Der Reiter behält eine weiche Verbindung zum Pferdemaul, damit er unmittelbar eingreifen kann, falls das junge Pferd versucht, seitlich auszubrechen.

Ist es drei bis vier Mal – ohne zu zögern – hinter dem Führpferd her gesprungen, versucht man, das Hindernis aus dem Trab alleine zu überwinden. Bleibt das Pferd gut unter Kontrolle, reitet man aus einem ruhigen Galopptempo erneut an. Hat das unerfahrene Paar das Hindernis aus dem Galopp einige Male übersprungen, sollte eine kurze Schrittpause zum Entspannen eingelegt werden. Wichtig ist, das Pferd nach jedem gut gemachten Sprung zu loben! Nur so kann man das Vertrauen aufbauen und das Pferd ermutigen. Nach diesem Grundprinzip gewöhnt man das Pferd noch an zwei bis drei weitere Anfangshindernisse.

Gewöhnung an Wasser

Der „feuchte Schreck" – für Dressurpferde sind es die Pfützen im Viereck, für die Springer der Wassergraben, und im Gelände sind es die Wasserhindernisse. Der Reiter sucht zum Üben eine geeignete (möglichst natürliche) Wasserstelle aus. Dabei sollte der Wasserstand nicht höher als 20 cm sein, auch darf die Wasserstelle nicht steil bergab anzureiten sein, damit das junge Pferd nicht bereits durch das Bergabreiten ängstlich wird. Wichtig ist zudem, dass der Boden der Wasserstelle nicht tiefgründig, gar morastig, sondern

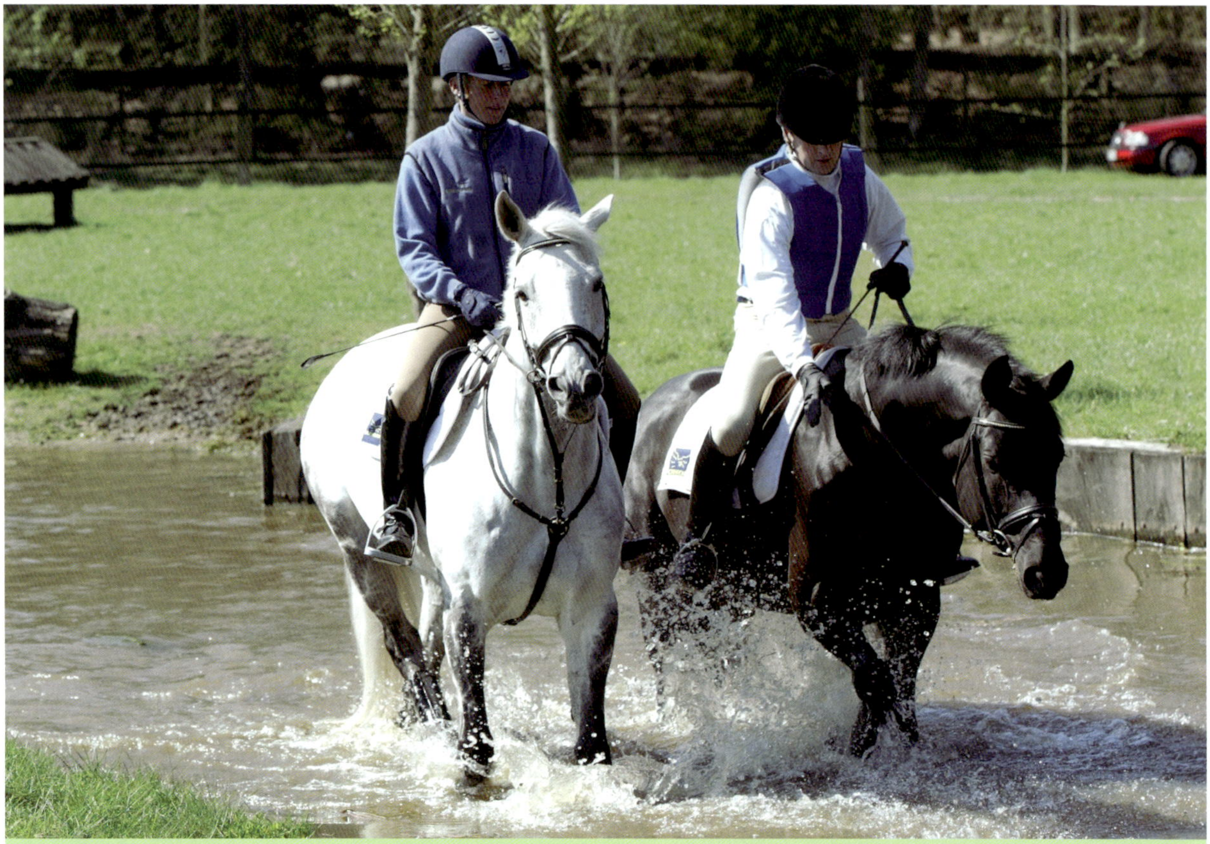

Mit dem Führpferd und viel aufmunterndem Loben ist die Angst vor dem Wasser schnell überwunden.

ziemlich fest und ohne Löcher oder dicke Steine beschaffen ist.

Bei der ersten Wassergewöhnung kommt es vor allem auf das brave Führpferd an, welches bedingungslos ins Wasser gehen muss! Nach dem Lösen erfolgt das erste Anreiten im Schritt hinter dem Führpferd her. Der Reiter behält seine weiche Verbindung zum Pferdemaul, um ein seitliches Ausbrechen zu verhindern. Mit ziemlicher Sicherheit wird das junge Pferd erst einmal vor dem Wasser stehen bleiben. Jetzt kommt es auf das Verhalten des Reiters an: Er darf das Pferd auf keinen Fall seitlich kehrt machen lassen! Mit Gewichts- und Schenkelhilfen verhindert er auch ein Rückwärtstreten. Im Idealfall folgt das junge Pferd dem Führpferd ins Wasser. Bleibt es aber erst einmal stehen, lässt der Reiter es am langen Zügel schnuppern und wartet einen Moment lang ab. Dann fordert er es erneut auf, vorwärts zu gehen und dem (im Wasser stehen gebliebenen) Führpferd zu folgen. Die nächste Übung ist das Traben ins Wasser – hinter dem erfahrenen Pferd her. Danach trabt das Pferd ohne Führpferd hindurch. Die Wassergewöhnung ist keine Frage der Technik, sondern eine des Vertrauens. Mit Geduld und Überzeugung wird jedes Pferd die Scheu verlieren. Dazu sollte man genügend Zeit einplanen und auch Geduld aufbringen. Sehr viel einfacher sind solche Pferde an Wasser zu gewöhnen, die aus dem Haltungsalltag natürliche (oder auch extra künstlich hergestellte) Regenwasserpfützen kennen und durchqueren müssen, wenn sie z. B. vom Paddock zur Weidekoppel herauslaufen.

Springen von Stufen

Ob man eine Stufe zuerst bergauf oder bergab springt, hängt ganz von den individuellen Trainingsmöglichkeiten ab. Hat der Trainingsplatz beispielsweise eine angelegte Grube, muss man zuerst hineinspringen, um dann wieder über eine Stufe herausspringen zu können. Die zweite Variante ist ein Wall bzw. eine erhöhte Ebene. Hier springt man zuerst eine Stufe bergauf und dann wieder hinunter. Diese Trainingshindernisse haben in der Regel unterschiedlich hohe Auf- und Absprungmöglichkeiten. Wichtig ist, dass mit niedrigen Stufen begonnen wird. Beim Anreiten von Absprüngen (später auch Tiefsprüngen) muss das Tempo vorher durch vermehrtes „Platz nehmen" im Sattel aufgenommen werden. Auch hier ist (wie immer!) wichtig, dass der Reiter nicht hinter die Bewegung kommt. Man muss den Oberkörper rechtzeitig nach vorne neigen. Für manche Pferde ist es anfangs schwierig zu taxieren, wann sie genau abspringen müssen. Der genügend lange Zügel gibt den nötigen Freiraum.

Wassereinsprünge

Pferde, die noch zögerlich sind und nicht wie selbstverständlich durchs Wasser galoppieren, brauchen auch für den Sprung ins Wasser zunächst wieder ein sicheres Führpferd. Grundsätzlich sollte man nur aus einem ruhigen Tempo ins Wasser springen, weil das Wasser den Schwung des Pferdes erheblich bremst. Anfangs ist es deshalb sicherer, aus dem Trab anzureiten. Um mit dem Pferd im Gleichgewicht/in der Balance zu sein, muss der Reiter im Oberkörper deutlich aufgerichtet bleiben. Die Zügel sollten beim Einsprung besonders lang durchrutschen, um dem Pferdehals völlige Freiheit zum Ausbalancieren zu geben.

Tiefsprünge und Treppen

Treppen, auch Terrassensprünge genannt, sind eine Folge von Auf- oder Absprüngen, die überwiegend als „In-Out" gebaut sind. In den Geländepferdeprüfungen findet man sie bei niedrigen Stufen auch mit einem Galoppsprung dazwischen. Man kennt sie meistens mit zwei Ebenen. Durch diese Hindernisse schult man Reaktionsvermögen und Geschicklichkeit sowie das weitgehend selbstständige Taxieren des Pferdes. Treppen bergab dürfen nicht aus zu hohem Tempo gesprungen werden. Diese Art von Hindernis ist in Geländeprüfungen eine Rittigkeitsübung, um festzustellen, ob der Reiter sein Pferd sicher an den Hilfen hat. Übt man Tiefsprünge mit unerfahrenen Pferden, muss man sich auf unvorhersehbare Situationen einstellen. Manche Pferde machen unbeholfene Anfangssätze, überspringen sich oder springen zu weit. Es ist auf eine nicht zu harte, möglichst abfallende Landestelle zur Schonung der Pferdebeine und des Rückens zu achten!

Gräben

Gräben sind Geländehindernisse, die in jedem Geländeritt vorkommen. Sie sehen eindrucksvoll aus, vor allem wenn sie ziemlich tief oder mit Wasser gefüllt sind. Der ideale Graben für die ersten Versuche sollte trocken und höchstens 80 bis 100 cm breit sein, so dass das Pferd notfalls auch aus dem Stand springen kann. Es ist notwendig, vorher beim Übungsgraben zu prüfen, ob die Umrandung des Grabens gut sichtbar ist. Sie sollte nicht von Gras oder Unkraut überwuchert sein, denn das Pferd muss sowohl die Absprunglinie als auch die hintere Begrenzung gut erkennen können! In Geländeprüfungen sieht man oft eine weiß angestrichene Umrandung, die verhindert, dass das Pferd auf die Kante tritt. Es ist empfehlenswert, vorsorglich auch das Springen solcher weiß markierter Gräben zu üben.

Trakehner Graben

Wenn ein Graben mit einem Baumstamm überbaut wird, nennt man ihn traditionell „Trakehner Graben". Anfangs sollte der Baumstamm den Graben genau längs halbieren, sodass vor und hinter dem Baumstamm der Graben gleichmäßig verteilt und gut sichtbar ist. So können unerfahrene Reiter und Pferde in der Anfangsphase die volle Hindernisbreite anreiten.

Coffin („Pulvermanns Grab")

Eine typische Geländeanforderung ist der Coffin, auch „Pulvermanns Grab" genannt. Ein Coffin ist eine Kombination aus drei Elementen: Einsprung – Graben – Aussprung. Beim Einsprung handelt es sich meist um einen Baumstamm oder ein anderes massives Hindernis. Das Pferd sieht vor dem Absprung nicht, was dahinter liegt! Dann soll es ein oder zwei Galoppsprünge bergab galoppieren und über einen Graben springen. Dieser ist offen und häufig mit Wasser gefüllt. Für unerfahrene Pferde ist es oft leichter, wenn der Graben überbaut ist. Je nach Schwierigkeitsgrad liegt der Graben tiefer, und es geht entweder leicht oder steil bergab und bergauf. Diese Art von Hindernis stellt hohe Anforderungen an das Reaktions- und Koordinationsvermögen von Reiter und Pferd.

Hecken

Hecken gehören zu den typischen Naturhindernissen, die auf der Geländestrecke oder auf der Rennbahn geritten werden. Mit jungen Pferden sollte man diese Hindernisse noch nicht springen, da sich viele Pferde zunächst stark überspringen und dadurch das Vertrauen gemindert wird.

Ecken, schmale Sprünge

Bei den aktuell technisch anspruchsvolleren Geländestrecken kommen häufig auch Ecken und relativ schmale Sprünge zum Einsatz. Bei dieser Art von Hindernissen kommt es ganz besonders auf die Rittigkeit und das Vertrauen des Pferdes an.

Einzelhindernisse und Kombinationen

Selbstverständlich gibt es in Geländeritten nicht nur Einzelhindernisse, sondern auch Kombinationen, vergleichbar mit denen in Springparcours. Die Abstände und Distanzen können unterschiedlich ausfallen, sollten aber immer passend und fair gebaut sein. Es kommt vor allem auf die Geschicklichkeit und Aufmerksamkeit von Reiter und Pferd an. Üben kann man solche Kombinationen beispielsweise mit mobilen, transportablen Naturhindernissen wie unlackierten Stangen, Strohballen, Zaunelementen usw. Ob Kombinationen oder Einzelhindernisse wie Strohballen, Jägerzaun, Dachsprung, Koppelrick oder Holzstoß – wichtig sind immer das passende Tempo,

Tabelle 52: Wochenplanung Vielseitigkeitstraining*)

Tag	Tages-Schwerpunkt
Montag	ruhiger Ausritt
Dienstag	Springgymnastik
Mittwoch	Dressurausbildung
Donnerstag	Geländetraining
Freitag	Koppeltag
Samstag	Parcoursspringen
Sonntag	Dressurausbildung

*) Dieser Plan gibt lediglich grobe Anhaltspunkte. Selbstverständlich ist alles den individuellen Bedürfnissen und Anforderungen des Pferdes anzupassen. Oft wird man durch seine eigenen Trainingsbedingungen oder auch witterungsbedingt zu Änderungen seiner ursprünglichen Ausbildungsplanung gezwungen. Insbesondere in der Schulung der Spezialdisziplinen Dressur und Springen ist es wichtig, darauf zu achten, dass hierdurch gleichzeitig die Leistungsfähigkeit im Gelände gesteigert werden muss. Es darf niemals die Gehfreude, das Vertrauen und die Mitarbeit im Gelände beeinträchtigt werden. Die Pferde müssen Spaß an ihrer Arbeit haben!

der optimale Anreitweg und ein flüssiger Rhythmus.

Hat man die verschiedenen Geländehindernisse zunächst auf heimischem Übungsplatz und später vor allem auch in fremder Umgebung geübt, sind alle Voraussetzungen für das Reiten der ersten Vielseitigkeitsprüfung erfüllt. Das Trainingsziel, Geländesprünge harmonisch und sicher zu überwinden, wäre somit erreicht. Mit Absolvierung jeder Prüfung kann das Üben reduziert werden, weil die Pferde durch die Prüfungen lernen. Erkennbare Unsicherheiten oder Fehlleistungen während eines Geländeritts im Vielseitigkeitswettbewerb müssen durch geduldige Übungen im Training, die das Vertrauen wieder herstellen oder noch besser fördern, abgebaut werden. Hier hilft nicht forsches „Drauflos-Trainieren", sondern ans Ziel kommt man eher mit zunächst einfachen Übungen in kleinen Schritten.

Modell-Trainingsplan

Ein Trainingsplan für die Vielseitigkeitsreiterei ist kein „Einerlei", sondern bietet ein abwechslungsreiches Programm für Pferd und Reiter. Dressurtraining, gymnastizierende Springübungen, Geländereiten, Longieren und ab und zu ein erholsamer Koppeltag ganz ohne Lederzeugs und Reiter sollten in ausgewogenem Verhältnis wechseln. Die Belastung beim Training im Gelände mit Bergauf- und Bergab-Strecken und dazu noch bei unterschiedlichen Boden- und Witterungsverhältnissen ist für ein Pferd eine völlig andere, häufig erheblich größere Belastung als die Arbeit in der ebenen Halle oder auf dem Springplatz. Deshalb sollte man nach jedem anstrengenden Geländetraining immer einen „Entspannungstag" einrichten. Den kann man sinnvoll mit etwas Longenarbeit, gemütlichem spazieren reiten, dressurmäßiger Lockerungsarbeit unter dem Sattel oder auch mit längerem Koppelgang ausfüllen. So beugt man Überanstrengungen vor. Man kann z. B. nach einem Wochenplan arbeiten, der entsprechend abwechslungsreich gestaltet werden sollte. An jedem Tag wird einer der Ausbildungsschwerpunkte trainiert, was sich in regelmäßiger Abfolge wiederholen kann. Die Tabelle 52, oben, enthält ein Muster für eine Wochenplanung.

Tabelle 53: Vielseitigkeitskategorien *)

Kategorie	Kurzprüfungen	Langprüfungen
Klasse A	VA	GVA
Klasse L	VL / CIC *	GVL / CCI*
Klasse M	VM / CIC **	GVM / CCI**
Klasse S	VS / CIC***	CCI*** (DM)
Championate (EM, WM, Olymiade)	CCI**** (short)	CCI**** (long)

*) Die klassische Vielseitigkeitsprüfung ist die „Große Vielseitigkeitsprüfung" (International CCI = Concours Complet International), die in ihrem Geländeteil die traditionelle Struktur mit den vier Phasen (Wegestrecke 1, Rennbahn, Wegestrecke 2, Querfeldeinstrecke) aufweist. Aufgrund des hohen Verletzungsrisikos auf der Rennbahn wird heute auch bei Championaten auf die Rennbahn-Phase verzichtet. Eine „Große Vielseitigkeitsprüfung" ohne Rennbahn nennt sich international „CCI-Short Format".
Im internationalen Prüfungssystem gibt es vier Kategorien von Vielseitigkeitsprüfungen, die je nach Schwierigkeitsgrad in ihrer Bezeichnung mit bis zu vier Sternen versehen werden; dabei entspricht ein CCI* etwa der nationalen Klasse L bis M. Ein CCI**** geht in den Geländeanforderungen über die Klasse S gemäß LPO deutlich hinaus. Dieser Schwierigkeitsgrad wird nur bei den folgenden Veranstaltungen ausgetragen: Lexington (Kentucky, USA), Badminton und Burghley (GB), Luhmühlen (GER) sowie bei Olympischen Spielen, Europa- und Weltmeisterschaften.

Vielseitigkeitsprüfung

Ablauf

Vielseitigkeitsprüfungen sind „Turnierveranstaltungen", die insgesamt ein ziemlich großes Areal erfordern. Eine Vielseitigkeit besteht aus drei Teilprüfungen: Dressur, Parcours-Springen und Geländeritt und einer Querfeldeinstrecke mit festen Hindernissen. Ein solches Turnier beginnt immer mit der Teilprüfung Dressur. Die Reihenfolge von Parcours-Springen und Geländeritt kann allerdings variieren: Bei einer Ein-Tages-Prüfung („One-Day-Event") wird in der Regel der Geländeritt am Ende des Prüfungstages absolviert und bei der klassischen Drei-Tages-Prüfung („Three-Day-Event") wird die Prüfung mit dem Springen beendet. Die Anforderungen in den Teilprüfungen Dressur und Springen sind im Vergleich zu den Spezialprüfungen dieser Reitsportdisziplinen niedriger. Die Dressur (siehe Kapitel „Dressurreiten", Seite 288 ff.) muss bei der Vielseitigkeit stets im Gesamtkontext zur kompletten Prüfung gesehen werden. Hierbei steht die Überprüfung von Rittigkeit, Losgelassenheit und Gehorsam im Vordergrund, denn diese Anforderungen sind auch für einen erfolgreichen Geländeritt unerlässlich. Gleiches gilt für das Springen. Die Abmessungen der Parcourshindernisse sind bei der Teilprüfung weit niedriger als in der Spezialdisziplin Springen (siehe Kapitel „Springreiten", Seite 296 ff.).

Im Anschluss an den Geländeritt findet eine Verfassungsprüfung (auch „**Vet-Check**" genannt) durch das Richtergremium und einen Tierarzt statt. Hierbei werden die Pferde auf ihren Gesundheitszustand überprüft. Bei internationalen Prüfungen wird dieser „Vet-Check" auch schon vor der Dressur durchgeführt, um sicherzustellen, dass nur gesunde Pferde in gutem Trainingszustand an den Start gehen.

Das Prüfungssystem

Das derzeitige Prüfungssystem gemäß Leistungsprüfungsordnung der FN e. V. (LPO) erlaubt den systematischen Aufbau eines jungen angehenden Vielseitigkeitspferdes bis zum Einsatz im Hochleistungssport. Für das junge Vielseitigkeitspferd werden die sog. Geländepferdeprüfungen angeboten, in denen anhand des Überwindens einer Geländestrecke überprüft wird, ob das Pferd hinsichtlich seiner Geländeausbildung auf dem richtigen Weg ist. Beurteilt wird die Leistung nach Rittigkeit, Springmanier und Galoppiervermögen. Für den unerfahrenen Reiter bieten sich Geländereiterwettbewerbe sowie Stilgeländeritte an.

Der weitere Aufbau eines Vielseitigkeitspferdes erfolgt über Geländeritte bzw. Einstiegs-Vielseitigkeitsprüfungen, das sind Kurzprüfungen (internationale Bezeichnung: CIC). Durch die in diesen Kurzprüfungen noch relativ geringen konditionellen Anforderungen erlaubt diese Prüfungskategorie häufigere Starts. Kurzprüfungen haben vor allem den Zweck, Reitern und Pferden mehr Möglichkeiten zu schaffen, sich die erforderliche Routine im Reiten von Geländestrecken anzueignen. Kurzprüfungen eignen sich hervorragend als Vorbereitungstraining auf „Große Vielseitigkeitsprüfungen" (internationale Bezeichnung: CCI). Besonders beliebt bei Reitern sind die Vielseitigkeiten als Ein-Tages-Prüfungen, bei denen aus organisatorischen Gründen das Springen vor dem Geländeritt ausgetragen wird. In Tabelle 53 auf Seite 312 sind alle Vielseitigkeitskategorien aufgelistet.

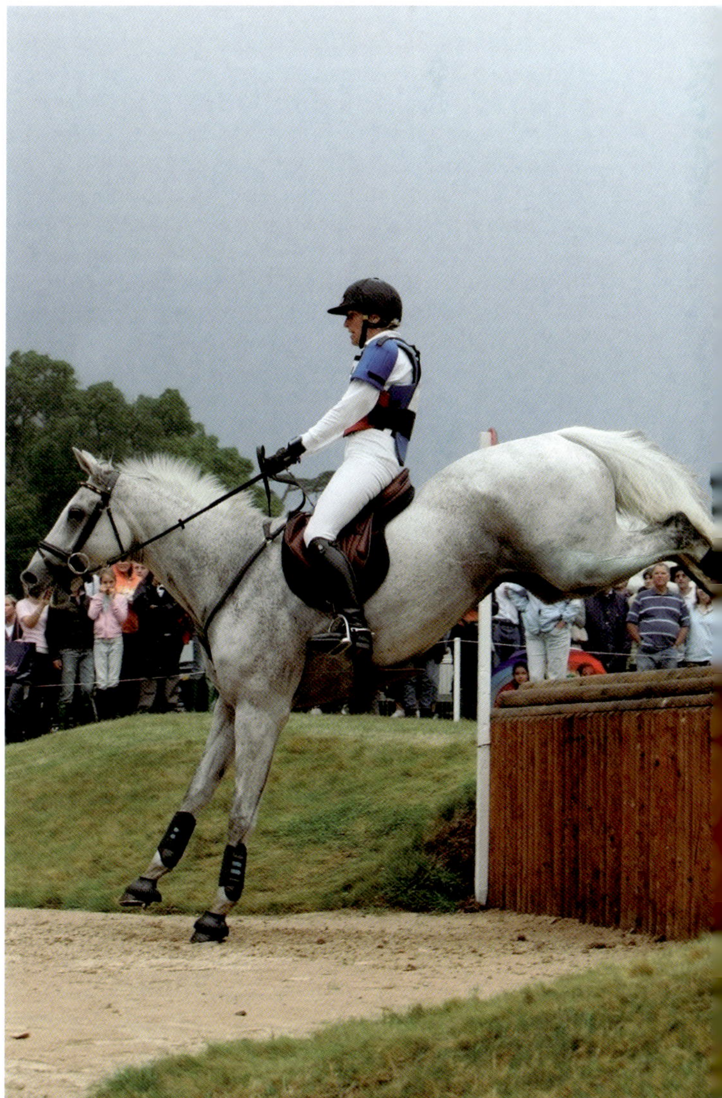

Ingrid Klimke, Bronzemedaille-Gewinnerin bei der EM 2005 in Blenheim (England) mit *Sleep Late* beim Tiefsprung.

Cornelia Koller: Distanzreiten

Ursprung

Streckenreiten hat sich in historischer Zeit aus militärischer Aufgabenstellung heraus entwickelt. Schon der griechische Schriftsteller *Xenophon* ritt um 401 v. Chr. (als Teilnehmer an einem Feldzug) 5.500 km auf seinem Hengst *Omega* durch Armenien zum Schwarzen Meer. In Mitteleuropa gehen die Ursprünge des Distanzreitens auf die legendären „Kaiserritte" zurück. Das waren Streckenritte, die 1892 von Kaiser *Wilhelm II.* angeregt wurden; er stiftete einen Preis für den schnellsten Ritt zwischen Wien und Berlin bzw. in die umgekehrte Richtung. Zu bewältigen waren 580 km. Von Berlin aus starteten 91 preußische Offiziere, von Wien aus starteten 121 Teilnehmer der österreichischen Kavallerie. Die Strecke wurde in einem Stück bewältigt, entsprechend groß waren die Verluste – nur die Hälfte der Pferde erreichte das Ziel! Sieger wurde damals Oberleutnant *Graf von Starhemberg* mit dem 9-jährigen Vollblutwallach *Athos* in der Zeit von 71 Stunden und 27 Minuten (Tempo 7,5 = 1 km in 7,5 Minuten). Wegen der hohen Verluste verkürzte man die Strecken später auf 140 km und danach auf 80 km. Von 1894 bis 1914 hatten junge deutsche Offiziere die Pflicht, jährlich einen solchen Distanzritt zu absolvieren.

Wiederbelebt wurde der Distanzsport erst wieder 1969 auf Initiative von *Wolf B. Kröber* in Ankum bei Osnabrück. Dieser Ritt war zunächst als 50-km-Hengstleistungsprüfung für Araber konzipiert, wurde aber in den Folgejahren vermehrt auch von Stuten und Wallachen aller Rassen frequentiert. Auch „bittere Bilanzen" stellten sich ein, es gab tote Pferde und man war sich einig, dass es zum Schutz der Vierbeiner eine Kontrollinstanz geben müsse. Aus der 1975 auf der Pferdemesse Equitana in Essen gegründeten „Fachgruppe Distanzreiten BRD" wurde 1976 der Verein Deutscher Distanzreiter (VDD e. V.), in den später auch Distanzfahrer integriert wurden.

Grundprinzip

Stundenlanges Reiten in fremdem Gelände, „in das Pferd hören und innere Schweinehunde überwinden" – kaum eine Pferdesportart boomt so wie das Distanzreiten. Kein Wunder. Denn das Streckenreiten ist für nahezu jeden Reiter und jedes gesunde Pferd – unabhängig von Alter, Reitweise oder Rasse – geeignet. Auf einer Vielzahl von Ritten mit unterschiedlicher Atmosphäre ist für jeden etwas dabei, egal, ob eher sportlich oder romantisch orientiert. Allen Ritten gemein ist das Motto der Distanzreiter: „Angekommen ist gewonnen". Ein gutes Distanzpferd bringt es so im Laufe seines Lebens auf viele tausend Kilometer. Eine Leistung, die in der „Distanzreiter-Szene" mehr honoriert wird als kurzfristige Erfolge. Auch in punkto Streckenlängen trifft man auf ein reichhaltiges Angebot. Während Einführungsritte Lehrcharakter haben (siehe Tabelle 55 auf Seite 315), kurze und mittlere Strecken eher dem Aufbau dienen, beginnt für viele das „richtige" Distanzreiten mit der langen Strecke ab 80 km. Distanzreiten ist eine der wenigen Disziplinen, bei denen (ähnlich wie bei der Vielseitigkeit, siehe Seite 313) letztlich der Tierarzt das Sagen hat, er entscheidet, ob ein Paar weiter reiten darf oder nicht.

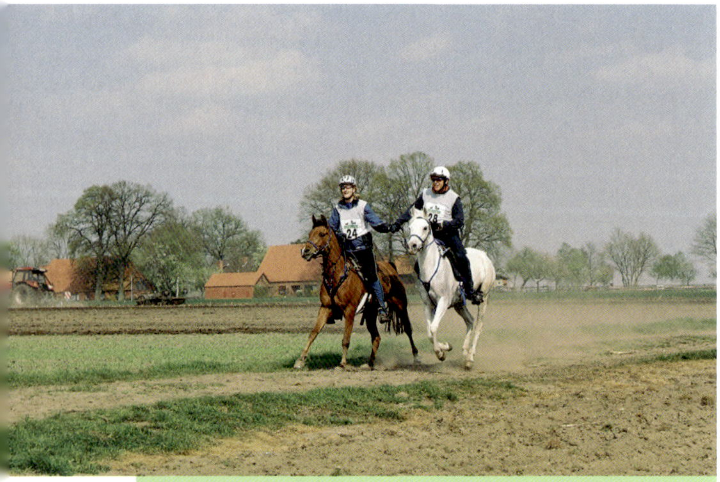

Das Motto „Angekommen ist gewonnen", hat bei den Distanzreitern auch in immer schneller werdenden Zeiten nach wie vor Bestand. Wer sich eine Platzierung teilen möchte, reitet „Hand in Hand" ins Ziel.

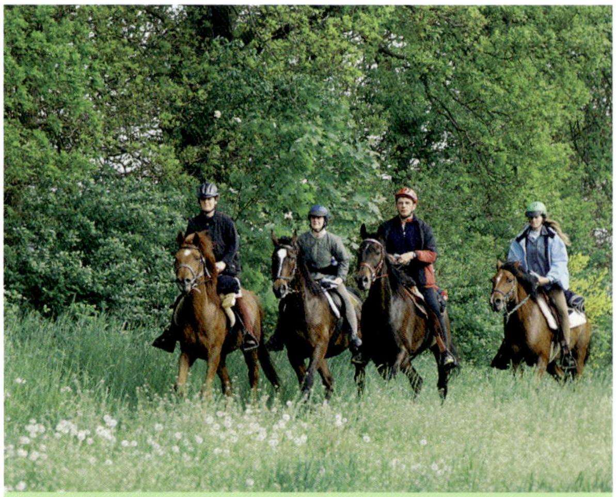

Bei Distanzritten trifft man auf eine bunte Rassenvielfalt. Unabhängig von Größe, Alter und Rasse haben die Pferde eines gemeinsam: Spaß am Laufen.

Tabelle 54: Tempoinhalte

Tempo-Bezifferung	Meter pro Minute	Ein Kilometer in …	Geschwindigkeit
Tempo 3	333	3 Minuten	20 km/h
Tempo 4	250	4 Minuten	15 km/h
Tempo 5	200	5 Minuten	12 km/h
Tempo 6	167	6 Minuten	10 km/h
Tempo 7	145	7 Minuten	8,6 km/h

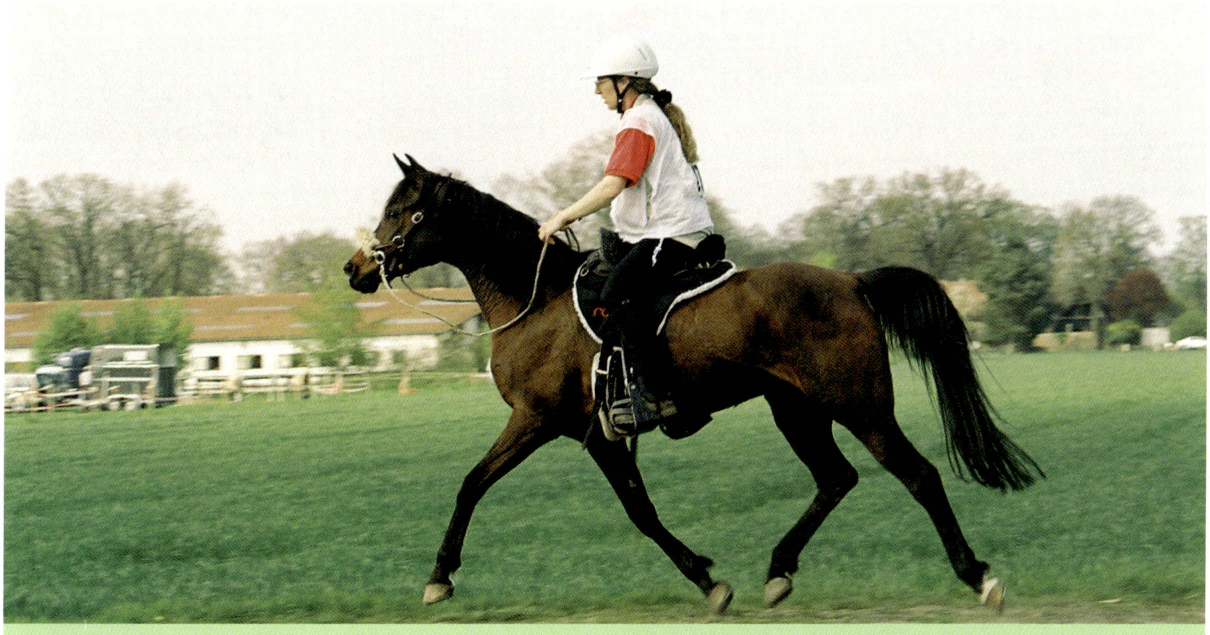

Typische Distanzpferde zeichnen sich durch eine mittlere Größe, ein korrektes Fundament und eine lange, flache Muskulatur aus.

Anforderungen an Pferd und Reiter

Zwar gelten mittelgroße Pferde mit arabischem Blutanteil als Ausdauerspezialisten, doch prinzipiell ist jedes gesunde Pferd für Streckenritte in normalem Tempo geeignet, weshalb man auf Distanzritten auch alle Rassen – vom kleinen Pony bis zum großen Warmblut – finden kann. Das vorgeschriebene Mindestalter des Pferdes für die verschiedenen Streckenlängen trägt der Entwicklung des Pferdes Rechnung und zahlt sich bei einem behutsamen Aufbau durch einen Einsatz bis ins hohe Alter aus.

Je korrekter das Exterieur des Pferdes, desto weniger wird es zu Verschleißerscheinungen neigen. Eine lange, flache Muskulatur ist weniger anfällig für Pro-

Tab. 55: Rittkategorien

Rittart	Streckenlänge	Wertung	Mindestalter Pferd	Startart
Einführungsritt (EFR)	25–39 km	Leistungsklasse/ Punkte	5	Einzelstart Gruppe/gleitend
Kurzer Distanzritt (KDR)	40–59 km	Leistungsklasse/ Punkte/Zeit	6	Einzelstart Gruppe/gleitend
Mittlerer Distanzritt (MDR)	60–79 km	Zeit	6	Einzel-/Massenstart/ Gruppe/gleitend
Langer Distanzritt (LDR)	80–160 km	Zeit	7	Massenstart

bleme und gewährleistet eine bessere Wärmeregulierung als dicke Muskelpakete. Typische Distanzpferde erinnern deshalb eher an drahtige Marathonläufer als an Bodybuilder. Mindestens ebenso wichtig ist der ausgeglichene, mutige Charakter. Ein Distanzpferd zeichnet sich durch ein starkes Nervenkostüm sowie gute Manieren aus und meistert im Gelände gelassen Unwegsamkeiten wie Steilhänge, Wasserdurchquerungen und stark befahrene Straßen. Ein gesunder Appetit ist günstig, denn „schlechte Fresser" sind unter Stressbedingungen nicht in der Lage, Nährstoffdefizite auszugleichen und neigen zu Verdauungsproblemen.

Auch der Reiter muss körperliche und mentale Fitness mitbringen, um sein Pferd zu motivieren und vor allem nicht unnötig durch einen schlechten Sitz zu belasten. Neben dem Training im Sattel sind deshalb Joggen und Gymnastik die ideale Ergänzung, um sich fit zu machen. Ein guter Distanzreiter hat primär ein Ziel: Er will seinen vierbeinigen Partner gesund nach Hause bringen!

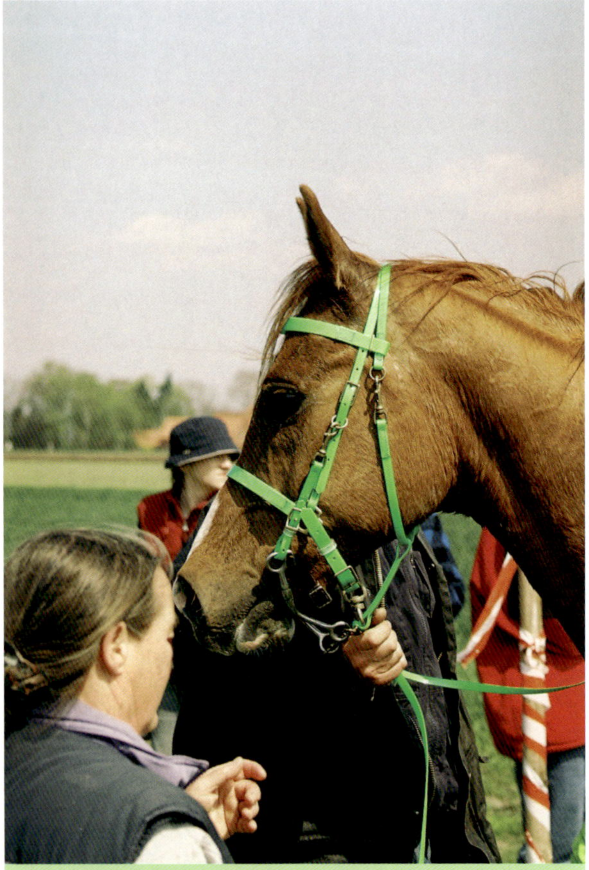

Wanderreitzäume, bei denen man das Gebiss mit Karabinern ausschnallen kann, sind auf Streckenritten besonders beliebt. Sind sie wie hier aus Kunststoff, kann man sie nach Gebrauch einfach mit Wasser säubern.

Rittarten und Organisatorisches

In Deutschland unterliegt der Distanzsport dem Reglement des Vereins Deutscher Distanzreiter und -Fahrer e. V. Um an einem Wettbewerb teilzunehmen, ist eine Mitgliedschaft nicht erforderlich, bietet aber u. a. eine vergünstigte Teilnahme. Da der VDD Anschlussverband bei der Deutschen Reiterlichen Vereinigung e. V. (FN) ist, gilt für alle anderen Sachverhalte, die nicht im Reglement des VDD geregelt sind, die LPO der FN. Internationale Distanzritte (CEI) werden nach dem etwas abweichenden Regelwerk der FEI durchgeführt. Ritt-Termine erhalten Interessierte beim VDD, die Ausschreibungen versendet jeweils der Veranstalter. Ritte unterscheiden sich in erster Linie durch die Streckenlängen (siehe Tabelle 55 auf Seite 315 unten), die von 25 bis 160 km reichen. Zudem werden auch Mehrtagesritte, unmarkierte Kartenritte, Handpferdritte und Distanzfahrten angeboten.

Ausrüstung

Im Gegensatz zu anderen Disziplinen gibt es auf Distanzritten kaum Vorschriften zur Ausrüstung und Zäumung. Verboten sind allerdings direkt aufs Gebiss wirkende Hilfszügel, Atem beengende Zäumungen sowie das sog. Tie-Down. Ratsam ist immer eine Zäumung, mit der das Pferd jederzeit unter Kontrolle ist, denn viele Pferde entwickeln am Start ungeahnten Ehrgeiz! Hat sich das Feld später auseinander gezogen, kann die Zäumung gewechselt werden. Um in den Distanzsport „hineinzuschnuppern", brauchen Einsteiger kein besonderes Equipment. Viel wichtiger ist die gute Passform des Sattels – für Pferd und Reiter. Verwendet werden sollten immer nur die Gegenstände, die sich auch im Training bewährt haben, um Druck- oder Scheuerstellen vorzubeugen. Der ideale Distanzsattel ist relativ leicht und hat eine möglichst große Auflagefläche, um das Reitergewicht gleichmäßig zu verteilen. Allerdings muss bei internationalen Distanzritten der Reiter samt Sattel und Zubehör ein bestimmtes Mindestgewicht auf die Waage bringen, woran vor allem leichte Reiterinnen scheitern können. Schwerpunkt und Steigbügelaufhängung sollten so ausbalanciert sein, dass das stundenlange Leichttraben oder der Schwebesitz möglich sind. Eine variable Gurtung sorgt dafür, dass diese der individuellen Gurtlage des Pferdes angepasst werden kann. Steigbügel mit breiten, geraden Trittflächen beugen Schmerzen an den Fußsohlen vor. Am Sattel angebrachte Befestigungsmöglichkeiten erleichtern das Mitnehmen von Utensilien wie Regenjacke, Nierendecke und Schwamm. Die Satteldecke muss so groß geschnitten sein, dass am Sattel befestigte Utensilien nicht direkt auf dem Fell aufliegen und dadurch Scheuerstellen verursachen.

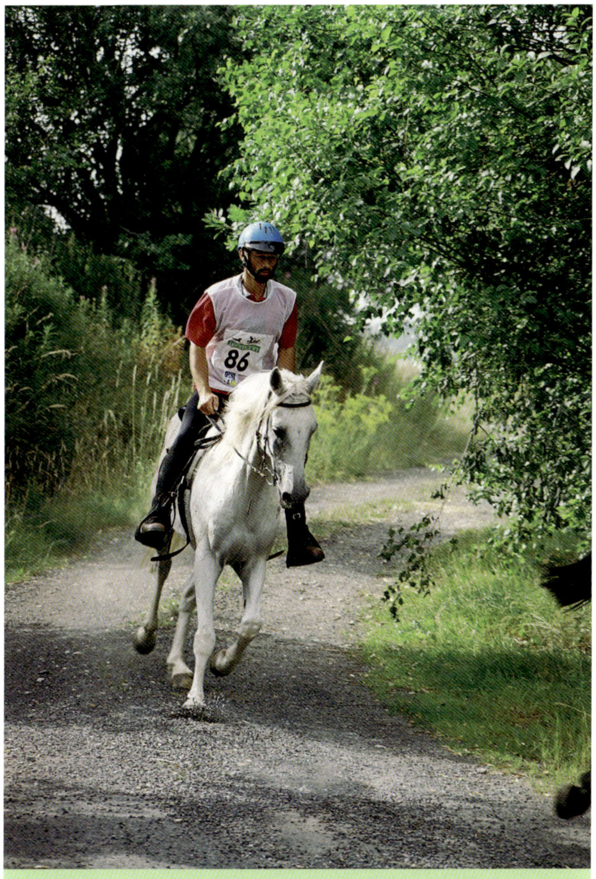

Der Trab ist auf nationalen Distanzritten die wichtigste Gangart. Im Training wird die Streckenlänge nur langsam gesteigert, um Dauerschäden vorzubeugen.

Leichte, atmungsaktive Materialien geben dem Reiter ausreichend Bewegungsfreiheit und trocknen schnell. Gegen schmerzende Fußsohlen haben sich Trekkingschuhe mit stabiler Sohle bewährt. Statt normaler Reithosen bevorzugen Distanzreiter meist Lauf-, Fahrrad- oder spezielle Distanzreithosen aus modernen Materialien. Schließlich sollte auf einen Reithelm aus Sicherheitsgründen nicht verzichtet werden.

Training

Grundsätzlich kann jedes gesunde, täglich ein bis zwei Stunden gerittene Pferd eine Strecke von 30 km in angemessenem Tempo (z. B. Tempo 6) absolvieren. Doch langfristig verhindert nur ein solides, aufbauendes Training den frühzeitigen Verschleiß des Pferdes. Zur Verdeutlichung der Zeiträume: Bis das Pferd eine lange Strecke gesund übersteht, rechnet man mit zwei bis drei Jahren Training, für einen Hundertmeiler mit viel mehr! Viele Einsteiger wünschen sich Trainingspläne. Doch Training ist eine sehr individuelle Angelegenheit und letztendlich auch von den Gegebenheiten sowie den Zielen abhängig. Was für das eine Pferd richtig sein mag, kann sich für das andere als falsch erweisen. Viel wichtiger ist das Verständnis, was Training eigentlich bedeutet: Es ist nichts anderes als das bewusste Setzen eines wiederholten Reizes, dem sich der Körper anpasst. Dabei entstehen Mikroschäden, z. B. in der Muskulatur, die der gesunde Körper „repariert“ und sich auf seine neue Aufgabe einstellt. Deshalb sollte nach einer intensiven Trainingseinheit ein Tag mit leichter Arbeit zur Erholung folgen.

Die Anpassung dauert – abhängig von der Gewebestruktur – unterschiedlich lange. Eine Steigerung der Anforderungen macht erst dann Sinn, wenn das Pferd die zuvor gestellte Aufgabe gut bewältigen kann. Kondition und Muskulatur sind relativ schnell zu trainieren, die weniger durchbluteten Gewebe allerdings wie Sehnen, Bänder und Knochen benötigen mehr Zeit, um Belastungen unverletzt ohne Dauerschäden zu überstehen.

Beim Training gilt es, den Faktor „Häufigkeit“ den Faktoren „Umfang und Intensität“ vorzuziehen. Für die Praxis heißt das: Tägliche Arbeit ist besser als nur einmal wöchentliches Training! „Umfang“ beinhaltet die Steigerung von Streckenlänge und Dauer, „Intensität“ bedeutet höheres Tempo oder schwierigeres Gelände, z. B. bergige Strecken. Da ein hohes Tempo

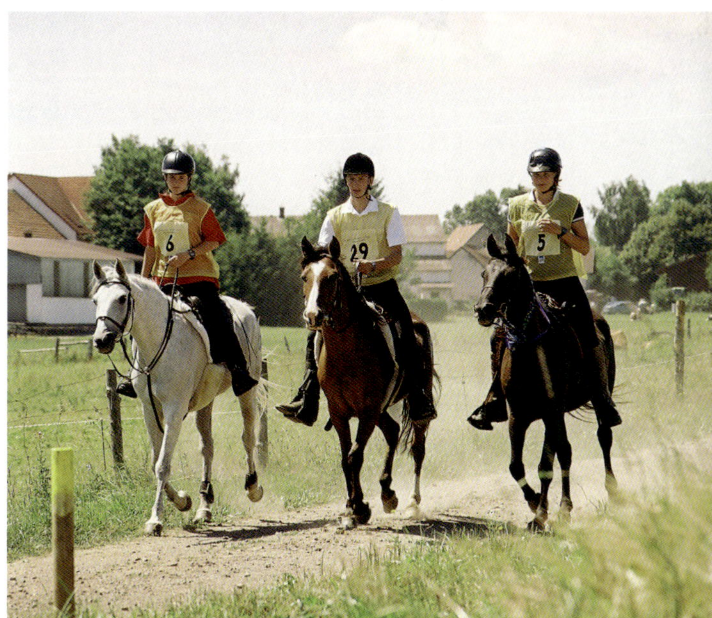

Nicht immer führen die Strecken über weiches Geläuf. Deshalb sollte man bereits als Trainingsstrecke verschiedene Böden bereiten und als Einsteiger erst einmal Ritte wählen, die dem Geläuf des eigenen Trainingsgeländes entsprechen.

das größte Gesundheitsrisiko darstellt, sollte man es erst dann steigern, wenn das Pferd über ein solides Grundtraining verfügt. Um dem Körper die Möglichkeit der Anpassung zu geben, erhöht man niemals Tempo und Umfang zugleich, sondern wählt für anstrengendere Strecken eher kürzere Distanzen in eventuell reduziertem Tempo.

In der Praxis haben sich Aufzeichnungen bewährt. In ein Trainingsbuch trägt man täglich das Reitpensum mit Art, Dauer, Streckenlänge, Geschwindigkeit, Gelände- und Bodenbeschaffenheit und die Pulswerte sowie die allgemeine Verfassung des Pferdes ein. Nur so ist ein Überblick über die geleistete Arbeit und die Entwicklung garantiert. Um ein Gefühl für Tempo und Strecken zu bekommen, sollte man sich im Trainingsgelände die Länge verschiedener Runden ausmessen. Das kann sehr zügig per Fahrrad mit Tachometer, Kartenrad oder GPS erledigt werden. Das Training eines Distanzpferdes ist aber keineswegs reines „Kilometerfressen". Zwar kommt man um Streckentraining nicht umhin, doch sollte auch die „normale" Gymnastizierung des Pferdes durch weitere Arbeit in Bahn und Gelände nicht zu kurz kommen. Abwechslung beim Training ist körperlich ausgleichend und für die Psyche des Pferdes ebenfalls wichtig.

Trainingsarten

Die wichtigste Trainingsform ist die Dauermethode. Darunter wird das Reiten längerer Strecken in mäßigem, konstantem Tempo verstanden. Dabei wird nicht nur allmählich die Trab- und Galoppdauer ausgedehnt, sondern auch die Streckenlänge. So kann sich der gesamte Organismus auf die bevorstehende Aufgabe einstellen. Krafttraining hingegen fördert die Koordinationsfähigkeit, verhindert eine vorzeitige Ermüdung der Muskulatur und ist am besten durch Dressur-, Spring- oder Bergarbeit zu erreichen. Intervalltraining und Fahrtenspiel arbeiten mit kurzfristig sehr hoher Intensität (Pulswert ab etwa 180) und sind aufgrund ihres höheren Verletzungsrisikos nicht für Einsteiger geeignet sowie für kurze oder mittlere Distanzen auch unnötig. Während beim Intervalltraining exakte Vorgaben eingehalten werden, variiert man beim sog. Fahrtenspiel anhand des natürlichen Geländes deutlich spielerischer mit der Belastungsintensität. Da Wettkämpfe durchweg über abwechslungsreiches Geläuf führen, sollte das Pferd schon im Training auf verschiedenen Böden geritten werden. Dass jedes Training eine intensive Aufwärm- und Abkühlphase beinhaltet, versteht sich von selbst.

Tabelle 56: Pulswerte (ca.-Angaben)

Bezeichnung	Anzahl der Pulsschläge
Ruhepuls	30 bis 50
Schritt	50 bis 90
Trab	80 bis 125
Schneller Trab	100 bis 160
Langsamer Galopp	120 bis 170
Galopp	160 bis 200

Trainingskontrolle und Pulsmessung

Im Verlauf des Trainings wird der Reiter feststellen, dass ein gesundes Pferd die Anforderungen mit niedrigeren Pulswerten oder in höherem Tempo bewältigt und schneller regeneriert. Der Pulswert ist wichtig, aber nur einer von mehreren Kontrollindizien. Auftretende Beinprobleme, Lustlosigkeit oder auch starke Gewichtsabnahme hingegen sind ebenso Hinweise darauf, dass ein Pferd überfordert ist. Besonderes Augenmerk verdient deshalb immer der Allgemeinzustand des Pferdes. Auf Distanzritten gilt bei Verfassungskontrollen zwanzig Minuten nach Eintreffen der Regenerations-Grenzwert von 64 Pulsschlägen in der Minute. Wird er nicht erreicht, scheidet das Pferd aus. Wichtiger als die Höhe des Laufwerts, der auch von der Anstrengung abhängig ist, ist die Zeit, in der das Pferd den Regenerationswert erreicht; siehe hierzu Angaben in den Tabellen 57 (unten) und 59 auf Seite 321.

Tabelle 57: Pulsarten

Bezeichnung	Pulsschläge	Erläuterung
Ruhepuls	30 bis 50	Wert ohne Belastung.
Laufwert	50 bis 200	Abhängig von Witterung, Tempo, Gangart, Boden und Geländebeschaffenheit, die Schwelle zum „anaeroben" Stoffwechselbereich ist bei etwa 180 bis 200 Pulsschlägen erreicht (s. hierzu auch S. 127).
Erhol- oder Regenerationswert.	Unter 64.	Sagt am meisten über den Trainingszustand aus; je schneller der Puls nach der Anstrengung – unabhängig von der Höhe des Laufwertes – fällt, desto besser ist das Pferd trainiert.
Eingangspuls	Etwa wie Laufwert.	Wird direkt beim Erreichen des Ziels gemessen.

Fütterung

Mit zunehmendem Training muss auch das Futter an den steigenden Bedarf angepasst werden. Die letzte größere Ration Kraftfutter sollte das Pferd stets zwei bis drei Stunden vor dem Ritt erhalten haben. Würde man das Pferd sofort nach dem Fressen belasten, müsste die eigentlich zur Verdauung notwendige Blutmenge gleichzeitig auch noch zur stärkeren Versorgung der Muskulatur und zum Temperaturausgleich im Pferdeorganismus bereitstehen, eine solche „Doppelanforderung" aber provoziert Kreislaufprobleme und Koliken. Nach dem Ritt verhält es sich ähnlich: Kraftfutter darf erst etwa zwei Stunden nach der Anstrengung gefüttert, Raufutter und Gras kann hingegen jederzeit gefressen werden (da rohfaserreiche, sperrige Futtermittel die Verdauung unterstützen und im Darm als wichtige Wasserspeicher fungieren). In den Pausen kann das Pferd kleinere Mengen an schnell verdaulichem Kraftfutter wie Mash sowie Heu und Gras fressen. Mit dem Schweiß verliert das Pferd auch viele wichtige Elektrolyte (u. a. Natrium, Magnesium), die man ihm bei starkem Schwitzen wieder zuführen sollte. Da die im Schweiß enthaltenen Salze dem Darm aber auch Wasser entziehen, verabreicht man Elektrolyte erst, wenn das Pferd gut getrunken hat. Hoher Flüssigkeits- und Elektrolytverlust verursacht Stoffwechselstörungen, die Zellfunktionen werden gestört. Deshalb ist es besonders wichtig, Distanzpferden nicht nur in Pausen, sondern auch unterwegs so oft wie möglich Wasser anzubieten.

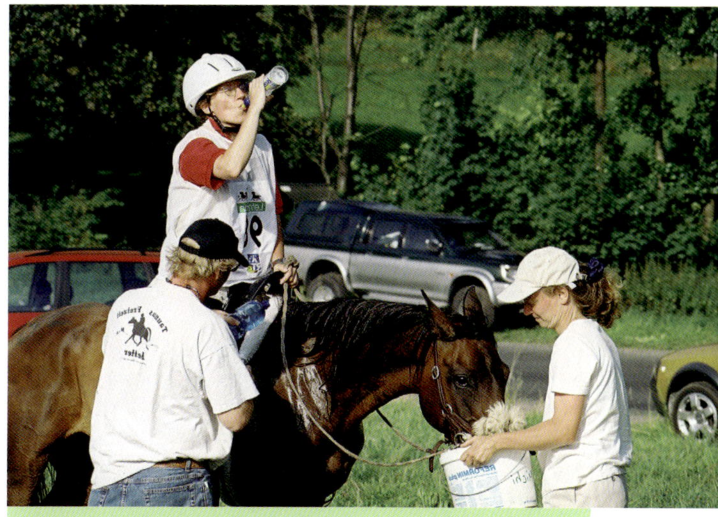

Da die Dehydratation (Körperaustrocknung) bei Ausdauersportarten eine der größten Gefahren ist, muss das Pferd unterwegs so viel wie möglich trinken. Steht kein Versorgungs-Tross zur Verfügung, kann man das Pferd notfalls auch aus sauberen Pfützen trinken lassen.

Ablauf eines Distanzrittes

Die ersten Erfahrungen auf einem Distanzritt sammelt man nach dem Studium des Reglements im Idealfall als Zuschauer oder Helfer, um sich mit den Abläufen vertraut zu machen. Gut geeignet zum Einstieg sind auch Seminare, die mit Einführungsritten gekoppelt sind. Welche Ausrüstung und sonstigen Utensilien nützlich sind, ist unten in Tabelle 58 aufgelistet.

Die Wahl der richtigen Veranstaltung

Zu empfehlen ist, sich als Einsteiger einen Ritt in der Nähe des Wohnortes auszusuchen, um sich nicht zu-

Tabelle 58: Ausrüstung und nützliche Utensilien

Pferd und Reiter	Pausen	Unterbringung/Nachsorge
Sattel- und Zaumzeug mit Gurt und Satteldecke; eventuell Nierendecke; Regenmantel; Reithelm; Handschuhe; Schuhe; Reithose; Uhr; Kartentasche oder Klarsichthülle für die Streckenkarte; eventuell Pulsmessgerät; Schwamm; Schnur zum Flicken; Hufkratzer; Handy (Notfallnummern einspeichern).	Gefüllte Wasserkanister, Tränkeimer und Trichter; Schweißmesser; Wascheimer und Schwamm; Futtereimer und Raufutter/Gras; mehrere Decken (inklusive Regendecke); Handtücher; Putzzeug; Beschlagwerkzeug und Ersatzbeschlag; Halfter und Strick; Verpflegung für den Reiter; Ersatzausrüstung für das Pferd; Ersatzausrüstung für den Reiter; Sonnenschutzcreme und Fliegenschutzmittel.	Bandagen und Bandagenpolster, eventuell Kühlgamaschen; E-Zaunpaddock inklusive Stangen, Litze und E-Gerät; Futter; Satz trockener Decken (inklusive Regendecke).

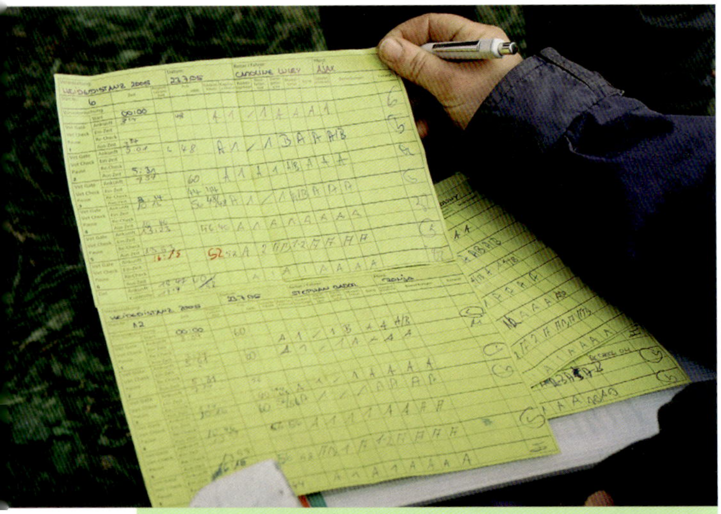

In die Check-Karte werden nicht nur die Zeiten, sondern auch alle Bewertungen des Tierarztes eingetragen.

sätzlich mit weiten Transportwegen zu belasten. Die Bodenverhältnisse sollten dem Trainingsgelände entsprechen. In der Ausschreibung, die der Veranstalter zusendet, findet man alle wichtigen Daten: Angaben zum Geläuf, zu den Rittunterbrechungen, die erlaubte Höchstzeit, Angaben zur Unterbringung und evtl. besondere Auflagen. Wenn Punkte unklar sind, sollte man sich rechtzeitig vorher beim Veranstalter informieren und die Nennung für den Ritt zeitig abgeben, da erfahrungsgemäß viele Ritte schon frühzeitig ausgebucht sind.

Vor dem Ritt

In der Woche vor dem Start sollte sich das Pferd bei leichter Arbeit erholen und „Energien tanken". Es darf jetzt etwas „zu gut im Futter stehen", da es auf dem Ritt an Gewicht verlieren wird und Reserven benötigt. Eine frühzeitige Anreise zum Startort, bei der auch typische Staus einzuplanen sind, vermeidet Stress. Am Veranstaltungsort angekommen, erfragt man zunächst, wo der eigene E-Zaun-Paddock aufgebaut werden darf; anschließend wird das Pferd versorgt. In der Meldestelle erhält man die sog. Check-Karte, die bei jeder Tierarztuntersuchung benötigt wird, gleichzeitig wird eine Streckenkarte ausgegeben. Da der Verlust der Checkkarte die Disqualifikation bedeuten kann, muss sie sicher aufbewahrt werden. Zur Voruntersuchung wird das Pferd durch Führen aufgewärmt und sauber geputzt vorgestellt – schließlich soll der Tierarzt einen guten Eindruck bekommen. Bei einer Vorbesprechung gibt der Veranstalter Hinweise zur Art der Wegmarkierungen und zu den Pausen, weshalb man die Streckenkarte zur Hand haben sollte.

Falls man als Reiter einen oder mehrere Helfer dabei hat (sog. Tross) empfiehlt es sich, mit Helfern gemeinsam alle Ausrüstungsgegenstände im Auto zu verstauen. So weiß jeder, wo was zu finden ist. Nützlich ist ebenfalls, mit Helfern die Fahr- und Reitstrecke, eventuelle Crewpunkte und die Pausenversorgung von Pferd und Reiter detailliert zu besprechen. Die Reitstrecke selbst darf von Kfz nur auf öffentlichen Straßen angefahren werden. Zu beachten ist, dass auf der gesamten Veranstaltung – bis nach der Transportfreigabe – nur Wasser als Pflegemittel zugelassen ist. Wenn Salben, Desinfektions- und Fliegenschutzmittel oder gar irgendwelche Medikationen eingesetzt werden sollen, ist vorher immer die Erlaubnis des Tierarztes obligatorisch, da sonst Disqualifizierung droht.

Der Ritt

Das Pferd wird frühzeitig gesattelt, um es vor dem Start ausreichend aufwärmen zu können. Jeder Reiter ist für seine Zeiten selbst verantwortlich; wer wartet, dass er aufgerufen wird, hat schnell den Start verpasst! Etwas Nervosität ist normal, aber man sollte sich nicht dazu hinreißen lassen, ein anderes Tempo als das trainierte zu reiten. Zu Beginn wird jedes Pferd sicher etwas heftiger als gewohnt reagieren. Hier gilt es Ruhe zu bewahren, es zu bremsen, um zu vermeiden, dass unnötig Energie verschleudert wird, die am Ende der Strecke möglicherweise fehlt. Ziel sollte ein gleichmäßiges Tempo über die Gesamtstrecke und ein gesundes Pferd in der Wertung sein. Wird in der Gruppe gestartet, heißt das nicht, dass man mit der Gruppe auch die Strecke zusammen reiten muss. Wenn man merkt, dass das Tempo nicht passt, sollte man sich sofort trennen. Beim Ritt achte man immer

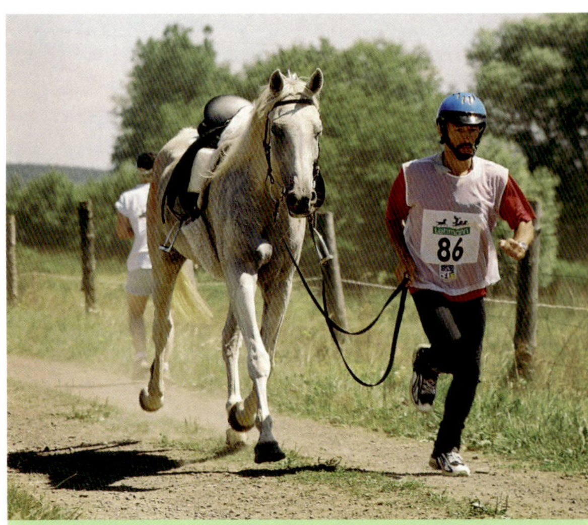

Wer über ausreichend körperliche Fitness verfügt, kann sein Pferd auch durch Führen entlasten. Insbesondere vor Pausen kann so die Höhe der Pulswerte teils deutlich reduziert werden.

selbst auf die Markierung, denn: „Wer sich auf andere verlässt, ist oftmals verlassen!" Jedes Verreiten ist ärgerlich und kostet unnötig Energie. Falls man von der Strecke abgekommen ist, muss man wieder dorthin zurück, wo die Strecke verlassen wurde. Im Zweifelsfall, zum Beispiel bei fehlender Markierung, ist die ausgehändigte Streckenkarte verbindlich. An den Trosspunkten sollte ein Helfer Trinkwasser für Pferd und Reiter parat haben. Auf dem Pferd bewährt haben sich Trinkflaschen mit Schlauch oder leichte Rucksäcke mit Wasserbehältern, die beim Reiten nicht stören. Bei warmem Wetter sollte man das Pferd unterwegs mit einem Schwamm oder einer Wasserflasche an Hals und Schulter kühlen, um die Schweißproduktion (die zur Abkühlung der durch die Muskelarbeit entstehenden Wärme beiträgt) zu verringern. Den letzten Kilometer vor der Pause legt man am besten in ruhigem Tempo zurück, damit das Pferd nicht allzu hohe Pulswerte hat.

Pausen

Im „Vet-Gate" sollte das Pferd möglichst schnell den Pulsgrenzwert von 64 erreichen, weil erst dann die Reitzeit gestoppt wird und die eigentliche Pause beginnt (siehe hierzu auch Tabelle 59 unten). Um die Körperwärme zu reduzieren, die sich auch auf die Pulswerte auswirkt, kann man das Pferd an Hals, Schulter und Beinen abwaschen und mit einem Schweißmesser abziehen. Die Hinterhand hingegen sollte stets mit einer der Witterung angepassten Decke warm gehalten werden, da sie anfällig für Muskelprobleme ist. Regelmäßig muss die Temperatur unter den Decken kontrolliert werden, das Pferd sollte sich körperwarm, aber nicht etwa heiß anfühlen. Direkt vor der Pulsmessung sollte das Pferd nicht fressen, da dies den Puls erhöht. Vorteilhaft zur Normalisierung der Pulswerte ist es auch, das Pferd zum Urinieren zu animieren, dazu stellt man es immer auf einen weichen Untergrund und nicht etwa auf Asphalt oder Pflaster.

In der Pause tränkt und füttert man das Pferd, dabei werden Ausrüstung und Beschlag kontrolliert. Ob man absattelt oder nicht, ist von der Länge der Pause abhängig (für die Tierarztuntersuchung ist in Deutschland das Absatteln nur selten vorgeschrieben). Da sich das Pferd in der Pause erholen und Reserven tanken soll, muss die Versorgung in Ruhe geschehen. Vor allem Heu sollte angeboten werden, denn die Heustruktur dient im Darm als Wasserspeicher und hält die Verdauung in Gang; man kann das Pferd auch grasen lassen. Schnell verdauliches Kraftfutter wie Mash kann in kleineren Mengen angeboten werden, aber möglichst erst, wenn das Pferd vorher etwas Raufutter gefressen hat (siehe hierzu auch die Ausführungen im Kapitel „Fütterung", Seite 101 ff.).

Die Gabe von Elektrolyten ist – je nach Wetter – auf kurzen und mittleren Distanzen nicht unbedingt erforderlich, doch auf längeren Strecken bei hohem Schweißverlust empfehlenswert, in Einzelfällen unbedingt notwendig. Es gibt handelsübliche (wasser-

Tabelle 59: Tierarztuntersuchung

Art	Pause	Pulsmessung	Grenzwert	Untersuchung
Voruntersuchung	keine	ja	Puls 64	komplette Untersuchung
Trot-Boy	keine	keine	keiner	Kontrolle Gangwerk
Radarfalle	keine	sofort	Puls 72 binnen 10 Min. oder	keine
		Weiterreiten bei Puls 72	Puls 64 nach 20 Min.	
Vet-Check	keine	sofort	Puls 64 nach 20 Min.	oft mit Vortraben gekoppelt
		Weiterreiten bei Puls 64		
Vet-Gate	ja	Pausenbeginn bei Puls 64	Puls 64 nach 20 Min.	komplette Untersuchung
Pause	ja	1. Messung sofort	keiner	
		2. Messung innerhalb 20 Min.	Puls 64 nach 20 Min.	komplette Untersuchung
Zieleinlauf	keine	sofort	keiner	keine
Nachmessen	keine	innerhalb 20 Min.	Puls 64	keine
Nachunter-suchung	keine	ja	Puls 64	komplette Untersuchung
Transportfreigabe	keine	ja		Untersuchung dient zur Feststellung der Transportfähigkeit des Pferdes.

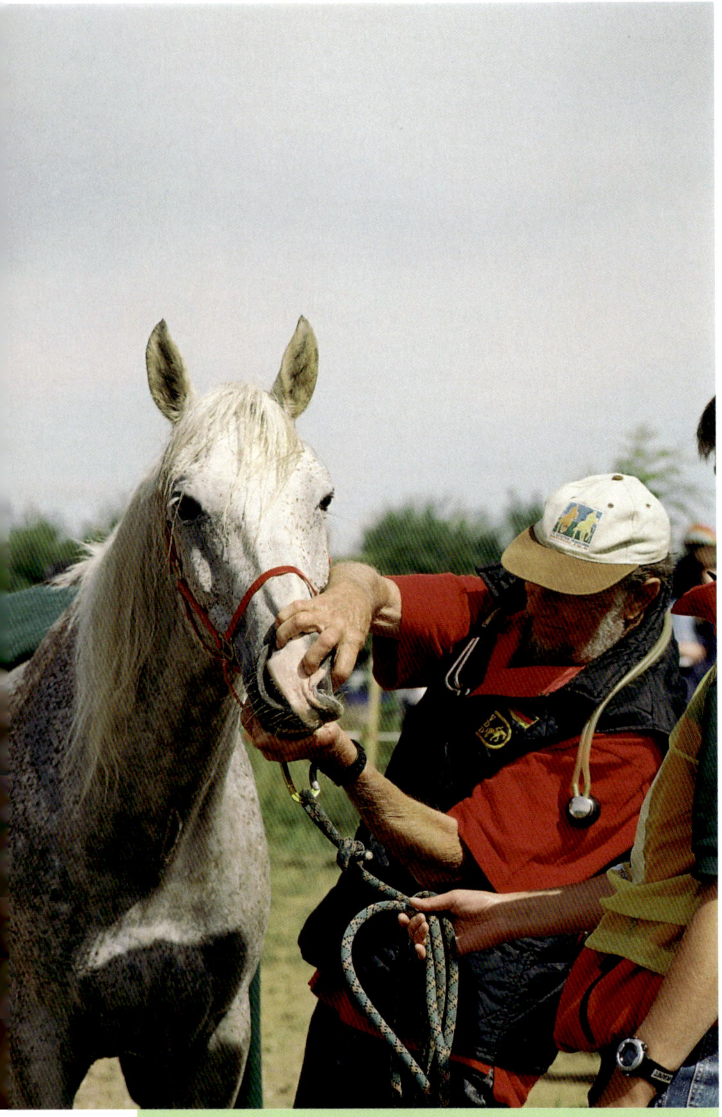

Der Tierarzt entscheidet anhand verschiedener Faktoren, ob das Pferd weiter darf oder nicht. Deshalb muss sich jedes Distanzpferd problemlos untersuchen lassen.

lösliche) Elektrolytmischungen, die z.B. mit einer Maulspritze eingegeben werden können, falls das Pferd aus eigenem Antrieb nicht oder nur wenig trinkt.

In der Pause sollte regelmäßig der Puls kontrolliert werden, da stark schwankende Werte ein Indiz für Probleme sein können. Schließlich sollte der Reiter in der Pause auch „auftanken" und zur Ruhe zu kommen. Vor dem Weiterreiten empfiehlt es sich, das Pferd im Schritt etwas aufzuwärmen. Hat das Pferd in der Pause nicht getrunken, so bietet man ihm wenige Kilometer später auf der Strecke Wasser an, da viele Pferde erst nach der Futteraufnahme Durst bekommen.

Tierarzt

Neben den Pulswerten gibt es viele weitere Faktoren, die über den Zustand des Pferdes Aufschluss geben. Darmgeräusche und Schleimhäute lassen auf den Stoffwechsel schließen. Mit dem Hautfaltentest wird der Flüssigkeitshaushalt überprüft. Bildet sich die Falte nur sehr zögerlich zurück, kann man von einem hohen Wasserverlust (Dehydratation) ausgehen. Die Muskulatur sollte locker sein, die Sattel- und Gurtlage darf weder Druckstellen noch Empfindlichkeiten aufweisen. Wichtig ist zuletzt auch die Beurteilung des Gesamteindrucks: Wirkt das Pferd frisch, müde oder sogar apathisch? Im Anschluss an die Untersuchung bittet der Tierarzt den Reiter, das Pferd an der Hand vorzutraben. Alle Bewertungen werden in die Checkkarte eingetragen. Sinnvoll ist es, den Tierarzt immer als Helfer anzusehen und ihn konkret zu fragen, wenn Unklarheiten auftreten.

Ziel

Im Ziel werden sofort die Eingangs-Pulswerte gemessen, die aber erst innerhalb von 20 Minuten beim Nachmessen den Grenzwert 64 erreicht haben müssen. Die eigentliche Nachuntersuchung ist auf kurzen und mittleren Strecken zwei Stunden nach Zielankunft, auf langen Ritten – je nach Ausschreibung – eine halbe Stunde nach Zieleinlauf oder am nächsten Tag. In der Zwischenzeit versorgt man sein Pferd, bietet ihm Wasser und Raufutter an, wäscht und putzt es, kontrolliert die Hufe und hält es mit Decken körperwarm. Die Beine kann man mit Kühlgamaschen oder nassen Bandagenpolstern kühlen. Man hat mit seinem Pferd erst dann die Wertung erreicht, wenn der Tierarzt es bei der Nachuntersuchung für weitere 20 km als reittauglich befindet, weshalb man es vorher wieder „warm" führen sollte. Die Untersuchung dient bei kürzeren Ritten auch zur Transportfreigabe, zu der auch alle ausgeschiedenen Pferde vorgestellt werden müssen. Wenn man früher abreisen möchte, kann der Tierarzt gebeten werden, dem Pferd vorzeitig eine Erlaubnis zu erteilen. Auch im Anschluss an die Nachuntersuchung behält man das Pferd weiterhin im Auge und deckt es entsprechend der Witterung ein, denn nach der Anstrengung ist es in der Regel etwas empfindlicher gegen Kälte, Nässe und Wind als gewohnt. Üblicherweise wird eine Siegerehrung mit dem Pferd an der Hand durchgeführt, schließlich hat der vierbeinige Partner die meiste Arbeit verrichtet. Der Abschluss der Veranstaltung entbindet den Reiter nicht von seiner Sorgfaltspflicht, denn auch während des Transportes und später Zuhause muss der vierbeinige Sportler intensiver als sonst üblich beobachtet und entsprechend gepflegt werden. Zur Erholung und Entspannung haben sich Weidegang und leichte Arbeit (z.B. Spazierritte) bewährt.

Peter Kreinberg:
Westernreiten

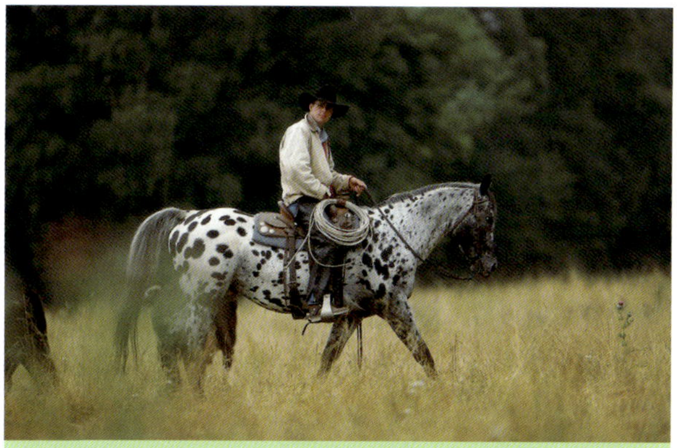
Ein moderner Cowboy bei der Arbeit: Noch immer mit Latigo (Lasso) und zu Pferd unterwegs.

Entwicklung

Reiten im Westernstil („Western Style“) hat heute in Mitteleuropa einen hohen Bekanntheitsgrad. Dieser Reitstil entstammt der Gebrauchsreiterei und steht bei vielen Reitinteressierten für „Lockerheit“ oder „Leichtigkeit“ und insofern häufig auch als Gegensatz zum traditionell „klassischen“ bzw. „englischen“ Reitstil (siehe hierzu die Ausführungen im Kapitel „Dressurreiten“ auf S. 288 ff.). Genauer betrachtet, gehört aber zu jedem Reitstil „Lockerheit“ und nicht etwa „stocksteife“ Verkrampfung. Auch müssen bei jedem Reitstil u. a. die Hilfengebung sowie der pferdeschonende Sitz erst einmal „von der Pike auf“ erlernt werden – „Leichtigkeit“ des Westernreitens bezieht sich deshalb nicht auf die Lerninhalte, sondern auf die „Kunst“ minimaler Signalgebung und lockerer Zügelführung! Reiten im Westernstil wird als Turnier- und manchmal noch als Ranchreiterei betrieben, aber es ist auch zunehmend unter Freizeitreitern ohne turniersportliche Zielsetzung als willkommene Gelände- und Hobby-Reitweise sehr populär geworden. Die Funktionalität, Sicherheit und Zuverlässigkeit, die bei der Ausbildung der Pferde schon eine wichtige Rolle spielt, trägt entscheidend zur Beliebtheit bei. Doch auch die Lässigkeit, die das Westernreiten kennzeichnet – wenn es gekonnt ausgeführt wird, fasziniert viele Pferdeleute. Hinzu kommt die Funktionalität der Ausrüstung – speziell für das Reiten im Gelände, sie bewegt viele Reiter, sich dieser Reitweise zuzuwenden. Und darum ist in den vergangenen 30 Jahren auch in Deutschland das Westernreiten sehr populär geworden.

Die ursprüngliche Entwicklung des Westernreitens ist im Zusammenhang mit der Besiedlung des nordamerikanischen Kontinents zu sehen. Rückblickend ist (etwas gerafft) festzustellen, dass zwei unterschiedliche Kulturkreise, nämlich der südeuropäische und der nordeuropäische, auf die Entwicklung Nordamerikas einen starken Einfluss ausübten. Zum einen war es die „iberische Lebensart“ der spanischen Einwanderer. Sie besiedelten den Südwesten Nordamerikas von Mexiko aus und beeinflussten bis etwa zum Jahr 1850 die Geschicke im Gebiet der heutigen US-Staaten Kalifornien, Arizona, New Mexiko, Texas und teilweise auch in Colorado. Hauptsächlich wurde dort Rinderzucht betrieben, da die Bedingungen dafür ideal waren. Pferde und Rinder, erst von den spanischen Eroberern auf den amerikanischen Kontinent gebracht, vermehrten sich dort geradezu „explosionsartig“. Die Rinder wurden damals hauptsächlich zur Gewinnung von Talg und Häuten gezüchtet – nicht (wie es heute Schwerpunkt ist) wegen der Fleischproduktion. Der spanisch-mexikanische Einfluss endete später mit der Übernahme der Macht in diesen Regionen durch die immer weiter nach Westen expandierenden Vereinigten Staaten von Amerika. In Folge dieser Entwicklung überwog danach der Einfluss nordeuropäischer Lebensart, repräsentiert durch Siedler vornehmlich englischer, deutscher und skandinavischer Abstammung. An der Westküste allerdings, dem heutigen Kalifornien, war der spanische Einfluss bis zum Anfang des letzten Jahrhunderts für die Entwicklung der Reitweise maßgeblich.

Vaqueros

Der „California-Style“, so wurde die Reitweise an der Westküste genannt, prägte die Arbeitstechniken auf den dortigen Ranches und später auch den Turniersport und die Horse-Show-Szene dieser Region. Als Hirtenreitweise der Vaqueros, der spanisch-kalifornischen Rinderhirten, war sie aus alten spanischen Reittraditionen der ersten Conquistadores (Eroberer) hervorgegangen und ist seit etwa 1550 n. Chr. weiter entwickelt worden. Die in dieser Reitweise geschulten Pferde wurden hochgradig versammelt mit untergesetzter Hinterhand und in Beizäumung geritten. Sie waren extrem wendig und führten alle Lektionen mit Leichtigkeit an minimalen Hilfen und absolut gehorsam aus. Sättel und sonstige Ausrüstung waren oft reich mit Silber verziert, das Leder wurde mit aufwändigen Prägearbeiten und Schnitzereien verziert. Auch feinste Flechtarbeiten aus Leder, Rohhaut oder Pferdehaar verzierten die Ausrüstung des typischen Vaqueros. Sporen und Gebisse, in aufwändiger handwerklicher Detailarbeit nach Maß gefertigt und in ihren Funktionen aufs Genaueste abgestimmt, zeigten die besondere Liebe zum Detail. So war der kalifornische Vaquero stolz auf die gute Ausbildung seines Pferdes und die hohe handwerkliche Qualität seiner Ausrüstung. Ein besonders auffälliges Merkmal für den Reitstil der Westküste zeigt die Zäumung der

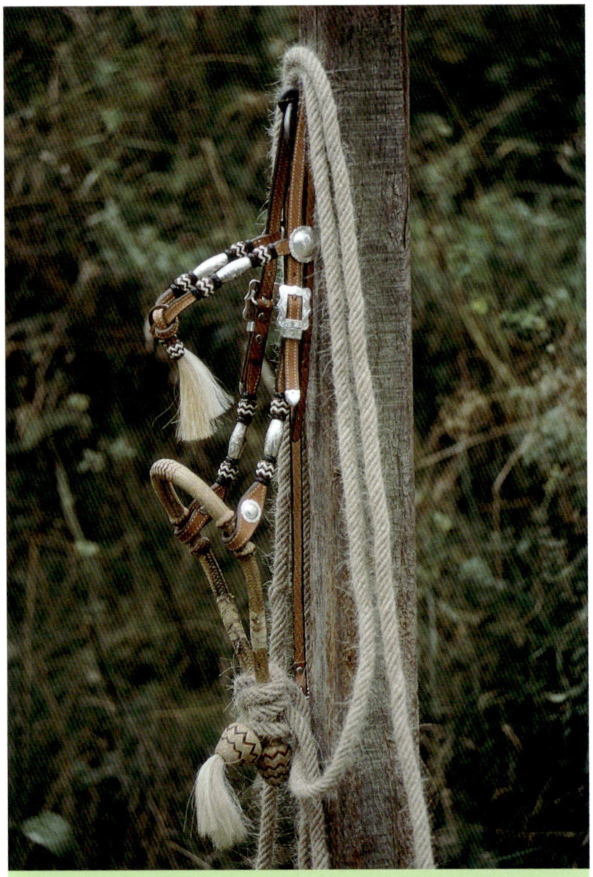

Die Hackamore-Zäumung: Das Nasenteil besteht aus geflochtener Rinderrohhaut, die Zügel aus echtem Schweifhaar.

Pferde: Diese bestand aus mit Silber verzierten, perfekt ausbalancierten Gebissen. Zwar waren es stets Hebelgebisse (Kandaren), doch stand bei ihrer Verwendung nicht primär die Anwendung der Hebelkräfte im Vordergrund, vielmehr dienten diese Gebisse als sensibles Kommunikationsmittel, mit denen durch Signale in Form feinster Impulse auf Zunge und Lefzen der Pferde eingewirkt wurde! Zusammen mit den aus Rohhaut fein geflochtenen Zügeln und den Verbindungskettchen bildete eine solche Zäumung eine perfekt abgestimmte Balanceeinheit, in der die Pferde ihre erlernte Selbsthaltung am losen Zügel aufrecht erhielten. Bevor ein Pferd mit einer solchen Zäumung geritten wurde, durchlief es eine jahrelange Ausbildung zunächst mit der gebisslosen sog. Hackamore-Zäumung. Der Begriff „Hackamore" leitet sich ab von der spanischen Bezeichnung „La Jaquima", einer halfterähnlichen Kombination. Diese besteht aus einem (aus Rohhaut geflochtenen) Nasenband unterschiedlicher Dicke und Elastizität sowie aus daran geknüpften, gedrehten Pferdehaarzügeln. Auch diese Zäumung bildete eine abgestimmte Balanceeinheit, in der das Pferd nach und nach lernte, alle Manöver auf feine Signale hin auszuführen und diese dann in konstanter Selbsthaltung zu perfektionieren.

Erst nach dieser Grundausbildung wurde ihm die Stangenzäumung mit Zügeln – zusammen mit einer leichten Hackamore-Zäumung – angelegt, allerdings wurden die Stangenzügel nicht aktiv eingesetzt. Das Pferd lernte, das Gebiss „zu tragen", d.h., es aktiv mit der Zunge zu tragen und zu erfühlen. Graduell wurden dann nach der ersten Gewöhnungsphase die Stangenzügel etwas verkürzt, aber die Hackamore-Zäumung stand immer noch im Vordergrund, trat dann aber nach und nach in den Hintergrund der Einwirkungen. Das Pferd hatte nun gelernt, die Gebisssignale umzusetzen, sich locker und ausbalanciert damit zu bewegen und zufrieden mit geschlossenem Maul „durchs Genick" zu arbeiten. In der Phase der Doppelzäumung wurde das Pferd „in den Two-Reins" (= mit zwei Zügeln) geritten, danach war das fertig ausgebildete Pferd fähig, perfekt zu arbeiten, was der Vaquero sprachlich als „straight up in the bridle" qualifiziert. Heute wird dieser Reitstil nur noch von wenigen Traditionalisten gepflegt; für den Turniersport war die Ausbildung auf diese Weise zu langwierig und man wählte deshalb andere Methoden.

Buckaroos

Der nördliche „Vetter" des Vaqueros, der Buckaroo (diese Bezeichnung ist die amerikanisierte Form von Vaquero), hatte für seine tägliche Arbeit in Viehherden viel von seinem Vorbild, dem kalifornischen Vaquero, übernommen. Doch bedingt durch Klima und Landschaftsform waren seine Arbeitsbedingungen anders als die des Kaliforniers. Auch waren es hauptsächlich Nordamerikaner nordeuropäischer Abstammung, die als Buckaroos tätig waren. Ihr Arbeitsstil zeigte deshalb schon deutlich Einflüsse, wie sie typisch für die Cowboys waren, also jene Rinderhirten, die von Texas aus den gesamten amerikanischen Westen überall dort beeinflussten, wo Rinderzucht betrieben wurde.

Cowboys

Der texanische Cowboy hatte seine Geburtsstunde, als nach dem amerikanischen Bürgerkrieg unzählige Rinderherden aus dem Süden von Texas nach Norden zu den Verladebahnhöfen der neu gebauten Eisenbahnlinien getrieben wurden. Von dort ging es per Bahn nach Osten in die Schlachthöfe der großen Städte. Diese Periode endete zwar schon wieder zwischen 1870 und 1880, doch wurde der gesamte Präriegürtel von Mexiko bis an die kanadische Grenze in der Folgezeit als Fleischrinderzuchtgebiet erschlossen. Der Rinderhirte, der diese Herden betreute, wurde Cowboy genannt. Er formte sich mit viel Improvisationstalent seine eigene „Reit- und Arbeitsweise". Diese orientierte sich an der Arbeitsweise mexikanischer Rinderhirten, die ursprünglich im Süden von Texas lebten. Das Treiben und Aussondern von Rindern aus einer Herde sowie die Arbeit mit dem Lasso (Fangseil mit Wurfschlinge) vom Pferd aus waren dabei die wichtigen Elemente. Eine gezielte, methodische, lang dauernde Pferdeausbildung war dabei (anders als bei den Vaqueros) eher Nebensache. Pferde lernten nach dem Prinzip „learning by doing" durch die alltägliche Arbeit, die richtigen Positionen in Relation zu den Rindern, die getrieben oder gefangen werden sollten, zu beziehen. Pferde, die bei diesen Arbeiten als besonders talentiert auffielen, wurden systematisch für die Weiterzucht eingesetzt. Besonders der „**cow-sense**" (Sinn für die Rinderarbeit) war verständlicherweise gewünscht, denn es erleichterte die Tagesarbeit enorm, wenn das Pferd weitgehend selbstständig oder auf minimalste Signale (Hilfen) hin mitmachte. So fand schon sehr früh eine züchterische Selektion auf zweckmäßige Gebrauchseigenschaften statt. Anlässlich der halbjährlichen Zusammentriebe (sog. Brandings/Rodeos), bei denen Rinder mit Brandzeichen versehen oder zum Verladen in Schlachtkontingente zusammengefasst wurden, entstanden erste Geschicklichkeitswettbewerbe unter den Cowboys. Aus diesen Ursprüngen ging der heute in ganz Amerika noch immer sehr beliebte Rodeo-Sport hervor. In Roping-Wettbewerben (Lassowerfen) ging es darum, in kürzester Zeit ein Rind einzufangen, es wurden wilde Bullen und Pferde geritten sowie Pferderennen veranstaltet. So kam es, dass in späterer Zeit Cowboy-Arbeit und Rodeo bis heute in einem Atemzug genannt werden.

Eigentlich ist es ein Phänomen, dass der Cowboy über die Grenzen des amerikanischen Westens hinaus bekannt geworden ist. Daran hat aber vor allem die „Traumfabrik Hollywood", die amerikanische Filmindustrie, ihren Hauptanteil. Sie schuf in unzähligen Kino- und Fernsehproduktionen den „Mythos" des Cowboys in den Western-Filmen. Herausragende Schauspielerpersönlichkeiten wie *John Wayne*, die den Cowboy als harten Draufgänger, aber auch „gerechten" Naturmenschen mit „Pferdeverstand" verkörperten, sind die markantesten Vertreter dieses Mediums. Allerdings zeigten und zeigen diese Filme recht selten den wirklichen Arbeitsalltag und realen Hintergrund des „Cowboy-Lebens". Vielmehr schufen Filme und Romane eine Scheinwelt, die beim Publikum auch einseitige Vorstellungen von der Westernreitweise stark geprägt haben. Doch mit der Glorifizierung des Cowboys schuf sie eine romantische Hinwendung zum Western-Lifestyle und letztlich förderte sie so die Entwicklung und Verbreitung der Westernreitweise weit über die Grenzen des ländlichen Westens der USA hinaus.

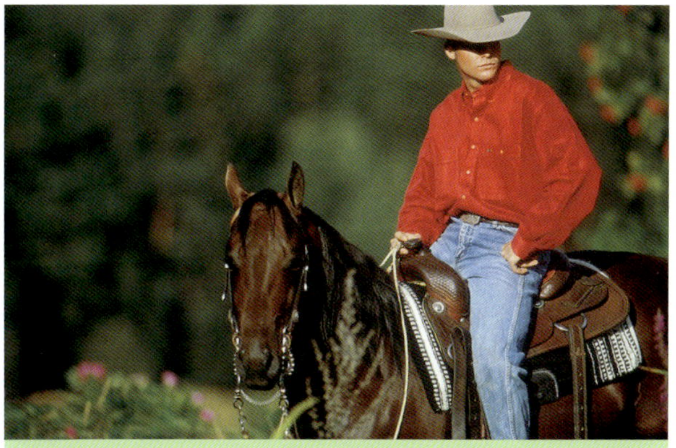

Viele Westernreiter legen auch heute noch Wert auf das passende Outfit.

Westernpferde

Die Rancharbeit ist bis heute ohne Reitpferde in den unwegsamen Gebieten des amerikanischen Westens, aber auch in Kanada oder Australien, kaum denkbar. Mit der Zeit zeigte sich im Ursprungsland des Westernreitens ein bestimmter Pferdetyp als besonders geeignet für die Rinderarbeit. Es waren dies mittelgroße, genügsame Pferde, die – teils mit Vollblutabstammung – letztlich zurückgingen auf Pferde iberischen Ursprungs (diese wurden von den spanischen Conquistadores erst in die Neue Welt gebracht). Diese wendigen Pferde waren auf kurzen Distanzen beson-

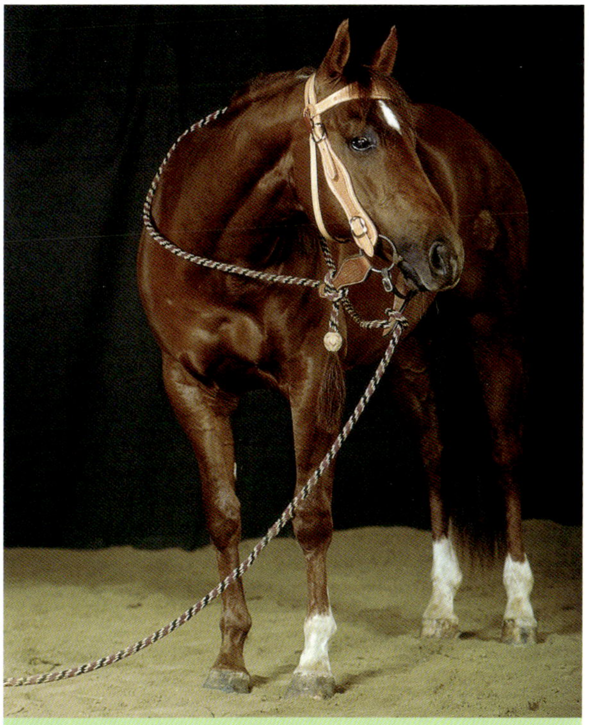

Quarter Horse

ders sprintschnell und zeigten besondere Freude bei der Rinderarbeit, sie verfügten über den nötigen „cow-sense". Man begann sie systematisch zu züchten, allerdings wurde ein landesweites Zuchtbuch erst Mitte des letzten Jahrhunderts eingerichtet. Diese Pferde wurden als „Quarter Horses" bezeichnet, weil sie besonders schnell die Distanz der „quarter mile" (Viertelmeile = 402 Meter) liefen. So ist es nicht verwunderlich, dass „Short-Races" (Kurzstrecken- oder Sprintrennen) im amerikanischen Westen besonders beliebt waren und an jedem Wochenende nahezu in jeder kleinen Ansiedlung hohe Wettumsätze forcierten. Ab 1950 kreuzte man dann noch einmal Vollblut ein, um mehr „speed" (Schnelligkeit) und Größe bei den Nachkommen zu erzielen. Zwei Zuchthengste haben die Rasse geprägt, und zwar der Vollblüter *Three Bars* und der im alten Quarter-Horse-Typ („Bull-Dog-Typ") stehende Hengst *King*. Beide sind als sog. Stempelhengste nahezu in jedem Pedigree heutiger „American Quarter Horses" vertreten.

Da im Quarter Horse-Zuchtbuch „bunte Pferde", also solche mit übermäßig vielen weißen Abzeichen oder Scheckung bzw. „Punkten", nicht eingetragen wurden, aber aus den Anpaarungen der Quarter Horses immer wieder solch „bunte" Nachkommen hervorgingen, bildeten sich selbstständige Appaloosa- und Paint-Horse-Zuchtverbände. In diesen Zuchtvereinigungen sind die sehr stark vom Quarter-Horse-Blut geprägten gescheckten oder gepunkteten „Vettern" des Quarter Horses organisiert. Besonders die Paint Horses sind selektiv auf bestimmte Farbzeichnung gezüchtet worden, man kann sie als die „gescheckten Quarter Horses" bezeichnen. Die Rasse „American Quarter Horse" ist heute auf allen Kontinenten vertreten und weltweit die Rasse mit der zahlenmäßig größten Pferdepopulation (über dreieinhalb Millionen Pferde!). Diese Pferderasse ist aber nicht nur eng mit der Rancharbeit verbunden, sie hat auch die Entwicklung des Westernreitens als Turniersport maßgeblich geprägt.

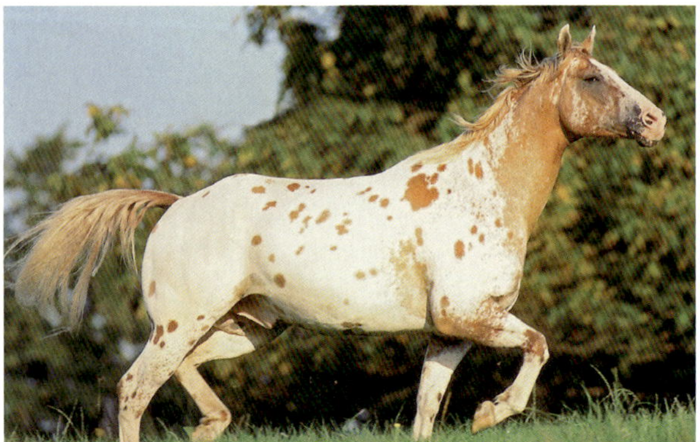

Appaloosa

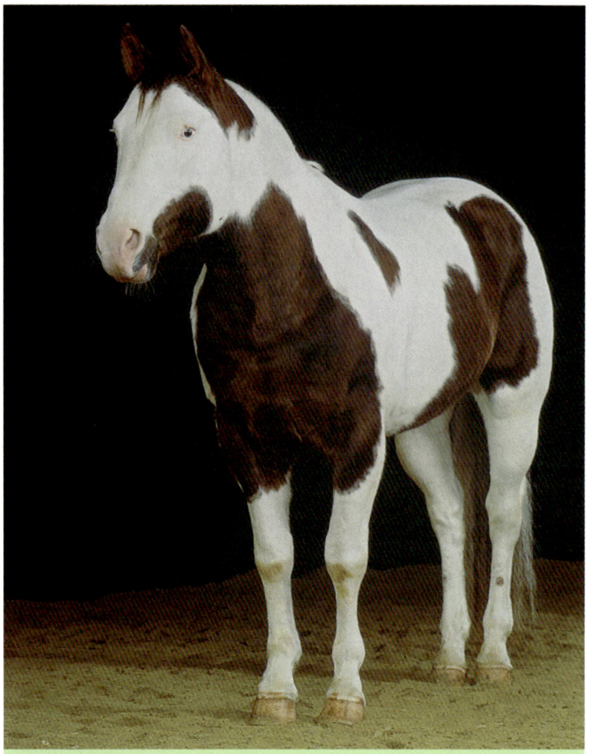

Paint Horse

Horse-Shows

Neben den traditionellen Rodeos fanden und finden überall in den ländlichen Regionen der USA und auch in Kanada sog. County-Fairs und Stock-Shows statt. Das sind landwirtschaftliche Ausstellungen, bei denen unter anderem das Vieh in Zucht- und Leistungsschauen bewertet wird. Auch Reitwettbewerbe sind in diesen Rahmen integriert.

Die heutigen speziellen „Western-Horse-Shows" (Westernreitturniere) haben ihren Ursprung in diesen ländlichen Veranstaltungen. Besonders die „American-Quarter-Horse-Association" entwickelte ein breit gefächertes Angebot an unterschiedlichen Reitdisziplinen, in denen die Vielseitigkeit der Quarter Horses zum Ausdruck kommt. Zunächst wurden die Prüfungen dem Arbeitsalltag der Rancharbeit entlehnt, zunehmend fand aber eine Weiterentwicklung und hochgradige Spezialisierung in den Wettbewerben statt. Dies nicht zuletzt deshalb, weil es um sehr viel Geld geht – sowohl hinsichtlich der Preisgelder als auch im Hinblick auf die Wertsteigerung der in Shows erfolgreichen Pferde. Seit Mitte 1970 hat sich der Westernturniersport von Amerika aus auf alle Kontinente verbreitet, er wird inzwischen auch in Mitteleuropa auf hohem Niveau praktiziert. Ein für das Westernreiten typischer und repräsentativer Wettbewerb, die Reining-Disziplin (Reitprüfung mit den typischen Manövern eines Rinderpferdes), ist inzwischen von der FEI, der Internationalen Reiterlichen Vereinigung, als anerkannte Reitdisziplin mit exaktem Turnierreglement aufgenommen worden.

Westernreiten in Deutschland

Man nimmt an, dass mindestens 100.000 Reiter in Deutschland in Westernausrüstung reiten, also Western-Sättel und Westernzäumungen benutzen – wirklich verlässliche Zahlen existieren aber nicht. Auch in Österreich und der Schweiz sowie in den Niederlanden, Frankreich und Großbritannien ist Westernreiten angesagt. Nach Prognosen zu urteilen, ist künftig mit hohen Zuwachsarten zu rechnen (siehe hierzu auch die Ausführungen zum Kapitel „Freizeitreiten" auf S. 275 ff.). Wer das Western-Equipment nutzt, den könnte man (im weitesten Sinne) schon als „Westernreiter im Anfangsstadium" bezeichnen. Häufig werden mit Erwerb der Ausrüstung auch schon Hilfengebungen des Westernstils wie „neck reining" (eine schonende Zügelhilfe: Das Pferd weicht dem äußeren Zügel) – selbst von traditionell „englisch" ausgebildeten Reitern – praktiziert. Berücksichtigt man, dass diese Reitweise erst um 1970 in Mitteleuropa stärker bekannt wurde, so ist die gesamte Entwicklung sicherlich beachtlich. Inzwischen ist diese Reitweise in Europa auch als Sportreitweise gut organisiert. Verschiedene Verbände und Organisationen bieten ihren Mitgliedern vornehmlich im deutschsprachigen Raum entsprechende Möglichkeiten.

Westernverbände und -vereinigungen in Deutschland sind teils Zuchtverbände und gleichzeitig Sportverbände, so z. B. der Quarter-Horse-Verband (Abk.: „DQHA"; im Internet: http://www.dqha.de), der Paint-Horse-Verband (Abk.: „PHCG") und der Appaloosa-Verband (Abk.: „ApHCG"). Offen für alle Pferderassen sind die reinen Sportverbände EWU, NRHA, NCHA und NSBA (siehe hierzu Tabelle 61 auf Seite 330).

Turniersport

Der Westernreitsport zeichnet sich durch eine Vielzahl von sehr unterschiedlichen Disziplinen aus. Vereinfacht kann man sie in verschiedene Gruppen einteilen. Es gibt die Gruppe der in ruhigem Tempo gerittenen Prüfungen, zu der die Western-Pleasure-, Western-Riding-, die Trail- und die Horsemanship-Prüfung zählen. In der Reining-Prüfung werden in höherem Tempo rasant ausgeführte Manöver ausgeführt. In den Prüfungen Working-Cowhorse, Cutting und Team-Penning müssen die Pferde ihre Geschicklichkeit bei der Arbeit mit Rindern zum Teil auch in hohem Tempo unter Beweis stellen. In den Renndisziplinen Pool-Bending und Barrel-Race zählt die schnellste Zeit. In diesen Prüfungen werden nur Geschicklichkeit und Leistung des Pferdes bewertet – der Reiter und sein Reitstil finden in der Bewertung keine Beachtung! Nur in der Horsemanship-Prüfung ist das anders. Hier wird der Reitstil des Reiters – neben der präzisen Ausführung einer Aufgabe – in den Vordergrund der Bewertung gestellt. Neben diesen Prüfungen gibt es auch noch weitere individuell gestaltete Prüfungen, die einzelne Verbände besonders kreiert haben. Solche Prüfungen setzen sich aber meistens aus Elementen der zuvor genannten Prüfungen zusammen.

Alle Disziplinen werden in Klassen für Jugendliche, Beginner, Amateure und professionelle Reiter unterteilt. Zudem gibt es sie für Junior- und Seniorpferde. Je nach Verband gelten Pferde ab dem fünften oder sechsten Lebensjahr als „Seniorpferde". Juniorpferde dürfen in beidhändiger Zäumung mit der Wassertrense oder einer Bosal-Hackamore-Zäumung vorgestellt werden, Seniorpferde sind in einhändiger Zügelführung und mit einem Stangengebiss vorzureiten. Neben der präzisen Ausführung der Lektionen sind Ruhe und Gelassenheit der Pferde, besondere athletische Fähigkeiten und gute Bewegungen ausschlaggebend für eine positive Bewertung. Unter guten Bewegungen versteht man weiche, fließende, taktklare, „saubere" Bewegungen mit angemessenem Raumgriff, alles aber kräftesparend. Dabei wird von einem Westernpferd weniger Schwung und Raumgriff erwartet, als das von Warmblutpferden im („englisch" gerittenen) konventionellen Turniersport der Fall ist. Auch ist der Grad der Grundspannung, z. B. beim Reining, wesentlich geringer als bei einem Pferd in einer

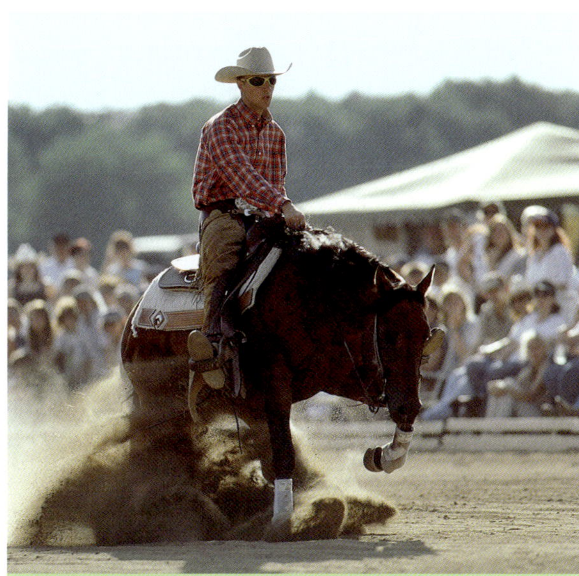

Keine Reining-Prüfung ohne Sliding Stop: Das Pferd setzt dazu die Hinterbeine tief unter und lässt sie bis zum Anhalten schleifen, während die Vorderbeine bis zum Stillstand mitlaufen.

typischen FN-Dressurprüfung. Nur in einigen Westernprüfungen kommt der „Trot" (Trab) vor, er wird dann aber als sehr ruhige Gangart geritten. In dieser „verkürzten" Trabform, dem sog. Jog, ist der Gang absolut schwunglos. Der Schritt wird „Walk" genannt, der ruhige, gesetzte Galopp heißt „Lope".

Pferde im modernen Westernreitsport gehen ohne Aufrichtung, was für den „konventionellen Blick" gewöhnungsbedürftig ist! Als Ideal wird eine horizontale Oberlinie angestrebt, bei der Genick, Widerrist und Kruppe etwa eine Linie bilden – allerdings soll die Körperhaltung insgesamt dem Exterieur des Pferdes entsprechen.

In allen Prüfungen soll das Pferd im Idealfall am „losen Zügel" kontrolliert geritten werden. Das bedeutet nicht nur, dass es vom Reiter lediglich gelenkt wird, vielmehr soll jede Bewegung vom Reiter kontrolliert sein. Das am besten gerittene (und entsprechend bewertete) Westernpferd muss bereitwillig der Führung des Reiters folgen („eingerahmt" zwischen leichten Zäumungs-, Zügelkontakt- und Schenkelsignalen) und sich mit nur wenigen – oder sogar ohne erkennbare – Hilfen (Signale) lenken und vollständig beherrschen lassen! Jede vom Pferd eigenmächtig ausgeführte Bewegung wird als fehlende Kontrolle betrachtet und wird daher entsprechend der Schwere der Abweichung vom Richter mit Fehlerpunkten bestraft. Positiv bewertet werden Weichheit der Bewegung, willige Reaktion auf Hilfen und Signale, korrekte Körperhaltung, rasche Ausführung von Lektionen mit guter Technik unter Einhaltung einer kontrollierten, gleichmäßigen Geschwindigkeit.

Die Bewertung ist für den Laien erst einmal etwas verwirrend, kann aber an praktischen Beispielen einfach nachvollzogen werden. Als Besonderheit wird hier beim Westernreitsport mit einer Bewertungsskala von maximal 20 Punkten – in halben und ganzen Punkten – bewertet. Der Mittelwert (= ein Pferd, das sich ohne besonders positive oder negative Erscheinung und Verhaltensweise präsentiert, eine „durchschnittliche" Leistung zeigt) wird „70" genannt. Jedes Pferd beginnt eine Prüfung mit diesem Punktekonto von 70 (niemand kann mehr den Ursprung dieser „70" erklären, es könnte auch z. B. eine „10" oder eine „50" sein).

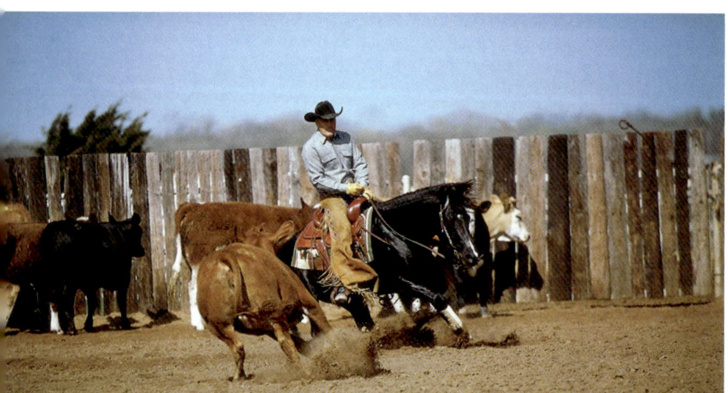

Beim Cutting soll das Pferd eigenständig („cow-sense") verhindern, dass das Rind zu seiner Herde zurückrennt.

Macht ein Pferd einen technischen Fehler (Penalty), so werden ihm von diesem Konto jedes Mal – wenn es einen Fehler macht, den der Richter sieht, entsprechend der Schwere des Fehlers Strafpunkte abgezogen. Die „Strafe" liegt zwischen einem halben und fünf Punkten Abzug. Zudem können parallel dazu pro Manöver (es gibt zwischen sechs und acht davon in einer Prüfung) Wertnoten (Scores) vergeben werden. Mit jeweils minus 1½, 1, ½, 0 oder plus ½, 1, oder 1½ können die Manöver bewertet werden. Dieses Bewertungssystem sowie die exakte Aufgabenstellung der Prüfungen sind in den jeweiligen Regelbüchern der Verbände genau bezeichnet.

Beispiel: Es kann in einem Manöver folgender Fehler vorkommen, z. B. bei einem Set von vier schnellen Spins (vier rasant gesprungene/gelaufene Hinterhanddrehungen um jeweils exakt 360°). Wenn hierbei das Pferd beim letzten Spin nicht exakt am Ausgangspunkt aus vollem Tempo stoppt, sondern den Ausgangspunkt um etwas mehr als einen Achtel-Kreis (ein oder zwei Tritte) überschritten hat, dann wird erst einmal ein halber Fehlerpunkt abgezogen. Wenn das Pferd aber in technisch perfekter Weise, sauber und gleichmäßig in der Haltung, in hohem Tempo mit erhöhtem Fehlerrisiko willig und weich das Manöver ausführte, so bekommt es für den Stil als Wertungsnote z. B. plus 1 Punkt gutgeschrieben. Es verlässt das erste Manöver also mit 70,5 Punkten (70 Punkte Startguthaben minus 0,5 plus 1 = 70,5 Punkte). Hätte es das Manöver jedoch in schlechter Manier ausgeführt, so würden ihm zusätzlich zum Fehlerpunkt auch noch zwischen ½ und 1½ Punkten abgezogen. Beim nächsten Manöver werden dann wieder Fehlerpunkte und Stilnote berechnet und so kann es Punkte gutgeschrieben oder abgezogen bekommen – bis sich daraus zum Ende der Prüfung das Endergebnis errechnet. Pro Manöver können also bis zu 6½ Punkten abgezogen werden, jedoch maximal 1½ Punkte gewonnen werden. Ein Pferd, welches am Ende der Prüfung ein Punktekonto von 70 aufweist, ist durchschnittlich gegangen, hatte keine technischen Fehler und war ohne besondere Höhepunkte und ohne schlechte Form.

Ausrüstung

Der wohl markanteste Ausrüstungsgegenstand beim Westernreiten ist der **Sattel**. In seiner ursprünglichen Form ist er dem spanischen Vaquero-Sattel nachemp-

Tabelle 60: Westernreitdisziplinen

Disziplin	Schwerpunkt	aus der Ranch-arbeit abgeleitet	Schwer-punkt Gang-arten	Tempo	Einzelprü-fung/ Gruppen-prüfung	Bewertung	Physische Belastung für das Pferd
Cutting	Rinder aus Herde aussondern.	ja	alle	variabel	einzeln	nach Punkten	hoch
Working Cowhorse	Einzelnes Rind kontrolliert treiben.	ja	Galopp	sehr schnell	einzeln	nach Punkten	hoch
Ranch Horse	Gebrauchspferde-Gelassenheits- und Zuverlässig-keitsprüfung.		alle	variabel	einzeln	nach Punkten	mittel
Team-Penning	Rind aus Herde aussondern und in Pferch treiben.				Gruppe	nach Zeit	hoch
Reining	Manöver der Rinderarbeit.	ja	Galopp	sehr schnell	einzeln	nach Punkten	hoch
Western-Riding	Fliegende Galopp-wechsel.	nein	Galopp	langsam		nach Punkten	mittel
Trail	Geschicklich-keitshindernisse	ja	alle	langsam	einzeln	nach Punkten	gering
Western-Pleasure	Grundgangarten	nein	alle	langsam	Gruppe	nach Punkten	gering
Horseman-ship	Reitstil	nein	alle	langsam	einzeln/ Gruppe	nach Punkten	gering
Barrel-Race	Kurzstrecken-rennen auf Dreiecksparcours mit engen Wen-dungen.	nein	Galopp	sehr schnell	einzeln	nach Zeit	hoch
Pole-Bending	Kurzstreckenren-nen in Serpen-tinen mit flie-genden Wechseln.	nein	Galopp	sehr schnell	einzeln	nach Zeit	hoch
Super-Horse (nur EWU)	Elemente aus Trail, Reining, und Western-Riding (Kombinations-prüfung).	ja	alle	variabel	einzeln	nach Punkten	mittel

funden. Vor dem Hintergrund der besonderen Arbeitsbedingungen auf den Ranches des amerikanischen Westens hat er in den letzten zwei Jahrhunderten verschiedene Entwicklungsstadien durchlaufen, bevor er die heutige Form erhielt. Doch auch die ausschließlich für die Western-Sportreiterei verwendeten Sättel ähneln immer noch dem Arbeitssattel. Eine Regel schreibt vor, dass ein auf dem Turnier verwendeter Sattel ein Sattelhorn haben muss. Der Sattel ist von seiner Bauart her ein Trachtensattel mit einem starren und massiven Baum als Kernstück. Das macht ihn schwerer als die Sportsättel für den konventionellen Spring- oder Dressursport. Durch diese Bauart wird aber das Gewicht von Sattel und Reiter auf eine viel größere Fläche auf dem Pferderücken verteilt. Das Gewicht ruht auch nicht nur auf den Muskelsträngen der langen Rückenmuskeln, sondern wird auf die beidseitigen Rippenbögen mit übertragen. Passt ein Westernsattel in seiner gesamten Auflagefläche zur Kontur des Pferdedrückens, ist er somit – trotz seines höheren Gewichts – ein pferdeschonender Ausrüstungsgegenstand. Dies gilt besonders dann, wenn das Pferd zu längeren Ritten eingesetzt wird oder Reiter mit höherem Körpergewicht zu tragen hat. Bei der

Passform gilt es darauf zu achten, dass der Sattel einen genügend breiten Kanal über der Wirbelsäule des Pferdes frei von jeglicher Druckbelastung lässt! Er soll der konkaven Rückenlinie des Pferdes und der Spreizung der Rippenbögen entsprechen, an den Schulterblättern nicht deren Beweglichkeit einengen oder behindern und in der Lendenpartie nicht drücken. Gleichmäßige Auflage ohne punktuelle Druckbelastungen ist unerlässlich. Der Sitz sollte so geformt sein, dass der Reiter korrekt in der Balance sitzen kann. Dafür müssen sowohl der tiefste Punkt im Sitz als auch die Steigbügelaufhängung und die konkave Ausformung im Oberschenkelbereich aufeinander abgestimmt sein. Wegen der breiten Steigbügelriemen (sog. Fender) kann man im Westernsattel auch ohne langschäftige Reitstiefel reiten.

Im Vergleich zum konventionellen Sportsattel (Dressur/Springen) bietet der Westernsattel dem Reiter insgesamt mehr Halt und letztlich Sicherheit, weshalb viele Freizeitreiter ihn bevorzugen.

Die **Zäumungen** kann man in gebisslose und solche mit Gebiss unterteilen. In Turnierprüfungen ist nur die (klassische) Bosal-Hackamore-Zäumung zugelassen. Beim Training werden aber auch Abwandlungen davon verwendet (u.a. Side-Pull, Vosal, Rope-Halter). Die mechanische Hackamore, eine hebelwirkende Außenkandare, findet wenig Verwendung, da sie keine feinfühlig-differenzierte Signalwirkung zulässt und – je nach Ausführung – auf den gesamten Nasenbereich des Pferdes sehr schmerzhaften Druck bei unangemessener Hebelwirkung ausübt. Bei den Gebisszäumungen sind verschiedene Formen der Wassertrense sowie Stangenzäumungen (einfach, mehrfach oder gar nicht gebrochen) gebräuchlich. In den Regelwerken der Verbände sind die auf Turnieren jeweils zulässigen oder unzulässigen Zäumungen detailliert bezeichnet.

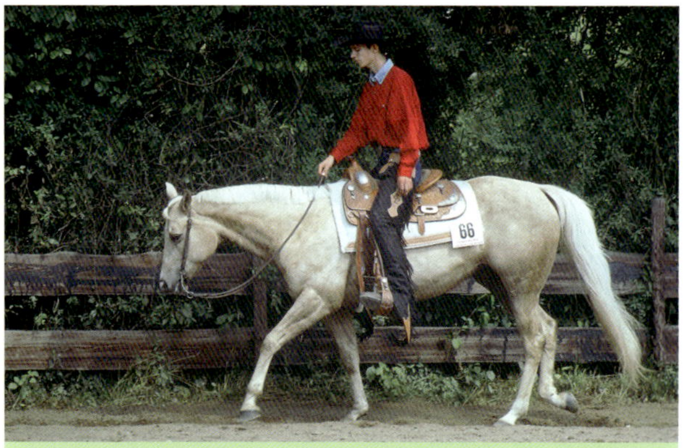

Bei der Pleasure-Prüfung wird Wert auf das harmonische Erscheinungsbild von Pferd und Reiter gelegt.

Da beim Reiten im Westernstil der Umgang mit hebelwirkenden Zäumungen weit verbreitet ist, kommt jedem Reiter ein hohes Maß an persönlicher Verantwortung zu, da mit manchen hebelwirkenden Zäumungen bei unsachgemäßer Anwendung einem Pferd im Maul extrem starke Schmerzen oder sogar nachhaltige Verletzungen zugefügt werden können. Es ist demnach unverantwortlich, ohne ausreichend qualifizierende Ausbildung eine solche Zäumung zu benutzen!

Als Zügel sind geteilte oder geschlossene Zügel verbreitet. In manchen Disziplinen hat eine Spezialisierung stattgefunden. Das führte dazu, dass Zäumungen, Sättel und sogar der Beschlag der Pferde den besonderen Anforderungen angepasst wurden. Wer auf Turnieren starten möchte, ist gut beraten, sich rechtzeitig vorher mit allen Einzelheiten der aktuell geltenden Regelwerke, auch mit Vorschriften des „Outfits" für Reiter, vertraut zu machen, um seine Vorbereitungen darauf abzustellen.

Tabelle 61: Westernreitvereine (RV) und Westernpferd-Zuchtverbände (ZV)

	DQHA (ZV) Quarter-Horse-Verband	PHCG (ZV) Paint-Horse-Verband	ApHCG (ZV) Appaloosa-verband	EWU (RV) Erste Western-reiter Union Deutschland e.V.	NRHA (RV) Reining-Verband	NCHA (RV) Cutting-Verband	NSBA (RV)
Internet	http://www.dqha.de/	http://www.phcg.de/	http://www.aphcg.de/	http://www.westernreiter.com/	http://www.nrha.de/	http://www.ncha.de/	http://www.nsba.de/
Zuchtverband/ Reitverein	ja (nur Quarter Horses)	ja (nur Paint Horses)	ja (nur Appaloosa Horses)	kein Zuchtverband; rasseoffen.	kein Zuchtverband; rasseoffen.	kein Zuchtverband; rasseoffen.	rasseoffen
Turnier-Disziplinen	alle	alle	alle	alle	nur Reining	nur Cutting	nur Pleasure Snaffle Bit
Mutter-Organisation in den USA	ja (AQHA)	ja (APHA)	ja (ApHC)	nein	ja (NRHA)	ja (NCHA)	ja (NSBA)
Hauptveranstaltung	EM	EM	EM	DM (German Open)	EM	-	-

Jochen Schumacher: Gangpferdereiten

Ursprung

In Mitteleuropa waren bereits im Altertum bei Griechen und Römern und später dann auch verstärkt im Mittelalter Pferderassen hoch geschätzt, die über besondere Gangarten verfügten. Insbesondere der relativ erschütterungsfrei laufende Tölter (man nannte ihn im Mittelalter „Zelter") war u. a. als Pferd des Falkners, aber auch als Reitpferd für Ritter beliebt. Später dann erlahmte das Interesse an solchen „Spezial"-Pferden, die Tölt, aber auch Pass gingen. Man legte ab dem 17. Jahrhundert wieder mehr Wert auf ausdauernde Fahrpferde mit guten Trabeigenschaften und Reitpferde, die (neben Schritt und Trab) raumgreifenden Galopp anboten. Tölt und Pass gerieten in Europa zunehmend sogar in Verruf, sie wurden als „unrein" eingestuft. Um 1733 äußerte sich *Francois Robichon de La Guérinière* über Passgang, Halbpass und Dreischlag: „Fehlerhafte Grundgangarten kennzeichnen das schwache oder vorzeitig verbrauchte Pferd." *Baron v. Eisenberg* formulierte um 1748 drastisch: „Allein die Wahrheit zu sagen, gefallen diese Pferde nicht allen Leuthen und es besindt sich in der That wahr, was man in dem Sprüchwort saget, der Zelt gehört nicht auf die Reit-Schule, sintemal ein Zelter auf der Reit-Schule nichts lehrnen kann. Demzufolge ist ein solches Pferd weder auf die Reit-Schule noch zu etwas anderem nutze und wär es eine verlohrne Zeit, wenn man dieselbige lange abrichten wolte, sintemal er die Arbeit nicht außstehen könte, welche sich darbey befindet."

Wie verbreitet die verschiedenen Töltvarianten weltweit einst waren bzw. jetzt wieder sind, lässt sich an dem gemeinsamen Wortstamm des Begriffs „Tölt" erkennen. Der von den Isländern übernommene Ausdruck ist sowohl mit dem mittelhochdeutschen „Zelt", dem mittelneudeutschen „Telt" und dem norddeutschen „Tult" verwandt. „Tult" bedeutet so viel wie „Trippeln" und das dänische Äquivalent dazu heißt „Toltari" (= „auf den Zehenspitzen gehen"). Gräbt man noch etwas tiefer, stößt man auf die „thieldones", eine nordspanische Pferderasse, deren weiche Gangart bereits der römische Geschichtsschreiber *Plinius der Ältere* beschreibt (79 bis 23 v. Chr.). Viele Bilddarstellungen auf alten indischen Batiken zeigen den Tölt ebenso wie das 1969 im chinesischen Wo-wei ausgegrabene „fliegende Pferd" aus der Han-Periode (25 bis 220 n. Chr.). Tatsächlich sind töltverwandte Fußfolgen offenbar aber noch sehr viel älter als jede bekannte Darstellung. Das weiß man, seit die Utrechter Biologin *Dr. Elise Renders* anhand einer 1976 gefundenen Fußspur des dreizehigen Hipparions (einer evolutionären Pferdeform der Vorzeit) beweisen konnte, dass

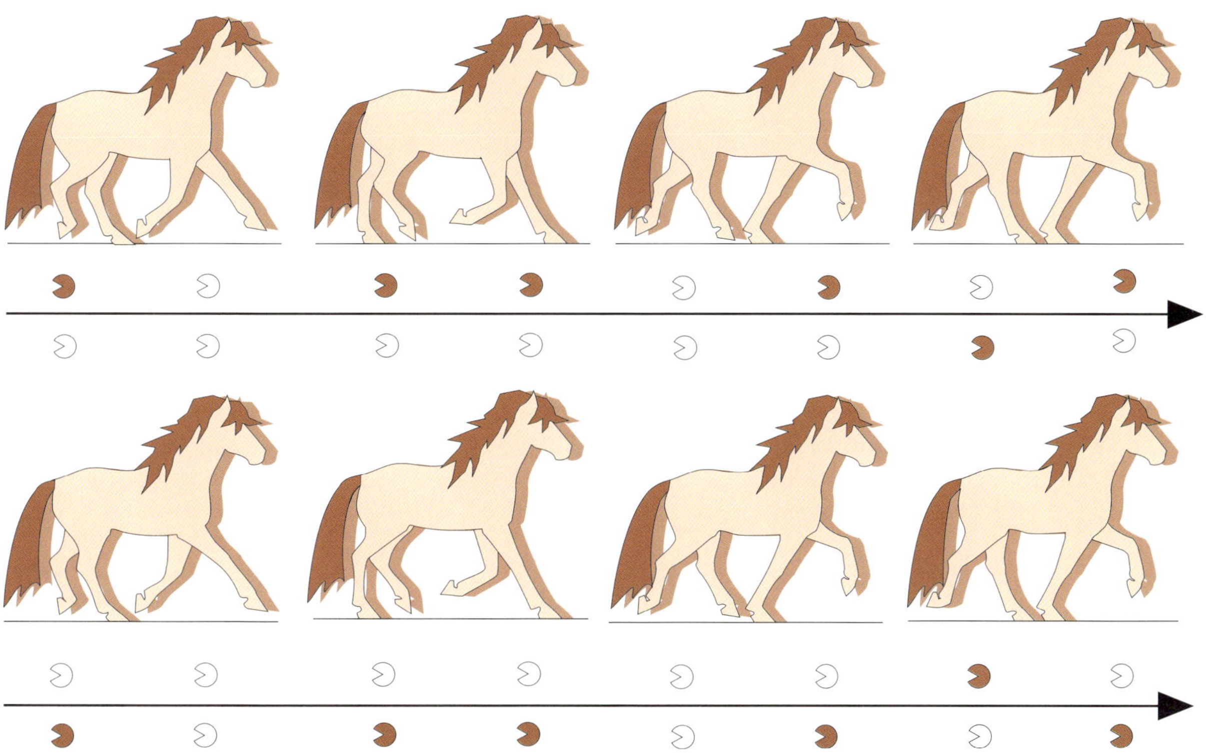

Die Fuß- und Phasenfolge im Tölt.

sich der Urahn des Pferdes im Tölt bzw. dem amerikanischen Rack bewegt haben musste. Es war die einzige Fußfolge moderner Pferde, die zu den prähistorischen Abdrücken passte. In anderen Ländern tauchen die aus Schritt, Trab oder Pass entwickelten „Reisegänge" unter anderem Namen auf, z. B. Trippel, Rack, Walk, Paso, Marcha, Foxtrott, Singlefoot oder Perestrup – die russische Variante des Tölts.

Erst ab etwa 1960 hat sich in Mitteleuropa wieder das Interesse an „Gangpferden" entwickelt. Durch die Freizeitreiterbewegung wurden die in anderen Teilen der Welt seit jeher als selbstverständlich und nützlich verwendeten „exotischen" Pferderassen wieder „entdeckt" und hier inzwischen heimisch. Förderer dieser „Gang-Exoten" waren von Beginn an u. a. *Ursula Bruns*, *Walter Feldmann (sen.)*, *Jean Claude Dysli* und *Dr. Ewald Isenbügel*. Alles begann mit dem Import der ersten Islandponys, dann folgten Paso Peruanos. In dem Maße, in dem sich der Blick schärfte, entdeckte man immer mehr Tölt oder „töltähnlich" gehende Rassen in aller Welt, z. B. amerikanische Plantation-Horses, Rocky und Kentucky Mountain Horses, südafrikanische Burenpferde und Basutos, die sichelohrigen indischen Marwaris und Kathiawaris, karibische und asiatische Ponys, mittel- und südamerikanische Pasos, spanische Galicenos, Tölt-Iberer oder griechische Arravanis.

Irgendwann war die Rassenvielfalt und das Durcheinander der Gangbezeichnungen so groß, dass sämtliche Spezialgänge und die so veranlagten Pferde unter dem Begriff „Gangpferde" als Kurzübersetzung der amerikanischen Bezeichnung „Gaited Horses" zusammengefasst wurden. Die richtige, dem amerikanischen Verständnis adäquate Übersetzung wäre „besonders gangveranlagte Pferde".

Für Sprachpuristen ist die Bezeichnung „Gangpferde" unpräzise, denn „alle Pferde haben Gänge", sind so gesehen „Gangpferde". Der Begriff gehört offiziell bisher auch nicht zum deutschen Duden-Wortschatz. Dennoch ist diese Bezeichnung inzwischen unter Pferdeleuten gebräuchlich. Mit ihm werden solche Pferderassen unterschiedlicher Herkunft und Verwendung umgrenzt, die neben den bekannteren Grundgangarten des Pferdes, nämlich Schritt, Trab und Galopp, zusätzlich oder ersatzweise weitere „Natur"-Gangarten anbieten, und zwar primär Tölt, Pass und Walk.

Bewegungsspektrum

Kurz definiert sind alle Gangarten eines Pferdes, bei denen keine Schwebe- oder Sprungphase in der Fußfolge auftritt, angenehm, weil relativ erschütterungsfrei für den Reiter. Bei allen Pferden ist die Grundgangart der **Schritt**. Im Schritt gibt es keine Sprung- oder Schwebephase, weil bei der entsprechenden Fußfolge im Viertakt immer wenigstens ein Fuß Bodenkontakt hat; Schritt ist deshalb vergleichsweise einfach zu reiten. Der **Trab** hingegen ist eine diagonale Zweitakt-Gangart, bei der für einen Augenblick (in der Schwebephase) kein Fuß Kontakt zum Boden hat, der Reiter wird deshalb „geworfen". Auch der **Galopp** hat als Dreitakt eine Sprungphase ohne Bodenkontakt – mit entsprechenden Wirkungen auf einen Reiter. Beim **Pass** entsteht im Zweitakt ebenfalls eine Schwebephase, der Reiter merkt seitliche Verschiebungen. Der **Tölt** ist – wie der Schritt – ein Viertakt ohne Sprung- oder Schwebephase; er kann langsam ablaufen oder sich bis zum Renntempo steigern und lässt den Reiter im Vergleich zu Trab und Galopp relativ erschütterungsfrei sitzen. Bei der Gangart **Walk** wiederum sind stets drei Füße am Boden, wodurch der Reiter noch erschütterungsfreier als beim Tölt sitzt.

Geschätzt wird, dass 60 bis 70 % aller Pferderassen die Anlage für Zusatzgangarten besitzen. Dies trifft besonders auf sog. Naturtölter zu. Das sind Pferde, die Tölt (in unterschiedlichen Varianten) bereits als Fohlen beim spielerischen Laufen zeigen und als schnelle Gangart auch bevorzugen. Ist die Gangveranlagung nur verdeckt vorhanden, dann wird sie erst bei der Ausbildung, dem sog. Eintölten, „geweckt" und von einem konsequent so geförderten Pferd später auch als Lernerfolg beibehalten. Pferden allerdings, die lediglich die Grundgangarten beherrschen und keine Veranlagung für Zusatzgangarten besitzen, können Zusatzgangarten nicht antrainiert werden.

Gangpferdeszene

Rund um Gangpferde hat sich mittlerweile eine lebhafte Gangpferdszene konsolidiert. Reitstil und Outfit orientieren sich meist am Ursprungsland der jeweiligen Pferderasse: Es gibt western-, mittel- und südamerikanisch, iberisch oder konventionell gerittene Tölter. Zahlenmäßig starke Gangpferderassen haben ihre eigenen Verbände, andere haben sich der Internationalen Gangpferdevereinigung angeschlossen. Und wen es zum Turniersport zieht, der findet auch dort eine breite Palette zur Auswahl, die von verschiedenen Töltklassen bis zu Landes-, Europa- und Weltmeisterschaften reicht. Dabei sind die Prüfungsordnungen und Regelwerke der jeweiligen Verbände ähnlich akribisch wie im konventionellen Turniersport festgelegt. Allerdings sind tierquälerische Gangmanipulationen, wie sie in einigen außereuropäischen Ländern üblich sind, um Pferde z. B. zu noch höherer Aktion zu zwingen, verpönt und im Turniersport auch verboten.

In einem Punkt hatten die eingangs zitierten klassischen Reitmeister allerdings nicht ganz Unrecht: Die Einzelfußung im Tölt und die laterale Bewegung im Pass (= das gleichseitige Vorsetzen von Vorder-

und Hinterbeinen) erschweren viele herkömmliche dressurmäßige Lektionen wie korrektes Schulterherein oder Kruppeherein. Das fällt Trab gehenden Pferden mit einer diagonalen Fußung deutlich leichter. Nur ist das Viereck auch nicht die Domäne der Gangpferdereiter. Weit mehr zieht es sie auf die Ovalbahn, die Rennpassstrecke, den Fino Strip (Holzbohlenbahn) und natürlich ins Gelände. Reitplatz und Round Pen dienen zum Anreiten junger Pferde, bei der Gymnastizierung, um die Rittigkeit zu verbessern oder sind bei dressurbegabten Rassen – meist iberisch geprägte Pferde – eine willkommene Ergänzung.

Bei Gangpferden, die sowohl im Westernstil als auch im konventionellen „englischen" Stil geritten werden, steht am Anfang immer eine solide allgemeine Grundausbildung (siehe hierzu das Kapitel „Freizeitreiten", Seite 275 ff.), die in jeder guten Reitschule absolviert werden kann, weil Töltkurse selten auf Anfänger ausgerichtet sind. Das hängt damit zusammen, dass sich nur die größten Verbände eine systematische Ausbildung leisten können. Außerdem gibt es „die Tölthilfe" an sich gar nicht. Es ist ein Spiel mit der Balance, die der Reiter erst umsetzen kann, wenn er auch in schnelleren Gangarten Zügel unabhängig und losgelassen sitzen gelernt hat. Auskünfte und Tipps zur Grundausbildung und Fortbildung erteilen die einzelnen Verbände.

Gangpferde-Rassenübersicht

Aegidienberger

Kreuzung aus Isländer und Paso Peruano. Die jüngste, in Deutschland eingetragene Gangpferderasse wurde zuerst von *Walter Feldmann* im Gestüt Aegidienberg gezüchtet (mit Unterstützung des Rheinischen Pferdestammbuchs e. V. und des Instituts für Tierzuchtwissenschaften der Universität Bonn). Die ausdrucksstarken, energisch vorwärts gehenden Pferde sehen wie größere und elegantere Islandpferde aus, während ihre Sensibilität und Menschenbezogenheit den Paso Peruano verrät. Außerdem sind Aegidienberger deutlich hitzetoleranter als Isländer. Widerristhöhe (Wh): Stockmaß (Stm) 140 bis 150 cm; alle Farben und Abzeichen; Gangarten: Schritt, Trab, Tölt und Galopp, manche Pferde gehen auch Rennpass.

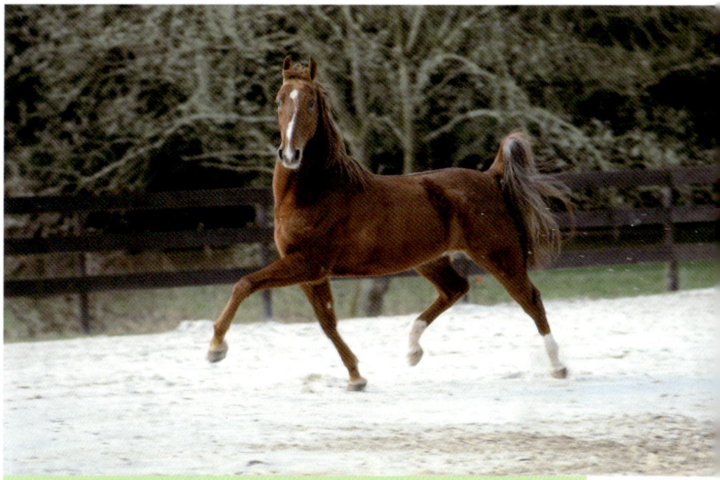

American Saddlebred Horse

American Saddlebred Horse

Der Ursprung dieser amerikanischen Rasse geht bis ins frühe 18. Jahrhundert zurück. Die eleganten Aristokraten im Vollbluttyp zählen nicht nur zu den schönsten Pferderassen der Welt, sie gelten, trotz ihres Temperaments, auch als ausgesprochen umgänglich und intelligent. Wie beliebt sie in den USA sind, erkennt man an den hohen Preisgeldern bei Schauen und Wettbewerben. Gezüchtet und vorgestellt werden sie als Drei- und Fünfgänger. Ihr Bewegungsablauf ist

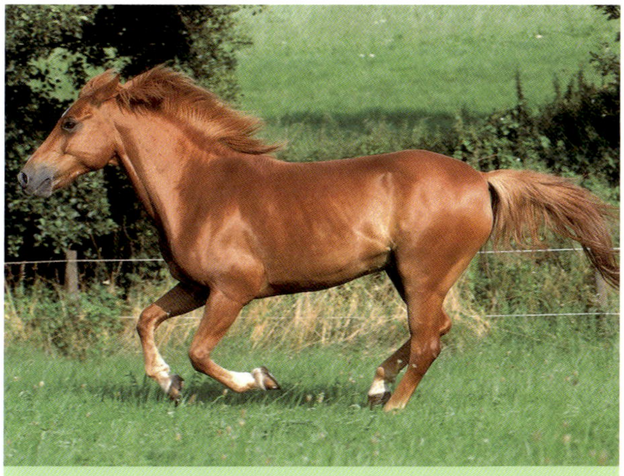

Aegidienberger

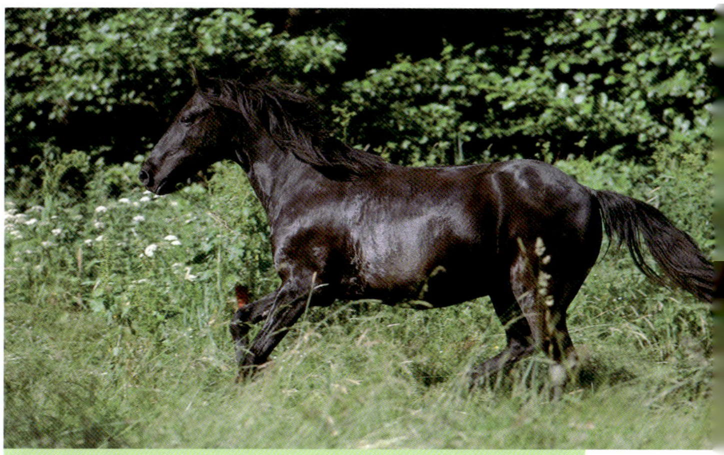

Arravani

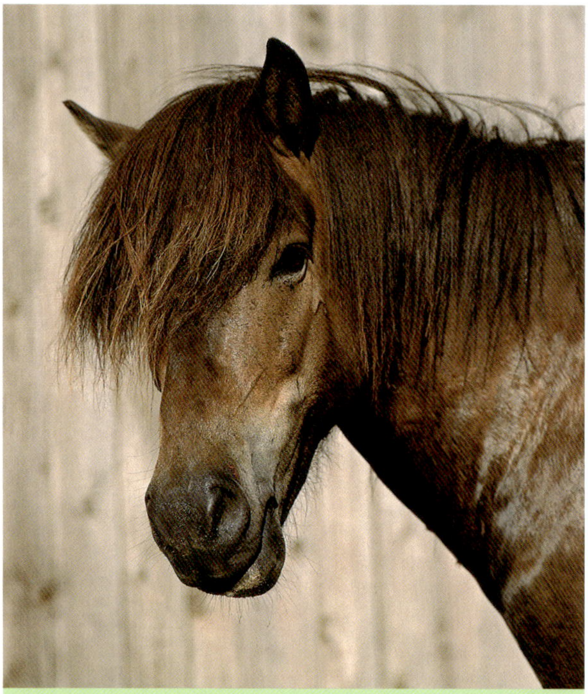

Islandpferd

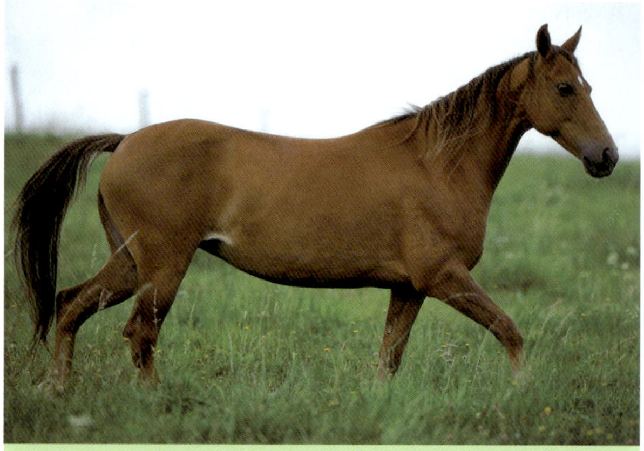

Mangalarga Marchador

schwungvoll und raumgreifend; die im Ausland üblichen Gangmanipulationen sind in Europa verpönt. Wh: Stm 153 bis 170 cm; alle Farben, auch Falben, Palominos und Schecken; Gangarten: Schritt, Trab, Galopp, manchmal Slow Gait und Rack (= langsamer Tölt und schneller Tölt).

Arravani

„Thessaliens schönmähnige Rosse" leben. Ihre Nachkommen sind die menschenbezogenen, griechischen Arravanis. Die uralte Rasse (um 1.000 v. Chr.) geht auf Thessalier, dorische Steppenpferde und türkische Araber zurück. Der Naturtölter wurde auf dem Peleponnés vor der Kutsche, als Saum- und Reitpferd und in der Landwirtschaft genutzt. Arravanis sind – wie alle Bergpferde – trittsicher und besonnen. Leider ist die Rasse vom Aussterben bedroht – trotz Förderprogrammen der griechischen Regierung. Wh: Stm 130 bis 150 cm; alle Farben, außer Schecken; weiße Abzeichen selten; Gangarten: Schritt, Trab, Arravani (Tölt in verschiedenen Tempi und Variationen) sowie Galopp.

Islandpferd

Die in Mitteleuropa zahlenmäßig am stärksten vertretene Gangpferdepopulation. Trotz ihrer relativ geringen Größe sind Islandpferde auch für Erwachsene gut geeignet. Die robusten, in ihrer Heimat halbwild aufwachsenden Nordponys sind selbstbewusst und eher zurückhaltend. Isländer werden als Drei-, Vier- und Fünfgänger gezüchtet. Der Tölt wird in verschiedenen Tempi variiert; Passveranlagung ausschließlich zum Renntempo gefördert. Wh: Stm 130 bis 145 cm; Islandpferde zeigen eine große Farbvielfalt, auch Schecken; Gangarten: Schritt, Trab, Pass, Tölt und Galopp; manchmal auch „Valhop", eine Art „gelaufener" Galopp.

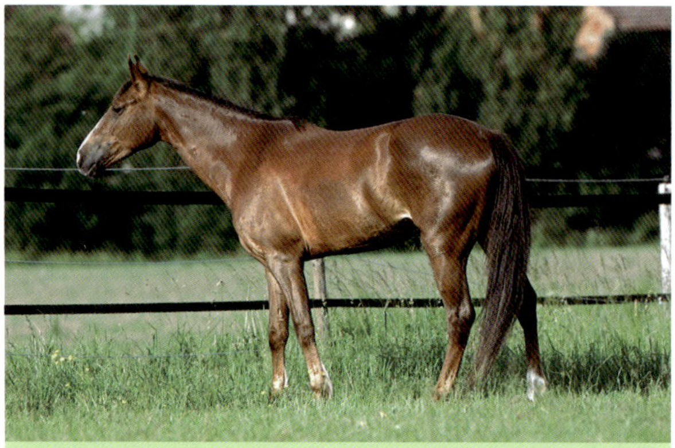

Missouri Foxtrotter

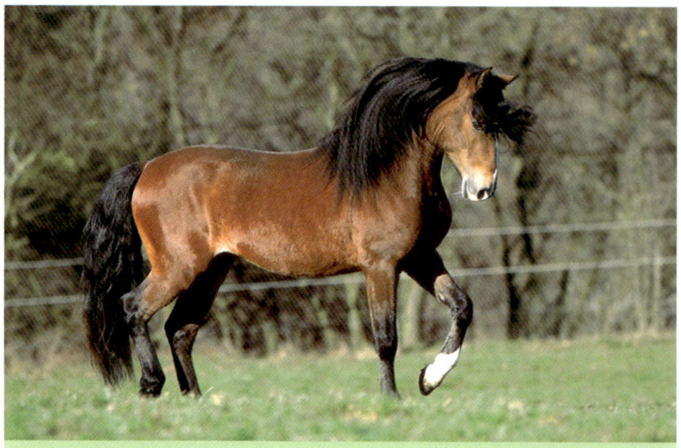

Paso Fino

Mangalarga Marchador
Bekannteste Gangpferderasse und Statussymbol Brasiliens – aus der Provinz Rio de Janeiro. Die mittelgroßen, flotten Südamerikaner mit dem flachen Bewegungsablauf sind äußerst ausdauernd und wendig. Sie werden bei der Rinderarbeit genutzt und können in der Marcha – einem bequem zu sitzenden, raumgreifenden Trabtölt – Tagesetappen von bis zu 80 km zurücklegen. Passgehende Pferde sind nicht gewünscht; sie werden „Andadura" genannt, was soviel wie Hartgänger bedeutet, und sind zur Zucht nicht zugelassen. Wh: Stm um 150 cm; alle Farben, auch Schecken; Gangarten: Neben Schritt und Galopp „Marcha Batida" und „Marcha Picada" (raumgreifender Tölt und verkürzter Tölt).

Missouri Foxtrotter
Amerikanische Gangpferde, ohne einheitliches Exterieur, die ausschließlich auf ihren charakteristischen Gang („Foxtrott") gezüchtet werden. Bei dieser sehr flachen, Kräfte sparenden Gangmechanik scheinen die Pferde vorne Schritt und hinten Trab zu gehen. Der Spitzname „Cowboy´s Rolls Royce" verrät, wie bequem Foxtrotter sind. Mit den beliebten Trail- und Ranchpferden sind sämtliche US-Forst-Ranger beritten. Seit etwa 1980 wurde aus einem Missouri Foxtrotter-Hengst und töltenden Stuten der Österreichische Foxtrotter gezüchtet. Wh: Stm zwischen 150 und 165 cm; alle Farben; Gangarten: Neben Walk und Canter (Schritt und Galopp) hauptsächlich Foxtrott.

Paso Fino
Hübsche, iberisch angehauchte Naturtölter aus dem mittel- und südamerikanischen Raum und der Karibik. Zwischen den Freizeit- und Gebrauchspferden fällt besonders der „Classic-Fino-Typ" auf. Spezialität der sensiblen Energiebündel ist ein so atemberaubend schneller, extrem verkürzter Tölt auf dem hölzernen Fino Strip, dass man vom Flamenco der Pferde spricht. Großer Wert wird generell auch auf den „Brio" gelegt. Dieser Begriff umschreibt Arbeitseifer, freundliches Wesen und leicht zu regulierendes Temperament. Wh: Stm 140 bis 150 cm; alle Farben, außer Schecken; Abzeichen wünscht man sich möglichst klein; Gangarten: Neben Schritt, Trab und Galopp der Paso Corto, Largo und Classic Fino bzw. Fino Fino (Töltvarianten in verschiedenen Tempi und mit unterschiedlichem Raumgriff).

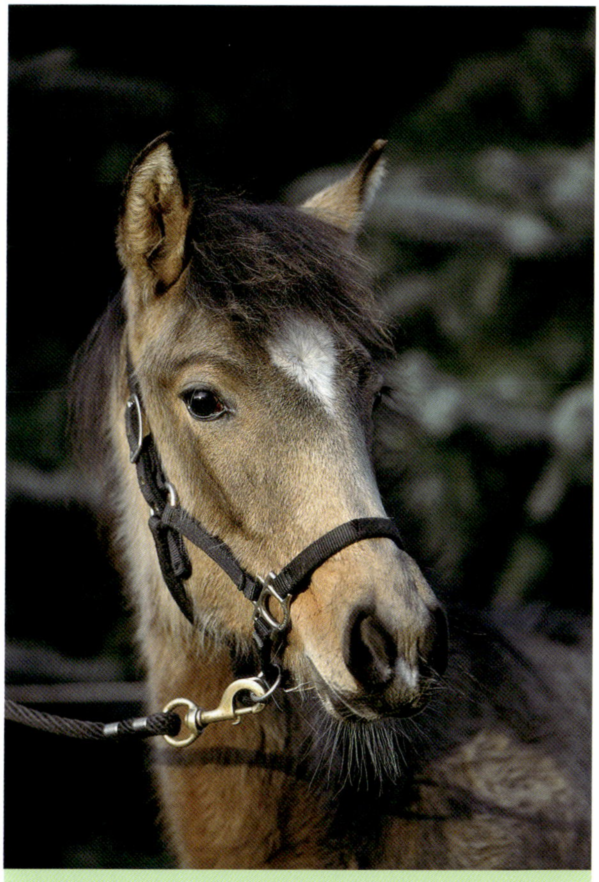
Paso Peruano

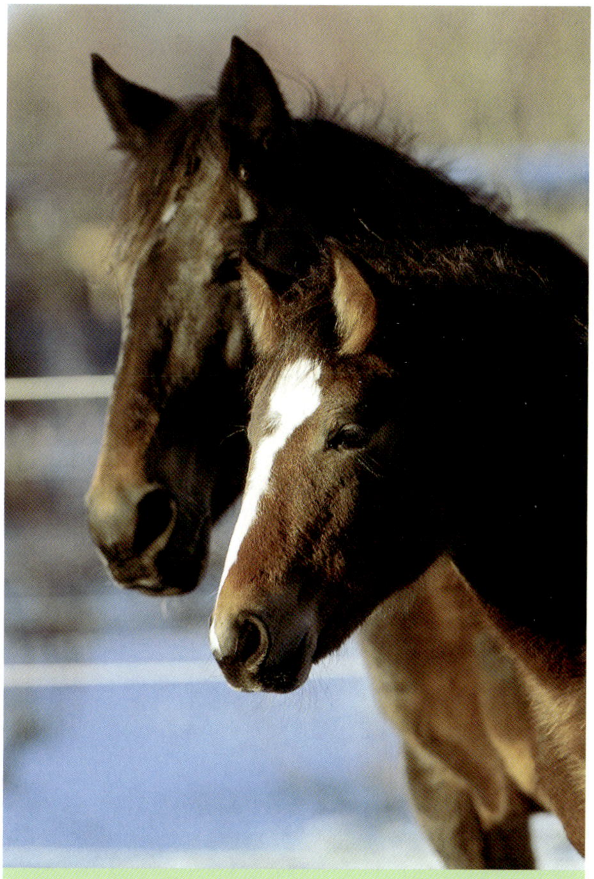
Tennessee Walking Horses

Paso Peruano

Kraftvoller, iberisch geprägter Naturtölter aus Peru, der konsequent nur auf einen Gang gezüchtet wird, den „Paso". Paso Peruanos erkennt man schon von weitem am „Termino", einer seitwärts schwingenden Bewegung aus dem Schultergelenk. Sie verzögert das Auffußen der Vorderbeine und macht den Gang noch etwas weicher (nicht zu vergleichen mit dem Gelenk verschleißenden Bügeln aus dem Vorderfußwurzelgelenk!). Das Motto der PP-Zucht ist schlicht: Fortaleza, nobleza, belleza – was soviel wie Stärke, Adel und Schönheit bedeutet. Wh: Stm um 150 cm; alle Farben, außer Schecken; Abzeichen wünscht man sich möglichst klein; Gangarten: Schritt, Paso (Tölt in verschiedenen Variationen); in Europa auch Galopp.

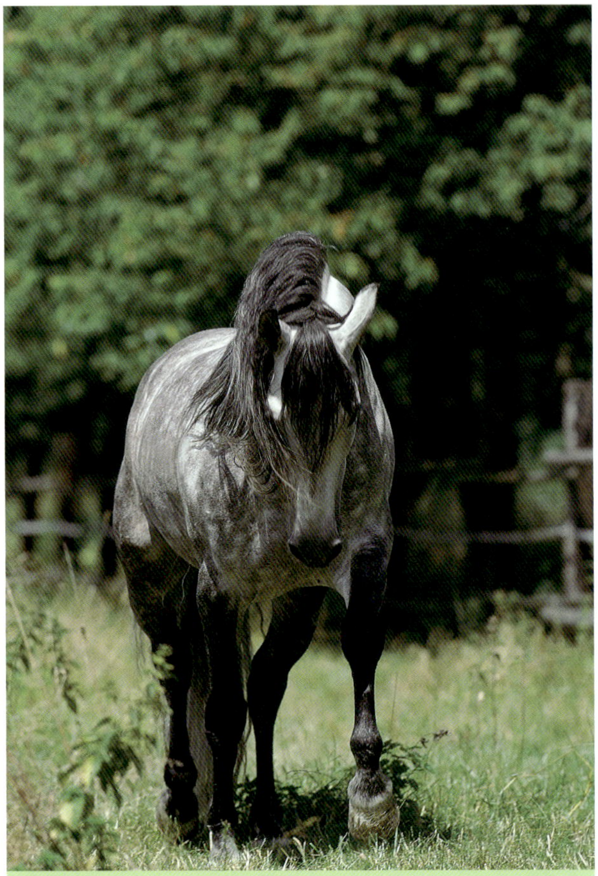

Tölt-Iberer

Tennessee Walking Horse

Tennessee Walker des alten Schlags gelten als nervenstark, ziemlich scheufrei. Wegen ihrer Umgänglichkeit werden sie auch als „Gentleman unter den Pferden" bezeichnet. Besonderheit: Sie tölten nicht, sie „walken". Typisch für Walker ist das rhythmische Kopfnicken. Viel Wert wird bei dieser Rasse auch auf den „Canter" gelegt, ein langsamer, runder Schaukelgalopp. Wh: Stm 148 bis 170 cm; alle Farben, außer Schecken; Gangarten: Flatfood bis Running Walk (töltähnliche Schrittvarianten in verschiedenen Tempi) und Canter.

Töltende Traber

Deutsche Renntraber amerikanischer Blutlinien sind gute Tölter, fand *Ursula Bruns* vor Jahrezehnten im Reitzentrum Reken heraus. Nach sorgfältiger Umschulung erwiesen sich die ehemaligen Rennpferde als phantastische Freizeitpartner für Gangpferdereiter, die ein flottes Tempo schätzen. Ihre Töltveranlagung ist ein Erbe der American-Standardbred-Rasse, die in den USA auch in Passrennen eingesetzt wird. Härte und Ausdauer machte die rassigen Gangwunder so beliebt, dass sie heute auch ohne Umweg über die Rennbahn als Tölter gezüchtet werden. Wh: Stm unterschiedlich, da rein auf Leistung gezüchtet; alle Grundfarben, Abzeichen selten; Gangarten: Schritt, Trab und/oder Pass, Tölt, Galopp.

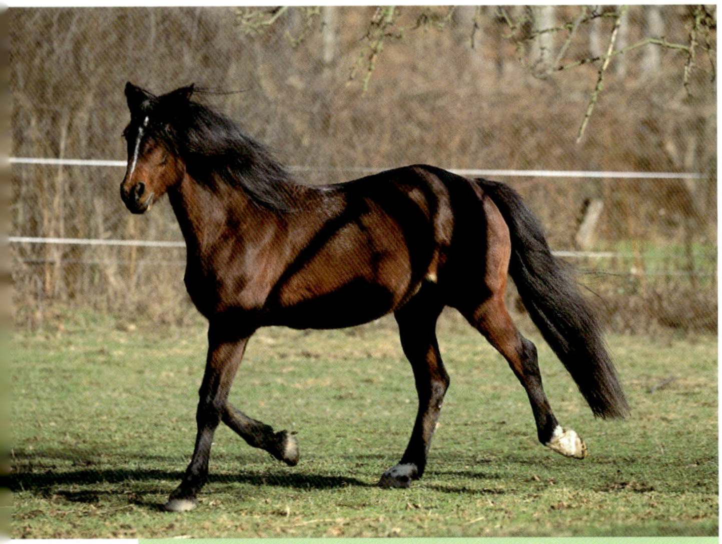

Töltender Traber

Tölt-Iberer

Barockes Dressurtalent plus Töltbegabung sind, auf einen Nenner gebracht, die Vorzüge der „Paso Pura Raza Iberoamericana", zu deutsch: Tölt-Iberer. Deren Zucht begann bereits im vorgeschichtlichen Spanien und Portugal, und sie waren so begehrt, dass das Königreich Neapel über 600 Jahre lang dem Papst einen weißen Tölt-Iberer-Hengst stellen musste. Die Rasse kam über Mittel- und Südamerika wieder zurück nach Europa. Für Tölt-Iberer gibt es verschiedene Prüfungen, die sowohl ihrer Dressurbegabung wie der Töltveranlagung gerecht werden. Wh: Stm 150 bis 162 cm; alle Farben, auch Schecken; Gangarten: Schritt, Trab, Tölt und Galopp.

Ilona Kröger: Therapeutisches Reiten

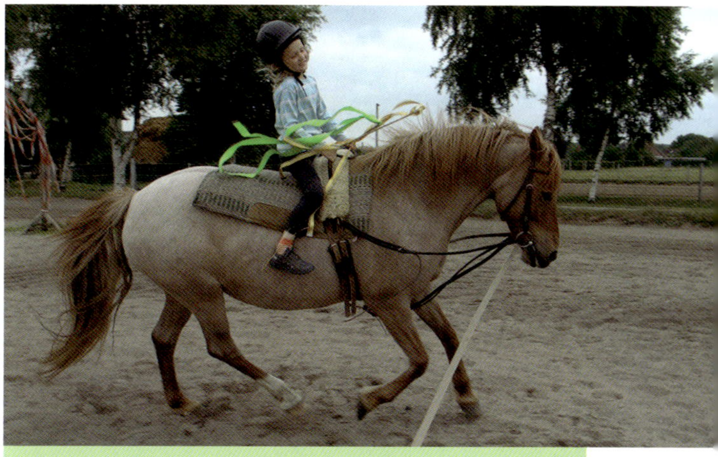

Pferde als Partner in der Psychomotorik.

Grundlagen

Viele Menschen haben ein natürliches Bedürfnis, mit Tieren umzugehen. Es ist oft leichter, den Kontakt zu einem Tier als zu einem Menschen aufzunehmen. Tiere nehmen die Menschen so an, wie sie sind, ohne zu beachten, welchen Rang und Status in menschlicher Gesellschaft, welches Aussehen, welche Behinderung jemand hat oder wie begabt jemand ist.

Alle Formen der tiergestützten Therapien belegen, dass selbst für therapiemüde Menschen die Tiere eine hohe Motivation bewirken, sich auf eine Therapie einzulassen. Tiere befriedigen das Bedürfnis nach Körperkontakt und Zuwendung.

Die Wahrnehmung der Welt ist bei Pferden und bei Menschen jedoch sehr unterschiedlich. Pferde als Beutetiere haben immer noch Angst, dass sie gefressen werden. Sie wissen nicht, dass es keine „Säbelzahntiger" mehr gibt, sie denken vermutlich, dass sie besonders gut aufgepasst haben, weil ihnen noch keiner begegnet ist!

Pferde haben, obwohl sie so groß und stark sind, auch Angst. Auf der anderen Seite machen Pferde auch Angst. Das Thema der Angst kann auf diese Art in der pädagogischen und therapeutischen Arbeit ganz natürlich wahrgenommen und bearbeitet werden. Dies dient als ein Modell, die eigene Angst zuzugeben und Wege zu finden, mit ihr umzugehen.

Menschen, die mit Pferden Kontakt haben wollen, müssen sich demnach in die Pferdewelt und die Verhaltensweisen des Fluchttieres hineinversetzen, wenn sie erfolgreich sein wollen. Das bedeutet, die eigene Person auch einmal hinten anzustellen und sich in ein anderes Lebewesen einzufühlen. Dieses Einfühlungsvermögen ist eine Grundvoraussetzung für Beziehungsfähigkeit überhaupt. Viele Klienten beim therapeutischen Reiten haben Probleme beim Aufbau von Beziehungen. Pferde motivieren sehr, eine Beziehung zu ihnen aufzunehmen, das heißt, dass die Klienten sich leichter auf diese Form der Beziehungsschule einlassen können. Eine Gemeinsamkeit von Menschen und Pferden ist, dass sie ausgeprägte Individuen sind, die sich in einer Gemeinschaft bewegen.

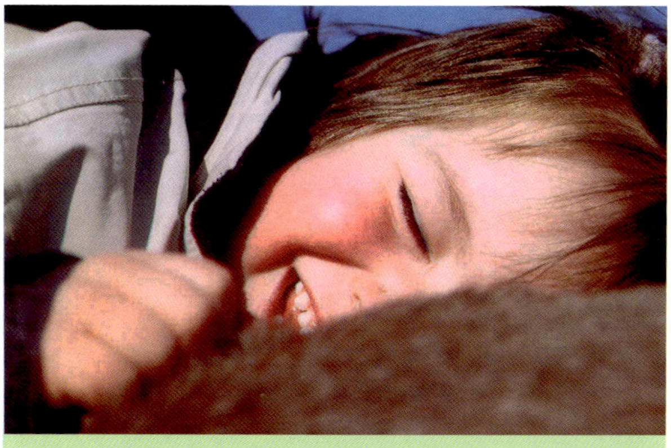

Getragen werden!

Die Wahrnehmungsfähigkeit des Pferdes, die sich aus dem Gruppenverhalten und der Beachtung von Körpersprache ergibt, ist sehr bedeutsam in der Arbeit mit ihnen und den Klienten. Pferde lesen in den Menschen wie in einem Buch und reagieren direkt und ehrlich auf das, was Menschen ihnen entgegenbringen. Die Menschen bekommen über ihr Verhalten ein echtes, vorurteilsloses und ehrliches Feedback von den Pferden.

Pferde sind größtenteils auf die Versorgung durch Menschen angewiesen. Diese Tatsache bietet viele Möglichkeiten für die pädagogische und therapeutische Arbeit, daraus ergeben sich klare Strukturen und Regeln im Umgang mit Pferden. Diese Strukturen und Regeln sind von den Klienten auch einfach einzusehen. Das heißt: Nicht eine „Autorität" denkt sich Regeln aus, sondern der Umgang mit dem Pferd bedingt diese. So können die Klienten erleben, dass das Erstellen und Einhalten von Regeln sinnvoll und positiv sein kann.

Die Möglichkeit, auf einem Pferd zu reiten, unterscheidet das therapeutische Reiten von allen anderen tiergestützten Therapieansätzen. Eine der frühesten menschlichen Erfahrungen ist das Getragen- und Geschaukeltwerden. Wenn dies nicht in dem Maße geschieht, in dem es für die kindliche Entwicklung notwendig ist, können Störungen folgen. Im Getragen- und Geschaukeltwerden durch Pferde kann ein Stück Defizit ausgeglichen werden. Pferde bewegen die Menschen auf der körperlichen und auf der seelischen Ebene. Auf einem sich bewegenden Pferd zu sitzen,

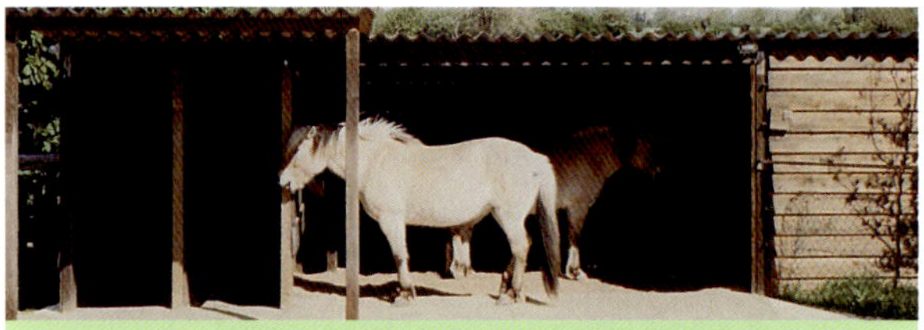

Offenstallhaltung schafft ausgeglichene Pferde!

bedeutet auch immer, sich in die Bewegung einzuschwingen und auszubalancieren. Die Pferdebewegung überträgt auf das Becken des Menschen eine dreidimensionale Schwingung, die dem natürlichen Gangbild des Menschen entspricht. Diese Schwingung hat einen therapeutischen Effekt für Menschen, die im Rollstuhl sitzen. Ihr Körper wird so bewegt, als würden sie auf gesunden Beinen laufen.

Therapeutisches Reiten/Voltigieren bietet eine Vielzahl von Sinneserfahrungen und Bewegungsanreizen. Rhythmus und Geschwindigkeit der Grundgangarten, unterschiedliche Aufgaben und Übungen schulen Gleichgewicht, Körpergefühl, Motorik und Raum-Lage-Orientierung gleichermaßen. Angepasst an die Fähigkeiten der Klienten können die Aufgaben in kleinen Schritten bewältigt werden. Das stärkt das Selbstbewusstsein und die Selbsteinschätzung.

Aus diesen Gründen werden die Besonderheiten der Pferde von den Bereichen des therapeutischen Reitens mit unterschiedlichen Schwerpunkten genutzt. In der aktuellen Literatur gilt das therapeutische Reiten (andere Schulen sprechen von Reittherapie) als Oberbegriff für vier Bereiche der Arbeit mit dem Pferd. Jeder Bereich nutzt z. T. andere Besonderheiten der Pferde für die Arbeit, legt etwas andere Schwerpunkte und nutzt etwas andere Methoden. Dies hängt auch ab von den unterschiedlichen Grundberufen der Therapeuten, die das therapeutische Reiten durchführen.

Therapiebereiche

Die Entscheidung, welcher Bereich des therapeutischen Reitens für welchen Klienten ausgewählt wird, hängt von der Zielsetzung ab. In allen Bereichen gibt es Überschneidungen. So mag für ein Kind im Rollstuhl die Hippotherapie mit gymnastischen Elementen angebracht sein, wenn es darum geht, körperliche Blockaden oder Spastiken zu lösen. Ein anderes Ziel besteht darin, die durch die Behinderung aufgetretenen Ängste oder sozialen Probleme im heilpädagogischen Voltigieren zu bearbeiten. Das Reiten als Sport für Menschen mit Behinderung bietet eine integrative Sportmöglichkeit. Psychotherapie kann angesagt sein, wenn die Behinderung beispielsweise aufgrund eines Traumas aufgetreten ist.

In allen Bereichen werden Therapien von Fachkräften durchgeführt, die neben ihrem Grundberuf über eine spezielle Fort- und Weiterbildung für das therapeutische Reiten in ihrem jeweiligen Bereich und über fundierte Pferdeerfahrung verfügen. Den Anforderungen an fachlich fundiertes therapeutisches Reiten entspricht es auf keinen Fall, z. B. einfach nur Kinder und Pferde zu lieben und mit ihnen dann „irgendetwas zu machen". Denn Pferde sind nicht „von sich aus therapeutisch", sondern es bedarf zu einer Therapie eines ausgebildeten Therapeuten und zusätzlich eines therapiegeeigneten Pferdes!

Es gibt folgende Bereiche:

a) **Hippotherapie**: Dieser Bereich bezeichnet die Krankengymnastik auf dem Pferd. Sie wird von Krankengymnasten mit Zusatzausbildung durchgeführt. Für die verschiedenen körperlichen Einschränkungen wird das Pferd im Schritt meistens passiv genutzt.

Beispiel: Ein schwer behindertes Mädchen wurde über die Kruppe eines Ponys gelegt und in langsamem Schritt geführt. Die Bewegung des Pferdes bewirkte eine Lockerung des ganzen Körpers des Mädchens, ein Effekt, von dem ihr Krankengymnast zugab, dass er ihn mit seinen Mitteln nicht hätte erreichen können.

b) **Reiten als Sport für Menschen mit Behinderung:** Dieser Bereich ist mehr sportlich ausgelegt. Die Pferde ersetzen den Menschen die gesunden Beine, die Augen oder die Kraft. Dieser Bereich macht es möglich, dass Menschen mit und ohne Behinderung gemeinsam ihre Freizeit verbringen können, der integrative Gedanke steht im Vordergrund. Die Reiter können sich in sportlichen Turnieren und Wettkämpfen bis hin zu den Paralympics miteinander messen.

Beispiel: Ein Mädchen kann nur mit Rollator laufen und sitzt ansonsten im Rollstuhl. Als die Mutter ihre Tochter beim Reiten beobachtet, hat sie Hoffnung für die Zukunft und stellt sich vor, wie ihre Tochter sich selbstständig und gemeinsam mit anderen Menschen fortbewegen kann.

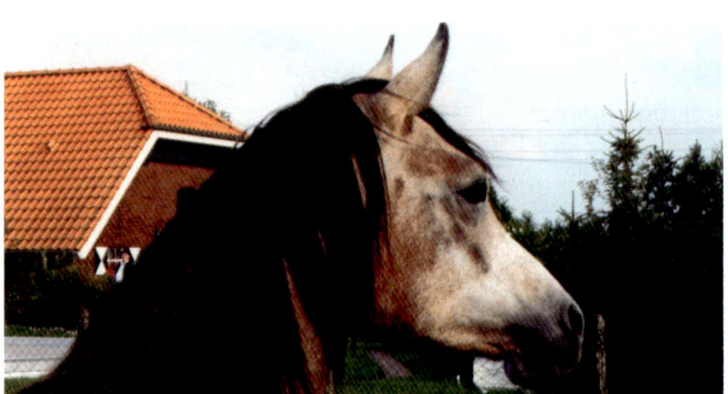

Hochblütige Pferde sind für Therapiezwecke eher ungeeignet.

c) **Heilpädagogisches Reiten und Voltigieren**: Dieser Bereich umfasst (heil-)pädagogische, erlebnispädagogische, rehabilitative Maßnahmen mit Hilfe der Pferde. Er wird von Pädagogen, Ergotherapeuten, Logopäden, Motopädagogen mit Zusatzqualifikation durchgeführt.

Beispiel: Eine Gruppe von Kindern freut sich, „ihr" Pony das erste Mal von der Koppel holen zu dürfen. Freudestrahlend und laut lärmend stürzen sie darauf zu. Das Pony sieht sie kommen und dreht sich weg. Auf die Frage, was die Kinder wohl meinen, warum das Pony *Sonny* weggegangen sei, überlegen die Kinder: „Wir waren zu laut, *Sonny* hat sich erschreckt". Und auf die Frage, wie *Sonny* gern von der Koppel geholt werden möchte, beschließen sie, dass nur zwei Kinder ganz ruhig zu *Sonny* gehen sollten, während die anderen Kinder draußen warten. *Sonny* hat sich auf diese Weise ohne Probleme einfangen lassen. Dieses Erlebnis hat die Kinder sehr beeindruckt. Sie passen heute gegenseitig aufeinander auf, dass sie sich so verhalten, damit auch das Pferd sich mit ihnen wohl fühlt. An diesem Beispiel kann man auch gut die Rolle des Therapeuten erkennen. Die Kinder wurden auf die Reaktion des Pferdes aufmerksam gemacht und haben diese ernst genommen. Die Kinder konnten die Reaktion annehmen, haben sich eingefühlt und eine eigene Lösung gefunden. Es gab keinen Schuldigen und keine Vorwürfe. Kinder (Erwachsene auch!) nehmen eine Rückmeldung, die von einem Pferd kommt, sehr viel leichter an, als wenn sie von einem Menschen kommt. Die Motivation, das eigene Verhalten zum Wohle des Pferdes zu ändern, ist sehr groß.

Beispiel: Ein als sehr aggressiv bekannter Junge nahm sich beim Putzen den Hufkratzer und begann, auf den Boden und gegen die Stallwand zu schlagen. Trotz mehrmaliger Aufforderung und entsprechender Reaktionen der anderen Kinder in der Gruppe hat er seine Aktion nicht eingestellt. Provozierend klopfte er mit dem Hufkratzer gegen das Hinterbein der Kaltblutstute *Momo*. Sie drehte sich zu ihm um, legte die Ohren an und biss in die Luft. Das ist bei 850 kg Lebendgewicht ein sehr beeindruckender Anblick. Der Junge hörte sofort auf!

Beispiel: In ihrer ersten Stunde wurden einer Jugendlichen Pferdesprache und Verhalten erklärt. In der Halle wurde gezeigt, wie das Pferd freiwillig hinter dem Therapeuten herging, er also das Leittier des Pferdes war. Als sie es ausprobierte, ging das Pferd genauso bereitwillig hinter ihr her. Darauf war sie sehr stolz. Die Mutter bemerkte hinterher ganz erstaunt, dass sie es noch nie erlebt hätte, dass ihre Tochter jemandem so lange und aufmerksam zugehört hätte. In der weiteren Arbeit bemerkte die Jugendliche, dass sie sehr viel Spaß am Umgang und am Versorgen der Pferde hatte. Sie durfte länger bleiben und die Pferde putzen, die Schweife waschen und mit ihnen grasen gehen. Dabei hat sie sich immer ganz verantwortungsbewusst verhalten (sehr zum Erstaunen ihrer Mutter). Dieses zuverlässige und verantwortungsbewusste Verhalten hat sie nach und nach dann auch zu Hause gezeigt.

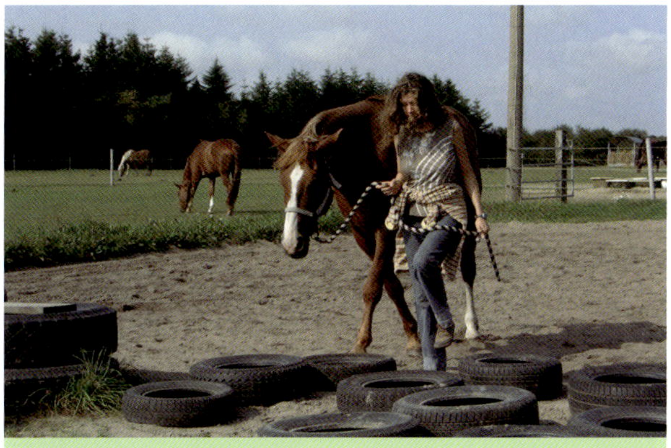

Lebensglück = Pferdeglück!

d) **Pferdeunterstützte Psychotherapie**: Dieser noch neue Bereich etabliert sich langsam als eigenständig. Gemeint ist die pferdeunterstützte Psychotherapie von Kindern, Jugendlichen und Erwachsenen, die von Psychotherapeuten mit unterschiedlichen Ansätzen durchgeführt wird. Auch für diesen Bereich gibt es Fortbildungsangebote.

Beispiel: Ein etwa 45-jähriger, sehr sportlicher Mann kam zum therapeutischen Reiten. Er war sehr unglücklich, weil er es immer wieder erlebte, dass seine Lebenspartnerinnen ihn verließen. Zu Beginn einer Stunde sollte er die Kaltblutstute *Momo* zum Platz führen. Doch das Pferd ist mit ihm keinen Schritt gegangen. Kein Ziehen und Zerren half – ebenso wenig, als er versuchte, sie zu schieben. Er musste sich eingestehen, dass die Stute einfach stärker war als er. In der gemeinsamen Reflektion mit dem Therapeuten wurde dann herausgearbeitet, dass er sich in seinen Beziehungen oft mit Kraft und Stärke durchgesetzt hat. In *Momo* hat er seine „Meisterin" gefunden. Der Kontakt zu ihr machte es ihm möglich, seine Art und Weise, wie er Beziehungen pflegte, zu überdenken und neue Wege auszuprobieren. Dabei gab die Stute ihm immer ein unbestechliches Feedback.

Beispiel: Ein depressiver Klient saß zusammengesunken auf dem Pferd. Dieses verlangsamte seinen Schritt, bis es schließlich stehen blieb. Die Lebenswelt dieses Klienten spiegelte sich in der Reaktion des Pferdes: Als der Klient sich aufrichtete und groß machte, bewegte sich das Pferd auch wieder. Er fasste neuen Mut, sein Leben positiv zu sehen und aktiv zu gestalten.

Dr. Barbara Rauch: Galopprennsport und Vollblutzucht

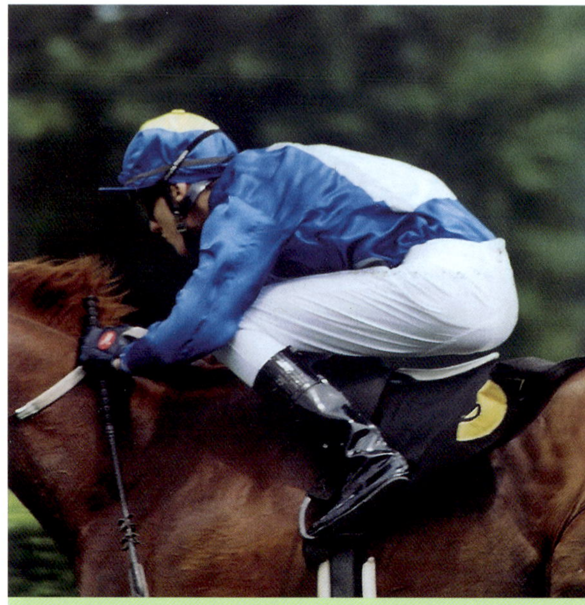

Typischer Rennsitz mit nur leichter Zügelanlehnung.

Aus allen Epochen sind Pferderennen überliefert: Schon in der Antike wurden bei Griechen und Römern teils dramatische Wettkämpfe veranstaltet (siehe hierzu auch die Ausführungen im Kapitel „Geschichte: Zugnutzung und Reitnutzung“ auf Seite 271 ff.). Ursprungsland des modernen Rennsports aber ist England, von dort haben Rennsport und Vollblutzucht sich weltweit verbreitet. Dort verwendete man zur Zucht die besten und schnellsten Stuten der einheimischen Landrassen und kreuzte diese mit orientalischen Hengsten. So wurden von 1660 bis 1760 mehr als 150 Hengste eingeführt. Dies ist der Beginn der englischen Vollblutzucht – und alle Vollblüter (weltweit etwa 300.000) sind in den Gestütbüchern der verschiedenen Länder exakt bis auf die Ursprungspferde zurückzuverfolgen.

Insbesondere drei Hengste gelten als die „Stammväter“ mit dem höchsten Prozentsatz an Genen in der heutigen Vollblutpopulation: *Godolphin Arabian* (14,6 %), *Darley Arabian* (7,5 %) *und Byerley Turk* (4,8 %). Diesem berühmten Trio sollte noch der Berberhengst *Curwen Bay Barb* zugestellt werden, dessen Erbgut (5,6 %) im Wesentlichen durch einen einzigen, allerdings überaus fruchtbaren Abkömmling verbreitet wurde – durch seinen 1718 geborenen Enkel *Partner*. Kaum eine Pferderasse hat die Menschen seit jeher so fasziniert, sie wird sogar von manchen als Krone der Tierzucht oder als interessanteste Pferderasse der Welt bezeichnet.

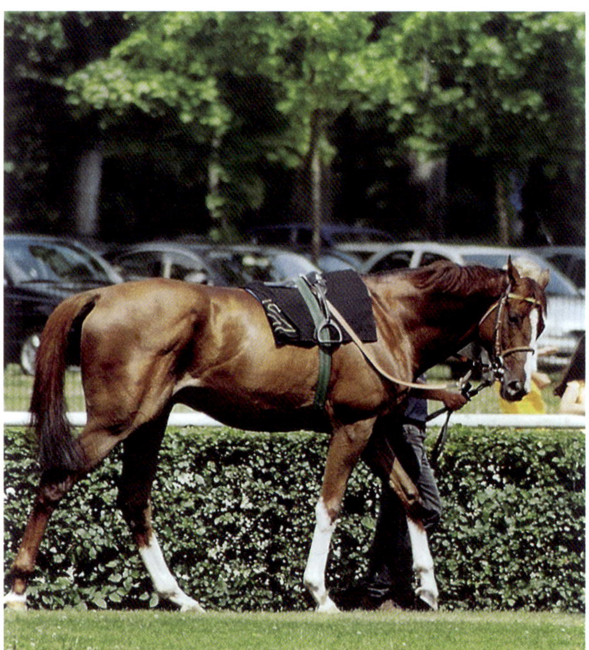

Vollblüter in Rennkondition, hier vorgeführt vor dem Rennen, damit sich potenzielle Pferderennen-Wetter von „ihrem Crack“ ein Bild machen können.

Vollblutzucht

Obwohl in Deutschland mit etwa 3.000 Zuchtpferden (plus Rennpferde) zahlenmäßig nur eine relativ kleine Population eingetragen ist, hat das Vollblut die gesamte deutsche Pferdezucht entscheidend veredelnd beeinflusst. Ein Vollblutpferd hat im Verhältnis zum Körpergewicht ein um 40 % größeres Herz als beispielsweise ein Kaltblutpferd. Sein Blut weist einen deutlich höheren Anteil an (für den Sauerstofftransport zuständigen) roten Blutkörperchen auf, als das anderer Pferderassen. Im Englischen heißt die Rasse „Thoroughbred“, was übersetzt „durchgezüchtet“ heißt. Der Franzose nennt die Rasse „pur sang“, worunter „rein gezüchtet“ verstanden wird. Alle Blutlinien sind international miteinander verwoben, allenfalls können länderspezifische Unterschiede durch unterschiedliche Rennsysteme eine Rolle spielen. Auf kurzen Distanzen (ab 1.000 m) ist der „Flieger“ im Vorteil (athletisch, kraftvoll, kompakt), auf langen Distanzen (bis 3.400 m) der „Steher“ (sehnig, schlank, ausdauernd). Die Zucht auf Frühreife ist am ehesten auf endlosen Weiden mit viel Sonne und Bewegung möglich, wie z. B. beim Bluegrass-Typ in Kentucky (USA). Das Rennsystem in den USA unterscheidet sich durch mehr Zweijährigenrennen und dadurch auch kürzere Distanzen.

Dem Beobachter fällt ein Vollblüter zunächst durch sein sportliches Exterieur auf: Hochbeinig, schlank, gut bemuskelt, mit ausgeprägtem Widerrist, mit langer, schräger Kruppe sowie klaren (trockenen), ausdrucksstarken Gelenken und einem edlem Kopf mit großen, wachen Augen.

Formell handelt es sich um ein Pferd, das weltweit in einem anerkannten Gestütbuch für (englische) Vollblutpferde eingetragen ist. In Deutschland heißt dieses Verzeichnis „Allgemeines Deutsches Gestütbuch" (Abk.: ADGB). Da in Reinzucht gezogen, lässt sich die Abstammung lückenlos bis zum „General Stud Book" (das ist das erste englische „Allgemeine Gestütbuch") zurückverfolgen. Als Pioniere der deutschen Vollblutzucht gelten die *Gebrüder Biel* aus Mecklenburg. Sie hatten auch die Idee, Vollbluthengste zur Veredlung in der Warmblutzucht einzusetzen. Das erste deutsche Stutbuch für Vollblutpferde war das „Norddeutsche Gestütbuch", das ab 1842 bereits etwa 800 Vollblutstuten und 400 Vollbluthengste verzeichnete. Damals war folgender lateinische Leitspruch für die Vollblutzucht maßgebend: „Et robur belli et pacis decor", was übersetzt heißt: „Quelle der Kraft im Kriege und Schmuckstück in Friedenszeiten".

Bereits seit 1709 wurden in England Leistungslisten geführt und seit 1727 offizielle Leistungsbücher herausgegeben. Gute Pferde wurden dort mit Namen und Abstammung eingetragen – bis man 1791 keine Aufnahme „außenstehender Aufsteiger" mehr zuließ. Eingetragen waren zum entscheidenden Zeitpunkt 5.500 Nachkommen von 237 Stuten und 169 Hengsten (darunter 80 Araber, 41 Berber, 28 Türken und 4 Perser). Zwei Jahre nach Schließung des ersten Gestütbuches wurde es durch die *Brüder Weatherby* 1793 veröffentlicht. Über 80 % aller Vollblüter auf der Welt haben den Stammvater *Darley Arabian* in ihrer Ahnentafel. Ein relativ hoher Inzuchtgrad blieb nicht aus.

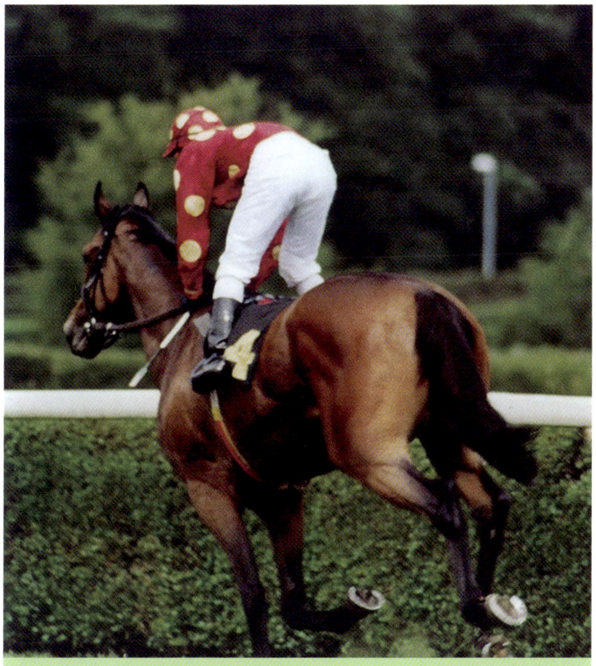
Vollblüter im Training bzw. beim Aufwärmgalopp vor einem Rennen werden oft stehend geritten, damit Muskulatur und Rücken des Pferdes sich voll entspannen können.

In erster Linie wird der Vollblüter durch das Zuchtziel gekennzeichnet, wozu Schnelligkeit, Ausdauer, Härte und Einsatzbereitschaft, genügend Substanz sowie Erbgesundheit und Adel zählen. Darüber hinaus soll ein Vollblüter aufgrund seines Charakters, seiner Harmonie im Exterieur und seines natürlichen Bewegungsablaufs auch für die Verwendung in der Landespferdezucht sowie als Reitpferd geeignet sein.

Grundlage für die Selektion sind ausschließlich die Ergebnisse der Leistungsprüfungen. Diese Galopprennen dienen primär der Erhaltung und Verbesserung der Rasse, sind aber darüber hinaus natürlich auch wirtschaftlich sowie kulturell und sportlich bedeutend. Zur Bedeckung ist in der Vollblutzucht nur der Natursprung erlaubt und keine künstliche Besamung oder gar ein „Klonen". Das bedeutet, dass auswärtige Stuten (mit oder ohne Fohlen) immer zu den Hengsten transportiert werden müssen.

Dies hat zur Folge, dass

- die meisten Deckhengsthalter auch Pensionsgestüte betreiben, in denen Zuchtstuten zeitbegrenzt oder dauerhaft untergebracht werden. Bekannte Traditionsgestüte sind z. B. Gestüt Fährhof in Sottrum, Gestüt Schlenderhan und Gestüt Röttgen in Köln;
- Stuten zu bestimmten Hengsten, die internationale Leistungsträger sind, weit reisen müssen, manchmal um die halbe Welt;
- auch die wertvollsten Hengste sich nur im Rahmen ihrer natürlichen Deckleistung fortpflanzen können;
- daher hoher Wert auf den optimalen Befruchtungszeitpunkt gelegt wird;
- optimale Hygienebedingungen eingehalten werden.

So ist u. a. die Herpesimpfung verbindlich vorgeschrieben und Quarantänemaßnahmen gehören zur Routine. Der Verband (Direktorium für Vollblutzucht und Rennen) trägt in Deutschland für alle Zuchtstuten die Kosten der Herbststutenuntersuchung. Dabei wird die Geschlechtsgesundheit aller Zuchttiere dokumentiert, so dass eventuell notwendige Maßnahmen vor der nächsten Bedeckung eingeleitet werden können. Als Nebenprodukt fällt hierbei auch die Trächtigkeitsuntersuchung an. Fällt sie positiv aus, ist meist die Decktaxe fällig. Diese liegt übrigens weit höher als in anderen Zuchten.

Rennsport/Organisation

Das „Direktorium für Vollblutzucht und Rennen" (Abk.: DVR) mit Sitz in Köln ist heute die für die deutsche Vollblutzucht anerkannte Züchtervereinigung. Die Aufgaben beschreibt folgender Auszug aus der Rennordnung: „Das DVR hat die deutsche Vollblutzucht zu fördern, im In- und Ausland zu vertreten und die Rennen, welche die von ihm anerkannten Rennvereine als Leistungsprüfungen der Vollblutzucht veranstalten sowie den Totalisatorbetrieb zu beaufsichtigen. Dazu erlässt das Direktorium die Rennordnung, in der für die Gebiete Zucht, Rennen und Wettbetrieb die Vorschriften und Ausführungsbestimmungen niedergelegt sind."

Eine Besonderheit gegenüber anderen Pferdeleistungsprüfungen ist die Möglichkeit für jedermann, auf den Ausgang der Rennen zu wetten (die Wetten werden durch den amtlichen Wettbetrieb, das ist der sog. Totalisatorbetrieb, abgewickelt). Dadurch können die Leistungsprüfungen ohne staatliche Förderung finanziert werden. Außerdem liegen durch Wetteinnahmen die Rennpreise für Pferdeeigner deutlich höher. Dies alles schafft eine unvergleichliche Atmosphäre, da nicht nur direkt Beteiligte, sondern alle Zuschauer aktiv in das Renngeschehen eingebunden werden und mit dem Rennpferd ihrer Wahl „mitfiebern" können. Dies ist eine besonders beliebte Art der Entspannung durch Spannung für alle Gesellschaftsschichten – sowohl für Wohlhabende als auch für „Normalverdiener" und auch für Experten und Laien. Auf den Galopprennbahnen werden Flach- und Hindernisrennen gelaufen. Bei Hindernisrennen unterscheidet man zwischen Jagdrennen (feste Hindernisse, Gräben, Wälle) und Hürdenrennen (niedrige Hindernisse mit Reisigbüscheln). In Deutschland spielt der Hindernissport nur noch eine untergeordnete Rolle. Obwohl letztendlich alle Rennen als Leistungsprüfungen der Zucht dienen, sind sie dennoch in Sparten eingeteilt:

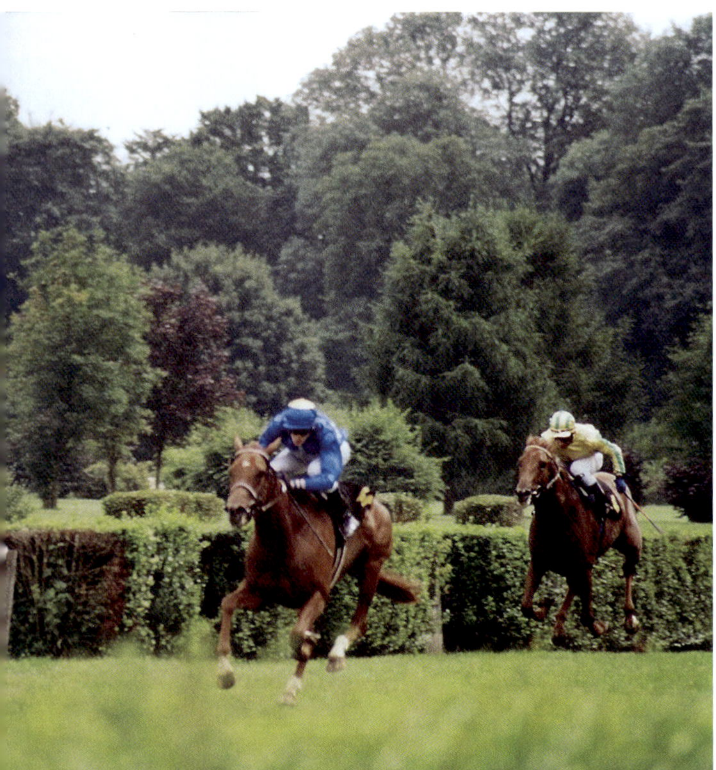

Galopprennen in Krefeld/Niederrhein kurz vor dem Zieleinlauf; jeder Rennreiter („Jockey") trägt die speziellen „Farben" des jeweiligen Besitzerstalles.

Zuchtrennen

In diesen Rennen laufen alle Pferde eines Jahrgangs mit dem gleichen zu tragenden Gewicht gegeneinander. Hierdurch erhält man den direkten Vergleich der Pferde untereinander. Es sind dies die sog. klassischen Rennen, die Elite-Prüfungen jeden Jahrgangs (siehe Tabelle 62, rechts oben). Die Hengste tragen 58 kg Gewicht, die Stuten zwei Kilo weniger, also 56 kg.

Das zu tragende Gewicht umfasst den Reiter, seine Kleidung, den Sattel und die Unterlage. Deshalb muss ein Jockey klein und leicht sein und vor jedem Ritt mit Sattel auf die Waage gehen, wo sein Gewicht für alle sichtbar angezeigt wird. Ist er zu leicht, können Bleiplatten die fehlenden Pfunde ersetzen.

Aufgewichtsrennen

Im Gegensatz zu den Zuchtrennen hängt in diesen Rennen das vom Pferd zu tragende Gewicht vom Alter, vom Geschlecht oder von den bisherigen Leistungen/Gewinnen des Pferdes ab.

Ausgleichsrennen

In Ausgleichsrennen (Handicaps) wird das zu tragende Gewicht (sog. Generalausgleichsgewicht, Abk.: GAG) durch den Ausgleicher (Handicapper) anhand bisheriger Leistung festgelegt, um gleiche Gewinnaussichten zu schaffen. Das GAG ist also theoretisch beispielhaft dargestellt das in Kilogramm festgelegte Gewicht, das alle Pferde aufgrund ihrer Leistungen und des Alters tragen müssten, um zusammen in einem „toten Rennen" gleichzeitig über die Ziellinie zu galoppieren. Daraus ergibt sich als Faustregel: Je besser ein Pferd ist, desto höher sein GAG. Durch das GAG bleibt der Ausgang der Rennen (auch mit den

Tabelle 62: Klassische Rennen für Dreijährige

Rennen	Distanz	Pferde	Ort	Status
Henkel-Rennen	1.600 m	nur Stuten	Düsseldorf	Gruppe II
Mehl-Mülhens-Rennen	1.600 m	Stuten und Hengste	Köln	Gruppe II
Preis der Diana	2.200 m	nur Stuten	Hamburg	Gruppe I
Deutsches Derby	2.400 m	Stuten und Hengste	Hamburg	Gruppe I
Deutsches St. Leger	2.800 m	Stuten und Hengste	Dortmund	Gruppe III

herausragendsten Pferden, die dann im Vergleich zu ihren nicht so siegreichen Konkurrenten ein höheres Gewicht tragen müssen) immer wieder spannend. Über das GAG in Kilogramm sind die Pferde dann auch in ihrer Leistung indirekt vergleichbar. Deckhengste werden in der Vollblutzucht ab einem in Flachrennen erzielten GAG von 95 kg anerkannt. Die berühmte Vollblutstute *Schwarzgold* (Gestüt Schlenderhan) erreichte den bisher höchsten Wert im Generalausgleich mit 115 kg! Zur besseren Überschaubarkeit dient eine Klassifizierung: Im „Ausgleich I“ laufen die sehr guten Pferde, im „Ausgleich II“ die guten, im „Ausgleich III“ die mittelmäßigen und im „Ausgleich IV“ die schwächeren Pferde. Allerdings tragen die Rennpferde nicht voll das errechnete GAG in Kilogramm. Die Gewichtsspanne wäre zu groß. Deshalb werden Rennen mit einem Plus- oder Minusfaktor für das GAG ausgeschrieben.

Rennen nach Gruppenklassifizierung

Solche Rennen sind Rennen der höchsten Kategorie, die in ihrer Klassifizierung (Gruppe I bis III) international abgestimmt sind. Die Gruppenbezeichnung dient der Vergleichbarkeit der bedeutendsten Rennen auf internationalem Niveau, wobei die Gruppe I-Rennen den höchsten Standard genießen.

Trainingsarbeit

Die Besonderheiten beim Training ergeben sich aus den Leistungsanforderungen im Galopprennsport. Rennpferde erbringen ihre Leistung „im Lot“, d.h. in der Gruppe. Der direkte Vergleich stellt zusätzlich höchste Anforderungen an Rittigkeit und Nervenstärke der Pferde sowie an die Reitfertigkeit, das Reaktionsvermögen und die Taktik des Reiters. Rennen (Flachrennen 1.000 m bis 3.400 m, Hindernisrennen 3.000 m bis 5.100 m) bedeuten stets eine Höchstbelastung für Muskeln, Sehnen, Bänder und Gelenke, Lunge und Herz-Kreislaufsystem sowie für die Psyche der Pferde. Der überwiegende Teil des Energiebedarfs wird im Rennen anaerob durch Spaltung von Glukose in Energiestoffe und Laktat bereitgestellt, was eine starke Stoffwechselbelastung mit folgender Übersäuerung der Muskulatur bedeutet. Nur gesunde, ausreichend trainierte Pferde sind diesen Anforderungen gewachsen.

Vollblüter können nach den geltenden Regeln (ähnlich wie Trabrennpferde) bereits zweijährig in Rennen eingesetzt werden. Das erfordert ein Anreiten ab dem Alter von eineinhalb Jahren. Kritische Stimmen haben schon immer diese frühe Verwendung beanstandet mit dem Argument, dass körperliches Wachstum sowie psychische Entwicklung in diesem Jugendalter noch nicht abgeschlossen sind, insbesondere die Epiphysenfuge (Wachstumsfuge am Unterarm) noch nicht geschlossen ist, und Spätfolgen drohen (s. S. 260).

Kein verantwortungsvoller Trainer kann es sich heute leisten, qualitätsvollen Nachwuchs vorzeitig zu „verheizen“ und Pferde an den Start zu bringen, die der Belastung noch nicht gewachsen sind. Nur ca. 10 % der Rennpferde werden daher zweijährig an den Start gebracht. Zudem ist aus tierschutzrechtlichen Gründen die Renntauglichkeitsbescheinigung eines unabhängigen Tierarztes erforderlich. Weitere Rennordnungsbestimmungen regeln den schonenden Einsatz in Zweijährigenrennen.

Erstaunlich ist die Beobachtung, dass zweijährig bereits in Rennen gelaufene Pferde durchschnittlich länger aktiv im Rennstall verbleiben als die Dreijährigen-Debütanten. Dies mag damit zu begründen sein, dass stetiges, lebenslanges, aber maßvolles Training die Voraussetzung für Kontinuität im Hochleistungsbereich ist. Denn der gesamte Organismus unterliegt einem ständigen Umbauprozess (auch das Skelett), der abhängig von Belastung gesteuert wird. Dies ist auch der Grund, warum ein Turner oder ein Tennisspieler nicht mehr wirklich in der Spitze erfolgreich werden kann, wenn er erst als Achtzehnjähriger mit dem Training beginnt. Ein Pferd, das vier- oder fünfjährig erst angeritten wird, bis dahin überwiegend bewegungsarm im Stall gehalten wurde, kann sich großen Belastungen nicht mehr hundertprozentig anpassen und ist für hohe sportliche Ziele ungeeignet. Das nicht selten zu beobachtende überschnelle Heranführen eines solchen Pferdes an größere Aufgaben mit dem Argument, es sei jetzt ausgewachsen, führt häufig zu körperlichen und psychischen Überforderungen mit Ausfallerscheinungen. Hier liegt die Problematik in zeitlich und physiologisch unangepassten Trainingsmethoden – und dies auch außerhalb des professionellen Rennbetriebs.

Vortraining

Von der Geburt an wird jeder Tag genutzt, um Vollblüter für ihre Aufgabe fit zu machen. In den ersten Lebenstagen und Wochen werden Fohlen bereits an Menschen gewöhnt und im Umgang trainiert. Ganzjähriger Weidegang auf großen Flächen oder adäquate Bewegungsmöglichkeit für Fohlen, Absetzer und Jährlinge in der vegetationslosen Jahreszeit sind unabdingbare Voraussetzung für die Entwicklung des aktiven und passiven Bewegungsapparats sowie der Lungenfunktion und -kapazität. Nach dem Absetzen mit einem halben Jahr werden geeignete Jungpferdegruppen zusammengestellt, sodass Absetzer und Jährlinge sich bereits spielerisch selbst trainieren, auch Ehrgeiz und Selbstbewusstsein entwickeln können. Eine optimale Fütterung, reich an essentiellen Aminosäuren, ist selbstverständlich für die Aufzucht von Hochleistungspferden. Dies alles erfordert besonders gut motivierte und entsprechend ausgebildete Mitarbeiter. Weiterhin kann im Gestüt das sog. Vortraining stattfinden. Darunter versteht man die Gewöhnung der Pferde an: Sattel und Trense, Reitergewicht, Longieren, Führmaschine, Transporter und Startmaschine. Dieses Vortraining findet alternativ auch in darauf spezialisierten Betrieben oder im Rennstall statt. In der Regel rücken die Rennpferde im fortgeschrittenen Jährlingsalter in den Rennstall ein. Der verantwortungsbewusste Trainer beurteilt nun täglich die Trainierfähigkeit jedes einzelnen Pferdes und stimmt den weiteren Trainingsplan danach ab.

Zu Beginn jeder Arbeit mit Vollblütern ist man bestrebt, maximale Losgelassenheit in psychischer und physischer Hinsicht zu erreichen. Denn nur bei freudig mitarbeitenden Pferden und gelösten, taktmäßigen Bewegungen werden Muskeln gut durchblutet, richtig ernährt und es bilden sich durch Training neue Muskelfasern. Unabhängig vom Alter des Rennpferdes ist der kritische Punkt sein Rücken. Eines der Trainingsziele ist deshalb die Kräftigung der Rücken- und Halsmuskulatur. Denn für ein Pferd im Wettbewerb ist der Reiter im Rücken ein Störfaktor und nur jene Pferde, die – trotz dieser Last – im Gleichgewicht und taktrein-raumgreifend galoppieren können, eignen sich für diesen Sport. Der elastisch federnde Rücken ist insofern der Mittler zwischen Schub und Übersetzung – und der Schlüssel zum erfolgreichen Rennen.

Trainingsablauf

Dabei ist im Training zunächst Schrittarbeit die wichtigste Vorbereitung vor jeder weiteren Arbeit, nicht nur bei jungen Pferden. Das gründliche Aufwärmen ist für die Durchsaftung der Gelenke, die Elastizität der Sehnen und Bänder und die Durchblutung der Muskulatur, insbesondere des Rückens, zur Vermeidung von Verspannungen, Verletzungen und Verschleißerkrankungen notwendig. Ideal ist eine Stunde fleißiger Schritt vor jeder Trainingseinheit. Hier leisten Führmaschinen gute Dienste. Anfangs werden die Jährlinge nur sehr kurz, d. h. weniger als 20 Minuten, von Leichtgewichtsreitern geritten und zusätzlich im Schritt geführt. Wenn sie ihr Gleichgewicht unter dem Reiter im Schritt und im Trab gefunden haben, kann mit langsamem Canter-Galopp hinter einem Führpferd (z. B. über eine Distanz von 400 m) begonnen werden. Allmählich werden dann bis zum Sommer Tempo und Distanz (bis zu 1.400 m) gesteigert. Dieses Konditionstraining hat zum Ziel, Lungenvolumen und Sauerstofftransportkapazität zu erhöhen sowie den Aufbau der Muskulatur und die Festigung der Knochen, Sehnen und Bänder – unter Beachtung des Skelettwachstums – zu fördern. Zeigt ein Pferd sich den Aufgaben gewachsen, wird mit dem Leistungstraining begonnen, d. h. mit der gezielten Vorbereitung auf das erste Rennen. Flotte Abschnitte im Galopp (sog. Spritzer), z. B. eine 300 m lange Strecke, sind Bestandteil des Leistungstrainings. Schließlich wird schnellere Arbeit meist auf einer Grasbahn absolviert, die dem Tempo im Rennen nahe kommt. Trainingslots werden nach Leistungspotenzial, Leistungsbereitschaft, körperlichen und psychischen Entwicklungen zusammengestellt.

Rennreiten

Das Reiten in Rennen (genauso wie die Galopparbeit im Training) unterscheidet sich grundlegend vom „normalen“ Reiten. Der Rennreiter muss sein Gewicht dorthin bringen, wo es am leichtesten getragen werden kann (= genau über den Schwerpunkt des Pferdes), er darf kein „totes Gewicht“ auf den Pferderücken bringen, d. h. er muss in die Bewegungen des Pferdes „mitgehen“ und den Luftwiderstand auf ein Mindestmaß herabsetzen. Schließlich muss er das Pferd kontrollieren und zu voller Leistung bringen.

Die Bügel sind extrem kurz, die Knie damit über dem Pferd. Der Reiter stützt sich ausschließlich in den Bügeln ab, sein Rücken ist parallel zum Pferderücken. Dies erfordert eine ausgesprochen starke Oberschenkelmuskulatur. Rennreiter sind Hochleistungssportler und gleichzeitig „Akrobaten“.

Teilnahme am Rennsport

Jeder kann am Rennsport aktiv teilnehmen, sei es als Rennpferdebesitzer oder -züchter, Berufstrainer oder Besitzertrainer, Jockey oder Amateurrennreiter, als Rennbahnbesucher oder als Sponsor.

Cornelia Koller: Reitausrüstung

Die heutige Ausrüstungsvielfalt ist nahezu unüberschaubar. Reitern und Fahrern werden vom Handel unzählige, teils sehr unterschiedliche Ausrüstungsgegenstände zum Kauf angeboten. Von Spezialsätteln angefangen, über Geschirre und Kutschwagen (siehe Kapitel „Fahren" auf S. 365 ff.) bis zu verwendungsspezifischen Zäumungsarten ist alles vertreten. Nur selten aber wird einem Reiter angesichts der heutigen Vielfalt bewusst, welcher Erfindungsgeist im Detail dazu gehörte, Equiden seit ihrer Domestikation (Haustierwerdung) vor etwa 5.000 Jahren zu nützlichen Helfern heranzuziehen: Ohne die geistreiche Erfindung verschiedener Zäumungsarten, insbesondere der Trensen- und Stangengebisse, konnte der geschichtliche Mensch Pferde nur unzulänglich „bändigen" oder zielgerichtet lenken! Die Entwicklung der Zäumung blieb nach *F. Hančar* (in „Das Pferd in prähistorischer und früher historischer Zeit", Wien 1956) zunächst ausschließlich auf die Fahrverwendung des Pferdes beschränkt. Aus Erfahrung hatte der historische Mensch gelernt, dass im Wesentlichen die Nüstern- und Maulpartie des Pferdes aufgrund der Empfindlichkeit den Ansatz zur „Pferdebeherrschung" bot. Wie *I. Bender* (in „Bridle and History", Dublin 1986) darlegt, bestand der erste Equiden-Zaum nach sumerischen Quellen aus einem Nüsternring und einem Beißkorb, später dann wurden zum Fahren Kappzäume mit Zügelanschluss im Kinnbereich verwendet. Danach erst folgte eine zeitlich und gebietlich vielschichtige Trensenentwicklung auch für den Reitgebrauch, die bis heute durch hohe Variation gekennzeichnet ist. Die „Urtrense" (datiert um 2.000 v. Chr.) bestand aus einem Riemen, der gleichzeitig Mundstück und Zügel war; später erst wurde das Riemenmundstück mit seitlichen Knochenknebeln im Pferdemaul fixiert. Erst um 1.500 v. Chr. fertigte man Metalltrensen und -stangen aus Bronze bzw. aus Draht (einige Fundstücke sind bis zu 26 cm breit!). Solche Mundstücke ragten seitlich aus dem Pferdemaul heraus und wurden beim Reiten durch Zügeleinwirkung nach hinten herausgezogen. Sehr interessant ist ein vom Permafrost konserviertes, vollständig überliefertes Pferdezaumzeug der Reiternomaden von Pazyryk im Bergaltai aus dem 1. Jt. v. Chr., das heutigen Trensenzäumungen nahe kommt. Es besteht aus einem gebrochenen Bronze-Gebiss, seitlichen Knebeln aus Knochen (die das Gebiss im Pferdemaul fixieren und ein Durchziehen verhindern) sowie einem Lederzaum mit Backenstück, Nasenriemen, Kehlriemen und zweiteiligen Zügeln. Bemerkenswert ist, dass sich an dieser Urform in 3.000 Jahren (jedenfalls prinzipiell) nichts geändert hat. Sättel und Steigbügel, wie sie heute gebraucht werden, sind erst sehr viel später erfunden und als Ausrüstungsgegenstände (z. B. bei den Römern ab 50 v. Chr.) verwendet worden. In früher historischer Zeit ritt man „blank" oder auf Tierfellen als „Sattelersatz"; Steigbügel waren noch unbekannt.

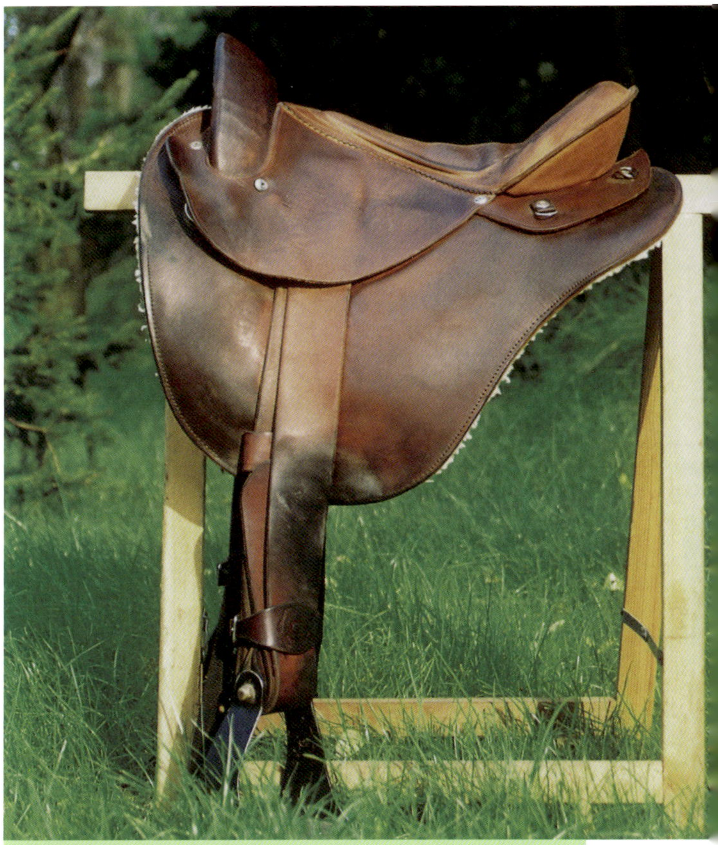

Reiter ohne Turnierambitionen haben bei den Freizeitreitersätteln eine große Auswahl. Gute Allrounder verfügen über einen nicht allzu tiefen Sitz, der dem Reiter etwas mehr Bewegungsfreiheit erlaubt.

Sättel

Bei der Vielzahl der im Handel erhältlichen Sattelmodelle unterschiedlicher Gebrauchstypen und Materialausführungen hat der Käufer heute die Qual der Wahl. Vor dem Sattelkauf sollte man deshalb seine reiterlichen Ziele und sein Können erst einmal klären. Wer auf Turnieren starten möchte, wird andere Sättel bevorzugen als ein Freizeitreiter ohne Turnierambition. Neben den Verwendungszielen sind auch die reiterlichen Fähigkeiten maßgebend, denn ein flacher Sitz, der z. B. dem gut sitzenden, erfahrenen Reiter wichtigen Freiraum bietet, kann einen unsicheren Reiter schnell in arge „Sitznöte" bringen. Wer Reitanfänger ist, braucht deshalb in den meisten Fällen einen Sattel mit tiefem Sitz.

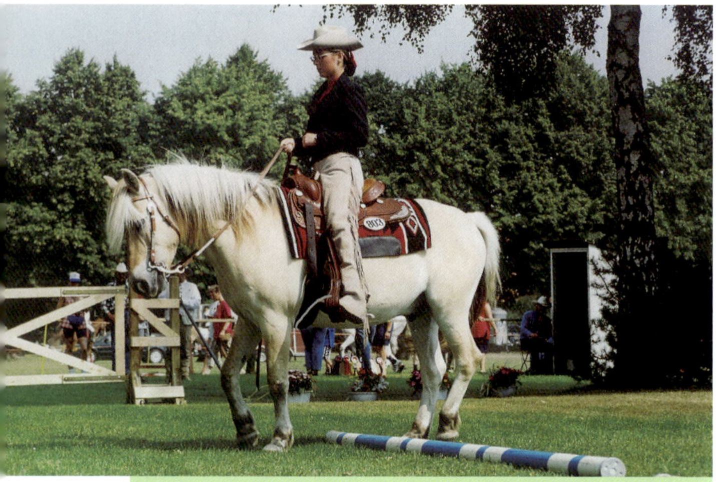

Nicht nur Passform, Geschmack und Reitweise, sondern auch die reiterlichen Ziele sind maßgeblich für die Sattelwahl. Wer auf Turnieren starten möchte, ist oft an Ausrüstungsvorschriften gebunden, Spezialsättel sind nicht immer für alle Disziplinen geeignet. Freizeitreiter hingegen können auf ein nahezu unerschöpfliches Angebot zurückgreifen (abgebildet ist ein Westernsattel mit Horn).

Spezialsattel/Allrounder

Für Turnierreiter ist die im Reglement vorgeschriebene Ausrüstung maßgebend. Ein Reiter ohne Turnierambitionen hingegen kann auf eine wesentlich größere Auswahl zurückgreifen, da er keinen Spezialsattel benötigt. Auch für Sondersparten, z. B. das sog. barocke Reiten, bedarf es nicht unbedingt eines spanischen Sattels und in zahlreichen typischen Freizeitreitersätteln kann im „Westernstil" geritten werden. Wichtig ist, dass die jeweilige Ausrüstung die bevorzugte Reitweise auch zulässt. Wer „normale" Freizeitreiterambitionen hat, aber im Herbst auch Jagden reiten möchte, benötigt einen Sattel, der auch das Springen erleichtert. Das muss nicht gleich ein englischer Sattel sein, sondern kann durchaus ein Sattel für Freizeitreiter, aber mit flacherem Sitz sein. Wer andererseits oft mit Gepäck unterwegs ist, benötigt eine Vielzahl stabiler Befestigungsmöglichkeiten an seinem Sattel.

Gewicht/Größe/Handling

Das Gewicht des Sattels sollte der Statur von Pferd und Reiter angemessen sein. Für kleinere, nicht allzu kräftige Reiter kann es schwierig sein, einen schweren Westernsattel aufs Pferd zu wuchten. Vor allem schwere Reiter legen häufig Wert auf leichtgewichtige Sättel, doch sollten sie eher solche bevorzugen, die das Reitergewicht auf eine größere Auflagefläche verteilen. Die Größe des Sattels ist aber zusätzlich auch von Größe und Format des Pferdes und besonders dessen Rückenlänge abhängig.

Qualität und Materialien

Gefertigt werden Sättel heute nicht nur aus Leder, sondern auch aus künstlichen Materialien. Kunststoffsättel sind deutlich leichter als Ledersättel und ersparen „Pflegemuffeln" unter den Reitern das Satttelputzen. Immer sollte bei vermeintlichen Schnäppchen auf Qualität geachtet werden. Feine Risse in Kunststoffmaterialien, brüchiges Leder oder sich bereits auflösende Nähte können aufgrund der oftmals nicht allzu hohen Haltbarkeit langfristig kostspieliger sein als ein solide verarbeiteter, aber zunächst teurer Markensattel.

Daran erkennt man Qualitätsleder: Es fasst sich fest, aber geschmeidig an (minderwertiges Leder macht einen „blechernen" Eindruck); gutes Leder sieht optisch gleichmäßig aus (ohne Flecken), die Fasern an den Schnittkanten sind fein und fest sowie gut miteinander verbunden; bei ungefärbten Ledersorten ist die untere Lederhaut etwas dunkler als das glatte Narbenleder. Beste Verarbeitung ist gekennzeichnet durch: saubere, ordentliche Nähte aus mit der Hand gewachsten Fäden, die etwas im Leder versenkt sind; Schrauben statt Nieten oder Nägel; stabile Befestigungsmöglichkeiten (Ringe oder Strings sind stabil am Baum verschraubt oder durch mehrere Lederschichten hindurch gezogen); sorgfältig geschnittene und nicht ausgefranste Schnittkanten; gleichmäßige, weiche Polsterung ohne Unebenheiten.

Satteltypen

Sättel unterscheidet man nach ihrem Einsatzzweck, ihrer Konstruktionsart oder ihrem Herkunftsland. Während traditionelle sog. englische Sättel eher für die sportliche Reiterei entwickelt wurden, zählen Arbeitssättel wie der Westernsattel zu den Gebrauchssätteln und zeichnen sich deshalb meist auch durch eine größere Auflagefläche aus. Maßgeblich für die Konstruktionsart ist der Sattelbaum.

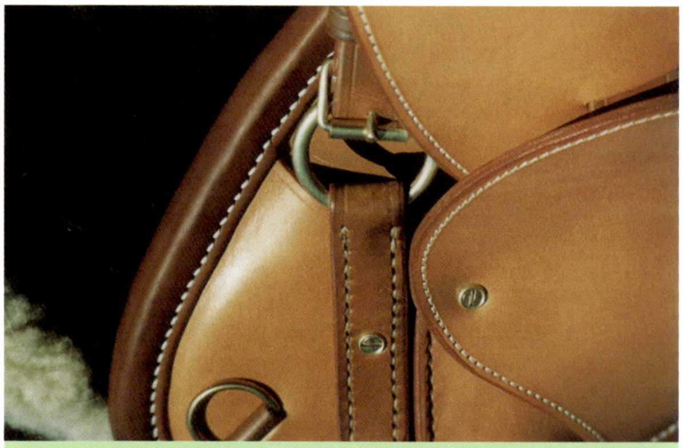

Indizien für eine gute Qualität: gleichmäßige, ins Leder versenkte Nähte, festes, aber geschmeidiges Leder und Schrauben statt Nieten.

Der typische englische Sattel verfügt über eine gute Schulterfreiheit und ist in vielen Modellen erhältlich. Sein Nachteil ist die kleine Auflagefläche, die bei schweren Reitern oder langandauernder Belastung zu punktuellem Druck führen kann. Ebenso schwierig gestaltet sich die Mitnahme von Gepäck. Während sich Jacken oder Kleinigkeiten noch am Hinterzwiesel des Sattels befestigen lassen, wird der englische Sattel bei schwerem Gepäck schnell aus der Waage gebracht.

Der englische Trachtensattel vereint die Vorzüge des englischen Sattels mit einer vergrößerten Auflagefläche. Problemlos erlaubt er die sportliche Reiterei, auch kleine Sprünge oder Dressurarbeit. Viele Wanderreitsättel und iberische Modelle basieren auf diesem Prinzip und eignen sich deshalb als gute Allrounder.

Der bekannteste Arbeitssattel ist der Westernsattel, der wegen seiner nach vorne und hinten verlängerten Trachten zu den sog. Bocksätteln zählt. Statt eines Sattelblatts schützen Fender das Reiterbein vor Schmutz und Schweiß. Wie der englische Sattel ist er in einer Vielzahl von Typen für die unterschiedlichen Spezial-Disziplinen des Westernreitens erhältlich. Da der Westernsattel kein Kissen hat, muss die fehlende Polsterung immer durch dicke Sattelunterlagen ersetzt werden. Unter dem Begriff „Endurance“ werden auch viele Westernsättel ohne Horn angeboten. Während manche Reiter das Horn als störend empfinden, schätzen andere es als zusätzliche Befestigungsmöglichkeit und als „Sicherheitsanker“ – für viele Westernturniere sind Sättel mit Horn vorgeschrieben.

Ebenfalls den Bocksätteln zugeordnet wird der „McClellan“. Das Original der amerikanischen Kavallerie ist heute nur noch im Museum zu bewundern, aber der Markt bietet eine Vielzahl von Nachbauten. Wie beim Westernsattel sind die Trachten nach vorne und hinten verlängert, doch sind alle McClellan-Typen deutlich kürzer gehalten und wiegen durch ihre abgespeckte Form oft nur einen Bruchteil des Westernsattels. Typisch für den McClellan ist die Dreipunktgurtung, mit der sich der Sattelgurt an die individuell vorgegebene Gurtlage des Pferdes anpassen lässt.

Auch der australische Stocksattel zählt zu den Arbeitssätteln. Die typischen Pauschen, Pads genannt, sollen dem Reiter einen sicheren Sitz verleihen, können aber das Leichttraben behindern. Modernere, vielseitig einsetzbare Stocksättel besitzen deshalb nicht ganz so wuchtig ausfallende Pauschen. In seinem Inneren verbirgt sich ein dem englischen Sattel ähnlicher Baum; die größere Auflagefläche entsteht durch die geräumig geschnittenen Kissen, die einige Zeit benötigen, bis sie sich „gesetzt“ haben.

Der Baum vieler iberischer Sättel basiert wieder auf einem anderen Prinzip: Die Trachten sind – wie beim Camarguesattel – vorne und hinten nach unten verlängert, weshalb sie sich oft auch für kürzere Pferderücken eignen. Heute werden aber auch viele andere Baumkonstruktionen eingesetzt. Pauschen findet man nur selten, da in iberischer Reitweise auf ausgeprägten Knieschluss weitgehend verzichtet wird. Charakteristisch für iberische Sättel sind hohe Vorder- und Hinterzwiesel, die als „Galerie“ bezeichnet werden. Je höher, je ausladender sie ausfallen, desto sicherer, aber auch eingeschränkter sitzt der Reiter. Leichttraben ist in solchen Sätteln kaum möglich. Ein hoher Vorderzwiesel beeinträchtigt eine tiefe Zügelführung, weshalb man für einen vielseitigen Einsatz auf kleinere „Galerien“ achten sollte. In Spanien ist der Begriff Sattel übrigens feminin (genau übersetzt hieße es nicht „der“, sondern „die“ Sattel), weshalb man auch in Deutschland oft von „der Vaquera“ oder „der Portuguesa“ spricht. Diese beiden Modelle dürften auch die bekanntesten sein, auch wenn sie sich grundlegend unterscheiden. Beim wuchtigen Vaquera, dem spanischen Hirtensattel,

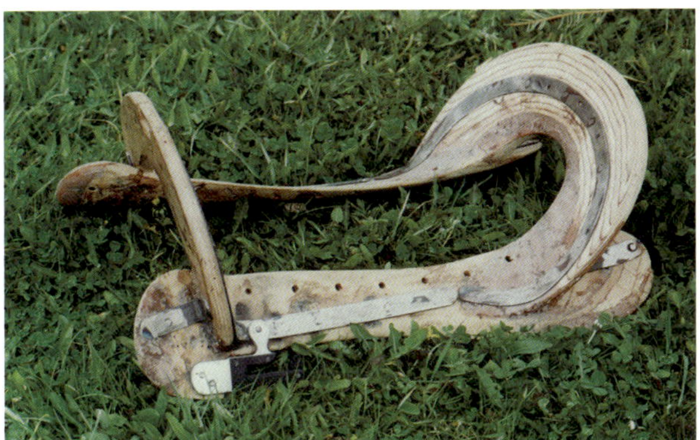

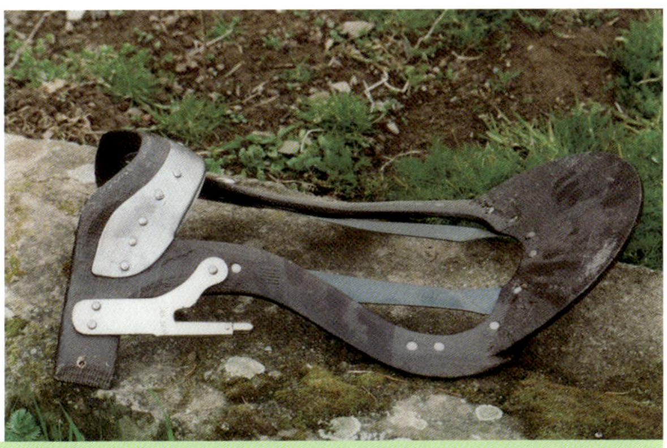

Schon am Sattelbaum lässt sich erkennen, dass der englische Sattel (rechts) eine kleinere Auflagefläche als ein Bocksattel hat, dessen Trachten nach vorne und hinten verlängert sind. Die richtige Größe der Auflagefläche ist aber immer auch vom Pferderücken abhängig.

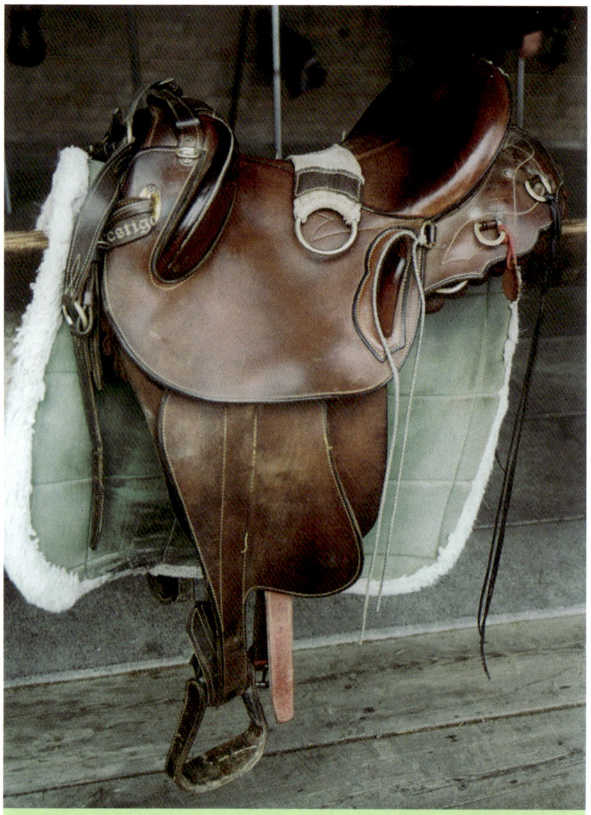

Markantestes Merkmal des australischen Stocksattels sind die Pauschen, die dem Reiter viel Halt verleihen. Auch dieser Sattel wird in vielen verschiedenen Ausführungen angeboten.

sind unter der Schaffellabdeckung die starren Vorder- und Hinterzwiesel mit Stroh gefüllten Rippen verbunden. Der aus Portugal stammende Portuguesa wird heute zum Stierkampf eingesetzt, bei dem der Reiter einen besonders sicheren Sitz benötigt. Wie beim Camarguesattel sind Vorder- und Hinterzwiesel sehr ausladend gestaltet. Modernere iberische Sättel wie der Caballero, der Classica, Mixta und Potrera verfügen teilweise über weniger einschränkende Zwiesel und sind – je nach Modell – mit Sattelblatt ausgestattet. Darüber hinaus bietet der Markt eine Vielzahl weiterer Modelle, die optisch dem „barocken Look" entsprechen, aber eher den Bedürfnissen des vielseitig orientierten Reiters angepasst sind.

Flexible, verstellbare und baumlose Sättel

Die Ideen der Hersteller reichen von flexiblen Trachten aus High-Tech-Materialien, elastischen Puffern an der Aufhängung der Trachten bis hin zu in sich flexiblen Systemen, die sich der Bewegung des Pferderückens anpassen. Nicht nur unter Herstellern, sondern auch unter Reitern entbrannte „ein Glaubenskrieg" über die richtige Art des Sattelbaums. Was also besser ist für Pferd und Reiter, starr oder flexibel, kann nicht eindeutig entschieden werden. Etliche Pferde laufen jedenfalls problemlos auch unter flexiblen Sätteln. Flexibel heißt aber nicht, dass auf die Anpassung des Sattels verzichtet werden kann! Da sich ein Pferderücken nicht erst im Alter, sondern auch durch Training, bei Krankheit oder üppiger Fütterung verändert, ist regelmäßige Kontrolle der Passform unumgänglich. Verstellbare Systeme ersparen dem Reiter die Suche nach einem neuen Sattel, weil Kopfeisen und Trachten ausgetauscht oder Kammerweite, Schwung und Winkelung angepasst werden können. Oft kann aber nur der Fachhändler oder Sattler die Einstellung vornehmen, was zwar Kosten verursacht, andererseits im Interesse des Pferdes vernünftig ist, denn die richtige Passform muss fachkundig beurteilt werden.

Seit einigen Jahren sind Sättel auf dem Markt, die keinen herkömmlichen Sattelbaum besitzen, aber einen festen Vorder- und Hinterzwiesel aufweisen. Dadurch können (wie bei flexiblen Sätteln) Druckspitzen vermieden und Veränderungen im Exterieur des Pferdes bis zu einem gewissen Grad toleriert werden. Die Wirbelsäulenfreiheit wird entweder durch die Sattelpolsterung selbst oder durch spezielle Satteldecken erzielt, die über Einlagen verfügen. Aufgrund der Flexibilität baumloser Sättel ist das Anpassen je nach Modell meist weniger schwierig.

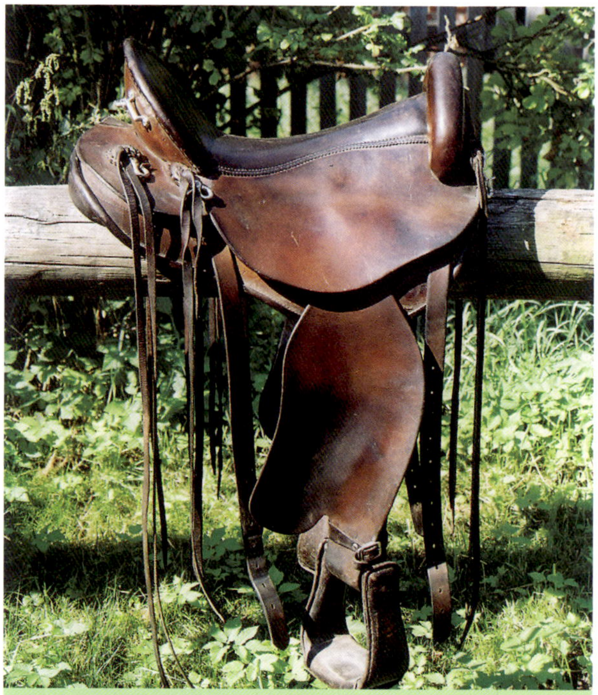

Was sich im Inneren verbirgt, sollte man vor einem Kauf erfragen. Auch die Sitzgröße muss mit den Körperproportionen des Reiters harmonieren: Probesitzen!

Tabelle 63: Checkliste zum Kauf eines gebrauchten Sattels *)

Checkpunkte	Detailprüfung
Lederqualität	Ist das Leder fest und geschmeidig? Risse an verborgenen Stellen?
Verarbeitung	Sind die Nähte intakt? Sind die Schrauben fest und nicht ausgeleiert?
Sattelbaumzustand	Sind Mängel erkennbar, sind Risse vorhanden?
Polsterung	Ist die Polsterung gleichmäßig und weich? Wurde bereits einmal nachgepolstert bzw. ist eine Nachpolsterung überhaupt möglich?
Gurtung/Strippen	Sind sie intakt, zeigen sich Risse, sind Löcher ausgeleiert?
Reparaturen	Wurden bereits Reparaturen ausgeführt, sind diese fachlich korrekt oder laienhaft durchgeführt worden? Sind erkennbar reparaturbedürftige Mängel leicht oder nur schwer zu bewerkstelligen; gibt es Ersatzteile – und wo?

*) Zu berücksichtigen ist vor einem Gebrauchtkauf: Bei neuen Sätteln kann man auf die gesamte Bandbreite des Angebotes zurückgreifen; im Idealfall ist kompetente Beratung durch Fachpersonal gegeben und der Kauf ist verbunden mit der im Vertragsrecht üblichen Garantie. Beim Gebrauchtkauf heißt es, Inserate lesen, Sättel hin- und herschicken, ausprobieren ohne Beratung, Kauf meist ohne Garantiezusicherung – und all das kann sich über Wochen hinziehen.

Sattelkauf

Sättel gibt es nahezu überall: Beim Fachhandel, auf Pferdemessen, bei fahrenden Händlern mit „Sattelmobilen" und natürlich beim Sattler als individuelle Maßanfertigung. Generell sollte man keinen Sattel ohne Anprobe kaufen, ganz egal, ob er neu oder gebraucht ist. Pferdemessen sind eine gute Möglichkeit, sich über das Angebot zu informieren. Viele Fachhändler führen (gegen Aufwandsentschädigung, die beim späteren Kauf meist verrechnet wird) Sattelanproben vor Ort durch. Ein Kauf per Internetauktion scheint aufgrund der günstigen Preise manchmal durchaus interessant, rechnet sich aber nur dann, wenn man den angebotenen Sattel und seine Größe kennt und von daher weiß, dass er Pferd und Reiter passt.

Ein „Sattel von der Stange" muss in punkto Qualität und Verarbeitung keineswegs schlechter sein als ein eigens für Pferd und Reiter maßgeschneiderter Sattel. Seriensättel sind günstiger im Preis, sie werden oftmals mit verschiedenen Bäumen, Größen und Winkelungen angeboten. Teurer dagegen ist der Maßsattel, der dem Reiter und seinem Pferd angepasst wird, wobei Sonderwünsche berücksichtigt werden. Dennoch ist ein Maßsattel keine Garantie dafür, dass er dem Pferd nun ein Leben lang passen wird, da sich der Körper des Pferdes im Laufe der Jahre durch Muskulatur- und Wirbelsäulenveränderungen, vornehmlich mit zunehmendem Alter, verändern wird. Aus diesen Gründen ist auch bei Maßsätteln die Kontrolle der Passform in regelmäßigen Abständen erforderlich.

Sattelgröße

Viele Sättel werden für bestimmte Pferdetypen oder -rassen angeboten. Allgemeine Bezeichnungen wie „Ponysattel" sind z. B. unsinnig, sie sagen nichts aus. Auch andere mehr oder weniger differenzierte Bezeichnungen („Haflingersattel") können lediglich grobe Anhaltspunkte liefern, da Pferde einer Rasse schließlich nicht über ein standardisiertes Exterieur verfügen. Die Größenangaben sind vom Typ des Sattels abhängig. Die Kammerweite des englischen Sattels beschreibt zum Beispiel den Freiraum zwischen den festen Ortspitzen und beträgt meist 26 bis 32 cm.

Eine durchschnittliche Sitzlänge, die in Zoll (ein Zoll = 2,54 cm) angegeben wird, wäre beim englischen Sattel etwa 17,5 Zoll, beim Westernsattel 15,5 Inch, da sie nur vom Fork bis zum Ende des Cantles gemessen wird. Die Kammerweite des Westernsattels wird meist in nicht einheitlichen Bezeichnungen wie „full quarter" (sehr breit), „quarter" (breit) oder „semi quarter" (etwas schmaler) angegeben.

Die Sitzgröße des Sattels muss mit der Körperproportion des Reiters harmonieren. Sowohl zu große Sitzflächen als auch zu kleine Sitzflächen verhindern einen korrekten Sitz, weshalb ein Probesitzen obligatorisch beim Sattelkauf sein sollte. Als grober Anhaltspunkt mag folgende Größenangabe dienen: Ein Jugendlicher mit 1,65 m Körpergröße und einem Gewicht von vielleicht 60 kg mag in einem englischen Sattel mit 17 Zoll Sitzlänge gut sitzen, während ein Erwachsener mit 1,78 m Körpergröße und 80 kg Gewicht erst einen Sattel mit 18 Zoll Sitzlänge als angenehm empfindet.

Passform

Ob ein Sattel passt oder nicht, sollte fachlich richtig beurteilt werden. Manche Fachleute greifen auf technische Hilfsmittel wie Sattelchecker, Messgitter oder Computeranalyen bis hin zur Digitalisierung des Pferderückens zurück. Dennoch spielt „technikfreie" Er-

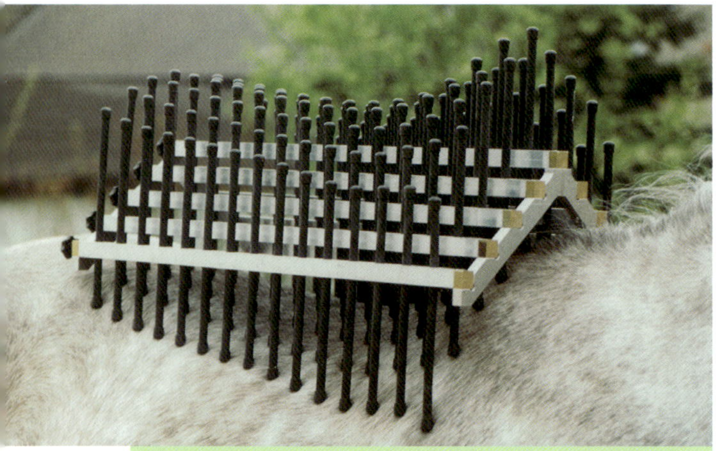

Technische Hilfsmittel wie Sattelchecker, Messgitter oder Computeranalysen erleichtern die Überprüfung der Passform und dienen oft als Basis bei der Anfertigung eines Maßsattels. Erfahrung zur Beurteilung und einen Proberitt können sie aber nicht ersetzen.

fahrung immer noch eine große Rolle. Auch der Laie sollte zumindest über Grundkenntnisse verfügen, um bei einer Veränderung des Pferdes Auffälligkeiten feststellen zu können.

Man achte auf folgende Kriterien:

a) Auch ohne Satteldecke sollte der Sattel der Pferdewirbelsäule ausreichend Platz lassen und der Abstand zwischen Kammer und Widerrist zwei bis drei Finger (etwa 5–6 cm) betragen. Der Wirbelsäulenkanal darf auch unter dem Reitergewicht an keiner Stelle mit der Pferdewirbelsäule in Berührung kommen und sollte überall etwa eine Faust (etwa 10 cm) breit sein.
b) Kammerweite, Winkelung und Schwung des Sattels müssen mit dem Pferderücken übereinstimmen. Am besten versucht man mit den Fingern überall unter den Sattel zu fühlen. Auch ein gleichmäßiges Schweißbild nach dem Reiten kann hierzu Hinweise geben. Eine zu steile oder zu flache Winkelung bringt den Sattel aus der Waage, wodurch der Schwerpunkt verschoben wird.
c) Der Baum sollte immer hinter der Schulter liegen und diese nicht in ihrer Bewegung beeinträchtigen. Die vorderen Skirts des Westernsattels müssen so weit sein, dass die Schulter darunter arbeiten kann.
d) Bei leichten Pferden sollte man auch leichtere Modelle bevorzugen, kräftigere Pferde vertragen auch einige Kilo mehr. Die Länge des Sattels muss mit dem Pferderücken harmonieren.
e) Bei fixen Gurtungen muss der Gurt lotrecht liegen, damit der Sattel weder nach vorne noch nach hinten gezogen wird.

Probleme

Bei einem rutschenden Sattel ist oft eine schlechte Sattellage mit wenig Widerrist des Pferdes der Grund – nicht selten auch ein zu üppiger Weidebauch. Hier ist ein Sattel anzuraten, dessen vordere Trachten nach unten zeigen. Bevorzugen sollte man auf jeden Fall Modelle mit Sattelblatt, die das Pferd mehr umschließen, dazu eine möglichst tiefe, variable Gurtung, die lotrecht fällt. Manchmal verstärkt auch das Material der Satteldecke das Problem. Sicherheitshalber ist ein hoch geschnittenes Vorderzeug zu empfehlen, das verhindert, dass der Sattel unter den Bauch rutschen kann. Schweifriemen oder Vorgurt hingegen können andere Probleme verursachen: Ersterer übt, wenn er Sinn machen soll, Druck auf die Schweifrübe und damit auf die gesamte Wirbelsäule aus. Der Vorgurt als Rutschbarriere kann zu Schulterproblemen führen.

Bei Sattel- und Gurtdruck muss bis zur vollständigen Regeneration von Haut und Fell auf das Reiten mit Sattel verzichtet werden. Bei größeren, offenen Druckstellen sollte der Tierarzt konsultiert werden, kleinere kann man mit einer Hautsalbe selbst behandeln. Bei geschlossenen Schwellungen hat sich als Erste Hilfe ein nasser Schwamm bewährt, der mit einem elastischen Deckengurt auf der Druckstelle befestigt wird. Die Kühlung unter Gegendruck lässt die Schwellung schneller abklingen.

Ursachen für Gurtdruck können zu festes Anzie-

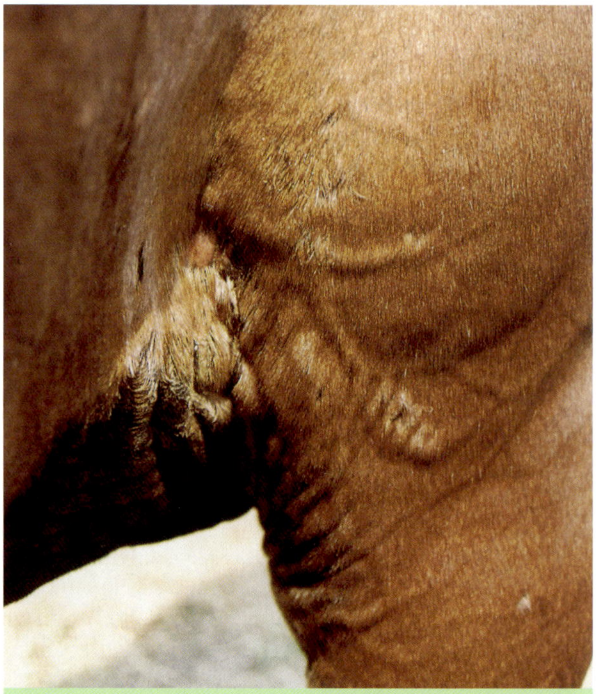

Die Ursachen für einen Sattel- oder Gurtdruck sind vielfältig. Bevor das Pferd wieder gesattelt werden darf, muss die Druckstelle vollständig abgeheilt sein.

Tabelle 64: Die wichtigsten Satteltypen im Vergleich

Satteltyp/ Preisklasse (Markenware, ca.-Preise: nach oben offen)	Besonderheiten	Vorteile	Nachteile
Englischer Sattel; Leder ab 800 €, Kunststoff ab 500 €.	Sportliche Reiterei; verschiedene Ausführungen beachten: Dressur/Springen/Vielseitigkeit.	Schulterfreiheit Pferd; Bewegungsfreiheit Reiter; viele Modelle (Passform) auf dem Markt.	Weniger geeignet für Streckenritte wegen kleinerer Auflagefläche; keine Gepäckringe; für unsichere Reiter weniger ideal.
Englischer Trachtensattel ab 800 €.	Sportliche Reiterei ohne große Springambitionen; als Wanderreitsattel oft auch mit Packtaschen-Systemen erhältlich.	Schulterfreiheit Pferd; Bewegungsfreiheit Reiter; Viele Modelle (Passform).	Weniger geeignet für unsichere Reiter.
Freizeitreitersättel ab 1.000 €.	In vielen verschiedenen Ausführungen erhältlich, oft gute Allrounder.	Meist große Auflagefläche und Befestigungsmöglichkeiten für Gepäck.	
Westernsattel mit Horn ab 1.500 €.	Gewicht beachten; Polsterung ausschließlich durch Pads.	Große Auflagefläche; viele Modelle (Passform) mit unterschiedlichen Schwerpunkten.	Weniger geeignet zum Springen.
Westernsattel ohne Horn ab 1.000 €.	Oft weniger wuchtig als Westernsättel mit Horn; Polsterung ausschließlich durch Pads.	Große Auflagefläche; viele Modelle (Passform).	Weniger geeignet zum Springen.
McClellan ab 900 €.	Große Auswahl an ähnlichen Typen in unterschiedlichen Ausführungen; Polsterung durch Pads.	Mittelgroße Auflagefläche.	Weniger geeignet zum Springen und für kräftige Reiter.
Stocksattel ab 1.500 €.	Verschiedene Ausführungen mit unterschiedlichen Schwerpunkten.	Schulterfreiheit Pferd; sicherer Sitz; große Modellvielfalt; mittlere bis große Auflagefläche.	Weniger geeignet zum Springen.
Vaquera ab 1.000 €.	Spanischer Hirtensattel; traditionell aus mit Stroh gefüllten Rippen gefertigt; moderne Typen auch mit Baum erhältlich.	Schulterfreiheit Pferd; Flexibilität; große Auflagefläche.	Weniger geeignet zum Springen; für kurzrückige Pferde manchmal zu lang.
Portuguesa ab 800 €.	Hohe Galerien; reiner Dressursattel.	Schulterfreiheit Pferd; sicherer Sitz.	Nicht geeignet zum Springen.
Moderne iberische Sättel ab 800 €.	Schwerpunkt meist Dressur, aber oft gute Allrounder; viele unterschiedliche Modelle.	Schulterfreiheit Pferd; sicherer Sitz; große Modellvielfalt; mittlere bis große Auflagefläche.	Weniger geeignet zum Springen.

hen, harte Kanten oder unverträgliche Materialien sein. Nässende Stellen hinter dem Ellenbogen hingegen werden oft durch Dreck und Schweiß verursacht. Man vermeidet sie durch sorgfältiges Abwaschen der Gurtlage nach dem Reiten.

Abgebrochene Haare in der Sattellage treten häufig im Winterfell am Trachtenende des Sattels auf. Verursacht wird das Problem, wenn der Sattel im hinteren Bereich nicht fest aufliegt oder aber durch das Material der Satteldecke. In leichten Fällen kann man die betroffene Partie mit Fellglanzspray einsprühen, um den Haarbruch zu verringern. Bei Pferden mit viel Bewegung in der Lendenpartie haben sich zur Vermeidung auch kürzere Sättel bewährt.

Sattelzubehör

Satteldecken

Wie dick die Sattelunterlage sein muss, ist vom Sattel abhängig. Bei passenden, gepolsterten Sätteln sollte man dünnere Decken verwenden, bei ungepolsterten Modellen (wie beim Westernsattel) ersetzt die Decke die Polsterung und muss deshalb deutlich dicker sein! Der Handel bietet eine Fülle unterschiedlicher Materialien an, die auch miteinander kombiniert werden oder mit zusätzlichen Einlagen versehen sind. In Tabelle 65 (siehe rechts) sind die wichtigsten Hinweise zu typischen Satteldecken zusammengestellt. Bei der Wahl der Satteldecke berücksichtige man folgende Kriterien:

- Die Satteldecke muss so groß sein, dass sie am Rand des Sattels rundherum etwas hervor steht. Schließt sie direkt mit dem Sattel ab, verstärkt sich der Druck auf der Kante.
- Ist die Decke anatomisch geschnitten, lässt sie sich gut einkammern.
- Alle Kanten sollten weich abgerundet sein.
- Da Decken im Laufe der Jahre einiges auszuhalten haben, sollte das Material genügend fest sein.
- Raues Obermaterial verhindert das Verrutschen der Decke.
- Während bestimmte Materialien Schweiß aufsaugen, sind andere atmungsaktiv; beides sorgt für einen besseren Klimaeffekt.
- Viele Decken verfügen über Taschen für Einlagen, die eine individuelle Polsterung erlauben; die Inletts sollten zum Waschen herauszunehmen sein.
- Besonders pflegeleicht sind Decken, die waschmaschinenbeständig sind; zu beachten sind die Pflegehinweise des Herstellers. Viele Decken aus Wolle erfordern dagegen Handwäsche. Stark verschmutzte Decken verlieren ihre hautschonenden Eigenschaften und führen zu Scheuerstellen, doch sollte man auf allzu häufiges Waschen von Wolle und Fell verzichten, da das Material darunter leiden kann. Regelmäßiges Ausbürsten oder Absaugen mit dem Staubsauger sind schonende Alternativen.
- Hochwertige Decken sind auf den ersten Blick recht teuer, zeichnen sich aber durch Formbeständigkeit und lange Lebensdauer aus. Gleiches gilt für fest gewobene Textilien, sie kosten erheblich mehr als lose gewobene, halten dafür aber auch länger.

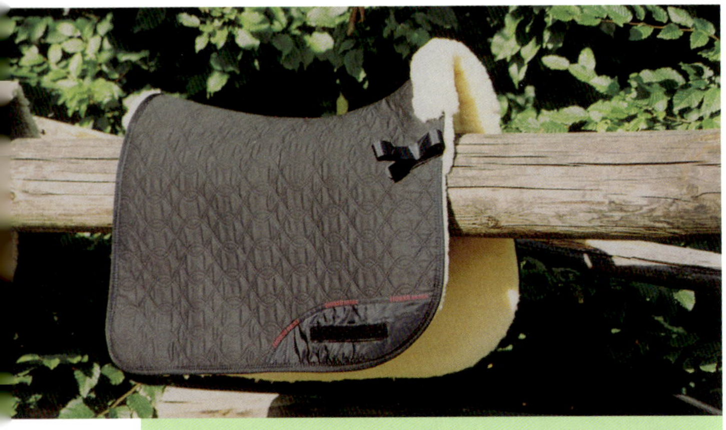

Anatomisch geschnittene Satteldecken verfügen stets über eine bessere Passform und lassen sich gut einkammern.

Gurtung

Da der Pferdekörper die Gurtlage vorgibt, trägt die Gurtung entscheidend zur Passform des Sattels bei. Fällt der Gurt nämlich nicht lotrecht, wirken ungünstige seitliche Zugkräfte auf den Sattel mit der Folge, dass der Sattel verrutscht. Leider lässt sich eine schlechte Gurtlage des Pferdes nicht verändern. Zwar verschlimmern vor allem Weidebäuche das Problem, aber viele rassetypisch rundrippigen Pferde (oft Pferde des Nordtyps) haben von Natur her bereits eine ungünstige Gurtlage. Die fixe Gurtung gibt eine Position vor, weshalb Gurtung und Gurtlage übereinstimmen müssen. Beim Westernsattel tragen die Positionen der Gurtung feste Bezeichnungen. Die Drei-Wege-Gurtung erlaubt drei verschiedene Gurtpositionen. Beim Westernsattel bietet das In-Skirt-Rigging eine vordere, mittlere oder hintere Position. Wählt man die mittlere Position, muss man beide Seiten mit einem Tie-Strap ausrüsten, um den gleichmäßigen Zug zu gewährleisten – ebenso kann man beim englischen Sattel z. B. nur die vorderen beiden oder die hinteren beiden Strippen nutzen. Bei der Drei-Punkt-Gurtung ist die Lage des Gurtes variabel. Die Position des eigentlichen Gurtungsrings wird durch zwei Riemen eingestellt, die meist vorne und hinten über den Sattel verlaufen. Auch bei der V-Gurtung kann man die Gurtposition individuell verstellen, jedoch sitzt die Spitze des „V“ deutlich tiefer und lässt den Sattel ruhiger auf dem Pferderücken liegen.

Man unterscheidet drei verschiedene Arten von Gurttypen: Westerngurt mit und ohne Dorn, englischer Langgurt und Kurzgurt. Während Westerngurte manchmal auch bei Freizeitreitersätteln oder Arbeitssätteln verwendet werden, benötigt man Langgurte für englische Sättel, bei denen die Strippen zwischen den Sattelblättern liegen. Dressursättel hingegen sind mit langen Strippen ausgestattet, für die – wie bei den meisten V-Gurtungen – ein Kurzgurt benötigt wird. Manche Spezialsättel verfügen über eigene Gurtungssysteme. Im Bereich der Gurtung dürfen Schnallen und Ringe keinen direkten Kontakt zum Pferdekörper haben, da Druckstellen entstehen können.

Tabelle 65: Satteldecken

Art/Material	Besonderheiten	Satteltyp/Preis	Reinigung	Positive Eigenschaften
Decke aus Baumwolle.	Für gepolsterte Sättel.	Englisch; ab 20 €.	Maschinenwäsche	Schweiß aufsaugend; atmungsaktiv.
Decke aus Wollfilz.	Formbeständig	Alle; ab 60 € (abhängig von Stärke und Schnitt, Wirkfestigkeit und Größe).	Herstellerangaben beachten!	Saugfähig, gute Festigkeit.
Decke aus Molton.	Für gepolsterte Sättel.	Englisch; ab 20 €.	Maschinenwäsche	Atmungsaktiv, Schweiß aufsaugend.
Polypad	Füllung Polywatte; für gepolsterte Sättel.	Englisch; ab 25 €.	Maschinenwäsche	Atmungsaktiv, Schweiß aufsaugend; mehr Polsterung als Baumwolldecken.
Decke aus Naturwolle.	Mit oder ohne Inlett erhältlich.	Alle; ab 80 €.	Herstellerangaben beachten!	Atmungsaktiv, saugfähig, hautverträglich, guter Klimaeffekt.
Decke aus medizinisch gegerbtem Lammfell.	Mit oder ohne Inlett erhältlich.	Alle; ab 80 €.	Maschinenwäsche	Atmungsaktiv, saugfähig, hautverträglich, guter Klimaeffekt.
Kodelpad/Webpelzdecke	Synthetik; sollte fest gewoben sein; mit oder ohne Inlett erhältlich.	Alle; ab 40 € (je nach Größe).	Maschinenwäsche	Formbeständig
Gelpad	Gel in verschiedenen Qualitäten.	Alle; ab 40 € (je nach Größe).	Hüllen oft maschinenwaschbar.	Druck ausgleichend, Stoss absorbierend.
Woilach	Mehrfach gefaltete Wolldecke; verlangt sorgfältiges Satteln.	Alle, kann unter gepolsterten Sätteln zu dick sein; ab 30 €.	Handwäsche	Atmungsaktiv, saugfähig.
Navajodecken	Wolle oder Synthetik.	Reine Navajodecke bei ungepolsterten Sätteln nur in Kombination mit dickerem Pad verwenden; ab 40 €.	Handwäsche	Schmuckdecke; auch als Oberstoff von Pads aus verschiedenen Materialien erhältlich.
Neoprenpads	Für ungepolsterte Sättel; auch in Kombination mit Filz erhältlich.	Western; ab 40 €.	Herstellerangaben beachten!	Stoß absorbierend, formbeständig.
Decke mit Latex.	Kern aus Latex oder Bultex; für gepolsterte und ungepolsterte Sättel (je nach Stärke).	Alle; ab 80 €.	Herstellerangaben beachten!	Druck ausgleichend, Stoß absorbierend, atmungsaktiv.
Decke mit Schaumstoffeinlage.	Für gepolsterte und ungepolsterte Sättel (je nach Stärke).	Alle; ab 40 €.	Herstellerangaben beachten!	Formbeständig; Stoß absorbierend.
Decke mit Moosgummi.	Für gepolsterte und ungepolsterte Sättel (je nach Stärke); als Inlett oder fest vernäht.	Alle; ab 50 €.	Herstellerangaben beachten!	Formbeständig, Stoß absorbierend.
Decke aus Kunststoff.	Für gepolsterte und ungepolsterte Sättel (je nach Stärke); auch in Kombination mit anderen Materialien.	Alle; ab 40 €.	Herstellerangaben beachten!	Formbeständig, je nach Material atmungsaktiv.
Decke mit Luftpolsterung.	Für gepolsterte und ungepolsterte Sättel (je nach Stärke).	Alle; ab 100 €.	Herstellerangaben beachten!	Formbeständig, Stoß absorbierend, atmungsaktiv.

Bei Pferden, bei denen der Platz jeweils hinter den Ellenbogen begrenzt ist, sind schmale oder geschweifte Gurte ratsam. Die falsche Gurtlänge kann ebenfalls Probleme verursachen: Bei zu kurzen Gurten können die Schnallen am Ellenbogen zu Scheuerstellen führen, bei zu langen Gurten wird die Haut zwischen Satteldecke und Gurt gequetscht. Sichelförmig geschnittene Kurzgurte erlauben dem Ellenbogen mehr Spielraum und eignen sich ebenfalls für rundrippige Pferde.

Sattelgurte mit elastischen Einsätzen sind für Pferde angenehm, verleiten aber dazu, den Gurt zu fest anzuziehen. Beim Kauf eines elastischen Gurtes sollte man prüfen, wie dehnbar das Material ist und ob man den Gurt nicht vielleicht eine Nummer kürzer benötigt.

Jeder Sattelgurt sollte einfach zu reinigen sein und ebenso schnell trocknen. Moderne, künstliche Materialien können nach dem Reiten mit dem Wasserschlauch abgespritzt werden, andere sind waschmaschinentauglich. Rostfreie Ringe und Schnallen erhöhen die Lebensdauer des Gurtes. Einerseits muss das Material genügend geschmeidig sein, andererseits darf es nicht so instabil sein, dass es Falten wirft. Alle Kanten sollten weich verarbeitet sein, grobe Nähte an der Gurtunterseite sind immer sehr ungünstig. Schweiß aufsaugendes, atmungsaktives Material verhindert Hitzestau und sorgt für einen guten „Klimaeffekt". Zu dick gepolsterte Gurte tragen oft auf, so dass der Sattel leicht ins Rutschen kommt. Ungepolsterte Gurte hingegen kann man mit Lamm- oder Kunstfellschonern versehen, wodurch sie sich auch für empfindlichere Pferde eignen. Ledergurte müssen regelmäßig gepflegt werden, damit sie nicht hart werden und scheuern. Der klassische Schnurengurt ist etwas aus der Mode gekommen, obwohl er gute Gebrauchseigenschaften hat, denn zwischen den Schnüren gelangt Luft an die Pferdehaut. Beim Gurten sollte man darauf achten, dass sich die Haare (besonders bei längerem Winterfell) nicht zwischen den einzelnen Schnüren verklemmen. Während blankes Neopren von empfindlichen Pferden weniger gut vertragen wird, sind mit einem leichten, textilen Material überzogene Neoprengurte recht hautfreundlich. Nach dem Reiten reinigt man sie mit Wasser, da der salzhaltige Schweiß Neopren angreift. Auch bei mit Kodel, Lammfell oder Baumwolle unterlegten Gurten empfiehlt es sich, die Kanten mit der Hand zu überprüfen, da sie von dem flauschigen Material verdeckt sein können. Allzu häufiges Waschen vermeidet man, indem man den Gurt vor Gebrauch in trockenem Zustand ausbürstet.

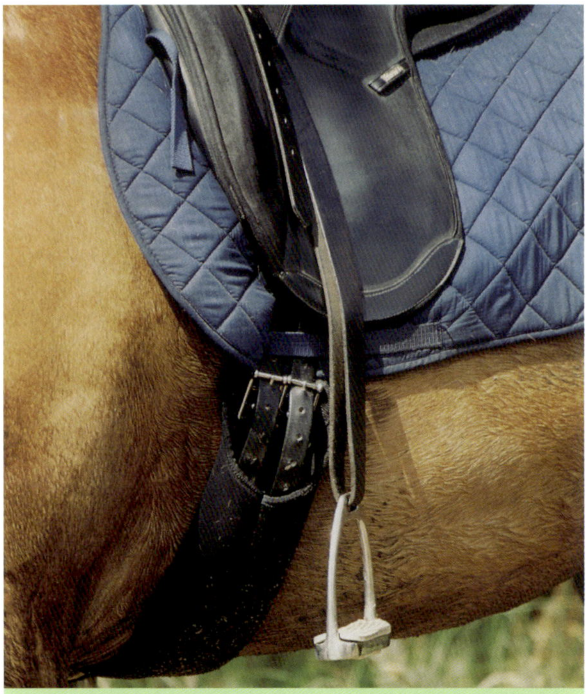

Ein Kurzgurt sollte unterhalb der Satteldecke enden, damit es nicht – wie hier – zur Faltenbildung an der Satteldecke kommt.

Vorderzeug/Schweifriemen

Das Vorderzeug verhindert ein Zurückrutschen des Sattels, was zum Beispiel bei Klettertouren nützlich sein kann. Vorderzeuge sind in verschiedenen Ausführungen erhältlich, können aber – je nach Schnitt – die Bewegung der Vorhand beieinträchtigen. Das hoch geschnittene Jagdvorderzeug hingegen passt sich der Anatomie des Pferdes gut an und verhindert zudem durch den Verbindungssteg über dem Widerrist, dass der Sattel seitlich unter den Pferdebauch rutschen kann. Ein Schweifriemen soll das Rutschen des Sattels nach vorne verhindern, übt aber auch (wenn er seinen Sinn erfüllen soll) einen nicht unerheblichen Druck auf die gesamte Wirbelsäule aus, weshalb man die Verwendung gründlich überlegen sollte.

Steigbügel/Steigbügelriemen

Der Trend bei Steigbügeln geht klar in Richtung Sicherheit, was immer mehr Hersteller zum „Tüfteln" animiert und neue Konstruktionen auf den Markt bringt, die im „Falle eines Falles" nachgeben und ein Hängen bleiben bei Stürzen verhindern sollen. Hersteller im Westernbereich sind in diesem Punkt weniger kreativ. Wer bei diesem Equipment auf mehr Sicherheit setzen will, sollte sich z. B. bei speziellen Distanzausrüstern umsehen, denn dort werden u. a. geschlossene Bügel angeboten.

Generell sollten Steigbügel so breit sein, dass Reitschuhe oder Stiefel ausreichend seitliches Spiel haben, da sonst die Holme nicht nur quetschen, sondern sich

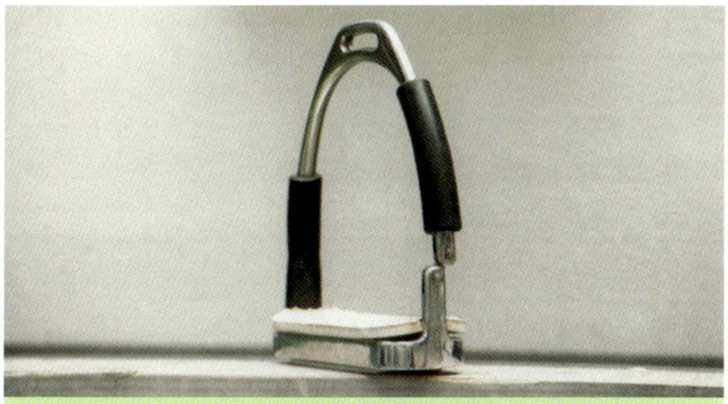

Sicherheitssteigbügel verhindern durch ihre geschlossene Form entweder das Durchrutschen oder sind so konstruiert, dass der Fuß im Falle eines Sturzes schnell frei kommt.

der Schuh bei einem Sturz darin verkanten könnte: Je breiter die Trittfläche, desto bequemer ist der Steigbügel. Die Trittfläche sollte rau beschaffen sein, damit der Fuß guten Halt findet und nicht unbeabsichtigt herausrutscht. Schwerere Bügel bleiben eher im Lot als leichte, die schon beim Aufsitzen am Pferd „rumbaumeln" und mit dem Fuß nur mühevoll zu erreichen sind; Steigbügel müssen deshalb immer genügend schwer sein. Qualität und Verarbeitung des Steigbügelmaterials sollten kompromisslos erstklassig sein, denn durch Dauerbelastung oder Materialschwäche gebrochene Steigbügel verderben nicht nur einen Ritt, sie können in brenzligen Situationen dramatische Unfälle verursachen. Bei Steigbügelriemen entscheidet ebenfalls die Qualität über Sicherheit und Komfort. Diese Riemen sollten aus festem Rückenleder gefertigt sein und kaum nachgeben, da sich Schwingungen unangenehm übertragen. Stabile, rostfreie Schnallen mit leicht versenktem Dorn vereinfachen die Handhabung der Steigbügelriemen ebenso wie ovale, nummerierte Löcher. Die Schnalle sollte per Hand eingenäht und das Leder in ausreichender Länge umgeschlagen sein, damit es die stetige Zugbelastung aushält. Einige Hersteller bieten heute auch relativ breite Steigbügelriemen an, die weniger leicht „kneifen" als die üblichen schmalen Riemen. Die maximale Breite des Riemens ist jedoch durch das Sattelschloss des Sattels vorgegeben. Fender schützen bei Sätteln ohne Sattelblatt das Reiterbein gegen Schmutz und Schweiß, geben dem Reiter mehr Halt und verhindern unangenehme Quetschungen an der Wade.

Zaumzeuge und Gebisse

Kopfstücke/Reithalfter

Man unterscheidet zwei Arten von Kopfstücken: Einohrzaum und Kopfstück mit Stirnriemen. Man achte immer darauf, dass der Ansatz der Pferdeohren nicht gequetscht wird, denn viele Stirnriemen sind viel zu knapp bemessen. Die Schnallen sollten sich zudem weder in der Nähe der Augen befinden noch an hervorstehenden Knochen wie dem Jochbein aufliegen, da hier schnell Scheuerstellen entstehen können. Während beim FN-Reglement das Reit- oder Sperrhalfter („Nasenriemen") zum Kopfstück obligatorisch dazu gehört, wird es in anderen Reitweisen allenfalls zu Korrekturzwecken eingesetzt. Ein Sperrhalfter soll verhindern, dass sich das Pferd durch Öffnen des Mauls der Wirkung des Gebisses entzieht. Wird ein Sperrhalfter – wie das hannoversche, das kombinierte oder das mexikanische – zudem über das Gebiss verschnallt, übt dies auch Druck auf das Nasenbein aus. Ein Sperrhalfter kann für eine ruhigere Lage des Gebisses im Maul sorgen, wird es aber zu tief verschnallt, beeinträchtigt es die Atmung des Pferdes ganz erheblich. Effektiver gegen unerwünschtes Öffnen des Mauls sind rundgenähte amerikanische Sperrhalfter, weil sie durch ihre kleine Auflagefläche nur einen punktuellen Druck ausüben. Ob Sperrhalfter oder nicht, ist letztendlich individuell zu entscheiden. Zu berücksichtigen ist, dass man dem Pferd (bei Einsatz des Sperrhalfters) bei einer – vielleicht unbeabsichtigt harten Einwirkung – letztendlich auch die Möglichkeit nimmt, Schmerzen durch Öffnen des Mauls wenigstens zu reduzieren oder ganz zu vermeiden.

Zaum-Wirkung

Gebisslose Zäumungen basieren immer auf dem Prinzip des Nachlassens, denn mit dauerhaftem Druck ist nichts Positives bei Pferden zu erreichen. Deshalb erfordern gebisslose Zäumungen unbedingt den Zügel unabhängigen Sitz des Reiters. Von befähigten Reitern richtig eingesetzt, können gebisslose Zäumungen in der Ausbildung gute Dienste leisten. In ihrer Wirkung üben die meisten gebisslosen Zäumungen Druck auf das Nasenbein aus. Etwas differenzierter zu betrachten ist die mechanische Hackamore, die durch ihre Anzüge verstärkt auf Nasenbein, Unterkiefer und Genick wirkt. Leider wird gerade sie – im Glauben einer milden Zäumung – oft mit beiden Händen und konstantem Zügelzug von Unkundigen als Notbremse eingesetzt. Durch die eingeschränkte Einwirkungsmöglichkeit und ihre unpräzisere Wirkung sind gebisslose Zäumungen zur intensiveren Dressurarbeit weniger geeignet, schon bei Stellung und Biegung stößt man bei den meisten Pferden an Grenzen.

Will man gebisslose Zäumungen im Gelände oder im öffentlichen Straßenverkehr einsetzen, ist es unbedingt ratsam, vorher mit der Haftpflichtversicherung zu sprechen und die sich aus der Verwendung gebissloser Zäumungen ergebenden besonderen Haftungsfragen bei denkbaren Unfällen zu klären. Grundsätzlich muss man sich aber auch aus eigener Verantwortung heraus sicher sein, dass das Pferd sorgsam

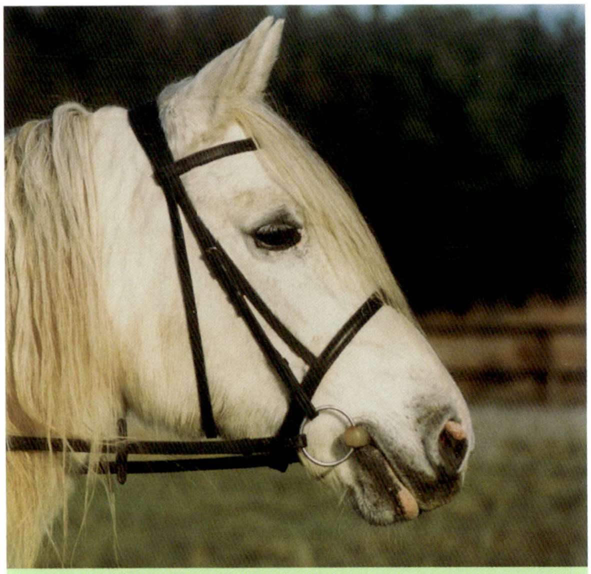

Ein Zaum mit Stirnriemen, hier mit englischem Reithalfter, sitzt stabiler am Pferdekopf als ein Einohrzaum.

ausgebildet und absolut gehorsam ist. Das aber wird nur in seltenen Ausnahmefällen so sein.

Gebisse

Wie „mild“ oder „scharf“ ein Gebiss auf ein Pferd wirkt, ist nicht primär abhängig von der Bauart des Gebisses, sondern von der Reiterhand, denn eine einfache Trense kann bei Zug größere Schmerzen bereiten als eine „imponierende“ Stange, die vom Reiter vielleicht gar nicht angefasst werden muss! Selbstverständlich gibt es Pferde, die ein bestimmtes Gebiss besser annehmen als ein anderes, doch sollte man sich immer genau über die Wirkung informieren und die korrekte Handhabung penibel beachten, die bei manchen Gebissen einen ganz speziellen, weit geförderten Ausbildungsstand von Pferd und Reiter erfordert. Stärke und Größe des Gebisses sind vom Pferd abhängig. In einem kleinen Maul kann ein dickes Gebiss unangenehm auftragen, ein zu langes Mundstück liegt unruhiger und kann den Unterkiefer quetschen, während ein zu kurzes die Maulwinkel einklemmt.

Neben Edelstahl werden auch viele andere Materialien eingesetzt. Kupfer und Rost regen viele Pferde zum Kauen und Speicheln an, weshalb Westerngebisse vorwiegend aus unlegiertem Stahl („Sweet Iron“) angeboten werden. Hochwertige Gebisse sind massiv gefertigt und verfügen über ein relativ hohes Eigengewicht, um die ruhige Lage zu garantieren; sie weisen weder scharfe Kanten auf noch schlagen sie an beweglichen Teilen aus.

Ungebrochene Trensen wirken zuerst auf die Zunge, mit ihnen sind geringe seitliche Einwirkungen möglich. Einfach gebrochene Trensen wirken beim Annehmen der Zügel auf die Laden des Pferdes, während die Mitte des Gebisses gegen den Gaumen drücken kann, was mit der doppelt gebrochenen Trense verhindert wird. Nimmt das Pferd jedoch den Kopf nach oben, wirkt jede Trense nur noch auf die Maulwinkel – das Pferd entzieht sich der beabsichtigten Einwirkung. Trensen werden auch nach der Art der Aufhängung des Mundstücks unterschieden. Bei der Wassertrense sind Ring und Mundstück lose, bei der Olivenkopf- oder D-Ringtrense sind Aufhängung und Mundstück fest miteinander verbunden.

Bei Stangengebissen kommen – im Gegensatz zur Trense – zwei weitere Druckpunkte, die jede Einwirkung verstärken, hinzu. Das ist zunächst a) die (im 45°-Grad-Winkel einzustellende) Kinnkette, die man zur Pferdeschonung durch einen breiten, milder wirkenden Lederriemen ersetzen kann und b) der Druck auf das Genick, der mit der Länge des Oberbaums des Stangengebisses zunimmt. Die als sog. Zungenfreiheit bezeichnete mittige Wölbung eines Stangengebisses wird häufig missverstanden. Durch den Begriff „Freiheit“ wird bei nicht so ganz Gebisskundigen etwas Positives suggeriert, doch: Je höher die Zungenfreiheit (mittige Wölbung), desto schärfer kann das Gebiss wirken!

Ist die Wölbung nämlich nur leicht gebogen (und so der Anatomie des Mauls angepasst), wirkt das Gebiss eher mild, weil die Zunge des Pferdes die leichte Wölbung der Stange nicht komplett ausfüllt – und somit die Laden-Druckwirkung der Stange noch etwas abpolstern kann. Der hochgewölbte Bogen einer hohen Zungenfreiheit dagegen nimmt die Zunge des Pferdes fast voll auf. Ein Hochdrücken des Gebisses mit der Zunge zur Abpolsterung der Laden-Druckwirkung wird so verhindert. Durch hohe Zungenfreiheit mindert sich demnach die – zuvor bei nur leichter Wölbung beschriebene – Abpolsterungswirkung. Des-

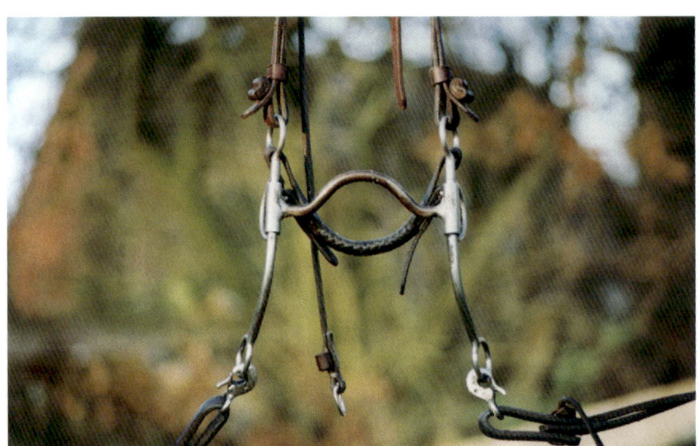

Je höher die Wölbung des Mundstücks (Zungenfreiheit), desto schärfer das Gebiss, da es u. a. bei aufgenommenen Zügeln auch gegen den Gaumen drücken kann.

halb sind Gebisse mit hoher Zungenfreiheit „schärfer" in ihrer sofortigen Wirkung auf die Laden des Pferdes. Beim Annehmen der Zügel können Gebisse mit hoher Zungenfreiheit auch gegen den Gaumen drücken! Solche Gebisse sind ausschließlich nur bei gut ausgebildeten (und allmählich daran gewöhnten) Pferden einzusetzen und gehören nur in die Hände von gefühlvoll reitenden Könnern.

Während Stangen mit festen Anzügen mit losem Zügel geritten werden und auch wegen ihrer begrenzten seitlichen Einwirkungsmöglichkeit ein bestimmtes Ausbildungsniveau erfordern, können Stangen mit beweglichen Schenkeln – oder z. B. das ungebrochene Pelham – auch mit vier Zügeln geritten werden. Das zur Verbindung zweier Einschnallösen dienende sog. Pelhamriemchen hingegen sorgt für eine undifferenzierte Wirkung. Das gebrochene Pelham wiederum ist durch seine „Rundumwirkung" weit entfernt vom Grundsatz der Pferdeschonung – es wird konsequenterweise als „Nussknackergebiss" bezeichnet. Der große Unterschied zum im Westernsport eingesetzten „Snaffle with Shanks" liegt beim Einsatz dieses Gebisses. Denn das „Snaffle with Shanks" dient beim Westernsport zur Umstellung des Pferdes auf die einhändig gerittene Stange. Zu diesem Zeitpunkt sollte das Pferd aber bereits gelernt haben, in korrekter Haltung und leichter Anlehnung zu gehen. Viele doppelt gebrochenen Gebisse mit Hebeln verfügen über eine Sperre, um die erwähnte „Nussknackerwirkung" zu vermeiden.

Als relativ milde, gut handhabbare Stangenzäumung (mit leichter Zungenfreiheit) gilt das Kimblewick (die sog. Springkandare) wegen der kurzen Anzüge. Es ist häufig sogar für Pferde angenehmer und schonender einzusetzen als eine Trensenzäumung, setzt aber ruhige Hände voraus.

Die klassische, englische Kandarenzäumung (typische Dressurzäumung) besteht aus zwei Gebissen, nämlich einer dicken Stange mit wenig Zungenfreiheit und einer dünnen sog. Unterlegtrense. Die Trense erhält Stellung und Biegung, die Stange bringt das Pferd eher in die Tiefe. Kombiniert wird die Kandarenzäumung (falls erforderlich) mit einem englischen Reithalfter, das nicht mit den Oberbäumen der Kandare kollidiert. Manche Reiter neigen dazu, meist selbst zu verantwortende Ausbildungsfehler mit einer Kandare oder einem Stangengebiss wett machen zu wollen. Dieser vermeintlich „schnelle Weg" ist unfachlich, er beschert oft neue Probleme, denn „Kandarenreife" ist erst erreicht, wenn alle Lektionen auch auf Trense geritten werden können! Wann aber Pferd und Reiter „reif" sind, sollte man gemeinsam mit einem kritischen Reitlehrer entscheiden.

Kaum eine Entwicklung schreitet derzeit schneller voran als die Konzipierung und Herstellung neuer Gebisse. Sie reicht von „abenteuerlichen Marterinstrumenten" bis hin zu modernen Mundstücken, die der Anatomie des Pferdemauls durch ihre Form besser gerecht werden, dann natürlich aber auch individuell korrekt angepasst werden müssen.

Da gut verarbeitete Gebisse einen stolzen Preis haben können, verleihen viele Fachhändler Gebisse gegen geringe Gebühr zum Ausprobieren – ein Angebot, das sich auf jeden Fall lohnt, bevor ein Fehlkauf zu Buche schlägt.

Zügel

Bei Zügeln entscheidet das Material über die erwünschte Griffigkeit. Lederzügel liegen angenehm in der Hand, werden aber bei Regen schnell rutschig, weshalb viele an den Enden mit Gummi oder Kunststoffmaterial versehen sind. Minderwertige Lederzügel zeigen schnell Risse und brechen schon nach relativ kurzer Gebrauchszeit. Nylon- oder Stoffzügel bleiben auch in nassem Zustand griffig; sie empfehlen sich für Geländereiter deshalb besonders. Reißfeste Materialien müssen allerdings immer mit einer Sollbruchstelle versehen sein, falls sich das Pferd einmal darin verfangen sollte. Typische Westernzügel haben stets ein hohes Eigengewicht und sind an den Enden meist offen; sie sind sehr viel länger als ihre „englischen Kollegen".

Hilfszügel

Hilfszügel dienen zur Longenarbeit, zur Korrektur des Pferdes oder dazu, dem Reiter die Einwirkung zu erleichtern. Auch wenn sie oft im Alltag dazu miss-

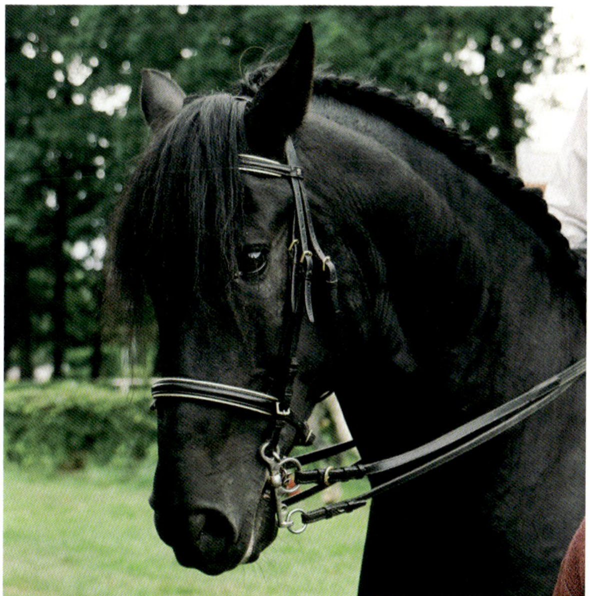

Die Dressurkandare dient der Verfeinerung und sollte erst dann eingesetzt werden, wenn alle Lektionen auch auf Trense geritten werden können.

braucht werden, sind sie nicht für den Dauereinsatz entwickelt worden. Vor dem Griff zum Hilfszügel sollte man immer mit einem kundigen Reitlehrer sprechen und sich über die Wirkung der verschiedenen Modelle genau informieren, da der falsche Einsatz drastische Folgen nach sich ziehen kann – die wiederum nur sehr mühsam korrigiert werden können.

Richtig angewendet, sollen die meisten Hilfszügel dem Pferd den Weg in die Tiefe erleichtern. Bei heftigen Pferden kann in Kombination mit einer Trense ein gleitendes Ringmartingal sinnvoll sein, das auch dann eine korrekte Einwirkung des Gebisses garantiert, wenn sich das Pferd „im Eifer des Gefechts" durch das Hochnehmen des Kopfes den Hilfen zu entziehen versucht. Abgesehen vom Martingal, haben alle direkt auf das Gebiss wirkenden Hilfszügel im Gelände absolut nichts zu suchen, da sie in brenzligen Situationen dem Pferd die Möglichkeit nehmen, den Hals als „Balancierstange" zu nutzen.

Pferdeausrüstung im Stall

Halfter/Strick

Stallhalfter werden aus Leder oder Nylon angeboten, wobei sich letztere als pflegeleichter und häufiger auch als reißfester erweisen. Die Riemen sollten mehrfach vernäht sein, **Schnallen und Ösen** müssen eine ausreichende Stärke besitzen, aus rostfreiem Material bestehen und vor **allem aus einem Stück gefertigt** sein – und nicht etwa (wie bei Billigangeboten) „zusammengelötet" worden sein. Die meisten Stallhalfter werden über die Ohren gezogen und am Kehlriemen mit einem Karabiner geschlossen. Im Idealfall hat dieser einen flachen Rücken, der zum Pferd zeigen sollte, um Verletzungen am Kopf zu vermeiden. Bei Pferden mit sensiblen Ohren empfiehlt es sich, Modelle zu wählen, die am Genickstück verschlossen werden. Bei der Wahl der richtigen Größe ist darauf zu achten, dass der Nasenriemen weder zu eng noch zu weit ist und der Ring nicht am Jochbein scheuert. Verstellbare Nasen- und Kinnriemen haben den Vorteil, dass man sie genau anpassen kann. Ein **Halsriemen** bietet im Vergleich zum Halfter beim Führen weniger Einwirkungsmöglichkeiten. Auch zum Anbinden ist dieser eher ungeeignet, da das Pferd einen deutlich größeren Aktionsradius erhält und mit dem Kopf leichter unter den Anbindestrick geraten kann. Zudem sind auch die Gefahren von Quetschwirkungen der Halswirbelsäule (z. B. bei Panik) durch Halsanbindung nicht zu unterschätzen (siehe hierzu die Ausführungen im Kapitel „Spezielle Anatomie" auf Seite 32 ff.).

Aufgrund der Verletzungsgefahren sollten Pferde in der Box, im Paddock oder auf der Weide weder Stallhalfter noch Halsriemen tragen – auch wenn dies für den betreuenden Menschen bequemer sein mag.

Stricke aus dünnem, weichem Material lassen sich oft nur schwer wieder lösen, wenn sie einmal fest gezogen sind, weshalb eine Dicke von 1,5 bis 2 cm immer ratsam ist. Längen über zwei Meter sind zum Führen und Anbinden nicht erforderlich, sondern eher zur Bodenarbeit geeignet. Ein beim Führen durch die ungeschützte Hand gezogener Strick kann starke Verbrennungen verursachen, die nur durch das Tragen von geeigneten Handschuhen verhindert werden. Niemals darf der Strick in Schlaufen um die Hand gelegt werden, da auch das bravste Pferd in Panik geraten kann, was durch Quetschwirkung des Stricks erhebliche Hand- und Fingerschäden verursachen kann.

Panikhaken sind nicht etwa dazu da, damit bei Panik das Pferd durch starkes Ziehen sich selbst befreien kann (wie es gelegentlich schon publiziert wurde!), sondern diese Spezialhaken können durch einen beweglichen „Schlitten" auch unter starkem Zug im Notfall vom Betreuer schnell gelöst werden, um ein Pferd zu befreien. Das mag in Einzelfällen durch Falschbedienung auch mal nicht gelingen, sichert aber im Zweifel einen besseren Zugriff als bei Verwendung anderer Verbindungen. Manche Reiter bevorzugen auch normale Karabiner oder Bullsnaps, die allerdings in Notfällen erheblich schwieriger zu lösen sind, weshalb ein fachgerechter, mit einem Ruck schnell zu öffnender Knoten in diesem Fall eine noch größere Bedeutung bekommt (siehe Grafik auf S. 196).

Pferdedecken

Gemessen werden die Größen von Pferdedecken an der Rückennaht, aber auch die Form des Halsausschnittes kann zur Passform beitragen. Um vor allem die empfindliche Hinterhandpartie zu schützen, wählt man Decken vorzugsweise etwas zu lang als zu kurz. Da Brustschnalle und Schweifriemen selten ausreichen, die Decke sicher am Pferd zu befestigen, sind viele mit Kreuzgurt und Beinschnüren versehen. Alternativ kann man auch einen elastischen Deckengurt verwenden.

Verschiedene Materialien und Stärken haben unterschiedliche Funktionen. Abschwitzdecken werden vorwiegend aus Fleece oder Dolan hergestellt und tragen zum schnelleren Trocknen des verschwitzten Pferdes bei. Das Material transportiert Feuchtigkeit nach außen, ohne sie selbst aufzunehmen. Decken aus natürlichen Materialien sind eher zum Schutz vor Kälte und Zugluft oder als Transportdecke im Pferdehänger geeignet. Gefütterte Decken sind lediglich im Winter bei geschorenen oder sehr kälteempfindlichen Pferden ratsam. Paddockdecken bieten dem Pferd Witterungsschutz, sofern kein Unterstand zur Verfügung steht. Neben den traditionellen „Neuseelandde-

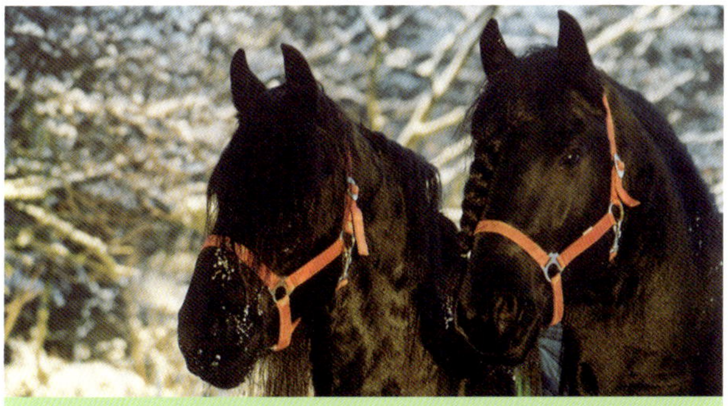
Halfter müssen gut angepasst werden, damit sie nicht am Jochbein scheuern. Aufgrund der hohen Verletzungsgefahr sollte man unbeaufsichtigten Pferden auf der Koppel das Halfter abnehmen.

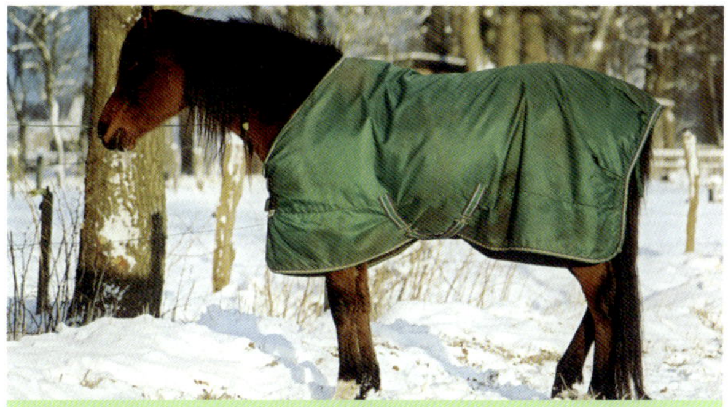
Outdoordecken aus modernen, atmungsaktiven Materialien bieten empfindlichen Pferden auf der Koppel oder im Paddock Schutz vor Nässe, sofern kein Unterstand zur Verfügung steht.

cken" aus dickem Segeltuch findet man heute eine große Auswahl an Decken unterschiedlicher Stärke aus Wasser undurchlässigen, atmungsaktiven High-Tech-Materialien, die sich durchaus auch als robuste Abschwitzdecken für Offenstallpferde eignen.

Fliegendecken bieten oft einen effektiveren Schutz gegen Plagegeister als Sprays, versagen aber auf der Koppel aufgrund ihrer begrenzten Reißfestigkeit ihren Dienst.

Gamaschen/Bandagen

Ob und inwieweit Bandagen und Gamaschen tatsächlich eine Stützfunktion der Gliedmaßen bieten können, ist stark umstritten. Normalerweise ist ein Schutz der Beine beim gesunden Pferd unnötig (siehe hierzu auch die Ausführungen im Kapitel „Erste Hilfe, Pferdepflege" auf Seite 195 ff.). Anders verhält sich dies beim Longieren oder Springen, wenn sich Pferde leichter selbst verletzen können. Bei zum sog. Streifen neigenden Pferden sollte man unbedingt auch den Beschlag kontrollieren. Gamaschen haben den Vorteil, dass sie schnell anzubringen sind. Hartschalen können bei der Landung nach dem Sprung Trittverletzungen verhindern, aber bei längerem Gebrauch auch leichter zu Druck- und Scheuerstellen führen, weshalb man in diesem Fall eher zu weicheren Materialien greifen sollte. Bandagen dürfen niemals ohne weiche Bandagenpolster verwendet werden, da elastische Binden Druckstellen verursachen können und die Blutzirkulation beeinträchtigen.

Pflege/Aufbewahrung

Trockenheit und Nässe setzen dem Naturprodukt Leder arg zu. Deshalb sollte es in einem (im Idealfall 10 bis 15 °C warmen) gut durchlüfteten Raum mit rund 60 % Luftfeuchtigkeit, aber nicht direkt neben einer Wärmequelle, aufbewahrt werden. Dem Pferderücken nachgebildete Sattelhalter oder -böcke sorgen dafür, dass sich ein Sattel nicht verzieht. Zwischen Sattelhaltern sollte ausreichend Platz sein, um Kratzer zu vermeiden. Steht z. B. bei auswärtigem Aufenthalt im Urlaub oder bei einem Wanderritt-Camp keine geeignete Ablagemöglichkeit zur Verfügung, so legt man einen Sattel am besten „auf den Kopf" (= Sitzfläche auf den Boden, evtl. mit einem Tuch o. Ä. darunter). An eingeschlagenen Nägeln aufgehängte Zaumzeuge können auf Dauer am Genickstück brechen, besser ist deshalb die Verwendung genügend breiter, abgerundeter Zaum-Aufhängungen aus Metall oder Kunststoff, die der Zubehörhandel preiswert anbietet.

Umgang und Pflege sind entscheidend für die Lebensdauer jeder Ausrüstung. Stark verschmutztes oder nasses Leder lässt man erst trocknen, bevor man es reinigt. Zur Reinigung ist es ratsam, die Ausrüstung in alle Einzelteile zu zerlegen, um eventuelle Risse oder sich lösende Nähte erkennen zu können. Nach der Reinigung mit Sattelseife **fettet oder ölt** man das Leder und lässt alles gut einziehen. Welches Pflegemittel aktuell für welche Lederarten geeignet ist, kann beim Fachhändler erfragt werden.

Diebstahlsicherung

Hochwertige Sättel und Zäumungen sind begehrtes Diebesgut, weshalb es ratsam ist, die Ausrüstung an einem sicheren Ort aufzubewahren. Jede Einbruchsicherung einer Sattelkammer sollte fachkundig installiert werden. Sinnvoll ist immer, mit der Hausratversicherung genau zu klären, unter welchen Bedingungen (evtl. ist eine Zusatzprämie fällig) das Sattelzeug versichert ist. Das größte Problem nach einem Diebstahl ist – neben dem Nachweis für die Versicherung – die eindeutige Identifizierung von Hehlerware. Zweckmäßig ist es, den eigenen Sattel zu fotografieren und die Fotos auch der Hausratversicherung für deren Akten zu übersenden. Zusätzlich sollte man besondere Kennzeichen notieren und den Sattel mit einer Nummer versehen, um im Zweifelsfall sein Eigentum eindeutig beweisbar identifizieren zu können.

Ulrike Rieder: Voltigieren

Voltigieren bedeutet, turnerisch-gymnastische Übungen in Form von Einzel- und Partnerübungen auf dem Pferd mit hohem Erlebniswert auszuführen. Der Begriff leitet sich ab vom französischen „la voltige“ (Springen über das Pferd). Zum Voltigieren gehören ein Voltigierpferd, ein Longenführer und die Voltigierer. Alle sind „als Team“ aufeinander angewiesen und müssen für ein erfolgreiches Miteinander zu einer Einheit zusammenwachsen. Der Voltigiersport hat sich zu einer selbstständigen Sportart entwickelt. Sie wird in Reit- und Voltigiervereinen betrieben und ist meist als eigene Abteilung in den Vereinen integriert. Die Ausbildung im Voltigieren orientiert sich an den von der Deutschen Reiterlichen Vereinigung e. V. (FN) herausgegebenen „Richtlinien für Voltigieren“.

Viele Kinder und Jugendliche finden über das Voltigieren Zugang zum Pferdesport. Dieser Sport fördert eine Vielzahl von Bewegungsfertigkeiten und beinhaltet gleichzeitig eine hervorragende Balance-, Haltungs-, Konzentrations- und Rhythmusschulung. Alle körperlichen Fähigkeiten wie Koordination, Gleichgewicht, Reaktionsfähigkeit, Beweglichkeit, Sprung- und Stützkraft werden u. a. dabei trainiert. Voltigieren ist aber mehr als „nur“ ein Sport. Wie in kaum einer anderen Sportart bietet das Voltigieren hervorragende Möglichkeiten, schon frühzeitig soziales Verhalten (mit Toleranz und Rücksichtnahme), aber auch Ordnung und Disziplin sowie Konzentration in der Gruppe zu lernen und Einfühlungsvermögen, Gemeinschaftssinn, Vertrauen sowie Selbstständigkeit zu fördern.

Zuerst müssen Anfänger Erfahrungen im richtigen Umgang mit dem Pferd sammeln, Vertrauen zum Pferd fassen und die wichtigsten Verhaltensregeln rund ums Pferd kennen lernen. Neue Übungen werden meist an einem hölzernen Übungspferd ausprobiert und eingeübt. Mit einfachen Grund- und Balanceübungen im Schritt und später im Galopp verbessert ein Anfänger nach und nach sein Bewegungsgefühl auf dem Pferderücken. Wenn ein Voltigierer sein Gleichgewicht auf dem Pferd gefunden hat, wird es ihm auch gelingen, alle Bewegungen (Übungselemente aus dem Turnen, der Gymnastik und der Sportakrobatik in Form von Einzel- und Partnerübungen) im Einklang mit dem Pferd auszuführen. Dies ist später für das Reitenlernen von großem Vorteil. Im Gegensatz zum Reiter, der mit Zügel-, Schenkel- und Gewichtshilfen auf das Pferd einwirkt, darf ein Voltigierer das Pferd dabei nicht aktiv beeinflussen.

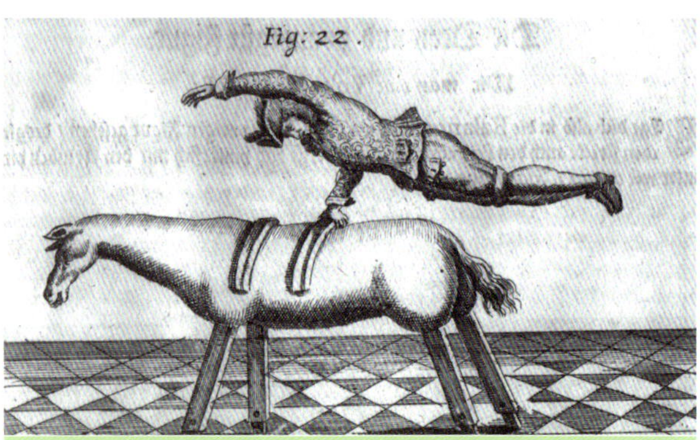

Historische Zeichnung aus dem Buch von *Doyle* um 1700.

Schon in früher historischer Zeit wurden Übungen auf Pferden durchgeführt, mit denen Reiter ein rasches und sicheres Aufsitzen und Abspringen trainiert haben. Dies belegen Höhlenmalereien. Die Ritter des Mittelalters mussten Gewandtheitsübungen auf dem Pferd für den Kampf in voller Rüstung üben. Erst in der Renaissance entwickelte sich das Voltigieren zum Sport und zur Bewegungskunst. Im 17. und 18. Jahrhundert stieg die Bedeutung des Voltigierens als Unterrichtsfach an den Ritterakademien, an denen junge Adelige insbesondere im Fechten, Reiten, Tanzen und Voltigieren unterrichtet wurden. Im 19. Jahrhundert wurde das Voltigieren fester Bestandteil der Kavallerieausbildung. 1920 war in Antwerpen die Disziplin „Kunstreiten“ das erste und bisher einzige Mal im Programm der Olympischen Spiele. Soldaten mussten in einer Einzel- und einer Mannschaftswertung Übungen auf dem gesattelten und ungesattelten Pferd sowohl im Stand als auch im Galopp vorführen. Aus den historischen Anfängen hat sich das Voltigieren heute zu einer modernen Sportart mit einem vielseitigen Angebot sowohl im Breiten- als auch im Turniersport entwickelt – vom spielerischen Üben auf dem Pferd bis zu einem anspruchsvollen Leistungssport mit eigenen Regeln und Meisterschaften. Die oben bereits angeführten positiven erzieherischen Werte des Sports werden besonders beim heilpädagogischen Voltigieren sowie im Schulsport und in Ferienfreizeiten genutzt. So wird das Voltigieren auch in der Kooperation von Schulen und Vereinen angeboten.

Voraussetzungen

Voltigierpferd

Zum Voltigieren ist ein gesundes, zuverlässiges, korrekt ausgebildetes, fleißig vorwärts gehendes Pferd mit einwandfreiem, ruhigem Charakter und schwungvollen Gängen, u. a. mit gleichmäßiger Galoppade, die wichtigste Voraussetzung. Bevorzugt werden sog. Gewichtsträger, das sind mittlere und größere Pferde-

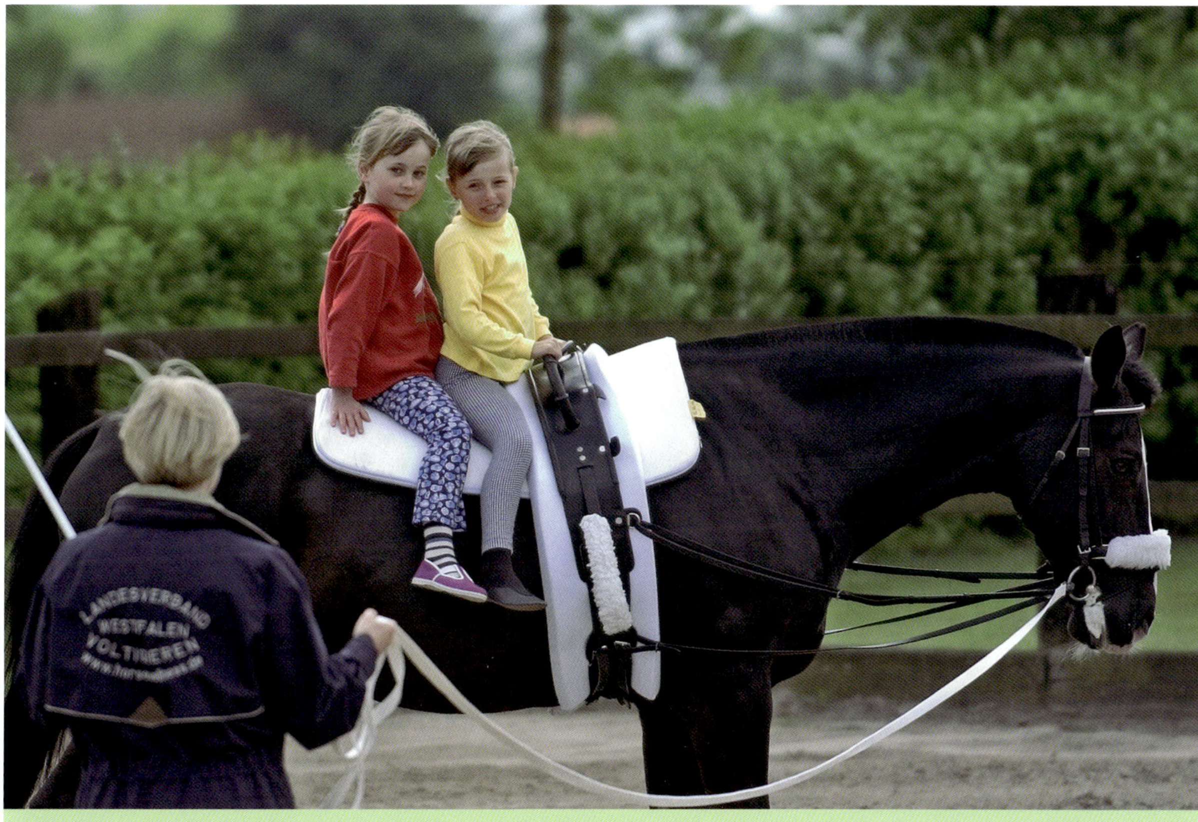

Alle gehören zusammen: Pferd, Longenführer und Voltigierer.

typen, die in der Lage sind, das Gewicht von bis zu drei Voltigierern zu tragen. Das Pferd sollte im Umgang zuverlässig und geduldig sein, damit die Kinder Vertrauen zum Pferd gewinnen können. Es darf weder zu empfindlich noch schreckhaft oder ängstlich sein.

Ausbilder

Engagement, Fachwissen und pädagogisches Können des Ausbilders bestimmen den Erfolg des Voltigierunterrichtes. Ein Voltigierausbilder (meist ist er Longenführer, Trainer, Erzieher, Betreuer, Berater und Organisator in einer Person) muss seine Voltigierer im fachgerechten Umgang mit dem Pferd anleiten und das Voltigierpferd korrekt longieren können und seinen Unterricht erlebnisreich gestalten. Die FN bietet für interessierte Voltigierausbilder ein in der APO festgelegtes, mehrstufiges Ausbildungsangebot mit verschiedenen Trainerlizenzen an.

Voltigierer

In der Regel können Kinder ab sechs Jahren in einem örtlichen Reit- oder Voltigierverein mit dem Voltigieren beginnen. Da Voltigieren die kostengünstigste Pferdesportart ist, sind finanzielle Voraussetzungen nachrangig. Ein Kind sollte groß genug sein, um den inneren Griff des Voltigiergurts zu erreichen. Wenn ein Kind – neben dem Spaß am Umgang mit Pferden – folgende Voraussetzungen erfüllt, dann ist Voltigieren der richtige Sport:

1. Freude am Turnen auf dem Pferd – einzeln und in Gruppengemeinschaft;
2. Bereitschaft, mindestens wöchentlich eine Übungsstunde und z. B. ein zusätzliches Gymnastik-Training regelmäßig zu absolvieren, auch bei der Pflege des Pferdes mitzuwirken, aber auch zeitweise an Wochenenden an Vorführungen teilzunehmen.

Wer sein Kind zum Voltigierunterricht anmelden möchte, sollte sich in den Vereinen der Umgebung umsehen und sich dort über das Angebot und die Kosten informieren. Meistens gibt es die Möglichkeit, an Probestunden oder an speziellen „Schnupperkursen" teilzunehmen, um herauszufinden, ob ein Kind Spaß am Voltigieren hat. In Spiel- und Freizeitgruppen lernen die Anfänger den Umgang mit dem Voltigierpferd und auf spielerische Weise die ersten Grundübungen auf dem Pferderücken.

Ausrüstung

Grundsätzlich sollte die **Kleidung der Voltigierer** sportgerecht, eng anliegend, elastisch und pflegeleicht sein. Für die Übungsstunden genügt die übliche

Tabelle 66: Checkliste „Eignung einer Voltigierabteilung für Kinder" *)

Checkpunkt	Wichtige, zu prüfende Kriterien
Reitanlage	Ist ein gepflegter Voltigierplatz – möglichst in einer Reithalle, etwa 20 m × 20 m Mindestfläche – mit weichem, federndem, schadstofffreiem Boden vorhanden?
Ausbilder/ Trainer	Mit oder ohne FN-Qualifikation? Wie ist der persönliche Eindruck, nur geschäftsmäßig-höflich oder sympathisch-zuvorkommend-engagiert? Wie aufschlussreich ist die Beratung? Übernimmt der Ausbilder zuverlässig seine Übungsstunden oder lässt er sich häufig vertreten? Sorgt er bei Anfängern für eine fachkundige, sichere Anleitung für Umgang und Pflege des Pferdes?
Helfer	Sind Helfer und übriges Personal erfahren? Sind sie vertrauenswürdig mit kindgerechten Umgangsformen? Sind sie in der Lage, Voltigierübungen am Übungspferd mit der passenden Hilfestellung fachgerecht zu unterrichten?
Atmosphäre	Spricht die Atmosphäre im Verein insgesamt an? Herrscht ein freundlicher Ton oder sind unangemessene Umgangsformen festzustellen, werden z. B. Kraftausdrücke gebraucht oder Pferde herablassend als reine „Nutztiere" behandelt?
Übungsgruppen	Sind Übungsgruppen nach Leistungsfortschritt eingeteilt? Besteht jede Gruppe aus nicht mehr als 12 Voltigierern?
Übungsstunden	Läuft der Voltigierunterricht diszipliniert, gut organisiert und effektiv ab? Finden Übungsstunden regelmäßig jede Woche statt (was vorzuziehen wäre) oder fallen immer wieder Unterrichtsstunden aus?
Trainingsangebote	Gibt es zusätzliche Trainingsmöglichkeiten, z. B. Gymnastik?
Holz-/Metall-Übungspferde	Sind die „Übungspferde" verletzungsverhütend hergestellt, TÜV-geprüft oder wurden sie in eher laienhafter Eigenregie gebastelt und sind im Gebrauch/im derzeitigen Zustand unsicher? Ist ein sicheres Minitrampolin für Aufsprünge vorhanden?
Sicherheit	Bietet die Anlage (z. B. bei Brand) schnelle Fluchtmöglichkeiten oder handelt es sich um nicht sanierte Altgebäude, deren Statik zweifelhaft erscheint? Wie sind die Toilettenanlagen, Waschgelegenheiten und Umkleideräume beschaffen, sind Störungen der Intimsphäre durch mangelhafte Baulichkeit, z. B. fehlende Trennwände u. Ä., zu erwarten?
Pferde	Sind die Voltigierpferde in Ausdruck und Verhalten angenehm-zutraulich oder verhalten sie sich unberechenbar oder gar aggressiv? Sind sie in einem guten körperlichen Zustand und verfügen sie über eine gute Kondition oder wirken sie apathisch, müde und ausgelaugt? Sind stark hustende Pferde anzutreffen oder sieht man z. B. dem geringwertigen Raufutter und den unhygienischen Stallutensilien bereits an, dass am falschen Ende „gespart" wird? Ist die Pferdehaltung artgerecht? Können die Pferde sich in ihrem Stall frei bewegen und sind von daher bereits verlässlicher und gelassener im Umgang? Sind festgestellte räumlich bedingte Haltungs-Kompromisse akzeptabel?

*) Ein gutes Zeichen für die Qualität der Voltigierarbeit ist, wenn ein Verein zusätzlich vielfältige Aktivitäten wie Zeltlager, Voltigiertage, Projektwochen usw. anbieten kann und erfolgreich an Wettkämpfen teilnimmt.

Sportkleidung. Nur für Turniere ist eine einheitliche Turnierkleidung erforderlich. Am besten eignen sich eng anliegende T-Shirts oder Pullover (oder ein Gymnastikanzug), dazu lange Gymnastikhosen. Ein Trainingsanzug ist zum Überziehen notwendig. Besonders wichtig sind strapazierfähige Gymnastikschuhe aus Leder mit flexiblen, rutschfesten Sohlen. Die Ausrüstung kostet etwa 100 bis 150 Euro.

Die **Ausrüstung des Pferdes** besteht aus einer Trense mit Ausbindezügeln, einem stabilen, gepolsterten Voltigiergurt mit großen Griffen und Fußschlaufen sowie einer Gurtunterlage und einer 3 cm dicken Decke von 100 × 90 cm Größe. Der Ausbilder bzw. Longenführer benutzt zur Hilfengebung eine etwa acht Meter lange Longe und eine leichte, genügend lange Longierpeitsche.

Wettkampfsport

Seit etwa 1950 wird das Voltigieren in Deutschland auch als Turniersport betrieben. Im Jahr 1963 wurde die erste **Deutsche Meisterschaft** im Gruppenvoltigieren in Wiesbaden ausgerichtet. Inzwischen gibt es nationale und internationale Turniere sowie Deutsche-, **Europa- und Weltmeisterschaften**. Voltigierwettkämpfe werden heute in drei Disziplinen veranstaltet: Einzelvoltigieren, Doppelvoltigieren, Gruppenvoltigieren. Als Motivation und als Vorbereitung auf den Turniersport gibt es eine Vielzahl von breitensportlichen Wettbewerben, sog. Voltigiertage, bei denen die Voltigierer ihr Können im Schritt oder Galopp zeigen können. Aus den **Nachwuchsgruppen** entwickeln sich aktive **Turniergruppen** mit 8 bzw. 6 Voltigierern die in der Regel mindestens zweimal in der Woche trainieren und ein zusätzliches Gymnastik-, Turn- und Konditionstraining durchführen. Im Gruppensport gibt es vier verschiedenen Leistungsklassen, angefangen bei den D/C-Gruppen bis zur Leistungsspitze, den A/B-Gruppen. Die optische Aufmachung der Gruppe und die von ihnen gewählte Musik gehören zur individuellen Vorführung und geben so jeder Gruppe einen eigenen Charakter.

Einzelvoltigierer können ihren Sport ab 16 Jahren (mit Silberabzeichen ab 14) ausüben. In den beiden Leistungsklassen B und A zeigen sie ihr Können in einer Pflichtvorführung und einer einminütigen Kür. Beim **Doppelvoltigieren** dürfen sowohl Damen- als auch Herrenpaare neben gemischten Paaren starten. Diese Disziplin besteht aus einem reinen Kürwettbewerb mit einer gemeinsamen Bewegungsgestaltung der beiden Voltigierer. Die Regeln mit den speziellen Anforderungen sind in einem eigenen FN-Regelwerk, der Leistungsprüfungs-Ordnung (LPO), festgeschrieben. Am Turniersport können auch Sportler teilnehmen, die kein eigenes Pferd besitzen. Die nach Leistungsstand abgestuften Anforderungen der verschiedenen Voltigierwettbewerbe und -prüfungen werden von speziell geschulten Voltigierrichtern beurteilt. Im Wettkampf wird zuerst ein vorgeschriebenes Pflichtprogramm gezeigt, ehe sich die Kür anschließt. Entsprechend den Wettkampfregeln müssen alle Übungen auf dem galoppierenden Pferd auf der linken Hand gezeigt werden.

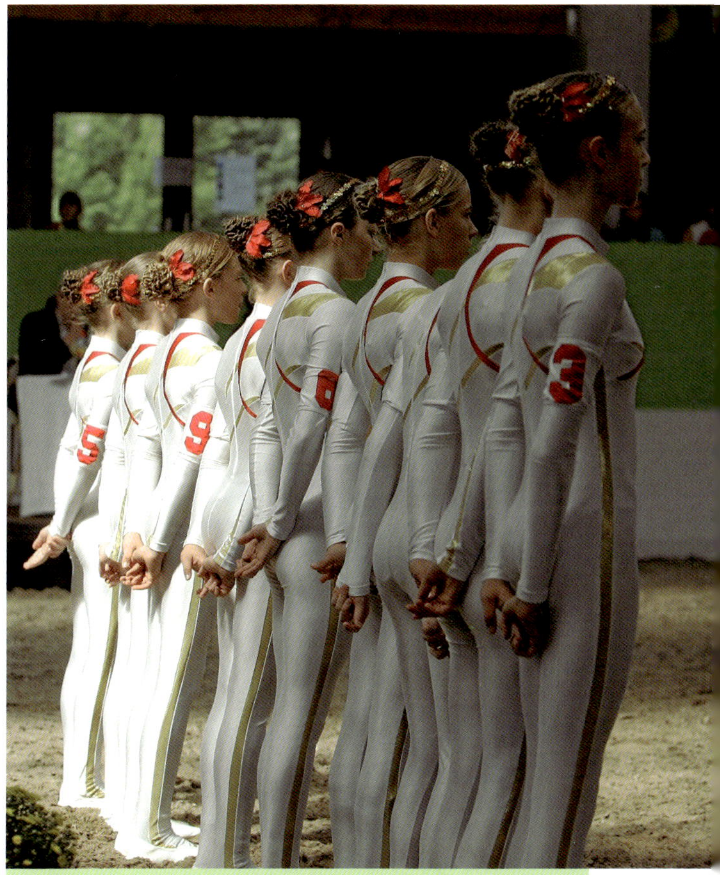

Eine hübsche Aufmachung gehört beim Wettkampf dazu.

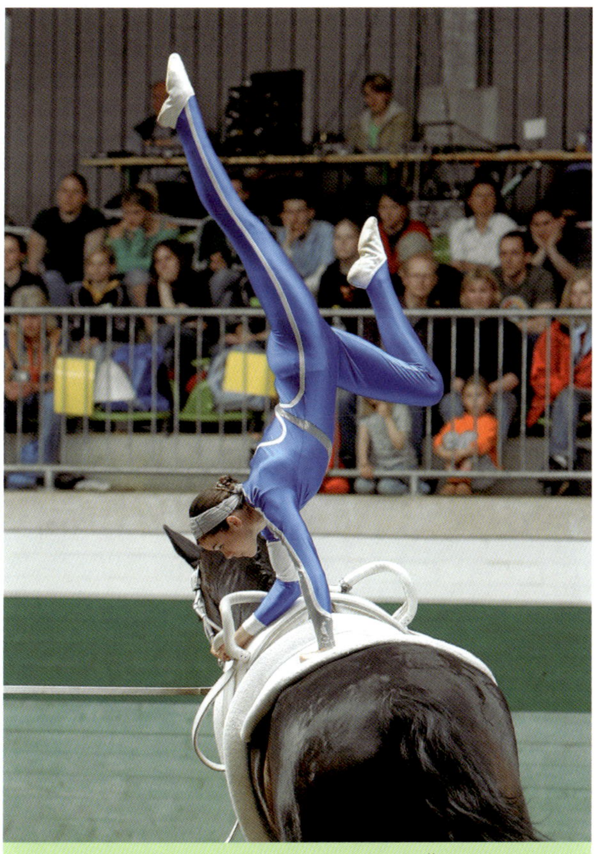

Einzelvoltigieren: Der Handstand ist eine Übung von hohem Schwierigkeitsgrad.

Pflicht- und Kürdarbietungen

Jeder Voltigierer muss im Wettkampf sechs bzw. sieben **Pflichtübungen** (je nach Leistungsklasse) zeigen, die jeweils eine Wertnote von 0 bis 10 erhalten. Je nach Leistungsklasse gibt es unterschiedliche Pflichtübungen. In Tabelle 67 auf Seite 364 sind einige Pflichtübungs-Beispiele erläutert.

Die **Kür** ist bei den Voltigierern besonders beliebt. Sie setzt sich aus Einzel- und Partnerübungen mit

Tabelle 67: Beispiele für Voltigier-Pflichtübungen

Pflichtübung	Erläuterung
Aufsprung	Der Aufsprung erfolgt im Galopprhythmus mit einem Absprung vom Boden. Der Voltigierer landet möglichst weich auf dem Pferd im Grundsitz.
Freier Grundsitz	Der Grundsitz ist eine Haltungsübung, wobei der Voltigierer mindestens vier Galoppsprünge in aufrechter Haltung und mit seitwärts ausgestreckten Armen auf dem Pferd sitzen bleibt.
Fahne	Die Fahne ist eine Balanceübung im Knien, bei der das äußere Bein nach hinten und der innere Arm nach vorne ausgestreckt wird.
Mühle	Die Mühle ist eine ganze Drehung im aufrechten Sitz in vier Phasen. Bei aufrechter Körperhaltung werden die Beine in einem hohen Bogen über den Pferdekörper geführt.
Schere	Die Schere ist eine dynamische Schwungübung in zwei halben Drehungen, der Vor- und der Rückwärtsschere, bei denen die Beine hoch über dem Pferderücken gekreuzt werden.
Freies Stehen	Der Voltigierer steht in aufrechter Haltung: Mit federnden Knien wird die Galoppade des Pferdes ausbalanciert.
Flanke	Die Flanke ist eine Schwungübung, die aus zwei Teilen besteht: Hohe Wende aus dem Sitz zum Innenseitsitz und daraus eine Wende über das Pferd nach außen.

statischen und dynamischen Elementen zusammen, die im Wechsel gezeigt und zu fließenden Bewegungsfolgen kombiniert werden. Beim **Einzelvoltigieren** und **Doppelvoltigieren** werden einzelne Übungselemente, Bodensprünge und ein schnelles Umturnen des Pferdes zu einer eigenen, attraktiven Bewegungsgestaltung verbunden. Beim **Gruppenvoltigieren** werden Übungsteile mit gleichzeitig bis zu drei Voltigierern auf dem Pferderücken gezeigt. Mit einfachen Doppelübungen wird zuerst das Zusammenspiel der Voltigierer auf dem Pferd eingeübt. Daraus entwickeln sich später Dreierübungen bis zu akrobatischen Höchstleistungen. Alle **Partnerübungen** erfordern eine präzise Ausführung und Körperbeherrschung sowie ein ausgeprägtes Balancegefühl aller beteiligten Voltigierer, die sich absolut aufeinander verlassen können müssen. Die Zusammenstellung der einzelnen Übungen bleibt der Phantasie der Gruppe bzw. den Einzelvoltigierern überlassen. Die Kreativität einer Kür kommt besonders in der Interpretation der Bewegungen zur Musik zum Ausdruck. Hier wird Voltigieren zur Bewegungskunst auf dem Pferderücken!

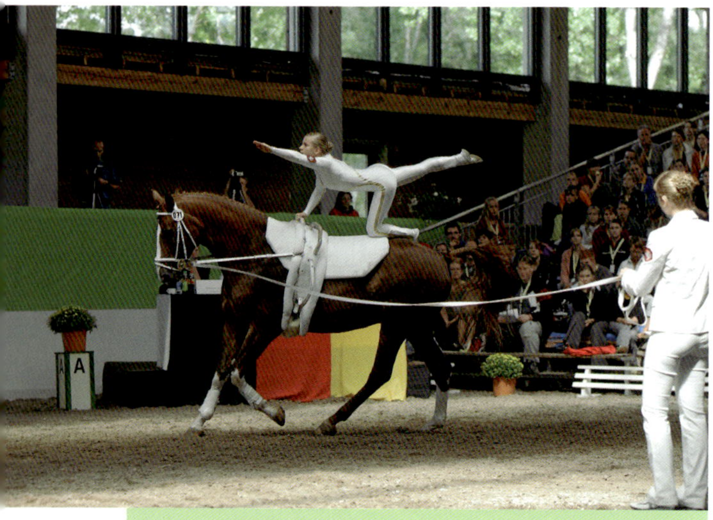

Die Pflichtübung „Fahne".

Organisation

Die in Deutschland aktiven gut 50.000 Voltigierer üben ihren Sport in den Pferdesport- oder Voltigiervereinen aus, die der Deutschen Reiterlichen Vereinigung e. V. (FN) angeschlossen sind. Der „Disziplinbeirat Voltigieren" vertritt die Anliegen des Voltigiersports innerhalb der FN. Eine entsprechende Ausbildungs- und Prüfungsordnung (APO) regelt die Ausbildung von Trainern und Richtern. Die FN vergibt – je nach Leistungsniveau – **Motivations- und Leistungsabzeichen** für Voltigierer, die vom „Steckenpferd" bis zum „Goldenen Voltigierabzeichen" reichen.

Weltweit wird Voltigieren in über 20 Ländern betrieben. Der Voltigiersport wurde 1983 vom Weltverband, der FEI, international anerkannt. Mit der ersten Europameisterschaft 1984 in Ebreichsdorf (Österreich) und der ersten Weltmeisterschaft 1986 in Bulle (Schweiz) wuchs die Verbreitung und Anerkennung des Voltigiersports auf internationaler Ebene. Durch den Austausch von Sportlern, die weltweite Ausbildungsarbeit deutscher Trainer und Richter sowie die zahlreichen internationalen Begegnungen der Sportler aus vielen Nationen hat sich eine enge Zusammenarbeit entwickelt. Im internationalen Leistungsvergleich schneiden die deutschen Voltigierer hervorragend ab: Deutschland ist seit Jahren die erfolgreichste Voltigiernation weltweit. Die deutsche Equipe kann zahlreiche Europa- und Weltmeistertitel in allen Disziplinen verbuchen.

Fred Probst:
Fahren

Die Nutzung von Wagenpferden ist schon für die frühe historische Zeit belegt (siehe hierzu die Ausführungen im Kapitel „Geschichte der Zug- und Reitnutzung“ auf Seite 271 ff.). Noch bevor Pferde geritten wurden, spannte man sie vor etwa 4.500 Jahren erstmals an, u. a. bei den Sumerern im Gebiet zwischen Euphrat und Tigris (heutiger Irak). Sie wurden Nachfolger der zuvor als Zugtiere eingesetzten Ochsen und Onager (Halbesel). Besonders im alten Ägypten zur Zeit der Pharaonen verstärkte sich die militärische Verwendung von Pferden als Zugtiere für Kampfwagen. Auch in den folgenden Jahrtausenden spielte das Wagenpferd die entscheidende Rolle für Völkerwanderungen, Kriege, aber auch besonders für Landwirtschaft, Handel und Kultur. Schließlich entwickelten sich aus zunächst eher plumpen Holzkarren und ungefederten Wagen die späteren Postkutschen und Droschken. Auch technische Neuerungen, z. B. die erste Straßenbahn 1828 in Paris oder Feuerwehrwagen, wurden zunächst von Pferden gezogen. Später entdeckten vornehmlich Adelige die Faszination kultivierten Fahrens für Ausflüge und für die Jagd. Hieraus entwickelte sich die Begeisterung für den Fahrsport als Freizeithobby und Wettbewerbssport, der heute (mit regionalen Unterschieden) immer beliebter wird.

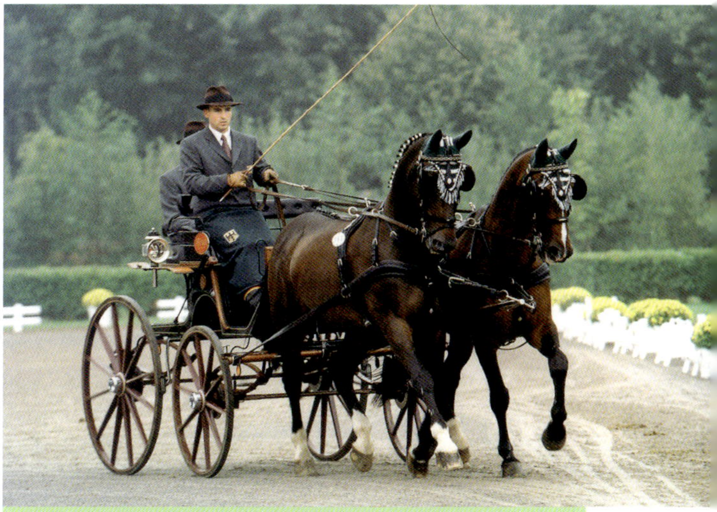

In der Regel wird ein Pferd nach der Vorausbildung erstmals im Zweispänner eingespannt.

Wagenpferde-Grundausbildung

Pferd und Reiter benötigen eine qualifizierte Grundausbildung, damit der „Fahrspaß“ nicht im Chaos endet. Oberflächlich betrachtet, sieht gekonntes, reibungsloses Fahren für den Laien zwar zunächst einfach aus, weshalb manche Pferdebesitzer denken, dass das Fahren insgesamt recht problemlos mit geringen Kenntnissen und Fertigkeiten funktioniert. Nicht selten besorgt sich jemand ein altes oder billiges Geschirr, „hängt“ das eigentlich doch „so ruhige“ Pferd an den nächstbesten Wagen und fährt los. Meistens endet dieses Unterfangen aber im Straßengraben – mit üblen Folgen für Fahrer, Mitfahrer, Pferd und Wagen! Um ein Pferd richtig an den Wagen zu gewöhnen und kultiviert und sicher „Fahren zu können“, braucht man einen erfahrenen Ausbilder für Fahrer und Pferd. Damit ein Pferd einfacher und schneller ausgebildet werden kann, ist es immer von Vorteil, wenn es bereits angeritten ist und von daher „Ausbildungsprozeduren“ grundsätzlich schon kennt und auch im gesamten Umgang nicht mehr „roh“ ist.

Die Grundausbildung für ein Wagenpferd, das noch nicht geritten wurde, stellt die höchsten Anforderungen an den Ausbilder. Er muss dem Pferd Sicherheit vermitteln und darf in keiner Situation hektisch agieren – er muss stets Ruhe ausstrahlen. Pferde als Herdentiere wollen sich einem starken Leittier anvertrauen, doch bevor sie das tun, testen sie, ob dieser Anführer (hier der Ausbilder) entschlossen und selbstsicher ist, damit er ihnen das gewünschte Sicherheitsgefühl vermittelt. Leider ist der Begriff der Dominanz teils durch manche unüberlegte Publikationen vieldeutig diskutiert worden und bei manchen negativ besetzt. Dominanz des Ausbilders bzw. Fahrers über sein Pferd bedeutet – richtig verstanden – positive Autoritätsbeziehung, die nicht auf Furcht beruht, sondern bei gleichzeitiger Freundschaft konsequent besteht. Training der Dominanz ist erlernbar und u. a. durch diverse Round Pen-Methoden möglich (siehe Ausführungen dazu im Kapitel „Umgang“ auf S. 223 ff.). Jeder Ausbilder ist gut beraten, sich immer genügend Zeit zu nehmen und bereits mit kleinen Fortschritten zunächst zufrieden zu geben, denn auch bereits gerittene Pferde müssen sich erst an die dem Anspannen vorhergehende Ausbildungsarbeit mit Doppellonge, Geschirr und Schleppe gewöhnen. Man bedenke auch, dass man als Fahrer seinem(en) Wagenpferd(en) viel stärker „ausgeliefert“ ist als beim Reiten, weil die direkte körperliche Nähe zur Einwirkung nicht vorhanden ist. Schon aus diesem Grund sind konsequentes Training, Vertrauen und Gehorsam des Wagenpferdes oberstes Ziel jeder fachgerechten Ausbildung.

Kommt das Pferd in einen Fahrstall zur Ausbildung, sollte es wenigstens ein bis zwei Tage Zeit bekommen, um sich an die neue Haltungsumgebung mit neuen Artgenossen, unbekannten Reizen und Gerüchen sowie auch anderen Menschen zu gewöhnen. Bevor man dann konkret an einem bestimmten Tag mit der Grundausbildung beginnt, empfiehlt es sich, das Pferd (das in der Regel zur besseren Erreichbarkeit während der Ausbildung aufgestallt wird) z. B. in der Halle erst einmal frei laufen zu lassen, damit es sich abreagieren kann. An diesem dritten Tag wird dem Pferd dann eine Trense angepasst und ein Longiergurt mit Schweifriemen aufgelegt. Doch hier ist erste Vorsicht geboten: Die sog. Schweifmetze ist für das Pferd ungewohnt und zunächst auch unangenehm, es könnte ausschlagen oder auch flüchten wollen (es sei denn, es hat vorher z. B. als Wanderreitpferd bereits einen typischen Trachtensattel mit Schweifriemen getragen). Wichtig ist deshalb, dass immer ein zusätzlicher Helfer mit Pferdeerfahrung anwesend ist, der das Pferd zunächst vorne am Kopf hält und zur Not auch beruhigend einwirken kann. Anschließend führt man das Pferd in der Reithalle einige Runden. Danach wird mit dem Doppellongieren begonnen.

Doppellongenarbeit

Die Arbeit an der Doppellonge ist das „A und O" der Grundausbildung für ein Wagenpferd. Darauf sollte nie verzichtet werden! Doppellongenarbeit ist „gekonntes Handwerk", das man erlernen kann. Wer damit nicht vertraut ist, muss es sich unbedingt zeigen lassen und zunächst auch unter Anleitung erst üben, um Fehler und nachhaltig wirkende Ausbildungsmängel erst gar nicht aufkommen zu lassen. Man schnallt die Innenlonge in den inneren Trensenring ein. Die Außenlonge läuft über den Rücken durch den unteren Ring des Longiergurtes und wird vorne am äußeren Trensenring angebracht. Nun wird das Pferd ein bis zwei Runden vom Helfer so lange geführt, bis es die Zirkellinie kennt – anschließend wird ohne Helfer gearbeitet. Bleibt das Pferd dabei ruhig, wird das Pferd angehalten, der Gehilfe hält das Pferd am Kopf

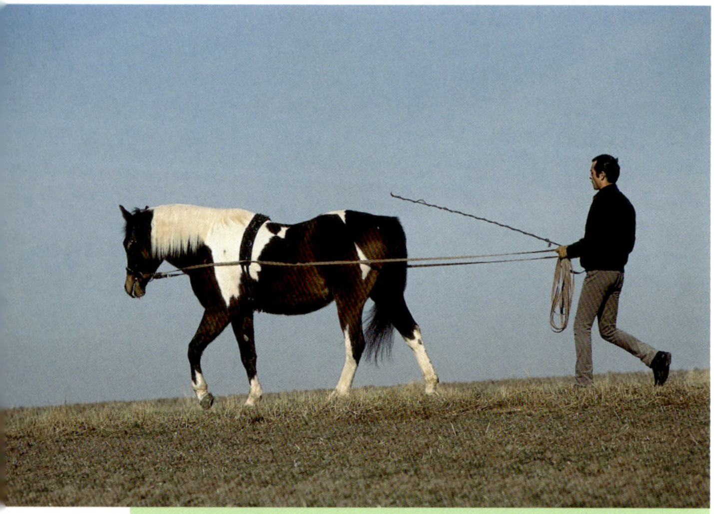

Eine gründliche Ausbildung an der Doppellonge ist Voraussetzung für den künftigen Fahrerfolg.

Wichtig!

Für die gesamte Ausbildung gilt: Nie ohne Handschuhe longieren/arbeiten/fahren, da ansonsten schmerzhafte „Verbrennungen" bei ruckartigen Bewegungen des Pferdes nie auszuschließen sind.

und die Außenlonge wird um die Hinterhand gelegt. Nun wird das Pferd angeführt – dabei Vorsicht vor Aktionen des Pferdes! Das Pferd wird links und rechts herum geführt. Einen Tag später wiederholt sich der beschriebene Ablauf erneut. Wenn das Pferd ruhig bleibt, wird es angehalten und die Innenlonge vom Gurt zum Trensenring verschnallt. Jetzt beginnt der Handwechsel – ohne dass die Longe verschnallt werden muss. Bei den ersten Handwechseln empfiehlt es sich, den Helfer das Pferd am Kopf führen zu lassen. Nach drei- bis viermaliger Wiederholung kann das Pferd durchweg schon alleine longiert werden. Nur wenn dies alles reibungslos funktioniert, kann auch zunächst im ruhigen Trab gearbeitet werden. Nicht besonders geübte Longenführer sollten diese Übung mehrere Tage zunächst aber nur im Schritt weiterführen. Es muss so lange im Schritt geübt werden, bis die Doppellongenarbeit wirklich gefestigt ist.

Dabei ist insbesondere darauf zu achten, dass am Ende der Doppellongenarbeit Takt und Losgelassenheit gefestigt sind und das Pferd nicht etwa hektisch läuft, z. B. mit durchgedrücktem Rücken. **Takt** bedeutet nichts anderes als die Beibehaltung des natürlichen Bewegungsablaufs in einem gleichmäßigen Rhythmus (Schritt = Viertakt, Trab = Zweitakt). **Losgelassenheit** beinhaltet zunächst einmal unverkrampfte Arbeit der Muskulatur (vor allem der Rücken- und Halspartie), also ein „zwangloses Mitschwingen" der Bewegungszentren des Pferdes. Abhängig ist dies immer von der „inneren" Losgelassenheit, was bedeutet, dass die Leistungsbereitschaft ohne Spannungen nur durch eine ruhige Arbeitsatmosphäre gefördert wird. Zu harte „Herannahme" des Pferdes – ohne Rücksicht auf individuelle Faktoren – provoziert Verkrampfungen, die sich beim Pferd festsetzen können und später nur mühevoll wieder zu korrigieren sind.

Nach dieser Grundlektion an der Doppellonge können Trense (Kopfstück mit Scheuklappen) und ein Geschirr (Brustblatt- oder Kumtgeschirr) – jedoch erst einmal ohne Zugstränge (siehe Abbildungen auf Seite 374) aufgelegt werden. Es werden zwei große Karabiner an den sog. Strangstutzenschnallen oder Brustblattschnallen befestigt – in denen die Longe durchläuft. Daraufhin wird mit dem Longieren erneut begonnen, damit sich das Pferd nun an das Geschirr gewöhnen kann. In der Regel behindert das Geschirr die Pferde in diesem Ausbildungsstadium nicht mehr.

Nach einem Tag werden dann die Zugstränge befestigt. Hier muss sich das Pferd zuerst an das „Herumflattern" der Stränge langsam gewöhnen. Dies dauert – je nach Rasse und Temperament – mehr oder weniger lang und bedarf beim Ausbilder der Ruhe und Geduld. Ein Haflinger oder Fjordpferd wird in solchen Punkten durchweg weniger Probleme machen als etwa ein Vollblutaraber! Anschließend wird dem Pferd das Geschirr mit Zugsträngen und Kopfgestell aufgelegt und man beginnt erneut zu longieren. Hierbei ist wichtig, dass das Mundstück (Gebiss) schonend wirkt (dünne Gebisse wirken zu scharf!). Hilfreich ist bei der Ausbildung deshalb die sog. Ellbogenkandare, da das Mundstück dick ist. Auch doppelt gebrochene Mundstücke (Trensen), wie man sie üblicherweise beim Reiten verwendet, sind ideale Ausbildungsgebisse.

Durch die Scheuklappen am Kopfgestell ist die Sicht des Pferdes stark eingeschränkt, so dass eine weiche Führung von der Longe zum Pferdemaul gegeben sein muss. Hat sich das Pferd an die Scheuklappen gewöhnt, erfolgt der nächste Trainingstag mit der Schleppenarbeit.

Schleppenarbeit

Die Stränge werden so lang wie möglich geschnallt, damit genügend Abstand zur angehängten Schleppe zustande kommt – eventuell müssen die Stränge (z. B. durch starke Seile) noch verlängert werden. Ist das Pferd ablongiert, wird mit dem Helfer und einer dritten Person an den Strängen gezogen. Es muss kräftig dagegen gehalten werden, damit das Pferd mit dem Ziehen der Stränge vertraut gemacht wird. Später wird ein Balken (zirka 2 m lang und 40 cm dick) an ein sog. Ortscheit (an diesem sind die Zugstränge seitlich jeweils befestigt) angehängt. Diese Arbeit wiederholt sich mehrmals. Um den Zug zu erschweren, kann sich der Helfer für kurze Strecken auf den Balken stellen, damit das Pferd auch schwereren Zug kennen lernt.

Nach der Schleppenarbeit empfiehlt es sich, die Brust (bei Verwendung eines Brustblattgeschirrs) bzw. die Schulterblätter (bei Verwendung eines Kumtgeschirrs) des Pferdes gut zu kühlen, denn damit werden unangenehme, oft schwer heilende Druckstellen (deren Therapie und Heilung die Ausbildung unterbrechen würde) vermieden.

Einspannen

Wenn die Schleppenarbeit auf linker und rechter Hand, in Schritt und Trab sowie auch mit wichtigen Handwechseln im Trab einwandfrei funktioniert, kann mit dem Einspannen begonnen werden. Zum ersten Einspannen werden drei Personen benötigt – und ein bereits gut eingefahrenes Pferd als „Lehrmeister". Ist kein „Lehrmeister" vorhanden, muss das Pferd „solo" eingespannt werden, wozu erheblich mehr Erfahrung der beteiligten Personen gehört und

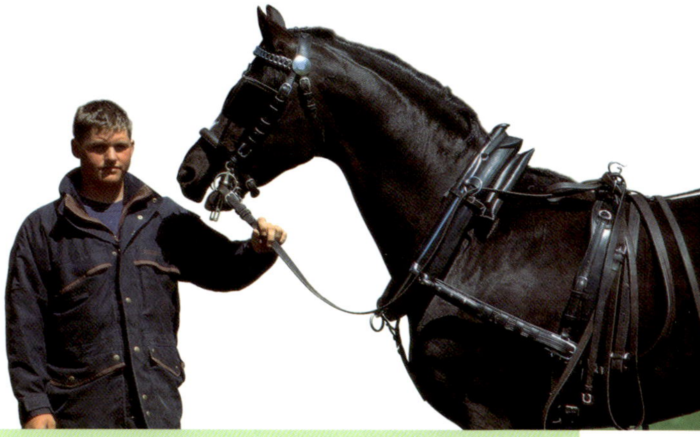

Zum ersten Einspannen benötigt man drei Personen; einer der Helfer führt das Pferd am Kopf.

insbesondere die vorherige Gewöhnung des Pferdes an die Einspännerschere. In der Regel ist aber zunächst das Einspannen im Zweispänner üblich. Der zu benutzende Wagen (mit Zweispännerdeichsel) muss über eine gute hydraulisch wirkende Bremse und eine Sprengwaage verfügen – keine sog. Spielwaage (siehe hierzu die Ausführungen zu „Anspannungsarten", Seite 373). Zuerst wird das bereits geschulte Pferd als „Lehrmeister" eingespannt und anschließend erst das einzufahrende Pferd. Wichtig hierbei ist, dass alles ohne jede Hektik in Ruhe abläuft und auch ungebetene „Gäste" oder unerfahrene Helfer keine mehr oder weniger „schlauen" Kommentare abgeben. Günstig ist zudem, wenn das einzufahrende Pferd vorher den vierbeinigen „Lehrmeister" entweder als Boxennachbarn oder (besser noch) in einem Paddock kennen gelernt hat und mit ihm pferdegerecht kommunizieren konnte. Beim Anschirren wird zusätzlich die Doppellonge beim einzufahrenden Pferd eingeschnallt, die einer der Helfer (es sollte kein „blutiger Laie" sein) zusätzlich hält. Beim Anfahren führt der andere Helfer mit einem Führstrick das junge Pferd an (der Ausbilder sitzt auf dem Bock und führt die Leinen). Am besten wählt man zum Einspannen eine große Reitbahn oder eine Geländestrecke, die nicht oder wenig befahren ist. Wählt man einen Feldweg, dann ist es günstig, sich vorbereitend zu vergewissern, dass nicht plötzlich Traktoren oder Mähdrescher den Weg kreuzen und u. U. für zusätzliche Hektik sorgen! Nach Möglichkeit sollte auch am ersten Tag fast nur geradeaus gefahren werden, enge Kurven sind jedenfalls zu vermeiden, es ist nur Schritt zu fahren.

Achtsam sollte man sein, wenn das einzufahrende Pferd die ersten ungewohnten Berührungen mit der

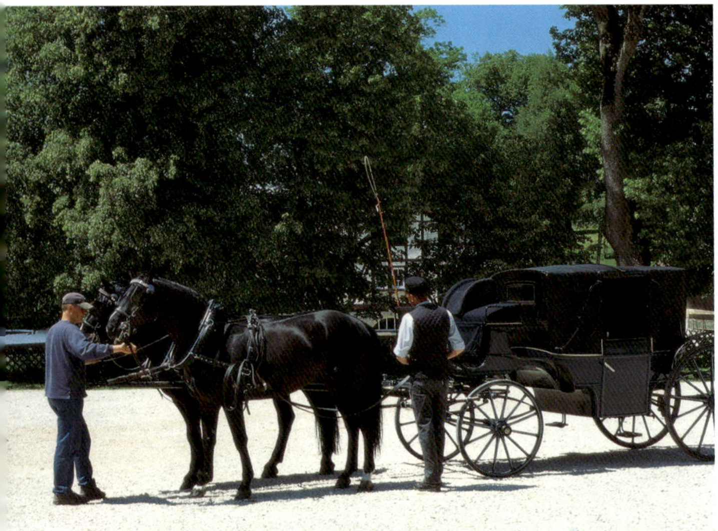

Ruhiges Stehen ohne „Herumgezackel" ist Grundvoraussetzung nach jedem Einspannnen.

Deichsel bekommt – es könnte nach der Deichsel schlagen. Ist man gezwungen, eine Wendung zu fahren, sollte das einzufahrende Pferd einen größeren Bogen laufen können. Beispiel: Ist dieses Pferd rechts eingespannt, so wird die Wendung linksherum gefahren, damit das Pferd nicht gleich zu stark mit der Deichsel konfrontiert wird. Wichtig hierbei ist zusätzlich, dass der Helfer das Pferd bei der Wendung so führt, dass er vom Pferd gesehen wird (er ist Vertrauensperson und kann u. U. auch stimmlich einwirken!).

Beim zweiten Einspannen wird am nächsten Tag die gleiche Strecke nochmals gefahren. Läuft alles glatt, dann kann man schon kurzzeitig im ruhigen Trab fahren. Das weitere Training erfolgt täglich – es werden nun auch Wendungen gefahren und etwas längere Strecken gewählt. Sinnvoll ist, wenn das Pferd die Seiten öfters wechselt, d. h. es sollte einmal links und dann wieder rechts eingespannt werden. Nach einigen Wochen stellt man fest, auf welcher Seite das Pferd besser geht.

Die hier kurz erläuterte Ausbildung ist für Pferde aller Rassen gleichermaßen geeignet. Bei hoch im Blut stehenden Pferden benötigt die Ausbildung natürlich längere Zeit und auch mehr Feingefühl sowie Geduld und häufigere Gewöhnung an Umgebungsreize, damit der Abbau von Fluchtreflexen dauerhaft gelingt. Während der gesamten Ausbildung des Wagenpferdes müssen Takt und Losgelassenheit (siehe Erklärung auf Seite 366) gegeben sein. Keinesfalls darf das Pferd überarbeitet werden, die Lernfortschritte müssen der individuellen Veranlagung und Begabung angepasst werden – es muss zugbereit und zugwillig bleiben, wozu auch Weidetage beitragen, damit sich das Pferd in natürlicher Umgebung zwischendurch auch – möglichst zusammen mit Artgenossen – im Sozialkontakt entspannen kann.

Fahrsystem nach Achenbach

Als Fahrer braucht man ein zweckmäßiges System zur sicheren Leinenführung und Hilfengebung, um u. a. auch im Bedarfsfall eine Hand zum Bremsen frei zu haben. Manche „Hobbyfahrer" bevorzugen ein eigenes System, das meistens beide Hände erfordert und besonders auch die Stimme zur Hilfengebung einsetzt. Das mag hier und da „für den bescheidenen Hausgebrauch" noch angehen. Allerdings ist zum Turnierfahren das Fahrsystem nach Achenbach vorgeschrieben, auch im öffentlichen Straßenverkehr hat dieses System entscheidende Vorteile, weshalb es jedem ernsthaften „Hobbyfahrer" nur empfohlen werden kann. Bevor man sich ein „selbst gebasteltes" System angewöhnt und später evtl. dann umlernen muss, sollte besser ein offizieller Fahrlehrgang mit Gleichgesinnten besucht werden.

Das zweckmäßige Fahrsystem, die präzisen Regeln der Leinenführung und Hilfengebung, hat *Benno von Achenbach* (1861–1936), der Begründer der deutschen Fahrkunst, auf der Grundlage des englischen Fahrsystems konzipiert. Zu seinen Lebzeiten wurde sein System von der damaligen deutschen Wehrmacht übernommen und auch in der Turnierordnung verankert. Alle Schulen lehrten und lehren sein Fahrsystem, das bis heute unverändert Gültigkeit hat. Dieses System beruht auf zwei Grundpfeilern, nämlich der Zweckmäßigkeit und der Betriebssicherheit. Es werden **drei Arten von Haltungen** unterschieden, und zwar die Grundhaltung, die Gebrauchshaltung und die Arbeits- oder Dressurhaltung. Unter „Haltungen" versteht man das Liegen der Leinen in den Händen, vornehmlich in der linken Hand. In diesem Kapitel können nicht „lehrbuchmäßig" alle Details ausführlich behandelt werden, weshalb im Folgenden nur die wichtigsten Grundsätze des Fahrsystems Achenbach erläutert werden. Die textlichen Beschreibungen sind für den Laien zunächst etwas unverständlich. Hat man aber Leinen in der Hand (oder schaut auf die Abbildungen), so werden die Erklärungen nach kurzer Übungszeit schnell klar.

Grundhaltung

Bei der Grundhaltung wird die Leine nur in der **linken Hand** gehalten. Die linke Leine liegt über dem linken Zeigefinger, die rechte Leine liegt über dem Ringfinger – beide Leinen mit der „Haarseite" (das ist die glatte Seite) nach oben. Die unteren drei Finger umschließen beide Leinen fest, Daumen und Zeigefinger sind leicht geöffnet (um bei Bedarf die Peitsche aus der rechten Hand übernehmen zu können, wenn z. B. gebremst werden muss). Die linke Leinen-Hand

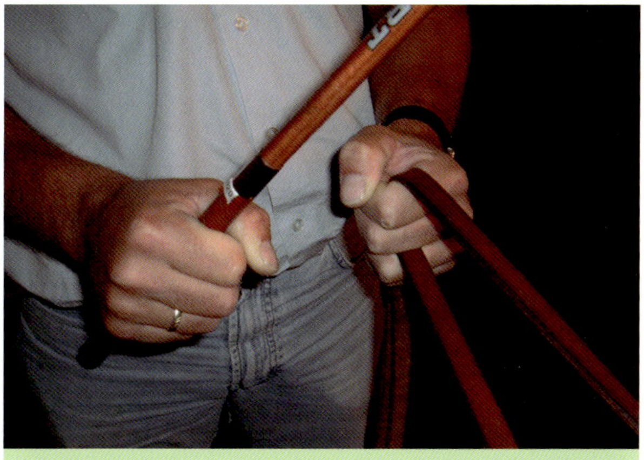

Die Grundhaltung: Die Leine wird nur in der linken Hand gehalten.

steht senkrecht vor der Körpermitte, Ober- und Unterarm bilden dabei einen stumpfen Winkel. Das Leinenende liegt über dem linken Oberschenkel. Die rechte Hand hält die Peitsche ca. 10 bis 15 cm hinter Stockende und zeigt nach links vorwärts-aufwärts. Der Fahrer soll ungezwungen und „natürlich gerade" auf dem Bock sitzen, nicht irgendwie „stock-steif". Auf der Grundhaltung (siehe Abbildung oben) bauen sich die anderen Haltungen auf. Bis auf eine einzige Ausnahme, nämlich beim „Verkürzen um ein bestimmtes Maß", siehe Erläuterung auf S. 370, wird diese Grundhaltung nie aufgegeben.

Gebrauchshaltung

Bei dieser Haltung geht die rechte Hand mit der Peitsche auf die rechte Leine und umfasst mit den unteren drei Fingern die rechte Leine. Zeigefinger und Daumen gehen über die linke Leine und der Zeigefinger umschließt die linke Leine. Die rechte Hand steht unmittelbar vor der Linken. Die Gebrauchshaltung (siehe Abbildung unten links) wird benötigt, um einzelne oder beide Leinen zu verkürzen oder zu verlängern, zur Entlastung der linken Hand und zum Geradeausfahren.

Arbeits- oder Dressurhaltung

Der Zeigefinger verlässt die linke Leine und die rechte Hand zieht die rechte Leine aus der linken Hand nach rechts seitwärts-vorwärts – ca. 15 bis 20 cm – heraus. Dabei muss das Zwischenstück straff gespannt sein. Beide Hände rücken etwas nach links, so dass beide Fäuste vor der Körpermitte sind (siehe Abbildung unten rechts). Beim Zurückgehen in die Gebrauchshaltung schließen sich für einen kurzen Moment Daumen und Zeigefinger der linken Hand, die drei unteren Finger öffnen sich leicht, nun holt sich die linke Hand das vorher herausgezogene Stück bei der rechten Hand wieder ab. Der Zeigefinger der rechten Hand umschließt die linke Leine und somit ist die Gebrauchshaltung wieder hergestellt. Diese Haltung benötigt man auf dem Dressurviereck oder im Straßenverkehr, da man mit den einzelnen Leinen besser auf die Pferde einwirken kann.

Verlängern und Verkürzen der Leinen

Da man beim Fahren das Leinenmaß immer wieder korrigieren muss, gibt es zwei Arten des Verlängerns und vier Arten des Verkürzens (siehe Abbildung auf Seite 370). Bei diesen verschiedenen Ausführungen müssen die Hände immer in der Gebrauchshaltung sein.

Zentimeterweises Verlängern

Die rechte Hand zieht beide Leinen gleichmäßig zentimeterweise aus der linken Hand Richtung Pferdemaul heraus. Die rechte Hand rückt wieder vor die linke Hand und dieses wiederholt sich so oft, bis das gewünschte Leinenmaß erreicht ist.

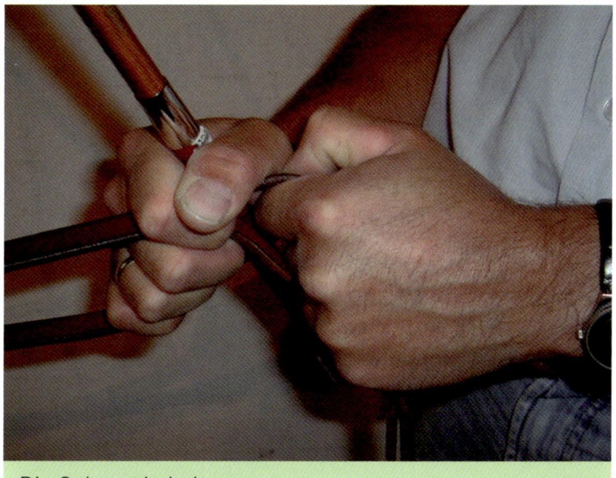

Die Gebrauchshaltung.

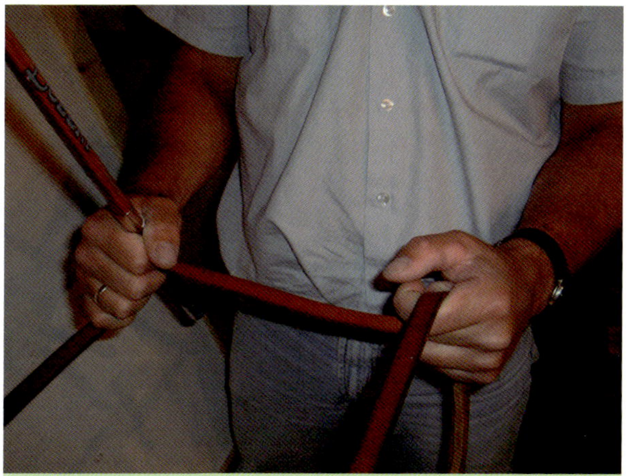

Die Arbeits- oder Dressurhaltung.

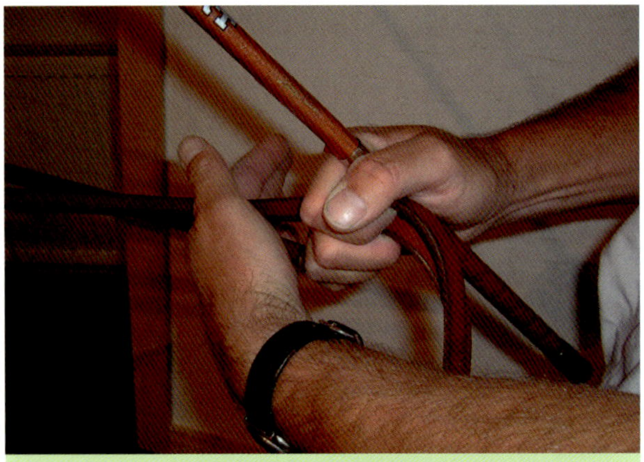

Verlängern und Verkürzen der Leinen.

Verlängern um ein größeres Stück

Die rechte Hand zieht beide Leinen um ein größeres Stück aus der linken Hand in Richtung Pferdemaul heraus, die rechte Hand geht wieder zurück vor die linke Hand und dabei ist zu beachten, dass die Verbindung zum Pferdemaul nicht verloren geht.

Zentimeterweises Verkürzen

Die rechte Hand geht einige Zentimeter auf beiden Leinen vor und hält dort fest. Die linke Hand öffnet sich leicht und rückt nach. Beide Hände gehen wieder zurück in die Ausgangsstellung. Dieses wiederholt sich so oft, bis das gewünschte Leinenmaß erreicht ist.

Verkürzen um ein bestimmtes Maß

Dieses ist die einzige Ausnahme, bei der die linke Hand die Leinen verlässt. Die linke Hand setzt sich vor die rechte Hand in Grundhaltung, die rechte Hand setzt sich wieder vor die linke Hand in Gebrauchshaltung und beide Hände gehen wieder zurück in die Ausgangsstellung. Diese Art wird auch „wechselseitiges Verkürzen" oder „Hand vor Hand" genannt.

Verkürzen um ein größeres Stück

Das ist die meist angewandte und schnellste Art des Verkürzens. Die rechte Hand geht mit der Peitsche hinter die linke Hand, umschließt beide Leinen zwischen Mittelfinger und Zeigefinger zu einer und hält dort fest. Die linke Hand geht um ein größeres Stück auf beiden Leinen vor, hält dort fest, die rechte Hand setzt sich wieder vor die linke Hand in die Gebrauchshaltung und beide Hände gehen wieder zurück in die Ausgangsstellung.

Vorübergehendes Verkürzen oder scharfe Parade

Wenn eine Gefahr für Mensch und Tier besteht, wendet man die scharfe Parade an. Diese hat jedoch starke Auswirkungen auf Gelenke und die Laden des Pferdes. Die rechte Hand geht so weit wie möglich nach vorne und hält dort fest, nimmt an und die linke Hand geht nach oben in Richtung Kinn.

Verlängern einzelner Leinen (sog. Filieren)

Mit dem Filieren wird das Leinenmaß korrigiert. Wichtig ist, dass beide Fäuste miteinander arbeiten.

Verlängern der linken Leine

Drehpunkt ist der rechte kleine Finger. Die rechte Hand dreht sich nach vorwärts-abwärts mit dem Handrücken nach unten und zieht dabei die linke Leine aus der linken Hand heraus. Gleichzeitig dreht sich die linke Hand nach rückwärts-aufwärts mit dem Handrücken nach oben. Die linke Hand schließt sich – und beide Hände kommen sich entgegen; dieses wiederholt sich, bis das gewünschte Leinenmaß erreicht ist.

Verkürzen der linken Leine

Drehpunkt ist der rechte kleine Finger. Die linke Hand dreht sich nach rückwärts-aufwärts und zieht dabei die linke Leine nach hinten durch, gleichzeitig dreht sich die rechte Hand nach vorwärts-abwärts, die rechte Hand schließt sich, die linke Hand öffnet sich leicht. Beide Hände kommen sich wieder entgegen und dabei schiebt die rechte Hand die linke Leine in die linke Hand hinein. Auch diese Vorgehensweise wiederholt sich bis zum Erreichen des gewünschten Leinenmaßes.

Verlängern der rechten Leine

Drehpunkt ist der Zeigefinger der rechten Hand. Die rechte Hand dreht sich nach rückwärts-aufwärts und zieht dabei die rechte Leine aus der linken Hand heraus, gleichzeitig dreht sich die linke Hand nach vorwärts-abwärts. Die linke Hand schließt sich, die rechte Hand öffnet sich leicht und beide Hände kommen sich wieder entgegen. Dieses wird so oft wie nötig angewandt.

Verkürzen der rechten Leine

Drehpunkt ist der Zeigefinger der rechten Hand. Die linke Hand dreht sich nach vorwärts-abwärts und zieht dabei die rechte Leine mit nach hinten. Gleichzeitig dreht sich die rechte Hand nach rückwärts-aufwärts, die rechte Hand schließt sich, die linke Hand öffnet sich leicht. Beide Hände kommen sich entgegen, indem die rechte Hand die rechte Leine in die linke Hand hinein schiebt. Dieses wiederholt sich so oft, bis das gewünschte Leinenmaß erreicht ist.

Verkürzen der rechten Leine um ein größeres Stück

Darf nur vor einer „Rechtsumkehrtwendung" und nach einer „Linksumkehrtwendung" angewandt werden. Der Zeigefinger verlässt die linke Leine, die rechte Hand nimmt die rechte Leine aus der linken Hand heraus und setzt sie hinter der linken Hand wieder ein. Die rechte Hand setzt sich nun vor die linke Hand in die Gebrauchshaltung.

Verlängern der rechten Leine um ein größeres Stück

Darf nur vor einer „Linksumkehrtwendung" und nach einer „Rechtsumkehrtwendung" angewandt werden. Der Zeigefinger verlässt die linke Leine und die rechte Hand zieht die rechte Leine um ein größeres Stück Richtung Pferdemaul heraus. Die rechte Hand geht wieder zurück in die Gebrauchshaltung.

Rechts und links „Heranfahren"

Vor diesem rechts und links „Heranfahren" muss im öffentlichen Straßenverkehr ein Verkehrszeichen gegeben werden. Beim Rechtsabbiegen ist es Aufgabe des Fahrers, das Verkehrszeichen zu geben, beim Linksabbiegen ist es Aufgabe des Beifahrers. Der Fahrer muss sich immer vorher durch Umschauen vergewissern, ob die Verkehrssituation ein Abbiegen zulässt.

Links „Heranfahren" mit einer Hand

Die linke Hand dreht sich nach rückwärts-aufwärts, so dass die linke Leine über den Handrücken verläuft, eventuell geht die Hand zur rechten Hüfte. Nach dem „Heranfahren" geht die Hand wieder in Ausgangsstellung zurück.

Rechts „Heranfahren" mit einer Hand

Die linke Hand dreht sich nach vorwärts-abwärts und geht dabei zum linken Oberschenkel, Daumen und Zeigefinger drücken dabei auf die rechte Leine. Nach dem rechts „Heranfahren" geht die linke Hand wieder in die Ausgangsstellung zurück.

Links „Heranfahren" mit zwei Händen

Der Fahrer geht in die Dressurhaltung und gibt mit der rechten Hand etwas nach. Nach dem links „Heranfahren" gehen die Hände wieder in die Ausgangsstellung.

Rechts „Heranfahren" mit beiden Händen

Die rechte Hand geht auf der rechten Leine einige Zentimeter vor und hält dort fest, die linke Hand dreht sich nach vorwärts-abwärts und setzt sich unter die rechte Hand. Nach dem rechts „Heranfahren" gehen die Hände wieder in die Ausgangsstellung.

Wendungen

Sämtliche Wendungen werden durch Nachgeben der äußeren Leine eingeleitet. Dadurch kommt das äußere Pferd vermehrt in den Zug und bringt somit den Wagen in die Wendung, sofern man eine feste oder halbfeste Bracke besitzt. Ändert man die Fahrtrichtung um 90 Grad spricht man von einer Wendung; bei Fahrtrichtungsänderung von 180 Grad nennt man diese Umkehrtwendung.

Linkswendung

Linkswendungen kann man in einem langsameren Trab durchfahren, sofern es die Verkehrslage oder die Bodenbeschaffenheiten zulassen. Wenige Meter vor der Linkswendung muss der Fahrer den Beifahrer bitten, das Verkehrszeichen nach links zu geben. Dazu sieht sich der Fahrer vorher um und geht in die Arbeitshaltung. Sind die Pferde mit dem Kammdeckel in der Mitte der neuen Straße angekommen, leitet er die Wendung ein, indem er rechts nachgibt. Ist diese Wendung nicht ausreichend, dreht sich die linke Hand nach rückwärts-aufwärts, so dass die linke Leine über den Handrücken verläuft. Ist die Wendung zu Dreivierteln durchfahren, gehen die Hände wieder in die Ausgangsstellung und es kann in beliebiger Haltung weitergefahren werden. Eine Wendung ist zu Dreivierteln durchfahren, wenn die Pferde mit Kopf und Hals die neue Fahrbahnrichtung erreicht haben.

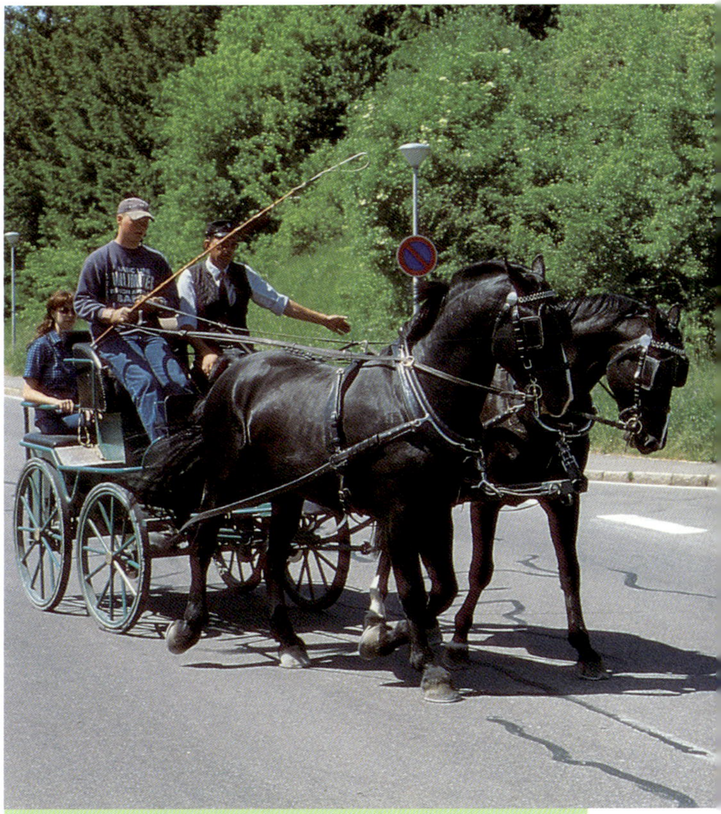

Hier demonstriert der Fahrlehrer, wie eine Linkswendung gefahren wird.

Rechtswendung

Vor der Rechtswendung gibt der Fahrer das sog. Achtung-Zeichen, das ist ein deutlich sichtbares Armausstrecken nach oben – ca. 20 Meter vor der Wendung – und sieht sich dabei um. Er verkürzt die Leinen um ein bestimmtes Maß und pariert weich zum Schritt durch. Beim Durchparieren wird dies mit der Fußbremse (so vorhanden) unterstützt. Der Fahrer gibt das Verkehrszeichen nach rechts und sieht sich nach rechts um. Die rechte Hand geht auf der rechten Leine einige Zentimeter vor und hält dort fest. Sind nun die Pferde mit dem Kammdeckel in der Höhe der neuen Straßeneinmündung angekommen, leitet er die Wendung ein, indem sich die linke Hand nach vorwärts-abwärts dreht; gegebenenfalls setzt sich diese unter die rechte Hand. Reicht dieses nicht aus, dreht sich die rechte Hand um den Peitschenstock, so dass der kleine Finger zur linken Hüfte zeigt. Haben die Pferde mit Kopf und Hals die neue Fahrbahnrichtung erreicht, gehen die Hände wieder in die Ausgangsstellung zurück. Der Fahrer verlängert nun beide Leinen um das vorher verkürzte Stück und kann in beliebiger Haltung weiterfahren. Nur Rechtswendungen in einem Winkel von 90 Grad sollten im Straßenverkehr im Schritt gefahren werden. Meistens sind diese Wendungen größer ausgebaut und können im zurückgenommenen Trab gefahren werden.

Linksumkehrtwendung

Wenige Meter vor der Linksumkehrtwendung gibt der Fahrer das Achtung-Zeichen zum Durchparieren, es folgen halbe Paraden, Abbremsen des Wagens und Durchparieren zum Schritt. Der Fahrer lässt das Verkehrszeichen vom Beifahrer nach links geben und sieht sich dabei um, fährt rechts heran, nimmt das Tempo zurück und verlängert die rechte Leine jeweils um zweimal etwa zehn Zentimeter. Die rechte Hand bleibt auf der rechten Leine vorne und hält dort fest. Ist dieses nicht ausreichend, nimmt man links an oder hält auf der rechten Leine dagegen. Auf der Außenleine wird das Tempo bestimmt, auf der Innenleine bestimmt man den Radius der Wendung. Haben die Pferde mit Kopf und Hals die neue Fahrbahnrichtung erreicht, gehen die Hände wieder in die Ausgangsstellung zurück; man verkürzt die rechte Leine um ein größeres Stück und es kann beliebig weiter gefahren werden. Je enger die Wendung – desto langsamer das Tempo!

Rechtsumkehrtwendung

Diese ist im normalen öffentlichen Straßenverkehr **nicht** erlaubt, man verstößt gegen die Straßenverkehrsordnung und das Rechtsfahrgebot. Diese wird aber zum Beispiel bei einer Spitzkehre benötigt. Einige Meter vor der Wendung gibt der Fahrer das Achtung-Zeichen und sieht sich dabei um. Nun werden die Leinen verkürzt und zum Schritt durchpariert, gleichzeitig wird die Bremse betätigt. Anschließend gibt der Fahrer das Verkehrszeichen nach rechts und sieht sich dabei um – nun fährt er bis zur Fahrbahnmitte heran und verkürzt das Tempo bis fast zum Halten. Sind die Pferde mit dem Kammdeckel in Höhe der neuen Einmündung angekommen, verkürzt er die rechte Leine um ein größeres Stück, die rechte Hand geht auf der rechten Leine einige Zentimeter vor und hält dort fest. Gegebenenfalls nimmt er rechts an oder hält links dagegen. Ist die Wendung dreiviertel durchfahren, gehen die Hände in die Ausgangsstellung, er verlängert die rechte Leine um ein größeres Stück, verlängert beide Leinen um das vorher verkürzte Stück und kann dann beliebig weiterfahren.

Korrektes Leinenaufnehmen

Damit man sofort geradeaus anfahren kann, müssen die Leinen korrekt aufgenommen werden. Die folgende Erklärung ist zunächst für den Laien abstrakt schwierig nachzuvollziehen, man braucht schon das „lebende Objekt" oder muss sich den Text mehrfach vergegenwärtigen, um sich die richtige Vorgehensweise dann merken zu können. Es beginnt damit, dass der Fahrer um das Gespann herumgegangen ist und sich vom ordnungsgemäßen Zustand von Wagen und Geschirren überzeugt hat. Er hat in der Regel immer einen Beifahrer dabei, der – je nach Situation – die Pferde am Fahrzaum bis zum Aufsitzen festhält. Nach dem Herumgehen stellt sich der Fahrer neben das linke Pferd in Höhe des Kammdeckels so auf, dass er mit dem ausgestreckten Arm den Kammdeckel noch erreichen kann. Nun nimmt er mit der rechten Hand die Leinen aus der Oberblattstrippe und legt sie geordnet von innen nach außen über den linken Unterarm, so dass die linke Leine am Handgelenk und die rechte Leine am Ellbogengelenk zu liegen kommt. Er greift mit der rechten Hand – zwischen Zeige- und Mittelfinger – die rechte Leine unterhalb der Kreuzschnalle. Danach nimmt er Fühlung zum Pferdemaul auf und gleitet auf der rechten Leine herunter, bis der Arm senkrecht nach unten hängt. Diese Stelle muss unbedingt festgehalten werden. Es übergibt nun die linke Hand die linke Leine der rechten Hand – zwischen Zeigefinger und Daumen – direkt unterhalb der Kreuzschnalle. Danach wird die linke Leine um fünf Zentimeter über das jeweilige „Normalloch" der rechten Leine hinaus verlängert. Die rechte Hand übergibt die Leinen der linken Hand in Grundhaltung, überprüft den Abstand zwischen Pferd und Wagen und verlängert gegebenenfalls. Nun wird das Leinenende über den linken Unterarm gelegt und der Fahrer geht – immer mit Blick zu den Pferden – zum Wagen, steigt schnell – mit der Fußfolge rechts, links, rechts – auf, setzt sich sofort hin, schlägt das Leinenende über den linken Oberschenkel, ergreift die Peitsche, stellt die Pferde ans Gebiss, öffnet die Feststellbremse, gibt dem Beifahrer ein Zeichen zum Aufsteigen und ist nun bereit zum Anfahren. Wichtig hierbei ist, dass die Pferde noch ruhig stehen bleiben, während der Beifahrer auf die Kutsche steigt! Erst nach dem Aufsteigen kann mit dem Anfahren begonnen werden.

Anspannungsarten

Dockenanspannung (feste Anspannung)

Diese Anspannungsart darf nicht mit Brustblattgeschirr gefahren werden, da diese die Brust der Pferde aufscheuern würde. Es ist ein sehr genaues Fahren möglich, jedoch benötigt man zugfreudige und erfahrene Pferde, deshalb ist diese Anspannungsart auch selten zu sehen. Das äußere Pferd bringt den Wagen durch vermehrten Zug in die Wendung und es sind alle drei Ausgleichsschnallungen der Leinen möglich.

Sprengwaage (halbfeste Anspannung)

Diese ist die gebräuchlichste Anspannung und eignet sich am Besten zum Einfahren junger Pferde. Es können alle drei Ausgleichsschnallungen vorgenommen werden, ebenso ist das Fahren mit Brustblatt oder Kumtgeschirr möglich. Das äußere Pferd bringt den Wagen durch vermehrten Zug in die Wendung. Vorteil der Sprengwaage ist ein genaues Anfahren von Positionen.

Spielwaage (lose Anspannung)

Diese Art der Anspannung kann man bei landwirtschaftlichen Wagen oder Bewirtschaftungsgeräten sowie Marathonwagen (siehe Abbildung oben rechts) in Kombination zwischen Sprengwaage und Spielwaage sehen. Die Spielwaage kann man mit Brustblatt oder Kumtgeschirr fahren. Es werden sehr zugfreudige Pferde benötigt, um ein sog. Geigen zu verhindern. Das faule Pferd muss durch die Winkelung der Spielwaage mehr ziehen als das fleißige Pferd. Das äußere Pferd drückt mit der Schulter gegen die Deichsel und bringt somit den Wagen in die Wendung. Es ist kein so genaues Fahren wie bei der halbfesten oder festen Anspannung möglich. Nur ein Gebäudeausgleich (bei unterschiedlich großen Pferden) ist an der Leine zu verschnallen.

Wagenpferde-Ausrüstung

Es gibt zwei Geschirrarten, nämlich das Brustblattgeschirr und das Kumtgeschirr. Zum Brustblatt- wie auch zum Kumtgeschirr gehören der Fahrzaum und die Achenbachleine. In Tabelle 68 auf Seite 374 sind

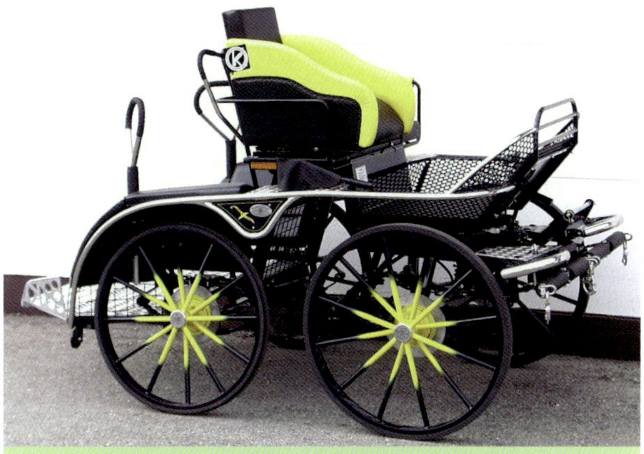

Die Spielwaage an einem Marathonwagen.

die Vor- und Nachteile dieser Geschirrarten aufgeführt. Sämtliche Geschirrteile sowie die Leinen müssen gepflegt, zweckmäßig, passend und verkehrssicher sein. Das Leder darf nicht spröde werden und sollte in einem trockenen Raum bei normaler Raumtemperatur (bis ca. 20 °C) gelagert werden.

Fahrzaum

Der Fahrzaum besteht aus Genickstück mit angenähter Blendriemenschnalle, dem Blendriemen, den Backenstücken mit Scheuklappen (die auf Turnieren Pflicht sind). Beim typischen Freizeitfahren werden Scheuklappen jedoch nicht unbedingt benötigt. Ferner gehören zum Fahrzaum Kehlriemen, Stirnriemen und Nasenriemen. Der Fahrzaum ist beim Brustblattgeschirr sowie dem Kumtgeschirr gleich.

Zweispänner-Brustblattgeschirr

Dieses besteht aus dem etwa acht bis dreizehn Zentimeter breiten Brustblatt, in welchem der Aufhaltering (zur Deichsel hin versetzt) eingearbeitet ist. Durch diesen Aufhaltering verläuft die Halskoppel oder der Aufhalteriemen. Der Halsriemen ist durch den Halskoppelriemen mit dem Brustblatt verbunden. Oberhalb befinden sich die beweglichen Leinenaugen. Das Brustblatt endet mit den Brustblattschnallen, in denen nach oben hin die Oberblattstößel und nach unten der kleine Bauchgurt befestigt sind. Die weiteren Teile sind für Brustblatt- und Kumtgeschirr gleich, und zwar liegt über dem Rücken des Pferdes jeweils der Kammdeckel mit den feststehenden Leinenaugen, zwischen diesen Leinenaugen befindet sich der Kammdeckelschlüssel. Nach hinten versetzt und an den Seiten des Kammdeckels sind die Fallringe angebracht. An den seitlichen Fallringen ist die Oberblattstrippe eingenäht. Die Oberblattstößel sind mit den Oberblattstrippen zusammengeschnallt. Der große Bauchgurt hält den Kammdeckel in der richtigen Lage. Am oberen Fallring ist der Schweif-

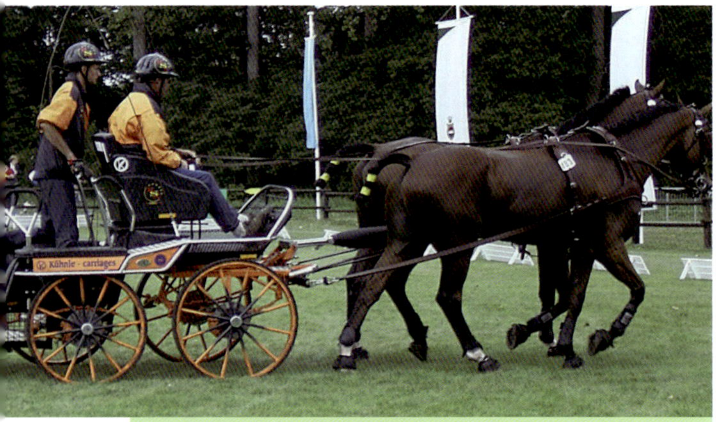

Zweispännner-Brustblattgeschirr

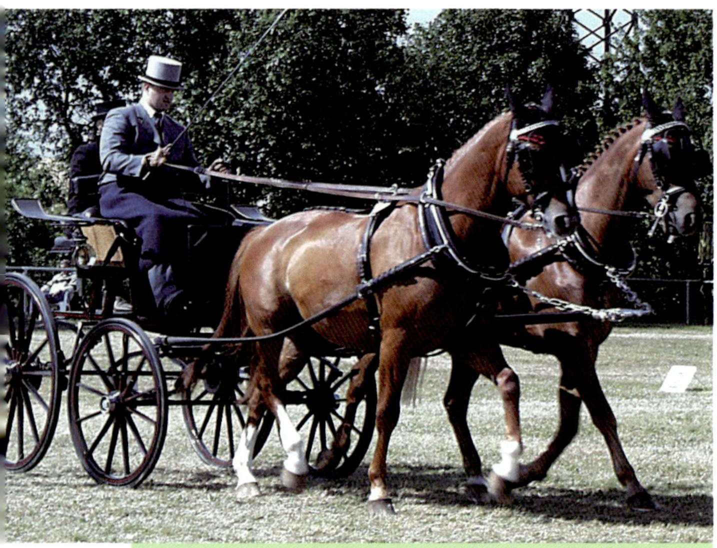

Kumtgeschirr

riemen durchgezogen, der auf der oberen Seite ein Loch und auf der unteren Seite mehrere Löcher hat. In diesem Schweifriemen ist auch die Schubschlaufe angebracht. Als Verlängerung des Schweifriemens ist die Schweifmetze angenäht. Die Zugstränge werden in die Brustblattschnallen bzw. Strangstutzenschnallen eingeschnallt (siehe Abbildungen oben und auf den Seiten 365 und 367).

Kumtgeschirr

Ein Kumtgeschirr besteht aus dem Kumtkissen, dem Kumtwulst, der Kumtspitze und der Schutzkappe. Zwischen Kumtwulst und Kumtkissen liegt der Kumtbügel, der oben mit dem Kumtgürtel und unten mit dem Langring zusammengehalten wird. In diesem Langring befindet sich der Aufhaltering. Im Kumt eingeschnallt ist der Sprungriemen, der durch die Vorderbeine läuft und in den großen Bauchgurt eingeschnallt wird. An den Kumtbügeln ist die Zugkrampe mit eingearbeitet. Etwas weiter oben befinden sich die beweglichen Leinenaugen. In Verlängerung an den Zugkrampen werden die Zugösen mit den Strangstutzen eingehängt. Am Ende der Strangstutzen sind die Strangstutzenschnallen. An diesen sind nach oben hin die Oberblattstößel und nach unten hin der kleine Bauchgurt befestigt (siehe Abbildung links).

Fahrabzeichen

Wer heute im öffentlichen Straßenverkehr mit einem Gespann fährt, sollte nicht nur Kenntnisse besitzen, sondern auch Abzeichen vorweisen können, die seine Fertigkeiten belegen. Auch im Hinblick auf Prämienvergünstigung bei Versicherungsabschlüssen kann der Besitz von Fahrabzeichen vorteilhaft sein – und eine Haftpflicht sollte immer abgeschlossen werden, um für Schäden entsprechenden Deckungsschutz zu haben.

Voraussetzung zum Erwerb eines offiziellen Verbandsabzeichens im Fahren ist (wie beim Reiten, Longieren oder Voltigieren) immer der FN-Basispass. Derzeit können folgende Abzeichen (Abk.: DFA = Deutsches Fahrabzeichen) erworben werden: DFA I – Vierspänner (Silber mit Lorbeer), DFA II – Vierspänner (Silber), DFA III – Vierspänner (Bronze), DFA II – Zweispänner (Silber – neu ab 2006), DFA III – Ein- und/oder Zweispänner (Bronze), DFA IV – Ein- und/oder Zweispänner („Kleines Fahrabzeichen"). Fahrabzeichen können über Sonderprüfungen mit Nachweis bestimmter (in der Prüfungsordnung geregelter) praktischer und theoretischer Kenntnisse erworben werden. Aber nicht alle Fahrabzeichen müssen über Sonderprüfungen erworben werden, sondern diese können aufgrund diverser Turniererfolge auch verliehen werden. Hier muss der Bewerber einen Antrag

Tabelle 68: Vor- und Nachteile der Geschirrarten

Geschirrart	Vorteil	Nachteil
Kumtgeschirr	Dreipunktauflage; Pferde können dadurch besser ziehen.	Muss jedem Pferd anatomisch angepasst werden; teurer als Brustblattgeschirr.
Brustblattgeschirr	Kann mehreren Pferden der gleichen Rasse/Größe durch Verschnallen aufgelegt werden; preisgünstig.	Einpunktauflage; Pferde werden im Zug eingeengt.

auf Verleihung beim Landesverband bzw. der zuständigen Landeskommission oder der FN stellen. Derzeit können folgende Abzeichen verliehen werden: DFA II – Silber und DFA I – Silber mit Lorbeer. Das „Goldene Fahrabzeichen" wird für herausragende Leistungen im Turniersport verliehen.

Fahrturniere

Der Turniersport erfreut sich immer größerer Beliebtheit. Viele, die zunächst nur daran dachten, in ihrer Freizeit „hobbymäßig" zu fahren, wollen sich nach einiger Zeit im Wettbewerb mit anderen messen. Deshalb werden in der Zeit von Mai bis Oktober in vielen Reit- und Fahrvereinen Fahrturniere durchgeführt. Damit alle sportlichen Voraussetzungen nach dem Regelstandard erfüllt werden, müssen solche Turniere durch die Deutsche Reiterliche Vereinigung e. V. (FN) oder die zuständige Landeskommission (LK) genehmigt werden. Die meisten Fahrturniere setzen sich aus Dressur, Gelände, Gelände- und Streckenfahrt sowie dem sog. Hindernisfahren zusammen. Oft werden die Wettbewerbe als Einzelprüfungen ausgeschrieben, aber zusätzlich werden meistens auch kombinierte Prüfungen (Dressur, Gelände oder Gelände- und Streckenfahrt, Hindernisfahren) angeboten. In den Kombinationsprüfungen werden die Strafpunkte aller Einzelprüfungen addiert. Im Folgenden werden die wichtigsten Turnierkategorien erläutert und es wird auch ein Überblick über Leistungsbeurteilungen gegeben, damit sich jeder Interessierte ein Bild dieses Sports machen kann. Weitere Details sind in der Ausbildungs- und Prüfungsordnung enthalten.

Die Abgrenzungen der Teilnehmerkreise für Wettbewerbe der Kategorie C erfolgt durch die zuständige LK im Rahmen ihrer besonderen Bestimmungen (diese sind in den jeweiligen veröffentlichten Ausschreibungen enthalten). Für Leistungsprüfungen der Kategorie B und A gelten Rahmenrichtlinien, die gemeinsam mit den angrenzenden Landeskommissionen und der FN abgestimmt werden. Für Wettbewerbe der Kategorie C kann der Veranstalter (meist der örtliche Verein) selbst den Teilnehmerkreis festlegen. Die Genehmigung erfolgt für Kategorie C und B durch die zuständige Landeskommission. Turniere der Kategorie A und gegebenenfalls internationale Leistungsprüfungen werden über die Landeskommission durch die FN in Warendorf genehmigt. Voraussetzung für den Start bzw. die Nennung ist, dass der Starter das Fahrabzeichen der Klasse IV („Kleines Fahrabzeichen") oder höher besitzt, sonst kann er (sie) an einem Turnier nicht teilnehmen. Zu Einzelheiten über Ausweise u. Ä. geben die örtlichen Reit- und Fahrvereine Auskunft. Informationen gibt es auch bei der FN e. V. (Anschrift siehe Seite 389).

Wichtig Turnier-Kategorien

Folgende **Turnier-Kategorien** werden unterschieden:

- Wettbewerbe der Kategorie C (Klasse E = Einsteiger); sie sind von lokaler Bedeutung, hier können Geldpreise von 100 € oder Ehrenpreise errungen werden.
- Leistungsprüfungen der Kategorie B (Klasse A = Anfänger, Klasse M = mittel-schwer, Kür Klasse M = mittel-schwer); diese Veranstaltungen sind von regionaler Bedeutung und werden mit Geldpreisen von 150 € bis 450 € ausgeschrieben.
- Leistungsprüfungen der Kategorie A (Klasse S = schwer, Kür Klasse S = schwer); diese Prüfungen besitzen überregionale Bedeutung und werden mit Geldpreisen von mindestens 500 € ausgeschrieben.

Dressur

Beurteilt werden die Leistungen von Fahrer und Pferden/Ponys im Dressurviereck (40 × 80 m und/oder 40 × 100 m). Maßgebend sind der Grad der Ausbildung der vorgestellten Pferde/Ponys sowie Hilfengebung, Gefühl und Einwirkung des Fahrers. Die Prüfung beginnt mit dem Einfahren bei dem gekennzeichneten Bahnpunkt „A" und endet mit der letzten Grußaufstellung. In den Klassen E und A ist gemeinsames Richten vorgeschrieben. In den Klassen M und S wird in den meisten Fällen getrennt gerichtet. Für Dressuraufgaben der Internationalen Reiterlichen Vereinigung (FEI) ist getrenntes Richten vorgeschrieben.

Gelände, Gelände- und Streckenfahrt

Beurteilt werden die Leistungen zwischen den jeweiligen Start- und Ziellinien. Hier müssen einzelne Phasen einer Gesamtstrecke durchfahren werden. Man unterscheidet Phase A (Wegstrecke, Gangart beliebig), Phase D (Schrittstrecke, Gangart Schritt) und Phase E (Geländestrecke mit festen Hindernissen, Gangart beliebig).

Damit die Pferde nicht zu stark durch lange Wegstrecken gefordert werden, schreiben die meisten Veranstalter die Gelände- und Streckenfahrt in drei Phasen aus. Fordert die Ausschreibung Bockrichter, so ist die Phase E im Trab zu absolvieren; ohne Bockrichter kann die Gangart beliebig gewählt werden. Die Bestzeit in den Teilstrecken beträgt bei Phase A = erlaubte Zeit minus zwei Minuten, Phase D = keine Bestzeit, Phase E = erlaubte Zeit minus drei Minuten. Bei Überschreiten der Höchstzeit werden pro angefangene Sekunde 0,2 Strafpunkte angerechnet; bei Unterschreiten der Bestzeit pro angefangene Sekunde 0,1 Strafpunkte. Alle Hindernisse müssen in der vorgeschriebenen Richtung (rechts = rot; links = weiß) aus-

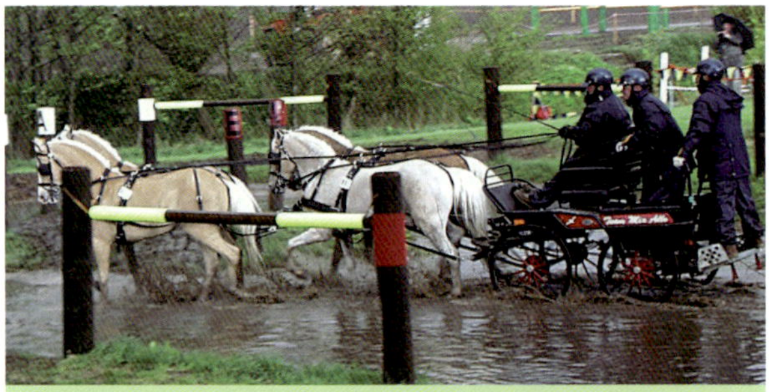

Vierspänner-Hindernisfahren auf einem Fahrturnier.

geflaggt sein. Ebenso sind die Hindernisse alphabetisch zu kennzeichnen. Die benötigte Zeit in dem jeweiligen Hindernis wird mit 0,2 Strafpunkten je angefangene Sekunde multipliziert. Das Abwerfen eines Hindernisteils kostet ebenfalls zwei Strafpunkte/Abwurf. Ein Verlassen des Wagens durch den Beifahrer in einem Hindernis kostet 20 Strafpunkte, ein Verlassen des Fahrers 30 Strafpunkte, beim Umwerfen des Wagens werden 60 Strafpunkte berechnet.

Hindernisfahren

Beurteilt wird die Leistung des Gespanns zwischen Start- und Ziellinie – ausgedrückt in Strafpunkten und/oder Sekunden – je nach Ausschreibung und Richtverfahren. Die Gangart ist beliebig und der Start ist fliegend. Hindernisfahren besteht aus mehreren Kegelpaaren, auf denen tennisgroße Bälle liegen. Der Fahrer hat diese Kegelpaare in der richtigen Reihenfolge zu durchfahren – ohne mit dem Gespann Bälle von den Kegeln abzuwerfen! Je nach Länge des Parcours muss er diesen in der errechneten Zeit durchfahren haben. Bei Zeitüberschreitung werden pro angefangene Sekunde 0,5 Strafpunkte berechnet, Abwerfen eines Hindernisses kostet fünf Strafpunkte. Die Kegelpaare werden so eingestellt, dass zur Wagenbreite – an den hinteren Rädern gemessen – noch (je nach Schwierigkeitsgrad) zwischen 30 und 60 Zentimeter hinzukommen und die Summe dann die „Hindernisbreite“ ergibt.

Wagen

Man sieht heute Gespanne mit allen nur möglichen Wagen, darunter oft mehr oder weniger gelungene Selbstbauten, die oft nicht sehr harmonisch wirken. Aber es gibt manchmal auch herrlich aufwändig restaurierte historische Kutschen oder auch zweckmäßige Planwagen zu sehen, die der Freizeitgestaltung dienen. Grundsätzlich muss ein Wagen den Pferden die Arbeit und dem Fahrer die Einwirkung auf die Pferde vom Bock aus erleichtern. Besonders kurze Wagen mit hohen Rädern, hohem Bock, aber tiefem Schwerpunkt sind geeignete Fahrzeuge für Freizeit und Turnier. Für den anspruchsvollen Fahrer (zumal für den turnierambitionierten) stehen funktionale Optik und Sicherheit immer an erster Stelle. Insbesondere muss die Größe des Wagens auch zum Pferdetyp passen. Solche Wagen sind in der Regel nur von professionellen Herstellern zu beziehen. Für stilechte Kutschwagen mit eisen- oder gummibereiften Holzrädern wird man im Mittel wenigstens 6.000 € ansetzen müssen. Einfache Wagen sind aber auch schon für 2.000 € zu bekommen. Beim Erwerb von gebrauchten Wagen (zumal bei Eigenbauten) muss vorher ein „Sicherheitscheck“ durchgeführt werden, um unliebsame Überraschungen auszuschließen. In der Tabelle 69 (rechts), sind die wichtigsten Punkte aufgeführt, die bei der Anschaffung eines Wagens zu berücksichtigen sind. Man unter-

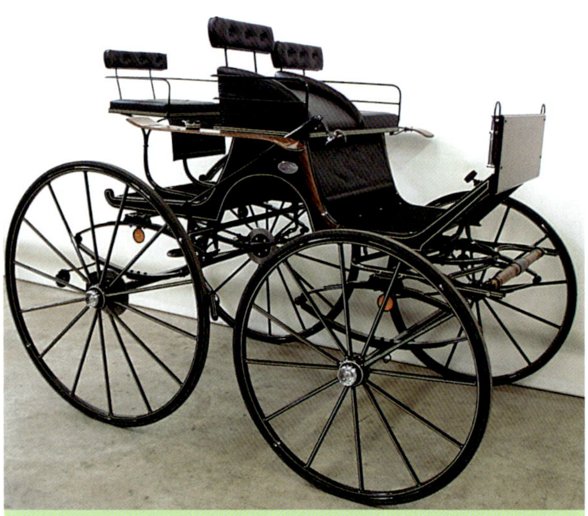

Show-Phaeton

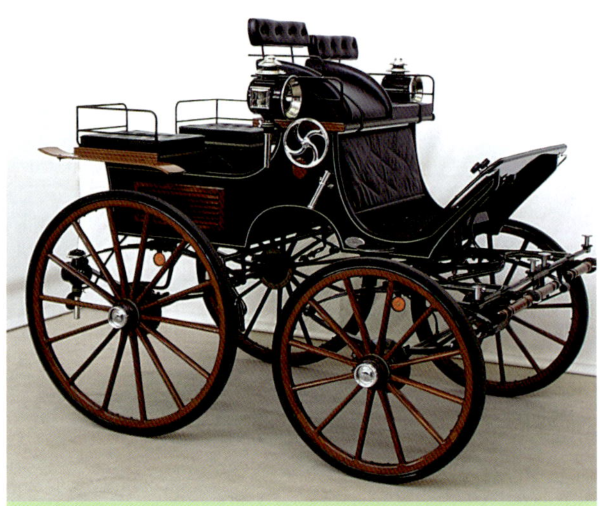

Break Exclusiv

Tabelle 69: Checkliste „Kauf eines Wagens" [*)]

Kriterium	Erläuterung
Gesetzliche Anforderungen	Die aktuellen Vorschriften der Straßenverkehrsordnung sowie der Straßenverkehrszulassungsordnung sind zu beachten.
Gewerbliche Verwendung	TÜV-Abnahme unbedingt wichtig.
Fußbremse	Muss vorhanden sein, möglichst hydraulisch wirkend.
Feststellbremse	Das ist die „Handbremse" (muss unabhängig von der Fußbremse wirken).
Planwagen	Hier müssen Außenspiegel, Beleuchtung und Blinkanlage dauernd am Fahrzeug angebracht sein.
Rückstrahler	Auch Wagen ohne Beleuchtung müssen mit Rückstrahlern ausgerüstet sein.
Sitze	Sollten mit stabilen Schutzeinrichtungen versehen sein, um ein Herunterfallen weitgehend zu verhindern; auch sind genügend tiefe Sitzflächen wichtig, damit der Oberschenkel weit genug aufliegt.
Rahmen	Ziemlich verwindungssteife Konstruktion ist wichtig.
Aufbau	Hier ist auf stabile, splitterfreie Ausführung zu achten.
Achsen	Achsen dürfen keine Risse oder Biegungen enthalten; einwandfreie Funktion und Spurtreue der Räder bieten nur unbeschädigte Achsen.
Federung	Zu weiche oder ausgeschlagene bzw. zu kurze Federung birgt Unfallgefahren und wirkt sich auf die Pferdekräfte aus.
Räder	Spurtreue und Größe, die zum Wagen passt, sind für die Sicherheit unerlässlich; Qualitätskugellager sind sinnvoll; Gummibereifung oder Stahlreifen müssen fest am Holzrad anliegen und unbeschädigt sein.
Drehkranz	Diesen wünscht man sich möglichst groß, weil damit Stabilität verbunden ist; kleine Drehkränze begünstigen ein Umkippen!
Sprengwaage	Die feste Sprengwaage sollte bis zu 10 cm breiter sein als der Wagen
Einspännerschere	Sie muss zum Pferdetyp passen und in sich starr sowie gegen Aushängen gesichert sein.

[*)] Weitere Infos über pferdebespannte Fahrzeuge – vor allem die genauen Bestimmungen zur Turnierzulassung von Wagen – sind in den Richtlinien (LPO) der FN enthalten und können bei der Fachgruppe Fahren des DRFV (Tel.: 02504/880366; e-mail: info@drfv.de) erfragt werden. Vor Kauf von Turnierwagen sollte man sich über die aktuellen Richtlinien unbedingt informieren, um den Kauf nicht zulässiger Wagen zu vermeiden.

scheidet – speziell für den Turniersport – folgende Wagentypen, die im Handel bzw. von technisch versierten Wagenbaufirmen angeboten werden (siehe Abbildungen links):

Show-Phaeton-Einspänner
Leichter Wagen für Dressurprüfungen und Hindernisfahren, kann ein- und zweispännig gefahren werden; der Wagen ist durchweg naturfarben.

Phaeton Exklusiv
Wagen für Dressurprüfungen und Hindernisfahren, kann zwei- und vierspännig gefahren werden; große Betriebssicherheit, hohe Sitzposition bewirkt eine gute Übersicht über das Gespann; das Gespann wirkt geschlossen, da der Fahrer knapp über der Vorderachse sitzt.

Break Exklusiv
Wagen für Dressurprüfungen und Hindernisfahren, gut angebrachter Fahrersitz, gute Übersicht und große Betriebssicherheit, kann zwei- und vierspännig gefahren werden; für feste oder halbfeste Anspannung geeignet.

Wagonette
Wagen kann zwei- und vierspännig gefahren werden, einfachere Ausführung, aber mit guter Betriebssicherheit; Wagen ist lackiert und für die Freizeit gut einsetzbar, da Platz für sechs Personen (einschließlich Fahrer) vorhanden ist.

Einspänner-Marathon-Wagen
Stabile Ausführung mit guter Betriebs- und Geländesicherheit, Fahrer sitzt in der Mitte, Beifahrer sitzt hinter dem Fahrer, dadurch gute Sicherheit für den Beifahrer.

Zweispänner-Marathon-Wagen
Stabile Ausführung für Zweispänner mit hervorragender Geländetauglichkeit, guter Sicherheitsaspekt für Fahrer und Beifahrer (s. Abbildung auf S. 373).

Dr. Friedrich Willms: Trabrennsport und Traberzucht

Ursprung

Bereits im 18. Jahrhundert fanden in Russland und in Skandinavien erste Rennen statt, in denen ausschließlich der Trab als Gangart zulässig war. Auch aus den Niederlanden wird um 1750 von Trabrennen mit Trabern, die von Friesenpferden abstammten, berichtet. Systematisch wurden Trabrennpferde zunächst in Russland (ab 1780), später in Frankreich (1820) und Amerika (1830) gezüchtet. Die Anfänge der Traberzucht und des Rennsports in Deutschland reichen bis etwa 1880 zurück. Da es in dieser Zeit in Deutschland nur sehr wenige Pferde gab, die für den Aufbau einer leistungsfähigen Zucht geeignet waren und die Selektion von geeigneten inländischen Hengsten zu dieser Zeit keinen bedeutenden Zuchtfortschritt erwarten ließ, wurde vielerorts auf den Import reinrassiger amerikanischer, französischer und russischer Traberhengste zurückgegriffen. Diese Hengste wurden gezielt mit einheimischen Warmblut-, Halbblut- sowie Vollblütern und Arabern gekreuzt.

Kreuzungszucht kennzeichnete demnach die Gründungsphase der Traberzucht. Mit den Kreuzungsstuten – aber auch reinrassigen Importstuten aus Russland, Amerika und Frankreich – wurde unter Einsatz ausschließlich reinrassiger Hengste weiter gezüchtet. Die systematische Traberzucht hatte somit begonnen und wurde erstmals im Jahre 1886 mit der Herausgabe des deutschen Trabergestütbuches dokumentiert. In dieses Gestütbuch wurden nur Pferde aufgenommen, die selbst (oder deren Eltern) einen Rekord von mindestens 1:50,0 (eine Minute und fünfzig Sekunden = 37,72 km/h) über die Kilometerdistanz aufwiesen. Insgesamt 174 Zuchtstuten aus 148 verschiedenen Mutterlinien wurden in dieser Zeit in das erste Gestütbuch des deutschen Trabrennsportes aufgenommen. Während 108 Stuten über ein reines Traberpedigree verfügten, enthielt das Gestütbuch 47 Halbblutstuten und 19 reine Vollblüter. Die Stuten mit reinrassigem Traberpedigree stammten größtenteils aus Amerika, gefolgt von den russischen Importen. Mit Beginn der systematischen Leistungszucht für Traber wurde auch ein erstes Hengstregister erstellt, welches sämtliche Hengste enthielt, die im deutschen Zuchtgebiet wirkten. Insgesamt 134 Hengste, von denen allein 107 amerikanischen Ursprungs waren, standen den Traberzüchtern als Beschäler im Zuchtgebiet zur Verfügung.

Entscheidend für die Zuchtauswahl waren von Beginn an primär die Leistungsmerkmale Rennrekord und Gewinnsumme, wobei Rassenzugehörigkeit, Abstammung sowie Eigen- und Nachkommenleistung ebenfalls stets im Vordergrund standen. Wegen der großen Leistungsunterschiede innerhalb der Traberpopulation und der – im Vergleich zu anderen Pferdezuchten – wesentlich genaueren und objektiveren Erfassung der Leistungsmerkmale, war die Zuchtauswahl anfangs relativ einfach. In kurzer Zeit erzielte man dadurch große Zuchtfortschritte.

Organisation, Zucht, Leistungsprüfungen

Die Bestimmungen für die Zuchtarbeit sowie die Aufsicht über den Trabrennsport sind in der Trabrennordnung des Hauptverbandes für Traber-Zucht und -Rennen e. V. (Abk.: HVT) zusammengefasst. Der HVT ist die staatlich anerkannte Züchtervereinigung und beaufsichtigt bundesweit als Dachorganisation die Durchführung von Leistungsprüfungen auf den Rennbahnen. Im Hauptverband für Traber-Zucht und -Rennen e. V. sind alle Vereinigungen, die der Traberzucht und dem Trabrennsport dienen, zusammengeschlossen. Es handelt sich dabei um Rennvereine, Züchter- und Besitzervereine sowie um Vereine der Traber-Trainer und Amateurfahrer. Neben dem HVT als Dachorganisation des Trabrennsportes existiert die Trabrennsport-AG als weitere Organisation, deren vordringliche Aufgabe es ist, die Vermarktung des Pferdewettgeschäftes zu betreiben.

Die Leistungsprüfungen dienen der Ermittlung des Zuchtwertes von Trabrennpferden, ihre Ergebnisse bilden die Grundlage für die Zuchtauswahl. Ein wesentlicher Bestandteil des Zuchtprogramms für Traberzucht ist die Zuchtbuchordnung, die folgendes Zuchtziel definiert: „Das Zuchtziel ist der leistungsfähige Traber mit frühreifem und korrektem Exterieur, der auch für die Verwendung in der Landespferdezucht geeignet ist."

Die Umsetzung dieses Zuchtzieles wird mit der Methode der Reinzucht angestrebt. Somit werden nur Pferde in das Zuchtbuch eingetragen, deren Elternteile in einem vom HVT anerkannten Zuchtbuch für

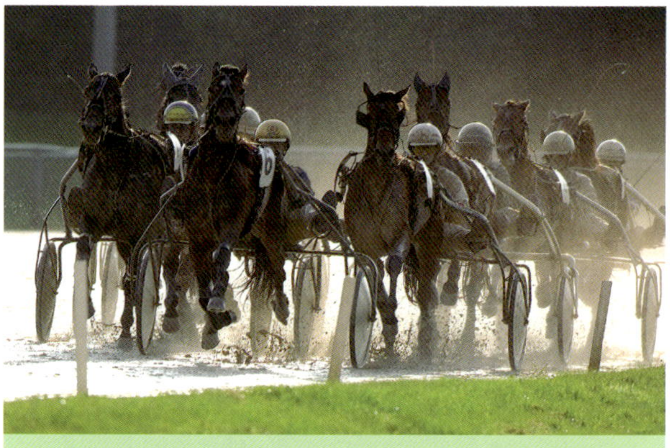

5.500 Startpferde und vier Millionen Besucher frequentieren jährlich die Trabrennbahnen in Deutschland.

Trabrennpferde eingetragen sind. Die züchterische Selektion durch den Zuchtverband erfolgt im Rahmen eines Anerkennungsverfahrens für Traberhengste. Die täglich anfallenden Zucht- und Leistungsdaten von jährlich etwa 12.000 Trabern werden im Rechenzentrum des HVT in Kaarst elektronisch verarbeitet und in verschiedenen Datenbanken gesichert.

Um sowohl Zucht als auch Rennbetrieb den Erfordernissen des Tierzuchtrechts anzupassen und beide Bereiche aufeinander abzustimmen, ist diese Zuchtbuchordnung, ein umfangreiches Regelwerk, erforderlich. Zum einen regelt die Zuchtbuchordnung – unter ständiger Berücksichtigung europäischer Vorgaben – die tierzüchterischen Belange des Rennsports, zum anderen enthält die darin enthaltene Trabrennordnung bundesweit geltende Vorgaben für den Rennbetrieb. Letztere gewährleisten die Aufrechterhaltung von „Sauberkeit und Ordnung" im Trabrennsport. Zusatzregeln, z. B. die „Durchführungsbestimmungen zur Feststellung und Verhinderung von Doping", ergänzen das Regelwerk – besonders auch unter dem Aspekt des Tierschutzes. Die während der durchgeführten Leistungsprüfungen obligatorisch entnommenen Dopingproben erhält im Auftrag des HVT ein international anerkanntes Dopinglabor, das die Proben untersucht und analysiert.

Traberzucht und Leistungsprüfungen sind eng miteinander verzahnt. Der Trabrennsport hat sich im Laufe der Jahre kontinuierlich zum „Volkssport" mit starker finanzieller Basis entwickelt. Lukrative Rennpreise und moderne Tribünenanlagen machen diesen Sport so attraktiv. Die Durchschnitts-Jahreszahlen verdeutlichen dies: Jährlich mehr als 600 Renntage rund um die Woche, 5.500 Startpferde, Rennbahnen in fast allen Ballungszentren Deutschlands, vier Millionen Besucher auf den Rennbahnen, 14 Millionen Euro Rennpreise und Züchterprämien, 80 Millionen Euro Umsatz am Totalisator (= amtl. Wettbetrieb), bundesweit insgesamt über 7.000 Züchter, Besitzer und Aktive. Die Entwicklung der Rennpreise und Züchterprämien weist in den letzten Jahren allerdings einen Abwärtstrend auf, der durch die allgemeine wirtschaftliche Entwicklung hervorgerufen wurde, aber auch durch das veränderte Freizeitverhalten der Rennbahnzuschauer bedingt ist.

Rennsystem

Das Rennsystem ist für den Laien zunächst etwas kompliziert, denn die Zahl der Kategorien und Anforderungen ist vielfältig. Wenn Rennzeiten angegeben sind, so beziehen diese sich immer (unabhängig von der Rennstrecke selbst) auf einen Kilometer. Nach der Trabrennordnung sind die Rennen unterteilt in Rennen für Inländer, internationale Rennen, Zuchtrennen, Gruppenrennen, Standardrennen und Breeders-Crown-Rennen. Die letztgenannten vier Kategorien zählen hierbei zu den „gehobenen Rennen", bei denen zu verschiedenen Terminen Einsätze zu zahlen sind.

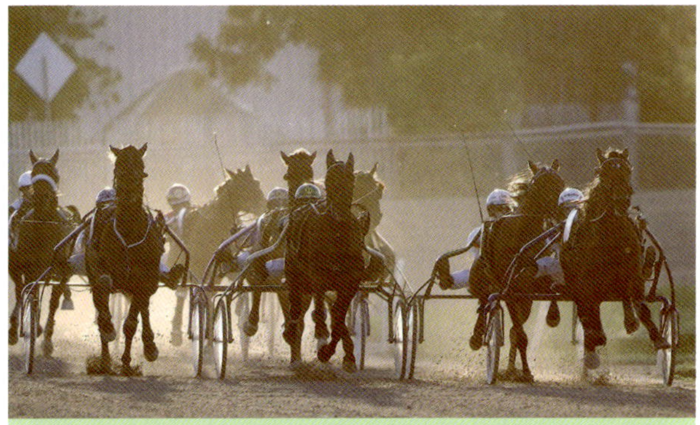

Traber werden zunächst in Qualifikationsrennen „getestet"; sie müssen 1 km in 1 Min. und 25 Sek. laufen.

In den **Zuchtrennen** sollen die besten Pferde eines Jahrgangs ermittelt werden. Sie dienen im Hinblick auf das Zuchtziel der Frühreife in besonderem Maße der Leistungsprüfung der Zuchtpopulation. Zuchtrennen sind mit mindestens 30.000 Euro dotiert und dürfen nur für zwei-, drei- oder vierjährige Pferde ausgeschrieben werden. Beträgt die ausgeschriebene Dotierung mindestens 50.000 Euro und sieht die Ausschreibung keine Mindest- oder Höchstanforderung bezüglich Gewinnsumme oder Rekord für die Teilnahmeberechtigung vor, führen diese Rennen die Bezeichnung „Klassisches Zuchtrennen".

Gruppenrennen sind Vergleichsrennen für inländische Pferde untereinander oder für in- und ausländische Pferde eines oder mehrerer Jahrgänge. Sie dienen einerseits der Überprüfung, inwieweit das Zuchtziel der Frühreife erreicht worden ist, und andererseits der Standortfeststellung im internationalen Bereich. Beträgt hierbei die Mindestdotierung 30.000 Euro, spricht man von „Gruppe II-Rennen" bei einer Mindestdotierung von 50.000 Euro sind es „Gruppe I-Rennen".

Standardrennen sind gehobenere Rennen mit regionaler Bedeutung, deren Dotierung mindestens 15.000 Euro und höchstens 25.000 Euro beträgt. Pro Jahr werden insgesamt rund 50 Rennen dieser Art veranstaltet.

Breeders-Crown-Rennen sind Vergleichsrennen für inländische Pferde, deren Väter für die Breeders Crown nominiert wurden. Sie dürfen nur für zweijährige, dreijährige, vierjährige und fünf- bis siebenjährige Pferde – getrennt nach Geschlechtern – ausgeschrieben werden.

Bei **internationalen Länder- und Städtevergleichsrennen** muss mindestens die Hälfte der Pferde aus dem Vergleichsland oder der Vergleichsstadt kommen.

Late Closers sind Rennen mit einer Mindestdotierung des dreifachen Rennpreises der beim veranstaltenden Rennverein üblichen Dotierung. Hierbei gelten besondere Bestimmungen bei der Einsatzzahlung. So darf der Einsatz bis zu 4,5 % der Dotierung betragen und er ist verteilt auf drei Einsatztermine – wöchentlich – innerhalb von drei Wochen.

Grundsätzlich werden Rennen in einem Lauf entschieden. Abweichend hiervon können Rennen als „Rennen mit Punktwertung" oder „Vorlaufrennen" ausgetragen werden. **Rennen mit Punktwertung** werden in mehreren Läufen entschieden. Die Bewertung der Läufe erfolgt nach einem in der Ausschreibung festgesetzten Punktsystem. Die Rennstrecken können verschieden lang sein, einzelne Läufe können an verschiedenen Tagen stattfinden – Fahrerwechsel ist zulässig. **Vorlaufrennen** bestehen aus mehreren Läufen, und zwar aus Vorläufen, dem Entscheidungslauf und ggf. einem sog. Trostlauf. Die Verteilung der Pferde auf die einzelnen Vorläufe erfolgt durch den Veranstalter.

Feststellungsprüfungen

Feststellungsprüfungen sind keine Leistungsprüfungen. Es handelt sich hierbei um Qualifikationsrennen, Aufbaurennen für Zweijährige oder Rennen gegen die Zeit. Feststellungsprüfungen werden nach der TRO gelaufen. Qualifikationsrennen und Rennen gegen die Zeit werden auf Antrag des Besitzers durchgeführt und bedürfen keiner Ausschreibung. Die erzielte Kilometerzeit wird unter besonderer Kennzeichnung in das Leistungsregister eingetragen; sie wird nicht als Rekord anerkannt. In Feststellungsprüfungen ist die Teilnahme eines Begleitpferdes gestattet. Sie werden ohne Wetten gelaufen.

Jedes Pferd, das an einem Rennen teilnehmen soll, muss sich qualifizieren. Die Qualifikation wird in **Qualifikationsrennen** erworben. Qualifiziert ist ein Pferd, wenn es zweijährig über eine Mindeststrecke von 1.600 m eine Kilometerzeit von mindestens 1:25 (eine Minute und 25 Sekunden) – bzw. dreijährig oder älter über eine Mindeststrecke von 1.900 m eine Kilometerzeit von mindestens 1:25 – erreicht hat.

Aufbaurennen für Zweijährige können zwischen dem 1. Mai und dem 30. November durchgeführt werden. Die Mindestrennstrecke beträgt 1.600 m. Teilnahmeberechtigt sind nicht qualifizierte zweijährige Inländer. Pro Pferd dürfen bis zu drei Aufbaurennen bestritten werden. Bei Erreichen einer Kilometerzeit von mindestens 1:25 ist das Pferd qualifiziert. Beträgt die Kilometerzeit zwischen 1:25,1 und 1:30,0 erhält das Pferd eine Teilnahmeprämie von 50 Euro, wobei es sich hierbei nicht um einen Rennpreis handelt und somit keine Anrechnung auf die Gewinnsumme erfolgt.

Rennen gegen die Zeit werden auf Antrag durchgeführt und bedürfen keiner Ausschreibung. Die zu unterbietende Kilometerzeit ist bei der Antragstellung anzugeben. Die Mindestrennstrecke beträgt 1.600 m.

Trabrennsport-„Highlights"

Breeders Crown

Mit der Einführung der Breeders Crown im Jahre 1998 hat der HVT neue Impulse in der Sport-, Zucht- und Absatzförderung gesetzt, um allen an Trabrennsport und Traberzucht Beteiligten eine Top-Rennserie zu ermöglichen. Dabei wurden die in den USA und Schweden bereits erfolgreich eingeführten Konzepte auf hiesige Verhältnisse angepasst. Damit war ein neuer „Markenartikel", die Breeders Crown, zur Förderung der nationalen Traberzucht geboren. Seit der Einführung der Breeders Crown wurden insgesamt mehr als 4,5 Millionen Euro an Rennpreisen, Züchter- und Hengsthalterprämien ausgeschüttet. Aber auch die Zuschauer sind nicht zu kurz gekommen, denn mehr als eine Million Zuschauer haben seit der Premiere im Jahre 1998 ihre Favoriten in atemberaubenden Endläufen und Entlastungsrennen angefeuert: Pferdesport auf höchstem Niveau („Liveracing in Perfektion") – ein begeistertes Publikum feiert jedes Jahr die Sieger der „Formel I" des Pferdesports.

Deutsches Traber-Derby

Ein weiteres großes Event eines jeden Traberjahres ist das Deutsche Traber-Derby in Berlin-Mariendorf. Seit 1895 wird das klassische Zuchtrennen veranstaltet und ist mit einem Preisgeld von insgesamt 500.000 Euro dotiert. Startberechtigt sind ausschließlich dreijährige inländische Pferde, die sich in fünf Vorläufen für das Mitteldistanz-Rennen über eine Länge von

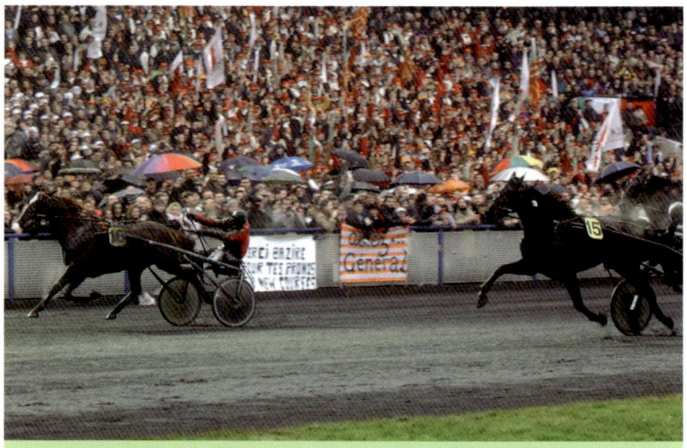

Der Blick auf den Einlauf in Paris: *Abano As* (Nr. 15) siegt im Prix d`Amerique 2003 vor *Insert Gede* (Nr. 16) vor vollen Zuschauerrängen.

1.900 Metern qualifizieren müssen. Ein Derbysieger wird immer einen besonderen Stellenwert genießen und das Einmalige dieses Sieges wird weder vom Züchter, Besitzer, Trainer, Fahrer, Pfleger oder Zuschauer jemals vergessen. Einer der größten Stars des Trabrennsportes in Deutschland, *Heinz Wewering*, siegte in diesem bedeutendsten deutschen Zuchtrennen nun schon siebenmal.

Internationale Erfolge

Sowohl national als auch international hat die deutsche Traberzucht immer wieder für herausragende Erfolge gesorgt. So gelang es erstmals im Jahr 1953 dem Trabrennprofi *Walter Heitmann* mit dem Hengst *Permit* den Sieg im schwersten Trabrennen der Welt, dem Prix d'Amerique in Paris-Vincennes, nach Deutschland zu holen. Weitere internationale Erfolge stellten sich ein. Nachdem *Sea Cove*, zwar aus kanadischer Zucht, jedoch aus dem Besitz des Hamburger Rennstallinhabers *Charles Grendel*, 1994 wiederum den Titel für Deutschland sicherte, gelang es dem erfolgreichen Traberzüchter *Alwin Schockemöhle* (in der Besitzergemeinschaft mit *Julius H. Smit* und *Paul J. Wals*) 2003 das höchstdotierte Trabrennen Europas vor mehr als 50.000 Zuschauern für sich zu entscheiden. Der erst 6-jährige Hengst *Abano As* von *Dylan Lobell* (USA) aus der *Armbro Junction* (USA), der schon im Jahr 2000 im Deutschen Traber-Derby siegte, gewann in der Hand des belgischen „Weltklasse-Catchdrivers" *Jos Verbeeck* gegen die besten Pferde Europas den mit 800.000 Euro dotierten Prix d' Amerique in Paris (siehe Abbildung links).

Erfolgreiche Hengste

Die Nachkommen der erfolgreichsten Hengste in der deutschen Traberzucht weisen Gewinnsummen von bis zu 1,5 Millionen Euro pro Jahr auf. Große Bedeutung für die Leistungszucht von Trabrennpferden erlangten u. a. folgende Hengste:

- *Diamond Way*, geb. 1982 von *Super Way* aus der *Königskrone*; Züchter: Stall Lucky Kotten; Besitzer: *Alwin Schockemöhle* (Mühlen)/*Inge Hagemeister* (Rendsburg). Beispiele für seine Leistungen und die seiner Nachkommen: 2004 sicherte sich der mittlerweile 23-jährige Hengst *Diamond Way* zum 13. Mal in Folge das Vererberchampionat in der deutschen Traberzucht. Insgesamt 335 Starter erliefen eine Nachkommengewinnsumme von 1.314.253 Euro. 306.848 Euro verbuchten diese in Gruppen-, Zucht- und Breeders-Crown-Rennen. Insgesamt sind 1.608 Nachkommen des „Dominators" im Deutschen Zuchtbuch eingetragen, 1.195 davon kamen bisher an den Start. Sein Aushängeschild war 2004 erneut *Freiherr As*, der sich auf Europaebene achtbar schlug und 286.551 Euro eintrabte. Zuchtrennlorbeer holte sich *Great Outlaw* beim Hamburger Dreijährigen-Halali.

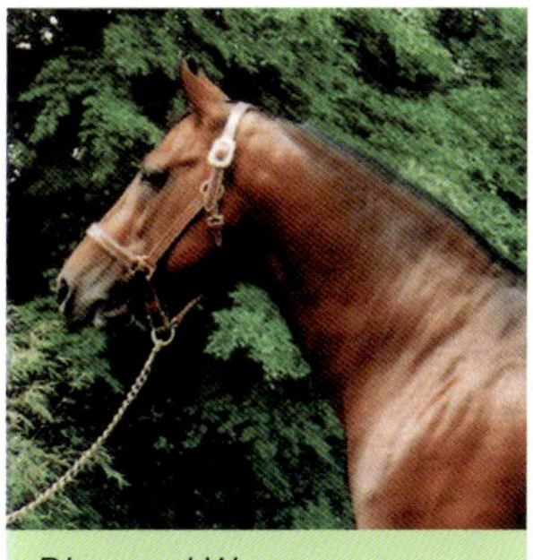

Diamond Way

- *Diamond Way* ist nun Vater von zwölf Breeders-Crown-Gewinnern in Deutschland, von drei Derby-Siegern, sieben Stuten-Derby-Siegern, auch Vater des schnellsten deutschen Trabers aller Zeiten, *Freiherr As* (1:10,2; zeitgleich mit *Abano As*) und der schnellsten zweijährigen Stute aller Zeiten in Europa, *Sunset Lane*.
  Insgesamt verdienten seine Nachkommen bisher mehr als 40 Millionen Euro und siegten in 194 Zucht- und Gruppen-Rennen.
- *General November*, geb. 1993 von *Valley Victory* a. d. *Florida Dame*; Züchter: *Michael Schröer*, Senden; Besitzer: Stall November. *General November* ist sowohl in züchterischer wie auch in rennsportlicher Hinsicht eine Ausnahmeerscheinung in der deutschen Traberszene. Mit einer Gewinnsumme von 1.183.659 Euro, 23 Siegen und einem Rekord von 1:11,4 machte er seinem Titel „Traber des Jahrhunderts" alle Ehre.
  General November, der 15-fache Zuchtrennsieger wurde insgesamt dreimal in Folge zum Traber des Jahres gewählt (1996, 1997 und 1998).
  Seine größten Erfolge waren z. B. Grand Prix de l´U.E.T (Vor- und Endlauf) 1997 mit 1:13,2 in Rennrekordzeit über die Mitteldistanz (Europarekord für 4-jährige Trabrennpferde) Gr. I Paris Vincennes; Deutsches-Bewag-Traber-Derby 1996 (Vor- und Endlauf) KLZR Berlin; St. Leger 1996 KLZR Gelsenkirchen; Großer Preis von Deutschland 1997 KLZR Gelsenkirchen; Prix de Geneve 1997 Gr. I Paris Vincennes; Prix Ariste Hemard 1997 Gr. I Paris Vincennes; Prix Roederer 1998 Gr. I Paris Vincennes; Matadoren-Rennen 1999 EURO I Berlin-Mariendorf.
  138 eingetragene Nachkommen zählt der inzwischen nach Italien ausgeführte Spitzenvererber bis heute, er deckt sowohl in Deutschland als auch im Ausland außerordentlich erfolgreich.

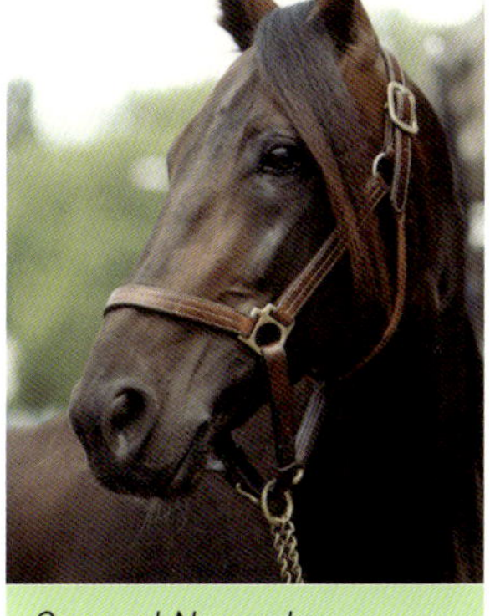

General November

Ingolf Bender: Nachwort

Stillstand ist bekanntlich Rückschritt. Der Umkehrschluss daraus lautet: Wandlung ist notwendig – und sinnvoll. So auch im Bereich der Pferdehaltung und des Sports. Dieses KOSMOS Handbuch Pferd, von bewährten, kundigen Autorinnen und Autoren aufbereitet, bietet einen Querschnitt des Wissens und weist den Weg ins Zentrum des praktischen Geschehens rund um Pferde und Pferdesport. Sowohl die geschichtlichen als auch die wissenschaftlichen Zusammenhänge werden mit der Praxis gründlich vernetzt dargestellt und zeigen auf, was heute aktuell ist. Der Naturforscher *Charles R. Darwin* (1809–1882) sagte: „Nichts in der Geschichte ist beständiger als der Wandel". Wandel im Sinne einer Evolution menschlichen Lebens ist heute abgelöst worden durch die Evolution der Kultur. Kreative, kultivierte Weiterentwicklungen pferdegerechter Praktiken sowie die gewandelte Einstellung zu Lebewesen sind Ausdruck dieses Wandels. Doch dies bedeutet nicht den totalen Zusammenbruch des Vertrauten. Ein geflügeltes Wort aus Frankreich besagt: „Plus ça change plus c'est la même chose – je mehr sich etwas ändert, desto mehr bleibt es dasselbe." Auch das gehört zum Wandel, das Gefühl: „Es ist vieles in Bewegung geraten – ohne dass sich das Entscheidende ändert". Das Entscheidende sind unsere Vierbeiner – letztlich für sie wurde dieses Buch geschrieben: Und wenn das angebotene Wissen gedanklich und praktisch breit umgesetzt wird, entspricht dies den Zielen der Mitautorinnen und Mitautoren sowie den Intentionen des Herausgebers und des Verlags.

Die Autoren

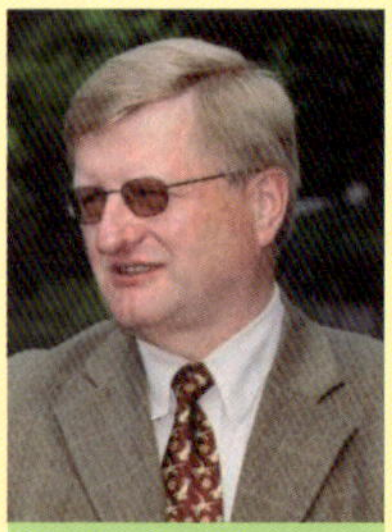

Lutz Ahlswede

Selbstständiger Tierarzt und freiberuflicher Autor, Dr. med. vet., Jahrgang 1946; studierte Veterinärmedizin an der Tierärztlichen Hochschule Hannover; Promotion im Bereich der Pferdeernährung; fünf Jahre wissenschaftliche Arbeit als Assistent im Institut für Tierernährung der Tierärztlichen Hochschule Hannover bei *Professor Dr. Dr. h.c. Helmut Meyer*; Mitarbeit an zahlreichen wissenschaftlichen Projekten; Veröffentlichungen zu allen Themen rund ums Pferd in Fachzeitschriften sowie Fachbeiträge in Sachbüchern.
Ausbildung zum Fachtierarzt für Tierernährung und Diätetik und zum Fachtierarzt für Zuchthygiene und Besamung.
Der Autor war langjährig tätig als Referent für Pferdegesundheit bei der Landwirtschaftskammer Westfalen-Lippe in Münster (von 1976 bis 2004); seine aktuellen Arbeitsschwerpunkte sind:
Stutengynäkologie, Andrologie, Besamung, Ernährung, Infektionsschutz, Tierschutz, Aufzucht von Jungpferden; er betreut das NRW-Landgestüt Warendorf seit rund 30 Jahren und ist derzeit tätig als Vertragstierarzt der Besamungsstationen des NRW-Landgestüts sowie freier Mitarbeiter der Tierklinik Domäne Karthaus Dülmen (*Dr. med. vet. Baltus*).
Der Autor ist Züchter von Reitpferden im modernen Typ „Deutsches Reitpferd" und von Pferden des Typs „Schweres Warmblut"; er hält seine Pferde in Eigenregie.
Als Praktiker und Wissenschaftler zugleich sind seine Vorträge zu Zucht- und Fütterungsthemen stets sehr gefragt.

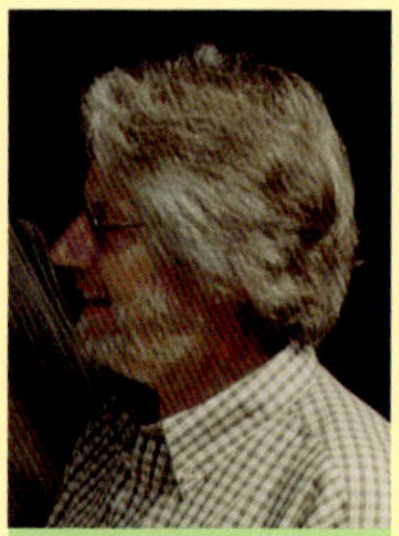

Ingolf Bender

Freiberuflicher Autor und Lektor, beratender Biologe und Sachverständiger für art- und umweltgerechte Pferdehaltung, Materialrichter; Jahrgang 1947; studierte mehrere Fächer (u. a. Biologie, Germanistik). Seit rund 30 Jahren hat er im In- und Ausland (Irland, Niederlande, Schweiz) zahlreiche Veröffentlichungen verfasst, darunter 11 Bücher und mehrere wissenschaftliche Arbeiten/Dokumentationen mit den Schwerpunkten angewandte Verhaltenskunde und Haltungsarealgestaltung, Ernährungsphysiologie und Fütterung; er arbeitet regelmäßig für bedeutende überregionale und regionale Fachzeitschriften, z. B. Reiter Revue international, Freizeit im Sattel, Pegasus, Pferde-Forum Weser-Ems, Reiterjournal Baden-Württemberg, Rheinlands Reiter Pferde, Mecklenburger Pferdejournal, Züchterforum. Seminartätigkeit als Dozent der Kölner Pferdeakademie. Der Autor wuchs auf im Pferdebetrieb des Großvaters, ist langjähriger aktiver Aufzüchter, Ausbilder und Freizeitreiter; er bevorzugt Jagdreiten, Distanzreiten sowie Schaureiten (Aktionstraber u. Ä.); er hält in Eigenregie eine Beobachtungsherde, bestehend aus Ägyptischen Vollblutarabern, Norwegischen Fjordpferden im originalen, trockenen Bergtyp und Westfälischen Wildbahn-Dülmenern, auf eigenem, selbst bewirtschaftetem Grünlandhof, der Teil seiner privaten hippologischen Forschungsstation ist; aktuelle KOSMOS-Bücher: „Praxishandbuch Pferdehaltung" (256 S.; 2. Aufl., 2004), „Praxishandbuch Pferdeweide" (208 S.; 2003), „Praxishandbuch Pferdefütterung" (352 S.; 2. Aufl., 2005), „Praktische Pferdehaltung" (Reihe ReiterWissen, 128 S.; 2002).

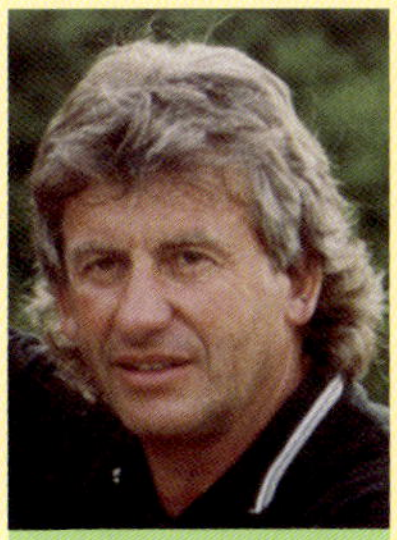

Robert Claus

Freiberuflicher Fotojournalist und Autor, Jahrgang 1955; als Natur- und Pferdeliebhaber sowie passionierter Reiter organisiert er seit 1984 Wanderritte in vielen Regionen des In- und Auslands, u. a. in Belgien, Frankreich, Luxemburg und in den Niederlanden; regelmäßig schreibt und fotografiert er für Pferdefachzeitschriften, u. a. für die Freizeit im Sattel und das Reiter Prisma; zudem ist er freier Mitarbeiter der Saarbrücker Zeitung. Der Autor hat sich fortgebildet zum Wanderreitführer VFD sowie zum Wanderreitführer DWA; seine langjährige Erfahrung gibt er in Seminaren weiter. Seit 11 Jahren organisiert und leitet er die „fs-Spur", einen überregional bekannten zehntägigen „Abenteuer"-Wanderritt mit sehr hohen Anforderungen an Pferde, Reiter und Ausrüstung. Der Autor testet und konzipiert unter harten Praxisbedingungen Wanderritt-Ausrüstungen für Pferd und Reiter; er berät Hersteller und Reiter. Seine beiden Andalusierstuten und einen Sorraia-Wallach (aus der Zucht von *Dr. Michael Schäfer*) hält er beim Haus in Offenstallhaltung; er ist Mitautor zweier Wanderreitbücher.

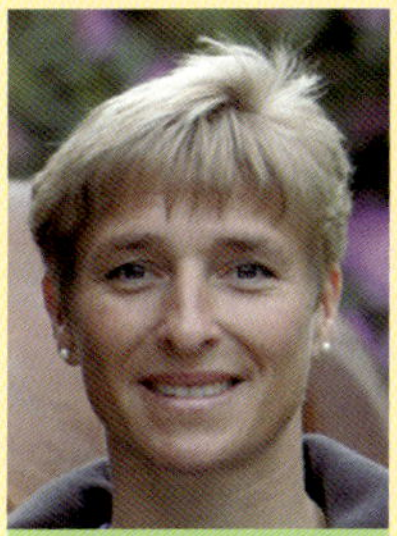

Ingrid Klimke

Jahrgang 1968; gelernte Bankkauffrau und Pferdewirtschaftsmeisterin. Die Autorin studierte Pädagogik, legte das 1. Staatsexamen für die Primarstufe ab. Seit ihrer Jugend nimmt sie an Wettbewerben in allen drei Turnierdisziplinen Dressur, Springen sowie Vielseitigkeit teil und zählt heute zu den wenigen Reitern bzw. Reiterinnen, die in allen drei Disziplinen bis Klasse S erfolgreich reiten. Schwerpunkt ihrer Arbeit mit jungen Pferden ist die vielseitige Grundausbildung, wobei die Pferde bis 6-jährig keine Spezialisierung erfahren. Die dressurmäßige Ausbildung und intensive Betreuung auf Grundlage der klassischen Reitweise führt sie im Sinne ihres Vaters *Dr. Reiner Klimke* weiter.
1998 wurde sie Weltmeisterin (Einzel/Mannschaft) bei den jungen Vielseitigkeitspferden in Le Lion d'Angers (Frankreich). Als Olympiateilnehmerin erreichte sie bei den Olympischen Spielen 2000 in Sydney (Australien) den 4. Platz. Als beste Mannschaftsreiterin hätte sie nach dem alten (bis zur Olympiade in Barcelona 1992 gültigen) Reglement die Silbermedaille in der Einzelwertung erreicht.
In den Jahren 1999, 2000 und 2001 wurde die Autorin Deutsche Meisterin in der Vielseitigkeit und 1998 und 1999 Deutsche Meisterin der Berufsreiter (Vielseitigkeit).
Sowohl national als auch international (Südafrika, USA, Norwegen, Kanada) erteilt sie fortlaufend sportfachlichen Unterricht im Rahmen von Dressur-, Spring- und Vielseitigkeitslehrgängen.
2004 in Athen gehörte die Autorin zu den „Olympiagewinnern der Herzen" – die Mannschaft musste aufgrund einer fehlerhaften Zeitmessung ihre Goldmedaille zurückgeben und wurde daraufhin Vierte. 2005 gewann sie bei den Europameisterschaften in Blenheim (England) die Bronzemedaille in der Einzelwertung.
Seit 1998 betreibt sie einen Turnierstall mit 10 Pferden (Dressur, Springen, Vielseitigkeit) und seit 2000 ist sie Mitglied im Vorstand des Deutschen Reiter- und Fahrer-Verbandes e. V.

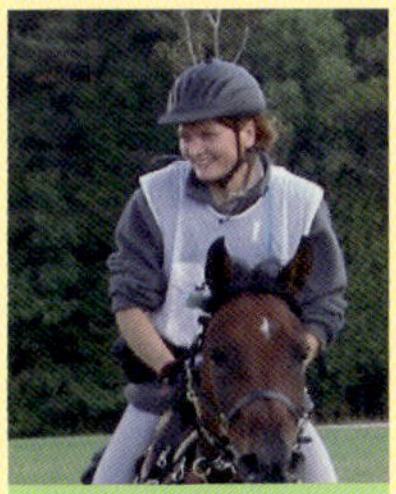

Cornelia Koller

Freiberufliche Autorin und Mitarbeiterin vieler Pferdefachzeitschriften, Werbetexterin und Grafikerin; Illustratorin zahlreicher Pferdebücher; Jahrgang 1965; studierte Kommunikations-Design. Die Autorin wuchs mit Pferden auf und ist aktive Distanz- und Freizeitreiterin; langjähriges Mitglied im deutschen Nationalkader Distanzreiten; sie beschäftigt sich seit vielen Jahren intensiv mit dem Thema Ausrüstung; hält in einer eigenen Offenstallanlage Vollblutaraber; sie ist Autorin folgender Bücher: „Abenteuer Distanzreiten" (1996), „Das Sattelbuch" (1997), „Distanzreiten" (2001); Mitautorin von „Allround Gelände" (2001).

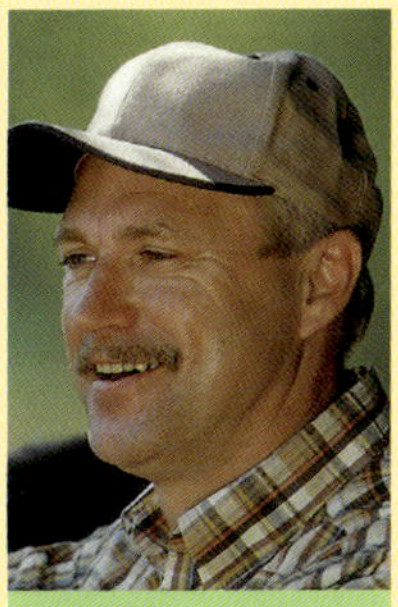

Peter Kreinberg

National und international renommierter Profi-Western- und Horsemanship-Instruktor sowie freiberuflicher Autor, zählt zu den Pionieren der Westernreiterei in Deutschland mit nachhaltig beeindruckenden sportfachlichen, sportpädagogischen sowie turniersportlichen Leistungen. Der Autor, Jahrgang 1952, erzielte bereits seit 1980 professionell im Westernpferdebereich sowohl auf Turnieren als auch insbesondere als Ausbilder von Reiter und Pferd bedeutende Erfolge (er hat z. B. bis heute etwa 1.500 Pferde angeritten); er etablierte schwerpunktmäßig die Reitlehre des „California Vaquero Horsemanship". Turniererfolge waren u. a. von 1984 bis 1990: Europameister Junior Working Cowhorse und jahrgangsbestes Pferd in dieser Disziplin; Vize-Europameister Western Horsemanship; Vize-Europameister Junior Cutting; Vize-Europameister Junior Working Cowhorse; Highpoint-Horse Western-Riding sowie die Weltmeisterschafts-Qualifikation in Reining. Zahlreiche Verbandsaktivitäten begleiteten seit 1980 seine immer primär praktisch ausgerichtete vielseitige Arbeit als Horseman, so z. B. die Vorstandsarbeit im Pintozuchtverband und im Arabian Western Riding Club; seine maßgebliche Beteiligung am Aufbau des EWU-Richterwesens ab 1984; die Tätigkeit als EWU-Richter und Richterobmann sowie als Turnierveranstalter und Nationalmannschafts-Team-Coach DQHA (Youth World Cup, 1988 in Fort Worth – Texas/USA); seit 2005 arbeitet er mit dem Hannoveranerverband im

Rahmen der Initiative „Hannoveraner erleben" eng zusammen.
Der Autor lebt auf eigenem Pferdehof im Südwesten Frankreichs. Das bekannte Kreinberg-Gestüt „Goting Cliff" in Wagenhoff bei Gifhorn in Niedersachsen (von seiner Ehefrau *Edith Schreiber-Kreinberg* seinerzeit als eines der ersten Western-Zuchtgestüte mit Trainingsstall und Gästebetreuung in Deutschland gegründet) wird seit 2005 von der Kreinberg-Tochter *Svea* eigenverantwortlich weitergeführt.
Der Autor hat seit 25 Jahren bis heute durch zahlreiche Veröffentlichungen, Workshops, Demos usw. – mit Schwerpunkt pferdegerechter Umgang und effektive Ausbildung – nicht nur die Westernszene, sondern die gesamte europäische Reiterszene von Spanien bis Irland maßgeblich beeinflusst. Er war Chefredakteur verschiedener Fachzeitschriften, brachte Lehrvideos heraus und verfasste zahlreiche praxisbetonte Sachbücher, u. a. 1985 und 1987: Handbücher Westernreiten, Band I + II; 2004: Lehrvideo „Pferde mit guten Manieren" (TV-Vogel); 2005: „Der Freizeitreiterkurs" (Kosmos); Lehrvideo „Entspanntes Reiten" (TV-Vogel). Regelmäßig schreibt er als freier Mitarbeiter in Fachmagazinen des In- und Auslands; er ist langjähriger Kosmos-Autor.
Aktuelle Tätigkeitsschwerpunkte des Autors sind die Ausbildung junger Pferde und die planvolle, systematische Arbeit mit ambitionierten Freizeitreitern. Dazu hat er ein „simples", aber effektives und vor allem pferdegerechtes Ausbildungskonzept entwickelt, seine eigene (registrierte) Methode: „The Gentle Touch"®. Mit seiner Methode schließt der Autor den Kreis seines 25-jährigen Wirkens. Diese Methode wird ab 2006 im Rahmen des „The Gentle Touch"®-Trainer-Netzwerkes von speziell darin geschulten, zertifiziert-lizenzierten Ausbildern weitervermittelt. Er orientiert sich bei seiner Arbeit mit Pferden und Reitern an den Prinzipien und Grundlagen der Deutschen Reitlehre sowie an den traditionellen Gebrauchsreitweisen Nordamerikas (= Klassisch-Kalifornische-Vaquero-Reiterei) und Europas (= Kampagne-Reiterei) – allerdings nur so weit, wie diese Grundlagen auf die heutige Freizeitreiterei sinnvoll ohne unnötigen Ballast übertragbar sind.
Erfolgreiche Schüler des Autors mit Profistatus sind u. a. *Uwe Röschmann* (mehrfacher Cutting-Europameister und Deutscher Meister), *Jörg Pasternak* (mehrfacher Deutscher Meister und Europameister Cutting) und *Henning Daude* (Reining Europameister).
Fortlaufend ist der Autor im Rahmen von Seminaren, aber auch bei viel beachteten, gut besuchten Showauftritten und Demos (z. B. anlässlich der Pferdemesse Equitana) mit seinen Pferden zu sehen. Für jeden Zuhörer ist es dabei beeindruckend, wie er vom Sattel aus in souveräner Manier über Kopfmikro alle Reitmanöver und die sensible Hilfengebung detailliert erläutert und dennoch seine Konzentration auf das Pferd exakt beibehält. Nicht zuletzt durch solche faszinierenden Demos – als Ergänzung der publizistischen Arbeit – gelingt ihm ein wichtiger Brückenschlag zwischen Reitern und Pferdeleuten unterschiedlichster Reitweisen und Nutzungsziele.

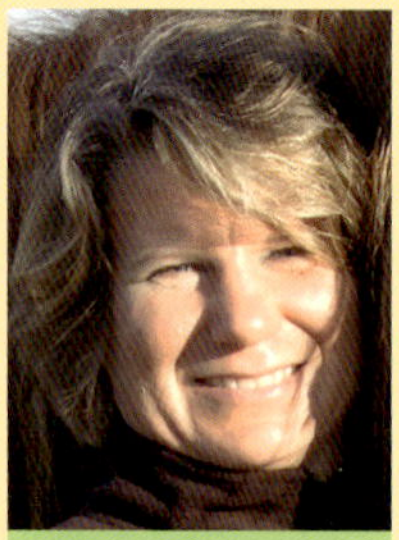

Ilona Kröger

Jahrgang 1967; Diplom-Pädagogin und Heilpraktikerin für Psychotherapie mit fünfeinhalbjähriger Weiterbildung zur Gestaltpsychotherapeutin. Die Autorin arbeitete zwei Jahre in der Erziehungsberatung der Stadt Kiel, bevor sie sich 1996 im Bereich des therapeutischen Reitens und heilpädagogischen Voltigierens selbstständig machte. Sie ist FN-Trainerin C Voltigieren und besitzt die Lizenz für heilpädagogisches Voltigieren des Deutschen Kuratoriums für therapeutisches Reiten; ihre psychotherapeutischen Vorgehensweisen hat die Autorin in die Arbeit mit Pferden integriert; regelmäßig wirkt sie mit beim Erfahrungsaustausch und der Entwicklung neuer Konzepte in der Fachgruppe Arbeit mit dem Pferd in der Psychotherapie (Abk.: Fapp; www.fapp.net); Buchveröffentlichung: „Psychotherapie mit dem Pferd" (FN Verlag, 2005). Darüber hinaus arbeitet sie mit Methoden aus der Entspannungspädagogik und der angewandten Kinesiologie. Ziel der angewandten Kinesiologie ist, Dysbalancen auf der emotionalen, geistigen und körperlichen Ebene zu korrigieren, um Stress und Angst bei Reitern abzubauen. In ihrem Buch „Reiten im Einklang mit mir selbst" (Kosmos, 2003) zeigt sie Lösungswege auf, wie Reiter Stress und Angst abbauen können. In Seminaren der Autorin lernen Teilnehmer, diese Methoden selbst anzuwenden; (www.reittherapie.org). Über Methoden der sog. Klopfakupressur hat sie weitere Bücher veröffentlicht (Themen: Nichtrauchen, Abnehmen und Erziehen mit Leichtigkeit; www.klopfakupressur.de). Zur Durchführung ihrer Therapien setzt die Autorin sechs Pferde ein, die sie weitgehend selbst für diese Arbeit ausgebildet hat.

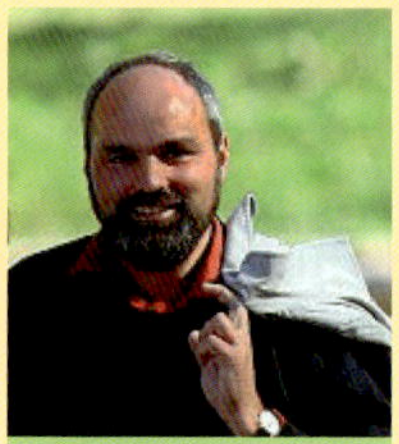

Elmar Pollmann-Schweckhorst

Selbstständiger Pferdewirtschaftsmeister – Schwerpunkt „Zucht und Haltung", Reitlehrer FN, international tätiger Springtrainer sowie freiberuflicher Autor; Jahrgang 1963. Der Autor wuchs im elterlichen Pferdezucht- und Ausbildungsbetrieb auf, den er seit 1990 leitet (www.pollmann-schweckhorst.de); er absolvierte zunächst seine Berufsausbildung bei dem international erfolgreichen Springreiter *Gerd Wiltfang* in Thedinghausen und wechselte dann zur Bundeswehrsportschule, wo er durch *Lutz Merkel* weiter sportfachlich ausgebildet wurde; er übernahm anschließend die Leitung des Springstalles der „Genn Equestrian Farms" in Hamilton (Kanada), dem seinerzeit größten nordamerikanischen Importeur deutscher Warmblutpferde.
Der Autor erzielte und erzielt fortwährend Erfolge in den Sparten Sport, Ausbildung und Pferdezucht. Sportliche Erfolge: 1985 Verleihung des Goldenes Reitabzeichens; Ausbildung verschiedener internationaler

Springpferde, u.a. *Feodora, Aperio, Rochette, Diamonds Daylight, Eurocommerce Berlin.* Ausbildungserfolge: Zahlreiche Schüler bis zur Schweren Klasse gefördert, darunter *Marcel Schneider* (Goldenes Reitabzeichen 2003), *Sebastian Otten* (Deutscher Meister der Jungen Reiter 2000, Goldenes Reitabzeichen), *Anna Antonia Vogel* (Deutsche Vizemeisterin 2002). Züchterische Erfolge: Zahlreiche S-Springpferde, darunter *Diamonds Daylight* (*Alois Pollmann-Schweckhorst*), *Lancertino* (Holsteiner Körung 2005). Der Autor ist erfolgreichster rheinischer Züchter der Jahre 2004 und 2005.
Veröffentlichte Bücher/Filme: „Springpferde-Ausbildung heute" (FN-Verlag, 2002); „Training the Modern Jumper" (Trafalgar Square Publishing, Vermont/USA, 2005; Lehrvideo/DVD
„Springpferde-Ausbildung heute" (TV-Vogel/FN-Verlag, 2004); Lehrvideo/DVD „Training the Modern Jumper" (TV-Vogel/FN-Verlag, 2005).
Inhalt ist die Systematisierung der Springpferde-Ausbildung nach klassischen Grundsätzen und Dokumentierung und Verbreitung des aktuellen Wissenstandes in der Springlehre sowie die kritisch-visionäre Auseinandersetzung mit dem Springsport.

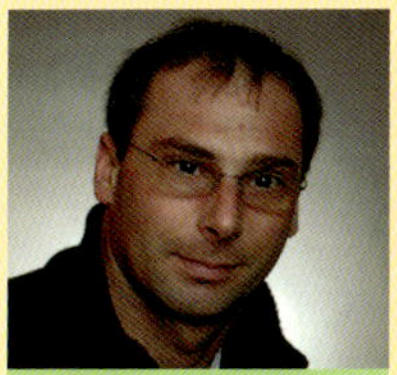
Fred Probst

Leiter der Landesfahrschule im Haupt- und Landgestüt Marbach (Baden-Württemberg); Jahrgang 1969; Ausbildung zum Pferdewirt Zucht und Haltung im Haupt- und Landgestüt Marbach (BW); Weiterbildung zum Pferdewirtschaftsmeister, Besamungswart, Reitwart und Fahrlehrer; seit 1994 Turnierrichter bis zur Klasse M; seit 2000 im Prüfungsausschuss für Pferdewirte.

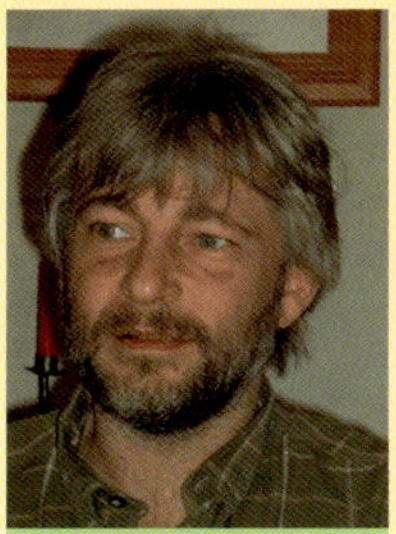
Burkhard Rau

Jahrgang 1958; ist öffentlich bestellter und vereidigter Sachverständiger für den Hufbeschlag, vereidigter Sachverständiger für den Kutschenbau sowie vereidigter Sachverständiger für Thermographie (Fachgebiet Anwendungen am Tier). Der Autor ist Mitglied im Prüfungsausschuss für Pferdefachwirte, er veröffentlichte verschiedene Sachbücher und zahlreiche Artikel, die teils in vier Sprachen übersetzt wurden. Als Leiter der Baltischen Hufschmiedeschule, der „Baltic Farrier School" in Grundsales (Lettland), gestaltet er maßgeblich die theoretische und praktische Ausbildung für Hufschmiede aus Estland, Lettland, Litauen und aus Teilen der Russischen Föderation. Regelmäßig führt der Autor Fortbildungen für Tierärzte, Hufschmiede und Reiter im In- und Ausland durch; neben den huffachlichen Sachverhalten hat der Tierschutz bei allen seinen Aktivitäten große Bedeutung.
Der Autor ist Inhaber von fünf international gültigen Patenten, dabei handelt es sich um innovative Produkte für Reiter, Hufschmiede und Pferde; er engagiert sich in der Projektentwicklung mit Umsetzung wissenschaftlicher Erkenntnisse in für das Pferd nutzbare Produkte (z.B. LaminitisEx – Verfahren zur Früherkennung der Hufrehe). In seiner Freizeit widmet er sich dem Fahren mit Pferden einschließlich der Fahrpferdeausbildung.

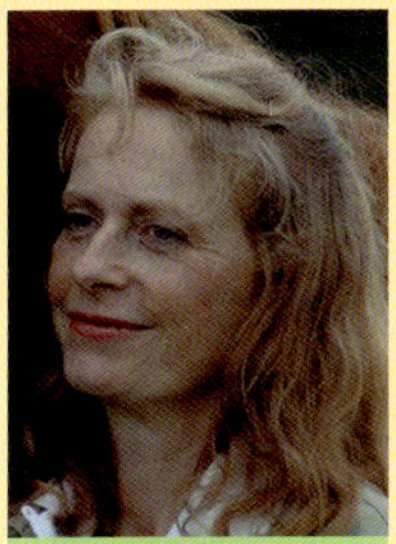
Barbara K. S. Rauch

Selbstständige Akademieleiterin und Dozentin; Diplom-Agraringenieurin, Dr. agr.; Jahrgang 1954; die Autorin reitet seit ihrem 7. Lebensjahr; sie studierte Agrarwissenschaften an den Universitäten Gießen und Bonn und nahm aktiv an Studententurnieren im In- und Ausland teil; Diplomarbeit zum Thema „Problematik der Vorbereitung von Reitpferden zur Auktion"; Promotion über das Blutserum von M- und S- Springpferden; verschiedene Praktika in Warmblut- und Vollblutzuchtbetrieben; Tätigkeit am Institut für Tierhygiene in Bonn; von 1991 bis 2001 Abteilungsleiterin für Ausbildung und Pferdegesundheit im Direktorium für Vollblutzucht und Rennen (DVR) in Köln. Die Autorin besitzt die Qualifikationen als Amateur-Rennreiterin DVR und als FN-Trainer A sowie das FN-Fahrabzeichen Kl. III; sie war langjähriges Mitglied der Prüfungsausschüsse für Pferdewirte (Bereiche Zucht und Haltung sowie Rennreiten) und Pferdewirtschaftsmeister – Teilbereich Galopprenntraining – der Landwirtschaftskammer NRW; im Jahr 2001 gründete sie die Kölner Pferdeakademie (www.koelnerpferdeakademie.de); diese überregional und institutionell anerkannte Akademie wird von der Autorin geleitet; mit einem Team kompetenter Dozenten aus allen hippologischen Bereichen bietet sie eine breit gefächerte theoretische und praktische Aus- und Fortbildung mit eigenen zertifizierten Abschlüssen an.

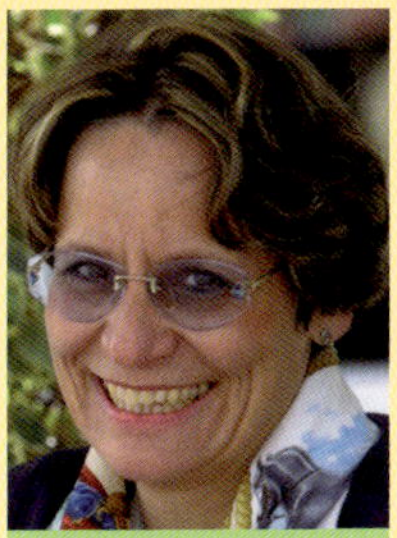
Ulrike Rieder

Jahrgang 1949; freiberufliche Autorin und Lektorin. Die Autorin studierte die Fächer Sport und Englisch; seit über 40 Jahren engagiert sie sich national und international sehr erfolgreich für den Voltigiersport: 1963 Teilnahme an der 1. Deutschen Meisterschaft im Gruppenvoltigieren in Wiesbaden und Gewinn der Bronzemedaille; 1964 Teilnahme an der 2. Deutschen Meisterschaft in Euskirchen, Gewinn der Silbermedaille. Nationale Richterin seit 1971, internationale offizielle Richterin seit 1983. Die FN-Voltigierwart-Prüfung legte sie 1974 ab; als erste Publikation arbeitete sie 1975 mit am FN-Lehrfilm über Voltigieren.
Die Autorin veröffentlicht im In- und Ausland engagierte Fachartikel rund um den Voltigiersport; sie hat als Alleinautorin und als Mitautorin 10 Bücher über den Voltigiersport, darunter maßgebliche Lehrbücher, verfasst. Sie ist auch verantwortliche Koodinatorin und

Hauptautorin der neu bearbeiteten „Richtlinien für Voltigieren" (Band 3, FN-Verlag). Zudem arbeitet sie seit 1991 als Redakteurin der einzigen Voltigierfachzeitschrift "Aktueller Voltigierzirkel"; sie ist 1. Vorsitzende und Gründungsmitglied des herausgebenden Vereins "Der Voltigierzirkel e. V., Förder- und Interessengemeinschaft für den Voltigiersport".
Die Autorin besitzt die Qualifikation der FN „Trainer-A-Voltigieren" sowie auch die internationale Trainerlizenz der FEI (Weltverband) für Voltigieren; sie ist gefragte Lehrgangsleiterin und Referentin für Voltigierer, Trainer und Richter bei nationalen Lehrgängen und FEI-Richterlehrgängen in Deutschland, Dänemark, Schweden, Norwegen, Großbritannien, Italien, Österreich, Kanada, USA, Australien, Malaysia, Argentinien, Brasilien, Ecuador, Kolumbien und Südafrika. Zusätzlich widmet sie sich der Presse- und Informationsarbeit sowie der Vorbereitung und Durchführung nationaler und internationaler Turniere und Tagungen. Bei den World Equestrian Games in Aachen 2006 ist sie im Pressebüro als Expertin für die Voltigierweltmeisterschaften zuständig.

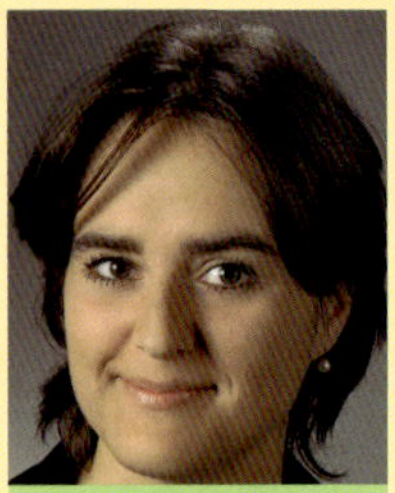

Tina Maria Ritter

Freiberufliche Wissenschaftsjournalistin und Autorin, wissenschaftliche Beraterin, Tierheilpraktikerin, Dr. rer. nat.; Jahrgang 1974; studierte Biologie mit Schwerpunkt Botanik und Molekularbiologie; Promotion im Bereich der angewandten Tumorvirologie und Immunologie; eigene Forschung an mit Borna- und Herpesviren infizierten Pferden (div. Veröffentlichungen); beratende Tätigkeit zu den Themen chronische, virale Erkrankungen beim Pferd; die Autorin ist aktive Freizeitreiterin, sie hält in Eigenregie Friesen.

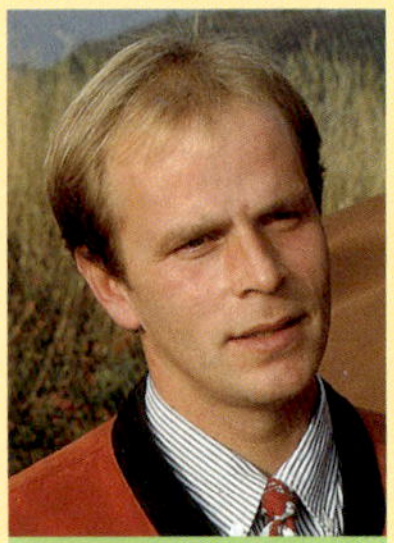

Christian Schacht

Niedergelassener Tierarzt mit eigener Praxis für Pferde, freiberuflicher Dozent, Autor, Berufsreiter, Sachverständiger für Pferdezucht, -haltung und -sport; Jahrgang 1965. Der Autor reitet seit seinem 4. Lebensjahr; mit 18 Jahren legte er die Reitwartprüfung ab, unterrichtete in seinem heimatlichen Verein und wurde Turnierrichter; die Bereiterprüfung bestand er mit Auszeichnung (1993). Im Anschluss an seine Offizierlaufbahn bei der Bundeswehr studierte er Veterinärmedizin an der Tierärztlichen Hochschule in Hannover (Approbation 1993). Nach seiner Assistententätigkeit in verschiedenen Pferdekliniken, u. a. bei *Dr. med. vet. Helmut Ende*, und Tätigkeiten auf Gestüten, ließ er sich 1996 in Malente als Tierarzt nieder. Neben seiner tierärztlichen Tätigkeit betrieb er dort einen Reitstall mit 30 Pferden. 1999 legte der Autor die Prüfungen zum Pferdewirtschaftsmeister ab, und zwar sowohl mit Schwerpunkt Reiten (Berufsreitlehrer FN) als auch im Bereich Zucht und Haltung. Seit 2000 gehört er zum Prüfungsausschuss für Pferdewirtschaftsmeister und ist freiberuflich als Berufsschullehrer tätig. Der Autor bewirtschaftet seit 2004 einen Turnier- und Ausbildungsstall in Grebin bei Plön und ist als Richter bis zur Klasse S, als Moderator bei Pferdemessen, Turnieren und Verkaufsschauen sowie als Referent zu pferdesportlichen und tierärztlichen Themen überregional tätig. Mit seiner Agentur „HippoTop" organisiert er Pferdesportveranstaltungen und Vermarktungstage; er erstellt Gutachten als Sachverständiger und berät in Fragen zu Pferdebetrieben und Pferdekäufen. Als Tierarzt und aktiver Reiter hat sich der Autor auf den Bereich „Pferdehuf und Bewegungsmechanik" spezialisiert; er betreut als wissenschaftlicher Berater die Internationale Hufschutztechnik (IHT – Österreich), die sich auf Produktion und Einsatz von Kunststoffbeschlägen konzentriert. Neben diversen Veröffentlichungen in Fachzeitschriften zu allen Themen rund ums Pferd erschien im FN-Verlag das Buch „Hippologisch" (2005). Aktuelles KOSMOS-Buch „Pferdekrankheiten" (Reihe ReiterWissen, 128 S.; 2002). In seiner Freizeit startet der Autor (er ist zweimaliger deutscher Hochschulmeister im Reiten) seine eigenen Pferde auf Turnieren.

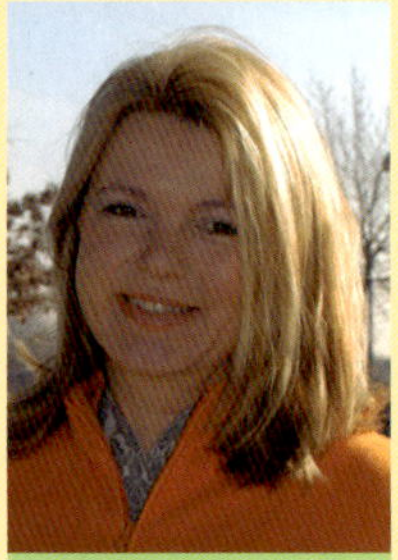

Britta Schöffmann

Freiberufliche Sportjournalistin und Autorin, Dr. sportwiss., Jahrgang 1960; studierte Sportwissenschaften an der Deutschen Sporthochschule Köln, promovierte mit dem Thema „Der Reitsport im subjektiven und sozialen Kontext" an der Universität Bochum. Die Autorin ist gelernte Journalistin, sie ist Verfasserin zahlreicher Veröffentlichungen zu allen Themen rund ums Pferd; sie arbeitete u. a. acht Jahre als stellvertretende Chefredakteurin bei der Fachzeitschrift Reiter Revue international, bevor sie sich freiberuflich selbstständig machte, um mehr Zeit fürs Schreiben und für die Dressurreiterei, die sie seit Kindesbeinen an turniersportlich betreibt, zu haben. Die langjährige sportfachliche Aus- und Weiterbildung absolvierte bzw. absolviert sie bei den international erfolgreichen Dressurtrainern *Fritz Tempelmann, Willi Schultheiß, Harry Boldt, Jean Bemelmans* und aktuell bei *Klaus Balkenhol* (Mannschafts-Olympiasieger in der Dressur 1992, 1996, Vize-Weltmeister 1994).
Die Autorin bildet ihre Pferde selbst aus, reitet erfolgreich bis Grand Prix, ist Inhaberin des Deutschen Reitabzeichens in Gold; Tätigkeit als Turnierrichterin, Trainerin, Moderatorin bei diversen Pferdesportveranstaltungen. Aktuelle KOSMOS-Bücher: „So gelingt die Dressurprüfung" (128 S.; 2002), „Die Skala der Ausbildung" (173 S.; 2003), „Lektionen richtig reiten" (205 S.; 2005); außerdem „Horse Handling oder Reiterglück beginnt am Boden" (FN-Verlag, 2006).

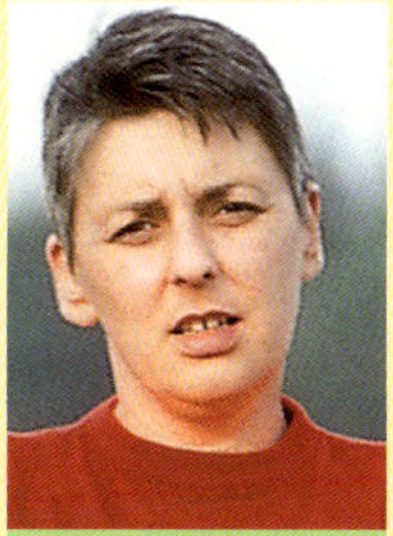

Barbara Schöning

Selbstständige Fachtierärztin und freiberufliche Dozentin und Autorin; Jahrgang 1960; studierte Veterinärmedizin an der Freien Universität Berlin; Dr. med. vet., Fachtierärztin für Verhaltenskunde und Tierschutz – Zusatzbezeichnung Tierverhaltenstherapie. Die Autorin erwarb die akademischen Grade „MSc." (Master of Sciene) an der University of Southampton (GB) im Bereich Verhalten und Verhaltenstherapie beim Haustier (inklusive Pferd) sowie „PhD" (Doctor of Philosophy) mit einer Arbeit zum Thema „Aggressionsverhalten beim Hund" an der University Bristol (GB). Zusammen mit den Tierärztinnen *Dr. Kerstin Röhrs* und *Nadja Steffen* betreibt sie in Hamburg eine Gemeinschaftspraxis für Tierverhaltenstherapie mit angeschlossener Hundeschule (Patienten sind hauptsächlich Hunde, Katzen und Pferde). Mitarbeit an wissenschaftlichen Projekten und Betreuung von Dissertationen im In- und Ausland; Dozententätigkeit – u. a. an der Akademie für Tierärztliche Fortbildung im Bereich Verhaltenskunde und Verhaltenstherapie. Die Autorin ist gefragte Expertin (sie arbeitet z. B. für die Fachzeitschrift Reiter Revue international) und hat – neben zahlreichen wissenschaftlichen Veröffentlichungen – wichtige Artikel in Fachzeitschriften veröffentlicht, die das Verständnis für Pferdeverhalten fördern und praktische Problemlösungen anbieten; sie ist seit ihrer Jugendzeit begeisterte Freizeitreiterin mit eigenem Islandpferd. Die Autorin hat mehrere Bücher verfasst, u. a. das aktuelle KOSMOS-Buch „Erziehungsprogramm Pferde" (192 S.; 2004). Weitere Informationen sind dem Internet zu entnehmen: www.verhaltensproblem-tiere.de; www.ethologin.de.

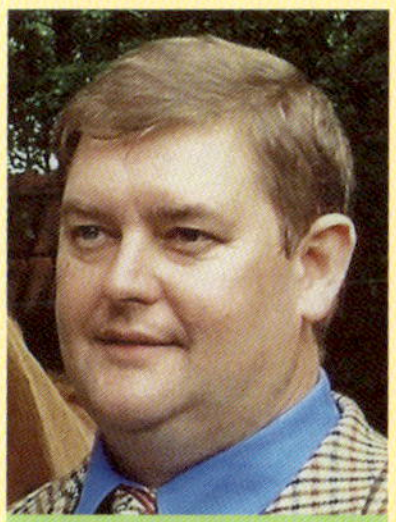

Jochen Schumacher

Selbstständiger Reitlehrer und Inhaber des Reitzentrums Reken (www.fs-reitzentrum.de); Jahrgang 1958; kaufmännische Ausbildung; begann im Alter von zehn Jahren bei *Ursula Bruns* mit dem Reiten; seit 1979 beruflich mit Pferden tätig; Ausbilder der „Reken-Lehrer"; IGV-Ausbilder und -Richter; IPZV-Trainer B; VFD-Ausbilder und -Prüfer; TT.E.A.M.-Praktitioner III; Chiron-Lehrer; Inhaber „Silbernes Fahrabzeichen" der FN; Fortbildung in klassischer Reitkunst bei *Luis Valenza*; erfolgreicher Distanzreiter (Aufstellung im A-Kader der Deutschen Mannschaft bei der WM in Rom, 1986); Mitglied zahlreicher Ausschüsse und Verbände. Autor lehrreicher Fachartikel in Fachzeitschriften (u. a. Reiter Revue international); Mitautor der „Kosmos Reitlehre" (240 S.; 2004).

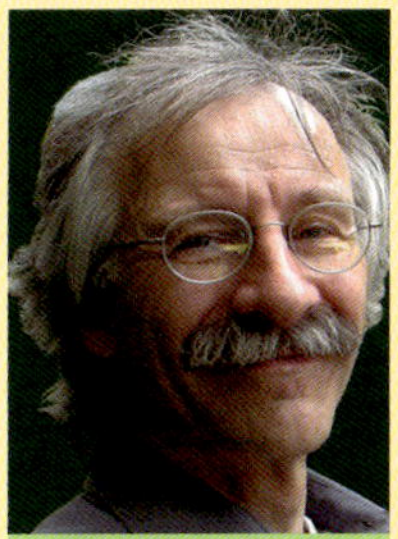

Rainer Willmann

Hochschullehrer, Prof. Dr.; Jahrgang 1950; studierte Zoologie, Paläontologie, Geologie und Limnologie, bevor er mit einer Abhandlung über die Evolution fossiler Süßwasserschnecken aus Sedimenten griechischer Inseln promoviert wurde. 1985 habilitierte er sich mit einer Abhandlung über die Stammesgeschichte von Insekten. 1990 wurde er Außerplanmäßiger Professor für Geologie und Paläontologie an der Universität Kiel, 1993 übernahm er einen Lehrstuhl für Zoologie an der Universität Göttingen. Hier ist er zugleich Direktor des Zoologischen Museums. Bisher hat er rund 140 wissenschaftliche Veröffentlichungen verfasst, darunter mehrere Bücher (z. B. „Die Art in Raum und Zeit – der Artbegriff in der Biologie und Paläontologie", „Die Muscheln und Schnecken der Nord- und Ostsee") und mehrere Lehrbuchbeiträge. Weit verbreitet sind seine Poster zur Evolution und Stammesgeschichte der Pflanzen und Tiere, erschienen im Verlag planet poster editions. Mit mehreren populärwissenschaftlichen Artikeln hat er auch einem breiteren Publikum Forschungsergebnisse zugänglich gemacht. Der Autor ist Gründungspräsident der Deutschen Exmoor-Pony-Gesellschaft. 1990 und 1991 importierte der Autor (einmal zusammen mit dem Tierpark Warder) insgesamt 21 Exmoor-Pferde nach Deutschland, auf die der überwiegende Teil der heute hier lebenden Individuen zurückgeht. Der Autor und seine Familie halten seit jener Zeit ebenfalls eine eigene Herde. Seit 1995 führt er Forschungen über ursprüngliche Pferde durch, insbesondere über ihr Verhalten und ihre Herkunft.

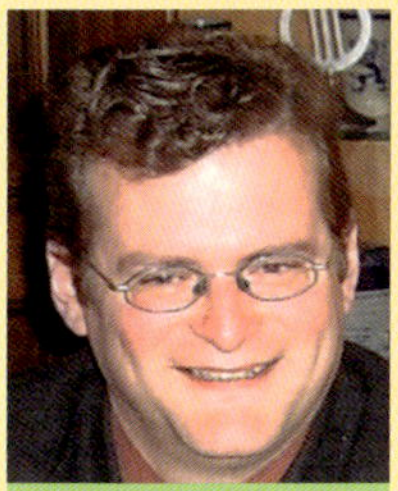

Friedrich Willms

Zuchtleiter, Diplom-Agraringenieur, Dr. agr.; Jahrgang 1967; im landwirtschaftlichen Betrieb seiner Eltern im Oldenburger Zuchtgebiet aufgewachsen; beschäftigt sich seit seiner Kindheit intensiv mit der Zucht und Haltung von Reitpferden und Trabern. Der Autor war langjährig aktiver Reitsportler, aktuell ist er leidenschaftlicher Züchter; er studierte Agrarwissenschaften an der Christian Albrechts Universität zu Kiel; Diplomarbeit zum Thema „Stutenleistungsprüfung in Oldenburg"; Promotion zum Thema „Züchterische Bedeutung von Gliedmaßenerkrankungen in der Reitpferdezucht" am Institut für Tierzucht und Tierhaltung der Christian Albrechts Universität zu Kiel; von 1989 bis 2000 Zuchtleiter beim Hauptverband für Traberzucht- und Rennen e.V.; 2003 bis 2006 Präsident und Zuchtleiter dieses Verbandes.

Serviceteil

Gerichtsurteile zur Pferdehaltung

Haltung von Pferden ohne Witterungsschutz, Urteil des Verwaltungsgerichts Göttingen (Az. 1 A 1320/99) vom 8.6.2001: Anlässlich einer Überprüfung stellte ein Amtsveterinär fest, dass zwei Haflingerstuten bei strengem Frost und starkem Schneefall auf einer Weide ohne jeglichen Witterungsschutz gehalten wurden. Nach Ablauf einer eintägigen Frist wurde die Fortnahme der beiden Pferde vollzogen. Der Pferdehalter erhob Klage. Seine Begründung: Die Fortnahme der Pferde sei unverhältnismäßig, da es sich bei Haflingern um widerstandsfähige und winterfeste Tiere handele, die des geforderten Witterungsschutzes nicht bedurft hätten. Das Gericht bestätigte in seiner Entscheidung, dass der Tierhalter in erheblicher Weise gegen seine Pflichten verstieß, indem er seine Pferde ohne jeglichen Witterungsschutz strengem Frost und starkem Schneefall aussetzte. Hier wurden die „Empfehlungen zur Freilandhaltung von Pferden" des Niedersächsischen Ministeriums für Ernährung, Landwirtschaft und Forsten (1999) als gutachtliche Stellungnahme berücksichtigt. Die Fortnahme der Tiere war eine geeignete Maßnahme, um die tierschutzwidrige Tierhaltung zu unterbinden.

Stacheldraht als Pferdekoppelzaun, Urteil des Thüringer Oberverwaltungsgerichts (Az. 2 K 503/97 We) v. 28.9.2000: Nachdem mehrere Pferde aus einer Koppel ausgebrochen waren und in einen Unfall verwickelt wurden, erließ die Ordnungsbehörde eine Verfügung zur Änderung des Koppelzaunes. Der Zaun bestand aus 2 Stacheldrähten, zusätzlich war in einer Höhe von 1,60 m ein Weidezaunband angebracht. Bis zur Umgestaltung wurde die Unterbringung von Pferden auf der Koppel untersagt. Im ersten Verfahren wurde das Verbot von Stacheldraht zur Einfriedung von Pferdeweiden bestätigt. Der Tierhalter ging in Berufung. Zur Bestimmung und Konkretisierung der Anforderungen an die Gestaltung von Weidezäunen für Pferde, insbesondere zur Beurteilung der Verletzungsträchtigkeit von Stacheldrahtzäunen, sind die bundesdeutschen „Leitlinien zur Beurteilung von Pferdehaltungen unter Tierschutzgesichtspunkten" (Bundesministerium für Landwirtschaft, 1995) herangezogen worden. Bei der Entscheidung wurde den „Leitlinien" der Charakter einer sachverständigen Äußerung zugesprochen und ihr damit besonderes Gewicht verliehen. Zusätzlich wurden die niedersächsischen „Empfehlungen zur Freilandhaltung von Pferden" und eine Stellungnahme der Tierärztlichen Hochschule Hannover zur „Weideeinzäunung von Pferden mittels Stacheldraht" zur Beurteilung herangezogen. Die Entscheidung folgt der Einschätzung, dass defekte oder unzureichende Einfriedungen tierschutzwidrig seien, namentlich Stacheldrahtzäune und Knotengitterzäune als alleinige Begrenzungen ungeeignet seien. Galoppierende Pferde könnten Zäune dieser Art nicht rechtzeitig wahrnehmen und nicht ohne Schaden zu nehmen vor ihnen stoppen, zumal sie als Fluchttiere hohe Geschwindigkeiten erreichten. Für Pferde können Stacheldrahtzäune bei alleiniger Verwendung als Umzäunung ihre Schutzfunktion nicht erfüllen; sie sind nicht geeignet, Pferde von Ausbruchsversuchen abzuschrecken. Das Verbot von Stacheldraht zur Einfriedung von Weidekoppeln für Pferde wurde durch das Oberverwaltungsgericht bestätigt.

Weideschutzhütten für Pferde nach der Rechtsprechung des Bundesverwaltungsgerichts (BVerwG): Da Pferde naturgemäß im Regelfall nur im bauplanungsrechtlichen „Außenbereich" auf der Weide grasen können und es unzumutbar wäre, für jeden Pferdeunterstand einen Bebauungsplan aufzustellen, war es bisher in vielen Fällen möglich, Unterstände für „Hobbypferde" über die „bodengebundene Privilegierung" nach §35 Abs. 1 Nr. 4 BauGB zuzulassen. Solche Entscheidungen wurden früher von den Oberverwaltungsgerichten der Länder bestätigt, so z. B. vom Hessischen Verwaltungsgerichtshof am 23. August 1974 (IV OE 67/73). Bereits seit einigen Jahren waren jedoch in der Rechtsprechung Ansätze erkennbar, diese für „Freizeitpferde" positive Rechtsansicht zu ändern. Eine Entscheidung des Bundesverwaltungsgerichtes vom 9. September 2004 (Az.: 4 B 58.04) legt für alle Verwaltungsgerichte verbindlich fest, dass Unterstände für „Hobbypferde" nicht mehr unter die bodenbezogene Privilegierung des §35 Abs. 1 Nr. 4 BauGB fallen dürfen.

Nach dem Urteil ist ein Vorhaben im Außenbereich nach §35 Abs. 1 Nr. 4 BauGB nur dann „privilegiert" zulässig, wenn es wegen seiner „besonderen Zweckbestimmung nur im Außenbereich ausgeführt werden soll". Nach dieser Vorschrift sind nur solche Vorhaben privilegiert, die „über eine individuelle und die Allgemeinheit ausschließende Nutzung des Außenbereichs hinausgehen". Daran fehlt es immer dann, wenn gegenüber dem allgemeinen Bedürfnis nach Erholung in der freien Natur, dem der Außenbereich dient, individuelle Freizeitwünsche bevorzugt werden. §35 Abs.1 Nr.4 BauGB ist deshalb nicht anwendbar, wenn ein Vorhaben aus „Liebhaberei" errichtet und betrieben wird. Darunter fallen insbesondere Vorhaben, die im Wesentlichen der persönlichen Freizeitgestaltung des Pferdehalters dienen. In dem vom Bundesverwaltungsgericht entschiedenen Streitfall hatte die Pferdehaltung des Klägers, die sich auf zwei Reitpferde beschränkt, den Charakter einer Liebhaberei; der für die Pferde notwendige Unterstand durfte deshalb im Außenbereich nicht errichtet werden. Selbst die Belange des Tierschutzes können nicht zu einer Zulassung nach §35 Abs. 1 Nr. 4 BauGB führen. Nach Art. 20 a Grundgesetz (GG) schützt der Staat die Tiere im Rahmen der verfassungsmäßigen Ordnung durch die Gesetzgebung, an die vollziehende Gewalt und Rechtsprechung gebunden sind (Art. 20 Abs. 3 GG). §35 Abs. 1 Nr. 4 BauGB schränkt die private Nutzung des Außenbereichs aus übergeordneten Gründen ein, um ihn zu schonen. Einer solchen Regelung steht Art. 20 a GG nicht entgegen. Auch der Gleichheitsgrundsatz wird durch diese Entscheidung nicht verletzt, so das BVerwG.

Nützliche Adressen

Es sind im Folgenden nur einige wichtige Anschriften von Zuchtverbänden, Organisationen bzw. bewährte Bezugsquellen und Fortbildungsinstitute genannt – ohne Anspruch auf Vollständigkeit. Westernpferdeverbände sind in Tabelle 61 auf Seite 330 genannt. Die Namensnennung von Firmen beinhaltet keine bevorzugte Herausstellung mit testähnlicher Bewertung der Produkte, sondern soll allgemein auf Angebote in diesen Bereichen hinweisen, die der Leser nutzen kann. Insbesondere im Internet sind weitere Anschriften und Angebote unter den genannten Rubriken einfach zu ermitteln.

Organisationen des Reit- und Fahrsports

Deutschland:
a) Deutsche Reiterliche Vereinigung e.V.
Fédération Equestre Nationale (FN)
Bundesverband für Pferdesport und Pferdezucht
Freiherr von Langen-Straße 13
48231 Warendorf,
Tel.: +49 (0)2581/63620
Fax: +49 (0)2581/62144
E-Mail: fn@fn-dokr.de
www.fn-dokr.de;
www.pferd-aktuell.de

Zahlen, Daten, Fakten zur Organisationsstruktur
der FN (Quelle: FN-Website vom 07.03.06
http://www.fn-dokr.de):
Die Deutsche Reiterliche Vereinigung (FN) ist der Dachverband für Pferdesport und -zucht in Deutschland. Mit über 760.000 Mitgliedern stellt sie den siebtgrößten Sportverband in Deutschland dar. Als Mitgliedsverbände sind ihr 17 Landesverbände mit 403 Kreisverbänden und 7.429 Reit- und Fahrvereinen angeschlossen. Der FN (oder ihren Mitgliedsverbänden) direkt angeschlossen sind außerdem rund 2.927 Pferdebetriebe sowie rund 44.000 Persönliche Mitglieder. Mitgliedsverbände der FN sind ferner 28 deutsche Zuchtorganisationen. Weitere FN-Mitgliedsverbände sind das Deutsche Olympiade-Komitee für Reiterei (DOKR) e.V. sowie der Deutsche Reiter- und Fahrer-Verband e.V. und die Deutsche Richtervereinigung für Pferdeleistungsprüfungen e.V. Hinzu kommen sieben Anschlussverbände:

Erste Westernreiter Union
Deutschland e.V. (EWU)
EWU-Bundesgeschäftsstelle
Freiherr-von-Langen Str. 8a
48231 Warendorf
Tel.: +49 (0)2581/92846-0
Fax: + 49 (0)2581/92846-25
e-mail: info@ewu-bund.de
www.westernreiter.de

Islandpferde- Reiter- und Züchterverband e.V. (IPZV)
Bundesgeschäftsstelle
Postfach 1220
31159 Bad Salzdetfurth
Tel.: +49 (0)5063-271566
Fax: +49 (0)5063-271567
geschaeftsstelle@ipzv.de
Quelle: www.ipzv.de

Verein Deutscher Distanzreiter und -fahrer e.V. (VDD)
VDD Geschäftsstelle
Angelika Kreft
Zum Ludwigsthal 17
45527 Hattingen
Tel.: +49 (0)2324/23841
Fax: +49 (0)2324/951048
www.vdd-aktuell.de

Deutsches Kuratorium für Therapeutisches Reiten e.V. (DKThR)
Freiherr-von-Langen-Str. 8a
48231 Warendorf
Tel.: +49 (0)2581/927919-0/2
Fax.: +49 (0)2581/927919–9
www.dkthr.de

Deutscher Akademischer Reiterverband e.V. (DAR)
DAR Geschäftsstelle
c/o Servicebüro Jennissen
Buschortstraße 17
33775 Versmold
Tel.: +49 (0)5423/49371
Fax: +49 (0)5423/49373
e-mail: info@servicebuero-jennissen.de

Internationale Gangpferde-Vereinigung e.V. (IGV)
IGV-Geschäftsstelle
Walter Feldmann
Peter-Staffel-Str. 13
53604 Bad Honnef
Tel.: +49 (0)2224/89637
Fax: +49 (0)2224/89548
e-mail: info@igv-online.de
www.igv-online.de

Bundesverband für Klassisch-barocke Reiterei Hannover e.V. (BfkR)
Blumenweg 12
30900 Wedemark
Tel.: +49 (0)5130/8282
Mobil: +49 (0)172/5477876
www.bfkbr.de
mit dem
Institut für Klassische Reiterei Hannover e.V. (IfkR)
Richard Hinrichs
Blumenweg 12
30900 Wedemark
www.ifkr.de

b) Vereinigung der Freizeitreiter und -Fahrer in Deutschland e.V. (VfD)
Auf der Hohengrub 5
56355 Hunzel
Tel.: +49 (0)6772/9630980
Fax: +49 (0)6772/9630985
e-mail: bundesgeschaeftsstelle @vfdnet.de.
www.vfdnet.de

Österreich:
Bundesfachverband für Reiten und Fahren in Österreich (FENA) – Fédération Equestre Nationale d'Autriche
Geiselbergstraße 26-35/Top 512
1110 Wien
Tel.: +43 (0)1/7499261
Fax: +43 (0)1/749926191
e-mail: office@fena.at
www.fena.at

Schweiz:
Schweizerischer Verband für Pferdesport (SVPS)
FEDERATION SUISSE DES SPORTS EQUESTRES
FEDERAZIONE SVIZZERA SPORT EQUESTRI
SWISS EQUESTRIAN FEDERATION
Box 726
Papiermühlestrasse 40H
CH-3000 Bern 22
Tel.: +41 (0)31/3354343
Fax:+41 (0)31/3354358 oder 3354357
Postcheck 30-8391-6
www.svps-fsse.ch

Therapeutisches Reiten

Deutschland:
Motopädagogik Fortbildungszentrum
Fortbildungszentrum Bewegende Pferde
c/o Juliane Deppisch
Upratsberg 5
87634 Günzach
Tel.: +49 (0)8372/8108

Fax: +49 (0)8372/980392
e-mail: f.b.z.@gmx.de
www.bewegendepferde.de

Österreich:
Österreichisches Kuratorium für Therapeutisches Reiten
www.oktr.at

Schweiz:
Schweizer Gruppe für Therapeutisches Reiten
www.sgtr.de

Schweizerische Vereinigung für Heilpädagogisches Reiten und Voltigieren
SV-HPR
c/o Frau Vreni Gerber
Zelgstrasse 16
CH-8630 Rüti
Tel.: +41 (0)/552409630
www.sv-hpr.ch

Voltigiersport

Deutschland:
Deutsche Reiterliche Vereinigung e. V. (FN)
www.fn-dokr.de

Österreich:
Bundesfachverband für Reiten und Fahren
www.fena.at und
www.voltigieren.at

Schweiz:
Schweizerischer Voltigeverband
Au Guéravet 81
CH-1776 Grolley
e-mail: info@voltige.ch
www.voltige.ch

Allgemeine Informationen:
Interessen- und Fördergemeinschaft für den Voltigiersport e. V.
www.voltigierzirkel.de mit eigener Zeitung „Aktueller Voltigierzirkel“, www.voltigierseiten.de und www.voltigieren.net – Das Online-Magazin zum Voltigiersport

Wanderreiten

Saarland im Sattel
www.tourismus.saarland.de;
www.saarland-im-sattel.de
Hotel Mühlenthal
Tel.: +49 (0)6834/95590

Eifel zu Pferd
www.eifelzupferd.de
Tel.: +49 (0)180/5002283

IG „Die Pfalz zu Pferd“
Pfalz Tourismus e.V.
Landauer Str. 66
67434 Neustadt-Weinstraße
Tel.: +49 (0)6321/39160
e-mail: info@pfalz-touristik.de
Vorsitzender: Gerd Diebold
Tel.: +49 (0)6335/7544
e-mail: grenzlandranch
@t-online.de

IG „Westerwald/Taunus zu Pferd“
Westerwald Touristik Service
Kirchstr. 48a
56410 Montabaur
Tel.: +49 (0)2602/60010
e-mail: info@westerwald.info
Vorsitzender: Willi Faulhaber
e-mail: vorstand@
westerwaldzupferd.de
www.westerwaldzupferd.de

IG „Hunsrück zu Pferd“
Hunsrück-Touristik GmbH
Hunsrückhaus
54411 Deuselbach
Tel.: +49 (0)6504/950460
Fax: +49 (0)6504/950431
e-mail: info@hunsrueck
touristik.de
www.hunsruecktouristik.de
Vorsitzende:
Britta Garbe
Tel.: +49 (0)611/977590
e-mail: felsenhof@gmx.de

Vogelsberg zu Pferd
www.vogelsberg-touristik.de

Reitstationen in Bayern zwischen Main und Donau
Arbeitsgemeinschaft Reitstationen Reiten zwischen Main und Donau
Luitpoldstr. 5
91550 Dinkelsbühl
Tel.: +49 (0)9851/57770
Fax: +49 (0)9851/577750
e-mail: reiten.franken
@t-online.de
www.wanderreiten-franken.de

Ross & Reiter:
Passauer Land, Rottal-Inn, Ferienland am Nationalpark und Deggendorfer Land
www.ross-und-reiter-urlaub.de

Münsterland
Münsterland Touristik
Tel.: +49 (0)2551/939291
kostenlose Service-Hotline:
+49 (0)800/9392919
www.muensterland-tourismus.de

Lüneburger Heide
Tourismusverband Lüneburger Heide e.V.
Lüneburger Heide Tourismus GmbH
Barckhausenstraße 35
21335 Lüneburg
Tel.: +49 (0)1805/200705
Fax: +49 (0)4131/42606
e-mail: info@lueneburger-heide.de
www.lueneburger-heide.de

Reiten & Fahren Dithmarschen
Touristikzentrale Dithmarschen
Markt 10, 25746 Heide
Tel.: +49 (0)481/2122555
Fax: +49 (0)481/2122550
e-mail: info@dithmarschen-tourismus.de
www.dithmarschen-tourismus.de

Überregionale Labors für Bodenuntersuchungen und Futtermittelanalysen

Labor Dr. F. M. Balzer
Oberer Ellenberg 5
35083 Wetter-Amönau
Tel.: +49 (0)6423/7483
Fax: +49 (0)6423/3197
e-mail: Dr.Balzer@labor-balzer.de
www.labor-balzer.de

Verband Deutscher Landwirtschaftlicher Untersuchungs- und Forschungsanstalten (VDLUFA)
c/o LUFA Speyer
Obere Langgasse 40
67346 Speyer
Tel.: +49 (0)6232/1360 (Zentrale)
+49 (0)6232/136121 (Geschäftsführer)
Fax: +49 (0)6232/136122
e-mail: info@vdlufa.de

Untersuchungszentrum NRW – LUFA (dort hat man sich auf Pferdeweiden spezialisiert)
Nevinghoff 40
48147 Münster
Tel.: +49 (0)251/2376595
Fax: +49 (0)251/2376597
Siebengebirgsstraße 200
53229 Bonn
Tel.: +49 (0)228/43420
Fax: +49 (0)228/4342202
Westparkstraße 92–96
47803 Krefeld
Tel.: +49 (0)2151/878890
Fax: +49 (0)2151/8788999
e-mail: lufa@lwk.nrw.de

PC-Rationsberechnungen
Pferdeteam Klaus Lübker
Moorweg 9
22889 Tangstedt
Tel.: +49 (0)40/60750618
Fax: +49 (0)40/60750619
e-mail: info@futtermeister.de
www.pferdeteam.de
www.futtermeister.de

Futtermittelversand
Masterhorse GmbH
Felsenbergweg 15
71701 Schwieberdingen
Tel.: +49 (0)7150/94700
Fax: +49 (0)7150/947017
e-mail: info@masterhorse.de
www.masterhorse.de
FREECALL: +49 (0)800/6278374
Servicefax: +49 (0)800/3296278

Herbert Ströh GmbH & Co. KG
Duvenstedter Triftweg 74
22397 Hamburg
Tel.: +49 (0)40/6076680
Fax: +49 (0)40/60766866
e-mail: info@stroeh.de
www.stroeh.de

Motorgeräte (Saugentmistung für Weiden, Motorschubkarren)
MOBO-Bau- und Stalltechnik
(u. a. elektronische Schubkarre CargomaxX®)
Josef Niedermeier
Bahnhofstr. 3
88410 Bad Wurzach
Tel.: +49 (0)7564/4816
Fax: +49 (0)7564/4871
e-mail: info@mobo-bau.de
Internet: www.mobo-bau.de

PowerPac Baumaschinen GmbH
Niederhöchstädter Str. 71–73
61476 Kronberg/Taunus
Tel.: +49 (0)6173/68558
Fax: +49 (0)6173/68548
e-mail: info@powerpac.de
www.powerpac.de
www.stammheberbillig.de

Entmistungsmaschinen für Weiden
Kummeth & Wenger
Entmistungsmaschinen GmbH
Büroanschrift, Beratung, Vertrieb
Alfred Wenger
Eichenweg 8
86579 Waizenried
Tel. +49 (0)8252 81544
Produktion, technische Fragen:
Martin Kummeth
Ortsstr. 7, 86561 Niederdorf
Tel.: +49 (0)8252/81273
Fax: +49 (0)8252/81397
www.mistblitz.de

AMAZONEN-Werke H. Dreyer GmbH & Co. KG
Amazone Grasshopper
Am Amazonenwerk 9-13
49205 Hasbergen
Tel.: +49 (0)5405/5010
Fax: +49 (0)5405/501147
www.amazone.de

Paddockbodenaufbau
Bodengitterplatten KS-Montage
Hasselkamp 1
21261 Welle
Tel.: +49 (0)4188/888799
www.Ksmontage.de

Geotextil-Großhandel,
u. a. Equilon®
Unger & Bultmann oHG
Forsthof Hagen 7
22926 Ahrensburg
Tel.: +49 (0)4102/30830
Fax: +49 (0)4102/30831
e-mail: ub@ungergeo.de
www.ungergeo.de

Hübner-Lee, u. a. TTE-System®
Gewerbestr. 1, 87752 Holzgünz
Tel.: +49 (0)8393/92290
Fax: +49 (0)8393/922922
e-mail: info@huebner-lee.de
www.huebner-lee.de

Stall- und Weidetechnik
Hans G. Hofmeister
Kirchstr. 47
58285 Gevelsberg-Silschede
Tel.: +49 (0)2332/55360
Fax: +49 (0)2332/553620
e-mail: info@hofmeister-pferdesport.de
www.hofmeister-pferdesport.de

MHO Offenstalltechnik
Friedberger Str. 17
88367 Hohentengen
Tel.: +49 (0)7572/711500
Fax: +49 (0)7572/711501

Röwer & Rüb GmbH
Syker Str. 205 – 213
27321 Thedinghausen
Tel.: +49 (0)4204/91400
Fax: +49 (0)4204/914060
e-mail: info@roewer-rueb.de
www.roewer-rueb.de

Texas-Trading GmbH
Landsberger Str. 33
86949 Windach
Tel.: +49 (0)8193/93130
Fax: +49 (0)8193/931333
e-mail: info@texas-trading.de
www.texas-trading.de

Pferdezuchtverbände
Deutsche Friesenpferde-Züchter im F.P.S. - e. V. (DFZ)
Breite Steinstraße 9
37186 Moringen
Tel.: +49 (0)5551/4253
Fax: +49 (0)5551/65669
www.df-z.de
Mutterorganisation:
Het Koninklijke Vereniging „Het Friesch Paarden-Stamboek“- F.P.S (europarechtlich als Ursprungsstammbuch der Friesenpferde anerkannt)
Oprijlaan 1
NL-9205 BZ Drachten
Tel.: +31 (0)512/523888
Fax: +31 (0)512/532146
www.fps-studbook.com

Friesenpferde-Zuchtverband e. V.
Burger Hauptstr. 14b
35745 Herborn-Burg
Tel.: +49 (0)2772/924238
Fax: +49 (0)2772/924239
www.friesenpferde-zuchtverband.de

Landesverband Bayrischer Pferdezüchter e. V.
Landshamer Straße 11
81929 München
Tel.: +49 (0)89/92/6967200
Fax: +49 (0)89/907405
e-mail: info@bayerns-pferde.de
www.bayerns-pferde.de/landesverband_pferde/mambo

Pferdestammbuch Schleswig-Holstein/Hamburg e. V.
Steenbeker Weg 151
24106 Kiel
Tel.: +49 (0)431/331776
Fax: +49 (0)431/336142
e-mail: Pferdestammbuch_sh@LKV-sh.de
www.pferdestammbuch-sh.de

Pferdestammbuch Weser-Ems e. V.
Grafenhorststr. 5, 49377 Vechta
Tel.: +49 (0)4441/93550
Fax: +49 (0)4441/935529
e-mail: info@pferdestammbuch.com
www.psbwe.de

Pferdezuchtverband
Baden-Württemberg e. V.
Heinrich-Baumann-Straße 1-3
70190 Stuttgart
Tel.: +49 (0)711/1665501
Fax: +49 (0)711/1665520
e-mail: verband@pferdezucht-bawue.de
www.pzv-bw.de

Pferdezuchtverband
Berlin-Brandenburg e. V.
Havelberger Straße 20
16845 Neusadt (Dosse)
Tel.: +49 (0)33970/13202
Fax: +49 (0)33970/13949
e-mail: pzvbb@gmx.de
www.Brandenburger-Pferd.de

Pferdezuchtverband Rheinland-Pfalz-Saar e. V.
Pferdezentrum
67816 Standenbühl
Tel.: +49 (0)6357/97500
Fax: +49 (0)6357/975025
e-mail: zentrale@pferdezucht-rps.de
www.pferdezucht-rps.de

Pferdezuchtverband Sachsen-Thüringen e. V.
Geschäftsstelle Sachsen:
Käthe-Kollwitz-Platz 2
01468 Moritzburg
Tel.: +49 (0)35207/89630
Fax: +49 (0)35207/89640

Geschäftsstelle Thüringen:
Im Boden 1
99438 Legefeld
Tel.: +49 (0)3643/24880
Fax: +49 (0)3643/248815
www.pferdezucht-sachsen-thueringen.de;
www.pferdezucht-thueringen.de

Pferdezuchtverband
Sachsen-Anhalt e. V.
Uenglinger Straße 54
39576 Stendal
Tel.: +49 (0)3931/215490
Fax: +49 (0)3931/215494
e-mail: pzv-sa@t-online.de
www.pferde-sachsen-anhalt.de

Rheinisches Pferdestammbuch e. V.,
Schloss Wickrath 7
41189 Mönchengladbach
Tel.: +49 (0)2166/6219110
Fax: +49 (0)2166/6219120
e-mail: info@pferdezucht-rheinland.de
www.pferdezucht-rheinland.de

Trakehner Verband
Postanschrift:
Postfach 2729
24517 Neumünster
Hausanschrift:
Rendsburger Str. 178a
24537 Neumünster
Tel.: +49 (0)4321/90270
Fax: +49 (0)4321/902719 und 902729
e-mail: info@trakehner-verband.de
www.trakehner-verband.de

Verband der Kleinpferdezüchter in Bayern e. V.
Landshamer Straße 11
81929 München
Tel.: +49 (0)89/926967500
Fax: +49 (0)89/926967512

Verband der Pferdezüchter
Mecklenburg-Vorpommern e. V.
Speicherstraße 11
18273 Güstrow
Tel.: +49 (0)3843/72470
Fax: +49 (0)3843/724747
e-mail: Verband.pferdez.mv@t-online.de
www.mecklenburger-pferde.de

Verband der Pony- und Kleinpferdezüchter Hannover e. V.
Johannssenstraße 10
30159 Hannover
Tel.: +49 (0)511/320410
Fax: +49 (0)511/30499998
e-mail: ponyverbandhannover@t-online.de
www.ponyhannover.de

Verband der Ponyzüchter Hessen e. V.
Pfützenstraße 67
64347 Griesheim
Tel.: +49 (0)6155/8256934
Fax: +49 (0)6155/8256935
e-mail: info@ponyverband.de
www.ponyverband.de

Verband der Züchter des Holsteiner Pferdes e. V.
Abteilung Zucht
Steenbeker Weg 151
24106 Kiel
Tel.: +49 (0)431/3059960
Fax: +49 (0)431/336142
e-mail: info@holsteiner-verband.de
www.holsteiner-verband.de

Verband der Züchter des Oldenburger Pferdes e. V.
Grafenhorststr. 5
49377 Vechta
Tel.: +49 (0)4441/93550
Fax: +49 (0)4441/935599
e-mail: info@oldenburger-pferde.com
www.oldenburger-pferde.com

Verband der Züchter und Freunde des Arabischen Pferdes e. V.
Bissendorfer Str.9
30625 Hannover
Sekretariat:
Tel.: +49 (0)511/550166
Fax: +49 (0)511/550088
Stutbuch Tel.: +49 (0)511/550167
www.araberzuchtverband.de
www.vzap.info; www.vzap.org

Verband hannoverscher
Warmblutzüchter e. V.
Postanschrift:
Postfach 1743
27267 Verden
Hausanschrift:
Lindhooper Straße 92
27283 Verden
Tel.: +49 (0)4231/6730
Fax: +49 (0)4231/67312
e-mail: hannoveraner@hannoveraner.com
www.hannoveraner.de

Bezirksverband Hessen:
Pferdezentrum Alsfeld
An der Hessenhalle 5
36304 Alsfeld
Tel.: +49 (0)6631/96550
Fax: +49 (0)6631/965523
e-mail: hessenpferd@t-online.de
www.pferdezucht-hessen.de

Westfälisches Pferdestammbuch e. V.
Sudmühlenstraße 33
48157 Münster-Handorf
Tel.: +49 (0)251/3280981
Fax: +49 (0)251/3280994
e-mail: info@westfalenpferde.de
www.westfalenpferde.de

Zuchtverband für Deutsche Pferde e. V. (ZFDP)
Am Allerufer 28
27283 Verden
Tel.: +49 (0)4231/82892
Fax: +49 (0)4231/5780
e-mail: info@zfdp.de
www.zfdp.de

Rassen-Interessengemeinschaften/Arbeitsgemeinschaften/Fördergesellschaften

Arbeitsgemeinschaft der Haflingerzüchter und -halter in der Bundesrepublik Deutschland (AGH)
Dachorganisation der Haflinger-Arbeits- bzw. Interessengemeinschaften
Dornhecke 36
53604 Bad Honnef
Tel.: +49 (0)2224/70068
Fax: +49 (0)2224/900832
e-mail: dagmar.westhoven@axa.de
www.a-g-h.de

Club für Amerikanische Shetland-Ponys e. V. (CASP)
Triftstraße 26
31089 Duingen
Tel.: +49 (0)5185/958906
Fax: +49 (0)5185/958254
http://american-shetland.info

Connemara-Pony-Interessengemeinschaft e. V.
Am Brombeerschlag 3
81375 München
Tel. und Fax: +49 (0)89/7140794
e-mail: connemara.pony@t-online.de
www.connemara-pony-ig.de

Deutsche Exmoor-Pony-Gesellschaft e. V.
Kasinoweg 22
34369 Hofgeismar
e-mail: mail@exmoorpony.info
www.exmoorpony.info
Die Deutsche Exmoor-Pony--Gesellschaft ist der deutsche Tochterverband der englischen Exmoor Pony Society. In erster Linie setzt sie sich dafür ein, die Zukunft der Exmoor-Ponys zu sichern und den ursprünglichen Charakter dieser uralten Rasse zu bewahren.

Gesellschaft zur Erhaltung alter und gefährdeter Haustierrassen e. V. (GEH) – The Society for the Conservation of Old and Endangered Livestock Breeds (GEH)
Eschenbornrasen 11
37213 Witzenhausen
Tel.: +49 (0)5542/1864
Fax: +49 (0)5542/72560
e-mail: info@g-e-h.de
www.g-e-h.de

Interessengemeinschaft Deutsches Classic-Pony e. V.
Auf dem Schnee 52
58313 Herdecke
Tel.: +49 (0)2330/84670
Fax: +49 (0)2330/843 43
www.classic-pony.com

Interessengemeinschaft der Shetlandponyzüchter e. V.
Große Weide 17a, 38518 Gifhorn
Tel.: +49 (0)5371/932867
Fax: +49 (0)5371/932869
www.ig-shetland.de

Interessengemeinschaft Deutscher Dartmoorponyfreunde und Züchter
Paustenbacherstraße 33
52152 Simmerath
Tel.: +49 (0)2473/7533

Interessengemeinschaft Fjordpferd (IGF) e. V.
Bundesgeschäftsstelle:
Beningsfeld 22
51427 Bergisch Gladbach
Tel.: +49 (0)2204/589192
Fax: +49 (0)2204/589193
e-mail: IGF-ev@t-online.de
www.igfjordpferd.de

Interessengemeinschaft New Forest-Pony Deutschland e. V.
Untere Hauptsraße 16
89407 Dillingen
Tel.: +49 (0)9071/5933
Fax: +49 (0)9071/729756
e-mail: stoecklein@newsfactory.net

Interessengemeinschaft Welshponys, IG Welsh e. V.
Brüchermühlerstraße 7
51588 Winterborn
Tel.: +49 (0)2261/42005
Fax: +49 (0)2261/48776
e-mail: ig-welsh@t-online.de
www.ig-welsh.de

Islandpferde-Reiter- und -Züchterverband (IPZV e. V.)
Bundesgeschäftsstelle
Postfach 1220
31159 Bad Salzdetfurth
Tel.: +49 (0)5063/271566
Fax: +49 (0)5063-271567
e-mail: geschaeftsstelle@ipzv.de
www.ipzv.de
Mehr als 140 Vereine sind Mitglied im IPZV, dem Dachverband der Islandpferde-Reiter und -Züchter in Deutschland.

Sonstige Verbände

Deutsche Vereinigung zum Schutz des Pferdes e. V. (DVSP)
Wienkamp 11 rechts
46354 Südlohn
Tel.: +49 (0)2862/8189
Fax: +49 (0)2862/8013
www.dvsp.de

Deutsche Landwirtschaftsgesellschaft (DLG)
Eschborner Landstraße 122
60489 Frankfurt
Tel.: +49 (0)69/247880,
Fax: +49 (0)69/24788110
e-mail: info@DLG.de
www.dlg.org

Gutachten

Geschäftsstelle equitax®
Robert Gradmann Weg 1
D-72076 Tübingen
Tel.: +49 (0)7071/600630
Fax: +49 (0)7071/600345
e-mail: info@equitax.de
www.equitax.de

Fortbildung

fs-Reit-Zentrum Reken,
u. a. Kurse/Seminare: Bodenarbeit, Dressur, Springen, Hufpraxis etc.
Frankenstraße 37
48734 Reken
Tel.: +49 (0)2864/2434 oder 2819
Fax: +49 (0)2864/5860
e-mail: info@fs-reitzentrum.de
www.fs-reitzentrum.de

Kölner Pferdeakademie,
u. a. Sachkunde-Nachweis sowie zertifizierter Pferdemanager (KPA)
Gertrudenhofweg 34
50858 Köln
Tel.: +49 (0)221/4064824
Fax: +49 (0)221/4064826
e-mail: info@koelnerpferdeakademie.de
www.koelnerpferdeakademie.de
www.pferdemanager.de

Akademie für Tierschutz
Einrichtung des Deutschen Tierschutzbundes e. V.
Spechtstraße 1
85579 Neubiberg
Tel.: +49 (0)89/6002910
Fax: +49 (0)89/60029115
e-mail: akademie@tierschutzbund.de
www.tierschutzakademie.de
www.tierschutzbund.de

Ingolf Bender:
Fachwörterbuch Pferd (in Deutsch, Englisch und Französisch)

Hier sind Fachbegriffe zusammengestellt, die z. B. bei einem Reiturlaub im Ausland, bei Teilnahme an internationalen Ausstellungen und Wettbewerben oder beim Pferdeimport nützlich sind.

Deutsch	Englisch	Französisch
Aalstrich	eel stripe, dorsal band	raie des mulet
absatteln	to unsaddle	deseller
absitzen	to dismount	mettre pied á terre
Abstammung	origin	l´origine (f.)
abzäumen	take the bridle off	débrider
Anbinderiemen	head-rope, tether	la longe d`attache
antraben	start at trot	partir au trot
ausmisten	to remove the droppings	enlever les crottins
aussitzen	sitting trot	aller au trot assis
Bandagen	bandages	les bandes (f.)
Bauch	belly	le ventre
Beine	legs	les membres (m.)
Bereiter	under «écuyer»	le sous-écuyer
beschlagen	to shoe a horse	ferrer le pied
Besitzer	owner	propriétaire (m.)
bewegen (das Pferd)	to exercise	sortir, promener
Blässe	stripe	liste
Box	losse-box	le box
Brauner	bay horse	le cheval bai
Brust (des Pferdes)	chest	le portrail
Cavaletti	cavaletti	le cavaletti
Championat der Reitpferde	the supreme champion riding horse	Championnat des chevaux de selle
Darmverschlingung	peritonitis	la péritonite
Pferdedecke	rug	la couverture
Dressuraufgabe	exercises to be carried out	le texte de la reprise
Dressurgerte	cutting-whip	la cravache
Dressurprüfung	dressage test	épreuve de dressage
Druse	strangles	la gourme
durchparieren	to halt, stop, pull up	arrêter
Eignung	disposition	l'apitude (f.)
einspringen	to school a jumper	entraîner à l'obstacle
Exterieur	points of a horse	l' exterieur du cheval (m.)
Falbe	isabella horse	le cheval isabelle
Farbe	colour	la robe, la livrée

Deutsch	Englisch	Französisch
Fessel (des Pferdes)	pastern	le paturon
Flachrennen	flat race	la course plate
Flanke (des Pferdes)	flank	le flanc
Fohlen	foal	le poulain
Fuchs	chestnut horse	le cheval alezan
Futter	forage	le fourrage
füttern	to feed	fourrager
Galopp	canter	le galop
Galopp, versammelter	collected canter	galob rassemblé
Ganasche	lower jaw	la ganache
Gangart	pace	l'allure (f.)
Gatter	gate	le portail
Gebiss (Trensen-)	bridle, bit	l'embouchure (f.)
Gehorsam (des Pferdes)	obedience	l'obéissance
Geländereiten	outside riding	équitation d`extérieur
Gelenk	joints	l'articulation (f.)
Genick	poll	la nuque
Gesundheit	soundness, health	la santé
Gewährsmängel	redhibitory defekts	les vices rédhibitoires
Grünfutter	green fodder	le vert
Gurte anziehen	to tighten the girth	sangler
Gurte lockern	to slacken the girth	lâcher la sangle
Hafer	oats	le pelage, le poil
Hahnentritt	stringhalt	l'avoine (f.)
Halbblut	part-bred, half-bred	le demi-sang
Hals (des Pferdes)	neck	l'encolure (f.)
Handwechsel	to change hand	changer de main
Hengst	stallion, entire, sire	le cheval entier
Heu	hay	le foin
Hilfen (beim Reiten)	aids	les aides (f.)
Hindernis (beim Springen)	fence, jump, obstacle	l'obstacle (m.)
Hindernisrennen	steeple-chase	la course d`obstacle
Hinterbeine	hind-legs	les postérieurs
Hinterhand	hindquarters, haunches	l'arrière-main (m.)
Huf	hoof	le sabot
Huf auskratzen	to pick out the hoof	curer le pied (sabot)
Hufeisen	shoe	le fer à cheval
Hufschmied	the farrier, blacksmith	le maréchal ferrant

Deutsch	Englisch	Französisch
Husten	cough	la toux
Jagdreiten	hunting	la chasse à courre
Jodhpurstiefel	Jodhpur boot	la bottine Jodhpur
Kaltblut	heavy horse, cold-blood	la grosse race
Kammer (des Sattels)	channel	la liberté de garrot
Kandare	curb bit	le mors
Kehlkopf	throat	la gorge
Klee	clover	le trèfle
Knie (des Pferdes)	stifle	le grasset
Knochen (des Pferdes)	bone	l'os (m.)
Kolik	colic	la colique
Kopf	head	la tête
Kruppe	croup	la croupe
Kutsche	coach	la voiture
Longenarbeit	to school on the lungeing rein	exercice á la longe
Lungenentzün-dung	pneumonia	la pneumonie
Mähne	mane	la crinière
Mauke	cracked heels	la crevasse
Maul	mouth	la bouche
Mohrrübe	carrot	la carotte
Mutterstute	foaling mare, dam	la poulinière
Nachzucht	produce	le produit
Nasenriemen	nose-band	la muserole
Nüster	nostril	le naseau
Ohr	ear	l'oreille (f.)
Passgang	the pace	l'amble (m.)
Pferdepfleger	groom	garçon d`écurie
Pferdetrans-porter	trailer-horsebox	le van
Quadrille	quadrille	le quadrille
Rappe	black horse	le cheval noir
Rasse	race, breed	la race
Räude	mange	la gale
Reitbahn	manège	le manège
Reiten	riding, equitation	équitation
Reiter	rider, equestrian	le cavalier
Reithose	breeches	les culottes (f.)
Reitpferd	saddle-horse, riding-horse	le cheval de selle
Reitplatz	outdoor school, arena	la carrière, la piste
Reitstiefel	riding boot	la botte d`équitation

Deutsch	Englisch	Französisch
Reitturnier	horse show	concours hip-pique
Reitweg	bridle-path	l'allée cavalière
Rücken (des Pferdes)	back	le dos
Satteldecke	saddle-blanket	le tapis de selle
Satteldruck	back sores	la pression de selle
Schecke	skewbald horse	le cheval pie
Schenkelhilfen	legs	les jambes (f.)
Schenkel wei-chen	to give way to the leg	céder à la jambe
Schimmel	white horse	le cheval blanc
Schleppjagd	drag-hunting	chasse sur une piste
	odorante	
Schopf	forelock	le toupet
Schritt	walk	le pas
Schulter (des Pferdes)	shoulder	l' épaule (f.)
Schweif	tail	le queue, le fouet
Sporen	spurs	les éperons (m.)
Sprunggelenk	hock	le jarret
Stallhalfter	stable headstall	le licol
Stammbaum	pedigree	le certificat d`origine
Steigbügel	stirrup-iron	le étrier
Streu	bedding	la litière
Stroh	straw	la paille
Stutbuch	stud-book	le registre général
Stute	mare	la jument
Tierarzt	veterinary surgeon	le vétérinaire
Trabreiten	to trot	aller au trot
tränken	to water	abreuver
Trense	snaffle bit	le filet
Überbein	splint	le suros
Untertreten der Hinterhand	driving action of hind legs	la poussée des postérieurs
Vollblut, eng-lisches	English thorough-bred	le pur sang anglais
Vollblutaraber	pure-bred Arab	le pur sang arabe
Voltigieren	voltige, vaulting	la voltige
Vorfahren	ancestors	l'ascendance (f.)
Vorhand (des Pferdes)	forehand	l'avant-main (m.)
Wagenpferd	carriage-horse	le cheval d`attelage
Wallach	gelding	le hongre
wechseln, d. d. ganze Bahn	diagonal change of hand	changement en diagonale
Widerrist	withers	le garrot
Wiegen	weighing-in	le pesage
Zirkel	circle	le cercle

Register

Ablufttransport 80
Absatzfohlen 256 ff.
Absetzen 255
Abstammung 11 ff.
Abwehrsystem 28 ff., 79
Abzeichen 286, 290
Achenbach-Fahrsystem 368 ff.
Adspektion 187
Aggression 46
Akupressur 162
Akupunktur 162
Allwetterplatz 136 ff.
Anaerober Stoffwechsel 127
Anatomie 32 ff.
Anbindeknoten 196
Anbinden 196
Anbinden (in Cross Ties) 195
Aneurisma 181
Angriff 46
Anhänger-Führerschein 268
Ankaufsuntersuchung 217
Anspannungsarten 373
Antigene 28
Antiparasitikum 184
Antibiotika 108, 203
Aortenriss 180
Apathie 91
Araber 242
Arbeitspferde 104
Arbeitsplätze 9
Aromastoffe 106
Artbenennung 19 f.
Arthrose 167
Askese 103
Atemwegsprobleme 172 ff.
Atmungssystem 90
Aufbrennen 148
Aufzuchtintensität 261
Augen 42
Auktion 10, 213 f.
Ausgewachsensein 252
Auskühlung 100
Auslauf 76
Autoren 382 ff.

Bahnschwellen 135, 140
Ballaststoffe 106, 112, 117
Balltränke 70
Bandagen 200, 359
Bandwürmer 182
Barhuf 141 ff., 149
Barockreiten 289
Baustoffe 106, 110
Bedarf 58 f.
Bedarfsermittlung 114
Bedürfnis 58 f.
Belohnung 51 ff., 61
Benzimidazol 185
Berufe 9
Beschaffenheit 216, 220, 221
Beschlagkosten 154
Bestandsbuch 25
Bestrafung 51 ff.
Beurteilung 45
Bewegung 43 f.
Bewegungsbedarf 67
Bewegungsstörungen 146 f.
Biogramm 81
Blinddarm 34
Blähungen 171
Blutarmut 189
Blutbild 189
Blutsenkung 189
Blutung 196
Bodenarbeit 235 ff.
Bolzenschuss 26
Borna-Virus 31
Bosal-Hackamore-Zäumung 330
Botulismus 120, 128
Box 59
Boxenhaltung 79
Boxenhaltung 81
Brustblattgeschirr 373 f.
Buckaroos 324

California-Style 323 f.
Ca:P-Verhältnis 107
Chromosomen 16
Computertomographie 188
Cowboys 324 f.
Cow sense 325
Cross Ties (Anbinden in) 195

Dämpfigkeit 91, 173
Darmerkrankung 169
Dauerfresser 103
Demutsgeste 45, 50
Depotfett 125
Diagnoseverfahren 186
Dickdarmkolik 170
Disstress 30
Distanzreiten 314 ff.
Domestikation 11 ff., 17 f.
Dominanztraining 229 ff.
Doping 88, 193 f.
Doppellongenarbeit 366 f.
DOT-Kennziffer 266
Drehbewegung 41
Drainage 138
Dressurpferd 291ff.
Dressurreiten 288 ff.
Düngung 129
Dünndarmkolik 170
Durchfall 171
Durchgehen 62
Durchlässigkeit 296

Eindecken 199
Einspannen 367 f.
Einstreu 87 ff., 168, 172
Einstreumaterial 88
Einzelhaltung 78, 79 f.
Eisenbeschlag 141 ff.
Ektoparasiten 179
Ekzempferde 197
Elektrolytverlust 107
Elektrozaun 135
Endoparasiten 179
Entmisten 87 f.
Entwurmung 179 ff., 254
Entwurmungsplan 185
Entzündung 31, 189
Entzündungsmediatoren 31
Eohippus 12
Epiphysenfugen 260, 343
Equidenpass 24 f.
Equine Virus-Arteritis 177
Equus 14 f.
Erdefressen 101
Erhaltungsbedarf 110
Erkältungen 100
Erntefehler 105
Erstarren 46
Erste Hilfe 170, 195 ff.
Eustress 30
Euthanasie 26 f., 192
Evolution 11 ff.
Equitax® 221
Exmoor-Pferd/-Pony 16
Extremitäten 40 f.

Fachwörter 394 ff.
Fahrabzeichen 374 f.
Fahren 365 ff.
Fahrerlaubnis 267 ff.
Familengruppe 48
Fasten-Abspecken 125 f.
Fellisolation 98 f.
Fellpflege 196
Fellwechsel 197
Fenbendazol 185
Fesselstand 145
Fettleibigkeit 125
Fliehen 46
Fluchtverhalten 45, 52, 225
FN e. V. 389
Fohlenaufzucht 253 ff.
Fohlenstarterfutter 258
Fortpflanzungsphysiologie 247
Freizeitpartner 6 ff.
Freizeitpferde 208, 277 ff., 275 ff.
Fressen 69
Fressgitter 77
Fressluke (automatische) 81
Fresspausen 101
Fressstand 76
Fresszellen 28
Frischluftzufuhr 80
Frostwetter 99
Fruchtbarkeit 250
Fructanproblematik 118
Funktionsbereiche 76
Futtermittel (Mineral-) 107, 125
Futtermittel (Vitamin-) 107, 125
Futterneidattacken 62
Futterstroh 59
Futtertisch 80
Futterumstellung 119
Fütterung 101 ff.
Futterzustand 127

Galopprennsport 340 ff.
Gangpferde-Rassenübersicht 333 ff.
Gangpferdereiten 331 ff.
Gaze-Kopfmaske 65
Gebisse 355 ff.
Geburt 50, 252 f.
Geistheiler 164
Geländeausbildung 308 ff.
Geländeorientierung 283
Gelenkerkrankungen 259 f.
Gelenksflüssigkeit 167
Gerichtsurteil 388
Gerste 122
Gertenhilfe 300
Geruchsvertilger 90
Geschmacksstoffe 106
Gesundheitsvorsorge 164
Getreidestroh 88
Gewebe 22
Gewichtshilfen 300
Giftköder 128
Giftpflanzen 133
Gleichbeine 41
Gliedmaßenstellung 144 f.
Glück 60 f.
Gnadenhof 79
Grassilage 119
Grasungsdauer 131
Grooming 198
Grundfutter 105, 117
Grundgangarten 291
Grundnährstoffe 06
Gruppenauslaufhaltung 75
Gruppenfresser 79, 103
Gruppengröße 60, 74
Gruppenhaltung 59 f., 71 ff.
Gruppenmentalität 66
Gruppenzusammenstellung 74, 77 ff., 123
Gurttypen 352 ff.

Habituation 51
Hafer 121 f.
Halsriemen 358
Haltung 56 ff.
Haltungs-Check 81 f.
Haltungsfaktoren 63
Haltungs-Management 59 f., 73
Haltungssysteme 68 ff., 73
Haltungsziele 58
Händler 214
Hangbeinlahmheit 187
Hängerphobie 265 f.
Haut 28, 99, 127
Headshaking 31

Heeresdienstvorschrift 166, 288
Hefekulturen 112
Hengste 49, 74, 210
Herbivoren 101
Herdentrieb 223 f.
Herpes 176
Herrenreiter 7
Heu 118 f.
Heuanfeuchtung 119
Heulageballen 120
Heuration, Mindest- 117
Hierarchie 47 f.
Hilfen 300
Hilfengebung 300
Hilfszügel 295, 357 f.
Hindernisfahren 376
Hintergliedmaßen 38, 41, 145
Hippotherapie 338
Holz (als Knabberfutter) 109
Holzgranulat (als Einstreu) 89
Holzriegel (Zaun-) 134
Holzschutzmittel 135
Holzzaun 135
Homöopathie 161 f.
Hornkapsel 141
Hornqualität 143
Hufanatomie 141 ff.
Hufbeschlag 274
Hufbeschlagschmied 150
Hufegeben 153
Huffett 160
Hufheilpraktiker 151
Hufhorn 142
Hufmechanismus 143 f., 166
Huforthopäde 151
Hufpflege 143, 160
Hufpfleger 150
Hufpraxis 150 ff.
Hufrehe 155, 190
Hufrollenentzündung 166
Hufschlagfiguren 293 f.
Hufschuhe 155
Huftechniker 150
Hungerfell 184
Husten 190
Hustenbehandlung 173
Hustensaft 173
Hygiene 127, 168, 171, 180, 251
Hyracotherium 12

Immunsystem 28, 100
Impfschema 179
Impfung 31, 177 f.
Individualabstände 29, 31
Individualbereich 45, 224
Individuum 73
Infektionserkrankung 174
Insektenabwehr 65
Ivermectin 183

Jagdgalopp 287
Jagdreiten 284 ff.
Jungpferde 256 ff.

Kaiserpreisritte 304
Kalken 118
Kältezulage 100
Karenzzeiten 101
Karpalgelenk 40,146
Kasernenhofton 275
Kastration 192
Kaufvertrag 222
Keimgehalt 80
Kissing Spines 168
Kleingruppe 60
„Knieaktion“ 146
Kniegelenkserkrankungen 260
Knochenbruch 165 f.
Knoten 196
Knotenhalfter 233
Kohlendioxyd 90
Komfortbedürfnisse 44, 80
Kommunikation 46 f.
Kompostmietenaufbau 95
Konditionierung 51
Kontextspezifisches Lernen 226 f.
Kopf 34 f., 260
Koppelweide 131 f.
Körperhaltung 231
Körperschmerz 62
Kosten (Haltungs-) 9, 212
Kotprobe 181, 192
Kraftfutter 121
Kraftfutterportion 102
Kraftstoffe 106, 111
Kräuter 125
Kräuter-Grasweide 117, 129
Kummet 274
Kumtgeschirr 374
Kunststoffbeschlag 154
Kunststoffvorhänge (Stall-tür-) 70
Kunststoffzaun 135

L.A.S.T.-Symptome 81
Labors 389 f.
Lahmheit 164, 168
Lahmheit, (Hangbein-) 147, 187
Lahmheit, (Stützbein-) 147, 187
Lanthanoide 108
Laufstall 60, 74
Leerkauen 47
Leistungsbedarf 110
Leitlinien 72, 79
Leitseil 233
Lernen, (kontextspezifisches) 226 f.
Lernkiller 233
Lernverhalten 50 f.
Licht 68
Liegefläche 59, 74 f., 76
Losgelassenheit 366
Luftbedarf 68
Lüftungssysteme 93
Lungenentzündung 169, 175, 180, 182
Lymphe 23

Magen 22
Magendassel 182
Magengeschwür 101, 169, 183
Magensäure 101
Mais 122
Management 59, 133, 249
Mash 122
Maße (Boxen-) 81
Matschplatz 140
Mauersand 138
Mauke 203
Maulhöhle 35 f.
Mäuse 127
Meutehunde 285 f.
Mikrochip 192
Milchsäure 127
Mindest-Heuration 117
Mineral-Futtermittel 107, 125
Mineralstoffe 106, 112, 263
Mist-Vorschriften 94
Möhren 123
Moxidectin 183
Muskelkater 127

Nachwort 382
Nackenband 32
Nageltritt 190
Nahrung 106
Nahrungsaufnahme 43
Nahrungskarenz 83
Nasenbremse 151
Natriumdefizit 107, 119, 131
Naturheilkunde 161
Naturklimastall 91
Neidkomplex 10
Nelson®-Tränke 70
Neurotransmitter 61
Nordpferde 20, 78, 239
Notfallmaßnahmen 195
Nutztiergedanken 72

Oberlippenbremse 151, 195
Offenstall 75
Offenstallhaltung 56, 71
Ohrspeicheldrüse 35
Organismus 21 ff.
Organmanipulation 198
Organsysteme 23
Ortsgedächtnis 224 f.
Oxydationsprozess 127

Paddock 86, 136 ff.
Palpation 187
Panikhaken 197
Parasiten 100, 179 ff.
Parforcejagd 284
Pass 332
PAT-Werte 195
Pellets 122
Pendel 164
Pensionshaltung 83 ff., 212
Pensionspreis 84, 86
Pensionsstall 85
Pferdeausbildung 279
Pferdebestand 9
Pferdebeurteilung 244 ff.
Pferdedecken 358 f.
Pferdefütterung 101 ff.
Pferdegesundheit 161 ff.
Pferdehändler 214, 219
Pferdekauf 204 ff.
Pferdekaufrecht 219 ff.
Pferdemist 87 ff.
Pferdepass 24, 222
Pferdepflege 195 ff.
Pferderassen 239 ff.
Pferdesteuer 10
Pferdetransport 265 ff.
Pferdetypen 20, 239
Pferdezuchtverbände 391 f.
Pflanzenfresser 101
Pflanzenöle 124
Pilzinfektionen 177
Pilzrasen 119
Plastikfolie 225
Polyurethanbeschlag 167
Ponybegriff 240
Portionsweide 132
Praziquantel 182
Problemverhalten 53 ff.
Przewalski-Pferd 16, 20
Pulsmessung 35, 318
Pulsschlag 35, 187
Pyrantel 185

Quadriga 272 f.

Rangfaktor 78
Rangordnung 224
Rassen 241 ff.
Rassenunterschiede 72
Rassenwahl 207
Rationsbeispiel 115 ff.
Rationsberechnung 109, 114
Ratten 128
Raufutter 103 f.
Raumbedarf 44, 67
Raumteiler 84
Rehegips 158
Reitausrüstung 345 ff.
Reiterausbildung 279 f.
Reithalfter 355
Reithengst 210
Reitnutzung 271 ff., 274
Reitplatz 136
Reitplatzgewebe 138
Reitschule 85
Reitweisen 8
Reizverstärkung 227
Rekonvaleszenten 100

Rennpferde 120
Rennreiten 344
Ressourcen 47
Richt-PAT-Ruhewerte 195
Rinderdassel 183
Robustpferde 240
Röntgenaufnahmen 192
Röntgenklassen 218
Round-Pen 232
Rüben 124
Rücken 38
Ruhewerte (Richt-PAT-) 195
Rumpf 39

Sachkunde 63, 64
Sachmängelhaftung 220 f.
Sachverständiger 221
Sandaufnahmen 140
Sättel 345 ff.
Sattelchecker 350
Satteldecken 352 f.
Satteldruck 37
Sattelkauf 349
Satteltypen 346 ff., 351
Schale 167 f.
Scharniergelenk 153
Schenkelhilfen 300
Scheren 198
Schlachtung 23 f.
Schlafgewohnheiten 69
Schlauchreinigung 172
Schlaufzügel 295
Schleimhaut 28
Schleppjagd 284
Schlundverstopfung 168, 190
Schulmedizin 161
Schulter 40
Schweifriemen 354
Sedativum 151
Selbsthaltung 308
Selenmangel 264
Sensitivierung 51
Septikämie 176
Sexualverhalten 226
Sinne 42 f.
Skelett 32
Skelett-Funktionstypen 20
Sklave 57
Sojasprossen 264
Sozialisierung (von Fohlen) 49
Sozialstressoren 63
Sozialverhalten 45 ff., 134
Spat 167 f.
Späneeinstreu 87
Spielwaage 373
Sportgerät 228
Sportpferd 291
Sprengwaage 373
Springpferd 297 f.
Springprüfungen 303
Springreiten 296 ff.
Springreiter 298 ff.
Sprungablauf 297
Spulwurm 181
Stacheldraht 388
Stallbaubeispiel 91 f.
Stallklima 87 ff., 173
Stallüftungssysteme 93
Stallmatten 89
Standweide 131
Statusunterschied 233
Staubgehalt 80
Steigbügel 354 f.
Stimmhilfen 300
Stocksattel 351
Strahlfäule 202
Stress 28 ff., 233
Stressoren 30
Stroh 89
Strohmenge 117
Stützbeinlahmheit 187
Südpferde 20, 239
Suptile Signale 47
Symptome (L.A.S.T.-) 81
Szintigraphie 188

Takt 366
Tarpan 16
Taxonomie 19
Territorial-Repressalien 62
Tetanus 176 f.
Therapeutisches Reiten 337 ff.
Thermografie 156
Thermoregulation 97, 199
Thermotraining 98
Tierarzt 249
Tierarztvergütung 191 ff.
Tierbindung 276
Tierische Produkte 102
Tierschutzvorschriften 63 f.
Tod 23
Todeskampf 27
Tollwut 177
Töltvarianten 331 f.
Traber-Derby 380 f.
Traberzucht 378 ff.
Trabrennsport 378 ff.
Trachtenerhöhung 159
Trachtenkürzung 159
Trächtigkeit 252 f.
Trächtigkeitsuntersuchung 251 f.
Tragschicht 137
Trainingstipps 125
Tränke 80
Transportrecht 267 ff.
Trennschicht 137 f.
Tretschicht 136, 139
Trinken 69
Turnierpferde 209 ff.

Überernährung 103
Übersäuerung 157
Ultraschallaufnahme 188
Umgang 223 ff.
Umtriebsweide 131
Unversehrtheit 64 f.

Vaqueros 323 f.
Vegetationszeit 129
Verbandsstoffe 195
Verdauungssystem 21, 33 f.
Verhalten 42 ff.
Verhaltensstörungen 55
Verhaltensunterschiede 78
Verjährungszeit 221
Verstärker 51
Vet-Gate 321
Vielseitigkeitskategorien 312
Vielseitigkeitspferd 306 f.
Vielseitigkeitsreiten 304 ff.
Virus 174
Virus-Arteriitis, Equine 177
Vitamine 107, 111, 263
Vitamin-Futtermittel 125
Vlies 137
Vollblutzucht 244, 340 ff.
Voltigieren 360 ff.
Voltigierpferd 360 f.
Voltigierunterricht 361
Vorderfußwurzelgelenk 153
Vordergliedmaßen 144 f.
Vorschriften (Mist-) 94
Vorwort 5

Wachstum (Abschluss) 252, 256
Wagen 376 f.
Wagenpferde-Grundausbildung 365 ff.
Wagenrennen 273 f.
Walk 332
Wallachhygiene 171 f.
Wanderreiten 281 ff.
Warmblutrassen 293
Wasserbedarf 112
Wassereinsprünge 310
Weide 129
Weidebauch 106
Weidebewirtschaftung 129 ff.
Weideflächenbedarf 130
Weidegang 104, 106
Weidehaltung 129 ff.
Weidemanagement 129, 131
Weideschutzhütten 388
Weidevegetation 102
Weizenkleie 122, 124
Westernpferde 325 f.
Westernreitdisziplinen 329
Westernreiten 323 ff.
Westernsattel 349
Widerrist-Joch 272 f.
Wiese 129
Wildpferde 6, 11 ff., 64, 150
Wildzustand 56
Winterhaltung 97 ff.
Wirkstoffe 106
Wirtschaftsfaktor 9 ff.
Witterungsschutz 388
Woilach 353
Wurmbekämpfungsmittel 184
Wurmkur 31
Wurmmittel 185

Zahnhaken 36
Zaum-Wirkung 355 f.
Zaumzeuge 355 ff.
Zaunarten 135
Zaunhöhe 135
Zecken 180
Zellen 21 f.
Zertifikat Equitax® 221
Zucht 247 ff.
Zuchtmanagement 249
Zuchtpferde 208
Zuchtpferdebeurteilung 245
Zuchtpraktiken 243
Zuchtverbände 330, 391 f.
Zügelhilfen 300
Zugnutzung 271 ff.
Zwingerhunde 79
Zyklustätigkeit 250

Quellenhinweis

Die wichtigsten Literaturquellen sind mit Autorennamen und Jahreszahl bereits im Text jeweils angegeben. Weitere Quellenhinweise finden sich in den Publikationen der Autoren. Aus Platzgründen sind die Veröffentlichungen aller Mitautoren hier im Anhang des Buches nicht aufgelistet. Konkrete Quellen-Nachfragen von Interessenten zu einzelnen Sachverhalten werden vom Kosmos-Verlag (Anschrift: Postfach 106011, 70049 Stuttgart) gerne an die Autoren weitergeleitet. Der Anfrage sollte ein an die eigene Anschrift adressierter und mit dem aktuellen Inlands-Briefporto freigemachter C-6-Rückumschlag beigefügt werden.

Bildnachweis
Mit 353 Fotos von: Archiv Ulrike Rieder, Gaiberg (S. 360), Ulrich Berger, Hamburg (S. 124), Jean Christen/Kosmos (S. 206 oben u. unten), Robert Claus, Schwalbach (S. 154, 281 rechts u. links, 283 rechts u. links, 285), Felix von Döring/Kosmos (S. 149, 163, 172 oben und unten, 174, 199, 217, 266), Ramona Dünisch, www.ramonaDuenisch.de (S. 8, 10, 11, 34, 35 oben, 39, 47, 48, 49, 141, 197 unten, 198, 203, 204, 205, 210, 213, 240, 245, 246, 251, 276, 277, 278, 279, 280, 290, 323, 326 unten, 333, 334, 335, 336, 366), Petra Götz, Großerlach (S. 26 oben rechts), Klaus-Jürgen Guni/Kosmos (S. 44, 47, 56, 173, 209 oben, 248, 253, 256, 271, 324, 325 oben u. unten, 326 oben, 327, 328, 330), Klaus-Jürgen Guni, Gärtringen (S. 162), Hauptverband für Traberzucht und Rennen e.V., Kaarst, unter Verwendung von Fotos von Heiko Lingk, Hippodrom Vincennes und Guido Recki (S. 378, 379, 380, 381), Horses in Media, Düsseldorf (S. 59, 60 oben, 70 unten, 92 oben rechts, 96 unten), Caroline Huppertz/Reiter Revue (S. 80), Cornelia Koller, Dierkshausen (S. 314-322, 345-359), Ilona Kröger, Groß Nordsee (S. 337 oben u. unten, 339), Joachim Kropp, Zweibrücken (S. 363 oben u. unten, 364), Lothar Lenz, Cochem (S. 160, 167, 175, 188), Lothar Lenz/Kosmos (S. 4, 165), Alois Müller, Meerbusch (S. 291, 292 rechts u. links, 293 oben, 295 oben), Fred Probst, Gomadingen, unter Verwendung von Fotos der Sattlerei Mönch, der Firma Kühnle und des Landgestüts Marbach (S. 365, 367, 368, 369, 370, 373, 374, 376), Julia Rau/Kosmos (S. 9, 167 oben), Julia Rau, Mainz (S. 304, 305, 307, 309, 310, 313), Christof Salata/Kosmos (S. 33, 37, 52, 126, 146, 151 oben, 156, 189, 195, 197 oben, 200 oben u. Mitte, 209 unten, 215, 241, 264, 289, 371), Barbara Schnell, Krefeld (S. 293 unten, 386 rechs), Edith Schreiber-Kreinberg, F-Jumilhac Le Grande (S. 224, 225, 227, 229, 230 rechts u. links, 232, 238 rechts u. links), Christiane Slawik, www.slawik.com (S. 124 oben, 294), Horst Streitferdt/Kosmos (S. 151 unten, 200 unten, 233, 234), Sabine Stuewer, www.stuewer-tierfoto.com (S. 178, 295 unten), Peter Telahr, Rhede (S. 361), Ulla Thal, Sonsbeck (S. 29 oben, 61, 181, 183), Jacques Toffi, Hamburg (S. 296-303), Johanna Wothke, Uetzing, www.pro-animale.de (184), Prof. Dr. Rainer Willmann, Göttingen (S. 14, 15, 16) sowie 19 Autorenfotos (S. 382 ff.) von privat.
Alle anderen Fotos (126) von Ingolf Bender, Kalkar; davon verschiedene mit Motiven aus antiquarischen Büchern des Herausgebers (S. 7, 271 und 280 aus John Baskett, „Horses in Art", 1980; alle anderen Quellenangaben finden sich bei den Abbildungen).

Mit 69 Tabellen von den jeweiligen Fachautoren und mit 31 Grafiken von Marianne Golte-Bechtle/Kosmos (S. 133), Cornelia Koller, Dierkshausen (S. 21, 38, 41, 42, 73, 141, 155, 159, 196, 260, 292, 331); Prof. Dr. Rainer Willmann, Göttingen (S. 12, 13, 14).
Alle anderen Grafiken (15) von Ingolf Bender, Kalkar.

Haftung: Alle Angaben in diesem Buch, insbesondere zu medizinischen und rechtlichen Sachverhalten, sind als Beispiele zu verstehen. Dies entbindet Pferdebetreuer nicht von der Eigenverantwortung für den Einzelfall. Jede Umsetzung muss deshalb individuell und aktuell geprüft werden. Verlag, Herausgeber und Mitautoren übernehmen keinerlei Gewährleistung oder Haftung für Schäden jedweder Art und Ursache.

Schutzrechte:
Wenn Firmen- oder Produkt-/Wirkstoffnamen u. Ä. ohne Schutzhinweise angegeben sind, darf dennoch nicht auf freie Verfügbarkeit dieser Bezeichnungen geschlossen werden, denn es kann sich um geschützte Bezeichnungen handeln (z. B. eingetragene Warenzeichen = ®).

Mit 353 Farbfotos, 28 Farbgrafiken, 3 s/w-Grafiken und 69 Tabellen.
Umschlaggestaltung von eStudio calamar unter Verwendung eines Fotos von Christiane Slawik/www.slawik.com (großes Foto vorne).
Vordere Umschlagklappe: www.ramonaDuenisch.de; hintere Umschlagklappe: Ursula Bender, Kalkar.

Bibliografische Information der Deutschen Nationalbibliothek:
Die Deutsche Nationalbibliotkek verzeichnet diese Publikation in der Deutschen Nationalbibliografie; detaillierte bibliografische Daten sind im Internet über http://dnb.ddb.de abrufbar.

ISBN 13: 978-3-440-10398-2
ISBN 10: 3-440-10398-6

Redaktion: Katja Pauls
Konzeption/Fachlektorat: Ingolf Bender
Produktion: Siegfried Fischer
Printed in The Czech Republic/Imprimé en République Tchèque